W0260055

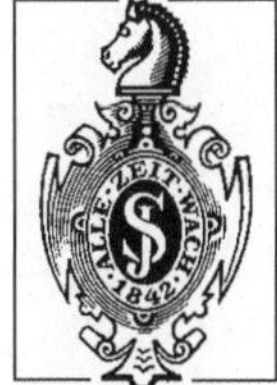

Kh. Idelberger

Lehrbuch der
Orthopädie

Vierte, vollständig überarbeitete Auflage

Mit 122 Abbildungen

Springer-Verlag
Berlin Heidelberg New York Tokyo
1984

Professor Professor h.c. Dr. med. habil. Karlheinz Idelberger
emer. Direktor der Orthopädischen Universitätsklinik Düsseldorf
Privat-Adresse: Hasselstraße 38, 4044 Kaarst 2

ISBN-13: 978-3-540-12600-3   e-ISBN-13: 978-3-642-69232-1
DOI: 10.1007/978-3-642-69232-1

CIP-Kurztitelaufnahme der Deutschen Bibliothek
Idelberger, Karlheinz:
Lehrbuch der Orthopädie/Kh. Idelberger. – 4., vollst. überarbeitete Aufl. – Berlin; Heidelberg;
New York; Tokyo: Springer 1984.

Die Wiedergabe von Gebrauchsnamen, Handelsnamen, Warenbezeichnungen usw. in diesem
Werk berechtigt auch ohne besondere Kennzeichnung nicht zu der Annahme, daß solche
Namen im Sinne der Warenzeichen- und Markenschutz-Gesetzgebung als frei zu betrachten
wären und daher von jedermann benutzt werden dürften.

Produkthaftung: Für Angaben über Dosierungsanweisungen und Applikationsformen kann
vom Verlag keine Gewähr übernommen werden. Derartige Angaben müssen vom jeweiligen
Anwender im Einzelfall anhand anderer Literaturstellen auf ihre Richtigkeit überprüft werden.

Satz, Druck, Bindearbeiten: Brühlsche Universitätsdruckerei, Gießen
2124/3140-543210

Vorwort zur vierten Auflage

Die der 4. Auflage des „Lehrbuches der Orthopädie" zugrunde-
liegenden Prinzipien sind, trotz umfangreicher Textänderungen, die
gleichen wie in den vorhergehenden Auflagen. Das Buch soll den
Studenten in das orthopädische Denken einführen. Pathologische
Anatomie und Physiologie bilden die Grundlagen der klinischen
Symptomatik und des Röntgenbefundes. Wirklich verständlich
wird ein Krankheitsbild erst, wenn wir auch Ätiologie und Pathogenese kennen.

Die Orthopädie hat es häufig mit erblichen Leiden zu tun, deren
Basisdefekte noch unbekannt sind. Dennoch verfügen wir über ein
großes therapeutisches Arsenal, das sich ständig erweitert. Die
Fortschritte der letzten Jahre galten insbesondere der Rheuma-
orthopädie, dem plastischen Ersatz arthrotisch deformierter Gelenke, der Skoliosen- und Kyphosenbehandlung sowie der Therapie
primärer Malignome des Skeletts. Auch die Diagnostik hat von
neuen Methoden, namentlich von der Computertomographie,
profitiert. Ein beständiger weltweiter Austausch von Informationen
förderte die Systematisierung seltener Syndrome. Soweit diese
Entwicklungen in ein Lehrbuch gehören, habe ich ihnen Rechnung
getragen. Die bewährte Stoffeinteilung in „Ätiologie und Pathogenese", „Pathologische Anatomie", „Klinik", „Röntgenbefund",
„Differentialdiagnose", „Prognose", „Therapie" und „Zusammenfassung" wurde durch einen einleitenden Abschnitt „Definition"
ergänzt. Die durch Einrahmung gekennzeichnete „Zusammenfassung" soll dem vor dem Examen stehenden Studenten helfen, sein
Gedächtnis aufzufrischen, ohne viel Zeit mit Nachschlagen zu
verlieren.

Auch in dieser Auflage wurde der *Gegenstandskatalog* berücksichtigt. Ein zusätzliches Kapitel über die Röntgenuntersuchung erschien mir nützlich. Weitgehend erneuert wurden die Kapitel über
Konstitutionskrankheiten des Skeletts und Knochentumoren, wobei auch didaktische Gründe eine Rolle spielten. Erhebliche Veränderungen erfuhren die Abschnitte über die Periarthropathie der
Schulter, die Pelvispondylitis ankylosans, die Infektarthritis, über
fehlerhafte Haltungen, Skoliosen und die Schenkelkopfnekrose des
Erwachsenen. Engpaßsyndrome und angeborene Extremitätendefekte erhielten, der veränderten Systematik entsprechend, einen
neuen Platz. Das Kapitel über die Knochen- und Gelenktuber-

kulose wurde nochmals gekürzt. Es würde zu weit führen, alle Veränderungen aufzuzählen. Sie sind überaus zahlreich, um den Anforderungen an ein modernes Lehr- und Orientierungsbuch zu entsprechen. Mehrere überholte Abbildungen wurden herausgenommen, einige andere hinzugefügt, das Glossarium erweitert. Wie die vorhergehenden Auflagen will auch das neue „Lehrbuch für Orthopädie" nicht nur ein Lehrbuch für Studenten sein; es wendet sich gleichermaßen *an Ärzte für Allgemeinmedizin, Pädiatrie und Orthopädie.*
Herrn Dr. med. Hedtmann, Orthopädische Universitätsklinik Bochum, danke ich herzlich für die sorgfältige Erstellung des Sachverzeichnisses.

Düsseldorf, im Oktober 1983 KARLHEINZ IDELBERGER

Inhaltsverzeichnis

**1. Teil: Konstitutionskrankheiten des Skeletts und Syndrome,
die sich über mehrere Regionen erstrecken**

I. **Orthopädische Untersuchung** 3
   1. Anamnese. 3
   2. Klinische Untersuchung. 4
   3. Röntgenologische und andere Untersuchungen 6

II. **Konstitutionserkrankungen des Skeletts** 9
   A) Osteochondrodysplasien 9
   1. Achondroplasie (Chondrodystrophie) und
      Hypochondroplasie 9
   2. Kongenitale spondyloepiphysäre Dysplasie 12
   3. Autosomal-dominante Form der metaphysären
      Chondrodysplasie 13
   4. Autosomal-rezessive Form der metaphysären
      Chondrodysplasie 14
   5. Metaphysäre Chondrodysplasie, Typ Jansen 14
   6. Multiple epiphysäre Dysplasie 15
   7. Pseudoachondroplasie, Dysplasia spondyloepiphysaria 16
   8. Weitere Formen der epiphyseometaphysären Dysplasien 17
   9. Dyschondrosteose. 17
  10. Kleidokraniale Dysplasie (Dysostosis cleidocranialis) . 18
  11. Osteogenesis imperfecta, abnorme Knochenbrüchigkeit 19
  12. Idiopathische juvenile Osteoporose 22

   B) Dysostosen 25
   1. Lokalisierte enchondrale Dysostosen. 25
   2. Nagel-Patella-Syndrom (Beckenhornsyndrom,
      Osteoonychodysplasie). 26
   3. Angeborene Extremitätendefekte 27

III. **Stoffwechselstörungen** 33
   1. Mukopolysaccharidosen und Mukolipidosen 33
      a) Pfaundler-Hurler-Syndrom 33
      b) Morquio-Syndrom 34
   2. Gaucher-Syndrom 36
   3. Rachitis, Osteomalazie und verwandte Syndrome . . . 37
      a) Vitamin-D-Mangel-Rachitis 38
      b) Osteomalazie 41
      c) Sog. Vitamin-D-refraktäre Rachitis und
         Osteomalazie 42
      d) Hypophosphatasie. 43
      e) Urämische Osteopathie, Osteopathie
         bei Niereninsuffizienz 45

X

IV. **Chromosomale Aberrationen** 47
Ullrich-Turner-Syndrom 47

V. **Hormonelle Störungen** 49
Osteodystrophia fibrosa generalisata, von Recklinghausensche Knochenkrankheit, Hyperparathyreoidismus 49

VI. **Marfan-Syndrom** 53

VII. **Neurofibromatose** (von Recklinghausensche Krankheit) . . 55

VIII. **Fibröse Knochendysplasie** 57

IX. **Ostitis deformans,** M. Paget 59

X. **Spontane Osteonekrosen im Kindesalter** 63
1. Perthessche Krankheit 63
2. Osgood-Schlattersche Krankheit der Tuberositas tibiae 68
3. Köhlersche Krankheit des Os naviculare pedis
(M. Köhler I) 68
4. Aseptische Epiphyseonekrose der Mittelfußköpfchen
(M. Freiberg-Köhler, M. Köhler II) 69
5. Apophysitis calcanei (Haglund) und Osteochondrosis
ischiopubica (van Neck) 71
6. Lunatummalazie (Kienböck) 71
7. Spontane Osteonekrosen innerhalb von Gelenken,
Osteochondrosis dissecans (König) 72

XI. **Degenerative Erkrankungen von Knochen,**
Sehnen und Gelenken 75
1. Osteoporose 75
2. Tendopathien 78
3. Arthrosis deformans 80
a) Koxarthrose 81
b) Gonarthrose 86
c) Arthrosen anderer Gelenke 88
4. Neurogene Gelenkerkrankungen 90
5. Blutergelenke und hämophile Pseudotumoren 91
6. Gelenkchondromatose 95
7. Ochronose 96
8. Ganglien 97
9. Baker-Zysten 97

XII. **Entzündungen von Knochen und Gelenken** 99
1. Osteomyelitis 99
2. Infektarthritis 103
3. Symptomatische Arthritiden 105
4. Knochen- und Gelenktuberkulose 106
A) Allgemeiner Teil 106
B) Spezieller Teil: Die Krankheitsbilder 108

XI

```
        a)  Spondylitis . . . . . . . . . . . . . . . . . 108
        b)  Koxitis . . . . . . . . . . . . . . . . . . . 111
        c)  Gonitis . . . . . . . . . . . . . . . . . . . 113
        d)  Tuberkulose des Schultergelenkes . . . . . . . 113
        e)  Spina ventosa . . . . . . . . . . . . . . . . 113
    5.  Boecksches Knochensarkoid . . . . . . . . . . . . 115
    6.  Rheumatische Gelenkkrankheiten . . . . . . . . . 116
        a)  Chronische Polyarthritis (cP) . . . . . . . . 116
        b)  Stillsche Krankheit . . . . . . . . . . . . . 120
        c)  Reitersche Krankheit . . . . . . . . . . . . . 121
        d)  Psoriasispolyarthritis . . . . . . . . . . . . 122
        e)  Rheumatoide . . . . . . . . . . . . . . . . . 123
        f)  Pelvispondylitis ankylosans, ankylosierende
            Spondylitis . . . . . . . . . . . . . . . . . 123
        g)  Therapie der rheumatischen Krankheiten . . . 128
    7.  Kristallopathien . . . . . . . . . . . . . . . . 132
        a)  Uratgicht (Arthritis urica) . . . . . . . . . 132
        b)  Pyrophosphatgicht (Pseudogicht) . . . . . . . 135
XIII.  Tumoren der Knochen und Gleitgewebe . . . . . . . . 137
    A)  Karzinommetastasen im Knochen . . . . . . . . . . 138
    B)  Primäre Knochentumoren . . . . . . . . . . . . . 144

    Knochenbildende Tumoren . . . . . . . . . . . . . . . 144
    1.  Gutartig . . . . . . . . . . . . . . . . . . . . 144
        a)  Osteom . . . . . . . . . . . . . . . . . . . 144
        b)  Osteoidosteom und Osteoblastom . . . . . . . 145
    2.  Bösartig . . . . . . . . . . . . . . . . . . . . 146
        a)  Osteosarkom . . . . . . . . . . . . . . . . . 146
        b)  Parossale (juxtakortikale) Osteosarkome . . . 148

    Knorpelbildende Tumoren . . . . . . . . . . . . . . . 149
    1.  Gutartig . . . . . . . . . . . . . . . . . . . . 149
        a)  Solitäre Enchondrome . . . . . . . . . . . . 149
        b)  Multiple Enchondrome, Knochen-
            enchondromatose, Ollier-Syndrom . . . . . . . 150
        c)  Solitäre kartilaginäre Exostosen,
            Osteochondrome . . . . . . . . . . . . . . . 151
        d)  Multiple kartilaginäre Exostosen,
            Osteochondromatose . . . . . . . . . . . . . 152
        e)  Chondroblastom . . . . . . . . . . . . . . . 153
        f)  Chondromyxoides Fibrom . . . . . . . . . . . 154
    2.  Bösartig . . . . . . . . . . . . . . . . . . . . 154
    Chondrosarkom . . . . . . . . . . . . . . . . . . . . 154
    Riesenzelltumoren (Osteoklastome) . . . . . . . . . . 155
    Tumoren des Knochenmarkes . . . . . . . . . . . . . . 157
    1.  Ewing-Sarkom . . . . . . . . . . . . . . . . . . 157
    2.  Retikulo- und Lymphosarkome (maligne
        Lymphome), Non-Hodgkin-Sarkome . . . . . . . . . 159
    3.  Myelome, multiples Myelom, Plasmozytom,
        M. Kahler . . . . . . . . . . . . . . . . . . . . 161
```

4. Maligne Hodgkin-Granulome des Knochens
(Lymphogranulomatose). 163
Gefäßtumoren 166
1. Gutartig 166
    a) Hämangiome 166
    b) Zystische Knochenhämangiomatose 167
2. Semimaligne 167
    a) Hämangioendotheliome 168
    b) Hämangioperizytome. 168
3. Maligne 169
Angiosarkome 169
Andere Bindegewebstumoren 169
1. Gutartig. 169
    a) Bindegewebsfibrome des Knochens 169
    b) Lipome des Knochens 169
2. Bösartig. 170
Fibrosarkome 170
Sonstige Tumoren 171
1. Chordome 171
2. Adamantinome der langen Röhrenknochen . . . 172
Tumorähnliche Veränderungen 173
1. Solitäre Knochenzysten 173
2. Aneurysmatische Knochenzysten 174
3. Intraossäre Ganglien 176
4. Metaphysärer fibröser Knochendefekt,
nichtossifizierendes Fibrom 177
5. Epidermoidzysten des Knochens 178
Tumorähnliche Veränderungen und Tumoren
der Synovialmembran 179
1. Lokalisierte noduläre Synovitis, histiozytäres
Xanthogranulom 179
2. Pigmentierte villonoduläre Synovitis. 180
3. Lipoma arborescens. 181
Gutartige Tumoren der Synovialmembran 181
1. Hämimangiome 181
2. Synoviale Chondrome. 182
3. Lipome und Fibrome des Synovialis. 182
Maligne Synovialome 182
Knochenveränderungen bei Leukämien 183
Histiozytosis X (eosinophiles Granulom,
Hand-Schüller-Christian-Syndrom, Letterer-
Siwe-Syndrom) 184

XIV. Erkrankungen der Muskulatur 189
1. Progressive Muskeldystrophie 189
2. Myositis ossificans 192
3. Arthrogryposis multiplex congenita 194

XV. Erkrankungen des Nervensystems 195
1. Frühkindliche Hirnschädigungen (spastische Zerebralparese) 195

2. Lähmungen bei Dysrhaphien (Spina bifida cystica,
   Myelomeningozelen) 203
3. Entbindungslähmungen 207
   a) Obere Plexuslähmung (Duchenne-Erb) 208
   b) Untere Plexuslähmung (Klumpke) 208
4. Kinderlähmung (Poliomyelitis) 210

XVI. **Gefäßkrankheiten** 215
   A) Arterien 215
      Arterielle Verschlußkrankheiten 215
   B) Venen 218
      1. Krampfadern (Varizen) und oberflächliche
         Thrombophlebitiden 218
      2. Thrombose, Embolie und postthrombotisches
         Syndrom 220
         a) Oberflächliche und tiefe Venenthrombosen . . 220
         b) Postthrombotisches Syndrom 223

XVII. **Sudeck-Syndrom** 225

XVIII. **Klippel-Trenaunay-Weber-Syndrom** 229

XIX. **Engpaßsyndrome** 231
      1. Muskellogensyndrome: Ischämisches Muskellogen-
         syndrom (Compartmentsyndrom, Volkmannsche
         Ischämie, Volkmann-Kontraktur und Tibialis-
         anterior-Syndrom) 231
      2. Gefäßnervenbündelsyndrome 234
      3. Nervenkompressionssyndrome 236
         a) Karpaltunnelsyndrom 236
         b) Sulcus-ulnaris-Syndrom 238
         c) Tarsaltunnelsyndrom 238

2. Teil: Krankheiten der einzelnen anatomischen Regionen

XX. **Wirbelsäule** 243
      1. Entwicklungsstörungen 243
         a) Morphologische Fehlbildungen 243
         b) Numerische Variationen 244
      2. Haltungsschäden (Haltungsschwäche und
         Haltungsverfall) 244
      3. Skoliosen 249
         a) Allgemeiner Teil 249
         b) Idiopathische Skoliosen 253
         c) Neuromuskuläre Skoliosen 260
         d) Kongenitale Skoliosen 260
         e) Skoliosen aus anderen Ursachen 262
      4. Adoleszentenkyphose, Scheuermannsche Krankheit . 264
      5. Spondylolyse und Spondylolisthese 267
      6. Bandscheibenabhängige Syndrome 270

A) Halswirbelsäule 271
   a) Akute Zervikalgie (Nackenschuß) und akute
      Zervikobrachialgie 273
   b) Chronische Zervikalgie, chronische Zerviko-
      brachialgie und zervikozephales Syndrom . . 273
   c) Zervikale Wurzelsyndrome und Schultersteife 275
B) Brustwirbelsäule 276
C) Lendenwirbelsäule 276
   a) Kreuzschmerzen 278
   b) Akute Lumbago (Hexenschuß) 279
   c) Ischialgie 280
   d) Lumbale pseudoradikuläre Syndrome –
      Facettensyndrom – 289
  7. Hüftlendenstrecksteife 291
  8. Baastrup-Syndrom 292
  9. Kokzygodynie 292
 10. Anhang: Schleuderverletzungen der Halswirbelsäule . 293

XXI. Hals 297
  1. Klippel-Feilsche-Syndrom und ossärer Schiefhals . . . 297
  2. Muskulärer Schiefhals (Caput obstipum musculare) . . 297

XXII. Thorax 301
  1. Trichterbrust 301
  2. Kielbrust (Pectus carinatum) 302

XXIII. Schultergürtel 305
  1. Angeborener Schulterblatthochstand (Sprengelsche
    Deformität) 305
  2. Habituelle Schulterluxation 305
  3. Periarthritis (Periarthropathia) humeroscapularis . . . 306

XXIV. Hand 315
  1. Madelungsche Handgelenksdeformität 315
  2. Klumphand 315
  3. Sonstige Mißbildungen von Hand und Fingern 317
   a) Poly- und Oligodaktylien 317
   b) Syndaktylie 318
   c) Angeborene Verlängerungen und Verkürzungen von
     Fingern, Hyper- und Brachydaktylie 319
   d) Symbrachydaktylie 319
   e) Angeborene Fingerkontrakturen 320
   f) Spalthand und Spaltfuß (Ektrodaktylie) 320
   g) Schnürfurchen und kongenitale Amputationen . . 321
   h) Angeborene Windmühlenflügelstellung der Finger . 321
  4. Schnellender Finger (Tendovaginitis stenosans) 321
  5. De Quervainsche Krankheit 322
  6. Dupuytrensche Kontraktur 322

XV

XXV. Beckengürtel 325
    1. Veränderungen der Kreuzdarmbeingelenke 325
    2. Hüftdysplasie und Hüftverrenkung 325
    3. Epiphysenwanderung und Epiphysenlösung am koxalen
       Femurende (Epiphyseolysis capitis femoris lenta und
       acuta) 343
    4. Idiopathische Schenkelkopfnekrose des Erwachsenen
       (Segmentnekrose) 348
    5. Protrusio acetabuli 351
    6. Coxa vara infantum 353
    7. Schnappende Hüfte 355

XXVI. Knie und Unterschenkel 357
    1. Habituelle Patellaluxation 357
    2. Chondromalacia (Chondropathia) patellae 358
    3. X-Bein (Genu valgum) 360
    4. O-Bein (Genu varum) 361
    5. Tibia vara (Blount) 362
    6. Genu recurvatum 363
    7. Angeborene Unterschenkelverbiegungen und -pseudar-
       throsen (Crus varum und Crus valgum congenitum) . 363
    8. Anhang: Verletzungen des Kniegelenkes 365
       a) Meniskusschäden 365
       b) Läsionen der Seiten- und Kreuzbänder 368

XXVII. Fuß 371
    1. Angeborener Plattfuß (Schaukelfuß, Pes planovalgus
       congenitus) 371
    2. Erworbener Plattfuß (Knickplattfuß, Pes planovalgus) 372
    3. Kontrakter Plattfuß 376
    4. Angeborener Klumpfuß (Pes equinovarus congenitus) 376
    5. Sichelfuß (Pes adductus, Metatarsus varsus congenitus) 380
    6. Hohlfuß (Pes excavatus) 381
    7. Angeborener Hackenfuß (Hackenknickfuß) 382
    8. Erworbener Hackenfuß 383
    9. Paratenonitis achillea 383
    10. Achillessehnenriß 383
       Anhang: Sehnenrisse an anderer Stelle 384
    11. Haglund-Ferse (hohe Ferse) 385
    12. Entzündungen des Tuber calcanei 385
    13. Fersensporn 386
    14. Dorsaler Fußhöcker 386
    15. Os tibiale externum 386
    16. Hallux valgus und Digitus quintus varus 387
    17. Hallux rigidus 389
    18. Krallen- (Klauen-) und Hammerzehen 389

XXVIII. Prothesen, Orthesen und orthopädische Schuhe 391
    A. Prothesen 391
       1. Kunstbeine 391

XVI

a) Oberschenkelprothesen 391
b) Unterschenkelprothesen 391
Fußprothesen 392
2. Armprothesen 392
B. Orthesen 393
1. Extremitätenorthesen 393
2. Korsette und Mieder 395
C. Orthopädische Schuhe 396

XXIX. Erklärung wichtiger Fachausdrücke 401

XXX. Sachverzeichnis 405

Konstitutionskrankheiten des Skeletts und Syndrome, die sich über mehrere Regionen erstrecken

I. Orthopädische Untersuchung

1. Anamnese

Die *Familienanamnese* ist besonders wichtig bei erblichen Leiden (Hämophilie, Gicht, Spondylitis ankylosans etc.).

Fragen zur *Eigenanamnese* ergeben sich vorwiegend aus den Klagen der Patienten. Sie sind gezielt, d. h. sie verbinden sich, wenn auch zunächst nur von ungefähr, mit diagnostischen Erwägungen, wobei Alter, Geschlecht, frühere Erkrankungen, Operationen und Unfälle eine Rolle spielen.

Beispiele (1–7)

1. 25 jähriger Mann. Vor 1 Jahr mehrfach Ergüsse im rechten Kniegelenk. Die Punktion ergab stets klare Gelenkflüssigkeit. Vor 3 Monaten eine Iridozyklitis. Jetzt Klagen über nächtliche Rückenschmerzen. Morgens beim Aufstehen Gefühl der Wirbelsäulensteifigkeit. Verdachtsdiagnose: ankylosierende Spondylitis.

2. 5 jähriger Knabe. Seit 1 Monat Belastungsschmerzen im linken Oberschenkel und Knie. Abends leichtes Hinken. Kein Fieber. Verdachtsdiagnose: M. Perthes.

3. 13 jähriger großer, dicker Junge mit Belastungsschmerzen im rechten Oberschenkel. Verdachtsdiagnose: Epiphysengleiten.

4. 40 jähriger Mann, bei dem sich kürzlich nachts erstmals äußerst heftige Schmerzen im linken Großzehengrundgelenk einstellten. Verdachtsdiagnose: Gicht.

5. 50 jährige Frau. Vor 10 Jahren Ablatio mammae rechts wegen Karzinom. Seit 3 Monaten zunehmende Rückenschmerzen, die auch bei Bettruhe anhalten. Verdachtsdiagnose: Wirbelmetastase.

Die Beispiele zeigen, wie wichtig Alter, Geschlecht und vorhergehende Erkrankungen sind.

Die Angaben, die in den Beispielen so selbstverständlich anmuten, müssen jedoch erst einmal erfragt werden. So wird der 25 jährige wahrscheinlich nur von seinen Rückenschmerzen berichten. Der Arzt muß ihn zu weiteren *Signalinformationen* veranlassen, wie „starke nächtliche Rückenschmerzen nach einigen Stunden ungestörten Schlafes" oder „morgendliche Wirbelsäulensteifigkeit". An seine Iridozyklitis hätte sich der Patient in einer orthopädischen Sprechstunde vermutlich nie erinnert.

Mit anderen Worten: Der Arzt muß zahlreiche Leitinformationen sammeln, bis sie annähernd ein Bild ergeben, das freilich jederzeit durch weitere Angaben und v. a. durch den Untersuchungsbefund korrigiert wird. Niemals dürfen, wie bei einem schlechten Polizisten, die ersten Indizien bereits das Urteil vorwegnehmen. Der Arzt hat, wie ein guter Kriminalist, stets alle Möglichkeiten zu erwägen, die häufigsten zuerst; aber er darf auch seltenere nicht ausschließen. Eine alte Regel lautet: Der Arzt diagnostiziert nur das, woran er denkt. Man könnte hinzufügen: Er würde noch an vieles mehr denken, wenn er mehr wüßte.

6. 48 jähriger Mann mit Schmerzen in der rechten Schulter, die zeitweilig in den Arm ausstrahlen. Ein vorher konsultierter Arzt hatte ein „Zervikalsyndrom" diagnostiziert und eine Halskrawatte verordnet, die dem Kranken jedoch keinerlei Erleichterung brachte. Frage: Haben Sie Nackenschmerzen? Antwort: Ja, gelegentlich. Frage: Treten die Schmerzen nur bei bestimmten Bewegungen auf, oder sind sie unabhängig von Armbewegungen? Antwort: Nur bei bestimmten Bewegungen. Frage: Haben Sie nächtliche Schmerzen? Antwort: Nur wenn ich auf der rechten Schulter liege.

Dieser Dialog macht ein Zervikalsyndrom unwahrscheinlich. Verdachtsdiagnose: Rotatorensehnensyndrom (Periarthritis humeroscapularis).

Wenn man die Differentialdiagnostik einer Region nicht beherrscht, wird man auch nicht die richtigen Fragen stellen, die zu Signalinformationen führen.

Es ist schon schwierig genug, die Patienten an der Erzählung vieler überflüssiger Details zu hindern, insbesondere solcher, die mit den therapeutischen Maßnahmen anderer Ärzte zusammenhängen; noch schwieriger ist es oft, sie zu klaren Aussagen zu bringen. Mitunter ist es einfacher, sie den Verlauf eines ischialgischen Schmerzbandes am Bein zeigen zu lassen.

Es gibt viele Fallstricke bei der Erhebung einer Anamnese. Nicht selten ist der Arzt selbst schuld, wenn die Spurensuche auf Abwege gerät. Vielleicht war der Kranke nur deshalb unsicher in der Beschreibung und im Zeigen des „ischialgischen Schmerzbandes", weil es sich gar nicht um eine Ischialgie handelte, sondern um diffus in das Bein ausstrahlende Schmerzen einer Koxarthrose.

Die Neigung vieler Patienten, ausführlich von vorausgehenden Behandlungen zu erzählen, darf freilich auch nicht dazu führen, sie ganz außer acht zu lassen. In einem unserer Fälle erwähnte ein 20jähriger Mann, der seit 6 Monaten über nahezu unerträgliche, besonders nachts exazerbierende Schmerzen im linken Oberschenkel klagte, daß ihm von allen Analgetika Aspirin am besten helfen würde. Das erste Röntgenbild war negativ; das zweite nach weiteren 6 Wochen zeigte ein Osteoidosteom des Femur.

Es ist meistens nicht so wichtig zu fragen, ob ein Schmerz ziehend, stechend, schneidend oder bohrend ist – viele Patienten sind damit ohnehin überfordert –, sondern ob es sich um einen *Belastungs-, Bewegungs- oder Ruheschmerz* handelt, ob der Schmerz örtlich umschrieben ist oder dumpf und schwer abgrenzbar, ob er ausstrahlt und wohin.

7. 25jährige, grazile Hausfrau, die seit Monaten über diffuse Rückenschmerzen klagt. Frage: Wann treten die Beschwerden auf (u. U. um wieviel Uhr)? Anwort: Gewöhnlich am Nachmittag oder Abend. Frage: Nehmen sie bei Bettruhe ab? Antwort: Ja, sie verschwinden im Bett schon nach kurzer Zeit. Verdachtsdiagnose: Rückenmuskelinsuffizienz.

2. Klinische Untersuchung

Ein einfaches *Untersuchungsschema*, selbst wenn es nicht für alle Fälle paßt, ist besser als gar keines. Es erleichtert das Vorgehen, fördert die Systematik und trägt dazu bei, nichts zu vergessen.

Schema:
1. *Inspektion,*
2. *Palpation,*
3. *Stellung der Gelenkanteile* (z. B. X-Bein, O-Bein),
4. *Beweglichkeit,*
5. *besondere Untersuchungsmethoden.*

ad 1: Der Erfahrene bedarf, um eine Oberschenkelatrophie oder eine leichte Kniegelenkschwellung festzustellen, nicht der Messung. Sein Blick ist gerade bei geringen Unterschieden zwischen rechts und links sicherer. (Für die Dokumentation wird er allerdings nicht auf die Messung verzichten.) Nach Unfällen oder bei Entzündungen sind Hautverfärbungen von Bedeutung. Varizen wird man kaum übersehen, aber nach den typischen trockenen und schuppenden Psoriasisexanthemen muß man gelegentlich suchen. Wer sogleich mit seinen Händen ans Werk geht, wird manches nicht bemerken.

ad 2: Die Palpation orientiert nicht nur über den Schmerzort, sie läßt Überwärmungen und Gefäßpulsationen erkennen. Verdickungen, Ödeme, das „Tanzen der Patella" (durch Zusammendrängen der Gelenkflüssigkeit mit beiden Händen von proximal und distal). Das geschulte Tastgefühl unterscheidet zwischen Myogelosen und Hartspann ebenso wie zwischen einer verdickten Gelenkkapsel und einem paraartikulären Ödem.

Inspektion und Palpation bedürfen stets des *Vergleichs mit der gesunden Seite.*

ad 3: Wann immer es angebracht erscheint, sollte man seine Patienten unbekleidet im Liegen,

Stehen und Gehen untersuchen. Manche X- und O-Beine nehmen beträchtlich zu, wenn der Kranke steht oder geht. Hüftgelenkskontrakturen führen zum Hinken durch scheinbare Beinverkürzungen und -verlängerungen. Ein Streck- oder Beugedefizit des Kniegelenkes ist leicht festzustellen; am Hüftgelenk bedarf es einiger Kunstgriffe.

Eine *Beugekontraktur des Hüftgelenkes* wird durch eine verstärkte Lendenlordose ausgeglichen. Um sie sichtbar zu machen, beugt man bei dem auf dem Rücken liegenden Patienten den gesundseitigen Oberschenkel, bis die Lendeneinsattlung verschwindet. Wem der Blick nicht genügt, mag seine Hand zwischen Tischplatte und Lendenwirbelsäule einlegen. Besteht eine Beugekontraktur, so wird der krankseitige Oberschenkel von der Tischplatte emporsteigen. Der dabei gebildete Winkel ist der Meßwert der Kontraktur.

Um eine *Ab- oder Adduktionskontraktur* festzustellen, werden zunächst die vorderen oberen Darmbeinstachel markiert und ihre Verbindungslinie senkrecht zur Körperlängsachse orientiert. Versucht man von dieser Position aus nunmehr beide Beine maximal zu spreizen, so wird bei einer einseitigen Adduktionskontraktur nur ein Bein die Mittelstellung überschreiten. Der Winkel, den das krankseitige Bein mit der (gedachten) Längsachse bildet, entspricht der Kontraktur. Umgekehrt ergibt sich die Existenz einer Abduktionskontraktur aus dem Adduktionsversuch.

Um *Rotationskontrakturen des Hüftgelenkes* zu diagnostizieren und zu messen, rückt man den Kranken so nahe an die untere Tischkante, daß beide Unterschenkel senkrecht herabhängen. Besteht eine Außenrotationskontraktur, so weist der krankseitige Unterschenkel nach innen, bei einer Innenrotationskontraktur nach außen.

Nicht selten bestehen Kontrakturen gleichzeitig in mehreren Ebenen, beispielsweise eine Beuge-, Adduktions- und Außenrotationskontraktur.

Bei einer Abduktionskontraktur bildet der Oberschenkel, selbst bei stärkster Annäherung an die Mittellinie, einen stumpfen Winkel mit der Verbindung beider oberer Darmbeinstachel. Eine Parallelität der Beine beim Gehen und Stehen ist nur möglich, wenn auf der gesunden Seite zum Ausgleich ein spitzer Winkel entsteht. Dadurch aber kommt es auf der gesunden Seite zu einer scheinbaren Beinverkürzung (über eine Beckenhebung), während eine Adduktionskontraktur auf der kranken Seite eine scheinbare Beinverkürzung bedingt.

Ähnlich verhält es sich mit den *Schultergelenken*. Bei einer Abduktionskontraktur kann der Arm nur dann seine Mittelstellung (seitlich am Rumpf) einnehmen, wenn das Schulterblatt übermäßig medialwärts gedreht wird. Der Angulus inferior scapulae nähert sich dabei der Dornfortsatzreihe. Um den Winkel zu messen, braucht man bloß das Schulterblatt wieder in seine Normalstellung zu bringen. Das geschieht durch Abspreizung des Oberarmes. Umgekehrt ist bei einer Adduktionskontraktur der Angulus inferior scapulae lateralisiert, die Seitelevation des Armes eingeschränkt. Das Schulterblatt folgt dem abduzierten Arm von Anfang an. Die Schwere der Kontraktur ergibt sich aus dem Winkel, um den der Oberarm hinter dem Rücken in Richtung auf die Dornfortsatzlinie gebracht werden muß, um die Nullstellung der Skapula wiederherzustellen.

Wie an der Hüfte, so gibt es auch an der Schulter Rotationskontrakturen. Als Mittelstellung der Rotation bezeichnen wir eine Position, bei der der rechtwinklig gebeugte Unterarm sich genau in der Sagittalebene befindet. Bleibt er medial, so besteht eine Innenrotationskontraktur, verharrt er lateral, eine Außenrotationskontraktur. Auch dabei ist auf die Stellung des Schulterblattes zu achten: Bei einer Innenrotationskontraktur hebt es sich von der Rumpfwand ab, bei einer Außenrotationskontraktur preßt es sich mit seinem vertebralen Rand gegen sie. Einen annähernd richtigen Wert erhält man nur, wenn der Arzt mit einer Hand das Schulterblatt in seiner Nullstellung immobilisiert.

Anders als am Kniegelenk, das nur Beuge- oder Streckkontrakturen kennt, kommen am Ellbogengelenk auch Pronations- und Supinationskontrakturen vor. In der Mittelstellung weist der Daumen genau nach oben, der Kleinfinger nach unten. Gemessen wird jeweils der Winkel, der zum Erreichen der Mittelstellung fehlt.

Auch an der *Wirbelsäule* gibt es Kontrakturen, und zwar sowohl in der Frontalebene (Skoliosen) als auch in der Sagittalebene (fixierte Kyphosen und Lordosen). Echte Kyphoskoliosen sind selten. Eine einigermaßen exakte Messung ist nur anhand des Röntgenbildes möglich.

ad 4: Wir unterscheiden *aktive und passive Bewegungen* sowie *Bewegungen gegen Widerstand*. Die normalen Bewegungsausschläge sind in Tabellen niedergelegt. Man kann sie auch an sich selbst studieren. Abweichungen vom Mittelwert sind vor allem konstitutions- und altersbedingt.

Für die Dokumentation hat sich die 1962 von der American Academy of Orthopedic Surgeons empfohlene *Neutral-Nullmethode* durchgesetzt. Die Nullposition entspricht der Ruhe- oder Mittelstellung eines Gelenkes. Einige Beispiele mögen die Anwendung erläutern.

1. Nehmen wir an, die Abduktion im Hüftgelenk erreiche einen Winkel von 40° und eine Adduktion von 30°, so lautet die Schreibung: Abd./Add. 40°–0°–30°. Liegt eine Abduktionskontraktur vor, so daß die 0-Stellung nicht erreicht wird, gibt man nur Anfang und Ende der Bewegung an: Abd. 30°–10°.
2. Besitzt ein Kniegelenk bei normaler Beugung eine Überstreckbarkeit von 5°, so lautet die Notierung: Flex./Ext. 140°–0°–5°, entsprechend bei einem Streckdefizit von 10°: Flex. 10°–140°.
3. Nimmt man am Schultergelenk eine Außen- und Innenrotation von je 80° als normal an, so schreibt man: AR/IR 80°–0°–80°, fehlt die Außenrollung bei intakter Innenrotation: IR 0°–80°.

Das Verfahren ist überall anwendbar, wenn sich auch hier und da Schwierigkeiten ergeben und eine Schätzung besser erscheint, z. B. bei Bewegungseinschränkungen im unteren Sprunggelenk. Hier wird man sich mit der Angabe begnügen: Sup. ½, Pron. $^1/_3$.

Wie wir gesehen haben, gewinnen wir unsere objektiven Meßwerte durch Prüfung der passiven Gelenkbeweglichkeit. Die Untersuchung der *aktiven Beweglichkeit* zeigt, was der Patient „kann" und was er nicht kann oder angeblich nicht kann. *Bewegungen gegen Widerstand* dienen sowohl der Schätzung der groben Muskelkraft wie der Suche nach Schmerzpunkten (z. B. beim Rotatorensehnensyndrom der Schulter).

Pathologische Minderungen der Motilität ergeben sich nicht nur aus gewebsimmanenten Hindernissen, beispielsweise durch eine narbig geschrumpfte Gelenkkapsel, sondern auch durch den Schmerz. Man spricht daher mit gleichem Recht von ossären und bindegewebigen wie von Schmerzkontrakturen. Die ischiatische „Skoliose" verschwindet mit dem Aufhören des Schmerzes. Die korrekte Bezeichnung lautet „ischiatische Fehlhaltung". Eine Skoliose ist eine *permanent* fixierte seitliche Verbiegung.

ad 5: Zu den besonderen Untersuchungsmethoden gehört u. a. der *neurologische Status*, aber auch das *Studium des Gangbildes*, das sowohl in orthopädischer (Schmerzhinken, Versteifungs-, Verkürzungs- und Trendelenburg-Hinken) als auch in neurologischer Hinsicht (Steppergang, spastisch-paretischer Gang) eine wichtige Rolle spielt.

Eine häufig gebrauchte Methode ist die Prüfung des *Trendelenburg-Zeichens*. Der Arzt befindet sich hinter dem stehenden Kranken, der aufgefordert wird, zunächst das eine und anschließend das andere Bein rechtwinklig im Hüft- und Kniegelenk zu beugen. Bei Insuffizienz der kleinen Glutäen (durch Lähmung, Luxation, Trochanterhochstand) sinkt die nicht-unterstützte Beckenhälfte unter die Horizontale, die von der kaudalen Begrenzung der Nates des Standbeines ausgeht.

Dieser Überblick kann nur die Richtung einer systematischen klinischen Untersuchung zeigen. Die wenigen Angaben über spezielle Untersuchungsmethoden werden in den einschlägigen Kapiteln ergänzt.

3. Röntgenologische und andere Untersuchungen

Die Röntgenuntersuchung kann hier nur gestreift werden. Sie setzt neben der Kenntnis des Strahlenschutzes eine Vielzahl von Einstelltechniken voraus, routinemäßigen und speziellen, etwa zur Darstellung des Sulcus bicipitalis oder des Karpaltunnels. Häufig ist es nützlich, Aufnahmen vom liegenden Patienten mit Bildern, die im Stehen gemacht wurden, zu vergleichen.

Solche Kombinationen spielen bei der Skoliose und X- oder O-Beinen eine Rolle. Im Stand sind nicht nur die Nebenkrümmungen einer Skoliose stärker, sondern oft auch die Hauptkrümmungen, wenn sie sich einen gewissen Grad von Beweglichkeit bewahrt haben. Ein durch Kapsel- und Bänderschwäche des Kniegelenkes verursachtes X-Bein kann sich im Liegen fast ausgleichen. Erst unter der Belastung wird die wirkliche Schwere der Deviation deutlich.

Eine große Rolle spielen, insbesondere an der Halswirbelsäule, *Funktionsaufnahmen*, z. B. um eine Instabilität in den Kopfgelenken aufzuklären. Ohne Profilaufnahmen bei Ante- und Retroflexion des Kopfes wäre eine Zerstörung des Bandapparates zwischen Atlas und Axis durch rheumatisches Granulationsgewebe gar nicht zu erfassen.

Eine hohe *Standardisierung* in bezug auf die Stellung des Patienten während der Aufnahme, Höhe und Richtung des Zentralstrahles ist v. a. bei Haltungsfehlern unumgänglich, wenn man Aufnahmen, die im Abstand von mehreren Monaten gemacht wurden, miteinander vergleichen will. Eine Standardisierung empfiehlt sich auch bei *gehaltenen „Streßaufnahmen"* nach Verletzungen, etwa bei Bänderrissen am Kniegelenk (unter Lokalanästhesie). Nur auf diese Weise läßt sich der Behandlungserfolg beurteilen.

Um Details sichtbar zu machen, die auf Routineaufnahmen verborgen bleiben, kann man sich der *Vergrößerungstechnik* bedienen, d. h. man macht Aufnahmen auf besonders feinkörnigen Filmen, die man mit optischen Linsen oder mit dem Projektor betrachtet. Auch mit dem Mikrofokus oder durch *Immersionsaufnahmen,* bei denen beispielsweise Unterarm und Hand 2,5 cm tief in eine Mischung aus Äthylalkohol und Wasser getaucht werden, lassen sich Detailaufschlüsse gewinnen. Im letzteren Fall sollte die Aufnahme, um auch Weichteile genauer zu erfassen, mit dem Mammographen gemacht werden. *Gestaffelte Aufnahmen* sind ebenfalls geeignet, Details besser zu erkennen, etwa um geringe Subluxationen am Fuß nicht zu übersehen, denn die Querwölbung führt zur Überlappung der Tarsalia und Metatarsalia.

Ein entscheidender Fortschritt war die *Tomographie*. Sie erlaubt es, den Knochen in zahlreiche parallele Schichten zu zerlegen und kleine osteolytische Herde zu entdecken, die auf Normalaufnahmen nicht sichtbar sind. Bei der Spondylitis ankylosans fanden sich auf Übersichtsaufnahmen spondylodiszitische Läsionen nur in 2,7% der Fälle, auf seitlichen Tomogrammen dagegen in 18%.

Ihr folgte in den letzten Jahren die *axiale Computertomographie*. Sie verbindet die Vorteile der Tomographie mit der einzigartigen Möglichkeit, die im Grau eines Röntgenbildes verborgenen zahlreichen Details weitgehend zu entschlüsseln. Darüber hinaus bietet sie die Möglichkeit, einen Bildausschnitt vergrößert darzustellen. Mit ihrer Hilfe läßt sich erkennen, wie weit sich Geschwulstgewebe im Innern des Markraumes eines langen Röhrenknochens oder in den umgebenden Weichteilen ausgebreitet hat, insbesondere an Stellen (Becken, Wirbelsäule), wo mit den üblichen Techniken die Abklärung unzulänglich bleibt. Da sie auch die Grenzen des Tumors zu den großen Gefäßen und Nerven sichtbar macht, ist sie die wichtigste Hilfe für die Entscheidung: Blockresektion oder Amputation. An der Wirbelsäule lassen sich nicht nur paraspinale und extradurale Herde gut erfassen, auch Bandscheibenvorfälle sind diagnostizierbar, wenngleich intraspinale Neubildungen die Domäne der Myelographie bleiben. Die Computertomographie gibt, um noch einige wenige Beispiele zu nennen, frühzeitige Hinweise auf idiopathische Schenkelkopfnekrosen, beginnende Epiphysenlösungen und vermittelt nicht durch die Projektion veränderte Winkel zwischen Schenkelhals und -schaft bei der kongenitalen Hüftluxation.

Welche Rolle die *Kernspin-Tomographie* in der Orthopädie spielen wird, ist noch nicht zu übersehen.

Mit der Kernspin-Resonanz nutzt man die Wechselwirkung der Wasserstoffatomkerne des Gewebes mit einem starken statischen Magnetfeld (bei Feldstärken von 3–5 Kilogauß) und einem senkrecht dazu einwirkenden hochfrequenten Wechselfeld. Im Magnetfeld richten sich die Wasserstoffatomkerne wie Stabmagnete aus. Durch das hochfrequente Wechselfeld kehren sie jedoch in ihre ursprüngliche Lage zurück, sobald man die Radiofrequenz abschaltet. Die dabei auftretenden Signale werden mit einer Antenne aufgefangen und in Bilder umgesetzt, die Detailstrukturen der Weichteile noch sehr viel genauer wiedergeben als die Computertomographie. Ihre größte Bedeutung hat die Kernspintomographie zur Zeit für Gehirn, Rückenmark und Herz. Da bei diesem Verfahren weder eine Röntgenröhre den Patients umkreist, noch Kontrastmittel oder Radionuklide injiziert werden, ist die Belastung der Kranken, die sich während der Kernspintomographie im Innern der Riesenspule des Elektromagneten befinden, gleich Null. Schädigungen wurden bisher nicht beobachtet. Ein weiterer Vorteil der neuen Untersuchungsmethode liegt darin, daß sich nicht nur, wie bei der Computertomographie, axiale Schichtbilder herstellen lassen, sondern Tomogramme in jeder gewünschten Ebene. Vielleicht gelingt es mit der Kernspintomographie, das Postdiskotomiesyndrom (s. S. 289) besser zu analysieren. Darüber hinaus dürfte es bei in die Weichteile eingewucherten Tumoren nützlich sein.

Eine weitere wichtige Methode ist für den Orthopäden die *Szintigraphie* mit ^{99m}Tc, das nur eine Halbwertzeit von 6 h besitzt. Als *Ganzkörperszintigraphie* bringt sie bei bekanntem Primärtumor nicht nur früher Aufschluß über Knochenabsiedlungen, sondern erspart unseren Patienten erhebliche Strahlenbelastungen, die bei zahlreichen Röntgenaufnahmen unvermeidlich sind. Ein Nachteil bleibt allerdings: Die Szintigraphie ist *unspezifisch*. Sie unterscheidet nicht zwischen entzündlichen und blastomatösen Prozessen, und sie kann uns sogar in Verlegenheit bringen bei der Differentialdiagnose zwischen osteoporotischen Wirbelzusammenbrüchen (mit endostalem Kallus) und pathologischen Wirbelfrakturen bei Karzinommetastasen.

Von den zahlreichen *Kontrastmittelverfahren* wurde die *Myelographie* bereits erwähnt. Das heute übliche Kontrastmittel Amipaque ist unschädlich, im Gegensatz zu den früheren öligen Substanzen, die nicht resorbiert wurden und Arachnitiden verursachten. Vor einer Bandscheibenoperation ist die Myelographie (oder Computertomographie) unerläßlich.

Nicht weniger wichtig ist die *Arthrographie*, auch wenn sie am Kniegelenk durch die *Arthroskopie*, bei der das Gelenkinnere unmittelbar mit dem Endoskop besichtigt wird, einiges an Bedeutung eingebüßt hat. Am Schultergelenk ist die Arthrographie für die Diagnose eines durchgehenden Rotatorensehnenrisses unentbehrlich, und auch am Hüftgelenk spielt sie für die Erkennung von Repositionshindernissen bei der kongenitalen Hüftluxation eine Rolle.

Die *Arteriographie* hat durch die Computertomographie viel von ihrer früheren Bedeutung eingebüßt, jedenfalls soweit es sich um die Frage der Ausdehnung eines in die Weichteile durchgebrochenen Knochentumors handelt. Für die Erkennung von arteriellen Stenosen wird sie unersetzlich bleiben. Die einstigen Hoffnungen allerdings, sie könne entscheidend zur Differentialdiagnose zwischen gut- und bösartigen Geschwülsten beitragen, mußten aufgegeben werden. Zwar sind Malignome i. allg. stärker durchblutet als gutartige Neoplasmen, aber es gibt auch reich vaskularisierte gutartige und schwach durchblutete bösartige Tumoren. Dazu kommen noch Verwechslungsmöglichkeiten mit Entzündungen. Die sog. Malignitätskriterien haben sich als nicht genügend stichhaltig erwiesen.

Auch *Veno- und Lymphographie* sind für den Orthopäden gelegentlich nützlich, erstere bei Thrombosen und bei der *transossären Venographie* (für die Frühdiagnose der idiopathischen Schenkelkopfnekrose des Erwachsenen) letztere für die Ermittlung von Lymphknotenmetastasen, z. B. beim M. Hodgkin.

II. Konstitutionserkrankungen des Skeletts

A. Osteochondrodysplasien

Definition: Osteochondroplasien umfassen Störungen des Wachstums, der Struktur oder Morphologie. Die meisten von ihnen entstehen durch eine Genmutation. Der Basisdefekt ist unbekannt. Einige dieser Krankheiten sind bereits bei der Geburt erkennbar. Die meisten manifestieren sich in der Kindheit oder spätestens in der Adoleszenz, von Ausnahmen abgesehen. Man unterscheidet *Osteochondrodysplasien* und *Dysostosen*. Bei den Osteochondrodysplasien handelt es sich um Störungen des Wachstums oder der Struktur des Knorpels oder Knochens, bei den Dysostosen um Fehlbildungen eines oder mehrerer Knochen. Nach dieser neuen, auf einem internationalen Nomenklaturkongreß für konstitutionelle Knochenkrankheiten beschlossenen Einteilung zerfallen die Osteochondrodysplasien wiederum in *3 Gruppen*, von denen die erste Wachstumsanomalien der Wirbelsäule, des Beckens, der Epi- und Metaphysen der langen Röhrenknochen, die zweite Störungen des Binde- oder Knorpelgewebes, und die dritte Störungen der Modellierung und der Knochendichte enthält. Beispiele der Gruppen 1–3 sind: die Achondroplasie (1), Multiple kartilaginäre Exostosen (2), Osteogenesis imperfecta (3). Zu den Dysostosen werden Phokomelien, die angeborenen Verbiegungen der langen Röhrenknochen, die Polydaktylie, die distalen Akroosteolysen und v. a. gerechnet.

Ein Lehrbuch der Orthopädie, das den Forderungen der Praxis Priorität einräumen muß, kann der neuen Ordnung nicht konsequent folgen. Wir werden daher die gebräuchliche Einteilung in Konstitutionserkrankungen des Skeletts und Erkrankungen einzelner Skelettabschnitte beibehalten, werden uns jedoch um Annäherung bemühen.

1. Achondroplasie (Chondrodystrophie) und Hypochondroplasie

Definition: Die *Achondroplasie* ist eine autosomal dominante Störung der Knorpelbildung, die zu einem dysproportionierten Zwergwuchs führt. Die Dysplasie ist bereits bei der Geburt erkennbar.

Die ebenfalls autosomal dominant vererbte *Hypochondroplasie* zeichnet sich durch weniger schwere Veränderungen, normalen Schädel und geringeren Minderwuchs aus.

Ätiologie und Pathogenese: Die Krankheit kommt bei allen Völkern vor, wenn auch mit unterschiedlicher Inzidenz. Nach NACHTSHEIM beruht der große Formenreichtum unserer Hunderassen zu einem erheblichen Teil auf der Achondroplasie. Die Häufigkeit beträgt beim Menschen: 1 krankes Kind auf 10000–30000 Neugeborene.

Die meisten Chondrodystrophen haben normale Eltern. $^7/_8$ sind vermutlich Neumutationen. Wie bei den kartilaginären Exostosen, der Myositis ossificans, den Ektrodaktylien (Spalthand und Spaltfuß), dem Nagel-Patella-Syndrom, dem Marfan-Syndrom und der Dysostosis cleidocranialis nimmt die Zahl der Neumutationen mit dem Zeugungsalter des Vaters zu. Nach W. LENZ kommt die zur Achondroplasie führende Mutation in den Spermatozoen von über 40 Jahre alten Männern 10- bis 20mal so oft vor wie bei 20jährigen. Homozygote Früchte überleben selten die ersten Lebensjahre.

Pathologische Anatomie: Das pathogene Gen verursacht nach RUBIN *eine ungenügende Knorpelzellproliferation der Wachstumsfugen.* Epiphysäres Knorpelwachstum und epiphysäre Verknöcherung sowie das perichondrale appositionelle Knorpelwachstum der Epiphysenfugen sind dagegen ungestört. Die mangelhafte

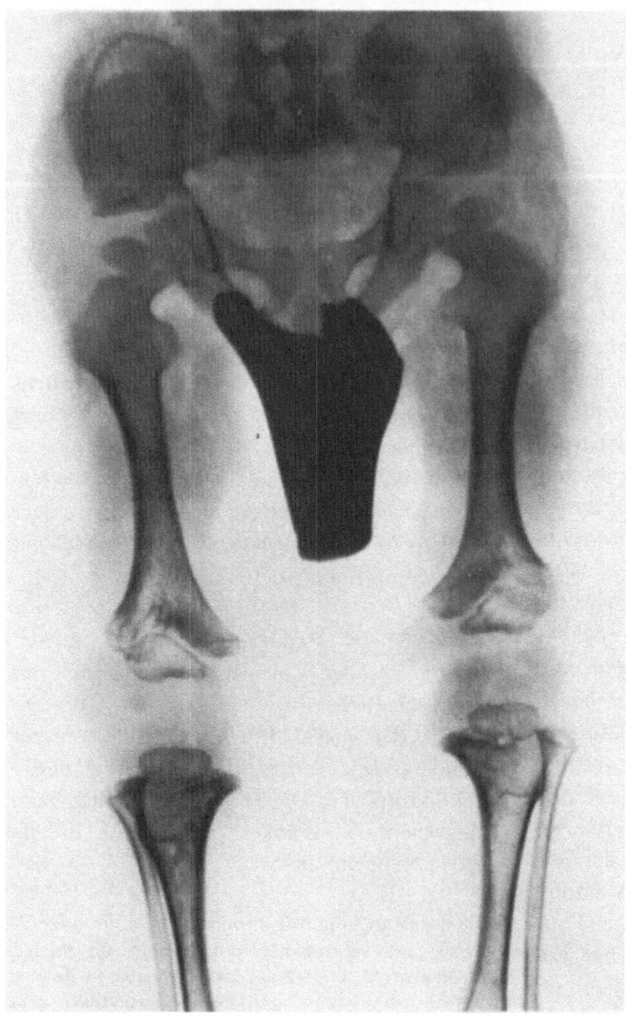

Abb. 1. H. Peter, 2 ½ Jahre. *Chondrodystropher Zwerg.* Pfannendächer breit, horziontal gestellt. Röhrenknochen kurz, plump, mit derben Muskelansatzstellen und verbreiterten Metaphysen

metaphysäre Knochenbildung beeinträchtigt das Längenwachstum der Extremitäten. Das periostale und perichondrale Dickenwachstum bleibt davon unberührt. Die Knochen sind daher abnorm kurz, aber normal dick. Sie wirken plump durch das Mißverhältnis zwischen Länge und Dicke.

Da auch die normale *metaphysäre Resorption gestört* ist, wird die appositionell gebildete Knochenmanschette nicht hinreichend abgebaut. So entsteht die Trompeten- oder Pilzform der Knochenenden. Die schwersten Veränderungen entwickeln sich an den Stellen stärksten Wachstums (kniegelenksnahe Metaphysen von Femur und Tibia, proximales Humerusende).

Eine Reihe von Synchondrosen des Schädels und Beckens schließen sich vorzeitig (Os tribasilare, Y-Fuge, Iliosakralgelenke). Andererseits bleiben manche Wachstumsfugen durch ungenügende Verknöcherung noch bis weit ins Erwachsenenalter hinein offen.

Nicht jeder dysproportionierte Zwerg ist ein Chondrodystrophiker. *Charakteristisch für die Achondroplasie* sind nach SPRANGER:

1. *ein rhizomeler Zwergwuchs mit langem Rumpf, großem Schädel und „Dreizackhand",*
2. *röntgenologisch: plumpe, an den Metaphysen „trompetenförmig" aufgetriebene Röhrenknochen mit normalen Epiphysen,*

3. *breite, „quadratische" Beckenschaufeln mit schmaler Incisura ischiadica, waagerechte Pfannendächer,*
4. *kurze, hohe, dorsal konkave Wirbelkörper.*
Als weiterer Punkt wäre wegen seiner großen klinischen Bedeutung hinzuzufügen:
5. *kurze Pedikel der Wirbelbögen*

Klinik: Das Krankheitsbild ist schon beim Neugeborenen erkennbar. Der Hirnschädel ist vergrößert, die Stirn stark gewölbt, das Gesicht platt, die Nasenwurzel (durch vorzeitige Verknöcherung des Os tribasilare) eingezogen. Mitunter beobachtet man einen behandlungsbedürftigen Hydrozephalus, der durch ein zu enges Foramen occipitale magnum entsteht. Oberarme und Oberschenkel sind auffallend kurz, Hände und Füße gedrungen, Finger und Zehen kurz und plump. Ein größerer Zwischenraum zwischen Mittel- und Ringfinger ergibt das Bild der „Dreizackhand". Ventrale Keilwirbel verursachen bei Kleinkindern eine dorsolumbale Kyphose, die später verschwindet. Eine mit einer Beugekontraktur der Hüftgelenke verbundene starke Beckenkippung nach vorn führt zu einem scharfen Knick zwischen Lendenwirbelsäule und Sakrum und damit zu einer auffälligen Prominenz der Gesäßpartien. Fast immer sind mehr oder weniger schwere O-Beine vorhanden. Der Gang ist eigentümlich schaukelnd. Der *dysproportionierte Zwergwuchs* ist eine Folge der kurzen unteren Extremitäten bei nahezu normaler Rumpflänge. Fettpolster und Muskulatur sind kräftig. Die zu weite Haut verursacht vermehrte Faltenbildung. Bekannt ist die gute Resistenz der Chondrodystrophiker gegenüber Infektionen und ihre pfiffige Intelligenz. Biochemische Veränderungen fehlen. In 12% der Fälle kommt es bei erwachsenen Chondrodystrophikern zu ernsthaften neurologischen Störungen sowohl von seiten der Nervenwurzeln als auch des Rückenmarkes. Infolge der kurzen Wirbelpedikel verengt sich der Wirbelkanal mit zunehmendem Längenwachstum. Dazu kommen häufige Bandscheibenvorfälle durch qualitativ minderwertige Faserringe. (Die „Dackellähme" entsteht ebenfalls durch Massenprolaps der Bandscheiben.)

Röntgenbefund: Hauptzeichen sind: plumpe, im Metaphysenbereich „aufgetriebene" Röhren-

knochen mit normalen Epiphysen, annähernd quadratische Darmbeinschaufeln, schmale Incisurae ischiadicae, an den Hüftgelenken waagerechte Pfannendächer (Abb. 1). Die Wirbelkörper sind kurz und hoch; ihre dorsale Wand ist konkav. Manche Knochenkerne erscheinen verfrüht, die meisten jedoch verspätet.
Durch die vorzeitige Verknöcherung der Y-Fugen und der Kreuzdarmbeingelenke entsteht ein verengtes Becken, das in der Regel eine Sectioentbindung erfordert.

Differentialdiagnose: Gegenüber anderen erblichen Dysostosen unterscheidet sich die Achondroplasie durch ihre relativ hohe Stammlänge und kurzen Oberarme. Zur Abgrenzung gegenüber der *Pseudoachondroplasie* s. S. 16. Teilversteifungen zahlreicher Gelenke, namentlich der Interphalangealgelenke, und Kontrakturen finden sich – mit Ausnahme des M. Morquio, der sich durch schlaffe Gelenke und schwere X-Beine auszeichnet – bei vielen *Mukopolysaccharidosen*. Bei der Achondroplasie beschränken sich die (leichten) Beugekontrakturen auf Ellbogen- und Hüftgelenke. Auch thorakolumbale Kyphosen kommen, meist sogar in stärkerer Ausprägung, bei den Mukopolysaccharidosen vor. Wenn auch die Achondroplasie nicht die einzige Dysplasie ist, die schon bei der Geburt auffällt, so scheiden doch dadurch bereits eine Reihe von anderen Diagnosen aus. Häufige Verwechslungen im Erwachsenenalter mit einer Vitamin-D-refraktären Rachitis lassen sich vermeiden, wenn man weiß, daß achondroplastische Männer fast immer kleiner als 135 cm, Männer mit einer Vitamin-D-refraktären Rachitis dagegen meist größer als 140 cm sind.

Die Hypochondroplasie (Abb. 2 a, b) ist häufiger als die Achondroplasie. Sie wird als selbständiges Krankheitsbild betrachtet, das sich ebenfalls autosomal-dominant vererbt. Beiden gemeinsam sind die verkürzten Extremitäten, die prominenten Gesäßpartien (als Folge des horizontal gestellten Kreuzbeins) und die aufgetriebenen Metaphysen der langen Röhrenknochen. Während erwachsene Chondrodystrophiker nur eine Körperlänge von durchschnittlich 131 cm (♂) bzw. 124 cm (♀) erreichen, werden Hypochondrodystrophe bis zu 152 cm groß.

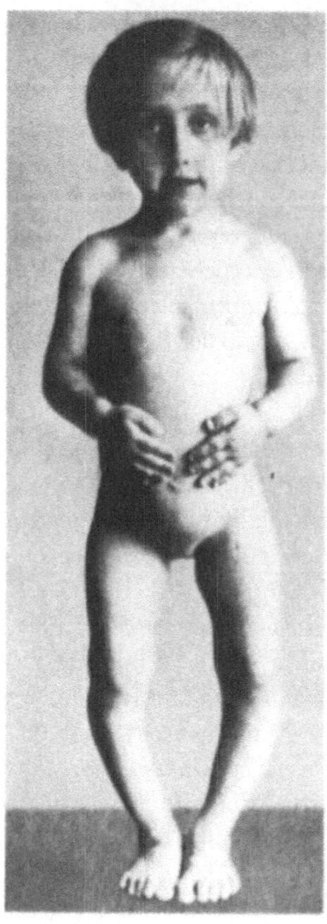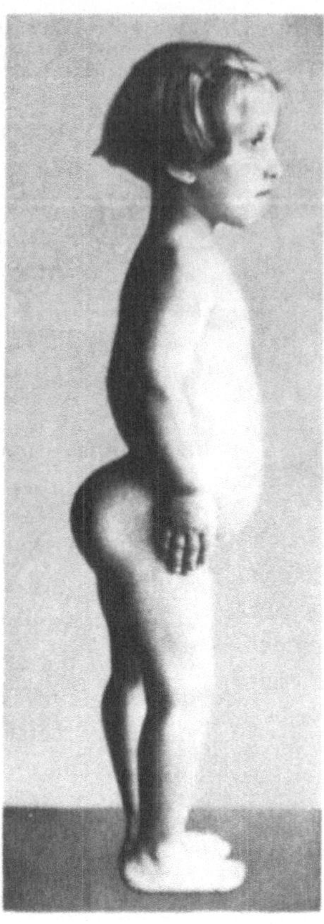

a   b

Abb. 2 a, b. A. Eva, 7 Jahre *Hypochondroplasie.* Starkes Vortreten der Gesäßpartien durch Horizontalstellung des Kreuzbeins; erhebliche O-Beine; verkürzte Extremitäten. Schädel, Wirbelsäule, Becken und Hände normal

Manche Fälle bleiben daher vermutlich undiagnostiziert, zumal Schädel, Wirbelsäule, Bekken und Handskelett normal sind. Die Hypochondroplasie manifestiert sich erst im Kleinkindesalter, wie die *Pseudoachondroplasie,* mit der sie leicht verwechselt wird; doch werden Kinder mit einer Hypochondroplasie durchweg größer.

Prognose: Die Lebenserwartung ist bei beiden Typen nicht beeinträchtigt.

Therapie: Ein durch ein zu enges Foramen occipitale magnum verursachter Hydrozephalus erfordert eine operative Erweiterung.
Ungleich häufiger sind – im Erwachsenenalter – Eingriffe wegen massiver Bandscheibenvorfälle oder wegen Rückenmark- und Wurzelkompressionen, die durch die Enge des lumbalen Wirbelkanals entstehen. In solchen Fällen hilft nur eine Entlastung durch eine Laminektomie.

Familienberatung: Eltern, in deren Familien noch ein weiterer Fall von Achondro- oder Hypochondroplasie vorhanden ist, sollten auf weitere Nachkommen verzichten. Die Wahrscheinlichkeit, daß gesunde, nichtblutsverwandte Eltern mit einem kranken Kind noch ein zweites krankes Kind bekommen, wird auf 1:40 geschätzt.

2. Kongenitale spondyloepiphysäre Dysplasie

Ätiologie und Pathogenese: Der Basisdefekt ist unbekannt, der Erbgang autosomal-dominant. Heterogenie ist jedoch nicht ausgeschlossen.

Klinik: Schon bei der Geburt fallen der kurze Rumpf und die kurzen Extremitäten auf. Hände und Füße sind normal. Weitere Charakteristika sind das vorspringende Sternum, eine verstärkte dorsale Kyphose, die sich zu einer Kyphoskoliose entwickeln kann, die vertiefte Lendenlordose und das nach vorn gekippte Becken. Die Beweglichkeit der Schulter- und Hüftgelenke ist häufig eingeschränkt. Viele Kinder sind myop. Die endgültige Körpergröße überschreitet meist nicht 135 cm.

Röntgenbefund: Im Vordergrund stehen die Veränderungen von Wirbelsäule und Hüftgelenken. Typisch für das Krankheitsbild sind die schon beim Neugeborenen erkennbaren trapezoid- oder eiförmigen Wirbelkörper sowie die verzögerte Ossifikation der Sitz- und Schambeine, die massiven Darmbeinschaufeln und vorn verbreiterten Rippen. Die Schenkelkopfkerne erscheinen verspätet. Die Schenkelhälse sind hypoplastisch, unregelmäßig konturiert, zuweilen fragmentiert und neigen zur Luxation. Am Ellbogen- und Kniegelenk bleiben die epimetaphysären Formveränderungen diskreter. Die Verkürzung der Diaphysen betrifft insbesondere Humerus und Femur. Beide sind oft leicht verbogen. In einigen Fällen fand sich eine ungenügend verknöcherte Dens axis oder eine Mikromelie.

Differentialdiagnose: Verwechslungen mit dem nach KNIEST benannten *metatropischen Zwergwuchs* (metaepiphysäre Dysplasie), der ebenfalls schon bei der Geburt erkennbar ist, lassen sich vermeiden, wenn man die röntgenologischen Unterschiede an Wirbelsäule und Extremitäten beachtet: Die Wirbelkörper sind insgesamt niedrig und ventral zungenförmig zugespitzt, die Metaphysen im Bereich der Hüft- und Kniegelenke wuchtig. Die Nasenwurzel liegt tief. Zusammen mit den stark verbreiterten Metaphysen, die auch klinisch auffallen, erleichtern sie die richtige Diagnose. Das *Morquio-Syndrom* (Mukopolysaccharidose Typ IV) manifestiert sich erst nach dem 1. Lebensjahr. Die Wirbelkörper sind auch nicht so beträchtlich erniedrigt wie bei der spondyloepiphysären Dysplasie.

Prognose: Die Lebenserwartung ist nicht beeinträchtigt.

Therapie: Die die Hyperlordose verursachende Beugekontraktur der Hüftgelenke läßt sich durch eine Tripelosteotomie des Beckens, bei der die Pfanne nach vorn-unten geschwenkt wird, beseitigen. Auch die Femurverbiegungen erfordern u. U. Korrekturosteotomien.

3. Autosomal-dominante Form der metaphysären Chondrodysplasie

Ätiologie und Pathogenese: Der Basisdefekt ist unbekannt. Das Syndrom vererbt sich autosomal-dominant.

Pathologische Anatomie: *Histologisch* ist die axiale Anordnung der Knorpelzellen in der Säulenschicht nur angedeutet. Nahe der provisorischen Verkalkungslinie bleiben Knorpelinseln liegen. Die Verknöcherung erfolgt unregelmäßig.

Klinik: Die Krankheit wird meist erst nach Laufbeginn entdeckt, entweder durch den eigentümlichen Gang oder durch die Kürze der Extremitäten. Gesicht und Rumpf sind normal, ebenso die Intelligenz. Oft sind nur Oberarme und Oberschenkel betroffen. Genua vara finden sich häufig. Abduktion und Innenrotation der Hüftgelenke sind eingeschränkt. Gelegentlich entwickelt sich einige Jahre vor der Pubertät eine Skoliose. Die Endgröße ist mit 140 cm nicht allzusehr beeinträchtigt.

Röntgenbefund: Er entspricht dem der Coxa vara *infantum* (s. S. 353). Die proximalen metaphysären Femurkonturen sind stark unregelmäßig. Der Schenkelhals ist verkürzt und verbreitert. Bei mäßiger Verringerung des Schenkelhalswinkels verläuft die Verknöcherung der Epiphysenfuge ungestört. In schweren Fällen entsteht die bekannte Hirtenstabform des koxalen Femurendes oder, falls die Ossifikation ausbleibt, führt die Pseudarthrose zur Luxation der Metaphyse, während der Schenkelkopf in der (normalen) Pfanne bleibt. In 50% der Fälle ist die Coxa vara doppelseitig.

Differentialdiagnose: Die Abgrenzung gegenüber der *Coxa vara infantum* ist bei positiver

Familienanamnese leicht. Fehlt diese, ist nur der Minderwuchs ein Hinweis auf die metaphysäre Dysplasie.

Prognose: Die Lebenserwartung ist nicht beeinträchtigt. Eine schwere Coxa vara verursacht eine Koxarthrose.

Therapie: Die Coxa vara erfordert eine frühzeitige valgisierende intertrochantäre Osteotomie, die Skoliose eine Korsettbehandlung.

4. Autosomal-rezessive Form der metaphysären Chondrodysplasie

Ätiologie und Pathogenese: Der Basisdefekt ist unbekannt. Die Krankheit vererbt sich autosomal-rezessiv bei geringer Penetranz.

Klinik: Die Dysplasie wird meist im Laufe des 2. Lebensjahres am Minderwuchs erkannt. Im Gegensatz zum Typ SCHMID bleiben die Schulter- und Hüftgelenke verschont, während sich die Metacarpalia, Metatarsalia und Phalangen beteiligen. Der Minderwuchs entspricht dem der autosomal-dominanten Form. Die Verbiegungen der langen und kurzen Röhrenknochen sind rachitischen Veränderungen ähnlich.
Auffällig ist in vielen Fällen das spärliche, dünne flachsblonde Haar, das MCKUSICK in einem religiösen Isolat in den USA beobachtete, inzwischen aber auch in anderen Ländern beschrieben wurde. Dazu kommen als nicht obligate Begleitsymptome: Anämien, zyklische Neutropenien mit Infektneigung, humorale Immunitätsstörungen und Malabsorption.

Röntgenbefund: Die Metaphysen im Kniebereich weisen Unregelmäßigkeiten von Form und Struktur auf. In geringerem Maße gilt dies auch für die unteren Metaphysen von Radius und Tibia. Die Konturen der Metacarpalia, Metatarsalia und Phalangen sehen oft wie „angeknabbert" aus. Ihre Diaphysen sind kurz und dick. Eine Coxa vara fehlt immer.

Differentialdiagnose: Für die Abgrenzung gegenüber anderen Chondrodysplasien sind au-

ßer dem Erbgang die röntgenologischen und blutchemischen Befunde ausschlaggebend. Dabei sollte man auch nach den (inkonstanten) zelligen und humoralen Immunitätsstörungen – als charakteristischem Merkmal für die autosomal-rezessive Form – suchen. Vitamin-D-refraktäre Rachitisformen lassen sich biochemisch aussondern (s. S. 42).

Therapie: Verbiegungen können nach der Pubertät Osteotomien erfordern.

5. Metaphysäre Chondrodysplasie, Typ Jansen

Ätiologie und Pathogenese: Der Basisdefekt ist unbekannt. Bisher sind nur wenige sporadische Fälle beschrieben, sowie 2 Erkrankungen bei Mutter und Sohn.

Klinik: Die Kinder fallen wegen ihrer Kleinwüchsigkeit meist schon in den ersten Lebensjahren auf. Der schwere dysproportionierte Zwergwuchs betrifft ausschließlich die Extremitäten. Dazu kommen rachitisähnliche Verbiegungen und Gangstörungen. Der Unterkiefer ist oft hypoplastisch. In mehreren Fällen bestand eine Hyperkalzämie.

Röntgenbefund: Sämtliche Metaphysen sind beträchtlich verbreitert und weisen unregelmäßige Konturen und Strukturen auf. Die Verkalkung ist ungleichmäßig. Die Diaphysen sind kurz und dick. Ein konstantes Zeichen ist die Verdichtung der Schädelbasis. Auch nach dem Schluß der Wachstumsfugen behalten die Metaphysen ihre Keulenform bei starker Transparenz.

Differentialdiagnose: Verwechslungen mit Vitamin-D-refraktären Rachitiden können durch biochemische Untersuchungen vermieden werden.

Prognose: Die Veränderungen führen im mittleren Lebensalter zu Arthrosen zahlreicher Gelenke.

Therapie: Die zu erwartenden Arthrosen erfordern eine Berufslenkung. Die konservative und operative Behandlung der Arthrosen wird an späterer Stelle (s. Kap. „Arthrosen" S. 80) beschrieben.

6. Multiple epiphysäre Dysplasie

Definition: Die multiple epiphysäre Dysplasie gehört zu den häufigeren Skelettdysplasien. Die erbliche Systemerkrankung manifestiert sich im Vorschulalter. Meistens resultiert ein Minderwuchs durch Verkürzung der Extremitäten. Die Veränderungen der Epiphysen führen bei Erwachsenen, manchmal schon früher, zur Arthrosis deformans.

Ätiologie und Pathogenese: Der Basisdefekt ist unbekannt. In der Mehrzahl der Fälle läßt sich ein autosomal-dominanter Erbgang nachweisen. Daneben gibt es eine seltenere autosomalrezessive Form, die sich jedoch klinisch und röntgenologisch von der dominant erblichen nicht sicher abgrenzen läßt. Es handelt sich um angeborene Störungen des Wachstumsknorpels.

Pathologische Anatomie: *Histologische* Untersuchungen ergaben grobe Anomalien des Wachstumsknorpels. Die Säulenordnung der reifen Knorpelzellen ist mangelhaft, streckenweise fehlt sie ganz. Die provisorische Verkalkungszone verläuft unregelmäßig und ist von unterschiedlicher Breite. Die Gefäßversorgung erscheint jedoch normal. Der neugebildete spongiöse Knochen ist ebenfalls unregelmäßig und ungenügend verkalkt. Stellenweise enthält der Gelenkknorpel fibröses Gewebe, Degenerationszonen und Nekrosen. Elektronenmikroskopische Untersuchungen zeigen Ähnlichkeiten mit der Pseudoachondroplasie.

Klinik: Die meisten Erkrankungen werden im Alter zwischen 2 und 10 Jahren entdeckt, entweder wegen des auffälligen Ganges oder weil Gelenkschmerzen mit Ergüssen und Bewegungseinschränkung ärztliche Behandlung erfordern. Gelegentlich wird das Leiden erst im Erwachsenenalter bekannt, wenn Arthrosen Beschwerden verursachen.

Die Kranken werden gewöhnlich nur wenig größer als 150 cm. Gesicht und Rumpf sind normal. Dagegen sind die Extremitäten etwas verkürzt, Hände und Füße gedrungen. Oft bestehen Crura vara oder Genua valga. Manche Gelenke haben eine eingeschränkte Beweglichkeit. Bei Erwachsenen findet man zuweilen freie Gelenkkörper, die zu Einklemmungen und Ergüssen führen. Schmerzhafte Arthrosen, namentlich des Hüftgelenks, sind der Hauptgrund für eine Behandlung.

Röntgenbefund: Erstes Zeichen ist ein verspätetes Auftreten der Epiphysenkerne. Bei weiterem Wachstum erreichen sie nicht die normale Größe, werden unregelmäßig und zeigen unregelmäßige Strukturen, oft auch irreguläre oder sogar ausgefranste Ränder. Multizentrische Ossifikation ist häufig. Bilder, die einer Osteochondrosis dissecans ähneln oder einen M. Perthes vortäuschen, sind häufig. Selbst die Verdichtung der Schenkelkopfkerne fehlt nicht. Falls bei formes frustes die Hüfte die einzige Lokalisation ist, erinnert höchstens die Doppelseitigkeit an eine multiple epiphysäre Dysplasie, es sei denn, es lägen Röntgenbilder aus der frühen Kindheit vor. Am Kniegelenk ist des öfteren die Gelenkfläche der Tibia nach unten-innen abgeschrägt. Auch die Hand- und Fußwurzelknochen sind bisweilen unregelmäßig geformt, die Metacarpalia, Metatarsalia und Phalangen etwas verkürzt und gedrungen. Die Wirbelsäule ist normal.

Differentialdiagnose: Gegen eine Verwechslung mit der *Pseudoachondroplasie* schützt die normale Schädel- und Gesichtsbildung bei der multiplen epiphysären Dysplasie. Außerdem ist der Minderwuchs bei der Pseudoachondroplasie viel stärker, so daß man schon von einem Zwergwuchs sprechen muß. Ferner sind bei ihr sowohl die Epi- als auch die Metaphysen betroffen. Die Wirbelkörper zeigen im Profilbild bei normaler Höhe die typische ventrale Zungenbildung. Verwechslungen mit einem *Hypothyreoidismus* sollten wegen der begleitenden biochemischen Störungen nicht vorkommen. Arthrosen lassen sich nur dann als zur multiplen epiphysären Dysplasie gehörig erkennen, wenn mehrere Gelenke erkrankt sind oder die Familienanamnese Hinweise gibt.

Prognose: Gelenkveränderungen führen in der 2. Lebenshälfte zu Arthrosen. Im Vordergrund steht die Koxarthrose.

Therapie: Die Osteochondrosis dissecans und der „M. Perthes" sind nur bei Beschwerden behandlungsbedürftig. Freie Gelenkkörper müssen entfernt werden. Schmerzhafte Arthrosen verlangen eine angemessene Therapie (s. Kap. „Arthrosen").

Anhang: Sonderformen der polyepiphysären Dysplasie:
Eine *Sonderform der polyepiphysären Dysplasie* ist ein autosomal-dominant erblicher Typus, der ausschließlich *Wirbelsäule und Schenkelköpfe* betrifft. Zwar entwickelt sich keine eigentliche Platyspondylie, aber der Rumpf bleibt zu kurz, und der anteroposteriore Thoraxdurchmesser nimmt zu. Dazu kommen mäßige Genua vara.

Röntgenbefund: Die Profilaufnahmen zeigen ausgebreitete Veränderungen der Brust- und Lendenwirbelsäule. Die Schlußplatten sind unregelmäßig konturiert, zahlreiche Wirbelkörper im Thoraxalbereich leicht keilförmig, ventral niedriger als dorsal, mit Schmorlschen Knorpelknötchen wie bei der Scheuermannschen Krankheit. (Der M. Scheuermann beeinträchtigt jedoch nicht das Längenwachstum, und die Veränderungen umfassen nur einen kurzen Wirbelsäulenabschnitt.) Die Schenkelkopfkerne erscheinen verspätet, wachsen langsam und führen zu Deformierungen, die in eine *Koxarthrose* einmünden.
Eine *weitere Sonderform* ist die *Osteochondrosis dissecans* multiplex, die ebenfalls einem autosomal-dominantem Erbgang folgt. Auch hier ist mit *Arthrosen* zu rechnen.

Therapie: Freie Gelenkkörper, die Gelenkblockierungen verursachen können, müssen entfernt werden. Die Behandlung der Arthrose wird im Kapitel „Arthrosis deformans" (S. 80) besprochen.

7. Pseudoachondroplasie, Dysplasia spondyloepiphysaria

Sie ist die wichtigste Krankheit aus der Gruppe der epiphyseometaphysären Syndrome und ist lange mit der echten Achondroplasie verwechselt worden.

Ätiologie und Pathogenese: Die meisten Krankheiten treten solitär auf und sind vermutlich Neumutationen. Der Erbgang ist autosomaldominant.

Elektronenoptische Untersuchungen der Chondrozyten des Wachstumsknorpels ergaben wandernde Einschlüsse im endoplasmatischen Retikulum. Dabei handelt es sich offenbar um das Mittelstück jenes Proteins, an das sich die Polysaccharidketten anlagern. Das Mittelstück ist Träger der Keratansulfate. Es könnte sich daher bei der Pseudoachondroplasie um einen Synthesefehler dieses Proteins handeln.

Klinik: Die Krankheit wird gewöhnlich im 2. Lebensjahr durch den Wachstumsrückstand oder auf Grund des eigentümlichen Gangbildes entdeckt. Am Ende der Entwicklung steht ein mikromeler Zwergwuchs mit einer Körpergröße von etwa 110 cm. Wie bei der echten angeborenen Achondroplasie betrifft die Verkürzung häufig vorwiegend Oberarme und Oberschenkel. Auch die vertiefte Lendenlordose fehlt nicht. Die unteren Extremitäten sind oft in Varus verbogen. Unterscheidungsmerkmale sind außer der postnatalen Manifestation: die normale Schädel- und Gesichtsbildung, die starke Verkürzung von Händen und Füßen, die im Laufe des Wachstums auffallend breit werden. Die Finger bleiben kurz und dick. Auch die Nägel sind kurz. Die schlaffen Gelenkkapseln und Bänder der Hände kontrastieren mit der verminderten Beweglichkeit der rumpfnahen Gelenke, die auch das Gangbild beeinflußt. Die Intelligenz ist ungestört.

Röntgenbefund: Die Metaphysen sind verbreitert, ihre Enden unregelmäßig konturiert und sporn- oder hakenförmig ausgezogen. Der Knochen ist ungewöhnlich transparent und unregelmäßig strukturiert. Die Epiphysenkerne bleiben klein. Das gilt auch für die Kerne der Carpalia und Tarsalia. Am unteren Femurende liegen sie in einer Einbuchtung der Metaphyse. Das Becken ist kaum beteiligt, insbesondere fehlen die für die echte Achondroplasie charakteristischen horizontal gestellten Pfannendächer. Die Wirbelkörper, namentlich im Lumbalabschnitt, zeigen im Profilbild erhebliche Veränderungen. Zwar haben sie ihre normale Höhe behalten, aber sie sind eiförmig und ventral zungenförmig zugespitzt. Die Pedikel haben normale Länge; der Wirbelkanal ist daher nicht verengt. Im A.-p.-Bild ist die interpedunkuläre Distanz der letzten Lendenwirbel nicht verkürzt.

Die Veränderungen der Wirbelkörper vermindern sich jedoch im Laufe des Wachstums, während die Unregelmäßigkeiten der Epi- und Metaphysen sowie die Kürze und Dicke der Diaphysen zunimmt. Die Phalangen sind schließlich fast ebenso breit wie lang.

Prognose: Die epiphysären Veränderungen führen zu einer progressiven Arthrose zahlreicher Gelenke.

Therapie: Siehe Kap. „Arthrosis deformans", S. 80.

8. Weitere Formen der epiphyseometaphysären Dysplasien

Neben der Pseudoachondroplasie gibt es noch andere Formen der epiphyseometaphysären Dysplasie, bei denen manchmal auch die Wirbelsäule, allerdings meistens diskret, beteiligt ist. Der Erbgang kann autosomal-dominant oder rezessiv sein. Klinisch zeichnen sich diese Formen durch einen dysproportionierten mikromelen Zwerg- oder Minderwuchs aus, der oft von Einschränkungen der Gelenkbeweglichkeit begleitet ist. Die Epiphysenkerne erscheinen spät und sind entrundet; die Metaphysenenden haben stark unregelmäßige Konturen mit ausgezogenen oder ausgefransten Kanten; die Diaphysen bleiben kurz und plump mit irregulärer Struktur. Mit der Verknöcherung der Wachstumsfugen verschwinden die metaphysären Veränderungen. Die unregelmäßige Form

der Epiphysen jedoch bleibt und führt zur *Arthrose.*

Des öfteren sind auch Metacarpalia und Phalangen in die Dysplasie einbezogen. Die Veränderungen unterscheiden sich im Prinzip nicht von denen der langen Röhrenknochen. Hände und Finger sind auffällig kurz.

Ferner gibt es noch *Platyspondylien* mit Beteiligung der Epiphysen, Metaphysen oder mit beiden. Sie sind z. T. noch nicht hinreichend klassifiziert. Die Platyspondylie steht dabei keineswegs immer im Vordergrund; oft überwiegt die Mikromelie mit oder ohne Beteiligung der Hände. Im Profilbild sind die Wirbelkörper etwas erniedrigt mit unregelmäßigen Schlußplatten und leichter Keilform im Dorsalabschnitt der Wirbelsäule. Zuweilen resultiert eine Kyphoskoliose. Gewöhnlich sind auch die Hüftgelenke dysplastisch. Sie stehen jedenfalls überall an erster Stelle.

Die röntgenologische Untersuchung sollte sich auch auf die Kopfgelenke ausdehnen, um Dysplasien des Processus odontoides axis nicht zu übersehen. Ein Minder- oder Zwergwuchs ist gewöhnlich mehr die Folge der Mikromelie als einer Platyspondylie.

Therapie: Dysplasien des Zahnfortsatzes, die die Stabilität der Kopfgelenke gefährden, verlangen eine dorsale kraniovertebrale Fusion, Coxae valgae eine intertrochantäre Varisierungsoperation und steile Pfannendächer eine Chiari-Beckenosteotomie. Skoliosen oder Kyphoskoliosen sollten frühzeitig mit einem Korsett behandelt werden, um eine Verschlimmerung zu verhüten. Verbiegungen von Femur und Tibia erfordern häufig eine Korrektur in 2 Ebenen. Auch bei der Subluxation des unteren Femurendes auf dem Tibiaplateau nach vorn ist eine korrigierende (Keil-)Osteotomie nötig. Bewegungseinschränkungen von Gelenken können evtl. durch Weichteiloperationen (Sehnenverlängerungen, Kapselinzisionen) beseitigt oder gebessert werden.

9. Dyschondrosteose

Ätiologie und Pathogenese: Der Basisdefekt ist bei dieser nicht so seltenen, 1929 von LÉRI und

WEILL beschriebenen Dysostose unbekannt. Der Erbgang ist unregelmäßig-dominant. Das weibliche Geschlecht überwiegt.

Klinik: Der mikromele Minderwuchs hält sich – von schweren Formen abgesehen – in Grenzen. Die Verkürzung betrifft vorwiegend Unterarme und Unterschenkel. In leichten Fällen entsprechen die Veränderungen der Unterarme denen der *Madelungschen Deformität,* d. h. die Hand ist volarwärts luxiert. Sie läßt sich zwar reponieren, aber nicht retinieren. Der Radius ist leicht radialwärts-konvex verbogen. Dorsalflexion und radiale Abduktion sind eingeschränkt. Außerdem besteht meist ein doppelseitiges Genu varum.

Röntgenbefund: Die Veränderungen im Bereich des Handgelenkes entsprechen der Madelungschen Deformität (s. S. 317). In schweren Fällen ist das Radiusköpfchen hypoplastisch und luxiert, das Olekranon zwar in seiner Form unverändert, aber derb. Der Übergang vom Schienbeinkopf in den Schaft ist bisweilen kaum angedeutet. Es fehlt die Modellierung. An der medialen Seite kann eine Exostose den Schienbeinkopf verbreitern. Humerus- und Tibiakopf sind nicht selten axtförmig deformiert. Die Madelungsche Deformität ist anscheinend eine forme fruste der Dyschondrosteose, denn beide kommen nebeneinander bei Mitgliedern derselben Familie vor.

Therapie: Eine Behandlung ist nur in solchen Fällen notwendig, in denen die Madelungsche Deformität die Handgelenkfunktion stark beeinträchtigt, was kaum je vorkommt, oder als ästhetisch störend empfunden wird. Eine Operation nur in einem Teil der Fälle notwendig.

10. Kleidokraniale Dysplasie (Dysostosis cleidocranialis)

Das Syndrom wurde 1898 von PIERRE MARIE und SAINTON ausgesondert. Es handelt sich jedoch mehr um eine Wachstumsstörung als um eine Dysostose. Darum die neue Bezeichnung.

Definition: Das Krankheitsbild umfaßt eine Reihe von Skelettanomalien, deren regelmäßigste die partielle Aplasie der Schlüsselbeine und die Ossifikationsstörung des Schädels mit persistierender Fontanelle sind. Dazu kommen Hypoplasien des Oberkiefers, Dentitionsanomalien, zuweilen schwere Kyphoskoliosen, Trichterbrust, eine klaffende Symphyse und Coxae varae. Kein Symptom ist absolut konstant. Das bei der Geburt erkennbare Syndrom vererbt sich autosomal dominant.

Ätiologie und Pathogenese: Der Basisdefekt ist unbekannt. Die meisten Beobachtungen sprechen für Dominanz. Heterogenie ist jedoch nicht auszuschließen. Familienuntersuchungen werden dadurch erschwert, daß sich viele Veränderungen nur röntgenologisch erfassen lassen.

Pathologische Anatomie: Die Störung betrifft nicht nur die Entwicklung des Bindegewebsknochens sondern auch die knorpeligen Wachstumsfugen und die periostale Verknöcherung. An den Zähnen fehlt der zelluläre Zement.

Klinik: Viele Kinder fallen schon bei der Geburt durch den verformten, weichen Schädel auf. Die Brachyzephalie ist meist mit ausgeprägten Tubera frontalia verbunden, die durch eine senkrechte Furche voneinander getrennt sind. Die Fontanellen persistieren weit über das normale Alter hinaus. Die Synchondrosis occipitalis posterior ist oft mit 5 Jahren noch offen. Der Gesichtsschädel ist klein mit tief liegender Nasenwurzel. Das Milchgebiß erscheint verspätet und bleibt übermäßig lange, bisweilen bis in das Erwachsenenalter hinein, bestehen. Dementsprechend erscheinen auch die bleibenden Zähne verspätet. Beide sind stark kariesanfällig.
Die partielle Aplasie der Schlüsselbeine verursacht keine Beschwerden. Kurze schwere Skoliosen oder Kyphoskoliosen mit Scheitel in der oberen Brustwirbelsäule, kurze Rippen, eine Trichterbrust, ein enges Becken mit Coxae varae, X-Beine, kurze Finger, besonders ein kurzer Daumen und stark gewölbte Nägel sind weitere fakultative Befunde. Dazu kommt gelegentlich ein mäßiger Minderwuchs.

Röntgenbefund: Bei jungen Kindern fällt der Reiferückstand des Skeletts mehr auf als bei älteren. In den übergroßen Fontanellen liegen häufig zahlreiche Wormssche Schaltknochen, namentlich in der Hinterhauptregion, wo das Bild manchmal dem eines partiellen Mosaikschädels ähnelt. Die Klavikula fehlt selten ganz. Teilstücke finden sich sowohl am Akromion wie am Sternum. Das Becken ist vielfach asymmetrisch und verengt, mit weit klaffender Symphyse und Coxae varae mit kurzen schmalen Schenkelhälsen. Auch die Synchondrosen zwischen Wirbelkörpern und -bögen persistieren lange. Metacarpalia und Phalangen zeigen vielfältige Unregelmäßigkeiten. Im Laufe des weiteren Wachstums verschwindet ein Teil der geschilderten Anomalien.

Differentialdiagnose: Schwierigkeiten der Zuordnung gibt es nur in jenen Fällen, in denen die Hauptanomalien fehlen. Hier hilft u. U. die Familienforschung weiter. Im Säuglingsalter lassen die röntgenologischen Veränderungen mitunter an eine *Osteogenesis imperfecta* oder an die *verschiedenen Rachitisformen* denken.

Prognose: Die Lebenserwartung ist nicht beeinträchtigt. In einigen Fällen haben Wachstumsstörungen der Wirbelsäule zu Markkompressionen geführt. Bei stärker verengtem Becken ist eine spätere Entbindung per vias naturales unmöglich.

Therapie: Dorsale Skoliosen oder Kyphoskoliosen erfordern zunächst eine Korsettversorgung, im Alter von 10 Jahren evtl. eine Operation. Eine Trichterbrust sollte zwischen dem 5. und 7. Lebensjahr operiert werden, X-Beine, um Rezidive zu vermeiden, mit etwa 14 Jahren.

11. Osteogenesis imperfecta, abnorme Knochenbrüchigkeit

Definition: Die genetisch bedingte abnorme Knochenbrüchigkeit beruht wahrscheinlich auf einer Funktionsstörung der Osteoblasten. Die Frakturen entstehen in einem Teil der Fälle bereits in utero oder unter der Geburt *(Osteoge-*

nesis imperfecta congenita). Solche Kinder sind meist nicht lebensfähig. In einem anderen Teil der Fälle treten die Knochenbrüche entweder innerhalb des 1. Lebensjahres *(Osteogenesis tarda gravis)* oder später *(Osteogenesis tarda levis)* auf. Neuere Forschungen lassen vermuten, daß der genetische Fehler in einer *angeborenen Störung des Kollagenstoffwechsels* zu suchen ist.

Ätiologie und Pathogenese: Kinder mit (oft unzähligen) angeborenen Frakturen stammen fast immer aus gesunden Familien. Man darf daher auf Spontanmutationen schließen. Es gibt im Schrifttum nur sehr wenige Hinweise auf blutsverwandte gesunde Eltern mit 2 kranken Kindern, Beobachtungen, die für einen rezessiven Erbgang sprechen. In Ausnahmefällen erreichen Kinder, die mit Knochenbrüchen zur Welt kommen, das Erwachsenenalter.
Die Osteogenesis imperfecta tarda wird autosomal-dominant vererbt. Es besteht hohe Penetranz bei variabler Expressivität. Niemals hatten Eltern mit einem kranken Partner (Osteogenesis imperfecta tarda) Kinder mit angeborenen Frakturen.
Der Basisdefekt ist unbekannt.

Pathologische Anatomie: *1. Schwere Formen:* Die Knochen sind bei der Osteogenesis imperfecta congenita ungewöhnlich zerbrechlich (Glasknochen) und verbogen. Einige Autoren berichten über Tausende von Frakturen. Dennoch sind die langen Röhrenknochen keineswegs immer überaus zart, sondern gelegentlich sogar unförmig – dick, kurz und verbogen. Wenn die Kinder überleben, führt die Kürze der Gliedmaßen (Mikromelie) – im Vergleich zum Rumpf – zum Zwergwuchs. Solche Kinder sind in der Regel auf einen Rollstuhl angewiesen.
Der Schädel ist bei der Geburt pergamentartig weich (caput membranaceum) und verformt, mit vorspringenden Frontalia und Parietalia und überhängendem Hinterhaupt. Unter diesem mächtigen Schädel wirkt das Gesicht klein und dreieckig. Im weiteren Verlauf erscheinen multiple Ossifikationszentren im Schädelmantel, die sich nur langsam ausbreiten. Fontanellen und Suturen bleiben übermäßig weit. Da

auch das Dentin betroffen ist, sind die Zahnwurzeln klein und dünn, die Pulpenkanäle eng. Der normal gebildete (ektodermale) Schmelz haftet nicht fest auf dem Dentin. Gewöhnlich fallen die Zähne bald aus. Am besten halten sich die Inzisivi. In einigen Fällen mit schweren Knochenbrüchen war das Gebiß normal.

Kennzeichnend für schwere Formen ist eine beträchtliche Skoliose.

Histologisch ist der Knochen häufig sehr unreif und ähnelt fetalem Faserknochen. Der epiphysäre Knorpel ist normal. Auch die metaphysäre Knorpelbildung verläuft ungestört. Selbst die provisorische Verkalkungslinie fehlt nicht. Die Zahl der Osteoblasten scheint weder vermindert noch vermehrt zu sein, aber sie färben sich auffallend dunkel an und ähneln Fibroblasten. Elektronenoptisch sind weder an den Osteozyten noch am Knochenkollagen Veränderungen zu erkennen. Die mangelhafte Osteoblastentätigkeit führt zu einer quantitativ und qualitativ ungenügenden Knochenbildung. Sie betrifft die Spongiosa ebenso wie die Kortikalis.

Die Frakturheilung ist im allgemeinen ungestört. In manchen Fällen kommt es mit oder ohne eindeutige Fraktur zu einer überschüssigen Kallusbildung, die klinisch-röntgenologisch und u. U. auch histologisch mit einem Osteosarkom verwechselt werden kann. Der „Kallus" besteht aus fibromukoidem und knorpelähnlichem Gewebe, das später verkalkt. Gelegentlich wird die ganze Metaphyse durch einen solchen luxurierenden „Kallus" aufgetrieben. Die Ursache dieser Erscheinung ist unbekannt.

2. *Milde Formen:* Die Frakturen beginnen in der frühen Kindheit oder später, bisweilen erst im Schulalter aus meist geringem Anlaß. Ihre Zahl ist beschränkt und verringert sich gewöhnlich mit der Pubertät. Obwohl die Frakturheilung normal ist, resultiert in manchen Fällen ein Minderwuchs. Ob die Verbiegungen der langen Röhrenknochen stets auf Frakturen beruhen, ist nicht sicher.

Die *Miterkrankung des Bindegewebes* wird an verschiedenen Veränderungen deutlich. Im Corium der Haut wurde durch Spezialfärbung unreifes Kollagen nachgewiesen. Die Bindegewebsfasern sind auffallend dünn und zahlenmäßig reduziert.

Klinik: 2 oder 3 Knochenbrüche bei einem Schulkind genügen allein noch nicht, um die Diagnose „Osteogenesis imperfecta" zu stellen. Sie reichen jedoch aus, um eine genaue Familienanamnese zu erstellen und das Kind auf weitere Zeichen zu untersuchen. *„Blaue Skleren"*, bei denen die Pigmente der Chorioidea durch die verdünnte oder aufgelockerte Lederhaut des Auges schimmern, sind angeblich bei 95% aller Fälle von abnormer Knochenbrüchigkeit nachweisbar. Da Säuglinge immer leicht bläuliche Skleren besitzen, mag die Zahl etwas übertrieben sein. Ein weißer Ring, der gelegentlich die Pupille umgibt (Arcus juvenilis), läßt diese stark hervortreten. Durch Beteiligung der Gefäßwände besteht eine Neigung zu intrakutanen Hämorrhagien („blauen Flecken") oder zu überraschend starken *Blutungen*. Die Muskulatur ist wenig ausgeprägt; *Gelenkkapseln und Bänder sind schlaff.* Das gilt besonders für Hand- und Fußgelenke. Hautwunden heilen langsam, mit breiten Narben. Auch das Trommelfell ist manchmal blau. *Schlaffe Herzklappen* führen zur Mitral- und Trikuspidalinsuffizienz. Das Gebiß ist stark kariesgefährdet. Die erst in der 2. oder 3. Lebensdekade auftretende *Schwerhörigkeit*, die mit Taubheit endet, beruht nicht auf einer echten Otosklerose, sondern auf abnormer Knorpelbildung innerhalb der Pars petrosa des Schläfenbeins. Der Knorpel verkalkt später. Damit wird der Steigbügel immobilisiert. Veränderungen der Cochlea machen sich durch Schwindel und Ohrensausen bemerkbar. *Skoliosen und Kyphosen* als Folge von Wirbelfrakturen können Nervenwurzeln komprimieren. Sie beschränken sich indes auf schwere Fälle.

Die *Häufigkeit* der Osteogenesis imperfecta congenita beträgt etwa 1:50000, die der tarda 1:25000 Geburten. Sie ist damit etwa so selten wie die Hämophilie.

Röntgenbefund: Frakturen entstehen v. a. an den unteren Extremitäten und Rippen. Die Knochen, namentlich die langen Röhrenknochen, sind grazil, mit weitem Markraum und dünner Rinde (Abb. 3). Bei relativ später Manifestation in der Kindheit ist der röntgenologische Aspekt der Knochen zunächst normal, gewinnt dann jedoch rasch die typische Sympto-

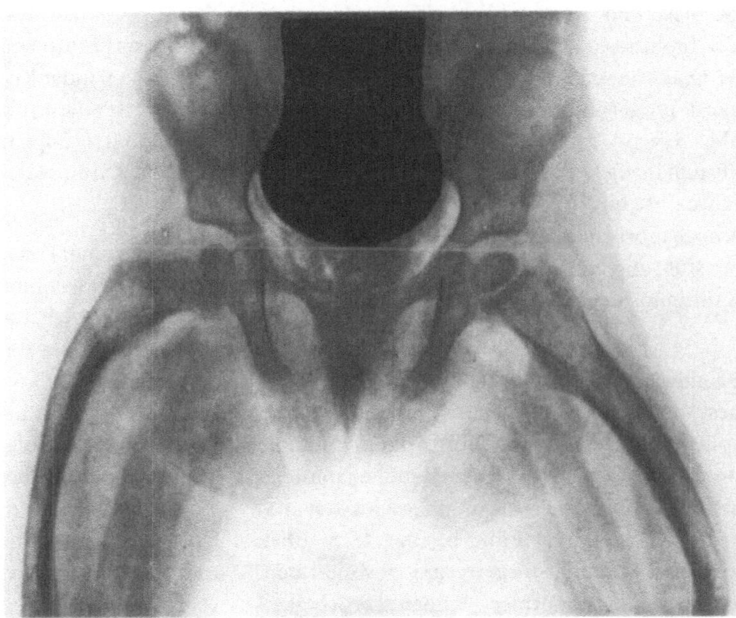

Abb. 3. W. Petra, 3 Jahre. *Abnorme Knochenbrüchigkeit.* Die Femora sind teilweise ungewöhnlich grazil und im O-Sinne verbogen. Stark verdünnte Kortikalis. Im linken Femur (Mitte) eine verheilte Fraktur

matik der Osteogenesis imperfecta tarda. Im Achsenskelett drücken die gesunden Bandscheiben die knöchernen Deckplatten der Wirbelkörper tief in die Spongiosa hinein. Auf diese Weise entstehen sog. „Fischwirbel".

Differentialdiagnose: Neugeborene mit vielen Knochenbrüchen verursachen keine diagnostischen Schwierigkeiten. Sind Frakturen unbekannt, so könnten die kurzen Extremitäten zur Verwechslung mit einer *Achondroplasie* oder *Hypophosphatasie* führen. Die tief eingezogene Nasenwurzel, die „Dreizackhand" und die stärkere Verkürzung von Oberarm und Oberschenkel bei der Achondroplasie schützen vor Fehldiagnosen. Auch bei der Hypophosphatasie sind die Gliedmaßen oft verkürzt und verbogen oder frakturiert. Im Gegensatz indes zur Osteogenesis imperfecta, bei der alle Laborwerte normal sind, verharren die alkalischen Phosphatasewerte auf niedrigem Niveau. Im Urin findet sich vermehrt Phosphoäthanolamin. *Mißhandelte Kleinkinder* mit „blauen Flekken" und mehreren Knochenbrüchen (verheilt oder neu) könnten von gutgläubigen Ärzten durchaus als Osteogenesis-imperfecta-Kranke

verkannt werden. Im angloamerikanischen Schrifttum spricht man von einem *"battered baby syndrome"*. Fehlen blaue Skleren, so wird das Röntgenbild die Diagnose klären. Eine schlechte Diagnostik kann freilich auch umgekehrt zu falschen Verdächtigungen führen. In später Kindheit schließlich bestehen Verwechslungsmöglichkeiten mit einer *juvenilen Osteoporose*. Röntgenbilder der Wirbelsäule können identisch sein. Weitere familiäre Merkmalsträger und blaue Skleren sprechen eindeutig für Osteogenesis imperfecta.

Prognose: Die Prognose hängt von der Schwere des Krankheitsbildes ab. Kinder mit einer Osteogenesis imperfecta congenita, die überleben, sind meistens nicht gehfähig. Multiple Rippenfrakturen begünstigen *Infekte der Respirationswege*, die nicht selten das Leben der Kinder bedrohen. Die Lebenserwartung ist in leichten Fällen nicht unbedingt vermindert.

Therapie: Da es keine medikamentöse Behandlung der Osteogenesis imperfecta gibt, bleibt die Therapie auf krankengymnastische Maßnahmen und operative Eingriffe angewiesen. Die

Zartheit und Zerbrechlichkeit der Knochen läßt für intra- oder extramedulläre stabilisierende Operationen (Marknagelung, Verplattung) meist nur geringen Spielraum. Ob die Versuche mit einem aufblasbaren, stabilisierenden „Raumanzug" zu einem positiven Ergebnis führen, ist ungewiß. Bleibt die Verhütung von Knochenbrüchen durch eine behutsame Lebensführung und – bei schlaffen Gelenken – die Kräftigung der Muskulatur.

Familienberatung: Klinisch gesunde Eltern eines Kindes mit Osteogenesis imperfecta tarda sollten röntgenologisch auf Mikrosymptome untersucht werden (bei leerer Familienanamnese). Das empirische Risiko für Geschwister sporadischer (solitärer) Fälle beträgt 1:15. Ehen zwischen Merkmalsträgern sind zu widerraten. Frauen mit abnormer Knochenbrüchigkeit können oft nur durch Sectio entbunden werden.

12. Idiopathische juvenile Osteoporose

Definition: Die idiopathische juvenile Osteoporose ist eine seltene erbliche, auf einem *unbekannten Stoffwechseldefekt* beruhende Erkrankung, die bei Kindern einige Jahre vor der Pubertät auftritt und nach einer Dauer von 2–5 Jahren spontan heilt. Die Osteoporose ist generalisiert. Hauptzeichen sind multiple Wirbelzusammenbrüche und metaphysäre Frakturen des oberen Femur- und Tibiaendes.

Ätiologie und Pathogenese: Der Erbgang ist autosomal-rezessiv. Solitärfälle sind häufig. Anscheinend handelt es sich um eine Malabsorption des Kalziums im Dünndarm. Der Basisdefekt ist unbekannt.

Pathologische Anatomie: Histologische Untersuchungsergebnisse liegen nicht vor.

Klinik: Die Krankheit beginnt frühestens im Alter von 8 Jahren. Die Mehrzahl der Kinder erkrankt etwa 2 Jahre vor der Pubertät, Mädchen eher als Knaben. Im akuten Stadium kann die Ca-Bilanz negativ sein.
Nicht alle Kinder klagen über Knochenschmerzen. Oft ist eine Fraktur das erste Zeichen oder eine Gangstörung. In vielen Fällen entwickelt sich eine Kyphose der Wirbelsäule.

Röntgenbefund: Ursache der Kyphose sind multiple Wirbelzusammenbrüche. Die Wirbelkörper der Brustwirbelsäule sind ventral erniedrigt. Die im Gegensatz zum „leeren" Innern der Wirbelkörper kräftig konturierten Deckplatten zeigen, besonders im Lendenabschnitt, bikonkave Impressionen, infolge des Quelldrucks der intakten Bandscheiben. Die Markräume der Röhrenknochen sind weit, die Kortikales dünn. Die Frakturen beginnen oft schleichend mit Infraktionen, die zu Verbiegungen führen. Sie bevorzugen die Bereiche von Hüft- und Kniegelenken, ohne andere Knochen völlig zu verschonen. Die Frakturheilung ist kaum verzögert.

Differentialdiagnose: Verwechslungen sind, namentlich bei jüngeren Kindern, möglich mit der dominant erblichen *Osteogenesis imperfecta tarda,* bei der die Wirbelsäule allerdings nur selten betroffen ist. Viele Kinder mit Osteogenesis haben blaue Skleren. Auch im Frühstadium der *akuten Leukämie* kommen ähnliche Bilder vor wie bei der idiopathischen juvenilen Osteoporose. Zweifel können anfangs nur durch die Knochenmarkbiopsie, später auch durch das Blutbild behoben werden. Zu denken ist ferner an *Lebererkrankungen, primären Hyperparathyreoidismus* und *Osteoporose nach Langzeittherapie mit Kortikosteroiden.*

Prognose: Das Leiden heilt nach 2–5 Jahren spontan.

Therapie: Multiple Wirbelzusammenbrüche erfordern ein Milwaukee-Korsett. Frakturen der langen Röhrenknochen werden konservativ behandelt, wobei die Fixierung im Gipsverband so kurz wie möglich sein soll. Bei negativer Kalziumbildung gibt man Kalzium und Vitamin D3.

Zusammenfassung

1. Achondro- und Hypochondroplasie: Erbliche Knorpel- und Knochenwachstumsstörungen, die zu einem dysproportionierten rhizomelen Zwergwuchs führt.

Leitsymptome der Achondroplasie: Normal langer Rumpf, kurze Extremitäten, namentlich Oberarm und Oberschenkel, großer Schädel mit eingezogener Nasenwurzel durch Verkürzung des Os tribasilare, „Dreizackhand", aufgetriebene Röhrenknochen mit normalen Epiphysen, quadratische Beckenschaufeln, horizontale Pfannendächer, schmale Incisura ischiadica.

Leitsymptome der Hypochondroplasie: Normaler Schädel, keine „Dreizackhand". Endgröße bis 152 cm gegenüber 135 cm bei der Achondroplasie.

2. Kongenitale spondyloepiphysäre Dysplasie: Erbliche, bei der Geburt erkennbare Dysplasie.

Leitsymptome: Kurzer Rumpf, kurze Extremitäten, vorspringendes Sternum, Kyphose. Bewegungseinschränkung von Hüft- und Schultergelenken. Endgröße bis 135 cm.

3. Autosomal-dominante Form der metaphysären Chondrodysplasie: Entdeckung erst nach Laufbeginn durch Kürze der Extremitäten und watschelnden Gang, Coxae varae (in 50% doppelseitig). Endgröße bis 140 cm.

4. Autosomal-rezessive Form der metaphysären Chondrodysplasie: Entdeckung im 2. Lebensjahr durch Minderwuchs. Verbiegungen der langen und kurzen Röhrenknochen ähneln rachitischen Veränderungen, dünnes, flachsblondes Haar. Metaphysen im Kniebereich unregelmäßig in Form und Struktur. Endgröße bis 140 cm.

5. Metaphysäre Chondrodysplasie, Typ Jansen: Selten, schwerer dysproportionierter Zwergwuchs durch verkürzte Extremitäten, rachitisähnliche Verbiegungen, Gangstörungen, Verbreiterung sämtlicher Metaphysen, später Arthrosen zahlreicher Gelenke.

6. Multiple epiphysäre Dysplasie: Eine der häufigsten Skelettdysplasien. Minderwuchs durch verkürzte Extremitäten. Entdeckung zwischen 2 und 10 Jahren. Verspätet auftretende, unregelmäßige Epiphysenkerne, oft multiple Ossifikation, Pseudo-Perthes und Pseudoosteochondrosis dissecans. 1. Sonderform betrifft ausschließlich Wirbelsäule und Schenkelköpfe. 2. Sonderform verläuft unter dem Bild der Osteochondrosis multiplex.

7. Pseudoachondroplasie: Dominant-erbliche Wachstumsstörung. Entdeckung im 2. Lebensjahr durch Minderwuchs oder Gangstörung. Normale Gesichtsbildung, verkürzte Hände und Füße, verbreiterte Metaphysen, kleine Epiphysenkerne, ventral „zungenförmig" zugespitzte Wirbelkörper. Endgröße etwa 110 cm.

8. Dyschondrosteose: Erblicher mikromeler Minderwuchs mit verkürzten Unterarmen und Unterschenkeln. *Madelungsche Deformität,* Genua vara.

9. Kleidokraniale Dysplasie (Dysostosis cleidocranialis): Leitsymptome sind die partielle Aplasie der Schlüsselbeine, Ossifikationsstörung des Schädels mit bis in den Beginn des Schulalters persistierenden Fontanellen. Fakultativ: schwere (Kypho-)Skoliosen, Trichterbrust, enges Becken mit klaffender Symphyse und Coxae varae. Gelegentlich mäßiger Minderwuchs.

10. Osteogenesis imperfecta: Genetisch bedingte abnorme Knochenbrüchigkeit durch Funktionsstörungen der Osteoblasten. Basisfehler: Störung des Kollagenstoffwechsels. Verschiedene Formen: *Osteogenesis imperfecta congenita* (Kinder nicht lebensfähig), *Osteogenesis imperfecta tarda gravis* und *Osteogenesis imperfecta tarda levis.* Bei schweren Formen: Glasknochen, Verbiegungen der Extremitäten, Minderwuchs durch Mikromelie, bei milden Formen mit Beginn im Kleinkindesalter: zahlreiche Frakturen, blaue Skleren, schlaffe Gelenke, oft Ertaubung.

11. Idiopathische juvenile Osteoporose: Seltene erbliche Erkrankung mit unbekanntem Stoffwechseldefekt, beginnend einige Jahre vor der Pubertät, Spontanheilung nach 2–5 Jahren. Generalisierte Osteoporose mit multiplen Wirbelzusammenbrüchen und Frakturen des oberen Femur- und Tibiaendes, Verbiegungen der Extremitäten.

B. Dysostosen

1. Lokalisierte enchondrale Dysostosen

Definition: Es sind häufige, durch eine begrenzte Wachstumsstörung des Knochens entstandene Veränderungen. Sie betreffen teils vorwiegend die Epiphyse, teils vorwiegend die Metaphyse und erscheinen oft als manifestationes minimae der Osteochondrodysplasien.

Ätiologie und Pathogenese: Lokalisierte enchondrale Dysostosen gehören zu den häufigsten Skelettveränderungen. Sie beruhen auf einer Störung der enchondralen Ossifikation der Röhrenknochen und wohl auch auf einer gestörten Knorpelentwicklung. Erblichkeit ist in vielen Fällen nachweisbar. *Es handelt sich jedoch nicht um ein einheitliches Krankheitsbild, sondern um eine ganze Reihe nosologisch noch ungenügend geklärter Veränderungen.* Die meisten werden erst während des nachgeburtlichen Wachstums manifest (ungenügende Potenz des Wachstumsknorpels).

Einteilung: Wir unterscheiden eine *vorwiegend epiphysäre* von einer *vorwiegend metaphysären Form.* Meist findet sich eine starke intrafamiliäre Variabilität. Das Längenwachstum ist bei den metaphysären Formen stärker beeinträchtigt als bei den epiphysären, denn das Hauptlängenwachstum erfolgt in der Metaphyse. Lokalisierte epiphysäre Dysostosen werden bei

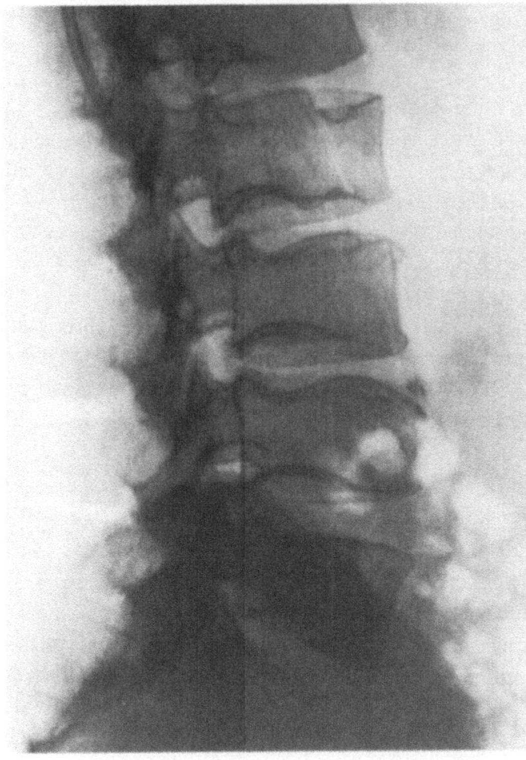

Abb. 4. K. Helmut, 40 Jahre. Vorwiegend epiphysäre Form der lokalisierten *enchondralen Dysostose.* Schlußplatten besonders im Nucleusbereich tief eingedrückt. Abgliederung der Vorderoberkante des 4. Lendenwirbels

Kindern leicht übersehen, da sie wenig Beschwerden verursachen. Sie führen jedoch regelmäßig zu *Arthrosen*. Epimetaphysäre Mischformen haben eine Vorliebe für die Wirbelsäule (Abb. 4) und das koxale Femurende. Kniegelenk und Handskelett sind häufig mitbetroffen. Die Laborwerte sind normal.

Klinik und Röntgenbild: Je stärker die metaphysäre Komponente ist, um so deutlicher wird der Minderwuchs. Die Beine sind zu kurz im Verhältnis zum Rumpf. Sehr oft ist eine *Brachyphalangie* nachweisbar.

Kennzeichnend für die vorwiegend epiphysäre Dysostose ist neben der verspäteten Verknöcherung der Epiphysenkerne eine Störung der physiologischen Reihenfolge bei der Ossifikation der Hand- und Fußwurzelknochen sowie eine gesteigerte multizentrische und multinukleäre Epiphysenverknöcherung.[1] Damit verbunden ist eine Häufung von Skelettvarietäten. Epiphysäre Dysostosen der Hüfte verlaufen gewöhnlich unter dem Bild einer *doppelseitigen Perthesschen Krankheit*. Dysostosen der Ellbogen- und Kniegelenke erscheinen als *rezidivierende Osteochondrosis dissecans*.
Nach der metaphysären Seite hin mehren sich die Anklänge an die Chondrodystrophie. Charakteristisch ist eine Überlänge der Fibula. Kein Minderwuchs.

Zu den lokalisierten Dysostosen gehören u. a.: die *Coxa vara infantum*, die *Tibia vara*, die *Madelungsche Deformität*, die *Thiemannsche Krankheit der Basisepiphysen der Phalangen*, die seltene *Aclasis tarsoepiphysalis* sowie einige aseptische Nekrosen, „die einerseits vorwiegend einer pathologisch mehrkernigen Anlage, andererseits einer Entwicklungsstörung ihre Entstehung verdanken" (Y. Mau).
Auch die sog. *Fischwirbelkrankheit*, bei der die Wirbelkörper in der Profilaufnahme eine bikonkave Form zeigen, zählt zu den enchondralen Dysostosen.
Das klinische Bild ist dementsprechend vielgestaltig. Mit zunehmender Deformierung der Gelenkenden entwickeln sich die Symptome einer *Arthrose* (Schmerzen, Schwellungen, Bewegungseinschränkungen, Kontrakturen). Dazu kommen gelegentlich Gelenkblockaden durch

---

1) Ossifikationszentren unterscheiden sich von Verknöcherungskernen dadurch, daß zwischen den Zentren kein Ruheknorpel liegt

freie Körper. Weitere Folgeerscheinungen sind Skoliosen, Kyphosen, asymmetrische O- und X-Beine.

Differentialdiagnose: Differentialdiagnostisch sind mitunter zu erwägen: die *nicht durch Vitamin-D-Mangel verursachte Rachitis, der M. Perthes, die Scheuermannsche Krankheit* und *Hüftgelenksdysplasien*.

Prognose: Die Prognose ist quoad vitam gut; quoad sanationem richtet sie sich nach der Schwere der Veränderungen.

Therapie: Die Therapie ist symptomatisch und wird in den einschlägigen Kapiteln besprochen. Der schmerzlose „Perthes" bedarf keiner Behandlung.

2. Nagel-Patella-Syndrom (Beckenhornsyndrom, Osteoonychodysplasie)

Definition: Das Krankheitsbild ist Folge einer erblichen mesenchymalen Dysplasie. Leitsymptome sind: Patellahypoplasie mit habitueller Luxation, Dystrophie der Fingernägel sowie eine Hypoplasie der Beckenschaufeln mit hornartigen Auswüchsen der Cristae ilei.

Ätiologie: Es handelt sich um eine autosomaldominant mendelnde Genmutation, die zu einer *mesenchymalen Dysplasie* führt. Bei vollständiger Penetranz ist die Expressivität starken Schwankungen unterworfen. Das pathogene Hauptgen ist mit dem Locus für das ABO-Blutgruppensystem gekoppelt.

Klinik und Röntgenbefund: In ausgeprägten Fällen sieht man neben einer Dystrophie der Fingernägel (Leitsymptom) Hypo- oder Aplasien der Patella, häufig mit habitueller Luxation kombiniert. An weiteren Fehlbildungen wurden beschrieben: Verrenkungen des unterentwickelten Radiusköpfchens, Dysplasien der das distale Radio-Ulnargelenk bildenden Knochenenden mit Pseudo-Madelungscher Deformität, Hypoplasien des Humeruskopfes, des Akromion und Korakoids. *Charakteristisch* *sind: die geringe Höhenentwicklung der Bek-kenschaufeln und ihre hornartig ausgezogenen anterolateralen Abschnitte,* Veränderungen, die oft mit Coxae valgae verbunden sind. Ferner kommen vor: Klump-, Platt- und Hohlfüße, Polydaktylien, verstärkte Lendenlordosen, Pectus carinatum, Pterygium colli u. a. In einem Teil der Fälle findet sich eine kongenitale Nephrose.

Therapie: Die Behandlung ist symptomatisch.

3. Angeborene Extremitätendefekte

Definition und Ätiologie: Wir sprechen von angeborenen Defekten, wenn Gliedmaßen teilweise oder ganz fehlen. Nach Art und Ausdehnung unterscheiden wir 4 Gruppen (Abb. 5a–d):

a) Amelien: Eine oder mehrere Extremitäten fehlen vollständig. Auch der Schulter- oder Beckengürtel ist meist unterentwickelt.

b) Phokomelien: Die langen Röhrenknochen sind nicht angelegt. Hand oder Fuß oder auch nur Teile von ihnen, entspringen unmittelbar an der Schulter oder am Becken.

c) Peromelien: Sie entsprechen dem Bild einer „angeborenen Amputation", manchmal mit konisch zulaufendem Stumpfende.

d) Ektromelien: Nach der Definition von WERTHEMANN handelt es sich um Hypo- oder Aplasien einzelner oder mehrerer Röhrenknochen, die mit Fehlstellungen der Gliedmaßen oder Kontrakturen verbunden sein können. Diese Gruppe ist mit Abstand die größte. Sie umfaßt praktisch sämtliche, in den übrigen Kategorien nicht unterzubringende Fehlentwicklungen (Abb. 6).

Fast alle diese Mißbildungen waren in der Vergangenheit – und sind es auch heute wieder – Raritäten. Lediglich die Geburtenjahrgänge zwischen 1959 und 1962 zeigten einen erschreckenden Anstieg. Die schon von älteren Autoren geäußerte Vermutung, daß diese Defekte vorwiegend auf *Keimschädigungen* beruhen, wurde dabei eindringlich bestätigt. Ursache der gehäuften *Dysmelien* waren Thalidomid enthaltende Medikamente. Nach ihrem Verbot sank die Zahl dieser Mißbildungen rasch ab.

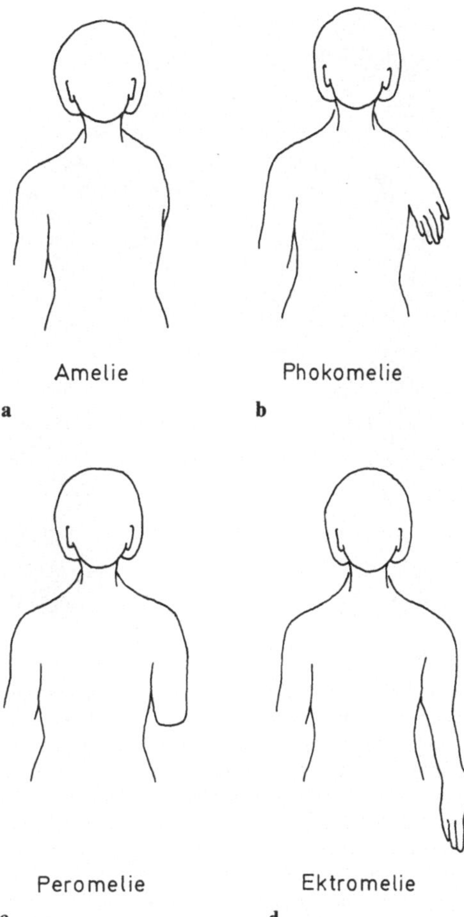

Abb. 5a–d. Angeborene Extremitätendefekte

Es gibt allerdings auch *erbliche Extremitätendefekte.* KOEHLER beschrieb eine brasilianische Familie mit 12 Kindern, von denen 6 ohne Hände und Füße geboren wurden (Peromelie). Inzwischen hat man allein in Brasilien noch weitere 6 Familien mit gehäuften Extremitätendefekten gefunden. Da bei allen Probanden die Eltern blutsverwandt aber normal waren, nehmen die Autoren einen einfach rezessiven Erbgang an. Auch in anderen Ländern wurden ähnliche Fälle, z. B. familiär gehäufte Phokomelien, beobachtet, darunter auch solche, bei denen ein dominanter Erbgang wahrscheinlich ist.

Unter den von LINDEMANN an der Heidelberger Orthopädischen Klinik betreuten 334 Kindern mit einer Thalidomiddysmelie hatten 25 Amelien oder Phokomelien, 85 Ektromelien, 79 phokomele Ektromelien –

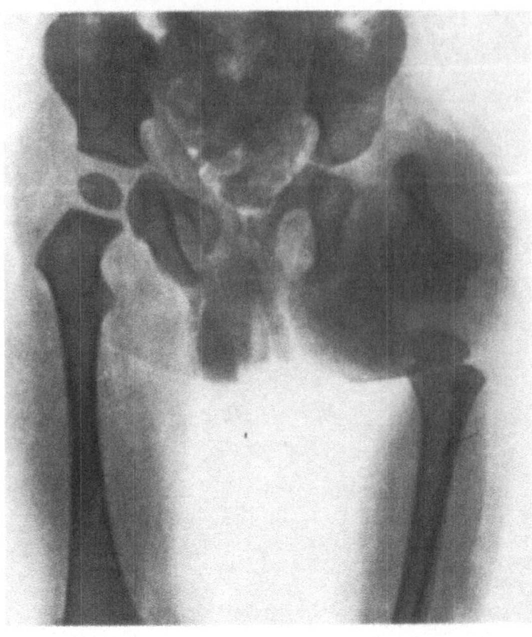

Abb. 6. P. Erich, 1 Jahr. Linksseitiger *Femurdefekt* (die kraniale Hälfte fehlt)

das sind Phokomelien mit einem kurzen zwischengeschalteten Extremitätenabschnitt – und 45 Defekte an allen 4 Gliedmaßen. Isolierte Fehlbildungen der unteren Extremitäten waren dabei weit weniger häufig als die der oberen. Im Vordergrund standen demnach Ektromelien aller Schweregrade. Nicht selten waren diese Defekte von Mißbildungen innerer Organe und der Sinnesorgane begleitet (Herz, große Gefäße, Intestinum, Urogenitalsystem, Gehör). Wirbelmißbildungen fanden sich nur in 18,5% der Fälle, meistens in Form von Blockwirbeln. In 11% bestanden Skoliosen. Etwa $^1/_3$ der Kinder waren nicht lebensfähig.

Therapie: Armlos Geborene *(Amelien)* werden zu Fußkünstlern, die zahlreiche Verrichtungen des täglichen Lebens wie Waschen, Essen, Rasieren, Schreiben mit den Füßen und Zehen bewältigen. Früher gab man ihnen nur Schmuckarme. Heute ist sowohl eine Versorgung mit Eigenkraft- als auch mit Fremdkraftprothesen möglich (s. Kap. „Orthesen und Prothesen"). Die Kinder erhalten ihre erste Prothese bereits mit 2 Jahren, damit sie sich an den Gebrauch gewöhnen. Einarmige benötigen nur eine einfache Prothese zur Unterstützung des gesunden Armes. Bei Ohnarmigen sollte die Geschicklichkeit der Füße erhalten werden.
Phokomele Kinder besitzen meist eine rudimentäre Handanlage, oft nur ein Fingerchen, das nicht abgetragen werden darf, weil es für die

Steuerung myoelektrischer Prothesen benutzt werden kann.
Peromele behandelt man wie Armamputierte. Die prothetische Versorgung sollte auch hier frühzeitig erfolgen und richtet sich nach der Stumpflänge. In vielen Fällen kann die Winkelosteotomie nach MARQUARDT (s. Kap. „Orthesen und Prothesen") die Armleistung verbessern.
Die Therapie der *Ektromelie* hängt von den jeweiligen anatomischen und funktionellen Gegebenheiten ab. Häufig läßt sich durch operative Eingriffe ein Funktionsgewinn oder eine verminderte Behinderung erzielen.
Ektromelien gehören zu den *Hemmungsmißbildungen*. Ihnen stehen die *Überschußbildungen* gegenüber. LINDEMANN definierte die Ektromelien als „Defekte einzelner Knochen, die evtl. mit Kontrakturen gekoppelt sind". Oftmals bestehen noch weitere Fehlbildungen derselben oder anderer Extremitäten, der Wirbelsäule, des Beckens oder innerer Organe.
Wir besprechen im folgenden die *6 Hauptformen der Ektromelien:*

1. Humerusaplasie

Die totale Aplasie ist die seltenste Form; meist handelt es sich um Partialdefekte. Der bei der

Geburt festgestellte Zustand ist oft nicht der definitive, weil es durch nachträgliche Verknöcherung knorpelig angelegter Abschnitte in wenigen Monaten zu einer Verlängerung kommen kann. *Differentialdiagnostisch* sind geburtstraumatische Epiphysenlösungen und Destruktionen durch eine Säuglingsosteomyelitis abzugrenzen. Die meisten Kinder sind nicht sonderlich behindert. Bei Defekten in Gelenknähe können *Kontrakturen* entstehen.

Therapie: Konservativ ist die Verhütung von Kontrakturen wichtigstes Ziel neben der Erhaltung vorhandener Funktionen. Fehlt der Oberarmkopf sollte man nach Abschluß des Wachstums eine Schulterarthrodese durchführen.

2. Radiusaplasie

Man unterscheidet zwischen Total- und Partialdefekten. Letztere sind entschieden häufiger. Die Verkürzung des distalen Radiusendes führt zur *Klumphand*. Wird sie nicht rechtzeitig behandelt, entsteht bald eine schwere Kontraktur, die nur noch operativ besserungsfähig ist. Je nach dem Grad der Verkürzung kann die Abwinklung der Hand gegenüber dem Unterarm recht- bis spitzwinklig sein. Meist fehlt auch der Daumen einschließlich Multangulum majus und Naviculare.

Therapie: Ziel der konservativen Behandlung ist, die Hand durch Etappenredressements, die anfangs 2- bis 3mal wöchentlich, später in etwas größeren Abständen vorgenommen werden, allmählich in die Längsachse der Ulna einzustellen. Das Ergebnis des Redressements wird im Gipsverband festgehalten. In der Regel gelingt es jedoch nicht, die Fehlstellung durch konservative Maßnahmen zu beherrschen.
Nach der von BLAUTH (in Anlehnung an GOCHT) angegebenen *Operation* durchtrennt man die sperrende Handgelenkkapsel dorsal und volar dicht an der Ulna, reseziert einen Teil der proximalen Handwurzelreihe und vertieft mit einer Kugelfräse den zuvor weit geöffneten Raum zwischen Naviculare und Triquetrum, um Platz für das distale Ulnaende zu schaffen. Die Stellung der Hand in leichter Überkorrektur bei einer Dorsalflexion von 20° wird durch

2 Kirschner-Drähte gesichert. Die Fixierung im Gipsverband dauert etwa 5 Monate. Anschließend erhält das Kind eine abnehmbare Schiene. Auf diese Weise läßt sich unter Schonung der Epiphysenfuge eine fibröse Ankylose und in den meisten Fällen eine befriedigende Korrektur erzielen.
Das *günstigste Alter für die Operation* ist die Zeit vor der Einschulung. *Gegenindikationen* sind: eine stärkere Beugekontraktur im Ellbogengelenk, eingeschränkte Flexion des Unterarms und eine stärkere Verkürzung der Elle. Patienten dieser Art benötigen aus funktionellen Gründen ihre Klumphand.
Ein fehlender Daumen wird durch Pollizisation des Zeigefingers ersetzt.

3. Ulnaaplasie

Die Aplasie der Ulna ist seltener als die des Radius. Gewöhnlich fehlen auch (1–2) ulnare Randstrahlen. Die Handstellung wird nicht beeinträchtigt. Eine *Therapie* ist daher nicht erforderlich.

4. Femuraplasie

Totalaplasien des Femur wurden bisher nicht beobachtet. BLAUTH unterscheidet 3 Schweregrade. Der leichteste Grad ist die *primäre Coxa vara congenita*. Beim 2. Grad finden sich zusätzlich Knorpelverknöcherungsstörungen der angrenzenden Metadiaphyse. Der 3. und schwerste Grad entspricht einem subtotalen Femurdefekt, d. h. nur die distale Epiphyse ist knöchern angelegt.
Der Schenkelhals ist bei Grad I verkürzt, verplumpt oder hypoplastisch; gelegentlich fehlt er ganz. Die Coxa vara kann mit einer (teratologischen) Hüftluxation verbunden sein, wenn das Pfannendach sich nicht entwickelt. Meistens ist der Femur nicht nur verkürzt sondern auch verbogen. Subtrochantäre und diaphysäre Pseudarthrosen führen zu winkligen Abknickungen. Kontrakturen von Hüft- und/oder Kniegelenk und Fehlstellungen können das Bild komplizieren und die Behandlung erschweren.

Therapie: Die Behandlung besteht im Kleinkindalter in einer Schienenextension mit Angriffspunkt am Sitzbein. Sie wirkt dem Muskelzug entgegen, der eine Spontanaufrichtung der Coxa vara und eine Luxation des Femurkopfes verhindert. Im Alter von etwa 5 Jahren kann man bei hinreichender Verknöcherung eine intertrochantere *Valgisierungsosteotomie* vornehmen. Starke Verbiegungen des Femurschaftes erfordern eine oder mehrere Osteotomien. Sie lassen sich u. U. mit einer Verlängerungsoperation verbinden. Gleiches gilt für Eingriffe, die eine subtrochantere oder diaphysäre Pseudarthrose beseitigen sollen. Das günstigste Alter für *Verlängerungsosteotomien* liegt zwischen 12 und 17 Jahren. Das Minimum beträgt 6, das Maximum etwa 30 Jahre. Wiederholungen, durch die sich das Ergebnis verbessern läßt, sind möglich. Die mit dem *Wagnerschen Distraktionsgerät* erzielbaren Verlängerungen schwanken zwischen 3,5 und 15 cm. Die Operation ist am Ober- und Unterschenkel durchführbar. Zur Überbrückung eignet sich die gesundseitige Fibula.

Das Wagner-Gerät besteht aus einem an der Außenseite des Oberschenkels montierten Distraktor, der mit jeweils 2 kräftigen Schrauben im oberen und unteren Femurende, nach einer Schaftmitteosteotomie, verbunden wird. Durch eine Stellschraube, die der Patient selbst bedient, lassen sich die Fragmente jeden Tag um 1 mm auseinanderziehen. Nach Abschluß der Extension füllt man die Lücke mit Eigenspongiosa oder mit der Fibula. Der Apparat darf erst entfernt werden, wenn die Kontinuität wiederhergestellt ist.

Die starken Verkürzungen beim Femurdefekt, die schon im Alter von 10 Jahren 30 cm und mehr betragen können, lassen sich nicht völlig ausgleichen. Dazu bedarf es zusätzlicher Orthesen und/oder orthopädischer Schuhe.

5. Tibiaaplasie

Sie ist seltener als die Fibulaaplasie, aber wesentlich gravierender. Sie ist oft mit Aplasien des tibialen Randstrahles am Fuß, Defekten der Patella und evtl. von Muskeln verbunden.
Der Unterschenkel ist verkürzt, die Fibula verbogen, u. U. ohne Kontakt mit der Tibia. Dazu kommen eine Beugekontraktur im Kniegelenk und ein Spitzfuß.

Therapie: Um die Verkürzung möglichst in Grenzen zu halten, legt man beim Neugeborenen und Säugling eine Extension an. Wenn das Kind zu laufen beginnt, erhält es eine Extensionsschiene. Ersatzoperationen: Einpflanzen der Fibula in den Schienbeinkopf oder in den distalen Femur und den Talus, kommen erst nach der Pubertät in Frage. Um die Verkürzung auszugleichen, sind zusätzlich Orthesen und/oder orthopädische Schuhe notwendig.

6. Fibulaaplasie

Die totale und subtotale Aplasie der Fibula ist häufig mit einer Dys- und Hypoplasie des lateralen Femurkondylus und der Patella verbunden. Gleichzeitig ist die Tibia verkürzt, antekurviert und im Valgussinne verbogen. Die endgültige Verkürzung beträgt zwischen 8 und 12 cm. Anstelle des distalen Fibulaendes findet sich ein bindegewebiger Strang, der an der Außenseite des Fersenbeins inseriert und – bei entsprechender Länge – einzelnen Muskeln als Ursprung dient. Infolge des fehlenden Außenknöchels legt sich der Fuß stark in Valgusstellung um. Die Tibiaverkürzung führt zum Spitzfuß. Häufig fehlen die fibularen Randstrahlen des Fußes. Koalitionen zwischen Talus und Kalkaneus sowie zwischen den Knochen im Bereich des Chopardschen Gelenkes sind nicht ungewöhnlich.

Therapie: Ziel ist ein Ausgleich der Verkürzung und eine Korrektur der Fußstellung.
Redressements, deren Ergebnis im Gipsverband festgehalten und bei etwas älteren Kindern durch Korrekturschienen gesichert wird, sind nur in leichten Fällen erfolgreich.
Die *operative Geraderichtung der Tibia* sollte möglichst schon im 2. oder 3. Lebensjahr vorgenommen werden. Da der das Wadenbein teilweise ersetzende Bindegewebsstrang ein Wachstumshindernis darstellt, muß man ihn gegen Ende des 1. Lebensjahres resezieren. *Verlängerungsosteotomien* sind bei Unterschenkelverkürzungen von mehr als 4 cm im Verlauf der 2. Lebensdekade angezeigt. Sollten sie nicht ausreichen, kann man eine evtl. Koalition zwischen Sprung- und Fersenbein durchtrennen

und den Kalkaneus in die Längsachse der Extremität einstellen. Eine Arthrodese des oberen Sprunggelenkes ist erst nach Ende des Wachstums erlaubt. Umstellungs- und Verlängerungsosteotomien haben die früher häufiger geübte Amputation weitgehend ersetzt.

Zusammenfassung

Man unterscheidet *Amelien* (Fehlen einer oder mehrerer Gliedmaßen), *Phokomelien* (Teile von Händen und Füßen entspringen unmittelbar an der Schulter oder am Becken), *Peromelien* (angeborene „Amputationen") und *Ektromelien* (Defekte einzelner Knochen, oft mit Kontrakturen des Nachbargelenkes).
Die wichtigsten Peromelien sind: *Humerus-, Radius-, Ulna-, Femur-, Tibia- und Fibuladefekte*. Es handelt sich um sehr seltene Hemmungsmißbildungen, die vorwiegend solitär vorkommen. In einzelnen Familien fanden sich mehrere Merkmalsträger. Es gibt totale, subtotale und partielle Aplasien. Die betroffenen Knochen und oft auch die Nachbarknochen (Unterarm, Unterschenkel) sind verbogen, die Extremitäten evtl. stark verkürzt. Begleitmißbildungen an Extremitäten, Wirbelsäule, Becken und inneren Organen sind häufig. Die primäre *Coxa vara congenita* ist die leichteste Form des Femurdefektes. Ein Fibuladefekt führt zu einem schweren *Knickfuß* und, durch die verkürzte Tibia, zur Equinusstellung des Fußes. In analoger Weise entsteht bei Fehlen des Radius eine *sekundäre Klumphand*. Ulna- und Tibiadefekte verursachen oft beträchtliche Verkürzungen, die sich auch operativ meist nicht ausgleichen lassen. In den ersten Wochen und Monaten kommt es manchmal noch zu einer gewissen nachträglichen Verknöcherung.

Therapie: Die Prothesenversorgung bei Amelien, Phokomelien und Peromelien sollte schon mit 2 Jahren erfolgen, damit sich die Kinder an den Gebrauch gewöhnen. Die konservative Behandlung der sekundären Klumphand bleibt meistens unbefriedigend. In allen übrigen Fällen helfen ohnehin nur Operationen: eine Valgisierung des Schenkelhalses bei der Coxa vara, eine Unterstellung des Fußes unter die Tibia beim Fibuladefekt und eine Einbolzung der Ulna in die Handwurzel beim Radiusdefekt. Verlängerungsosteotomien mit dem Wagnerschen Distraktor werden am Ober- und Unterschenkel oft benötigt. Starke Verbiegungen erfordern Umstellungsosteotomien.

III. Stoffwechselstörungen

1. Mukopolysaccharidosen und Mukolipidosen

Definition: Mukopolysaccharidosen und Mukolipidosen beruhen auf einer genetisch bedingten enzymatischen Störung des Mukopolysaccharid- und Lipomukopolysaccharidstoffwechsels. Durch verminderte Enzymaktivitäten werden Mukopolysaccharide allein oder zusammen mit Glykolipiden in verschiedenen Geweben gespeichert. Daraus ergibt sich im wesentlichen die Symptomatik der etwa 10 bisher bekannten Krankheitstypen. Die Enzymdefekte sind nur zu einem Teil aufgeklärt. Mukolipidosen unterscheiden sich von den Mukopolysaccharidosen u. a. dadurch, daß bei ihnen eine vermehrte Ausscheidung von Mukopolysacchariden im Urin fehlt.

Klinik: Der Erbgang ist verschieden, ebenso die Gewebe, in denen die Stoffe abgelagert werden. Die jeweilige Diagnose ergibt sich aus der Kombination von genetischen, klinischen, biochemischen und röntgenologischen Befunden. Die meisten *Speicherkrankheiten* beeinflussen das Skelettwachstum und die Skelettentwicklung. Die Krankheit entwickelt sich gewöhnlich in der frühen Kindheit. In der Mehrzahl der Fälle handelt es sich um *progressive Leiden mit trüber Prognose*. Viele Kinder sterben schon in jungen Jahren. Nur wenige erleben das Ende der 2. Lebensdekade oder erreichen ein höheres Alter.

Bei den *Mukopolysaccharidosen* unterscheidet man folgende Formen:

Typ I: *Hurler-Syndrom,*
Typ II: *Hunter-Syndrom,* } *Pfaundler-Hurler-Syndrom*
Typ III: *Sanfilippo-Syndrom,*
Typ IV: *Morquio-Syndrom,*
Typ V: *Ulrich-Schleie-Syndrom oder Spät-Hurler-Syndrom,*
Typ VI: *Maroteaux-Lamy-Syndrom.*

Dazu kommen folgende 3 *Mukolipidosen:*
Typ I: *Lipomukopolysaccharidose,*
Typ II: *I-Zellen-Krankheit,*
Typ III: *Pseudo-Hurler-Polydystrophie.*

Alle Speicherkrankheiten sind selten; am häufigsten ist das Hurler-Syndrom.

Röntgenbefund: Die röntgenologischen Veränderungen lassen zwar erkennen, daß eine Speicherkrankheit vorliegt, eine Differentialdiagnose zwischen den verschiedenen Typen der Mukopolysaccharidosen und Lipomukopolysaccharidosen ist ohne Kenntnis anderer Daten jedoch meistens nicht möglich. Man spricht daher allgemein von einer *Dysostosis multiplex.* Wir werden uns im folgenden auf die Beschreibung der beiden wichtigsten Krankheitsbilder beschränken.

a) Pfaundler-Hurler-Syndrom

Ätiologie und Pathogenese: Die auf der Mutation zweier verschiedener Loci beruhenden Gendefekte verursachen eine *Aktivitätsminderung der in den Lysosomen enthaltenen Beta-Galaktosidase* mit der Folge, daß sich im Bindegewebe verschiedener Organe, und zwar sowohl inter- als auch intrazellulär, Mukopolysaccharide speichern. Die Lipidablagerung im Gehirn ist sekundär (Gangliosiddepots). In den weißen Blutkörperchen lassen sich Mukopolysaccharide als *Alder-Granulationen* nachweisen. In größeren Mengen finden sie sich in den Knorpelzellen, Herzklappen und in der Bowman-Membran der Cornea. Auch die Hepatosplenomegalie geht auf solche Einlagerungen zurück. Das Elektronenmikroskop zeigt die Mukopolysaccharide dort, wo sich in den Zellen normalerweise die Lysosomen (Träger der säurehydrolytischen Enzyme) befinden.

Typ I (Hurler-Syndrom) und II (Hunter-Syndrom) unterscheiden sich durch den Erbgang: Typ I vererbt sich autosomal-rezessiv, Typ II geschlechtsgebunden-rezessiv und durch die Art der Enzymstörung: bei Typ I fehlt die Alpha-I-Iduronidase, bei Typ II die Sulfoiduronat-Sulfatase.

Klinik: Die Häufigkeit beträgt 1:40000 bis 1:100000. In den meisten Fällen ist die Krankheit schon in den ersten Lebensmonaten erkennbar.

Führende Symptome des klassischen Pfaundler-Hurler sind: Zwerg- oder Minderwuchs, Schwachsinn, auffallende Hornhauttrübung, Schwerhörigkeit, verminderte Gelenkbeweglichkeit, Vergrößerung von Leber und Milz.

Die *autosomal-rezessive Form* zeichnet sich durch Hornhauttrübungen, starke Wachstumsstörungen und raschen Verlauf aus. Der Tod erfolgt meist noch vor dem Ende der Kindheit.

Die *geschlechtsgebunden-rezessive Form (Hunter-Syndrom)* verläuft langsamer, ohne Hornhauttrübungen, dagegen öfter mit Ertaubungen.

Die alte Bezeichnung Gargoylismus erinnert an die fratzenhaften Physiognomien der gotischen Wasserspeier. Charakteristische Befunde sind: der große Kopf und kurze Hals, die Hypertrichose an Stirn und Schläfen, die gewölbte Stirn über einer platten Nasenwurzel, wulstige Lippen und große Ohren, die das Sprechen erschwerende ungefüge Zunge, die Kyphose mit Scheitel in der unteren Brustwirbelsäule, verkürzte Unterarme und Unterschenkel, plumpe Hände, die oft progredienten multiplen Gelenkkontrakturen, Hüftverrenkungen sowie Nabel- und Leistenbrüche.

Die *Diagnose* wird durch eine vermehrte Ausscheidung von Heparan- und Dermatansulfat im Urin sowie durch den Nachweis von Alder-Granulationen in den Leukozyten gesichert.

Röntgenbefund: Dazu kommen: breit klaffende Schädelnähte, eine schalen- oder schuhförmige flache Sella turcica, Wirbelkörper mit bikonvexen Schlußplatten. Häufig weist der 2. Lendenwirbel nahe seiner Vorderoberkante einen tiefen Defekt auf. Die Rippen sind vorn ungewöhnlich breit, die Schlüsselbeine kurz und plump, die Grundphalangen der Finger zuckerhutförmig deformiert.

Der Schaft der langen und kurzen Röhrenknochen ist dick. Die Knochenkerne, namentlich am koxalen Femurende, erscheinen verspätet. Steile Pfannendächer und Coxae valgae führen zu Hüftluxationen. Charakteristisch sind Humeri vari und distal abgeschrägte Enden von Radius und Ulna.

Differentialdiagnose: Hurler- und Hunter-Syndrome (Typ I u. II) unterscheiden sich, außer durch den Erbgang, durch den späteren Beginn und langsameren Verlauf sowie durch die längere Lebenserwartung des M. Hunter. Die Intelligenz ist beim Hunter besser. Röntgenologisch sind die Unterschiede mehr quantitativer Natur. Auch gegenüber anderen Mukopolysaccharidosen – außer gegenüber dem Morquio-Syndrom – kann die Abgrenzung schwierig sein. Zeitpunkt der klinischen Manifestation und Intelligenz sind wichtige Unterscheidungsmerkmale.

Prognose: Das Pfaundler-Hurler-Syndrom ist, infolge der zunehmenden Ablagerung von Mukopolysacchariden in verschiedene Organe, ein *progressives* Leiden. Die Mehrzahl der Kinder wird kaum älter als 10 Jahre. Sie sterben an chronischen Lungeninfektionen und an Herzversagen.

Familienberatung: Heterozygote lassen sich mit Hilfe der Fibroblastenkultur an metachromatischen Einschlüssen erkennen. Auf diese Weise ist nach dem 4. Schwangerschaftsmonat auch eine *pränatale Diagnose* aus Amnionzellen möglich. Außerdem enthält das Fruchtwasser in vermehrtem Maße Heparansulfat.

Kranke werden nur selten Kinder haben. Heterozygote sollten auf Nachkommen verzichten.

b) Morquio-Syndrom

Ätiologie und Pathogenese: Der Gendefekt bewirkt beim *Typ A* eine enzymatische Aktivitätsminderung der N-Azetyl-Galaktosamin-6-Sulfat-Sulfatase, beim *Typ B* ein Defizit an Beta-Galaktosidase. Typ A führt zu wesentlich schwereren Erkrankungen als Typ B. Die Vererbung ist bei beiden Formen autosomal-rezessiv.

Klinik: Die Krankheit wird gewöhnlich im Alter von 1–2 Jahren manifest. Erste Zeichen sind: eine zunehmende Vorwölbung des Brustbeins, schwere X-Beine und Plattfüße. Der schon beim älteren Kind deutliche Zwergwuchs beruht auf einer schweren Platyspondylie. Dazu kommt bisweilen eine dorso-lumbale Kyphose. Die Extremitäten sind ebenfalls verkürzt. Handgelenke und Finger weisen eine ausgesprochene Gelenkschlaffheit auf. Die proximalen Gelenke, insbesondere die Hüftgelenke sind dagegen in ihrer Beweglichkeit oft eingeschränkt. Die starken X-Beine sind teils ossär (durch verzögerte Ossifikation des lateralen Schienbeinkopfkernes), teils ligamentär bedingt. Die vorspringende untere Gesichtshälfte wird noch unterstrichen durch die Retroflexion des Kopfes. Auch das Gebiß ist beteiligt. Die mit der Spaltlampe sichtbaren feinen Hornhauttrübungen machen sich auch subjektiv bemerkbar. Eine Schwerhörigkeit läßt sich häufig nur audiographisch nachweisen.

Mit dem 10. Lebensjahr hört das Wachstum fast vollständig auf. Der erwachsene Kranke hat meist eine Körpergröße von wenig über 100 cm; selten erreicht sie 120 cm. Die Intelligenz ist normal. Komplikationen können sich durch Rückenmarkskompressionen ergeben, namentlich durch eine Hypoplasie des Dens axis, seltener am thorakolumbalen Übergang infolge einer Stenose des Wirbelkanals.

Bei Kindern und Jugendlichen finden sich im Urin vermehrt Keratansulfat und in geringerem Maße Chondroitin-4 oder 6-Sulfat; beim Erwachsenen können sie fehlen.

Röntgenbefund: Zu den frühesten Veränderungen gehört die Vorderwandhypoplasie von Lendenwirbelkörpern. Mit 2–3 Jahren ist die Platyspondylie nicht mehr zu übersehen. Neben ungewöhnlich niedrigen Wirbelkörpern fallen im Profilbild zungenförmige ventrale Ausziehungen der Wirbel auf. Nicht selten ist die Vorderwand des letzten Dorsal- und der ersten beiden Lumbalwirbel hypoplastisch. Dadurch kommt es in diesem Abschnitt zu einer lumbalen Kyphose. Die Dens axis-Hypoplasie fehlt beim M. Hurler. Schädeldach und Sella turcica sind normal. Die Diaphyse der langen Röhrenknochen ist kurz, die Metaphyse oft etwas unregelmäßig, und die Epiphyse zeigt formale und strukturelle Veränderungen, die sich bei weiterem Wachstum verstärken. Die Hüftgelenkpfannen sind steil und flach. Dazu kommen Coxae valgae und abgeplattete Epiphysenkerne. Manchmal verschwinden sie vollständig. Nicht selten entsteht eine Subluxation oder Luxation. Die Metacarpalia sind proximal oft konisch geformt, die distalen Enden von Radius und Ulna abgeschrägt, so daß sie ein peripher offenes V bilden. Die Veränderungen sind progressiv. Gegen Ende des Wachstums können die Schenkelköpfe fast ganz verschwinden.

Differentialdiagnose: *Charakteristisch für den M. Morquio* sind neben der Gelenkschlaffheit (Handgelenk, Finger) die Hypoplasie der Vorderwand der dorsalen und lumbalen Wirbelkörper sowie die Coxa valga subluxans. Die Wirbelkörperveränderungen sind die beste Hilfe, um die Platyspondylie beim M. Morquio von anderen Platyspondylien zu unterscheiden. Der M. Morquio wird leicht mit der geschlechtsgebunden-rezessiven Form der *spondyloepiphysären Dysplasie* verwechselt, die sich im Alter zwischen 5 und 10 Jahren manifestiert. Sie zeichnet sich durch eine milde Platyspondylie, erniedrigte Zwischenwirbelräume und dysplastische Veränderungen des Femur- und Humeruskopfes aus. Sie gehört nicht zu den Mukopolysaccharidosen. Morquio-Kranke erreichen eine Maximalgröße von 122 cm; Kranke mit einer spondyloepiphysären Dysplasie werden zwischen 130 und 150 cm groß.

Prognose: Manche Kranke sterben bereits in der 2. Lebensdekade an kardiovaskulärem Versagen. Spastische oder schlaffe Lähmungen sind nicht ganz selten. Die Gelenkveränderungen führen zu Arthrosen.

Therapie: Die Kyphose muß frühzeitig mit einem Korsett behandelt werden, um Verschlimmerungen aufzuhalten. Fusionsoperationen beseitigen die Instabilität der Kopfgelenke (dorsale okzipitozervikale Spananlagerung). Die Coxa valga wird durch eine Varisierungsoperation beseitigt. Dazu kommen evtl. pfannenverbessernde Eingriffe (Pfannendachplastik, Beckenosteotomien). Das Genu valgum sollte möglichst spät operiert werden, weil sonst mit Rezidiven zu rechnen ist. In Frage kommt eine Umstellungsosteotomie im Schienbeinkopf in Verbindung mit einer Kapselraffung. Die Kranken müssen neurologisch überwacht werden, um Lähmungen rechtzeitig zu erkennen. Durch die Enge des Wirbelkanals verursachte Paraplegien erfordern eine Laminektomie.

Zusammenfassung

Mukopolysaccharidosen und Mukolipidosen sind erbliche Stoffwechselstörungen. Durch verminderte Enzymaktivitäten werden Mukopolysaccharide allein oder zusammen mit Glykolipiden in verschiedene Gewebe abgelagert. Man spricht deshalb von *Speicherkrankheiten*. Es gibt etwa 10 verschiedene Syndrome, die sich durch ihr genetisches, klinisches, biochemisches und röntgenologisches Verhalten unterscheiden. Die Symptome entwickeln sich gewöhnlich in der frühen Kindheit. In der Mehrzahl handelt es sich um progressive Leiden mit trüber Prognose. Die Röntgenbefunde lassen zwar eine Speicherkrankheit erkennen, erlauben aber keine nähere Zuordnung. Man spricht daher allgemein von einer *Dysostosis multiplex*. Die für den Orthopäden wichtigsten Krankheiten sind der *M. Pfaundler-Hurler* und das *Morquio-Syndrom*.

Wichtige klinische Zeichen des *Pfaundler-Hurler-Syndroms* sind: Zwerg- oder Minderwuchs, Schwachsinn, Hornhauttrübung, Schwerhörigkeit, verminderte Gelenkbeweglichkeit und Hepato-Splenomegalie. Viele Kinder haben ein fratzenhaft verformtes Gesicht, eine vermehrte Kyphose, verkürzte Unterarme und Unterschenkel, plumpe Hände und progressive Gelenkkontrakturen.

Das *Morquio-Syndrom* manifestiert sich im Alter von 1–2 Jahren. Führende Symptome sind: schwere X-Beine und Plattfüße, ein stark vorgewölbtes Sternum, verkürzte Extremitäten und schlaffe Gelenke. Der Zwergwuchs beruht auf einer Platyspondylie.

Wichtig für die Diagnose ist bei Kindern mit einem Pfaundler-Hurler-Syndrom der Nachweis von Heparan- und Dermatansulfat im Harn sowie von Alderschen Granulationen in den Leukozyten, bei Morquio-Kranken: der Nachweis von Keratansulfat und (nicht regelmäßig) von Chondroitinsulfat im Urin.

---

2. Gaucher-Syndrom

Ätiologie und Pathogenese: Es handelt sich um einen *erblichen Enzymdefekt* (Mangel an Glukozerebrosidase). Dadurch wird der Abbau von Glykolipiden aus den Erythrozyten und Gangliosiden aus den Nervenzellen gestört. Die Zwischenprodukte (Glukozerebroside) lagern sich in Zellen des RES und des Gehirns ab und führen zu ihrem Untergang mit entsprechenden klinischen Ausfällen.

Pathologische Anatomie: Die sich im Knochenmark ausbreitenden Gaucher-Zellinfiltrationen verursachen eine Druckatrophie des Knochens mit konsekutiven aseptischen Nekrosen, Spontanfrakturen und reaktiven Osteosklerosen.

Klinik: Man unterscheidet eine *akute infantile Form* mit progredienter Hepatosplenomegalie und neurologischen Symptomen, die früher in wenigen Jahren mit dem Tod endete, von einer *chronischen adulten Form* mit wesentlich besserer Prognose. Die sauren Phosphatasen sind in der Regel erhöht.

Zur Diagnose ist eine Knochenmarkspunktion bzw. eine Lymphknoten-, Leber- oder Milzbiopsie erforderlich.

Röntgenbefund: Am häufigsten sind bei Beginn in der Kindheit die langen Röhrenknochen betroffen (Femur, Tibia, Humerus). Auch die Wirbelsäule kann beteiligt sein. Neben großen zystischen Aufhellungen der Diaphyse mit Verdünnung und Aufblätterung der Kortikalis sieht man Auftreibungen des Schaftes, fleckig-zystische Destruktionen und reaktive Sklerosen. Nicht selten kommt es zu doppelseitigen Schenkelkopfnekrosen.

Differentialdiagnose: Ähnliche Knochenveränderungen finden sich bei Leukämien, M. Hodgkin, Osteomyelitis, fibröser Knochendysplasie, spontanen Schenkelkopfnekrosen und Steroidhüften.

Prognose: Die Beteiligung innerer Organe verschlechtert die Prognose.

Therapie: Die Röntgenbestrahlung kann wegen der großen Ausbreitung der Veränderungen nur als Palliativmaßnahme gewertet werden. Am aussichtsreichsten ist eine Kombinationsbehandlung mit Zytostatika (Vinblastin, Prednison).

Familienberatung: Da es offenbar in verschiedenen Familien unterschiedliche Erbgänge gibt, wird man die Beratung auf die jeweilige Familie abstellen müssen. Latente Fälle und Heterozygote lassen sich durch den Nachweis von Gaucher-Zellen im Blut und Knochenmark sowie durch die Bestimmung der β-Glucosidaseaktivität in Leukozyten erkennen. Auch eine pränatale Diagnose durch die Messung der β-Glukosidaseaktivität in kultivierten Amnionzellen ist möglich.

3. Rachitis, Osteomalazie und verwandte Syndrome

Definition: Rachitis und Osteomalazie sind biochemisch und histologisch identische *Vitamin-D-Mangel-Krankheiten*. Klinische und röntgenologische Unterschiede ergeben sich aus dem Umstand, daß bei der Rachitis das wachsende Skelett und bei der Osteomalzie vorwiegend der reife Knochen betroffen ist.

Biochemie: Vorläufer des Vitamins D finden sich in der Haut und in bestimmten Nahrungsmitteln wie Molkereiprodukten und Fisch, namentlich in Fischleberölen (Thunfischlebertran). Das Vitamin D_3, Cholecalciferol, entsteht in der Haut durch Sonnenbestrahlung aus 7-Dehydrocholesterin. D_2, Ergocalciferol, ein pflanzliches Sterin, bildet sich durch Sonnen- oder UV-Bestrahlung aus Ergosterin. Unsere Nahrung enthält D_2 und D_3 in wechselnden Verhältnissen. Die täglich notwendigen Mengen an diesen Stoffen sind für Kinder 400 I.E., für Erwachsene 100 I.E. Das mit der Nahrung zugeführte Vitamin D wird im Dünndarm absorbiert.

Die biologisch wirksamen Formen des Vitamin D, die aus den Provitaminen D_2 und D_3 hervorgehen, sind das vom mikrosomalen Enzymsystem der Leber produzierte 25-Hydroxycalciferol und das besonders wichtige, von den Mitochondrien des Nierenparenchyms gebildete 1,25 Dihydroxycholecalciferol. Es ist der aktivste Metabolit des Vitamins D und hat eher den Charakter eines Hormons als eines Vitamins. Daneben gibt es noch andere, weniger aktive Metaboliten, die im Blutplasma zirkulieren und z. T. als Reserven dienen.

Die bekannteste Wirkung der aktiven D-Metaboliten ist die Steigerung der Kalziumabsorption im Dünndarm, und zwar sowohl des freien Kalziums als auch des proteingebundenen, das die Dünndarmzellen synthetisieren. Gleichzeitig kommt es zu einer vermehrten Aktivität der intestinalen alkalischen Phosphatase und ATPase, sowie zu einer erhöhten Resorption von Phosphaten in den Nierentubuli. Sehr merkwürdig ist das Verhalten des 1,25-Dihydroxycholecalciferols im Tierversuch: Es verursacht einen starken Knochenabbau und ist die stärkste körpereigene knochenresorbierende Substanz, die wir kennen. Ohne seine Gegenwart besitzt das PTH nur geringen Einfluß auf den Knochen. Daß es bei Patienten mit Rachitis oder Osteomalazie in der Lage ist, in kurzer Zeit die Mineralisation des Osteoids zu normalisieren, erscheint deshalb geradezu paradox. In welcher Weise dies geschieht, ob dieser Metabolit die lokale Konzentration von Kalzium und Phosphaten in der Knochenflüssigkeit steigert, oder ob er direkt auf den Knochen einwirkt, ist unbekannt. Wegen der die Rachitis und Osteomalazie begleitenden Muskelschwäche hat man auch an Einflüsse auf das Muskelgewebe gedacht. Der verminderte Muskeltonus könnte jedoch auch auf einem Kalziummangel an den motorischen Endplatten beruhen, die bei niedriger Kalziumkonzentration durch Acetylcholin blockiert werden. Unter Vitamin-D-Gaben verschwindet die Muskelschwäche. Alle Effekte der Metaboliten werden durch Rückkopplung gesteuert. Obwohl bereits in den frühen 30er Jahren, v. a. durch die Arbeiten von WINDAUS, die Struktur der Calciferole geklärt wurde, sind wir noch weit davon entfernt, den Wirkungsmechanismus des Vitamins D voll zu verstehen.

a) Vitamin-D-Mangel-Rachitis

Ätiologie und Pathogenese: Die Vitamin-D-Mangel-Rachitis ist ein *Lichtmangelschaden*. Die photochemisch relevanten Wellen gehören zum UV-Anteil, die durch Wolken, die Dunstglocke über unseren Großstädten und Industriegebieten, und durch Fensterglas absorbiert werden. Der lange Winter in unseren Breiten fördert die Rachitisanfälligkeit, besonders bei Kindern, die ohnehin durch eine erbliche Disposition gefährdet sind. Rasch wachsende (Frühgeburten) und künstlich ernährte Kinder erkranken leichter als ausgetragene und gestillte.

Pathologische Anatomie: Nur bei unterernährten Kindern führt die Rachitis auch zu einem verstärkten Abbau des vorhandenen Knochens, d.h. zu einer Porosierung; bei gut genährten Kindern kommt es im Gegenteil zu einer Verdickung durch periostale Ablagerung von Osteoid auf die Kortikalis. Ähnliches geschieht im Innern des Knochens, wo im Überschuß gebildetes Osteoid die Trabekel verdickt und den Markraum einengt. Die ersten Veränderungen werden an der Knochenknorpelgrenze der Rippen sichtbar. Der *„rachitische Rosenkranz"* entsteht durch eine Verbreiterung der Zone des proliferierenden Knorpels und – näher zum Knochen – der eigentlich rachitischen intermediären Zone, die aus reichlich osteoider Substanz und Knorpel besteht.
Die gleichen Veränderungen finden sich an den kurzen und langen Röhrenknochen. *Verbiegungen,* namentlich der belasteten langen Röhrenknochen, resultieren aus Verschiebungen oder Verdrehungen der rachitischen Intermediärzonen, die das Wachstum in eine falsche Richtung lenken. Die Folge sind bilaterale O- oder X-Beine und Coxae varae. Die „Korkzieherbeine" früherer Jahrzehnte sind bisher nicht wieder aufgetaucht, obwohl die Rachitis keineswegs verschwunden ist. Kennzeichnend sind auch die *Looserschen Umbauzonen,* die ebenfalls bilateral symmetrisch namentlich an den Rippen auftreten. LOOSER betrachtete die röntgenologisch als Aufhellungszonen in Erscheinung tretenden Bänder als Mikroinfraktionen, deren Bruchlinien sich mit osteoidem Kallus füllen.

Das *histologische Bild* zeigt eine mangelhafte Ausbildung des Säulenknorpels, dessen Zellen verzögert reifen und von den Markkapillaren ungleichmäßig zerstört werden. So bilden sich Knorpelinseln, die sich mit Osteoid umgeben und oft selbst zu einer Art Knorpelosteoid degenerieren. Eine einheitliche präparatorische Verkalkungslinie kann sich auf diese Weise nicht bilden.

Die Persistenz größerer Mengen hyalinen Knorpels und unverkalkten Osteoids ist pathognostisch für die Rachitis und Osteomalazie.

Klinik: Die Rachitis betrifft vorzugsweise den rasch wachsenden Knochen. Die eindrucksvollsten Symptome finden sich zwischen dem 6. Lebensmonat und 3. Jahr. Da in den ersten Monaten der Schädel am schnellsten wächst, zeigt er auch die ersten Veränderungen. Normalerweise geht die Vergrößerung der Schädelkapsel so vor sich, daß die Tabula interna abgebaut und die Tabula externa verdickt wird. Erkrankt das Kind an Rachitis, so geht der Abbau ungestört weiter, aber an Stelle neuen Knochens wird lediglich massenhaft unverkalktes Osteoid angelagert. So vergrößert sich der Schädel zwar, aber seine Wände bleiben flexibel. Die durch Fingerdruck nachweisbare *Kraniotabes* beschränkt sich auf umschriebene Bezirke im hinteren Abschnitt der Scheitelbeine und im oberen Teil des Hinterhauptbeines, außerhalb der Lambda- und Pfeilnaht. Sie erscheint im 3. oder 4. Monat und endet mit dem 8. oder 9. In manchen Fällen kommt es zu einer auffälligen Verdickung der Tubera frontalia und parietalia als Orte besonders raschen Wachstums. Die große Fontanelle, die sich normalerweise zwischen dem 18. und 24. Lebensmonat schließt, kann bei verzögerter Rachitis bis zum 3. oder 4. Lebensjahr offenbleiben. In ausgeprägten Fällen vergrößert sich der Schädelumfang. Es entsteht ein *Caput quadratum.*
Zeitlich nachgeordnet sind die Veränderungen an Wirbelsäule, Becken und Extremitäten. Die Schwerkraft beeinflußt beim sitzenden Kind das Wachstum der Wirbelkörper. So entstehen im besonders belasteten oberen Lendenabschnitt ventral etwas erniedrigte Wirbelkörper, die auch beim Erwachsenen noch die früher durchgemachte Rachitis verraten und beim Kleinkind den typischen *rachitischen Sitzbuckel* hervorrufen, der in Bauchlage ausgleichbar ist.

Bei schwerer Rachitis, die jedoch bei uns kaum noch vorkommt, können die unteren Lendenwirbel mit dem Sakrum in das Becken hineinsinken. Kreuz- und Steißbein sind im Profil sichelförmig gestaltet. Damit verkürzt sich die Conjugata vera, ein Ergebnis, daß für eine spätere Geburt ungünstig ist. Drängen dazu noch die Femurköpfe die Pfannen nach innen, so entsteht ein *kartenherzförmiges Becken*.

Am Thorax betrifft die Erweichung besonders die mittleren 6 Rippenpaare. Bei schwerer Rachitis kann sich durch die Atmung die Querachse verkürzen und die Längsachse vergrößern.

Dabei wird das Sternum zur *Hühner- oder Kielbrust* deformiert. (Die Trichterbrust dagegen ist keine rachitische sondern eine erbliche Deformierung.) Im Bereich des Zwerchfellansatzes entsteht die *Harrisonsche Furche*. In manchen Fällen führt die Harrisonsche Furche im Verein mit der Auskrempelung der unteren Rippen durch den infolge der Muskelschwäche aufgetriebenen „*Froschbauch*" zum *Glockenthorax*.

In schwereren Fällen sind die Hand- und Knöchelgelenke (durch die aufgetriebenen Metaphysen der Unterarm- und Unterschenkelknochen) verdickt. Die Coxae varae führen beim

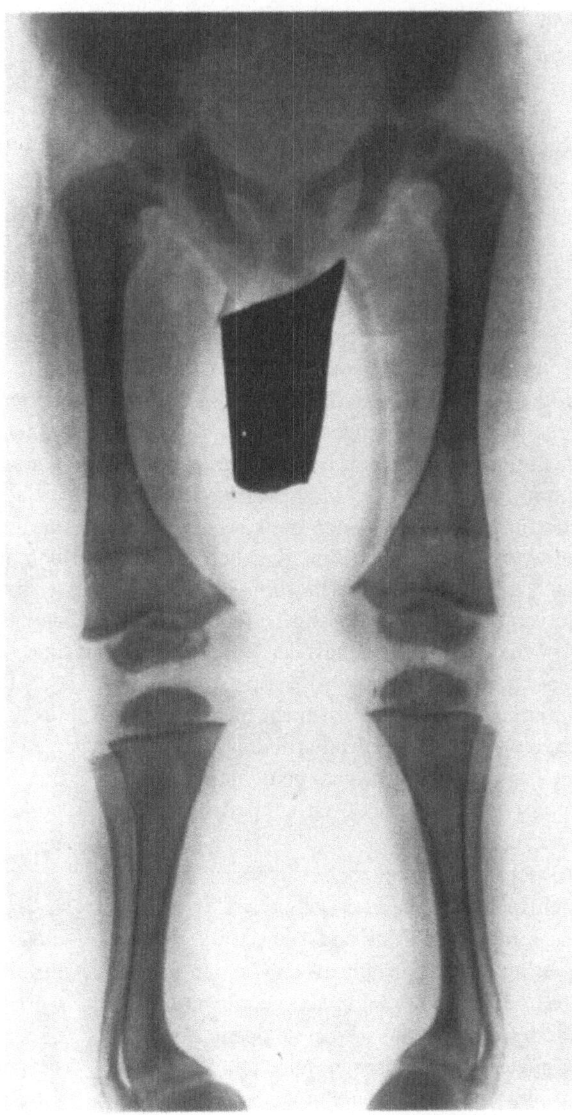

Abb. 7. J. Manfred, 2½ Jahre. *Rachitis* (im Ausheilungsstadium). Die alten Epiphysenkerne, besonders deutlich an den proximalen und distalen Femurenden, sind von einer Aura jüngst verkalkten Knochens umgeben. Coxa vara rachitica beiderseits. In der unteren Femur- und oberen Tibiadiaphyse quer verlaufende Remissionslinien. Verbreiterte, unregelmäßige, becherförmige distale Femur- und Tibiametaphysen. Crura vara rachitica mit typischem Knick im unteren Unterschenkeldrittel

gehfähigen Kind zu einem watschelnden Gang, der durch die Muskelschwäche noch verstärkt wird. Daneben finden sich, wie bereits erwähnt, oft Genua valga oder vara und/oder Crura vara mit Scheitel im unteren Drittelpunkt des Unterschenkels, nicht selten mit einer Antekurvation verbunden. *Die rachitischen Deformitäten sind durchweg bilateral-symmetrisch.*

Die Muskelschwäche beschränkt sich nicht auf die Bauchmuskulatur, sondern betrifft ebenso die Extremitäten, namentlich die proximalen Abschnitte, die Oberschenkel mehr als die Oberarme.

Im *Serum* liegen die Kalzium- und Phosphorwerte an der unteren Normgrenze; die alkalische Phosphatase ist als Produkt der osteoiden Zellen signifikant erhöht.

Röntgenbefund: Man sollte v. a. Aufnahmen der Hand- und Kniegelenke sowie der Rippen machen. Am stärksten betroffen sind meist die mittleren Rippenpaare, das untere Femur- und das obere Tibiaende, alles Orte raschen Wachstums (Abb. 7.)

Die provisorischen Verkalkungszonen werden zunächst unscharf, später verschwinden sie u. U. ganz. Erstes Zeichen ist häufig eine verbreiterte Epiphysenfuge. Dazu kommen Verdickungen der Metaphysen, unregelmäßige Konturierungen der Metaphysenenden, becherförmige Impressionen der erweichten Metaphysen, namentlich im Kniebereich, aber auch am distalen Radiusende und evtl. ein Wiederverschwinden bereits angelegter epiphysärer Knochenkerne. Der Schaft der langen und kurzen Röhrenknochen wird vermehrt strahlendurchlässig; die Rinde ist nicht mehr so scharf abgrenzbar. Vorwiegend an den proximalen und mittleren Phalangen sieht man bisweilen Schaftverdickungen durch subperiostales teilverkalktes Osteoid.

Loosersche Umbauzonen finden sich – oft mehrfach und bilateral symmetrisch – als quer zur Längsachse des Knochens verlaufende aufgehellte Bänder, in erster Linie an den Rippen. *Grünholzfrakturen* sind nicht gerade häufig, am ehesten trifft man sie bei schlecht ernährten Kindern mit porotischen Knochen. Sie können ebenso wie die Verschiebungen und Knickun-

gen im Bereich der Wachstumsfugen Ursachen für spätere Deformitäten sein.

Erstes Zeichen einer positiven Antwort auf die Behandlung ist eine quer verlaufende metaphysäre Kalklinie parallel zum Schaftende, bald darauf erweitert durch längsverlaufende Verkalkungen in der Intermediärzone. Die Kortikalis hebt sich wieder deutlicher vom spongiösen Knochen ab; verschwundene oder abgeblaßte Knochenkerne erscheinen wieder.

Prognose: Die Vitamin-D-Mangel-Rachitis spricht auf die Behandlung mit ausreichenden Mengen von Vitamin D_3 prompt an. Die röntgenologischen Veränderungen bessern sich bereits nach 1 Monat, obwohl histologisch noch ein charakteristischer Befund besteht. Die alkalische Phosphatase verringert sich auf normale Werte. Phosphor und Kalzium nehmen im Serum zu.

Die Verbiegungen können sich zu einem erstaunlichen Grade zurückbilden. Man sollte daher mit operativen Eingriffen warten, zumindest bis 1 Jahr vor der Einschulung. Auch die Muskelschwäche spricht auf die Therapie prompt an.

Differentialdiagnose: Verwechslungen sind in erster Linie möglich mit verschiedenen Formen der sog. *Vitamin-D-resistenten Rachitis,* die auf erblichen Funktionsstörungen der Nierentubuli beruhen. Das Wort „sogenannt" ist erforderlich, weil auch sie auf Vitamin D reagieren, allerdings nur bei ungewöhnlich hoher Dosierung. Die *familiäre Hypophosphatämie* beginnt meist erst mit 3 oder 4 Jahren, trotz ausreichender Rachitisprophylaxe. Da die Nierentubuli die Phosphate nicht reabsorbieren, kommt es zu einer chronischen Hypophosphatämie, in Verbindung mit einer vermehrten Phosphatausscheidung im Urin. Auch die anderen Formen tubulärer Funktionsstörungen unterscheiden sich klinisch und röntgenologisch zunächst kaum von der Vitamin-D-Mangelrachitis. Biochemisch stimmen sie in wichtigen Punkten mit ihr überein: die Blutkalzium- und Phosphorwerte sind niedrig, die akalische Phosphatase ist dagegen erhöht.

In Ausnahmefällen kann einmal die Muskelschwäche das klinische Bild beherrschen, so

daß die Fehldiagnose *„progressive Muskeldystrophie"* (Typ DUCHENNE) gestellt wird.
Verwechslungen rachitischer O-Beine mit einem *Crus varum congenitum* sollten nicht vorkommen, ebensowenig mit einer *Tibica vara* (BLOUNT). Das Crus varum congenitum ist praktisch immer einseitig, während rachitische Crura vara stets doppelseitig sind. Zwar liegt der Scheitel bei beiden Verbiegungen im distalen Drittelpunkt, aber der Knick ist beim Crus varum congenitum schärfer ausgeprägt. Bei der Tibia vara (BLOUNT), die ebenfalls fast immer einseitig ist, liegt der Scheitel im proximalen Drittel der Tibia.

Zur Vitamin-D-Mangel-Rachitis gehört auch die als Folge einer *Zöliakie* entstehende Rachitis. Die Zöliakie ist eine chronische Enteropathie unklarer Genese. Möglicherweise handelt es sich um einen Enzymmangel in der Dünndarmschleimhaut, die eine Unverträglichkeit von gliadinhaltigen Nahrungsmitteln verursacht. Gliadin findet sich im Kleber von Weizen-, Roggen-, Gersten- und Hafermehl. Trotz eindeutiger familiärer Häufung ist der Erbgang unbestimmt. Die Atrophie der Dünndarmzotten führt zu einer schweren Resorptionsstörung, von der auch das Vitamin D betroffen ist. Außerdem kommt es zum Kalziumverlust durch Bildung fettsaurer Salze. Die ausgeprägten Formen der Erkrankung werden wegen der charakteristischen Steatorrhö kaum verkannt werden. Es gibt jedoch Abortivverläufe. Entscheidend ist das Ergebnis der Dünndarm-(Saug-)Biopsie.

Prophylaxe: Jeder Säugling sollte von der 2. Lebenswoche an bis zum vollendeten 3. Lebensjahr (oder darüber hinaus) täglich 400–1 000 I.E. Vitamin D_3 erhalten. Zusätzliche UV-Bestrahlungen während der dunklen Jahreszeit sind nützlich.

Therapie: Die Behandlung besteht in einer einmaligen oralen Gabe von 15 mg Vitamin D_3.
Bleibende Deformitäten können später korrigiert werden, eine schwere Kielbrust etwa zwischen dem 7. und 10. Lebensjahr, schwere X- und O-Beine, wie erwähnt, kurz vor der Einschulung. Operative Eingriffe wegen rachitischer Deformierungen sind heute sehr selten, in der Regel handelt es sich um Ausländerkinder.

b) Osteomalazie

Definition: Die Vitamin-D-Mangel-Osteomalazie ist die Rachitis des Erwachsenen.

Ätiologie und Pathogenese: Wie bei der Rachitis handelt es sich entweder um eine Vitamin D-arme Ernährung, um ungenügende UV-Exposition oder um Malabsorption.

Die *Malabsorption* ist Folge einer *idiopathischen Steatorrhö* (einheimische Sprue) oder einer latent gebliebenen Zöliakie. Da die idiopathische Steatorrhö familiär auftritt, darf man einen erblichen Faktor vermuten, der für das Fehlen gewisser proteolytischer Enzyme verantwortlich ist. Die Schleimhaut des Duodenum und des oberen Jejunum zeigt die gleichen Veränderungen wie bei der Zöliakie (subtotale Zottenatrophie und Abflachung der Darmepithelien). Die Malabsorption betrifft in erster Linie die Nahrungsfette und damit das fettlösliche Vitamin D sowie das Kalzium. So bilden sich unlösliche Kalkseifen, die mit den Fäzes ausgeschieden werden (Fettstuhl = Steatorrhö). Die Skelettveränderungen entsprechen denen einer Osteomalazie. Gleiches gilt für die biochemischen Plasmawerte. Dem komplexen Wesen der Erkrankung entsprechend finden sich daneben noch andere Serumanomalien. Das Leiden ist selten.

Die Osteomalazie ist eine *generalisierte Skelettkrankheit,* jedoch mit einer Predilektion für Wirbelsäule, Becken, Rippen und Sternum. Mit einigem Abstand folgen Femur und Humerus. Infolge Resorption der festen Knochensubstanz und Ersatz durch Osteoid werden die Knochen biegsam. Die Periostdehnung verursacht Schmerzen. In ausgeprägten Fällen ist der Thorax verkürzt und durch seitliche Abflachung vertieft. Schuld daran ist v. a. eine schwere kurzbogige dorsale Kyphose, die mit einer tiefen lumbalen Lordose korrespondiert und oft mit einer Skoliose verbunden ist. Auch Rippen und Sternum sind deformiert. Die durch die starke Lordose nach vorn verlagerten unteren Lendenwirbel, die zuweilen ein 2. Promontorium bilden, verkürzen die Conjugata vera. Da gleichzeitig die Femurköpfe die Pfannen beckeneinwärts drängen, entsteht die charakteristische Kartenherzform des Beckens. Eine Geburt per vias naturales wird dadurch unmöglich. Verformungen der Extremitäten, namentlich der belasteten unteren Gliedmaßen: Coxae varae, X- und O-Beine beschränken sich auf Jugendliche. Frakturen sind häufig.

Das *Mikroskop* zeigt verdünnte Spongiosabälkchen, die mit Osteoid belegt sind, eine porosierte Kortikalis und Ersatz des resorbierten Knochens durch osteoide

Substanz. An Stellen besonderer Belastung wird Osteoid im Übermaß gebildet. Die Anlagerungen sind oft lamellär geschichtet. Charakteristisch ist auch das spärliche Auftreten von Osteoklasten. Das Knochenmark bleibt im wesentlichen unverändert.

Klinik: Die Osteomalazie ist in unseren Breiten sehr selten. Es erkranken vorwiegend Jugendliche weiblichen Geschlechts und jüngere Frauen, meistens während der Schwangerschaft oder in der Stillperiode.

Die Schmerzen beginnen gewöhnlich in der Kreuz- und Leistengegend, dehnen sich aber bald über weite Skelettabschnitte aus. Der Gang wird watschelnd, teils infolge der Coxae varae, die zu einem Höhertreten der großen Rollhügel und damit zu einer Insuffizienz der kleinen Glutäen führen, teils durch die zunehmende Muskelschwäche, die v. a. Oberschenkel und Oberarme betrifft. Durch Periostdehnung werden die erweichten Knochen stark druckempfindlich. Beim Umdrehen im Bett wachen die Kranken vor Schmerzen auf. In schweren Fällen werden sie bettlägerig und hilflos.

Die *biochemischen Veränderungen* entsprechen denen der Rachitis. Der Gesamtgehalt des Plasma am Kalzium, einschließlich des an Protein gebundenen Anteils, kann erniedrigt oder normal sein. Die anorganischen Phosphate sind fast immer erniedrigt; die alkalische Phosphatase ist dagegen erhöht.

Röntgenbefund: Die Wirbelkörper sind manchmal bikonkav geformt. Von der Kartenherzform des Beckens war schon die Rede. Verbiegungen der langen Röhrenknochen sind nur bei Jugendlichen zu erwarten. Bei ihnen finden sich auch verbreiterte Metaphysen – wie bei der Rachitis. Alle Knochen sind mehr oder weniger porotisch. Frakturen, nicht selten gehäuft, finden sich hauptsächlich an den Rippen; an den langen Knochen bleiben sie vereinzelt. *Loosersche Umbauzonen*, quere Aufhellungsbänder, die mit osteoidem Kallus gefüllten Infraktionen entsprechen, kommen oft multipel und bilateral-symmetrisch vor. Lieblingslokalisationen sind die Rippen, Schenkelhälse, Schambeinäste und Sitzbeine, sowie der laterale Schulterblattrand.

Differentialdiagnose: Wegen ihrer Seltenheit wird die Osteomalazie häufig nicht diagnostiziert, entweder weil die Symptome nicht bekannt sind, oder weil nicht daran gedacht wird. Verwechslungen sind möglich mit den verschiedenen Formen der *sog. renalen Osteomalazie*, die auf erblichen Funktionsstörungen der Nierentubuli beruhen, d. h. auf angeborene Fehler der Reabsorption und/oder der Exkretion, wobei die mangelhafte Reabsorption von Phosphaten an erster Stelle steht. Auch bei glomerulärem Nierenversagen können die klinischen und röntgenologischen Bilder einer Osteomalazie ähneln. Die *progressive Muskeldystrophie* muß ebenfalls in manchen Fällen erwogen werden.

Klarheit schafft
1. das biochemische Verhalten: Die Serumkalzium- und Phosphorwerte sind im unteren Normbereich; die alkalische Phosphatase ist signifikant erhöht;
2. das prompte Ansprechen auf Vitamin-D_3-Gaben. Damit ist die Diagnose Osteomalazie erhärtet.

Prognose: Durch eine adäquate Vitamin-D-Behandlung ist die Osteomalazie heilbar. Schwierigkeiten gibt es, falls Malabsorption die Ursache ist. Zöliakie und einheimische Sprue sind irreversible Erkrankungen und therapeutisch schwer zu beeinflussen.

Therapie: Sie entspricht der bei Rachitis.

c) Sog. Vitamin-D-refraktäre Rachitis und Osteomalazie

Definition: Es handelt sich um erbliche funktionelle Störungen der Reabsorption und/oder Exkretion in den Tubuli morphologisch intakter Nieren. Die unter dem Oberbegriff „sog. Vitamin-D-refraktäre Rachitis und Osteomalazie" zusammengefaßten Krankheiten unterscheiden sich durch die Substanzen, die dem Blutplasma verlorengehen. Maßgebend für die pathologisch-anatomischen, röntgenologischen und klinischen Veränderungen, die der Rachitis oder Osteomalazie entsprechen, ist stets die mangelhafte Reabsorption der Phosphate.

Pathogenese: Die normale Knochenentwicklung und der normale Knochenumbau des reifen Skeletts setzen ein bestimmtes Mengenverhältnis von Kalzium und Phosphor voraus. Das Optimum liegt zwischen 2:1 und 1:1. Steht Phosphor im Serum nicht mehr in genügendem Maße zur Verfügung, leidet die Aufnahme von Kalzium im Dünndarm. Es wird mit den Fäzes ausgeschieden. Ein ausreichendes Nahrungsangebot von Vitamin D kann bis zu einem gewissen Grad das Ungleichgewicht von Phosphor und Kalzium kompensieren. Sind diese Möglichkeiten erschöpft, kommt es zur Rachitis bzw. zur Osteomalazie.

Klassifizierung: Die von DENT (1952) versuchte Einteilung in 6 Gruppen trifft auch heute noch im wesentlichen zu. In Gruppe I handelt es sich ausschließlich um eine mangelhafte Reabsorption von Phosphaten (Hypophosphatämie). In Gruppe II ist zusätzlich die Reabsorption von Glukose unzulänglich. Gruppe III betrifft die zusätzliche Reabsorption von Glukose und Aminosäuren; Gruppe IV Glukose, Aminosäuren und Kalium. Außerdem ist die Fähigkeit beeinträchtigt, sauren Urin zu produzieren. Dieser letztgenannte Fehler findet sich auch in den Gruppen V und VI, neben dem Verlust von Phosphaten, Kalium und Ammoniak. Die mangelhafte Ammoniakbildung ist das besondere Kennzeichen der letzten Gruppe.

Vereinfacht werden die Gruppen I und II als „*Vitamin-D-refraktäre Rachitis*", die Gruppen III und IV als „*Fanconi-Rachitis*" und die Gruppen V und VI als „*Butler-Albright-Syndrom*" bezeichnet.

Pathologische Anatomie: Die Befunde entsprechen sowohl makro- als auch mikroskopisch denen einer Vitamin-D-Mangel-Rachitis und -Osteomalazie.

Klinik: Abgesehen von den typischen rachitischen oder osteomalazischen Veränderungen, die allen Formen gemeinsam sind, unterscheiden sich die klinischen Bilder entsprechend dem jeweiligen Mangel bestimmter Substanzen (Gruppen I–VI) und auch durch das Alter, in dem die Krankheit in der Regel beginnt. Kinder, bei denen lediglich die Phosphorreabsorption gestört ist, erkranken meistens im Alter von 3–4 Jahren, während sich die Fanconi-Rachitis schon im 1. Lebenshalbjahr manifestiert. Der Mangel an lebenswichtigen Aminosäuren

und Glukose führt bald zum *Marasmus*. Bleiben die Kinder am Leben, so wird das Wachstum beeinträchtigt *(Zwergwuchs)*. In manchen Fällen kommt es zusätzlich zur *Zystinosis*, d. h. der Speicherung von Zystinkristallen, hauptsächlich in Organen, die zum RES gehören.

Die Unterscheidung zwischen den verschiedenen Gruppen ist nur biochemisch möglich. Gemeinsam ist allen Typen eine Verminderung von Kalzium und Phosphor im Serum mit Werten, die an der unteren Normgrenze liegen, und eine erhöhte alkalische Phosphatase. Beim Fanconi-Syndrom lassen sich zwischen 10 und 20 verschiedene Aminosäuren im Harn nachweisen. Das Butler-Albright-Syndrom zeichnet sich durch eine chronische Azidose aus.

Differentialdiagnose: Verwechslungen mit einer *metaphysären Chondrodysplasie* lassen sich durch eine exakte biochemische Analyse vermeiden.

Prognose: Die Prognose hängt vom Typ und der Schwere der Erkrankung ab.

Therapie: Es gelingt heute in vielen Fällen, namentlich bei milden Verläufen, die Ausfälle zu kompensieren. Bei der einfachen Hypophosphatämie gelingt dies durch hohe Dosen von Vitamin D, wobei allerdings Überdosierungen vermieden werden müssen. Eine Dosierung von 50 000–100 000 I.E. ist bei Kindern über 6 Jahren in etwa adäquat. Maßgebend ist der Kalziumgehalt im Urin, der möglichst der Norm entsprechen soll. *Zeichen einer Hypervitaminose* sind: Appetitlosigkeit, Übelkeit, Erbrechen, Polyurie bei Hyposthenurie und zuweilen Hämaturie. Beim Fanconi-Syndrom muß zusätzlich die Azidose und Hypokaliämie bekämpft werden. Beim Butler-Albright-Syndrom kombiniert man hohe Dosen von Vitamin D_3 mit alkalisierenden Salzen.

d) Hypophosphatasie

Definition: Die Hypophosphatasie ist eine Erbkrankheit, die schon bei der Geburt vorhanden sein kann. Sie führt zu schweren Mineralisationsstörungen aller Knochen.

Ätiologie und Pathogenese: Die sehr seltene Erkrankung beruht auf einem autosomal-dominanten Gen.

Meistens weist ein Elternteil ebenfalls niedrige (alkalische) Phosphatasewerte auf, auch wenn Skelettveränderungen fehlen. Alle genotypisch Kranken, einschließlich der phänotypisch Gesunden, scheiden in vermehrtem Maße Phosphoäthanolamin mit dem Harn aus. Die Hypophosphatasie gehört zu den *angeborenen Stoffwechselstörungen*.

Pathologische Anatomie: Die schwersten Veränderungen finden sich bei Neugeborenen mit Hypophosphatasie. Die Knochen, insbesondere der Schädel, sind entweder gar nicht oder nur spärlich mineralisiert. Die Wachstumsfugen sind verbreitert, und weite Zonen der Epiphysen bestehen aus unverkalktem Osteoid. Der weiche Schädel hat eine ungewöhnliche Kugelform. Die Gliedmaßen sind verkürzt und deformiert, die Knorpelknochengrenzen der Rippen rosenkranzförmig aufgetrieben. Infraktionen und Frakturen kommen häufig vor. Infolge der begleitenden Hyperkalzämie bilden sich ausgedehnte Verkalkungen

des Nierengewebes. Solche Kinder sind nicht lebensfähig.

Bei späterer Manifestation, gegen Ende der Säuglingsperiode, sind die Veränderungen schwächer ausgeprägt und ähneln mehr der Vitamin-D-Mangel-Rachitis.

Klinik: Bei Fehlen von Nierenparenchymverkalkungen können die Kinder überleben. Ihr Zustand bessert sich, obwohl die Wachstumseinbußen und Deformitäten unverändert bestehen bleiben. Die alkalische Phosphatase verharrt auf ihren niedrigen Werten. Die Verknöcherung jedoch macht Fortschritte.

Therapie: Vitamin-D_3-Gaben, die die prophylaktische Dosis überschreiten, sind kontraindiziert wegen der häufig vorhandenen Hyperkalzämie. Durch Kortison, unterstützt durch ein reichliches Phosphatangebot, konnte sowohl ein Ansteigen der Phosphatasewerte als auch eine Senkung des überhöhten Blutkalziumspiegels erreicht werden.

Zusammenfassung

Rachitis und Osteomalazie sind biochemisch und histologisch identische Vitamin-D-Mangel-Krankheiten. Klinische und röntgenologische Unterschiede ergeben sich aus dem Umstand, daß bei der Rachitis das wachsende Skelett, bei der Osteomalazie der reife Knochen betroffen ist.

Die biologisch wirksamen Metaboliten des Vitamin D entstehen unter dem Einfluß des Sonnenlichtes (UV-Anteil) aus den mit der Nahrung aufgenommenen Provitaminen D_2 und D_3. Die bekannteste Wirkung des Vitamins D ist die Steigerung der Kalziumabsorption im Dünndarm. Gleichzeitig kommt es zu einer vermehrten Aktivität der intestinalen alkalischen Phosphatase und zu einer erhöhten Reabsorption von Phosphaten in den Nierentubuli. Die Vitamin-D-Mangel-Rachitis ist im wesentlichen ein *Lichtmangelschaden*. Auch durch Malabsorption – infolge Atrophie der Dünndarmzotten bei der Zöliakie – entsteht eine Rachitis.

Die *histologischen Veränderungen*: Persistenz größerer Mengen hyalinen Knorpels und unverkalkten Osteoids sind pathognostisch.

Die eindrucksvollsten *Symptome* der Rachitis finden sich zwischen dem 6. Lebensmonat und 3. Jahr. Die schweren Veränderungen früherer Zeiten sieht man heute kaum noch. Im Vordergrund stehen: die Kraniotabes, der rachitische Rosenkranz und Glockenthorax mit Harrisonscher Furche, Coxae varae, Genua valga oder vara und Tibiae varae, sowie der durch Erschlaffung der Bauchmuskeln entstehende „Froschbauch". Die Serumkalzium- und -phosphorwerte liegen im unteren Normbereich; die alkalische Phosphatase – ein Produkt der osteoiden Zellen – ist erhöht.

Die *Behandlung* besteht in einer einmaligen oralen Gabe von 15 mg Vitamin D_3. Der röntgenologische Befund bessert sich bereits binnen 1 Monats. Rachitische Deformitäten können sich in einem erstaunlichen Maß zurückbilden. Man sollte deshalb mit einer operativen Korrektur von O- oder X-Beinen bis kurz vor der Einschulung warten.

Die *Osteomalazie* ist eine in unseren Breiten sehr seltene Erkrankung. Sie beschränkt sich meist auf jüngere Frauen in der Schwangerschaft oder Stillperiode. Sie klagen über Knochenschmerzen. Charakteristisch ist die starke Druckempfindlichkeit der Knochen und der watschelnde Gang. Ursache der Knochenschmerzen ist die Periostdehnung der erweichten Knochen, während der „Froschbauch" und der watschelnde Gang auf einer auch bei der Rachitis deutlichen Muskelschwäche beruhen. Die biochemischen Veränderungen entsprechen denen der Rachitis.

Differentialdiagnostisch sind bei beiden Erkrankungen die sog. Vitamin-D-resistente (oder refraktäre) Rachitis und Osteomalazie zu beachten, die jedoch meist ebenfalls, wenn auch nur auf hohe Dosen von Vitamin D ansprechen. Die Muskelschwäche kann gelegentlich eine progressive Muskeldystrophie vortäuschen. Rachitische O-Beine sind bilateral symmetrisch und dürfen nicht mit einem Crus varum congenitum oder einer Tibia vara (BLOUNT) verwechselt werden.

Die *Therapie* ist die gleiche wie bei der Rachitis.

Bei der *sog. Vitamin-D-resistenten Rachitis und Osteomalazie* handelt es sich um erbliche Funktionsstörungen der Reabsorption und/oder Exkretion der Tubuli contorti der Nieren bei intaktem Glomerolusapparat. Am wichtigsten ist die mangelhafte Reabsorption von Phosphaten oder von Phosphaten und Glukose. Insbesondere bei milden Fällen ist die Behandlung mit hohen Vitamin-D-Dosen erfolgreich.

e) Urämische Osteopathie, Osteopathie bei Niereninsuffizienz

Definition: Bei Nierenversagen darf man davon ausgehen, daß nicht nur der glomeruläre Apparat sondern auch die Tubuli geschädigt sind. Hier sollen jedoch nur die Knochenveränderungen besprochen werden, die in erster Linie auf ein Versagen der glomerulären Filtration zurückzuführen sind. Pathologisch-anatomisch, klinisch und röntgenologisch handelt es sich um Veränderungen, die teils dem Bild einer Rachitis, teils dem einer Osteoporose entsprechen.

Klinik: Die Veränderungen des Skeletts sind bei Kindern wesentlich stärker ausgeprägt als bei Erwachsenen. Zuweilen sind sie die ersten Zeichen einer Niereninsuffizienz. Meist werden sie von Polyurie, Durst und Verdauungsstörungen begleitet. Verdickte Metaphysen, ein rachitischer Rosenkranz, verbunden mit watschelndem Gang und Knochenschmerzen geben Hinweise. Dazu kommen, zu einem späteren Zeitpunkt, Genua valga und Crura vara. Das Längenwachstum verlangsamt sich oder hört sogar ganz auf. Damit verzögert sich auch die Pubertät. Besonders auffallend ist das exzessive Kieferwachstum, das zu einer Protrusion der unteren Gesichtshälfte führen kann und dem Kind einen affenähnlichen Ausdruck verleiht.

Biochemie: Der Serum-Ca-Spiegel ist in der Regel erniedrigt. Bei langsamen Verläufen steigt der Serum-P-Spiegel. Meist besteht eine leichte Hypokalziurie. Die alkalische Phosphatase ist stark erhöht.

Maßgebend für das klinische Geschehen ist die mit der glomerulären Insuffizienz vergesellschaftete Sekretionsminderung des 1,25 (OH)2 D 3, eines Vitamin-D-Metaboliten. Sie verursacht eine verringerte Ca-Absorption im Dünndarm. Die so erzeugte Hypokalzämie stimuliert die Produktion von Parathormon und damit die Osteoklastentätigkeit.

Röntgenbefund: Die Knochendichte ist generell herabgesetzt, die Kortikalis auffallend dünn, der Markraum weit mit betonten Trabekelstrukturen. Die Knochenkerne entwickeln sich nicht zeitgerecht, und ihr Zentrum ist weniger dicht als die Peripherie. Die Epiphysenfuge verläuft nicht in einem gleichmäßigen Bogen. Dadurch erscheinen die Metaphysen asymmetrisch. Nicht selten kommt es zum *Epiphysengleiten*, vorzugsweise am proximalen Femurende, aber auch im Bereich des Knie- und oberen Sprunggelenks. Ein sonst selten zu beobachtendes Phänomen ist der umschriebene subperiostale Knochenabbau, namentlich am Schenkelhals, unterhalb des Tibiaplateaus und an den Metacarpalia. Im Gegensatz dazu sieht man bei Erwachsenen zuweilen Knochenverdichtungen,

z. B. an der Schädelbasis oder – auf dem Profilbild – als quer verlaufende bandförmige Osteosklerose von Wirbelkörpern.
Die Schwere der Skelettveränderungen spiegelt den Grad der Niereninsuffizienz und den Verlauf wider. Nierenparenchymverkalkungen sind bei Kindern selten.

Differentialdiagnose: Verwechslungen sind mit erblichen Tubulopathien möglich.

Prognose: Die Prognose der Skelettveränderungen hängt von der Schwere der Niereninsuffizienz ab.

Therapie: Die rachitischen Veränderungen lassen sich durch Ca- und Vitamin-D-Gaben gut beeinflussen. Die Osteoporose reagiert langsamer. Gleichzeitig muß das Grundleiden durch Hämodialyse und evtl. Nierentransplantation behandelt werden.

IV. Chromosomale Aberrationen

Unter den Aberrationen der Geschlechtschromosome, die zu Skelettanomalien führen, ist an erster Stelle das *Ullrich-Turner-Syndrom* zu nennen. Auch unter den Aberrationen von Autosomen kommen Skelettanomalien vor. Die Probanden dieser Gruppe sind meistens debil.

Ullrich-Turner-Syndrom

Definition: Haupterscheinungen sind neben dem Fehlen der sekundären Geschlechtsmerkmale Wachstumsstörungen (Minderwuchs) und verschiedene Fehlbildungen.

Ätiologie: Kranke mit voller Symptomatik besitzen durch Nichtauseinanderweichen von Chromosomen (non-disjunction) den Karyotypus 45 X. Man darf vermuten, daß noch eine ganze Reihe von anderen Aberrationen, z. B. das Mosaik 46,XX-45,X, das Isochromosom X oder partielles Fehlen eines X-Chromosoms, ähnliche (Partial-)Syndrome verursachen.
Offenbar verursachen chromosomale Aberrationen nicht nur hormonelle sondern auch Enzymdefizite.

Pathologische Anatomie: Histologische und histochemische Untersuchungen des Epiphysenfugenknorpels ergaben erhebliche Abweichungen von der Norm: Im wachsenden Knorpel liegen die Zellen in größeren Abständen. Das gilt auch für die Säulenknorpelschicht, in der die Zellen manchmal kleine Inseln bilden. In der Schicht der reifen Zellen sind die zelligen Elemente oft gebläht. Die Grundsubstanz ist auffällig verändert.

Klinik: Der Neugeborene weist häufig ein Hand- und Fußrückenödem auf, meist in Verbindung mit einer Cutis laxa. Die Körpergröße des Erwachsenen schwankt zwischen 140–150 cm. Die Kranken sind von gedrungener Statur mit breitem Thorax und weit auseinanderstehenden Mamillen. Der Haaransatz ist niedrig. Oft besteht ein Epikanthus und eine Retrognathie. Der kurze Hals ist häufig mit einem Pterygium colli verbunden.
Ovarien und Uterus fehlen oder sind rudimentär. Die Folge ist ein sexueller Infantilismus mit primärer Amennorhö.

Röntgenbefund: Signifikant ist die Kürze des 4. und manchmal auch des 5. Metacarpale. Die mediale Hälfte des Tibiaplateaus fällt oft schräg ab. Die darunterliegende Metaphyse ist wie die Epiphyse verbreitert und läuft in eine Art Sporn aus. Die distalen Femurepiphysen passen sich der veränderten Form der medialen Tibiakopfepiphyse an. Am Arm kann sich eine Madelungsche Deformität entwickeln. Auch am Fuß sind die letzten Metatarsalia verkürzt. Das Knochenalter bleibt zurück. Die Sella turcica ist beim Jugendlichen klein mit ausgezogenen hinteren Apophysen. Gelegentlich entwickelt sich eine Skoliose. Auffallend ist die Transparenz der Knochen.

Differentialdiagnose: Die Veränderungen des Hand- und Fußskeletts schützen vor Verwechslung mit anderen Formen des Minderwuchses.

Prognose: Die Lebenserwartung ist nicht beeinträchtigt.

Therapie: Die Skoliose läßt sich durch Hormongaben günstig beeinflussen.

V. Hormonelle Störungen

Osteodystrophia fibrosa generalisata, von Recklinghausensche Knochenkrankheit, Hyperparathyreoidismus

Definition: Die Osteodystrophia fibrosa generalisata ist *Folge einer Überfunktion der Nebenschilddrüsen.* Klinisch-röntgenologisch manifestiert sich jedoch die Skeletterkrankung nur in 20% der Fälle von Hyperparathyreoidismus. Offenbar bedarf es dazu großer Hormonmengen. Die häufigste Ursache ist ein *Adenom der Nebenschilddrüsen.* Die Symptomatik der Osteodystrophie beruht auf einem exzessiven osteoklastischen Knochenabbau mit „braunen Tumoren" und Markfibrose.

Ätiologie und Pathogenese: Die relativ seltene Erkrankung tritt meist sporadisch auf. Bis 1971 wurden 86 familiäre Fälle aus 30 Familien bekannt. Der Erbgang in diesen Familien scheint teils autosomal-dominant, teils autosomal-rezessiv zu sein.

In 80% der Fälle von primärem Hyperparathyreoidismus findet sich ein Nebenschilddrüsenadenom; der Rest entfällt auf Hyperplasien (von Haupt- und wasserhellen Zellen) und auf Karzinome. Skeletterkrankungen beschränken sich fast ausschließlich auf Patienten mit den größten Adenomen und der stärksten Hyperkalzämie. Anscheinend ist das Ausmaß der Knochenveränderungen direkt proportional zur Menge des im Blut zirkulierenden Parathormons. Quantitative histologische Untersuchungen zeigten, daß der Knochen, auch wenn klinisch und röntgenologisch eine Osteodystrophie nicht zu diagnostizieren ist, stets leichte Anomalien aufweist.

Die Veränderungen beim *Pseudohyperparathyreoidismus* gleichen – auch im Knochen – weitgehend denen des primären Hyperparathyreo-idismus. Sie werden durch *ektopische* parathormonähnliche Polypeptide verursacht. Sie entstehen z. B. durch ein metastasierendes Schuppenepithelkarzinom der Lunge.

Physiologie: Die PTH-Sekretion wird kontrolliert durch die Menge der im Blut zirkulierenden Ca-Ionen. Eine Verringerung stimuliert die Nebenschilddrüsen zu einer vermehrten PTH-Produktion. PTH wirkt auf Nierentubuli, Knochen und Darm. In den Nierentubuli kontrolliert es die Reabsorption von Phosphaten (im Verhältnis zu den von den Glomeruli filtrierten Phosphaten); es stimuliert die osteoklastische Knochenresorption, die Ca-Reabsorption in den Nierentubuli und die Ca-Resorption im Dünndarm. Eine über längere Zeit bestehende Hypokalzämie führt zu einem *sekundären Hyperparathyreoidismus.* *Karzinome der Nebenschilddrüsen* bedingen wie Adenome eine Überproduktion von PTH. Sie sind histologisch schwer voneinander zu unterscheiden.

Pathologische Anatomie der Knochenveränderungen: Das Skelett zeigt eine schwere generalisierte Osteoporose mit Spontanfrakturen, Zysten und „braunen Tumoren". Im Bereich der „braunen Tumoren" ist die Spongiosa zerstört, die Kortikalis verdünnt und aufgetrieben. Das Gewebe ist weich und enthält Zysten und Blutungsherde.

Histologisch ist das Knochenmark durch ein reich vaskularisiertes lockeres Bindegewebe ersetzt. Auf den verbleibenden Trabekeln sieht man eine große Zahl von Osteoklasten. Osteoklastische Riesenzellen liegen oft in Haufen zusammen, nicht nur in der Nähe von frakturbedingten Blutungen. In ihrer Umgebung finden sich hauptsächlich phagozytierende Histiozyten. Neben dem Knochenabbau trifft man auch auf neu gebildete Trabekel aus Osteoid oder unreifem Knochen mit Reihen von Osteoblasten, die alkalische Phosphatase produzieren. Manche Trabekel weisen das charakteristische Bild der „dissezierenden Fibroosteoklasie" auf, d. h. ihre Masse ist durch osteoklastische Resorption reduziert; zugleich enthalten sie in ihrem Innern fibröses Gewebe.

Klinik: WATSON (1974) beschreibt die klinischen Zeichen des Hyperparathyreoidismus an 100 Patienten folgendermaßen: Nierensteine und Nephrokalzinosis 47%, Osteodystrophia fibrosa 13%, gastrointestinale Symptome 12%, hyperkalzämische Symptome 7%, Bluthochdruck 40%, sonstige endokrine Störungen 4%, seelische Depressionen 2%.

Frauen erkranken doppelt so oft wie Männer. Predilektionsalter ist die 3. und 4. Lebensdekade. Die Knochenveränderungen entstehen relativ spät. Einflüsse des hohen Serum-Ca-Spiegels auf die Nervenzellen, die Nervenleitung, den Muskeltonus und Kalkmetastasen in verschiedene Organe (Nephrokalzinose) gehen ihnen voraus.

Die Krankheit beginnt schleichend mit Schwäche, rascher Ermüdbarkeit, Minderung des Muskeltonus und der elektrischen Erregbarkeit, Appetitlosigkeit, Schwindel, Erbrechen, Polyurie, Polydipsie und rheumatischen Knochenschmerzen. Die betroffenen Knochen sind stark druckempfindlich. Multiple Wirbelkompressionen bedingen schwere Kyphosen. Dazu kommen Verbiegungen der Rippen, des Brustbeins und Spontanfrakturen der langen Röhrenknochen, besonders an Stellen, die durch Zysten und braune Tumoren geschwächt sind. Die Frakturen heilen schlecht. Manchmal entwickeln sich Pseudarthrosen und sekundäre Verformungen. „Braune Tumoren" verursachen Auftreibungen der Oberkiefer. Nierenkoliken sind häufig und in der Frühphase oft der erste Hinweis.

Biochemisch findet man bei der Dystrophia fibrosa generalisata eine Hyperkalzämie, verbunden mit einer Hypophosphatämie und einer erhöhten alkalischen Phosphatase. Bei Hyperparathyreoidismus ohne Knochenveränderungen ist die alkalische Phosphatase normal. Eine Hyperurikämie kann zu *Gichtanfällen* führen.

Röntgenbefund: Das Röntgenbild zeigt eine generalisierte Osteoporose und lokalisierte zystenartige Destruktionen der langen und kurzen Röhrenknochen und der Maxillae, die den „braunen Tumoren" entsprechen. Sie sitzen vorwiegend im Schaft der Röhrenknochen. Die zystenähnlichen Höhlen scheinen unterteilt. Ihre Grenzen sind oft unscharf. Die Kortikalis ist in ihrem Bereich verdünnt, aufgetrieben und von einer dünnen neugebildeten periostalen Knochenschale umgeben. Die mittleren und Endphalangen lassen häufig subperiostale Knochenresorptionen des Schaftes und kleine Zysten innerhalb der Spongiosa erkennen. Ähnliche Veränderungen finden sich am distalen Klavikulaende. Auch im Schädel sind unregelmäßige Resorptionen der Lamina dura nicht ungewöhnlich.

Differentialdiagnose: In der Mehrzahl der Fälle handelt es sich um einen primären Hyperparathyreoidismus, aber es muß abgeklärt werden, ob ein Adenom, ein Karzinom oder eine Hyperplasie vorliegt. Ohne Kenntnis der Laborbefunde ist es dem Pathologen unmöglich zu entscheiden, ob es sich um eine Osteodystrophie mit „braunen Tumoren", um eine *Riesenzellgeschwulst* oder um reaktiv (durch Blutungen) entstandene *reaktive Riesenzellgranulome der Kiefer* handelt. Erhöhte Serumkalziumwerte und eine Vermehrung der alkalischen Phosphatase kommen bei der *Sarkoidose* vor in Verbindung mit Weichteilverkalkungen, insbesondere Verkalkungen des Nierenparenchyms und Nierensteinen. Von der generalisierten Osteodystrophia fibrosa unterscheidet sie sich, solange die Niere normal funktioniert, durch den der Norm entsprechenden Serumphosphorspiegel.

Prognose: Unbehandelt ist das Leiden fast immer tödlich. Spontane Remissionen sind sehr selten. Der Exitus letalis erfolgt nach mehreren Jahren durch Nierenversagen oder Kachexie.

Therapie: Die Behandlung besteht in der Exstirpation des Adenoms, das auch atypisch in der Schilddrüse oder im vorderen Mediastinum liegen kann.

Unmittelbar nach der Operation hört mit dem fallenden PTH-Spiegel die abnorme Knochenresorption auf. Der Anstieg der alkalischen Phosphatase signalisiert neue Knochenbildung. Die Hypokalzämie bleibt bei Patienten mit einer ausgesprochenen Osteodystrophie wegen der „hungrigen Knochen" bestehen. Sie erfordert hohe Vitamin-D-Dosen (bis zu 4 mg) und Kalzium (oral und i.v.). Auch die Hypertension verschwindet.

Zusammenfassung

Die Osteodystrophia fibrosa generalisata entsteht in 80% der Fälle durch ein *Neben-schilddrüsenadenom*, im Rest der Fälle durch ein Adenokarzinom oder durch eine Hyperplasie. Die Folgen der erhöhten PTH-Sekretion sind: Hyperkalzämie, generalisierte Knochenveränderungen, Hypophosphatämie. Eine Knochenbeteiligung kommt nur in etwa 20% der Kranken mit Hyperparathyreoidismus bei exzessiver Überproduktion von PTH vor. Das bei Frauen häufigere Leiden bevorzugt die 3. und 4. Lebensdekade. Sie führt zu einer *generalisierten schweren Osteoporose mit Knochenzysten und „braunen Tumoren"*, die aus lockerem fibrösem Gewebe, Osteoklastenhaufen, phagozytierenden Histiozyten, Osteoid und unreifem neuen Knochen bestehen. Osteoblasten produzieren die alkalische Phosphate, die im Serum nachweisbar ist. Pathologische Frakturen, Verbiegungen, Knochenschmerzen sind neben Nierensteinen (oft erstes Zeichen!), Nephrokalzinose, gastrointestinalen Störungen (peptischen Ulzera, Pankreatiden) und Hypertension die häufigsten Symptome. Die Kranken sterben, wenn das Adenom nicht entfernt wird, in wenigen Jahren an Nierenversagen.

VI. Marfan-Syndrom

Definition: Das von MARFAN 1896 beschriebene Syndrom ist Folge einer erblichen generalisierten Bindegewebsschwäche. Hauptsymptome sind: überlange Extremitäten, schlaffe Gelenke, progressive Skoliosen, Trichterbrust, Aortenaneurysma und Linsenektopie. Manche Kranke sind übermäßig groß.

Ätiologie und Pathogenese: Der Basisdefekt ist unbekannt. In 9/10 der Fälle sind noch weitere familiäre Merkmalsträger nachweisbar; in 1/10 handelt es sich um Neumutationen. Der Erbgang ist autosomal-dominant. Hohe Penetranz ist mit stark variabler Expressivität gepaart, d. h. nur relativ wenige Patienten zeigen das voll ausgeprägte Bild der Erkrankung, deren Wesen von einer Mesenchymschwäche bestimmt wird.

Pathologische Anatomie: Die schlanken, manchmal überschlanken Knochen sind histologisch normal. Mikroskopische Untersuchungen des Bindegewebes ergeben keine Veränderungen des Kollagens, aber eine Verringerung und Fragmentierung der elastischen Fasern. Ob daneben noch eine Qualitätsminderung des Kollagens besteht, ist nicht sicher. Beides ist geeignet die schlaffen Gelenke mit habituellen Luxationen, die Linsenektopie (durch schlaffe Haltebänder), die Neigung zu Leisten- und Zwerchfellhernien zu erklären. Die Dürftigkeit der Muskulatur weist darauf hin, daß auch andere Mesenchymabkömmlinge betroffen sind. Unerklärt bleibt der Hochwuchs vieler Kranker und die Häufigkeit bestimmter Begleitmißbildungen wie Skoliose und Trichterbrust.

Klinik: Damit sind eine Reihe klassischer Symptome vorweggenommen. Die zuweilen überlangen dünnen Finger und Zehen bewogen ACHARD das Krankheitsbild als *Arachnodyktylie* zu bezeichnen; doch damit werden nur einige der zahlreichen klinischen Zeichen angesprochen.

Den Orthopäden interessieren besonders die habituellen Luxationen von Schulter- und Hüftgelenken und/oder der Patellae, die Genua recurvata und die oft schweren Plattfüße. Die Skoliose entwickelt sich meist erst im Alter von 9 oder 10 Jahren. Sie tendiert zu rascher Verschlechterung. Eine Trichterbrust kann bereits bei 3- bis 4 jährigen Kindern deutlich sein. Auch sie verschlimmert sich mit dem weiteren Wachstum.

Die häufigen *Begleitveränderungen* des Herzens und der Aorta erhöhen das Operationsrisiko. An erster Stelle stehen Aorteninsuffizienz und Aortenaneurysmen, die durch Ruptur den plötzlichen Tod der noch jugendlichen Kranken verursachen können. Daneben finden sich mitunter Mitralinsuffizienzen und Septumdefekte.

Röntgenbefund: Das Röntgenbild zeigt lediglich überschlanke, im übrigen aber normale Knochen.

Differentialdiagnose: Manche Symptome der Kollagenschwäche finden sich auch bei Vergiftungen mit dem Samen der Duftwicke (Lathyrus odoratus). Da die giftigen Substanzen Verbindungen mit dem Chondroitinsulfat eingehen, hat man nach ähnlichen pathogenetischen Mustern beim Marfan-Syndrom gesucht.

Prognose: Die Prognose quoad vitam hängt eng mit den Veränderungen des Herzens und der Aorta zusammen. Die schlaffen Gelenke im Verein mit der dürftigen hypotonischen Muskulatur machen die orthopädische Behandlung problematisch.

Therapie: Auch durch die Kombination mehrerer Methoden gelingt es oft nicht, eine habituelle Schulter- oder Patellaluxation zu beherrschen. Bei der Skoliose lohnt sich ein Versuch mit einem Korsett. Kommt es trotzdem zu einer Progression, wird man frühzeitig eine Fusion mit dem Harrington-Instrumentarium durchführen. Die Trichterbrust wird am besten schon mit 7–8 Jahren operiert (s. S. 303). Genua recurvata erfordern eine suprakondyläre Keilresektion, schwere Plattfüße eine Keilresektion aus dem Kalkaneus mit Fusion des Talokalkanealgelenks. Eine drohende Übergröße sollte man rechtzeitig hormonal verhüten.

Zusammenfassung

Das Marfan-Syndrom ist eine seltene erbliche generalisierte Erkrankung des Bindegewebes, namentlich der elastischen Fasern. Hauptsymptome sind: Übergröße durch überlange dünne Extremitäten mit schlanken Knochen und schmächtiger hypotonischer Muskulatur, schlaffe Gelenke mit habituellen Luxationen (Schulter, Hüften, Patellae), schweren Plattfüßen, Neigung zu Leisten- und Zwerchfellhernien, Insuffizienz der Aortenklappen, Aortenaneurysma, progressive Skoliosen und Trichterbrust. Die *Behandlung* ist symptomatisch.

VII. Neurofibromatose
(von Recklinghausensche Krankheit)

Die nach *von Recklinghausen* benannte Neurofibromatose darf nicht mit der ebenfalls seinen Namen tragenden Ostitis deformans generalisata (Hyperparathyreoidismus) verwechselt werden.

Definition: Die Neurofibromatose ist eine durch Genmutation bedingte *neurokutane blastomatöse Systemerkrankung.* Die Veränderungen betreffen das Stützgewebe peripherer (spinaler, symphatischer) und zentraler Nerven.

Ätiologie und Pathogenese: Der Erbgang ist autosomal-dominant mit vollständiger Penetranz, aber stark variabler Expressivität. Spontanmutationen sind häufig. In etwa der Hälfte der Fälle lassen sich keine weiteren familiären Merkmalsträger nachweisen. Der Basisdefekt ist unbekannt. Eine streng sektorielle Anordnung der Neurofibrome, wie sie gelegentlich vorkommt, beruht wahrscheinlich auf einer somatischen Mutation. Die Tumoren sind entweder *Neurofibrome* oder *Schwannome*. Sie sind die unmittelbare oder mittelbare Ursache der Symptome.

Pathologische Anatomie: Ein gewichtiger Teil der Veränderungen entfällt auf Neurofibrome, die als strangförmige Verdickungen von manchmal ansehnlichem Kaliber auf kürzeren oder längeren Strecken zentrale oder periphere Nerven begleiten, entlang der Nervenwurzeln in das Rückenmark eindringen und den Knochen arrodieren. Solche intraduralen intramedullären Tumoren führen zu schweren Störungen des Muskelgleichgewichts. Die Folgen sind progressive Kyphoskoliosen. Knotige Verdickungen im Chiasma opticum verursachen durch Druck auf die Hypophyse hormonelle Störungen. In den langen Röhrenknochen entstehen zuweilen durch neurofibromatöses Gewebe *Pseudarthrosen.* Primär intraossäre Neurofibrome sind selten.

Neurofibrome bestehen aus einem lockeren Gewebe, das sich aus Zellen mit länglichen Kernen, einer größeren Zahl von dünnen Nervenbündeln und kollagenen Fasern zusammensetzt. Die für Schwannome typischen Palisadenzellen, kompakte Ansammlungen von in Reihen angeordneten Schwannschen Zellen, die Verocaysche Körperchen enthalten können, fehlen.

Klinik: Die Neurofibromatose ist mit 1 Fall auf 3000 Geburten nicht so selten. Allerdings sind in dieser Zahl auch die Mikromanifestationen eingeschlossen.

Regelmäßigstes Symptom sind Pigmentnaevi, die durch Proliferation von Melanoblasten entstehen. Ihre Größe variiert zwischen einigen Millimetern bis zu mehreren Zentimetern. Sie können das einzige Krankheitszeichen sein. Als *Mikromanifestation* darf man sie werten, wenn wenigstens 6 café-au-lait-Flecke mit einem Durchmesser von 1,5 cm vorhanden sind. Daneben finden sich oft subkutane Neurofibrome, bisweilen auch gestielte weiche Fibrome. Während sich die Pigmentflecken schon im frühen Kindesalter bemerkbar machen, entwickeln sich die Hautgeschwülste erst mit herannahender Pubertät. Gelegentlich bilden sich schon bei Kleinkindern schwammige Häm- und Lymphangiome, die zu faltigen elephantiastischen Hautverdickungen heranwachsen.

Den Orthopäden interessieren in erster Linie die Veränderungen des Skeletts, namentlich *Skoliosen und Kyphosen,* die dringend behandlungsbedürftig sind. Man trifft sie vorwiegend im lumbodorsalen Bereich. Der Hauptbogen ist meist scharf, zuweilen haarnadelförmig. Wie Mißbildungsskoliosen und -kyphosen neigen sie zu *Lähmungen* durch Überdehnung des Rückenmarks. *Pseudarthrosen der langen Röhrenknochen* können schon bei der Geburt nachweisbar sein. Andere entstehen während der frühen oder gar erst in der späten Kindheit. In einigen Fällen fand man neurofibromatöses Gewebe im Falschgelenk. Lieblingslokalisationen sind: Tibia, Femur und Humerus. Nicht alle angeborenen Pseudarthrosen und Verbiegungen der Tibia gehören jedoch zum Krankheitsbild der Neurofibromatose. Wir behandeln sie deshalb in einem eigenen Abschnitt (s. S. 365). Ein merkwürdiges Symptom ist der *partielle Riesenwuchs*, der eine ganze Körperhälfte, eine Extremität oder auch nur einen Knochen betreffen kann (etwa eine Phalanx). Ist z. B. ein ganzer Arm riesenwüchsig, so stimmen doch die Proportionen von Ober- und Unterarm und Hand. Knochenarrosionen durch Druck der Neurofibrome finden sich häufiger im Kreuzbein und an den Wirbelkörpern.

Schmerzen sind eher selten (durch Kompression von Nerven). Als *weitere fakultative Symptome* bleiben zu erwähnen: Minderwuchs, Intelligenzschwäche sowie Störungen des Gastrointestinaltraktes. Bedrohlich sind intrazerebrale Meningeome und Gliome. Auch die maligne Degeneration von Neurofibromen gehört hierher.

Röntgenbefund: Arrosionen von Wirbelkörpern und des Sakrum lassen sich am besten computertomographisch darstellen. Auch die Einbruchstelle ist gewöhnlich gut sichtbar. Knochenherde zeigt das Röntgenbild als scharf abgegrenzte Aufhellungen. Zu den Operationsvorbereitungen einer Recklinghausen-Kyphoskoliose gehört auch die Myelographie.

Prognose: In vielen Fällen sistiert die *Progression der Krankheit* mit dem Ende des Körperwachstums, in anderen schreitet sie auch noch bei Erwachsenen fort. Die für eine *sarkomatöse Entartung von Neurofibromen* angegebenen Zahlen schwanken zwischen 5 und 10%.

Therapie: Die Behandlung ist symptomatisch. Eine sich rasch verschlechternde Skoliose oder Kyphose verlangt eine baldige Fusion nach Vorbereitung mit einem Stagnaraschen Gipsmieder oder der Halo-Pelvis-Extension (s. S. 258). Bei Kyphosen insbesondere ist oft ein kombinierter – ventraler und dorsaler – Eingriff notwendig, um das Ergebnis zu stabilisieren. Genügt auch das nicht, muß bis zum Abschluß des Wachstums ein Mieder getragen werden. Extra- und intradurale Tumoren gehören zum Arbeitsbereich des Neurochirurgen. Pseudarthrosen müssen, um Rezidive zu verhüten, unter Einsatz aller Mittel, die eine stabile Osteosynthese verbürgen (Druckplatten, Eigenspongiosa, Beseitigung des Zwischengewebes), angegangen werden.

Familienberatung: Eine Ehe zwischen Merkmalsträgern (Homozygoten) sollte vermieden werden.

Zusammenfassung

Die Neurofibromatose beruht auf einer Genmutation mit vollständiger Penetranz, aber variabler Expressivität. Etwa in der Hälfte der Fälle lassen sich weitere familiäre Merkmalsträger eruieren. Der Basisdefekt ist unbekannt. Die Genstörung führt zur Bildung von Neurofibromen und Schwannomen, beides Abkömmlinge des Nervenstützgewebes. Diese Geschwülste folgen den peripheren (spinalen, sympathischen) und Hirnnerven über kürzere oder längere Strecken. Die zahlreichen Symptome des komplexen klinischen Bildes gehen unmittelbar oder mittelbar auf sie zurück.

Die regelmäßigsten Veränderungen sind Pigmentnävi der Haut. Sie kommen auch allein als Mikromanifestationen vor. Dazu gesellen sich subkutane Neurofibrome und Fibrome, am Skelett schwere progrediente Kyphoskoliosen, oft mit sekundären Lähmungen, Pseudarthrosen der langen Röhrenknochen, partieller Riesenwuchs, extra- und intraossäre Tumoren. Weitere fakultative Symptome sind Störungen des Hormonhaushaltes und des Magen-Darm-Traktes sowie Minderwuchs, Intelligenzschwäche, Meningeome und Gliome des Gehirns. Das Leiden sistiert oft mit dem Ende des Körperwachstums, bleibt jedoch zuweilen bis in das Erwachsenenalter progredient. In 5–10% der Fälle wurde eine sarkomatöse Entartung von Neurofibromen beobachtet.

Die **Behandlung** ist symptomatisch. Skoliosen und Kyphosen müssen früh operiert werden. Pseudarthrosen verlangen den Einsatz aller Mittel der modernen Osteosynthese, da sie sonst rezidivieren.

VIII. Fibröse Knochendysplasie

Definition: Nach der Definition der Weltgesundheitsorganisation handelt es sich um „eine gutartige Affektion, vermutlich um eine Entwicklungsstörung, gekennzeichnet durch fibröses Bindegewebe mit einem charakteristischen Wirbelmuster, das Trabekel aus unreifem, nichtlamellärem Knochen enthält".

Ätiologie und Pathogenese: Beide sind unbekannt. Genetische Faktoren sind offenbar nicht beteiligt. LICHTENSTEIN hält die fibröse Dysplasie für eine Entwicklungsstörung des knochenbildenden Mesenchyms. 3% der Kranken leiden an *endokrinen Störungen*, für die man noch keine Erklärung gefunden hat. Am häufigsten ist die vorzeitige Pubertät *(Albright-Syndrom)*, die vorzugsweise Mädchen betrifft. Weiterhin liegen Berichte über eine begleitende Akromegalie, Thyreotoxikose oder ein Cushing-Syndrom vor.

Pathologische Anatomie: Zwar kann jeder Knochen erkranken, doch gibt es *Lieblingslokalisationen*. In allen Statistiken steht der Femur, namentlich sein oberes Drittel, an erster Stelle, gefolgt von Tibia, Oberkiefer, Schädel und Rippen. *Monostotische Läsionen* sind mit 85% wesentlich häufiger als *polyostotische*. Letztere beschränken sich nicht selten auf eine Extremität oder eine Körperseite. In schweren Fällen kann das Skelett bis zur Hälfte befallen sein. Die asymmetrische und anarchische Verteilung der Herde ähnelt der bei der Knochenchondromatose (Ollier-Syndrom).

Der Knochen wird durch Bindegewebe ersetzt, das Osteoid oder unreifen geflechtartigen Knochen enthält. Wo das Bindegewebe erweicht, bilden sich Höhlen, die mit seröser Flüssigkeit gefüllt sind.

Im *histologischen Bild* sieht man Spindelzellen und kollagene Fasern, die ein charakteristisches Wirbelmuster bilden. Dazwischen liegen, mehr oder minder zahlreich, aus Osteoid oder unreifem Knochen bestehende Trabekel. In jüngeren Läsionen ist das Bindegewebe lockerer und ähnelt myoxidem oder undifferenziertem mesenchymalem Gewebe; in älteren ist es dichter und stellenweise hyalinisiert. Vor allem bei polyostotischen Formen sieht man auch Knorpel, zuweilen in beachtlichen Mengen. Das Knorpelgewebe kann verkalken.

Klinik: Die Erkrankung beginnt in der Kindheit, wenn sie auch manchmal erst im Erwachsenenalter entdeckt wird. Polyostotische Dysplasien werden früher klinisch manifest als monostotische. Nicht ganz 1/4 entfällt auf die 1., 1/3 auf die 2. Lebensdekade. Das Geschlechtsverhältnis ist nach der weiblichen Seite verschoben; bei polyostotischen Formen beträgt es 2♀:1♂.

Hauptzeichen sind Schmerzen, die bei monostotischen Dysplasien evtl. fehlen, Knochenverdickungen und pathologische Frakturen, die zwar normal heilen, aber Ursache von Verbiegungen (z.B. Coxa vara) und Verkürzungen sein können. Ausgedehnte Oberkieferherde führen zum Bild der Leontiasis ossea. Schädelbasisprozesse komprimieren u.U. den N. opticus oder verlegen das Mittelohr. Seltene Wirbelläsionen bedrohen das Rückenmark und verursachen Paraplegien.

Wie bei der Neurofibromatose finden sich, v.a. bei polyostotischen Formen, flache, braune, unregelmäßig begrenzte *Pigmentflecken der Haut*, ohne lokalisatorische Bezüge zu den Knochenveränderungen.

Die *Pubertas praecox* beschränkt sich – von Ausnahmen abgesehen – auf das weibliche Geschlecht. Der vorzeitige Verschluß der Wachstumsfugen kann hingegen bei beiden Geschlechtern zu einem Minderwuchs führen.

Röntgenbefund: Vorwiegend bindegewebige Veränderungen ergeben rundliche, scharf begrenzte Aufhellungen im Markraum. Wenn auch der primäre Sitz immer die Diaphyse ist, so kann doch, z.B. im Schenkelhals, die Metaphyse sich sekundär beteiligen. Einzelherde konfluieren, so daß oft große Teile des Schaftes erkranken. Die Diaphyse ist in solchen Fällen meist verbreitert, zylindrisch, die Kortikalis verdünnt, aber mit verdichteter Kontur. Die Fibula wird häufig spindelförmig. Läsionen, in denen die Knochenneubildung dominiert, wie etwa an der Schädelbasis, sklerosieren. Bei mäßiger Ossifizierung kommt es zu einer „Eintrübung" der aufgehellten Zone. Die Schädelkapsel gewinnt dadurch zuweilen ein „flockiges" Aussehen. In Verbindung mit zahlreichen Erweichungszysten resultieren gelegentlich komplexe Bilder, die an eine Echinokokkose erinnern, so im Scheitel-, Stirn- oder Schläfenbein. Auch Rippen, Becken, Schulterblatt sowie Hand- und Fußskelett bleiben nicht ganz verschont.

Differentialdiagnose: Polyostotische Dysplasien sind kaum zu verkennen. Viel Knorpel enthaltende Herde mit fleckigen Verkalkungen lassen an *multiple Enchondrome* denken. Solitäre Formen können mit einem *nichtossifizierenden Fibrom* oder einer *solitären Knochenzyste*, Sklerosierungen der Schädelbasis oder der Gesichtsknochen mit einer *Melorheostose,* einer Sonderform der Hyperostose, verwechselt werden.

Prognose: Solitäre Herde heilen manchmal spontan. Polyostotische Dysplasien gehen nicht aus einer solitären hervor; sie bestehen von vornherein aus mehreren Herden. Ob die Pubertät zu einer spürbaren Verlangsamung des Prozesses beiträgt, ist nicht sicher. Nach einer Kürettage sind *Rezidive* nicht ungewöhnlich.

Die Häufigkeit einer *sarkomatösen Entartung* wird auf etwa 0,5% geschätzt. Sie kommt auch bei monostotischen Formen vor, namentlich wenn eine Röntgenbestrahlung vorausging. Das Intervall kann bis zu 30 Jahren betragen. Es handelt sich vorwiegend um Fibrosarkome, deren Prognose besser ist als die der primären Geschwülste.

Therapie: Eine medikamentöse Behandlung gibt es nicht; die Bestrahlung ist nutzlos. Solitäre Läsionen, bei denen das Röntgenbild keine pathologische Fraktur befürchten läßt, sollte man lediglich von Zeit zu Zeit kontrollieren. Bei einer drohenden Fraktur oder nach einem Bruch wird die Höhle kürettiert und mit auto- oder homologer Spongiosa aufgefüllt. Bei schweren und ausgedehnten Veränderungen sind oft zusätzlich stabilisierende Maßnahmen (Nagelung, AO-Platten) erforderlich. Rippenherde kann man resezieren. Auch bei größeren Kieferläsionen empfiehlt sich die (Segment-)Resektion. Eine neurologische, besonders aber augenärztliche Überwachung ist angezeigt.

Zusammenfassung

Die fibröse Knochendysplasie ist eine nichterbliche Entwicklungsstörung des knochenbildenden Mesenchyms, deren Ursache unbekannt ist. 3% der Kranken leiden an endokrinen Störungen, deren häufigste sich in einer *Pubertas praecox* äußert, die sich fast ausschließlich beim weiblichen Geschlecht manifestiert *(Albright-Syndrom)*. Der Knochen wird durch Bindegewebe ersetzt, das Osteoid, unreifen Geflechtknochen und manchmal Knorpel enthält. Lieblingslokalisationen sind das obere Femurdrittel, Tibia, Oberkiefer, Schädel und Rippen. *Monostotische Läsionen* überwiegen mit 85%. *Polyostotische* beschränken sich häufig auf eine Extremität oder eine Körperhälfte. Sie sind – öfter als monostotische Dysplasien – von *Pigmentflecken der Haut* begleitet. Die Erkrankung beginnt in der Kindheit, wenn sie auch manchmal wesentlich später entdeckt wird. Das *Röntgenbild* zeigt scharf begrenzte Aufhellungen. Gelegentlich kommt es jedoch zu einer regelrechten Sklerosierung des Knochens. Fleckig verkalkte Herde erinnern an (multiple) *Enchondrome,* andere an *nichtossifizierende Fibrome* oder *solitäre Knochenzysten.* In 0,5% der Fälle entstehen *(Fibro-)Sarkome.*

Solitäre Dysplasien heilen manchmal spontan. Sie sollten nur kürettiert werden, wenn eine *pathologische Fraktur* – die bei der multiplen Form häufig ist – droht. Die Knochenhöhle füllt man mit Spongiosa auf. Bei ausgedehnten Veränderungen sind u. U. *stabilisierende Maßnahmen* (Nagelung, AO-Platten) notwendig. Rippenherde werden reseziert. Größere Läsionen des Oberkiefers erfordern eine Segmentresektion.

IX. Ostitis deformans, M. Paget

Definition: Die Ostitis deformans ist eine relativ häufige chronische Knochenkrankheit unbekannter Ätiologie. Sie betrifft ältere Menschen, monostotisch oder polyostotisch. Ihr Wesen besteht in einem Knochenumbau in 2 sich überlappenden Phasen: initiale Osteolyse mit anschließender Osteosklerose. Der statisch minderwertige Knochen neigt zu Verbiegungen und Spontanfrakturen. Viele Fälle bleiben unerkannt. Auf der anderen Seite gibt es manchmal schwere Komplikationen, darunter auch solche, die u. U. das Leben bedrohen.

Ätiologie und Pathogenese: Beide sind unbekannt. In einigen Familien wurden mehrere Merkmalsträger in aufeinanderfolgenden Generationen beobachtet.

Pathologische Anatomie: Das *Stadium I* ist durch einen starken osteoklastischen Knochenabbau gekennzeichnet. An die Stelle des Knochens tritt ein reich vaskularisiertes Bindegewebe, das auch das Knochenmark ersetzt. Im *Stadium II* wird die Osteolyse durch eine vom Periost ausgehende Osteosklerose allmählich zurückgedrängt und übertroffen. Der neugebildete Knochen ist jedoch statisch minderwertig. Phase I und II bestehen eine Zeitlang nebeneinander. *Vorzugslokalisationen* sind: der Lumbosakralabschnitt der Wirbelsäule, Schädel, Bekken, Femur und Tibia. Die Knochen der oberen Extremitäten erkranken seltener als die der unteren, Hand- und Fußskelett nur ausnahmsweise. Schädeldach und -basis sind häufiger betroffen als die Gesichtsknochen. Unterkiefer und Zähne beteiligen sich gelegentlich. Anders als bei anderen Knochen bleibt die Demineralisation am Schädel auffallend lange bestehen und nimmt dabei ständig noch zu. Schließlich jedoch verschwindet die *Osteoporosis circumscripta cranii* unter einem mächtigen Knochenneubau. Vom Periost her wird sowohl die

Tabula externa als auch die Spongiosa durch lockeren bimssteinartigen Knochen ersetzt. Bei miterkrankter Schädelbasis verengen sich mitunter die Foramina für die Hirnnerven. Basiläre Impressionen sind selten. In der Paukenhöhle kann der Steigbügel eingemauert werden. Wirbelzusammenbrüche sind nicht ungewöhnlich. Mit zunehmendem Alter werden monostotische Formen oft zu polyostotischen. Durch Gelenkbeteiligung entstehen *Arthrosen*.
Histologisch beginnt der Prozeß mit einer Rarefizierung des Knochens, die im Laufe von Jahren durch eine pathologische Knochenneubildung abgelöst wird. Sie beherrscht schließlich das Bild. Zerstörte Haversche Systeme werden durch Osteoid ersetzt, das später ossifiziert. Regellose Kittlinien führen zu den charakteristischen *Mosaikstrukturen* (SCHMORL), die jedoch nicht pathognostisch sind, denn sie kommen auch bei Nebenschilddrüsenadenomen, Hypophosphatasie und Osteomyelitis vor. Zahlreiche venöse Sinus im fibrös umgewandelten Knochenmark lassen den Paget-Knochen sehr blutreich erscheinen.

Klinik: Röntgenologisch findet man bei 2–3% der Bevölkerung Pagetveränderungen. In Afrika und China ist das Leiden selten. Männer erkranken häufiger als Frauen. Untere Erkrankungsgrenze ist das 40. Lebensjahr.
In vielen Fällen verläuft die Krankheit subklinisch, namentlich bei Lokalisation in der Lendenwirbelsäule und im Becken. Manchmal sind Kopfschmerzen, Verbiegungen des Unter- oder Oberschenkels oder eine pathologische Fraktur erste Zeichen. Verbiegungen entstehen durch schleichende Frakturen, die wahrscheinlich auch die Hauptbeschwerden verursachen. Die unregelmäßig verdickte Tibia oder Schädelkalotte sind den Patienten meistens schon bekannt. Die Haut über dem Schienbein kann überwärmt sein. Zuweilen kann man das Blut in

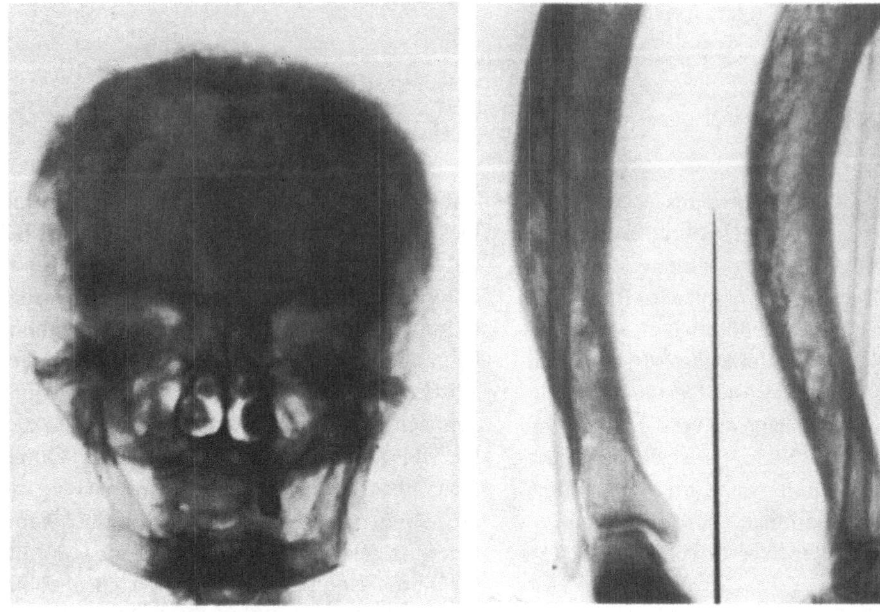

a　　　　　　　　　　　　　　　　b

Abb. 8 a, b. M. Hermann, 73 Jahre. *M. Paget.* **a** Wolkige Sklerosierung und Verdickung des Schädels insbesondere der Schädelbasis. **b** Verdickung und Verbreiterung des rechten Schienbeins mit verbreiterter Markhöhle und unregelmäßigen Kortikalisverdichtungen (a. p. und seitliche Aufnahme)

den erweiterten Venen des Knochens rauschen hören. Knochenbrüche verheilen im Stadium I normal, im Stadium II oft stark verzögert. Die Veränderungen sind durchweg asymmetrisch. Monostotische Formen können sich in polyostotische umwandeln. Generalisierte Formen sind selten. In schweren Fällen kann das Erscheinungsbild eines Menschen beträchtlich verändert werden, insbesondere wenn durch Miterkrankung des Unterkiefers das Gesicht grob entstellende Züge erhält (Leontiasis ossea).

Zu den *Komplikationen* gehören allmähliche Erblindung und Ertaubung. Infolge der Verdickung der Schädelbasis verengen sich die Durchtrittsstellen der Hirnnerven, die u. U. zu einer Druckatrophie der Nn. opticus und acusticus führen. Mitunter handelt es sich jedoch nur um eine Mittelohrschwerhörigkeit durch „Einmauern" des Steigbügels. Wirbelzusammenbrüche und Knochenumbau gefährden Rückenmark und Nervenwurzeln. Lähmungen und Kompressionssyndrome betreffen fast nur die unteren Extremitäten. Arthrosen haben ihre eigene Symptomatik.

In manchen Fällen kommt es zu einer bisher ungeklärten Zunahme der Zirkulationsgeschwindigkeit des Blutes und der Herzleistung mit Hypertension. Koronararterien und Herzklappen neigen zu Verkalkungen und zur Atherosklerose. Solche Kranke sterben nicht selten an Herzversagen. Die Mehrzahl der Patienten erfreut sich indes guter Gesundheit.

Die *maligne Entartung* des Paget-Knochens wird in etwa 8% der Fälle beobachtet, in der Regel bei polyostotischen Formen. Die Osteo- und Fibrosarkome sind oft anaplastisch. In 20–30% entstehen die Sarkome multizentrisch. Bevorzugte Lokalisationen sind Femur und Bekken. Die untere Altersgrenze liegt bei 55 Jahren. Klinische Hinweise sind vermehrte Schmerzen, Schwellungen und pathologische Frakturen.

Laborbefunde: Serumphosphor- und Kalziumwerte sind normal. Im Stadium I ist das Hydroxiprolin, ein wichtiger Bestandteil des Bindegewebes, vermehrt im Urin zu finden. Im Stadium II steigt die alkalische Phosphatase als

Reflex der gesteigerten Osteoblastentätigkeit stark an.

Röntgenbefund: Die *Osteoporosis circumscripta cranii* ist durch „kalkarme Umbaufelder" gekennzeichnet, die sich langsam vergrößern. Nach durchschnittlich 8 Jahren bilden sich in der scharf begrenzten Aufhellungszone Kalkinseln. Mit ihrer Ausdehnung verdichten sich die Schädelknochen. Im Frühstadium überwiegen an den *Extremitäten* ebenfalls Aufhellung und verwaschene Strukturen. Die Markräume erweitern sich zu Lasten der Kortikalis. In einer späteren Phase treten unregelmäßige Sklerosierungen an ihre Stelle (Abb. 8 a, b). Paget-Wirbel zeigen eine typische rahmenförmige Verdichtung. Bei verminderter Trabekelzahl sind die stehengebliebenen Bälkchen vergröbert. Durch Wirbelzusammenbrüche können sich ungewöhnliche „zystische" Bilder entwickeln. Im Becken herrschen grobsträhnige Strukturen vor. Die Paget-Zonen heben sich deutlich vom normalen Knochen ab. Bei sarkomatöser Entartung wird die Kortikalis durchbrochen, und die Tumormassen wuchern in die umgebenden Weichteile ein.

Differentialdiagnose: Paget-Veränderungen sind manchmal von *Metastasen eines Prostatakarzinoms* röntgenologisch nicht zu unterscheiden. Für ein Prostatakarzinom spricht eine er-höhte saure Phosphatase. Verwechslungsmöglichkeiten bestehen gelegentlich mit einer *Osteodystrophia fibrosa generalisata* (von Recklinghausen). Mit Hilfe der Biochemie lassen sich Fehldiagnosen vermeiden.

Prognose: Ohne die geschilderten Komplikationen ist die Prognose quoad vitam gut. Die sekundären Sarkome haben oft eine sehr schlechte Prognose.

Therapie: Die vor einigen Jahren eingeführte Behandlung mit *Thyreokalzitonin* (vom Schwein, vom Salm oder vom Menschen) hat gute Erfolge gezeigt. Sie behebt die Schmerzen und normalisiert die Laborbefunde. Leider hilft sie bei einer Reihe von Fällen nur im Anfang, da sich bald Antikörper bilden. Die durch Ummauerung von Nerven entstandenen Ausfälle lassen sich durch Kalzitonin nicht beeinflussen. Ankylosierte Steigbügel werden operativ entfernt. Rückenmarkkompressionen verlangen eine sofortige Entlastung durch Laminektomie. Auch bei Nervenwurzelkompressionen vermag die Operation in vielen Fällen die Schmerzen und evtl. Paresen zu beheben. Pathologische Frakturen werden wie traumatische mit Marknagelung oder Verplattung behandelt. Die endoprothetische Versorgung bei Arthrosen des Hüft- und Kniegelenks ist wegen der schlechten Knochenqualität problematisch.

Zusammenfassung

Die Ostitis deformans (Paget) ist eine nicht seltene mon- oder polyostotische Knochenerkrankung, die bei älteren Erwachsenen zu Schmerzen, Verdickungen der Schädelknochen, Verbiegungen und pathologischen Frakturen der unteren Extremitäten führt. Das Stadium des osteoklastischen Knochenabbaus wird allmählich abgelöst von der übermäßige Bildung atypischen, statisch minderwertigen neuen Knochens. Hauptlokalisationen sind Schädel, Lendenwirbelsäule, Becken, Femur und Tibia. Zahlreiche Fälle verlaufen subklinisch. In anderen kommt es zu Komplikationen: Beteiligung großer Gelenke, Koronar- und Herzklappenverkalkungen, Atherosklerose, Hypertension und maligne Entartung des Paget-Knochens. Die Behandlung mit Thyreokalzitonin behebt in vielen Fällen die Schmerzen und normalisiert den Laborbefund.

X. Spontane Osteonekrosen im Kindesalter

Definition: Die spontanen Osteonekrosen der Epi- und Apophysen im Kindesalter und einiger kleiner Knochen entstehen durch eine arterielle Minderdurchblutung. Die Mitwirkung genetischer Ursachen ist wahrscheinlich. Der Partial- und Totalnekrose des Knochens folgt bei weiterer Belastung die Sinterung. Die Wiederherstellung ist um so besser je jünger das Kind ist; dennoch erfordert sie lange Zeit und erreicht selten eine Restitutio ad integrum. Spätfolgen sind oft Arthrosen.

Auch die *Osteochondrosis dissecans* wird zu den spontanen Knochennekrosen gerechnet. Sie entsteht, besonders am Kniegelenk, unter Mitwirkung von Scherkräften.

Einteilung: Die spontanen Osteonekrosen kommen in 2 Formen vor: den *Osteochondropathien der Epi- und Apophysen* und einer Reihe von kleinen Knochen und der *Osteochondrosis dissecans*. Die pathologisch-anatomischen Vorgänge stimmen in beiden Gruppen weitgehend überein. Im ersteren Fall ist fast immer die ganze Epiphyse bzw. ein kleiner Knochen in toto betroffen, im 2. Fall nur ein umschriebener gelenknaher Bezirk unter Bildung eines schalenförmigen Knorpel-Knochensequesters, der später meist in das Gelenk ausgestoßen wird. Bei allen Osteonekrosen ist – mit einer Ausnahme – das männliche Geschlecht bevorzugt.

Die mit Abstand häufigste Lokalisation der Nekrose ist die der koxalen Femurepiphyse (PERTHES, CALVÉ, LEGG), die der dissezierenden Osteochondrose (KÖNIG), das Ellbogen- und Kniegelenk. Alle übrigen Lokalisationen, so die Nekrose des Lunatum (KIENBÖCK), der Metakarpalköpfchen (DIETRICH), der Synchondrosis ischiopubica (VAN NECK), des Apex patellae (LARSEN), der Talusrolle (MOUCHET), der Kalkaneusapophyse (HAGLUND), des Os naviculare pedis (KÖHLER), der Metatarsalköpfchen II und III (FREIBERG-KÖHLER) sind mehr oder weniger selten.

1. Perthessche Krankheit

Definition: Die Perthessche Krankheit ist eine meistens im Schulalter, selten früher, auftretende, durch ungenügende Blutzufuhr verursachte Partial- oder Totalnekrose des Schenkelkopfkernes. Unter der Belastung sintert der tote Knochen. Der Verlust der sphärischen Form des Schenkelkopfes und die dadurch bedingte Inkongruenz zwischen Kopf und Pfanne führt im 3. Lebensjahrzehnt zur Koxarthrose.

Ätiologie und Pathogenese: EDGREN fand bei 6,4% seiner 276 Perthes-Fälle weitere blutsverwandte Merkmalsträger, darunter 3 eineiige konkordante Zwillingspaare. Die Pathogenese der ischämischen Nekrose ist ungeklärt. Möglicherweise handelt es sich um eine *ererbte Insuffizienz der Vaskularisierung des Schenkelkopfkernes* (A. circumflexa femoris tibialis), die in Zeiten stärkeren Wachstums zum Gewebstod führt. Vereinzelt wurden röntgenologisch oder autoptisch beobachtete Gefäßverschlüsse beschrieben.

Pathologische Anatomie: Partialnekrosen sind vorwiegend ventro-lateral lokalisiert.
JOSSÄTER, der 1953 über bioptische Befunde bei 44 Patienten berichtete, unterscheidet 3 Stadien: 1. Die Nekrose mit anschließender Sinterung des nicht mehr tragfähigen toten Knochen. 2. Beginnende Reparation durch Einsprossen von Granulationsgewebe und erste Stufen der Knochenneubildung. 3. Intensive Reossifikation und Rekonstruktion der knöchernen Epiphyse. Der Umbau des geflechtartigen in den lamellären Knochen vollzieht sich unter der Belastung und dauert Jahre. Der Gelenkknorpel bleibt, abgesehen von Rissen an der Grenze von gesundem und gesinterten Knochen, intakt, weil er per diffusionem aus der Gelenkflüssigkeit ernährt wird. Die morphologi-

schen Veränderungen verursachen eine aseptische Synovitis, die hauptsächlich für die klinischen Symptome verantwortlich ist.

Histologisch finden sich in der *Epiphyse* ausgebreitete Nekrosen des Knochens und Knochenmarks; in der *Epiphysenfuge* neben normalem Knorpel Inseln proliferierender Knorpelzellen, Ödem, Kernpyknosen, umschriebene Nekrosen und neugebildetes fibröses Gewebe; in der *benachbarten Metaphyse* partielle Nekrosen mit frakturierten und komprimierten Trabekeln. Nekrotische Knochenbälkchen werden hier und da von Osteoblasten mit Osteoid beschichtet, das später verknöchert. Entzündungszellen fehlen fast vollständig.

Klinik: Die beginnende Erkrankung verläuft, wie Röntgenbilder beweisen, über Wochen bis zu einigen Monaten subklinisch. Erst dann klagen die Kinder über Leisten-, Oberschenkel- oder Knieschmerzen und hinken.

Das *Durchschnittsalter* beträgt etwa 6 Jahre. Die untere Grenze liegt bei 2, die obere bei 12 Jahren. Knaben erkranken 4- bis 5mal so oft wie Mädchen. 10–20% der Nekrosen sind doppelseitig.

Ein Leistendruckschmerz kann bei vergleichender Untersuchung fehlen. Wichtigste Zeichen sind die Einschränkung von Abduktion und Innenrotation sowie eine (mäßige) Oberschenkelatrophie. Bei starken Beschwerden kann sich eine Schmerzkontraktur entwickeln. Durch Sinterung der nekrotischen Epiphyse und Wachstumsdefizit, infolge Beteiligung der Epiphysenfuge, entstehen im Laufe einiger Jahre reelle Beinverkürzungen zwischen 0,5 und 3,5 cm.

Röntgenbefund: (Abb. 9 a–c) Man unterscheidet *4 Stadien:*

Stadium I: Unabhängig von der knöchernen Epiphyse, die mit Eintritt der Nekrose ihr Wachstum einstellt, wächst der größtenteils durch Diffusion aus der Synovia ernährte Gelenkknorpel weiter. Das Röntgenbild zeigt daher einen verbreiterten Gelenkspalt. Die „reaktive perifokale Atrophie" ist kein verläßliches

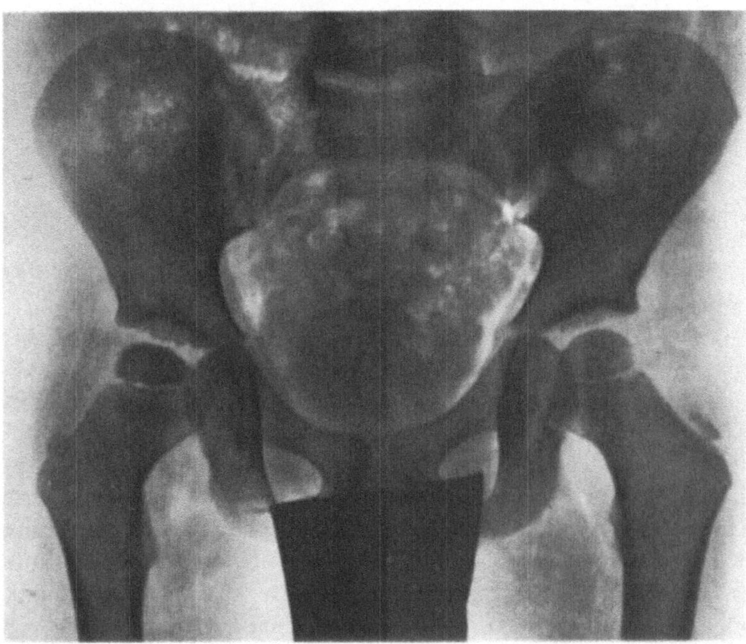

Abb. 9 a

Abb. 9 a–c. O. Jens, 6 Jahre. Rechtsseitiger *M. Perthes.* **a** *Initialstadium.* Der rechte Schenkelkopfkern ist etwas niedriger als der linke, im Scheitel leicht abgeplattet und im ganzen verdichtet. Der Gelenkspalt ist verbreitert. **b** Dasselbe Kind 10 Monate später. *Fragmentierungsstadium.* Diskrete Aufhellungen in der Metaphyse. **c** *Ausheilungsstadium.* Dasselbe Kind nochmals 3 Jahre später. Der rechte Schenkelkopf hat sich relativ gut wieder aufgebaut, wenn auch die Höhe der gesunden Seite nicht erreicht wurde. Der Schenkelhals ist mäßig verplumpt und leicht verkürzt

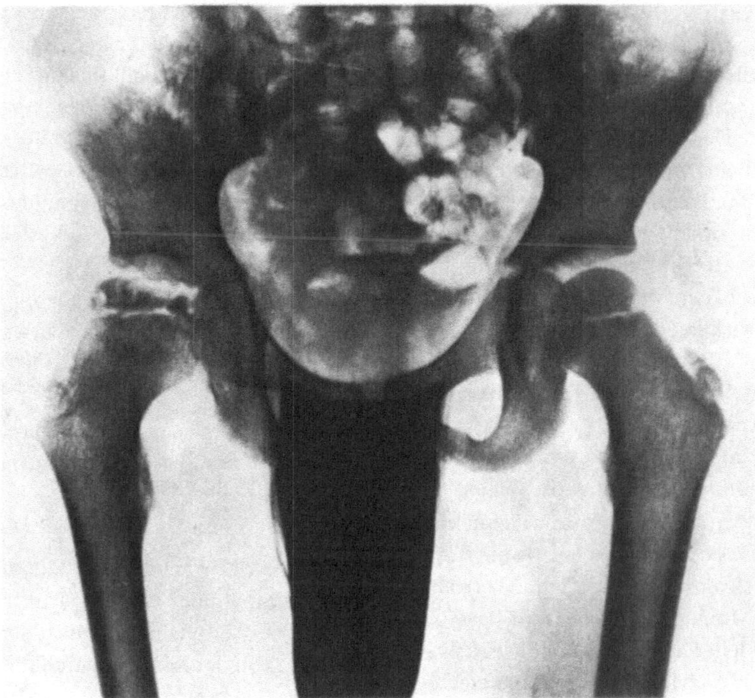

Abb. 9 b

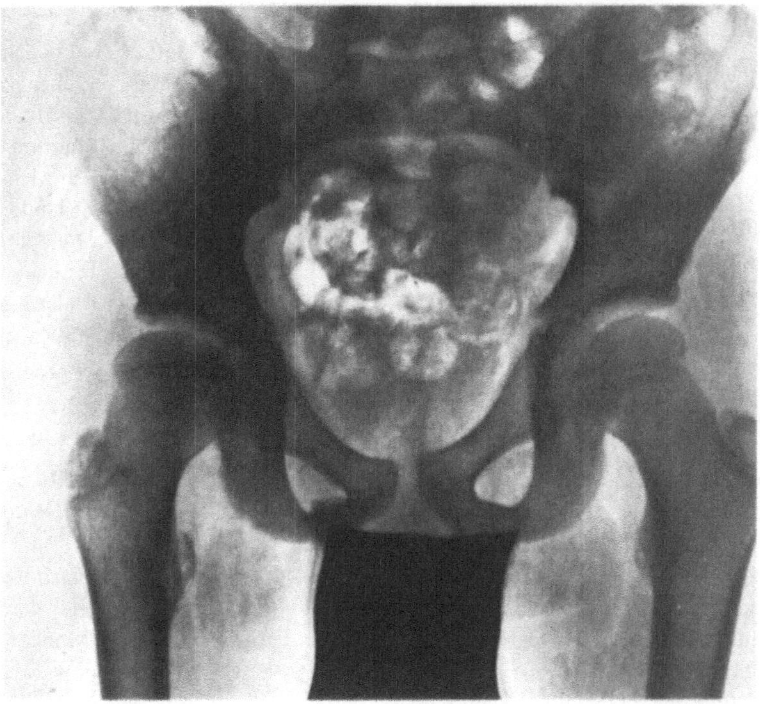

Abb. 9 c

Symptom. Gleiches gilt von subchondralen Fissuren, die man nur gelegentlich beobachtet.

Stadium II: Bis der Wachstumsstillstand röntgenologisch auffällt, dauert es meistens noch 1 bis 2 Monate. Der Knochenkern erscheint nun kleiner und dichter als auf der gesunden Seite. Der nekrotische Bezirk ist unter der Belastung gesintert. Wir sahen jedoch mehrfach ausgeprägte Verdichtungen ohne jede Höhenminderung, eine Verhaltensweise, die sich nicht allein als Kontrastwirkung durch die perifokale Atrophie erklären läßt, sondern eher durch die Einlagerung von Kalksalzen in die Nekrose. Die Gelenkspaltverbreiterung persistiert oder nimmt sogar noch zu. Im *Stadium der Sinterung oder Kondensation* ist die Diagnose sicher.

Stadium III: Mit der Resorption des nekrotischen Knochens beginnt gleichzeitig die Revitalisierung durch aktives Mesenchym, das sich im Laufe vieler Monate in Osteoid und Faserknochen umwandelt. Dieser Prozeß führt zu einem sich ständig wandelnden Nebeneinander von Verdichtung und Aufhellung in einem durch die Sinterung niedriger gewordenen Epiphysenknochen *(Fragmentierungsstadium)*.

Stadium IV: Im Gegensatz zur idiopathischen Schenkelkopfnekrose des Erwachsenen sind die regenerativen Potenzen beim Kind groß genug zu einer vollständigen Revitalisierung. Unter der Funktion wandelt sich der Faserknochen allmählich in lamellären Knochen um. Damit normalisiert sich die Struktur. Die normale Form freilich wird nur in relativ wenigen Fällen wieder erreicht. Bei schweren Sinterungen entwickelt sich im Laufe vieler Jahre eine charakteristische Pilz- oder Walzenform, die bereits im 3. Jahrzehnt zu einer *Koxarthrose* führt und, wenn die Grundkrankheit nicht bekannt war, eine nachträgliche Diagnose erlaubt. Zuweilen bildet sich durch eine über das Ziel hinausschießende Regeneration eine *Coxa magna*, für die die Pfanne zu klein ist.

Das Ausmaß der Nekrose wird u. a. auch an der *Beteiligung der Metaphyse* sichtbar. Pseudozysten finden sich vorwiegend in Nachbarschaft zur Epiphysenfuge, mitunter jedoch auch noch in größerer Entfernung von ihr. Die Revitalisierung der metaphysären Nekrosen erfolgt von der Epiphysenfuge aus. Dabei bilden sich Knochenbrücken, die den Knorpel durchsetzen und

seine vorzeitige Ossifikation einleiten. Dadurch wird der Schenkelhals kurz und plump. Bei 70% der Kinder schließt sich die Fuge um mehr als 1 Jahr zu früh. Je nachdem an welcher Seite der knöcherne Durchbau beginnt, entsteht eine Varus- oder Valgusdeviation, evtl. mit Subluxation. Die metaphysäre Beteiligung ist stets Zeichen eines weniger günstigen Verlaufs.

Das Wachstum der subkapitalen Chondroepiphyse steht in enger Beziehung zur Epiphysenfuge des Trochanter major, mit dem sie entwicklungsgeschichtlich eine Einheit bildet. Da letztere intakt bleibt, kommt es bisweilen zu einer Verlängerung des großen Rollhügels mit der Folge einer relativen Insuffizienz der kleinen Glutäen (positives Trendelenburg-Zeichen und Trendelenburg-Hinken).

Mit Hilfe der *Szintigraphie* läßt sich die Diagnose um einige Wochen früher stellen als durch das Röntgenbild. Die Speicherintensität hängt 1. von der lokalen Durchblutung, 2. vom lokalen Stoffwechsel des Knochens ab. Die Mehr- oder Minderspeicherung läßt sich durch die *Szintimetrie* quantifizieren. Damit bestehen objektive Möglichkeiten für eine Verlaufskontrolle, die der Röntgenbeurteilung überlegen ist (Ritter).

Da der örtliche Stoffwechsel bei einer Nekrose zum Stillstand kommt, ergeben sich *typische keilförmige Aktivitätsdefekte,* die sich manchmal schon gegen Ende des Stadiums II, meist jedoch erst im Stadium III zurückbilden, falls nicht ein schweres Krankheitsbild mit protrahiertem Verlauf vorliegt. Die Szintigraphie ist daher auch prognostisch brauchbar. Ihr Wert für die Frühdiagnose wird allerdings dadurch gemindert, daß in vielen Fällen Beschwerden erst nach der Sinterung der knöchernen Epiphyse auftreten.

Differentialdiagnose: Die größte Bedeutung hat die Szintigraphie gegenüber *flüchtigen Arthritiden,* die nur eine geringe diffuse Aktivitätsvermehrung bewirken. Bei *eitrigen und tuberkulösen Koxitiden* verschmälert sich der Gelenkspalt durch Knorpelzerstörung. Manche doppelseitigen Perthes-Fälle gehören wahrscheinlich zu der von Meyer beschriebenen *isolierten Dysplasie der Schenkelköpfe.*

Eine Verwechslung ist um so leichter möglich, als sich der Verlauf formal nicht von dem eines echten M. Perthes unterscheidet. Die Restitution erfolgt wesentlich langsamer unter Hinterlassung von Defekten, die ebenfalls zu einer Koxarthrose führen. Meistens handelt es sich um Solitärfälle. Zuweilen finden sich noch weitere Familienmitglieder mit einer epiphysären Dysplasie. Ein autosomal-dominanter Erbgang ist gesichert. Die Kopfkerne erscheinen verspätet. Die schmerzlose „Nekrose" erscheint im 2. oder 3. Lebensjahr.

Prognose: Nach Angaben in der Literatur sind die Behandlungsergebnisse bei Mädchen schlechter als bei Jungen, und bei frühem Beginn der Erkrankung besser als bei spätem.
Da letzten Endes die Inkongruenz von Kopf und Pfanne die schlechten Ergebnisse bedingt, hängt die Prognose wesentlich von Sitz und Ausdehnung der Nekrose ab. CATTERALL hat auf diesen Überlegungen fußend eine *röntgenologische Klassifizierung* vorgenommen:

Bei der prognostisch günstigsten Gruppe I ist nur ein anterolateraler Sektor der Epiphyse betroffen. Hier kommt es niemals zur Sinterung. In Gruppe II umfaßt die Nekrose mehr als die Hälfte des Knochens. In diesen Fällen läßt sich nicht immer eine Fragmentierung erkennen, und wo sie eintritt, bleibt meistens der mediale und laterale Anteil verschont. Die Formänderungen des Schenkelkopfes halten sich daher auch hier in Grenzen. In Gruppe III sind etwa 3/4 des Knochens nekrotisch. Nur der posteromediale Bezirk bleibt gewöhnlich unversehrt. Die Sinterung betrifft vorwiegend den anterolateralen Sektor und führt zur Entrundung. Gruppe IV entspricht der Totalnekrose mit ausgedehnter Sequestrierung und schlechter Prognose. Mittels der Szintigraphie läßt sich die Gruppenzugehörigkeit früher ermitteln als durch das Röntgenbild. Gute und ausreichende Ergebnisse sind aus Gruppe I und II zu erwarten, schlechte aus Gruppe III und IV. MOSE hat ein Verfahren angegeben, um den Schenkelkopf exakt zu vermessen. Nur wenn er seine normale sphärische Form behält, darf man mit einem günstigen Resultat rechnen. Schon bei einer Differenz der Durchmesser von gesunder und kranker Hüfte von mehr als 2 mm ist das Ergebnis voraussichtlich dürftig. Darüber hinaus gibt es einige Risikofaktoren, von denen wir die Beteiligung der Metaphyse bereits erwähnten. Die beiden anderen sind: eine Verkalkung im lateralen Bereich der Epiphyse und die Subluxation.

Das schmerzfreie Intervall bis zum Beginn koxarthrotischer Beschwerden beträgt 15 bis 20 Jahre.
Die Angaben über gute und schlechte Ergebnisse weichen in der Literatur trotz weitgehend gleicher Behandlung erheblich voneinander ab. EDGREN nennt 50% gute, 20% ausreichende und 30% schlechte Resultate, während KELLY et al. ihre guten und ausreichenden Ergebnisse mit 91% beziffern.

Therapie: *1. konservativ:* Sobald die Diagnose feststeht, erhält das Kind eine Heftpflasterextension mit Gewichten zwischen 1,5 und 2,5 kg je nach Alter. Während der Zeit der Bettruhe wird die *Thomasschiene* (s. Abb. 11 b, S. 396) angefertigt, die auch nachts nicht abgelegt werden sollte, da u. U. eine einzige Vollbelastung genügt, um den Kopf zu deformieren. Der Hauptnachteil der Schiene ist, daß die Kinder sie heimlich ablegen können. Ein Beweis für solche Vorkommnisse – wenn sie häufig sind – ist die geringe Quadrizepsatrophie. Der Thomassplint muß durchschnittlich 2 Jahre getragen werden.
Viele Autoren halten die Schienenbehandlung für unzulänglich und fordern stattdessen einen immobilisierenden Beckenbeingips in Entlastungsstellung von je 30° Beugung, Abduktion und Außenrotation sowie 30° Beugung im Kniegelenk. Die Behandlungsdauer beträgt damit nur etwa 17 Monate.
2. operativ: Epiphysenbohrungen, -bolzungen und -nagelungen, die zu einer rascheren Revitalisierung der Nekrose führen sollten, haben sich nicht bewährt. An ihre Stelle ist seit einigen Jahren die leicht varisierende *intertrochantere Osteotomie* getreten, die bei Coxa magna mit einer Chiarischen-Beckenosteotomie kombiniert werden kann. Postoperative szintigraphische Verlaufskontrollen ergaben nur eine vorübergehende Aktivitätsvermehrung im Bereich der Osteotomiestelle ohne den charakteristischen Aktivitätsdefekt der Epiphyse zu beeinflussen. Bisher ist nicht bewiesen, daß die Operation zu besseren Ergebnissen führt als die konservative Behandlung oder die Therapie abkürzt. Aus diesem Grunde und wegen des Operationsrisikos schlechthin befürworten die meisten Autoren heute eine *stark eingeschränkte Indikation* und empfehlen die Osteotomie nur bei Coxa valga und Subluxation, bei Coxa magna, oder wenn es durch den Eingriff gelingt, den gesinterten Bezirk aus der Hauptbelastungszone herauszunehmen.

Zusammenfassung

Die Perthessche Krankheit ist eine häufige, vorwiegend endogen bedingte *ischämische Nekrose des Schenkelkopfes*. Betroffen sind vorwiegend Kinder zwischen 4 und 8 Jahren, Knaben beträchtlich häufiger als Mädchen. Nicht immer handelt es sich um Totalnekrosen. Unter fortdauernder Belastung sintert der statisch minderwertige tote Knochen. Auch die subkapitale Wachstumsfuge und die Metaphyse beteiligen sich in schweren Fällen. Nach Szintigramm und Röntgenbild lassen sich 4 Stadien der Revitalisierung unterscheiden. Nekrosen der Epiphysenfuge und der Metaphyse führen zu einer vorzeitigen Ossifikation der Wachstumsfuge und damit zu einer Beinverkürzung (bis zu 3,5 cm). Eine Entrundung des Schenkelkopfes verursacht im 3. Lebensjahrzehnt eine *Koxarthrose*. Die Krankheit dauert ungefähr 4,5 Jahre.

Therapie: Bisher ist nicht erwiesen, daß die leicht varisierende intertrochantere Osteotomie bessere Ergebnisse liefert als die konservative Behandlung mit einer entlastenden Thomasschiene oder einem entlastenden Beckenbeingips. Eine Operation wird notwendig bei Coxa valga, Subluxation und Coxa magna.

---

2. Osgood-Schlattersche Krankheit der Tuberositas tibiae

Normale Anatomie: Die Tuberositas tibiae entsteht aus einem schnabelförmigen Knorpelfortsatz der noch unverkalkten proximalen Tibiaepiphyse. Während die kraniale Hälfte von der Epiphyse her verknöchert, entwickelt sich kaudal ein eigenes Ossifikationszentrum[1]. Beide Anteile verschmelzen schon bald nach dem Erscheinen der kaudalen Kernhälfte. Die Synostosierung mit der Tibiametadiaphyse läßt dagegen bis zum Ende des Wachstums auf sich warten.

Statistik und Ätiologie: Es erkranken vorwiegend Knaben zwischen 8 und 14 Jahren. Doppelseitigkeit ist häufig. Wie bei allen spontanen Osteonekrosen dieser Art muß auch hier eine erbliche Disposition vorausgesetzt werden. Der mechanische Faktor (Zug des Lig. patellae) ist als auslösendes Moment zu werten.

Klinik: Die Kinder klagen über Schmerzen an der Tuberositas tibiae beim Gehen und Treppensteigen.
Die Schienbeinrauhigkeit ist derb verdickt und druckempfindlich.

Röntgenbefund: Die Bilder zeigen wie beim M. Perthes nacheinander Verdichtung, Frag-

mentierung und unregelmäßigen Wiederaufbau. Restveränderungen erlauben meist noch im Erwachsenenalter die nachträgliche Diagnose (Abb. 10).

Differentialdiagnose: Bei den seltenen *Frakturen* der Tuberositas tibiae wird das kraniale Fragment durch das Lig. patellae nach oben verlagert. Zu erwägen sind ferner: *Entzündungen* (Osteomyelitis, Tuberkulose) und *Sarkome*.

Prognose: Bis zur Ausheilung vergehen 2 Jahre.

Therapie: Bei geringen Beschwerden genügt es, die Teilnahme am Turnen und Sport für ein halbes Jahr zu verbieten. Stärkere Schmerzen erfordern einen Gipstutor für 4–6 Wochen. In seltenen Fällen ist nach der Ausheilung eine operative Glättung notwendig, weil beim Knien Schmerzen auftreten.

3. Köhlersche Krankheit des Os naviculare pedis (M. Köhler I)

Ätiologie und Pathogenese: entsprechen denen der anderen spontanen Osteonekrosen.

Klinik: Es erkranken hauptsächlich Knaben zwischen dem 3. und 8. Lebensjahr. In 1/3 der Fälle sind die Veränderungen doppelseitig.

---

1 Ossifikationszentren unterscheiden sich von Verknöcherungskernen dadurch, daß zwischen den Zentren kein Ruheknorpel liegt

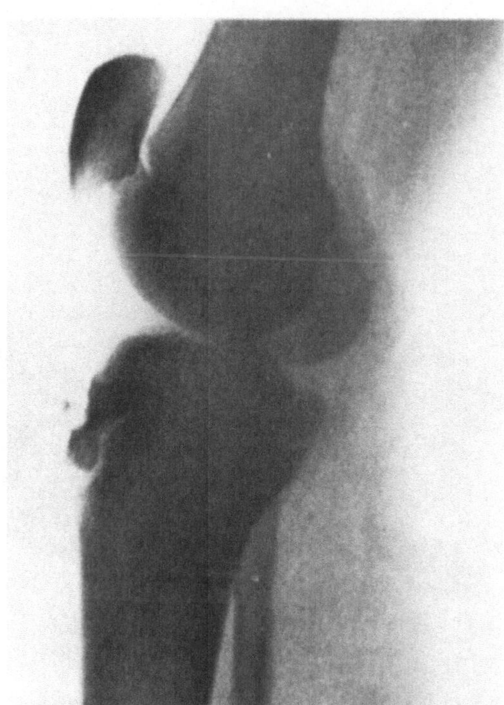

Abb. 10. F. Hans, 22 Jahre. *Osgood-Schlattersche Erkrankung.* Ausheilung mit kraterförmigem Defekt der Tuberositas tibiae

Die Kinder klagen über Belastungsschmerzen im vorderen Teil des Rückfußes und hinken.
Objektiv findet man meist eine etwas druckempfindliche Weichteilschwellung über dem Naviculare und eine schmerzbedingte (reflektorische) Bewegungseinschränkung der Nachbargelenke.

Röntgenbefund: Das Röntgenbild entspricht dem des M. Perthes. Die an das Naviculare angrenzenden Gelenkspalten sind verbreitert. Durch die dorsale Aufbiegung des Vorfußes beim Gehen werden mitunter Teile des nekrotischen Knochens nach oben herausgepreßt. Die röntgenologische Heilung dauert 2–3 Jahre (Abb. 11).

Differentialdiagnose: *Navicularefrakturen* können im Röntgenbild u. U. genauso aussehen wie ein M. Köhler. Sie setzen ein entsprechend schweres und geeignetes Trauma voraus. Zu denken ist ferner an *Entzündungen* (Osteomyelitis, Tuberkulose) und *Tumoren* (Sarkome). Eine Verwechslung mit einem *Naviculare bipartitum* (aus 2 selbständigen Knochenkernen) dürfte kaum vorkommen.

Therapie: Bei geringen Beschwerden genügt eine nach Gipsabguß gefertigte Randeinlage, deren höchster Punkt hinter dem Naviculare liegt, um dieses zu entlasten. Bei stärkeren Beschwerden verordnet man einen Unterschenkel-Fußgipsverband für 4–6 Wochen. Anschließend erhalten die Kinder Randeinlagen nach Gipsabguß. Bei ungenügendem Wiederaufbau kann es später zu einer schmerzhaften *Arthrose* kommen, die eine Arthrodese erfordert.

4. Aseptische Epiphyseonekrose der Mittelfußköpfchen (M. Freiberg-Köhler, M. Köhler II)

Statistik: Im Gegensatz zu allen übrigen spontanen Epiphyseonekrosen überwiegt das weibliche Geschlecht (75%). Immer ist ein *Spreizfuß* vorhanden. Die Nekrose betrifft fast ausschließlich das 2. oder 3. Mittelfußköpfchen, selten beide. Auch Doppelseitigkeit wurde beobachtet. Es handelt sich um Mädchen zwischen 12 und 18 Jahren.

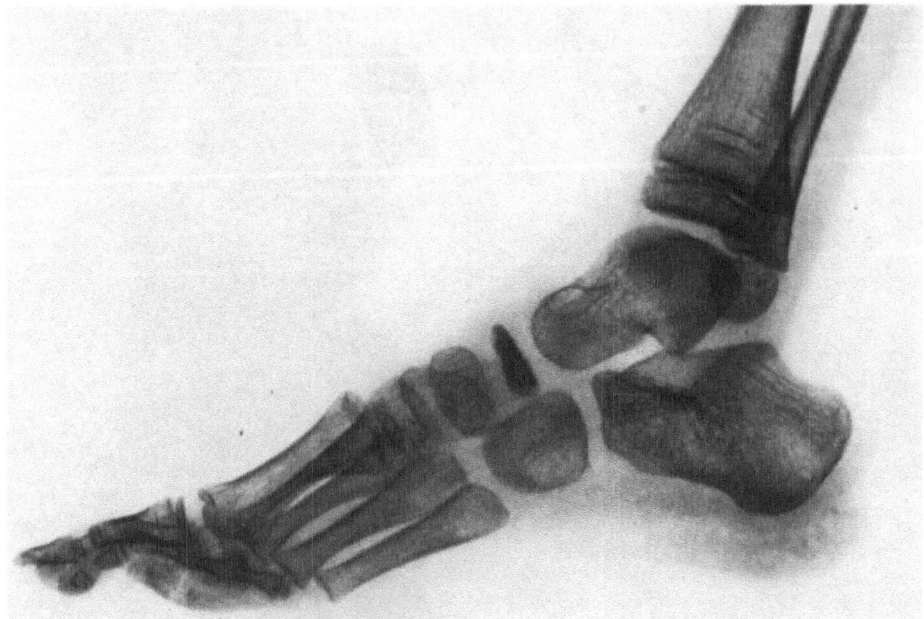

▲

Abb. 11. Sch. Christoph, 5½ Jahre. Rechtsseitiger *M. Köhler I.* Das Naviculare ist verschmälert und verdichtet. Die angrenzenden Gelenkspalten sind verbreitert

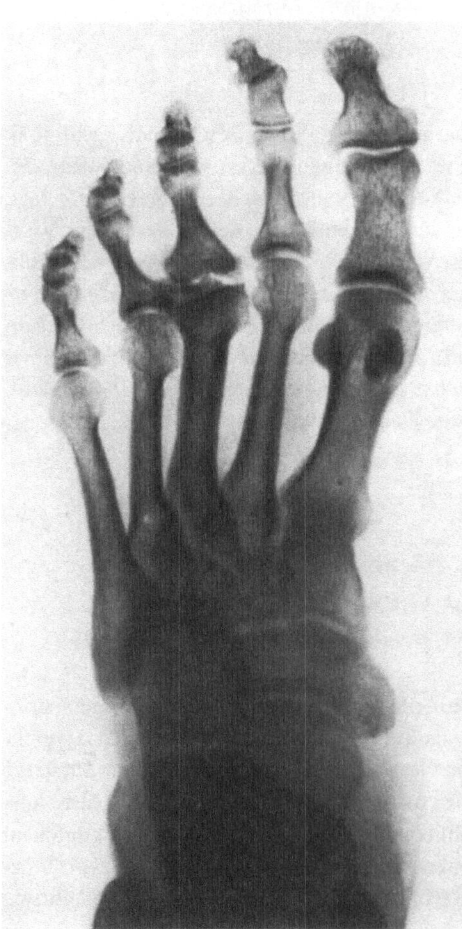

Klinik: Im floriden Stadium findet man eine druckempfindliche Weichteilschwellung über dem erkrankten Metatarsalköpfchen. Die Beweglichkeit im Zehengrundgelenk ist schmerzhaft eingeschränkt.

Der *arthrotische Spätzustand* verursacht oft mehr Beschwerden als die Frühveränderungen. Das Mittelfußköpfchen ist unregelmäßig vergrößert und druckdolent. Dazu kommen Bewegungskrepitationen und häufig eine leichte Krallenstellung der Zehe.

Röntgenbefund: Das Röntgenbild der Frühphase zeigt die typischen Veränderungen: Verdichtung, Fragmentierung und (meist unvollständige) Reparation. Die Spätbefunde schwanken zwischen einer Verbreiterung des Köpfchens mit glatten Konturen und kraterförmigen Defekten (Abb. 12).

◄**Abb. 12.** G. Dimitros, 42 Jahre. *Morbus Köhler II* (Endstadium). Das Köpfchen des 3. Metatarsale links ist verbreitert und weist einen kraterförmigen Defekt auf. Der Schaft ist verdickt

Therapie: In beiden Stadien wird man zunächst versuchen, mit einer nach Gipsabguß getriebenen *Einlage* mit einem kräftigen, nicht zu breiten Metatarsalbuckel auszukommen, dessen höchster Punkt hinter dem Mittelfußköpfchen liegt. Bei starken Beschwerden ist oft die „Schmetterlingseinlage" von MARQUARDT wirkungsvoller. Ein Gipsverband war bei unseren Patienten nie notwendig.

Arthrotische Randwülste werden operativ abgetragen. Krallenzehen erfordern darüber hinaus eine Zweidrittelresektion der Grundphalanx (nach BRANDES).

5. Apophysitis calcanei (Haglund) und Osteochondrosis ischiopubica (van Neck)

Die meisten Autoren bezweifeln heute die Zugehörigkeit der beiden Erkrankungen zu den spontanen Osteonekrosen.

α) Bei der *„Apophysitis"* handelt es sich um Fersenschmerzen, die gelegentlich im Schulalter auftreten. Oft ist nicht nur die knöcherne Apophyse des Kalkaneus, sondern auch die Seitenfläche druckempfindlich.

Das **Röntgenbild** läßt keine krankhaften Veränderungen erkennen. Eine zweigeteilte Apophyse ist weder ungewöhnlich noch pathologisch.

Differentialdiagnostisch ist an *Entzündungen* (z. B. der Bursa achillea), Zysten und *Tumoren* zu denken.

Therapie: Meist genügt es, wenn man in geringem Abstand von der Mittelnaht der Fersenkappe des Schuhs und parallel zu ihr zwei ½ cm dicke und 2–3 cm breite Filzstreifen einklebt. Auch eine Absatzerhöhung von 1–2 cm kann sich als nützlich erweisen.

β) Die *Synchondrosis ischiopubica* schließt sich zwischen dem 6. und 8. Lebensjahr. Dabei kommt es manchmal zu einer meist symmetrischen, in das Foramen obturatum hineinragenden knospenartigen Auftreibung des Knochens, die kleine vakuolenförmige Aufhellungen enthalten kann. Die selten von Leistenschmerzen begleiteten Veränderungen bilden sich binnen einiger Monate von selbst zurück. Die typischen Zeichen einer Osteonekrose fehlen.

In anderen Fällen beginnt die Krankheit mit Fieber und einer erhöhten BSG. – In einer Eigenbeobachtung bestand neben Leistenschmerzen und mäßigem Fieber eine auffällige, offensichtlich durch den Schmerz verursachte Adduktions- und Innenrotationskontraktur im Hüftgelenk. Die Synostose war stark druckdolent, die BSG erhöht. Das Röntgenbild zeigte eine kleine Aufhellung mit sklerosiertem Saum. Unter Bettruhe und Antibiotika gingen die Beschwerden und Veränderungen in einigen Wochen vollständig zurück. Unsere Diagnose lautete: Brodie-Abszeß.

6. Lunatummalazie (Kienböck)

Ätiologie: Es erkranken fast nur Männer zwischen 20 und 30 Jahren. Die Tatsache, daß das Leiden vorwiegend rechtsseitig und bei Handarbeitern auftritt, hat viele Autoren veranlaßt, Unfälle oder Mikrotraumen als Ursache anzunehmen. Bekannt geworden ist es als Folge mehrjähriger Arbeit mit Preßluftwerkzeugen. Dies hat sogar dazu geführt, in solchen Fällen die Lunatummalazie als *Berufskrankheit* anzuerkennen. In der Tat liegt das Os lunatum an einer ungünstigen Stelle inmitten der Karpalknochen. Es artikuliert mit dem Radius, dem Triquetrum, dem Naviculare und dem Capitatum. Dennoch bleiben erhebliche Zweifel an der Richtigkeit der rein traumatischen Hypothese bestehen: 1. erkrankt immer nur ein kleiner Teil der Preßluftarbeiter; 2. kommt die Nekrose auch bei Menschen vor, die keinerlei Schwerarbeit verrichten; 3. unterscheiden sich die röntgenologischen Veränderungen in nichts von denen des M. Perthes. Auch hier sieht man häufig subchondrale Fissuren, die dadurch entstehen, daß sich die den Gelenkknorpel tragende Kortikalis gegen die nekrotische Masse des übrigen Knochens verschiebt. Ohne einen konstitutionellen Faktor ist auch die nach langer Arbeit mit Preßluftwerkzeugen entstandene Lunatummalazie nicht denkbar.

Als Seltenheit wurde eine *spontane Osteonekrose des Naviculare* beschrieben.

Pathologische Anatomie: Die *histologischen Befunde* stimmen mit denen des M. Perthes oder des M. Köhler überein.

Klinik: Die Kranken klagen über Bewegungsschmerzen im Zentrum des Handgelenkes. Eine lokale Schwellung auf dem Handrücken kann fehlen. Einzige Zeichen sind dann Schmerzen bei Druck und Bewegung. Im *Arthrosestadium* sieht und fühlt man manchmal einen dorsalen Vorsprung bei der Volarflexion, der dem deformierten Lunatum entspricht.

Röntgenbefund: Von der nicht selten als erstes auffallenden subchondralen Aufhellungslinie wurde oben schon gesprochen. Ihr folgt eine proximodistale Abflachung und Verdichtung des Lunatum als Ausdruck der Sinterung. Die weiteren Phasen (Fragmentierung, Reossifikation) verlaufen wie beim M. Perthes. Bleibt die formale Restitution aus, kommt es zur *Arthrose* mit Exophyten und Verengung der benachbarten Gelenkspalten.

Differentialdiagnose: Zu erwägen sind: *Frakturen,* die wie bei den Kahnbeinbrüchen eine eindeutige Frakturlinie erkennen lassen, *Ganglien, Entzündungen, Tumoren, Karpaltunnel- und Zervikalsyndrome.*

Therapie: Im *floriden Stadium* verordnet man eine versteifende Unterarm-Handmanschette aus Leder mit eingearbeiteten Stahlplanchetten, falls man es nicht vorzieht, das Handgelenk über Monate im Gipsverband ruhigzustellen.
Der Ersatz des Knochens durch eine Siliziumendoprothese ist nur solange sinnvoll als keine Arthrose besteht. Wenn man die Funktion des Handgelenkes durch eine Arthrodese (nach der AO-Technik (s. S. 89)) nicht ganz opfern will, kommt eine Teilversteifung aller kleinen Gelenke, die an das Lunatum angrenzen (durch sorgfältige Entknorpelung und Auffüllung mit Eigenspongiosa), in Frage.

7. Spontane Osteonekrosen innerhalb von Gelenken, Osteochondrosis dissecans (König)

Statistik und Ätiologie: Vorzugslokalisationen sind das Ellbogen- und Kniegelenk sowie – mit größerem Abstand – das obere Sprunggelenk und das Hüftgelenk. Es erkranken vorwiegend männliche Jugendliche und jüngere Erwachsene. Das Geschlechtsverhältnis variiert zwischen $4\male : 1\female$ für das Kniegelenk, bis zu $18\male : 1\female$ für das Hüftgelenk. Mitunter sind beide Seiten betroffen. 85% aller dissezierenden Osteochondrosen finden sich im Kniegelenk. Die restlichen 15% verteilen sich auf die Ellbogen-, Hüft- und Sprunggelenke. Die starke Bevorzugung des rechten Ellbogengelenkes läßt darauf schließen, daß neben konstitutionellen Faktoren auch mechanische Einflüsse eine Rolle spielen. Pathogenetisch handelt es sich vermutlich auch hier um eine *örtliche Insuffizienz der arteriellen Blutversorgung.*
Während bei den spontanen Osteonekrosen vom Typ des M. Perthes fast immer die ganze Epiphyse abstirbt, beschränkt sich bei der Osteochondrosis dissecans die Nekrose auf einen schalenförmigen Bezirk, der stets im Gelenkkopf, nie in der Pfanne liegt. Hauptsitz ist im Kniegelenk der Condylus medialis, im Ellbogengelenk das Capitulum humeri, ausnahmsweise die Trochlea humeri, im Hüftgelenk der obere Kopfpol, im Sprunggelenk der mediale Rand der Talusrolle.

Pathologische Anatomie: Der schalenförmige Knochen-Knorpelsequester ist vom lebenden Knochen durch eine Schicht von Knochentrümmermehl abgegrenzt, die – nach AXHAUSEN – im Verein mit dem Trümmermehl in den Markräumen des toten Knochens den Beweis dafür liefern, daß die Nekrose der primäre und der dissezierende Prozeß der sekundäre Vorgang ist.
Wird das Gelenk weiterhin beansprucht, so kommt es meistens, außer am Hüftgelenk, zur Lösung und Ausstoßung des Dissekats in den Gelenkraum. Der Sequester wird zur *„Gelenkmaus",* die Geburtsnische zum *„Mausbett".* Da der Knorpel weiterwächst, ist die Gelenkmaus bald ganz von Knorpelgewebe umhüllt. Durch

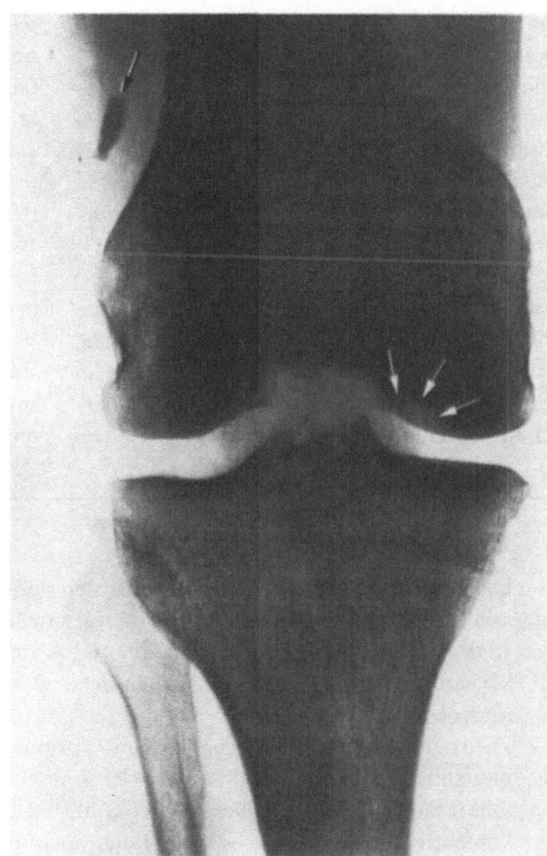

Abb. 13. F. Helmuth, 38 Jahre. *Osteochondrosis dissecans des rechten Kniegelenks.* (Aufnahme nach FRICK.) „Mausbett" im medialen Femurcondylus (Pfeile). Die zugehörige „Maus" liegt oberhalb des lateralen Epicondylus femoris (Pfeil). Leichte arthrotische Ausziehungen der Eminentiae intercondylicae. Kleine Binnenwülste am Eingang zur Fossa intercondylica

Kalkniederschläge können sich zwiebelschalenähnliche Schichtungsbilder ergeben. Kleine Freikörper lösen sich gelegentlich vollständig auf.

Klinik: Solange der Sequester noch in seiner Geburtsnische sitzt, bestehen nur mäßige Beschwerden mit rezidivierenden Reizergüssen nach Anstrengungen. Nach Ausstoßung der „Maus" können *Einklemmungen* auftreten.

Röntgenbefund: Das „Mausbett" läßt sich oft am besten auf einer „Einblickaufnahme" in das Kniegelenk (bei Semiflexion) nach FRICK darstellen (Abb. 13). Seltene rein knorpelige Freikörper, bzw. ihr „Mausbett", kann man mit Hilfe der Kontrastmittelarthrographie oder arthroskopisch erfassen. Die sich im Laufe der Zeit entwickelnde *Arthrosis deformans* ist v. a. eine Folge des Defektes und der Schädigung des Gelenkknorpels durch häufige Einklemmungen.

Differentialdiagnose: Gelenkblockierungen bei *Meniskusrissen* unterscheiden sich von denen bei einer Osteochondrosis dissecans dadurch, daß die Schmerzen bei Meniskusläsionen stets an der gleichen Stelle lokalisiert sind. Seltene Vorkommnisse, bei denen sich aus einem ständig größer werdenden „Mausbett" nacheinander mehrere Sequester abstoßen, werden von H. MAU zu den *enchondralen Dysostosen* gerechnet. Es gibt auch eine *multiple Osteochondrosis dissecans* (mit Ausgang in Arthrosen) als *Sonderform der multiplen epiphysären Dysplasie* (s. S. 15). Die Abgrenzung gegenüber einer *Gelenkchondromatose* dürfte kaum Schwierigkeiten bereiten, zumal bei dieser eine „Geburtsnische" fehlt.

Prognose: Sie hängt 1. vom Zustand des Dissekats, 2. vom Alter des Patienten, 3. von der Behandlung ab. Eine Wiederbefestigung ist, solange das Mausbett noch nicht sklerosiert ist, besser als eine bloße Knochenbohrung oder Stichelung. Bei Erwachsenen handelt es sich häufig um malazische Dissekate, deren Reimplantation keinen Zweck hat. Hier ist die freie Knorpelverpflanzung sinnvoller. Inkongruenz der Gelenkflächen durch Defekte führt zur *Arthrose*.

Therapie: Solange der Sequester noch nicht gelöst ist, kann man bei Jugendlichen versuchen, durch eine mehrmonatige Ruhigstellung im Gipsverband eine Wiedereinheilung zu erzielen. In Ausstoßung begriffene Corpora lassen sich durch 2–3 dünne Kortikalisspäne, deren Enden unter die Knorpeloberfläche versenkt werden, fixieren. Auch hier ist eine lange Ruhigstellung erforderlich. Am Hüftgelenk gelingt der Wiedereinbau häufig durch eine (varisierende) intertrochantere Umstellungsosteotomie. Während man früher lediglich die vagabundierende „Maus" entfernte und eine „Toilette des Mausbettes" vornahm, empfehlen einige Autoren heute die Reimplantation des freien Körpers. WAGNER schlug vor, ein Knorpel-Knochenstück aus einem funktionell weniger beanspruchten Bezirk des Kniegelenkes zu entnehmen, um den Defekt zu schließen.

Zusammenfassung

Die Ursachen der spontanen Osteonekrosen sind unbekannt. Wahrscheinlich handelt es sich um eine endogene Insuffizienz der arteriellen Blutversorgung. Es gibt 2 Formen: 1. die ischämischen Nekrosen der Epi- und Apophysen der langen Röhrenknochen und kleiner Knochen, 2. partielle ischämische Osteonekrosen innerhalb von Gelenken (Osteochondrosis dissecans).
Die wichtigsten Krankheitsbilder der 1. Gruppe sind: der M. Perthes der koxalen Femurepiphyse, die Osgood-Schlattersche Krankheit der Tuberositas tibiae, die Köhlersche Krankheit des Naviculare pedis (Köhler I), der M. Freiberg-Köhler der Metatarsalköpfchen II und III (Köhler II) und die Lunatummalazie. Der Nekrose folgt die Sinterung. Der Wiederaufbau geschieht durch aktives Mesenchym, das zu Osteoid und Knochen metaplasiert. Dauer: mehrere Jahre. Röntgenologisch unterscheidet man 3 Stadien: 1. Deformierung und Verdichtung, 2. Fragmentierung, 3. Reossifikation. – Bei der Osteochondrosis dissecans bildet sich ein gelenknaher Knorpel-Knochensequester, der meistens in das Gelenk ausgestoßen wird. Röntgenologisch: „Mausbett" und „Gelenkmaus". Hauptlokalisationen: Knie- und Ellbogengelenk.

Therapie: Bei der Perthesschen Krankheit: langdauernde Entlastung mit einem Thomassplint oder Gipsverband, ggf. intertrochantere, leicht varisierende Umstellungsosteotomie, bei der dissezierenden Osteochondrose: Entfernung der „Gelenkmaus", oder – bei noch im „Mausbett" sitzenden Sequestern – Wiederbefestigung mit Kortikalisspänchen. Die übrigen Krankheiten werden konservativ behandelt. Inkongruenz der Gelenkkörper führt zur Arthrose.

XI. Degenerative Erkrankungen von Knochen, Sehnen und Gelenken

1. Osteoporose

Definition: Die Osteoporose ist die häufigste Osteopathie. Sie entspricht einer Atrophie des Knochens durch ungenügenden Anbau bei normalem Abbau, wobei das Verhältnis zwischen kollagenem und mineralischem Anteil gewahrt bleibt. Sie ist bei alten Menschen ein Teilaspekt der allgemeinen Involution *(senile Osteoporose)*. Da Frauen in der Menopause beträchtlich häufiger erkranken als gleichaltrige Männer *(postmenopausische Osteoporose)*, darf man folgern, daß hormonelle Dysregulationen eine Rolle spielen. Die Ursachen sind jedoch komplex und noch nicht völlig erforscht.

Ätiologie und Pathogenese: Die Osteoporose ist nicht nur eine Krankheit, sie ist auch – sofern wir ein hohes Alter erreichen – unser aller Schicksal. Der Hydroxylapatitgehalt des Knochens entspricht während des Lebens physiologischerweise einer Parabel. Nach dem 40. Lebensjahr vermindert er sich um 20–40%. Bei Frauen verläuft die Kurve im 2. Teil wesentlich steiler als bei Männern. Mit Beginn des 8. Lebensjahrzehntes nimmt auch bei Männern die Skelettentkalkung stark zu.

Die größere Häufigkeit der Osteoporose bei Frauen und die Beobachtung, daß die Skelettentkalkung nicht selten schon 10 Jahre nach dem Aufhören des Menses auftritt, hat dazu geführt, eine (pathologische) *postmenopausische* von einer (physiologischen) *Altersosteoporose* zu unterscheiden.

Nach REIFENSTEIN kommt es bei allen Menschen im Alter zu einer leichten (10%) Abnahme der zirkulierenden katabolen Steroide, aber zu einem starken Rückgang der zirkulierenden anabolen Steroide (Östrogene und Androgene), die angeblich unmittelbar auf die Osteoblasten einwirken. Der Unterschied ist bei alternden Frauen viel größer als bei Männern.

In jungen Jahren kastrierte Frauen erkranken deutlich früher an einer Osteoporose als Frauen mit normaler Menopause. Die verringerte osteoblastische Aktivität bedingt eine Verminderung der organischen Matrix für die Verkalkung.

So bedeutungsvoll das hormonelle Geschehen für die Genese der Osteoporose, namentlich in der Initialphase, sein mag, so zeigt doch die Therapie, daß darüber hinaus noch andere wichtige Faktoren im Spiel sind. Bisher gibt es dafür jedoch nur Anhaltspunkte. Diskutiert werden:

1. eine verminderte Osteoidsynthese infolge Protein- und/oder Vitamin-C-Mangel in der Nahrung, oder die Unfähigkeit, diese Stoffe in genügender Menge im Darm zu absorbieren oder zu reabsorbieren;
2. eine unzulängliche Absorption oder Reabsorption von Kalzium im Darm;
3. die Inaktivität vieler alter Menschen;
4. eine Vitalitätsminderung der Osteozyten, die für die Regeneration der organischen Matrix des Knochengewebes verantwortlich sind.

Die Zahl der Möglichkeiten ist damit noch keineswegs erschöpft. In der Tat gibt es bei beiden Formen der Osteoporose viele Fälle, die als eine Mischung aus Osteolyse und Inaktivitätsatrophie betrachtet werden müssen, wobei mitunter auch eine osteomalazische Komponente nicht zu übersehen ist.

Das Verhältnis der mineralischen zur organischen Substanz ist bei der Osteoporose ebenso normal wie die Zusammensetzung des Apatits. Abweichungen von der Norm wurden bisher nur in Form von quantitativen und qualitativen Unterschieden der in der Grundsubstanz des Knochengewebes enthaltenen Mukopolysaccharide gefunden.

Pathologische Anatomie: Obwohl die Osteoporose das Skelett als Ganzes betrifft, sind seine einzelnen Abschnitte sowohl in bezug auf den Beginn als auch hinsichtlich der Stärke des Knochenabbaus unterschiedlich beteiligt. Die Reihenfolge lautet: Wirbelsäule, Sternum, Rippen, Becken, lange und kurze Röhrenknochen. Der Schädel folgt mit weitem Abstand. Predilektionsstellen für *Frakturen der langen Röhrenknochen* sind Schenkelhals und distales Radiusende.

Im *Wirbelkörper* werden zunächst die transversalen Bälkchen abgebaut; später folgen auch vertikale. Pathologische Frakturen in Form von Schlußplattenimpressionen treten vorzugsweise in der unteren Brust- und in der Lendenwirbelsäule auf. Nicht selten ist anfangs nur ein Wirbelkörper betroffen, vorwiegen der 11. oder 12. Brustwirbel und der 1. Lendenwirbel.

In den *Röhrenknochen* verläuft der Prozeß von innen nach außen. Durch Rarefizierung von Spongiosa und Kompakta erweitert sich der Markraum. Schließlich verdünnt sich auch die Kortikalis.

Histologisch ist die Osteoporose durch glatte Resorption der Trabekel gekennzeichnet. Osteoklasten sind nur spärlich vorhanden. Howshipsche Lakunen fehlen. Die Haversschen Kanäle erweitern sich. Zahlreiche Knochenbälkchen frakturieren; manche werden nekrotisch. Osteoblasten können sowohl lebende als auch abgestorbene Trabekel mit einer neuen Faserknochenschicht verstärken. Die Markräume enthalten Fettmark. Nach Sinterungen von Wirbelkörpern bildet sich endostaler Kallus in einem hoch vaskularisierten Bindegewebe.

Klinik: Die meisten Patienten, gewöhnlich Frauen über 60 Jahre, klagen über starke Rückenschmerzen, manchmal auch über Schmerzen im Brustkorb beim Atmen. Gelegentlich geben sie spontan an, sie seien kleiner geworden.

Bei der Untersuchung sieht man oft eine starke Totalkyphose. Die Beweglichkeit der Wirbelsäule ist erheblich eingeschränkt. Frische Frakturen im Lendenbereich führen zu einem reflektorischen Lumbalspasmus. Schon eine leichte Thoraxkompression verursacht starke Schmerzen.

Viele Kranke sind vorzeitig gealtert; ihre Haut ist schlaff, die Muskulatur atrophisch. Bagatelltraumen, etwa ein Straucheln ohne Sturz, können einen *Schenkelhalsbruch* (mit schlechter Heilungstendenz) herbeiführen. Auch *Radiusfrakturen*, die schwer zu reponieren sind und oft in Fehlstellung und mit Verkürzung heilen, sind nicht selten erste Zeichen einer Osteoporose.

Eine erhöhte Kalzium- und Hydroxyprolinausscheidung gehört bei der Involutionsosteoporose nicht zu den regelmäßigen Befunden. Während der Frakturheilung ist die alkalische Phosphatase leicht vermehrt.

Röntgenbefund: Erst nach einem Verlust von mindestens 30% des Knochenminerals darf man mit röntgenologisch erfaßbaren Veränderungen rechnen. In schweren Fällen liegt das Apatitdefizit weit darüber. Die starken Schmerzen stehen häufig in keinem Verhältnis zu den röntgenologischen Veränderungen.

Die Wirbelkörper werden abnorm strahlendurchlässig. Pathologische Frakturen ergeben, der Schwerelinie entsprechend, im Bereich der dorsalen Kyphose ventrale Keilwirbel, in der Lendenwirbelsäule (durch den Druck der intakten Bandscheiben) bikonkave „Fischwirbel" (Abb. 14a, b). Durch endostalen Kallus können im Inneren eines komprimierten Wirbelkörpers Verdichtungen auftreten.

Der Schaft der langen Röhrenknochen wirkt oft eigentümlich „leer", der Markraum ungewöhnlich weit. Die Kortikalis ist bisweilen streifig, als sei sie in einzelne Lamellen zerlegt.

Zur *quantitativen Beurteilung der Mineralisation* hat KROKOWSKI eine Methode angegeben, die es erlaubt, den Hydroxylapatitgehalt jedes beliebigen Knochens mit einer Genauigkeit von $\pm 4\%$ zu bestimmen.

Technisch geht man dabei so vor, daß man von dem betreffenden Skelettabschnitt 2 Aufnahmen mit verschiedenen Strahlenqualitäten, z. B. 200 kV und 50 kV, anfertigt und die Schwärzung der Knochen und umgebenden Weichteile photometriert. Die Differenz der Werte wird auf eine Standardschwärzung bezogen, die man durch Röntgenaufnahmen eines Plexiglaskeils erhält.

Die quantitative Bestimmung des Mineralgehaltes ist auch mit Hilfe der *Szintigraphie* und *Computertomographie* möglich. Die Fehlerbreite beträgt $\pm 5\%$.

Differentialdiagnose: Die größten differentialdiagnostischen Schwierigkeiten treten auf, wenn nur ein Wirbelkörper verformt und die BSG signifikant erhöht ist. Die Frage: *Karzinommetastase* bei unbekanntem Primärtumor oder Osteoporose? ist durch eine Beckenkammbiopsie nicht zu klären, denn Krebsabsiedlungen gehen auch im osteoporotischen Knochen an. Die Szintigraphie ist unspezifisch. Als Ausweg bleibt entweder die Nadelbiopsie des betroffenen Wirbelkörpers, oder – falls diese ver-

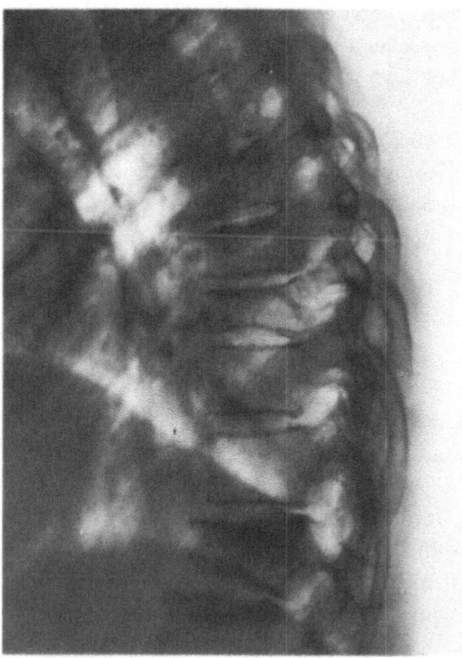

a

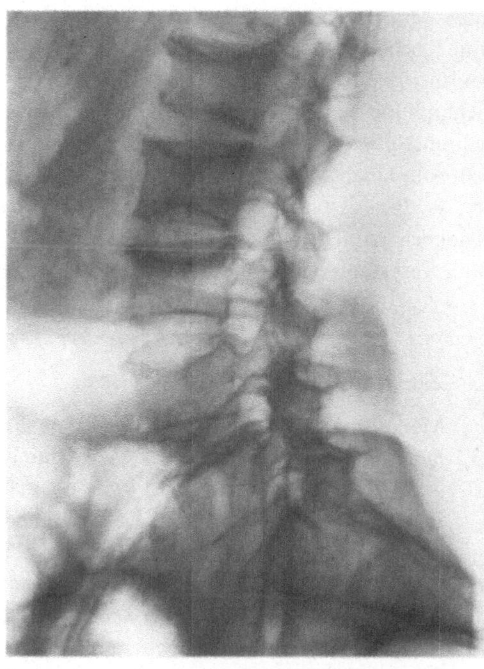

b

Abb. 14 a, b. K. Irma, 57 Jahre. *Postmenopausische Osteoporose.* **a** Brustwirbelsäule seitlich: Mehrere Wirbelkörper sind entweder in toto oder keilförmig erniedrigt. Schwache Trabekelstrukturen. Zwischen-wirbelräume nur in der oberen BWS leicht erniedrigt (beginnender Altersrundrücken). **b** Lendenwirbelsäule seitlich: Konkave Eindellung der Wirbelkörper-schlußplatten

sagt oder unmöglich ist – die Probevertebrotomie.

Auch an das *Plasmozytom* ist zu denken. Eine niedrige BSG spricht keineswegs gegen ein Myelom. Höchste Werte werden beim generalisierten Myelom und bei Karzinosen angetroffen. Mit Hilfe der Elektrophorese und einer Sternalpunktion wird sich meistens ein multiples Myelom ausschließen lassen.

Als differentialdiagnostische Erwägungen 2. Ranges kommen in Frage: *Langzeittherapie mit Kortikosteroiden oder Heparin, hepatische oder renale Osteopathien, Hyperthyreose und Inaktivitätsatrophie.*

Die *Alterskyphose* (infolge Bandscheibendegeneration) mit hochsitzendem Kyphosescheitel ist, wegen der Versteifung der betroffenen Bewegungssegmente, fast immer schmerzlos.

Prognose: Mit der heutigen Therapie gelingt es in der Regel, die Schmerzen zu beseitigen oder doch erheblich zu verringern. Querschnittsläh-mungen sind auch bei schweren Osteoporosen nicht zu befürchten.

Therapie: 1. Bei der *postmenopausischen (pathologischen) Osteoporose* stehen immer noch die *anabolen Hormone* im Vordergrund. Um eine Vermännlichung der Stimme zu verhüten, die auch nach Absetzen des Medikaments nicht mehr reversibel ist, sollte man möglichst wenig virilisierende Präparate (Andostenolonderivate) wählen. Zusätzlich verordnet man *Natriumfluorid*, Kalzium und Vitamin D. Neuere Präparate enthalten Fluor und Kalzium in komplexen chemisch kompatiblen Verbindungen. Das Natriumfluorid ersetzt nach POSNER et al. eine Hydroxilgruppe des amorphen Minerals und stimuliert dadurch die Umwandlung in die stabilere Kristallform. Der zunächst gebildete Faserknochen wird durch den physiologischen Knochenumbau in lamellären Knochen umgewandelt.

Die medikamentöse Therapie muß u. U. über Jahre hinaus fortgesetzt werden. Wichtig sind außerdem eine kalorienarme, eiweißreiche Kost und Kochsalzbeschränkung, da durch die Steroidtherapie NaCl retiniert wird. Zu Beginn der Behandlung sind *Analgetika* oft nicht zu entbehren. Sobald die starken Schmerzen nachlassen, sollte man mit *aktiven Übungen* beginnen, die der Inaktivitätsatrophie von Muskeln und Knochen entgegenwirken und die Durchblutung verbessern. Die Verordnung eines Korsetts ist nur bei auf andere Weise nicht zu beeinflussenden Wirbelsäulenschmerzen und zeitlich begrenzt erlaubt.

2. Bei der *Altersosteoporose* entfallen anabole Hormone. Nur das Natriumfluorid hat sich als therapeutisch wirksam erwiesen, anfangs u. U. unterstützt durch Analgetika und Psychopharmaka.

Zusammenfassung

Man unterscheidet eine (pathologische) *postmenopausische* und eine (physiologische) *Altersosteoporose*. Hormonelle Defizite sind nur eine Teilursache.

Leitsymptome: Rücken- und Kreuzschmerzen durch Wirbelverformungen, vorwiegend bei der postmenopausischen O., Schenkelhals- und Radiusbrüche bei der Alters-O. Beginn oft mit Kollaps eines Einzelwirbels (meistens in der unteren Brustwirbelsäule). In solchen Fällen kann die Abgrenzung gegenüber einer Karzinommetastase schwierig sein, falls der Primärtumor unbekannt bleibt.

Therapie: Anabole Hormone (bei der postmenopausischen O.), Calcium, Vitamin D_3, Natriumfluorid. Kalorienarme eiweißreiche Kost (bei beiden Formen).

---

2. Tendopathien

Terminologie und normale Anatomie: Unter der Bezeichnung Tendopathien wird eine Reihe von schmerzhaften Veränderungen an den Sehnenursprüngen und -ansätzen zusammengefaßt. Sie finden sich vorwiegend an den oberen Extremitäten und sind besser unter ihren alten Namen „Periostitis" und spezieller als „Epikondylitis", „Styloiditis", „Korakoiditis" und „Achillodynie" bekannt. Später sprach man von Periostosen, obwohl dieser Terminus streng genommen nur auf jene Fälle zutrifft, bei denen die Sehne im Periost entspringt oder endet.

Kleinkalibrige Sehnen strahlen nach Durchdringen einer schmalen Faserknorpelschicht in den Knochen ein, wobei die Sehnenfibrillen bis tief in den Knochen hinein verfolgt werden können. Breite Sehnen benutzen das Periost oder Perichondrium zur Verankerung. Die Zwischenschaltung von Faserknorpel geschieht überall da, wo die Sehnenfasern stärker geknickt werden.

Pathologische Anatomie: *Histologische Untersuchungen* ergaben Befunde, die denen beim Supraspinatussyndrom entsprechen. Im einzelnen handelt es sich um Verfettungen der Grundsubstanz, Aufsplitterungen von Sehnenfasern unter Bildung von Geröllzysten und Unterbrechungen der Kalklinie. Stellenweise kommen spärliche entzündliche Infiltrate vor. Verkalkungen in nekrotischen Bereichen können später in Knochen umgewandelt werden.
Die Veränderungen beginnen häufig schon um das 25. Lebensjahr. In besonders beanspruchten Sehnen (Supraspinatus-, Infraspinatus-, lange Bizepssehne, Achillessehne u. a.) kommt es später gelegentlich zur Ruptur innerhalb der degenerierten Zone.

Klinik: Schmerzen entstehen, wenn neue Fibrillenrisse auftreten. Dazu genügt die normale Funktion. Oft liegt ein besonderer Anlaß vor (Wiederaufnahme des Tennisspiels bei der Epikondylitis, stundenlanges Geigenspiel bei der

Styloiditis). Wie sehr das (konstitutionelle) degenerative Element überwiegt, beweist die Tatsache, daß Rechtshänder ihre Beschwerden fast genau so häufig links wie rechts haben.

Ort des stärksten Spontan- und Druckschmerzes ist bei der *Epicondylitis radialis humeri* der Ursprung der Mm. extensores carpi radialis brevis et longus. Die stechenden Schmerzen stellen sich bei allen Tätigkeiten ein, an denen diese Muskeln beteiligt sind (z. B. beim Händedruck). Durch Extension gegen Widerstand läßt sich der Schmerz experimentell auslösen. Die Nichtbeteiligung des Extensor digitorum zeigt sich daran, daß der Schmerz auch auftritt, wenn man den Test mit gebeugten Fingern ausführt. Ausstrahlungen nach oben und unten sind häufig. Das Ellbogengelenk ist frei beweglich.

An 2. Stelle steht die *Styloiditis radii.* Am Proc. styloideus radii inseriert der M. brachioradialis. Akzessorische Sehnenanteile erreichen das Naviculare und Multangulum majus. Dementsprechend beschränkt sich der Schmerz nicht nur auf den Griffelfortsatz.

Als Pendant zur Epicondylitis radialis humeri bleibt noch die wesentlich seltenere *Epicondylitis ulnaris humeri* zu nennen. Der Epicondylus ulnaris ist die Ursprungsstelle einer ganzen Reihe von Beugern, insbesondere der Mm. flexores carpi radialis et ulnaris, aber auch des Flexor carpi sublimis. Die Diagnose wird durch den lokalen Druckschmerz und den Schmerz bei Flexion der Hand gegen Widerstand gestellt.

Die *Korakoiditis* ist ebenfalls selten. Grundsätzlich können Tendopathien an allen Muskelursprüngen und -ansätzen auftreten, auch am Olecranon, an den Dornfortsätzen, am Beckenkamm und am Trochanter major.

Die häufigste Tendopathie an den unteren Extremitäten ist die *Achillodynie.* Man wird ihr am besten gerecht, wenn man sie als schmerzhaften Partialriß der Achillessehne auf der Grundlage degenerativer Vorschädigungen auffaßt. Dabei brauchen nur wenige Fasern oder Faserbündel zu reißen. Der reaktiv-entzündliche Reizzustand unterhält die Beschwerden.

Da der Riß meist zentral gelegene Fasern betrifft, bleibt die Form der Sehne unverändert. Einzige Zeichen sind ein lokaler Druckschmerz und Schmerzen bei Plantarflexion gegen Wider-

stand. Die grobe Kraft ist nicht verringert. Der Zehenspitzenstand verursacht Beschwerden.

Röntgenbefund: Gelegentliche leichte Verkalkungen am Sehnenursprung oder -ansatz kommen auch ohne entsprechende Symptomatik vor.

Prognose: Tendopathien können außerordentlich hartnäckig sein. Spontanremissionen wechseln mit neuen Schmerzperioden ab.

Differentialdiagnose: Nicht selten findet sich eine Epicondylitis radialis humeri als Symptom eines *zervikalen Wurzelreiz- oder Kompressionssyndroms.* Ausstrahlende Schmerzen einer Epicondylitis können aber auch ein Zervikalsyndrom vortäuschen. Stets müssen *Entzündungen* und *Tumoren* ausgeschlossen werden. Die Verwechslung einer Achillodynie mit einer *Paratenonitis crepitans* dürfte kaum vorkommen.

Therapie: Die wirksamste Behandlung einer Epikondylitis oder Styloiditis ist die fächerförmige Infiltration der Schmerzstelle mit Kortikoiden. Bei Injektion von 40 mg *Prednisolon-Kristallsuspension* (in einer Mischspritze mit 5 ml einer 1% igen Procainlösung) sind am Ellbogen Fettgewebsnekrosen zu befürchten. Man sollte daher, zumindest bei der Epikondylitis, nicht mehr als 20 mg verwenden. Falls erforderlich, werden die Infiltrationen in jeweils 1 wöchigem Abstand 5- bis 6 mal wiederholt. Während dieser Zeit sollte der Arm geschont werden. Gipsverbände allein sind zwecklos. Persistieren die Schmerzen nach 6 maliger Behandlung, führen wir die von HOHMANN angegebene *Einkerbung der Ursprungssehne des Extensor carpi radialis am Epicondylus radialis* durch. Im Anschluß an den kleinen Eingriff erhält der Patient für 3–4 Wochen einen Gipsverband für den ganzen Arm, der jedoch die Finger freiläßt. *Im Rezidivfall* wird die Operation unter Mitnahme einer dünnen Knochenlamelle wiederholt. Der Eingriff ist auch für die Epicondylitis ulnaris humeri geeignet.

Kortikoidinjektionen in die Achillessehne sind abzulehnen, da Nekrosen des Sehnengewebes beschrieben wurden, die einer Ruptur Vorschub leisten.

3. Arthrosis deformans

Ätiologie und Pathogenese: RUTISHAUSER und GASSET fassen die Arthrosis deformans als Folge einer Gleichgewichtsstörung zwischen Belastung und Resistenz des Gelenkknorpels auf. Die Ursache kann sowohl auf der biologischen wie auf der mechanischen Seite liegen. Man unterscheidet *primäre* (idiopathische) und *sekundäre* Arthrosen. Die meisten gehören zur 2. Gruppe. Als primär wird beispielsweise die Heberden-Arthrose der Fingerendgelenke älterer Frauen betrachtet. Neuere Untersuchungen am Kniegelenk haben bewiesen, daß es auch an den großen Gelenken eine primäre behandlungsbedürftige Altersarthrose gibt, die in einigen auf röntgenologischen und autoptischen Befunden beruhenden Statistiken 50% betrug. Während in einer jüngeren Gruppe von Menschen mit einem Genu valgum oder varum, die wir als *präarthrotische Deformitäten* im Sinne von *Hackenbroch* betrachten müssen, Frauen erheblich stärkere gonarthrotische Veränderungen aufwiesen, waren nach dem 65. Lebensjahr keine Unterschiede zwischen Männern und Frauen mehr vorhanden. Die Alterung des Gelenkknorpels spielt mithin eine bedeutende Rolle bei der Arthrosenentstehung. Ob allein durch Übergewicht und Schwerarbeit Arthrosen zustandekommen, ist ungeklärt.

Sekundäre Arthrosen setzen präarthrotische Deformitäten voraus. Regelmäßig findet man prospektiv operationsbedürftige Arthrosen nach Hüftgelenksdysplasien (mit und ohne Verrenkung), Epiphysiolysis capitis femoris, idiopathischer Schenkelkopfnekrose, M. Perthes, Osteochondrosis dissecans, Gelenkchondromatose, epiphysären enchondralen Dysplasien, Meniskusschäden, bei stärkeren O- und X-Beinen, nach Luxationsfrakturen und in schlechter Stellung verheilten Brüchen der unteren Extremitäten, nach traumatischen Hüftkopfnekrosen, Entzündungen der Gelenke, nach wiederholten Gelenkblutungen bei Hämophilen, epiphysären Knocheninfarkten bei Tauchern sowie nach hochdosierten Röntgen- und Radiumbestrahlungen. Auch der Diabetes mellitus führt in einem Teil der Fälle zu Arthropathien. Soweit es sich um Krankheiten des Wachstumsalters handelt, dauert es meistens 1–2 Jahrzehn-

te, bis die Arthrose sich klinisch manifestiert; bei traumatischen Veränderungen genügen oft wenige Jahre. Entscheidend bleibt, daß die präarthrotische Läsion zu einer *Inkongruenz der Gelenkkörper* geführt hat.

Am häufigsten erkrankt das Kniegelenk, danach das Hüftgelenk. Die Gelenke der oberen Extremitäten folgen wegen der fehlenden Belastung mit weitem Abstand.

Normale und pathologische Anatomie: Der hyaline Gelenkknorpel besteht aus einer Grundsubstanz und wasserreichen Zellen, von denen stets mehrere zu einer Knorpelkugel, dem Chondron, zusammengeschlossen sind. Jede einzelne Zelle und ebenso das Chondron sind von zugfesten Fibrillen umgeben. Die aus einem Polysaccharid-Eiweißkomplex (Chondromukoid) aufgebaute Grundsubstanz bildet eine steife Gallerte, die die Fibrillen stark durchtränkt und damit im Mikroskop unsichtbar macht („maskiert"). Zwischen den Chondronen gibt es noch ein anderes architektonisch geordnetes Fibrillengefüge, das in der den Knochen bedeckenden Kalkknorpelschicht entspringt und senkrecht zur Knorpeloberfläche emporsteigt. Dicht unterhalb des aus einem Geflecht kollagener und elastischer Fasern bestehenden Perichondriums biegen die Fibrillen in tangentialer Richtung um. Durch die fibrillären „Bügelstrukturen" (BENNINGHOFF) behält der Knorpel seine Form. Die stark wasserhaltigen Zellen sind inkompressibel. Werden sie belastet, so geben sie den Druck an die Bügelstrukturen weiter. Die Druckkräfte werden in Schubkräfte umgewandelt und von den Fibrillen aufgefangen. Bei der Eliminierung dieser Druckkräfte spielt auch das zugfeste, den Knorpel umhüllende Perichondrium eine Rolle.

Ist es durch eine *präarthrotische Deformität* zu einer Inkongruenz zwischen den miteinander artikulierenden Knochenenden gekommen, so wird der Gelenkknorpel allmählich abgerieben. Dementsprechend verengt sich der Gelenkspalt. Die verringerte Stoßdämpferfunktion des übriggebliebenen Knorpels führt, besonders am Hüftgelenk, zur Bildung von *Geröllzysten,* die Knorpelpartikel, Knochensand und Blutungsreste enthalten, deren Inhalt jedoch im Laufe der Zeit durch Fettgewebe ersetzt wird. Gegenüber der gesunden Spongiosa sind sie durch verdichteten Knochen abgegrenzt.

Bei Entzündungen erweicht der Gelenkknorpel durch chondrolytische Enzyme. Er kann nach der Gelenkseite hin noch recht gut erhalten sein, während er in den tieferen Schichten schon seine Elastizität eingebüßt hat. Damit aber hört er hier auf, Druckkräfte in Schubkräfte zu verwandeln. Gleichzeitig aber nimmt der Schub zu. Durch die stärkere Verformbarkeit des Knorpels gerät das Perichondrium unter vermehrten Zug. Dies ist das Signal für eine enchondrale Ossifikation außerhalb der Belastungszone. Das Periost ist daran zunächst unbeteiligt. Die so entstehenden *Randwülste* bedecken sich allmählich mit Hyalinknorpel. Sie vergrößern damit die Gelenkfläche und vermindern den Druck pro cm². Man kann ihnen deshalb eine gewisse Zweckmäßigkeit nicht absprechen. Kommt es schließlich zu einer festen fibrösen oder knöchernen Ankylose, so bilden sich die Randwülste teilweise zurück.

Diabetikergelenke zeigen in etwa 50% der Fälle eine vermehrte Zottenbildung der Synovialis ohne entzündliche Reaktionen. Sowohl die Zotten als auch die dazwischen gelegenen Teile der Synovialmembran sind verstärkt fibrosiert und hyalinisiert.

Mit fortschreitender Knorpelzerstörung bilden sich immer mehr Areale porzellanartig verdichteten Knochens („Knochenglatzen"). In der Belastungszone ist die Spongiosa wesentlich blutreicher als in den übrigen Abschnitten – was auf Umbauvorgänge hinweist.

Bei Entzündungen bleibt, abgesehen von destruierenden eitrigen und tuberkulösen Arthritiden, die grobe Form der Gelenkkörper zunächst gewahrt. Kapselschrumpfungen führen zu Bewegungseinschränkungen und Kontrakturen. Reizungen der Synovialis – durch Gelenklockerungen und Randwülste – haben rezidivierende Gelenkergüsse zur Folge, die durch Kapselspannung Schmerzen verursachen und den Kranken veranlassen, jene Entlastungsstellung einzunehmen, in der der Gelenkraum am größten ist. Das ist am Hüftgelenk die Flexionsabduktion, am Knie- und Ellbogengelenk eine mäßige Beugestellung, in der die Gelenke nach der Kapselschrumpfung verharren.

Arthrotische Reizergüsse sind klar und zellarm. Eiweißgehalt und Viskosität entsprechen denen der normalen Synovia. Abgeschilferte Synovialzellen sind reichlicher vertreten als Lymphozyten und Monozyten. Reizergüsse lassen sich daher gut von entzündlichen unterscheiden.

Im *Mikroskop* zeigt der arthrotisch veränderte Knorpel Auflockerungen, mukoide Umwandlungen der Grundsubstanz, Weichselbaumsche Lückenbildung und Faserdemaskierung. Grundsubstanz und Knorpelzellen degenerieren gleichzeitig. Am Anfang dürfte eine submikroskopische Kolloidschädigung der knorpeligen Grundsubstanz stehen.

a) Koxarthrose

Präarthrosen und Arthrosen: Die Arthropathie der Hüfte ist neben der des Kniegelenkes die häufigste und wichtigste Form. Sie zeigt auch am eindrucksvollsten die Bedeutung präarthrotischer Deformitäten. Nach DEBRUNNER werden 1/3 aller Koxarthrosen durch ein *Epiphysengleiten* verursacht. (In abortiven Fällen verläuft das Leiden im floriden Stadium oft subklinisch.) Hinweise auf ein früheres Epiphysengleiten sind: ein Knochenbuckel an der dorsalen Kopf-Hals-Grenze und – in schweren Fällen – der sog. *Einrollungskopf bei normaler Pfanne.* Auch bei der *Hüftdysplasie* ohne Ausrenkung sieht man nicht selten einen „Einrollungskopf". Die flache Pfanne läßt jedoch unschwer die andersartige Genese erkennen. Beim *M. Perthes* kommt es zu pilz- oder walzenförmigen Deformierungen. Im Gegensatz zu vielen anderen Arthrosen, bei denen sich die charakteristischen Veränderungen der Frühzeit verwischen, ist die *Protrusio acetabuli* auch noch in späten Phasen leicht zu diagnostizieren. Das gleiche gilt von der typischen *Hirtenstabform der Coxa vara infantum*, während spontane Hüftkopfnekrosen der Erwachsenen im Stadium der fortgeschrittenen Arthrose oft keine sichere Entscheidung mehr zulassen.

Eine Sonderstellung nimmt die Arthrose bei *Coxa valga* oder *Coxa valga sublucans* (Abb. 15) ein, die nicht selten schon im späten Kindesalter zu Belastungsschmerzen führt. Da nur ein begrenztes Areal mit der Pfanne artikuliert, der Gelenkknorpel aber auf dauernde Spitzenbelastungen nicht eingerichtet ist, kommt es zu umschriebenen Gelenkspaltverengungen in der Nähe des Pfannenerkers, verbunden mit Verdichtungen des Pfannendaches.

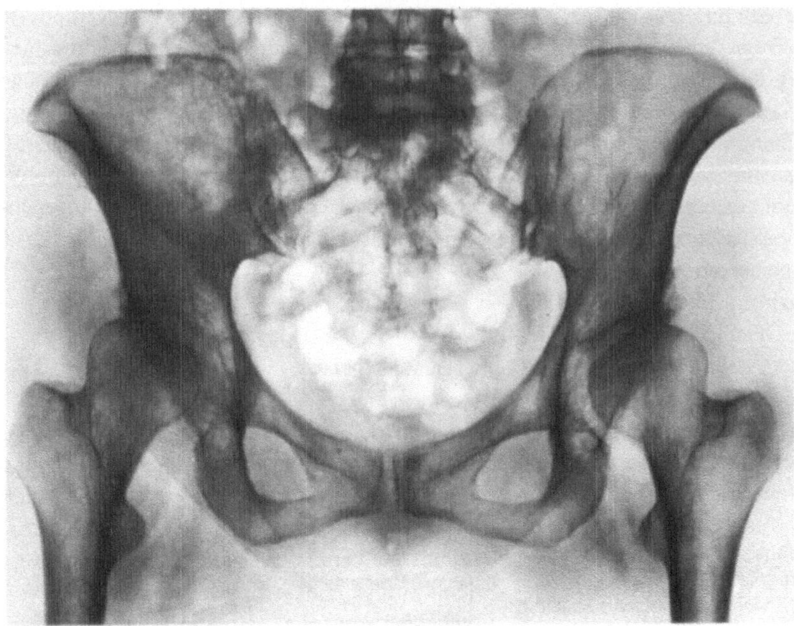

Abb. 15. F. Elisabeth, 56 Jahre. *Coxa valga subluxans* beiderseits. Flache, steile Gelenkpfanne mit frustraner Knochenapposition am Pfannenerker, links mehr als rechts. Der Gelenkspalt ist medial des Pfannenerkers verengt. Die leicht eiförmigen Schenkelköpfe sind geringfügig subluxiert, jedoch frei von arthrotischen Exophyten. Steile Schenkelhälse

Klinik: Solange der Gelenkknorpel noch einigermaßen funktionstüchtig ist, beschränken sich die Beschwerden auf *Belastungsschmerzen* mit Ausstrahlung in Oberschenkel und Knie. Mit fortschreitender Knorpelerweichung nehmen die Schmerzen zu. Zu den Belastungsschmerzen gesellen sich *Bewegungsschmerzen* und schließlich auch *Ruheschmerzen*. Die wichtigsten Zeichen sind: *Bewegungseinschränkungen* und *Kontrakturen*. Am häufigsten kommen Beuge-, Abduktions- und Außenrotationskontrakturen vor. Die Abduktionskontraktur[1] führt zu einer scheinbaren Beinverlängerung, während bei Adduktions-[2] und Beugekontrakturen scheinbare Beinverkürzungen entstehen. Druck-, Klopf- und Stauchschmerzen können fehlen. Bei einer Coxa valga bleibt die Beweglichkeit lange erhalten.

Röntgenbefund: (Beckenübersicht und Aufnahmen bei Lauenstein-Lagerung): Arthrotische Schmerzen gehen meist mit Gelenksspaltverengungen einher. Sie setzen spätestens mit dem Auftreten von Geröllzysten ein. Wie stark die Stoßdämpferfunktion des Gelenkknorpels vermindert ist, läßt sich an den Verdichtungen der gelenkspaltnahen Spongiosa von Kopf und Pfanne ablesen. Häufig findet sich eine *„arthrotische Halskrause"*.

Die voll *ausgeprägte Koxarthrose* zeigt starke Deformierungen von Kopf und Pfanne, derbe Randwülste, massive Sklerosierungen, in die Geröllzysten eingeschlossen sind, sowie einen an manchen Stellen kaum noch erkennbaren Gelenkspalt.

Differentialdiagnose: Im Hinblick auf die Therapie sind besonders *Entzündungen* und *neuropathische Gelenkveränderungen* bei Tabes und Syringomyelie abzugrenzen.

Prognose: Je schwerer die präarthrotischen Veränderungen sind, um so rascher ist der Verlauf. Immerhin vergehen bei einem M. Perthes oder einer Epiphyseolysis lenta oft 20 Jahre, bis die Arthrose Schmerzen verursacht. Andererseits können sich nach einer Gelenkfraktur schon nach wenigen Jahren Beschwerden einstellen.

1, 2 Siehe Kap. „Die orthopädische Untersuchung"

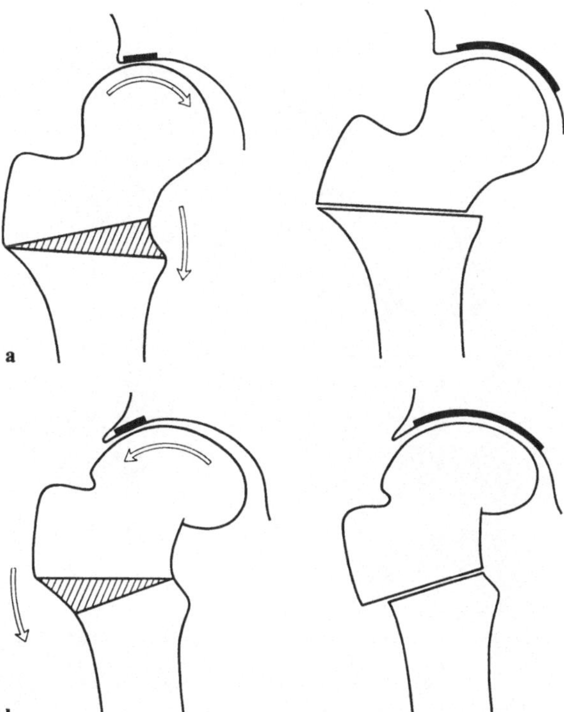

Abb. 16. a Vergrößerung der Tragfläche durch intertrochantäre Adduktionsteotomie; **b** Vergrößerung der Tragfläche durch Abduktionsosteotomie. [Aus Triangel. Sandoz-Zeitschrift für Medizinische Wissenschaft 8, 205 (1968)]

Bei der spontanen Osteonekrose des Erwachsenen lassen die Schmerzen gewöhnlich nicht lange auf sich warten. Sie gehen ohne Zäsur in arthrotische Beschwerden über.

Bei einer in eine feste fibröse oder knöcherne Ankylose einmündenden Erkrankung des Hüftgelenkes können die Beschwerden von selbst wieder verschwinden, während *Wackelsteifen* Schmerzen verursachen.

Therapie: Im Anfang genügen *konservative Behandlungsformen* wie Wärme, Massage, Elektrotherapie, Fango, Moorbäder, Thermalquellen, Peloide, verbunden mit aktiven Übungen ohne oder mit geringer Belastung (Übungsfahrrad). Übungen dienen dazu, die Beweglichkeit zu erhalten. Auch Gewichtsabnahme, Kreppsohlen und ein Gehstock sind nützlich.

Für die *medikamentöse Behandlung* kommen in Frage: Arumalon (ein Extrakt aus Knorpel und rotem Knochenmark von Kälbern) i.m., intraartikuläre Injektionen mit Arteparon (Heparin), Trasylol (einem polyvalenten Proteinaseninhibitor) oder Kristallsuspensionen von Kortikoiden (jede Woche 1 Injektion, im ganzen nicht mehr als 6–8 Injektionen).

STAUDINGER hat bei schmerzhaften Hüftgelenken mit Kontrakturen oft durch eine Umstellung in Narkose längere Zeit anhaltende Besserungen erzielt.

Schließlich sind jedoch die konservativen Möglichkeiten erschöpft. Handelt es sich um eine *schmerzhafte Coxa valga*, ist die *intertrochantere Varisierungsosteotomie* nach PAUWELS die Therapie der Wahl. In anderen Fällen von Koxarthrose mit leidlich erhaltenem Gelenkspalt wird man durch Röntgenaufnahmen des Hüftgelenkes bei Abduktion und Innenrotation bzw. Adduktion und Innenrotation zunächst feststellen, in welcher Stellung eine bessere Kongruenz zwischen Kopf und Pfanne besteht. Ist dies bei Abduktion und Innenrollung der Fall, ist eine varisierende Osteotomie angezeigt. Eine verbesserte Kongruenz bei Adduktion und Innenrollung erfordert eine Valgisierung (Abb. 16a, b). Für bestimmte Indikationen (s. Kap. „Idiopathische Hüftkopfnekrose", S. 348) kann auch eine Rotations- oder Flexionsosteotomie nützlich sein. Umstellungen sind bis zum Alter von 45 Jahren möglich. Häufig wird der Gelenkspalt nach der Operation wieder weiter; Geröllzysten und Verdichtungen verschwinden.

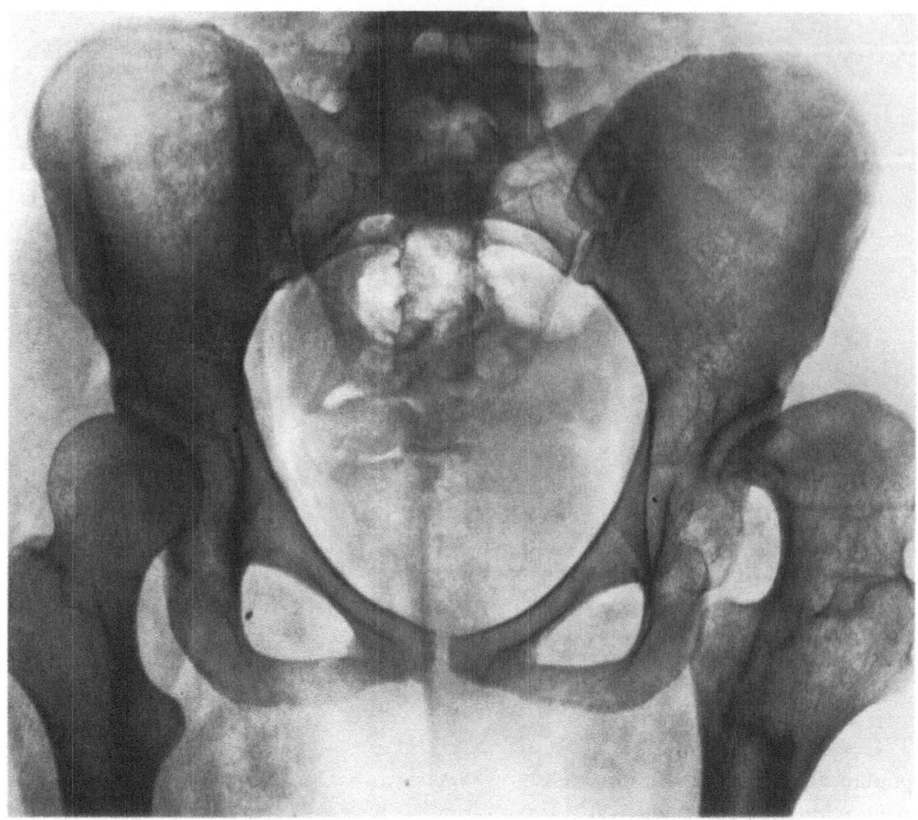

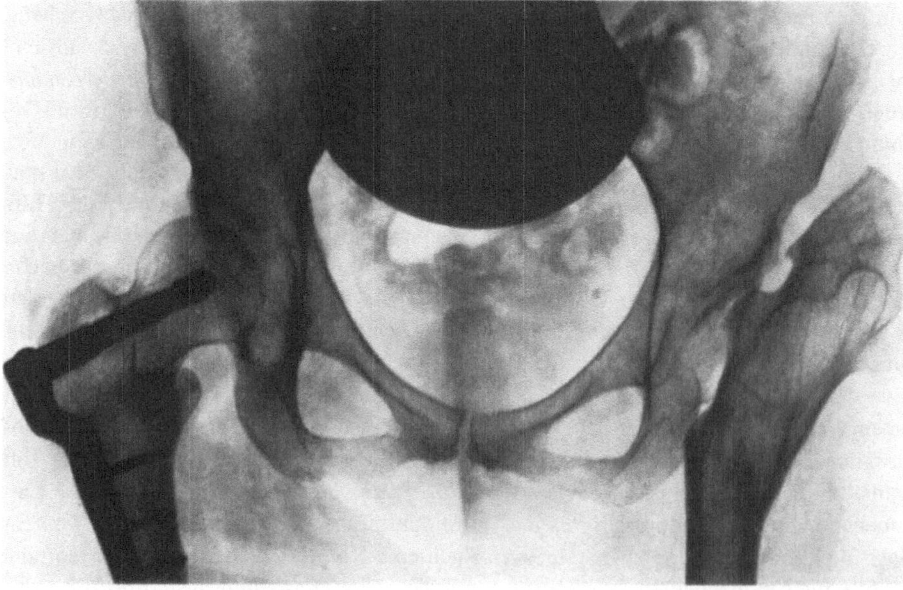

Abb. 17 a, b. H. Marianne, 23 Jahre. **a** Doppelseitige eingerenkte, links jedoch reluxierte *Hüftluxation* mit „Einrollungskopf". Ungenügend deckendes Pfannendach bds. Erhebliche Coxa valga. **b** Dieselbe Patientin. Rechts nach *Pauwelscher Adduktionsosteotomie*, links nach *Milchscher Resektionsangulation*

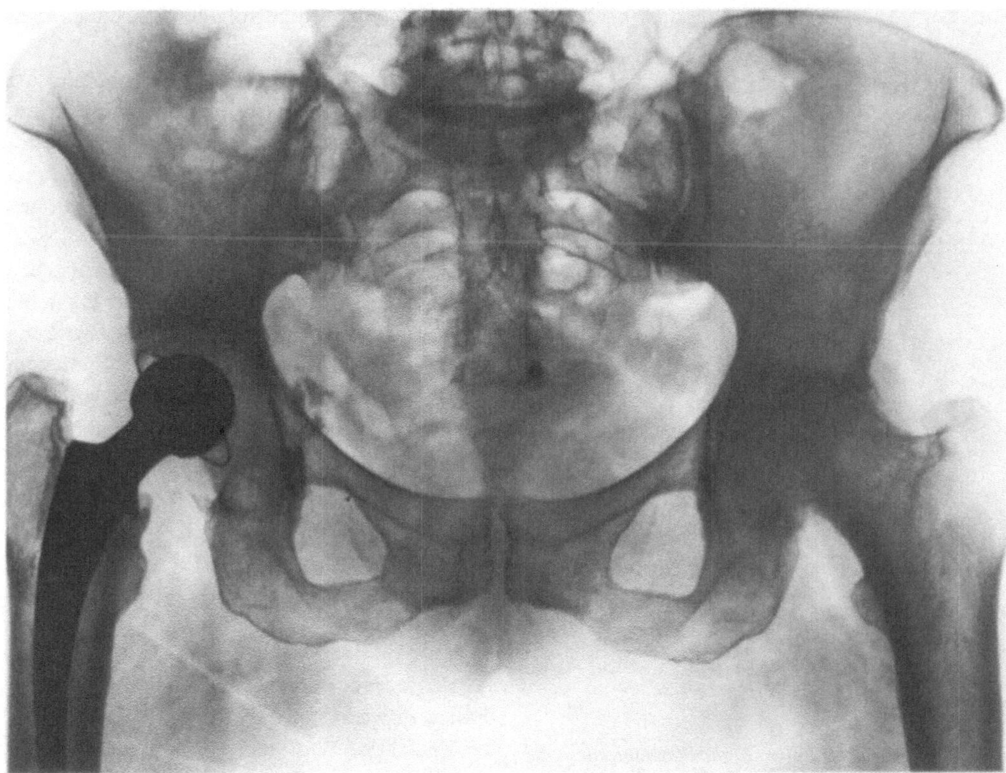

Abb. 18. B. Christa, 64 Jahre. Doppelseitige Koxarthrose. Rechtsseitiger Ersatz des Hüftgelenks durch eine *Totalendoprothese vom Typ Müller-Charnley*. Um die aus Polyäthylen bestehende Pfanne sichtbar zu machen, wurde in ihren äußeren Rand ein Draht eingelegt. Metallschaftprothese

Bei richtiger Indikation kann die Hüfte 8–12 Jahre beschwerdefrei bleiben. Die mit einer Varisierung verbundene Beinverkürzung von 1,5–2 cm wird am Absatz ausgeglichen.

Bei Hüftluxationen mit hochstehendem beweglichen Schenkelkopf ist auch heute noch die *Milchsche Resektionsangulation* (Abb. 17) ein durchaus erwägenswerter Eingriff. Schenkelkopf und -hals werden reseziert, der Schaft wird in Höhe des Sitzbeins osteotomiert und das periphere Knochenfragment um 25° abduziert und innenrotiert, damit das proximale, dem Becken anliegende Fragment als Stütze wirkt.

Voraussetzung jeder Umstellungsosteotomie ist eine nicht zu starke Inkongruenz. Für Fälle, die diese Grenze überschritten haben, empfiehlt CHIARI, auch bei schweren Koxarthrosen nach Hüftdysplasien und Subluxationen beim M. Perthes bis zu einem Alter von 60 Jahren, als Alternative zu endoprothetischen Ersatzopera-

tionen seine Beckenosteotomie. Seine Erfolge werden von anderer Seite bestätigt.

Der früher als Ultima ratio viel geübten *Arthrodese* stehen heute sowohl Patienten als auch Ärzte skeptisch gegenüber. Dennoch bleibt sie eine gute Operation, die Schmerzfreiheit auf Dauer verspricht. Sie hat eigentlich nur einen Fehler: Sie begünstigt durch die starke Beckenkippung nach vorn die Entwicklung von Bandscheibenlockerungen und damit von Kreuzschmerzen. Bei Schenkelkopfnekrosen ist es schwierig, eine sichere Versteifung zu erzielen. Sie ist kontraindiziert bei einer nur teilbeweglichen zweiten Hüfte und bei chronischen Knieerkrankungen.

Die *Totalendoprothetik* des Hüftgelenks hat ihren Siegeszug trotz mancher Rückschläge fortgesetzt. Die ältere Generation, bei der die Pfanne aus Polyäthylen und der Schaftteil aus einer Metallegierung besteht (Abb. 18), wurde vor ei-

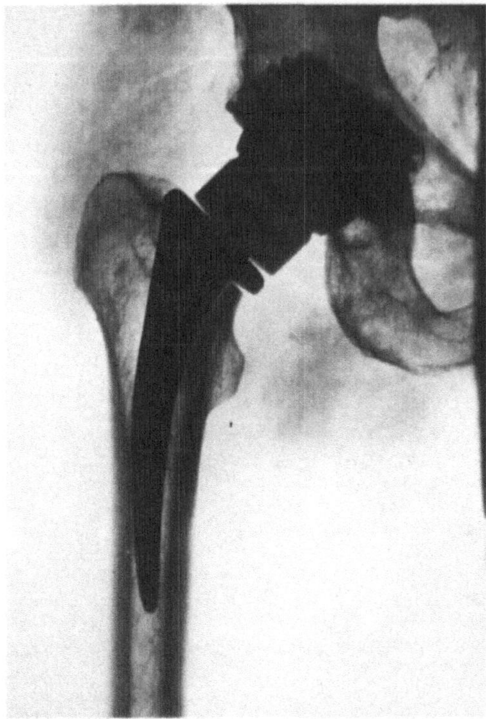

Abb. 19. W. Olaf, 45 Jahre. *Keramikendoprothese für Pfanne und Schenkelkopf/-hals.* Einseitig idiopathische Hüftkopfnekrose. Die Pfannenprothese wurde zementlos eingesetzt. Der Metallschaft dagegen mußte einzementiert werden

nigen Jahren durch *Keramik- oder Porometallprothesen* ergänzt, die nicht mehr einzementiert zu werden brauchen. In der Tat ist der Metacrylatzement, mit dem Pfanne und Schaft im Knochen verankert werden, der „schwache Punkt" der Endoprothetik. Ersatzteile aus Keramik oder Porometall sind so beschaffen, daß sie durch einwachsenden Kallus festgehalten werden. Die postoperativ notwendige Entlastung macht sich durch größere Sicherheit bezahlt. Schon die Väter der ersten Generation empfahlen ein Mindestalter von 60, bei besonders aktiven Patienten sogar 65 Jahren; Keramik- oder Porometallprothesen setzen die Altersgrenze beträchtlich herab.

Ein anderer Weg mit dem gleichen Ziel wurde von WAGNER in Anlehnung an SMITH-PETERSON u. a. gewählt: Der Schenkelkopf erhält nach Glättung eine aufzementierte Metall- oder Keramikkappe, die mit einer ebenfalls einzementierten Kunststoffpfanne artikuliert. Damit

bleibt bei einem Mißerfolg der Rückzug auf eine Totalendoprothese offen.

Sowohl beim Partial- als auch beim Totalersatz heißen die Gefahren: aseptische Lockerungen, schleichende (chronische) und tiefe Infektionen. In den beiden ersten Fällen ist ein *Prothesenaustausch* möglich. Bei tiefen Infektionen muß das gesamte Fremdmaterial entfernt werden. Man rechnet mit etwa 6% aseptischen Lockerungen, 1,5% chronischen und 2% tiefen Infektionen. Die für die Coxitis tbc. entwickelte Operation nach GIRDLESTONE (Resektion von Kopf und Hals) hinterläßt eine Gelenkruine mit Verkürzungs- und Trendelenburg-Hinken. Die Patienten benötigen wegen der Unsicherheit beim Gehen 1 Stockstütze oder 2 Stöcke und einen Verkürzungsausgleich.

b) Gonarthrose

Ätiologie und Pathogenese: In nicht wenigen Fällen entwickelt sich die Arthrose ohne faßbare Ursachen. Wie viele *Chondromalazien der Patella* in dieser Gruppe enthalten sind, steht dahin. Als weitere präarthrotische Läsionen sind zu nennen: Frakturen und Luxationen, insbesondere *Schienbeinkopfbrüche* mit Stufenbildung oder nicht behandelte Meniskusrisse, Osteochondrosis dissecans, Gelenkchondromatose, Hämophilie, Entzündungen, namentlich die *cP*, neurogene Arthropathien sowie stärkere O- und X-Beine, die sich im Alter durch Bänderlockerung verschlimmern können.

Pathologische Anatomie: Schon bei Eröffnung des Gelenkes fällt die derbe Tunica fibrosa und die dünne, gerötete Synovialis auf. Im Innern findet sich ein klarer, bernsteinfarbener Erguß. Der Knorpel ist gelb verfärbt, verdünnt, arrodiert, so daß der porzellanartig verdichtete Knochen sichtbar wird. Die Mensken sind oft plattgewalzt und von Rissen durchsetzt. Randwülste verbreitern die Patellagelenkfläche und die Kondylen von Femur und Tibia.

Klinik: Die Kranken klagen anfangs nur über Schmerzen nach längerem Gehen. Beim Aufstehen aus sitzender Stellung stellt sich ein Gefühl der Kniesteifigkeit ein, das nach einigen Schritten nachläßt. Als besonders unangenehm wird das Treppensteigen empfunden. Die meisten Patienten lokalisieren ihre Schmerzen an die Innenseite des Gelenkes.

Hier findet sich gewöhnlich auch der Hauptdruckschmerz. Bewegungsgeräusche und Ergüsse sind des öfteren nachweisbar. Bei größeren Anschoppungen ist die Beweglichkeit eingeschränkt und schmerzhaft. In fortgeschrittenen Fällen findet man häufig Fehlstellungen (meist O-Beine), Bewegungseinschränkungen, Beugekontrakturen und seitliche Lockerungen.

Röntgenbefund: Erstes Zeichen sind Ausziehungen der Eminentiae intercondylicae. Arthrotische Randexophyten folgen. Später werden die Kreuzbandhöcker oft breit und plump. Seltener sind arthrotische Binnenwülste am Rand der Fossa intercondylica. In fortgeschrittenem Stadium kommt es zu einer polygonalen Entrundung der Femurkondylen. Schwerwiegende Befunde sind Verengungen des Gelenkspaltes, die eine Zerstörung des Gelenkknorpels beweisen. Erhebliche Beschwerden gehen in der Regel mit einem entsprechenden Röntgenbefund einher. Doch können auch röntgenologisch kaum ins Gewicht fallende Arthrosen gelegentlich Schmerzen und Reizergüsse verursachen.

Prognose: Manche Kniearthrosen haben einen überraschend langsamen Verlauf. In anderen Fällen dagegen – besonders bei präarthrotischen Läsionen – läßt sich der Zeitpunkt absehen, in dem nur noch eine Operation zu helfen vermag.

Differentialdiagnose: Abzuklären sind *Gelenkchondromatosen, Entzündungen* (cP, Gicht, Pseudogicht, Tbc, villonoduläre Synovitis). *Meniskusrisse,* Kniekehlen- und Meniskusganglien sollten ebenso wenig übersehen werden wie *Tumoren* (Synovialome).

Statische Beschwerden können als arthrotische Schmerzen verkannt werden. In solchen Fällen fehlt das Steifigkeitsgefühl beim Aufstehen nach längerem Sitzen, und die Schmerzen werden vorzugsweise in die Kniekehle oder an der Vorderaußenseite des Gelenkes lokalisiert. Die

Untersuchung ergibt Senkfüße mit typischen Druckpunkten und druckempfindliche Myogelosen.

Therapie: Hier gelten die gleichen Regeln wie für die Koxarthrose. Bei schmerzhaften Arthrosen wird man ohne *intraartikuläre Injektionen* mit Arteparon, Trasylol, Ergotein (einer bovinen Superoxiddismutase), mehrfach 4 mg, im Abstand von 1 Woche oder Glukokortikoiden nicht auskommen. In der Regel genügt 1 Injektion pro Woche. Wir gehen über 6–8 Steroidinjektionen nicht hinaus.
Größere intraartikuläre Ergüsse müssen abpunktiert werden. Bei häufigen Rezidiven kann im *Frühstadium* der Arthrose eine *Synovektomie* nützlich sein.
Arthrosen mit stärkeren O- oder X-Beinen sind besonders für eine *Umstellungsosteotomie* (Abb. 20a, b) (oft in Verbindung mit einer Gelenktoilette: Abtragung von Randwülsten, Meniskektomien, Synovektomien), geeignet, sofern der nach der Operation einer vermehrten Belastung ausgesetzte Knorpel erhalten ist (normale Breite des äußeren Gelenkspaltes beim O-Bein, bzw. des inneren Gelenkspaltes beim X-Bein). Man osteotomiert am Ort der stärksten Krümmung, d. h. entweder in der proximalen Tibia- oder distalen Femurmetaphyse (Druckosteosynthese). Die Operation im distalen Femur ist mit einer höheren Pseudarthroserate belastet. Ein Gipsverband erübrigt sich. Das Bein ist postoperativ *übungsstabil.* Bei der Mehrzahl der Patienten darf man mit einer wesentlichen Schmerzlinderung über 8–10 Jahre rechnen.

Gegenindikationen sind: schwere Arthrosen und Osteoporosen, eine Achsenfehlstellung über 25°, ein Streckdefizit von mehr als 20° sowie eine Beugung von weniger als 70°.

Inzwischen gibt es auch für das Kniegelenk eine ganze Reihe von *Endoprothesen.* Grundsätzlich ist zwischen *Schlitten- und Scharnierprothesen* zu unterscheiden. Beide werden einzementiert. Bei den Schlittenprothesen braucht man nur wenig Knochen zu resezieren. Man kann sie auch monokondylär (für das innere oder äußere Gelenkkompartiment) verwenden. Die Schlußrotation bleibt erhalten. *Voraussetzun-*

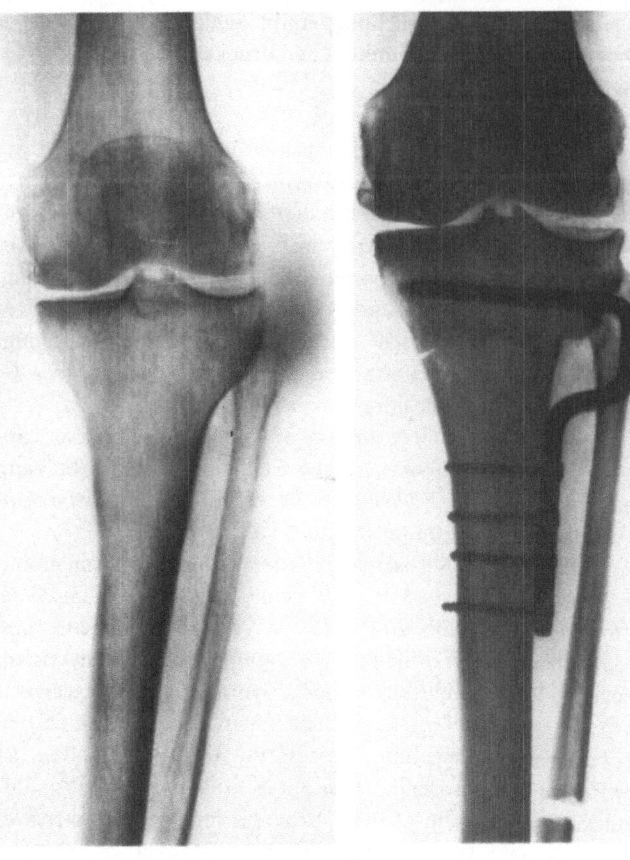

a   b

Abb. 20 a, b. B. Fritz, 54 Jahre. *Valgisierende Umstellungsosteotomie wegen Kniearthrose mit O-Bein* infolge Knorpelabrieb im medialen Gelenkabschnitt. **a** Quere Osteotomie in der proximalen Tibiametaphyse. Stabile Osteosynthese mit einer AO-Winkelplatte. **b** Die Fibula wurde unterhalb der Mitte quer durchtrennt

gen sind: ein im wesentlichen erhaltener Bandapparat, keine Beugekontraktur über 20°, keine Fehlstellung im Varus- oder Valgussinne von mehr als 20° und eine Beweglichkeit von mindestens 70°.

Für Fälle, die diese Bedingungen nicht erfüllen, stehen verschiedene Modelle von Scharnierprothesen (Abb. 21 a, b) zur Verfügung. Sie bestehen aus einem Femur- und Tibiateil, die getrennt einzementiert und dann miteinander verriegelt werden. Damit lassen sich auch stärkere Beugekontrakturen, Gelenklockerungen sowie O- und X-Beine ausgleichen. Die untere Altersgrenze ist dieselbe wie bei der Koxarthrose (60–65 Jahre). Bei schweren einseitigen Arthrosen jüngerer Menschen sollte man sich der *Arthrodese* erinnern, die ein schmerzloses und wenig auffälliges Gehen verbürgt. Im ganzen gesehen werden heute nach ausgiebigen Erfahrungen mit Osteotomien und Endoprothetik Umstellungsosteotomien wo immer es geht, bevorzugt.

c) Arthrosen anderer Gelenke

Fußgelenkarthrosen sind wesentlich seltener als die Kox- und Gonarthrose.

α) **Arthrosen des oberen Sprunggelenkes** kommen nach Verletzungen der Knöchelgabel und des Sprungbeines vor. Die Osteochondrosis dissecans ist an dieser Stelle selten. Häufiger handelt es sich um einen Gelenkrheumatismus. Die beste *Therapie* ist eine *Arthrodese* in leichter Spitzfußstellung. Nach gelungener Versteifung muß der Patient einen Abrollschuh tragen. Ist eine Operation nicht möglich, verordnet man einen Feststellabrollschuh (s. Kap. „Orthopädische Schuhe“, S. 396). In geeigneten Fällen kann eine nach Art der Schlittenprothese konstruierte Gleitendoprothese verwandt werden.

β) **Arthrosen der übrigen Fußgelenke** erfordern ebenfalls Arthrodesen.

γ) Für die **Arthrose des Großzehengrundgelenkes** (Hallux rigidus, s.d.) ist die 2/3-Resektion

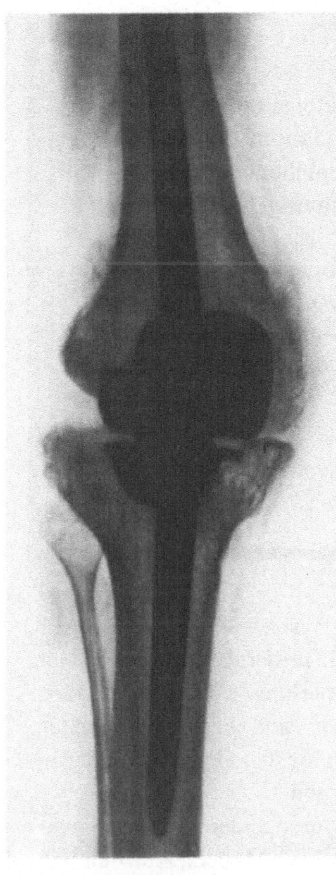
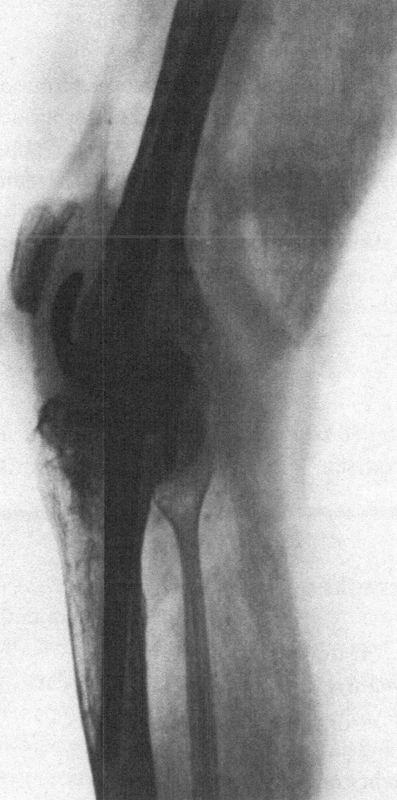
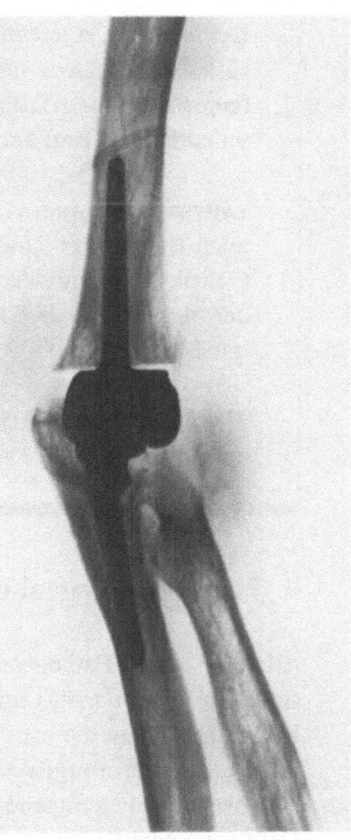

a
b

Abb. 21 a, b. D. Hanna, 60 Jahre. Wegen schwerer Zerstörung des rechten Kniegelenkes wurde eine Totalendoprothese vom Typ GUEPAR einzementiert. Starke Knochenatrophie. **a** A-p.-Aufnahme, **b** Seitbild

Abb. 22. K. Erwin, 65 Jahre. *Totalendoprothese für das Ellbogengelenk* wegen Gelenkzerstörung nach cP. Das Radiusköpfchen wurde reseziert (Profilaufnahme)

der Grundphalanx nach BRANDES die beste therapeutische Lösung. Das gleiche gilt für die *Arthrose des Grundgelenkes der 2. oder 3. Zehe* nach einem M. Freiberg-Köhler.

Arthrosen der oberen Extremitäten spielen zahlenmäßig eine ungleich geringere Rolle als die der (belasteten) unteren Gliedmaßen.

δ) **Schultergelenksarthrosen** kommen vor nach Entzündungen (cP, Tbc), Frakturen, Periarthritis humeroscapularis.
Schwere schmerzhafte Arthrosen erfordern eine *Arthrodese*. Bei älteren Menschen ist in manchen Fällen auch eine *Endoprothese* möglich.

ε) **Arthrosen des Ellbogengelenkes** sind ebenfalls nicht häufig. Man sieht sie nach cP, Frakturen, Luxationen, Gelenkchondromatose und Osteochondrosis dissecans.

Therapie: Schwerarbeiter werden mit einer *Arthrodese* versorgt. Älteren Menschen mit leichter Tätigkeit kann man eine *Totalendoprothese* (Abb. 22) implantieren.

ζ) **Handgelenksarthrosen:** Kommen vor: nach knöchernen Verletzungen, Gelenkrheumatismus, Lunatumnekrosen und Navicularepseudarthrosen.

Therapie: In schweren Fällen ist eine *Arthrodese* (bei einer Dorsalflexion von 20°) angezeigt. Um Pseudarthrosen zu verhüten, werden die Gelenkspalten nach dem Entfernen des Knorpels mit körpereigener Spongiosa aufgefüllt. Als zusätzliche Sicherung dient eine unter Druck angelegte AO-Platte (zwischen Radius und Metacarpale II) sowie ein breiter Kortikalis-Spongiosaspan aus der Beckenschaufel.

> **Zusammenfassung**
>
> Die Arthrose entsteht entweder über eine Knorpeldegeneration infolge Inkongruenz der Gelenkkörper, vorwiegend nach präarthrotischen Deformitäten (Epiphyseolysis capitis femoris, Perthes, Tibiakopffrakturen usw.), durch Druck (Hämophilie) oder durch lytische Enzyme (Entzündungen). Die (belasteten) unteren Extremitäten sind bevorzugt.
>
> **Leitsymptome** sind: Gelenksteifigkeit bei Positionswechsel, Belastungsschmerzen; später auch Bewegungs- und Ruheschmerzen, Reizergüsse. *Röntgenologisch:* Verengung des Gelenkspaltes mit Verdichtung der benachbarten Spongiosa, Randexophyten, Formänderungen der Gelenkkörper. Besonders am Hüftgelenk: Geröllzysten im Pfannendach und Schenkelkopf.
>
> **Therapie:** Nach Versagen der konservativen Behandlung: Frühsynovektomie, Umstellungsosteotomien, Arthrodesen, Partial- oder Totalendoprothesen.

4. Neurogene Gelenkerkrankungen

Ätiologie und Pathogenese: Hauptursachen sind: die *Tabes dorsalis und die Syringomyelie*. In welcher Weise die oft ungewöhnlich schweren Gelenkzerstörungen zustande kommen, ist eine bis heute ungenügend beantwortete Frage. HELLNER nennt die gestörte Trophik, die Schmerzlosigkeit, die Inkoordination und die Störung des Muskeltonus. Auch bei *Myelodysplasien* (angeborenen Entwicklungsstörungen der grauen und weißen Substanz des Rückenmarkes) und bei Verletzungen der Medulla spinalis oder peripherer Nerven sind leichtere neurogene Arthropathien beschrieben worden.

Klinik: Die Tabes dorsalis beeinflußt in erster Linie die Gelenke der unteren Extremitäten. Eine *Arthropathia tabica* ist gelegentlich das erste Zeichen der Erkrankung. In 1/4–1/3 der Fälle erkranken beide *Kniegelenke*. Die massive Zerstörung verläuft nicht selten überraschend schnell (1–3 Monate). Dabei entstehen schwere Schlottergelenke, groteske O- oder X-Beine oder Genua recurvata.
Im Gegensatz zur Tabes bevorzugt die Syringomyelie die Gelenke der oberen Gliedmaßen, in erster Linie das *Schultergelenk*.

Röntgenbild: Das Röntgenbild zeigt schwere bis schwerste Zerstörungen und Verformungen der Gelenkkörper, oft mit großen freien Körpern.

Tabische Destruktionen von Wirbeln (Abb. 23 a, b), namentlich in der Lendenwirbelsäule, mit starker Kallusbildung, Luxationsfrakturen und Pseudarthrosen sind keine Seltenheiten. Dazu kommen, analog den Gelenkveränderungen, Spondylarthrosen.
Auch Spontanfrakturen anderer Knochen wurden häufig beschrieben. Manche Autoren nehmen daher eine abnorme Knochenbrüchigkeit bei der Tabes dorsalis an.

Prognose: Auch bei frühzeitiger Diagnose lassen sich die schweren Veränderungen kaum aufhalten, da die Patienten wegen der Schmerzlosigkeit prophylaktisch verordnete entlastende Apparate nicht tragen.

Differentialdiagnose: 1. Die *Kniearthrose* auf konstitutioneller Basis oder nach Verletzungen. Sie läßt sich meist leicht abtrennen, da sie kaum jemals die durch Zerstörungen verursachten schweren Veränderungen der tabischen Arthropathie erreicht. Im Zweifelsfalle helfen Liquoruntersuchungen und neurologischer Befund weiter. 2. Die *Gelenkchondromatose*. Sie hat zwar mit der neuropathischen Arthropathie die freien Körper gemeinsam, doch fehlen die groben Destruktionen.

Therapie: Die konservative Behandlung verdient auf jeden Fall den Vorzug. Arthrodesen werden meistens nicht fest. Da Schmerzen feh-

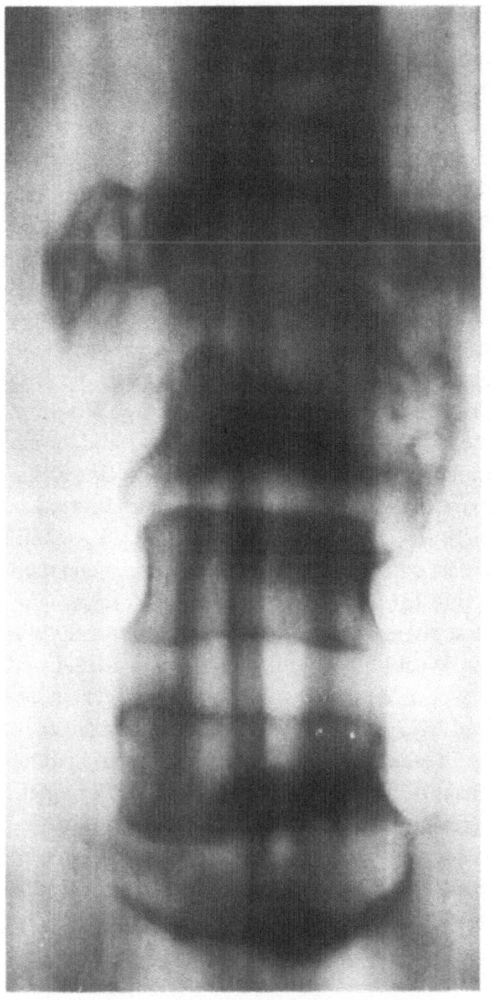

a

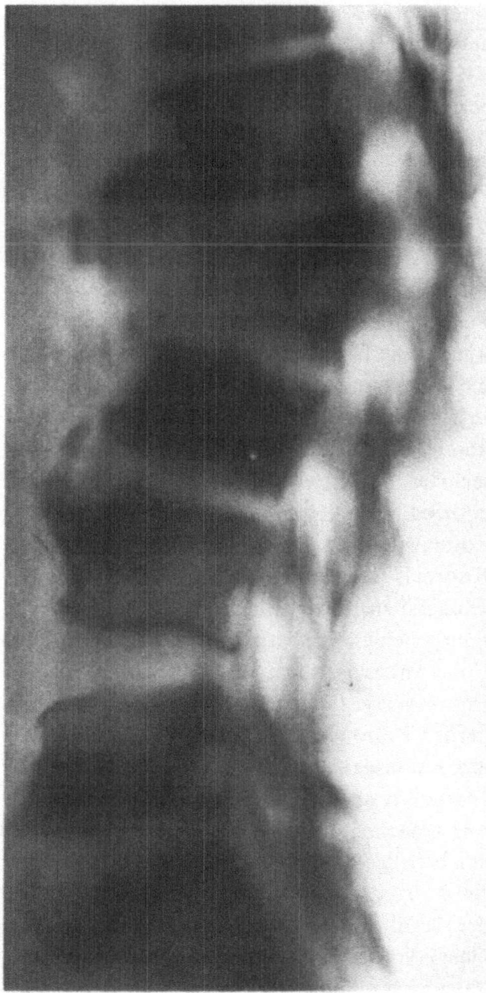

b

Abb. 23 a, b. H. Gert, 45 Jahre. *Schwere tabische Wirbelkörperdestruktionen* in der Lendenwirbelsäule. Tomographische Aufnahmen in a.-p. (**a**) und seitlichen Strahlengang (**b**). Der 2. Lendenwirbel ist auseinandergeborsten. Die Fragmente sind seitlich und ventralwärts verlagert

len, kann man sich mit *Führungsapparaten* ohne Entlastung begnügen. Bei positiven Luesreaktionen (WaR im Blut und/oder im Liquor) sind Penizillinkuren angezeigt.

5. Blutergelenke und hämophile Pseudotumoren

Ätiologie: Die Hämophilie ist das Musterbeispiel einer geschlechtsgebundenen-rezessiven Vererbung. Heterozygote Frauen sind phänotypisch gesund. Sie geben jedoch das kranke Gen an die Hälfte ihrer männlichen und weiblichen Nachkommenschaft weiter. Die Hemizygotie des männlichen Geschlechts läßt die Krankheit klinisch manifest werden. Gerinnungsanalytische Untersuchungen gestatten es heute, auch die Konduktorinnen zu erfassen.
Etwa 1/3 aller Hämophilien dürften Neumutationen sein. Auf 100000 Männer kommen 3–4 Bluter.
Neben der klassischen *Hämophilie A* gibt es noch die in den meisten Ländern wesentlich seltenere, ebenfalls geschlechtsgebunden-rezessiv

vererbte *Hämophilie B*. Während die Hämophilie A auf der Abwesenheit des Plasmafaktors VIII (antihämophiles Globulin) beruht, ist bei der Hämophilie B die Bildung des Faktors IX (Plasma-Thromboplastinkomponente) gestört.

Pathologische Anatomie 1. *Blutergelenke:* Die Veränderungen im *1. (Hämarthros-) Stadium* sind reversibel. Erfolgen weitere Blutungen, so tritt die Krankheit in ihr *2. Stadium, das der Panarthritis*. Kennzeichnend für diese Phase, wie für die hämophile Arthritis überhaupt, ist die „angiomatöse Vaskularisation" (VÉRÉBELY). Wiederholte Gelenkblutungen führen durch Organisation der Hämatome zu vermehrter Bindegewebsbildung und durch den entzündlichen Reiz der Fibrinrückstände zur Zottenwucherung. Zu den Druckdefekten des Knorpels treten, besonders an den Kapselumschlagfalten, Knochenusuren. Die nicht überknorpelten Gelenkbezirke – am Kniegelenk die Fossa intercondylica, am Ellbogengelenk die Fossa olecrani – werden durch den Druck der derben Fibrinmassen becherartig vertieft. Organisationsgewebe ersetzt im Gelenkinnern Blutungsreste und bedeckt als Pannus Knorpel und Knochen. Es ist an der Zerstörung wesentlich beteiligt.

Im 3. *regressiven Stadium* entstehen als Folge der Destruktionen und durch Schrumpfung der Gelenkkapsel Fehlstellungen, Subluxationen, Kontrakturen und fibröse Ankylosen. Die Gelenke sind v. a. durch die Zerstörungen, weniger durch Knochenneubildung (arthrotische Randwülste), schwer deformiert. Blutungen werden im Verlauf der narbigen Umwandlung der Gelenkkapsel immer seltener und hören schließlich ganz auf.

2. Pseudotumoren: Pseudotumoren kommen wesentlich seltener vor als Gelenkveränderungen. Sie finden sich nur in 1–2% der schweren Hämophilien, müssen jedoch als ernsthafte Komplikation gewertet werden. Fast immer sind es banale Traumen, die zu wiederholten subperiostalen und intramedullären Hämorrhagien führen. Ausgedehnte Begleitblutungen in die benachbarte Muskulatur verursachen Nekrosen.
Betroffen sind vorwiegend die unteren Extremitäten und das Becken. Das Periost der langen Röhrenknochen wird auf weiten Strecken abgehoben, die Kortikalis durch Druck und Ischämie teilweise zerstört. Aus intramedullären Extravasaten entstehen mitunter zystenähnliche Gebilde, die von einer verdünnten

Kortikalis umgeben sind. Die Blutungsrückstände werden im Laufe der Zeit durch fibröse Gewebe ersetzt, das streckenweise verkalkt. Im Ausheilungsstadium produziert das Periost neuen Knochen.

Klinik: Die klinischen Erscheinungen sind bei der Hämophilie A und B die gleichen. Die Blutungsneigung wird meistens erst im 2. oder 3. Lebensjahr deutlich; sie vermindert sich nach dem 40.
Hauptsymptome sind die stark erhöhte Blutungsbereitschaft und die Schwierigkeit, eingetretene Blutungen zu stillen. Für die Diagnose ist die Kenntnis des familiären Vorkommens um so wichtiger, als es auch andere hämorrhagische Diathesen gibt. Schon eine Zahnextraktion kann lebensgefährliche Blutungen nach sich ziehen. Bei glatten Operationsschnitten ist dagegen die Blutstillung durch den Überschuß an Gewebsthrombokinase oft relativ gut. Besonders häufig sind Blutungen in die Subkutis, Muskulatur, Schleimhäute von Mund und Nase, in den Verdauungstrakt sowie in Niere und Blase. Die Tendenz zu Gelenkblutungen ist in verschiedenen Familien unterschiedlich groß. Nicht selten blutet es gleichzeitig in mehrere Gelenke. Knie- und Ellbogengelenke sind bevorzugt. Stärkere Gelenkblutungen werden erst in 4–7 Wochen resorbiert. Rezidive sind häufig. Große, unter Spannung stehende Extravasate in den paraartikulären Weichteilen können Nekrosen und Fisteln hervorrufen.
Gelenkblutungen kündigen sich manchmal durch Herzklopfen, Schwindelgefühl und Übelkeit an. Die Haut über den ballonartig aufgetriebenen Knie- und Ellbogengelenken ist gespannt, gerötet, glänzend, überwärmt. Jede Bewegung verursacht starke Schmerzen. Nach wiederholten Hämorrhagien verdickt sich die Gelenkkapsel; die Muskulatur atrophiert. Mit Abnahme· der Beweglichkeit stellen sich Beugekontrakturen ein. Dazu kommen Achsenabweichungen, Subluxationen und Luxationen. Selbst nach fibröser Ankylose bleibt meist noch eine schmerzhafte Restbeweglichkeit übrig.

Pseudotumoren entstehen manchmal schon im Frühstadium einer Hämophilie und führen zu erheblichen *schmerzhaften Verdickungen der Extremitäten*, evtl. zu *Spontanfrakturen*.

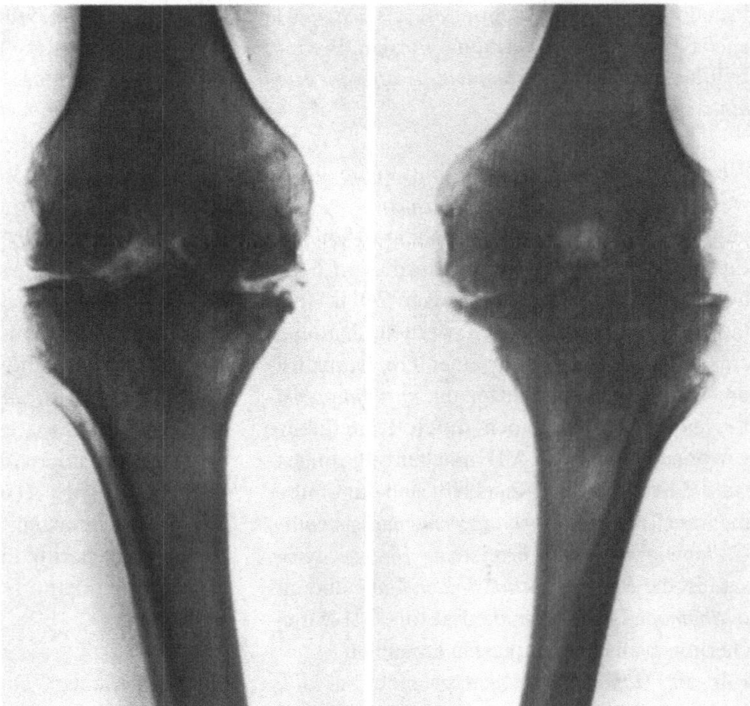

Abb. 24. R. Heinrich, 37 Jahre. *Blutergelenke*. Endstadium. Beiderseits verbreiterte Fossa intercondylica. Stark deformierte Gelenkkörper mit derben arthrotischen Randwülsten; unregelmäßig verengte Gelenkspalten. Subchondrale Sklerose. Im rechten Schienbeinkopf medial größere Blutungszyste. Genua vara

Blutergüsse in den Iliopsoas verursachen starke Hüftschmerzen und haben nicht selten eine Beugekontraktur zur Folge. Durch Schädigung des N. femoralis kann sich eine *Quadrizepslähmung* entwickeln. Auch *ischämische Kontrakturen am Unterarm* wurden beschrieben.

Röntgenbefund: *1. Gelenkveränderungen:* Nach wiederholten Synovialblutungen läßt das massenhaft in der Gelenkkapsel abgelagerte Bluteisen die Weichteile stärker hervortreten. *Knochenusuren* in Verbindung mit einer *kelchförmigen Vertiefung und Ausweitung der Fossa intercondylica oder olecrani* ergeben einen pathognostischen Befund. Zystische Aufhellungen in der benachbarten Spongiosa deuten auf intraossäre Blutungen hin. Die Verschmälerung des Gelenkspaltes ist Ausdruck der Knorpelzerstörung. Zusammen mit Pseudorandwülsten (durch Knochenusuren), aber auch echten Randwülsten, ergibt sich im Endstadium das Bild einer schweren *Arthrose* (Abb. 24).

2. Pseudotumoren: Ihre Größe nimmt mit der Häufigkeit von Rezidivblutungen zu. Bei älteren Veränderungen finden sich in der breiten subperiostalen Blutungsschicht ausgedehnte, vorwiegend parallel zum Knochen verlaufende Kalkeinlagerungen. Charakteristisch ist die *Halbmondform der Periostverkalkungen*, die sich in die begleitenden Muskelhämatome hineinprojizieren. Umschriebene Kalkmassen können wie Sequester aussehen.

Prognose: Häufige und schwere Blutungen bedrohen u. U. das Leben. Hämophile Arthropathien und Pseudotumoren führen nicht selten zur Verkrüppelung. Notwendige Operationen (Umstellungsosteotomien, Nagelung oder Verplattung von Frakturen, Arthrodesen, evtl. Amputationen) stellen auch bei unseren heutigen therapeutischen Möglichkeiten gewisse Gefahren dar.

Differentialdiagnose: Die durch die intraartikuläre Blutung ballonartig aufgetriebenen heißen Gelenke können bei unbekannter Diagnose mit *Gelenkeiterungen* verwechselt werden.

Pseudotumoren sind schon oft als *osteogene oder Ewing-Sarkome* verkannt worden. Weitere Fehldiagnosen sind *Osteomyelitis* und *aneurysmatische Knochenzysten*.

Therapie: Bei allen Spontanblutungen gleich welcher Genese sind *Frischbluttransfusionen* angezeigt. Da der bei der Hämophilie A fehlende Faktor VIII nur eine Halbwertzeit von 6–8 h hat, muß bei schweren Blutungen 2- bis 3 mal täglich Frischblut gegeben werden. Dadurch entsteht u. U. die Gefahr einer Übertransfusion. Viele Kliniken benutzen ein *antihämophiles Kryopräzipitat*, das einen durch Kältefällung gewonnenen Faktor-VIII-reichen Plasmaextrakt darstellt. In der Regel läßt sich damit über mehrere Tage eine *Normalisierung des gesamten Gerinnungspotentials* erreichen. Ebenso wirksam ist die *Plasmafraktion I nach Cohn* und das *antihämophile Globulin*, die Faktor-VIII-Anreicherungen aus Humanplasma darstellen.

Für die *Hämophilie B* genügt nicht zu altes Konservenblut. Sicherer in seiner Wirkung ist ein durch sterile Glaswolle aktiviertes Serum.

Eingedickte Blutungsreste sollten durch eine Gelenkeröffnung entfernt werden, da sie bei längerer Verweildauer den Gelenkknorpel schwer schädigen.

Um Blutungen zu beherrschen und Gelenkpunktionen und Operationen zu ermöglichen, müssen Werte erreicht werden, die 25–50% des Normalen für den Faktor VIII und 15–25% für den Faktor IX betragen. Besondere Schwierigkeiten ergeben sich, wenn Antikörper gegen den Faktor VIII vorliegen. Nach der Operation auftretende Eiterungen in der blutreichen Wunde können eine Amputation erfordern.

Die beste Behandlung jüngerer *Pseudotumoren* ist die *Röntgenbestrahlung* mit einer Dosis von 1 000–2 000 r. Sie beseitigt nicht nur die Schmerzen, sondern führt auch zu einer raschen Verkleinerung des „Tumors" und der begleitenden Weichteilmassen. Infolge der strahleninduzierten Endarteriitis hören die Blutungen auf. Der Knochen kann sich regenerieren. Rezidive sind selten.

Familienberatung: Da phänotypisch gesunde Männer auch genotypisch gesund sind, ist eine Beratung für sie überflüssig. Anders bei Konduktorinnen. Sie sollten auf Nachkommenschaft verzichten.

Zusammenfassung

Die Hämophilie ist das Musterbeispiel einer geschlechtsgebunden-rezessiven Vererbung. Heterozygote Frauen sind phänotypisch gesund. Sie geben aber das kranke Gen an die Hälfte ihrer männlichen und weiblichen Nachkommen weiter. Es gibt 2 Formen: 1. Die *Hämophilie A* beruht auf der Abwesenheit des Plasmafaktors VIII. 2. Die seltenere *Hämophilie B* entsteht über eine Störung in der Produktion des Plasmafaktors IX. Die klinischen Veränderungen sind bei beiden gleich. Nach gehäuften Gelenkblutungen werden die Gelenke zerstört. Die Organisation der Hämatome führt zu vermehrter Bindegewebsbildung und durch den entzündlichen Reiz der Fibrinrückstände zu einer produktiven Synovitis. Die Folge ist eine Destruktion von Gelenkknorpel und -knochen. Weitere Folgen sind: Bewegungseinschränkungen, Kontrakturen, Fehlstellungen.

Pseudotumoren entstehen: 1. durch Knochenmarkblutungen, 2. durch ausgedehnte Begleitblutungen in die benachbarten Weichteile mit Muskelnekrosen. Sie sind selten, aber differentialdiagnostisch wichtig, weil sie leicht mit Sarkomen verwechselt werden können.

Therapie: Bei der Hämophilie A: antihämophiles Kryopräzipitat; bei der Hämophilie B: nicht zu altes Konservenblut; bei beiden: Frischbluttransfusionen. Nach (therapeutischer) Normalisierung des Gerinnungspotentials sind Operationen möglich.

6. Gelenkchondromatose

Definition: Bei diesem nicht ganz seltenen monartrikulären Leiden bilden sich im Bindegewebe der Tunica synovialis von Gelenken, Schleimbeuteln oder Sehnenscheiden durch Metaplasie kleine gestielte Knorpelknötchen, die sich abschnüren und als freie Körper im Gelenk liegenbleiben. Sie können verkalken und sogar verknöchern und sind oft Ursache einer Arthrosis deformans.

Ätiologie und Pathogenese: Die Ätiologie ist unbekannt. Manche Autoren rechnen die synoviale Chondromatose zu den synovialen Tumoren, andere betrachten sie als reaktive Veränderungen.

Pathologische Anatomie: Grundlage der Veränderungen ist die Metaplasie von synovialem Bindegewebe zu Knorpel. Nicht immer ist die ganze Tunica synovialis betroffen. Das den Knorpelkern enthaltende Gewebe wächst zu einem Stiel heran, schnürt sich ab und entläßt das oft verkalkende Knötchen in die Gelenkflüssigkeit. Hier kann es durch Diffusion weiterwachsen und evtl. verknöchern. Zuweilen schwimmen in der Synovia Tausende von winzigen unverkalkten Knötchen. Manchmal finden sich nur wenige, mehrere cm im Durchmesser messende abgeplattete Knochenkörper. Zwischen diesen beiden Extremen gibt es alle Abstufungen. Auch noch gestielte Körperchen fehlen nicht.

Im *histologischen Bild* sieht man zunächst intrasynoviale Inseln von Knorpelzellen, die, indem sie sich vermehren, das umgebende Bindegewebe zu einer Kapsel zusammenpressen. Größere, verkalkte oder durch enchondrale Ossifikation verknöcherte Gebilde haben bisweilen einen dünnen synovialen Überzug. Die Knorpelzellen der metaplastischen Einschlüsse zeigen häufig Kernatypien oder hyperchromatische Kerne,

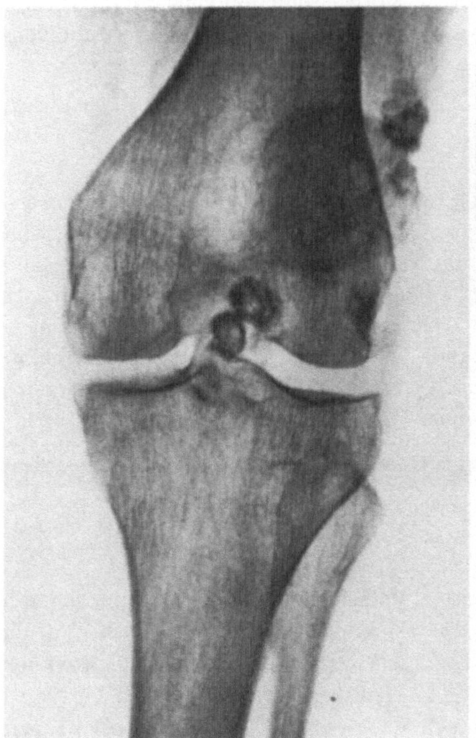

a

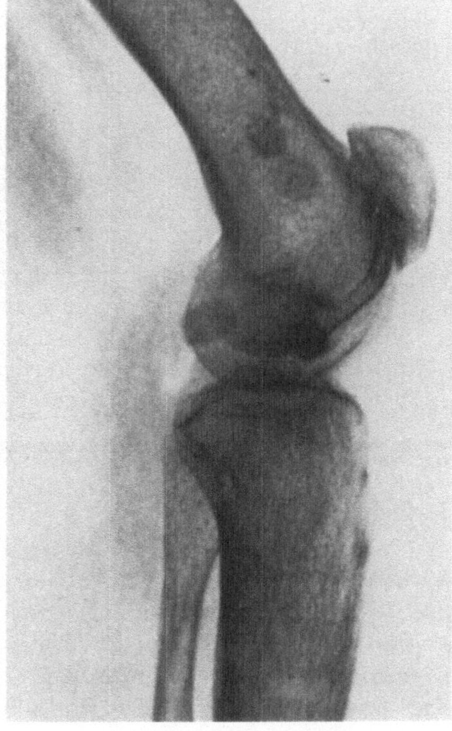

b

Abb. 25 a, b. M. Käthe, 63 Jahre. *Gelenkchondromatose* (a.-p. und seitliches Bild). Innerhalb des Kniegelenkes finden sich 4 größere Knochenkörper neben einigen kleineren. Erhebliche subpatellare Arthrose

die ihnen ein bösartiges Aussehen verleihen. Klinisch verhalten sie sich jedoch gutartig.

Klinik: Die Kranken, vorwiegend männliche Erwachsene in jüngeren oder mittleren Jahren, klagen über Gelenkschmerzen, Schwellungen und Blockierungen. Manchmal lassen sich die freien Körper tasten, oder die Palpation ergibt ein krepitierendes Geräusch. Bei Knorpelkörpern hilft die Arthroskopie oder die Arthrographie.

An erster Stelle steht das Kniegelenk. Erst im weitem Abstand folgen Knöchel- und Ellbogengelenk. Selten sind 2, u. U. symmetrische Gelenke betroffen.

Röntgenbefund: Zahlreiche unverkalkte Körperchen zeigen einen verbreiterten Weichteilschatten. Meistens bestätigt das Röntgenbild durch verkalkte oder verknöcherte freie Körper die bei der klinischen Untersuchung gewonnene Vermutung einer Gelenkchondromatose (Abb. 25 a, b). Da die Patienten gewöhnlich erst spät den Arzt aufsuchen, sind arthrotische Veränderungen – durch Druckschädigung des Gelenkknorpels – nicht selten.

Differentialdiagnose: Die bei *rheumatischen Arthritiden vorkommenden Reiskörperchen* werden mit den Reiskörperchen einer Gelenkchondromatose kaum verwechselt werden. Im Zweifelsfalle entscheidet die Histologie, die bei der rheumatischen Arthritis fibrinoide Massen ergibt. Bei der *Osteochondrosis dissecans* findet sich i. allg. nur ein freier Körper. Die Auffindung des „Mausbetts" sichert die Diagnose. Schwierigkeiten ergeben sich manchmal durch abgebrochene Randwülste bei der *Arthrosis deformans*, namentlich bei *neuropathischen Formen*.

Prognose: Maligne Entartung des metaplasierenden Gewebes ist extrem selten. Im Schrifttum sind einige wenige Fälle dokumentiert, in denen sich, nach Rezidiven, schließlich ein den Knochen destruierendes Gewebe bildete, ohne jedoch zu metastasieren. Wichtig ist die *Gefahr einer Arthrosis deformans* durch druckbedingte Knorpelläsionen.

Therapie: Die operative Entfernung der freien Körper sollte mit einer subtotalen Synovektomie verbunden werden, um Rezidive zu verhüten.

Zusammenfassung

Die Gelenkchondromatose ist eine nicht gerade häufige Erkrankung. Sie betrifft in erster Linie das Kniegelenk. Die vorwiegend männlichen Kranken in der 2.–4. Lebensdekade klagen über Schmerzen, Gelenkschwellung, Steifigkeitsgefühl und Einklemmungen. Im Röntgenbild sieht man meistens mehrere oder sogar zahlreiche freie Körper. Sie entstehen durch Metaplasie des synovialen Bindegewebes mit nachträglicher Verkalkung und Verknöcherung. Die Ätiologie ist unbekannt. Durch Druckschädigung des Gelenkknorpels kommt es zur *Arthrose*. Die *Therapie* besteht in der Entfernung der Corpora libera mit anschließender subtotaler Synovektomie.

---

7. Ochronose

Ätiologie und Pathogenese: Die Ochronose ist eine seltene angeborene autosomal-rezessiv *erbliche Stoffwechselstörung*. Es fehlt das Leberenzym Homogentisinsäureoxidase. Die einen braunen Farbstoff bildende Homogentisinsäure wird teils mit dem Urin ausgeschieden, teils im Bindegewebe und Knorpel abgelagert. 2/3 der Kranken sind Männer.

Pathologische Anatomie: Unter dem Einfluß der Homogentisinsäure verkalken v. a. die Bandscheiben, aber auch der Gelenkknorpel, die Menisken sowie die Knorpel von Nase und Ohren. Aus dem Gelenkknorpel können Stücke herausbrechen und zu freien Körpern werden. Der Verlust der Knorpelelastizität verursacht eine Arthrosis deformans.

Klinik: Die Kranken klagen über „rheumatische" Schmerzen in Gelenken und Wirbelsäule. Dazu kommen Gelenkergüsse und eine zunehmende Wirbelsäulensteifigkeit.

Der auffälligste Befund ist die *Harnverfärbung*. Beim Stehenlassen wird der Urin durch Oxidation und Polymerisation dunkelbraun. Die Skleren bekommen dunkle Flecken. Achselhöhle und Leistenbeuge können sich graublau verfärben. Der Ohrknorpel wird dick und hart.

Differentialdiagnose: Das Röntgenbild der Wirbelsäule mit den stark verdichteten Zwischenwirbelräumen ist charakteristisch, wenn auch nicht pathognostisch. Angeblich wurden bei Amyloidose die gleichen röntgenologischen Veränderungen beobachtet. Verwechslungen mit einer *ankylosierenden Spondylitis* sollten, schon wegen der Läsionen an den Kreuzdarmbeingelenken bei der Pelvispondylitis, nicht vorkommen.

Prognose: Die Prognose hängt von der Ausdehnung der Veränderungen ab. Die Entwicklung einer schweren *Arthrose* ist, namentlich im Knie- und Hüftgelenk, immer eine ernsthafte Komplikation.

Therapie: Die Behandlung ist symptomatisch (Entfernung von freien Körpern, Gelenkersatz etc.).

8. Ganglien

Definition: Ganglien sind harmlose zystische Gebilde in Nachbarschaft zu Gelenken – zuweilen in Verbindung mit ihnen –, Sehnenscheiden, Sehnen, Menisken und Periost, selten zu Nervenscheiden. Sie entstehen durch mukoide Degeneration von Bindegewebe.

Pathologische Anatomie: Die meisten Ganglien sind erbsen- bis kirschgroß. Ihr Inhalt besteht aus einer mukoiden Gallerte, die Wandauskleidung aus Endothelzellen oder mehrschichtigen platten Zellen. An manchen Stellen findet sich – nach Blutungen – reaktives Granulationsgewebe mit Riesenzellen.

Klinik: Über 80% aller Ganglien entwickeln sich auf dem *Handrücken*. Aus der Tiefe aufsteigend drängen sie die Strecksehnen beiseite und wölben die Haut vor. Sie stören höchstens kosmetisch. Andere, mit engen Beziehungen zu den Sehnen, werden zeitweilig unter dem Lig. carpi dorsale eingeklemmt. Nervenscheidenganglien verursachen neuralgische Schmerzen durch Nervenkompression.

Weitere Predilektionsstellen sind Finger und Volarseite des Handgelenkes.

Ganglien fühlen sich prall bis derb an. Sie sitzen unverschieblich auf ihrer Unterlage, während die darüber liegende Haut immer verschieblich bleibt.

Meniskusganglien bevorzugen den lateralen Knorpel. Sie verursachen Schmerzen, verschwinden bei Beugung des Unterschenkels und sind bei Streckung tastbar. Ganglien des fibularen Meniskus findet man etwas vor und oberhalb des Wadenbeinköpfchens. Werden sie nicht entfernt, so können sie den Schienbeinkopf arrodieren und in die Spongiosa eindringen (s. S. 176, *„Interossäre Ganglien"*).

Differentialdiagnose: In der Mehrzahl der Fälle ist die Diagnose klar. Verwechslungen mit *Sehnenscheidenhygromen* rheumatischen oder tuberkulösen Ursprungs dürften kaum vorkommen. In Ausnahmefällen kann ein Meniskusganglion in die Kniekehle eindringen und eine *Baker-Zyste* vortäuschen.

Prognose: Manche Ganglien verschwinden von selbst. Das gilt jedoch nicht für Meniskuszysten. Nach Punktionen ist mit etwa 20% Rezidiven zu rechnen.

Therapie: Meistens genügen *multiple Punktionen* mit dicker Nadel, Aspiration des Inhaltes und Injektion von Kortikoiden. Bei Rezidiven wird das Ganglion einschließlich seiner in die Tiefe reichenden Verbindung zu Gelenkkapseln usw. ausgeschält. Meniskusganglien erfordern die Gelenkeröffnung und in-toto-Exzision. Bei größeren Degenerationsherden muß man den Meniskus mitentfernen.

9. Baker-Zysten

Definition: Baker-Zysten sind meist größere, gewöhnlich in der Kniekehle lokalisierte Gebilde, die Gelenkflüssigkeit enthalten.

Ätiologie und Pathogenese: Die Zysten gehen entweder vom Gelenk selbst oder einem der 6 Schleimbeutel der Kniekehle aus, die untereinander oder auch mit dem Gelenk kommunizieren können. In einer größeren Serie stammten mehr als die Hälfte von einer Bursa und nur ein knappes Viertel durch Hernienbildung vom Gelenk ab. Viele lassen sich arthrographisch darstellen. Riesenzysten fanden sich bei cP des Kniegelenkes. Bei 50% der Erwachsenen lag ein Meniskusschaden vor, gewöhnlich ein Riß im Hinterhorn des tibialen Knorpels. Kinder, etwa vom 7. Lebensjahr ab, sind mit 1/3 bis zur Hälfte aller Fälle beteiligt, ohne daß sich jedoch ein dérangement interne oder eine andere Erkrankung des Kniegelenkes nachweisen ließe.

Pathologische Anatomie: Die innere Auskleidung der Zysten besteht in der Regel aus einer einfachen Lage flacher Zellen. Patienten mit einer cP zeigen gelegentlich eine voll ausgebildete Synovialmembran mit oder ohne entzündliche Veränderungen, z.B. Fibrinbelägen, aber ohne Villi.

Klinik: Die Beschwerden sind meist gering. Große Zysten behindern die Gelenkbeweglichkeit. Sie fluktuieren. In Verbindung mit einem Gelenkerguß darf man eine gemeinsame Ursache annehmen. Zuweilen besteht eine Art von Ventilmechanismus, der zwar das Einströmen von Gelenkflüssigkeit in die Zyste erlaubt, aber den Rückstrom unterbindet. Baker-Zysten gibt es auch am *Hüftgelenk*, wo sie gelegentlich den N. ischiadicus bedrängen. Manche werden in der Leiste palpabel.

Differentialdiagnose: Verwechslungen sind möglich mit gut- und bösartigen *Geschwülsten* (Lipomen, Xantomen, Gefäßtumoren, Sarkomen) und (selten) *Aneurysmen*. Baker-Zysten können Thrombophlebitiden vortäuschen, aber auch verursachen. *Meniskusganglien*, die in die Kniekehle eindringen, sind von Baker-Zysten ohne Gelenkrevision nicht zu unterscheiden.

Prognose: Baker-Zysten bei Kindern verschwinden manchmal von selbst. Man sollte daher mit einer Operation warten. Rezidive kommen bei sorgfältiger Ausschälung kaum vor.

Therapie: Bei der Exstirpation muß der Stil der Zyste bis zu einer der Bursen oder bis zum Gelenk verfolgt werden. Es ist nicht unbedingt erforderlich, die Ausgangsstelle durch Naht zu verschließen. Bei einer cP wird sie mit einer Synovektomie verbunden. Meniskuszysten, die eine Baker-Zyste vortäuschen, verlangen eine Gelenkrevision mit Entfernung des schuldigen Meniskus.

XII. Entzündungen von Knochen und Gelenken

1. Osteomyelitis

Definition: Osteomyelitis bedeutet Knochenmarkentzündung. Man verwendet die Bezeichnung jedoch auch als Sammelbegriff für alle durch Eitererreger erzeugten Knochenentzündungen, ohne Rücksicht darauf, ob sie im Mark beginnen oder im Periost. *Markphlegmone* und *Markabszeß* bilden die unspezifische Osteomyelitis im engeren Sinne.

Ätiologie und Pathogenese: Die früher fast ausschließlich das Feld beherrschende *hämatogene* Osteomyelitis wird fast immer durch *Staphylokokken* erzeugt. In der Vorantibiotikaära führte die akute Osteomyelitis über eine Sepsis oft zum Tode. In günstigeren Fällen entstand eine chronische Entzündung, die den Kranken nicht selten sein ganzes Leben hindurch begleitete, zahlreiche Operationen erforderte und nach vielen Jahren evtl. durch eine Amputation beendet wurde. Die hämatogene Osteomyelitis hat zwar ihre Häufigkeit bewahrt, aber durch Frühdiagnose und massive Antibiotikatherapie ihre Schrecken verloren. Bei rechtzeitigem und angemessenem ärztlichen Eingreifen kann sie heilen, ohne Folgen zu hinterlassen. Hämatogene chronische Osteomyelitiden sind selten geworden. An ihrer Stelle stehen heute *Osteomyelitiden nach offenen Frakturen und Knochenoperationen*. Auch das Erregerspektrum hat sich geändert. Zwar haben die gelben hämolysierenden Staphylokokken ihre beherrschende Stellung nicht verloren, bei den chronischen posttraumatischen oder postoperativen Formen werden jedoch immer mehr *Mischinfektionen,* namentlich mit gramnegativen Keimen, beobachtet.

Pathologische Anatomie: Die *akute Osteomyelitis* beginnt beim Kind und Jugendlichen in der reich durchbluteten Metaphyse, beim Säugling

in der Epiphyse. Initial bilden sich ein oder mehrere kleine *Markabszesse*, die von einem leukozytären Wall umgeben werden. Durch die diaphysenwärts fortschreitende Eiterung kommt es zur *Markphlegmone*. Über die Haversschen Kanäle gelangt der Eiter unter das Periost, das vom Knochen abgehoben wird. Die Eiterung kann jedoch auch primär vom Periost ausgehen *(Periostitis)* und über einen subperiostalen Abszeß den Knochen infizieren. In beiden Fällen wird die Blutversorgung der Kortikalis aufs Höchste gefährdet, um so mehr als die nekrotisierenden Toxine der Staphylokokken zu lokalen Thrombophlebitiden führen. Auf diese Weise bilden sich riesige *Sequester*. Selbst wenn es zum Durchbruch des Eiters nach außen und zur *Fistelbildung* kommt, kann die Osteomyelitis nicht heilen, solange abgestorbenes Knochengewebe in der Tiefe liegenbleibt. Mit Übergang in die produktive Phase und der Bildung von Granulationsgewebe, das die Hohlräume füllt, wird die Krankheit chronisch. Osteoklasten demarkieren den toten Knochen, während weiter vom Herd entfernt Osteoblasten neuen sklerotischen Knochen produzieren, der den Defekt überbrückt. Gleichzeitig bildet auch das Periost eine neue Knochenschale, die – im Extremfall – den nekrotischen Knochen als *Totenlade* umgibt. Rarefizierende und sklerosierende Prozesse verlaufen nebeneinander. Das Granulationsgewebe durchwuchert die Weichteile und verursacht Fisteln, aus denen sich Eiter und Knochensand – aus nekrotischen Trabekeln und verkalkten Granulationsbrökkeln – entleert. Die Fisteln verbinden die zentrale Eiterhöhle mit der Umwelt.

Früher starben viele Kranke an den Komplikationen einer akuten Osteomyelitis: an metastatischen Abszessen in Lunge, Nieren, Leber oder eitrigen Entzündungen von Pleura, Perikard, Peritoneum oder Meningen. Bei chronischen Formen kommt es zur Ablagerung von *Amy-*

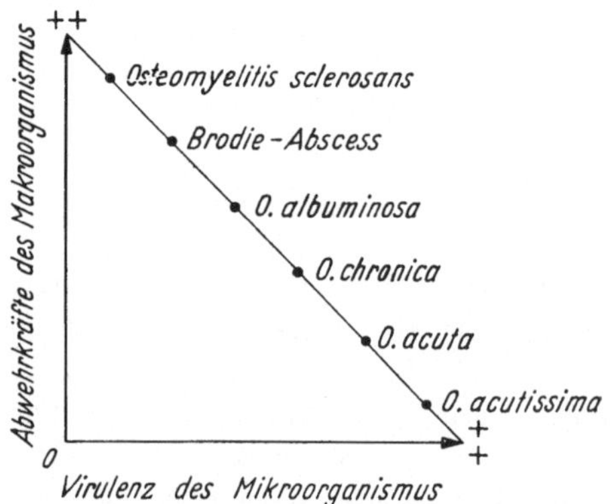

Abb. 26. Schema nach FANCONI

loid in Leber, Milz, Nieren und Darm und zum Tod an Amyloidose durch Störung lebenswichtiger Funktionen.

Die *verschiedenen Formen der Osteomyelitis* (Abb. 26) ergeben sich aus der Virulenz der Mikroorganismen und den Abwehrkräften des Makroorganismus.

Bei der *Osteomyelitis albuminosa* handelt es sich von vornherein um ein subakutes Geschehen mit plasmazellulären Infiltrationen des Knochenmarks, Osteolysen und Randsklerosen. Vorzugslokalisationen sind Tibia, Femur und Fußskelett. Predilektionsalter ist die 2. Lebensdekade.

Vom 30. Lebensjahr an kommen auch primärchronische Osteomyelitiden vor, die man, da größere Abszesse, Sequester und Fisteln fehlen, als „trockene Osteomyelitis" bezeichnet. Sie ist mit der seltenen *Garréschen Osteomyelitis sclerosans* identisch.

Brodie-Abszesse finden sich meist bei Jugendlichen. Lieblingssitz sind die untere und obere Tibiametaphyse sowie die distalen Metaphysen von Radius und Femur. Auch im Schaft eines langen Röhrenknochens sieht man gelegentlich einen Brodie-Abszeß. Wenn mehrere Abszesse auftreten, ist häufig der gleiche Knochen der anderen Seite betroffen. Der Durchmesser der Abszeßhöhle schwankt zwischen 1 und 3 cm. Der Inhalt ist eitrig oder schleimig, oft steril, die knöcherne Wand sklerosiert.

Klinik: *Akute Osteomyelitis:* Sie findet sich vorwiegend bei Kindern und beginnt mit plötzlichen Knochenschmerzen in Verbindung mit anderen Zeichen einer fieberhaften Erkrankung. Der Knochen ist druckempfindlich, das benachbarte Gelenk dagegen frei, das Röntgenbild normal. Weitere Hinweise sind: erhöhte BSG, Leukozytose, Schwellungen der regionalen Lymphknoten und evtl. ein palpables Ödem. Die Staphylokokken stammen meist von einer Rhinopharyngitis, Otitis oder einer Entzündung der Atem- oder Harnwege. In vielen Fällen bleibt die Suche nach einem Herd erfolglos. *Jeder von einem infektiös-fieberhaften Zustand begleitete Knochenschmerz spricht bei einem Kind für eine Osteomyelitis.*

Schon nach wenigen Tagen bildet sich ein manchmal palpabler Weichteilabszeß. Kurz darauf entsteht eine Fistel. Ein neues Röntgenbild läßt an der Diagnose „Osteomyelitis" keinen Zweifel mehr. Damit aber hat die Krankheit bereits ihren verhängnisvollen Weg eingeschlagen.

Die relativ häufige *Säuglingsosteomyelitis* gehört zu den subakuten Formen. Fieber kann fehlen. Schon nach wenigen Tagen erfolgt der Durchbruch des epiphysären Herdes in das Gelenk, das rasch zerstört wird (Abb. 27). *Pathologische Luxationen* sind bei der Koxitis häufig. Die destruierte Epiphysenfuge beeinträchtigt das Wachstum der Extremität. Ähnlich verhält es sich bei Osteomyelitiden im Bereich des Knie- oder Schultergelenkes. Die Erkrankung des Schlüsselbeines führt zu einer Weichteilphlegmone. Mitunter bilden sich mehrere Herde gleichzeitig.

Der Übergang in die chronische Form ist bei der Säuglingsosteomyelitis selten. Auch Rezidive kommen praktisch nicht vor. Nach dem Absaugen des Eiters neigt sie zu Ausheilung.

Der erstuntersuchende Arzt trägt gerade bei der Säuglingsosteomyelitis eine große Verantwortung, denn die Kinder werden dem Arzt oft nur vorgestellt, weil sie nicht aufhören zu schreien. Hinweise sind: Bewegungsarmut der kranken Extremität, tastbares Ödem und Druckschmerzen.

Eine eitrige *Spondylitis* ist in der Hauptsache eine Erkrankung des Erwachsenen. Die Eitererreger zerstören auch die Bandscheibe. Neurologische Störungen entstehen durch Druck des Abszesses auf Nervenwurzeln und Rückenmark.

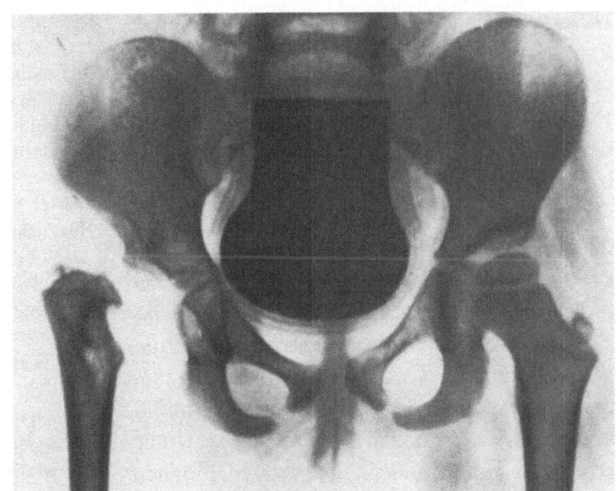

Abb. 27. B. Susanne, 3 Jahre. Ausgeheilte *Säuglingsosteomyelitis* der rechten Hüfte. Schenkelkopf und -hals sind zerstört und aufgelöst. Der Halsstummel ist nach lateral-oben luxiert. Das Pfannendach ist abgeschmolzen, der Pfannenboden verdickt

Brodie-Abszesse verursachen starke nächtliche Schmerzen.

Chronische Osteomyelitiden können durch Stimulierung der Epiphysenfugen die Extremität verlängern. Die rarefizierende Ostitis führt zu *pathologischen Frakturen*.

Röntgenbefund: Für die Frühdiagnose der *akuten hämatogenen Osteomyelitis* im Kindesalter ist die *Szintigraphie* mit ^{99m}Tc aufschlußreicher als das Röntgenbild, das erst nach 2 Wochen beginnende Zerstörungen des Knochens erkennen läßt. Da die Szintigraphie unspezifisch ist, gilt dies allerdings nur in Verbindung mit dem klinischen Befund und den Laborwerten. Ein Vergleich mit der gesunden Seite zeigt, bedingt durch die kollaterale Hyperämie, eine diffuse Speicherung des Radionuklids im Entzündungsherd und seiner Umgebung. Der aus der *Szintimetrie* beider Seiten errechnete *relative Speicherfaktor* ist ein brauchbarer Parameter des Krankheitsverlaufs.

Chronische Formen, namentlich solche, die schon einige Jahre bestehen, zeichnen sich durch ein Nebeneinander von Destruktionen und reaktiver Knochenneubildung aus (Abb. 28).

Größere *Sequester* sind bei nicht zu starker Sklerosierung des sie einschließenden Knochens als zackige Fragmente sichtbar.

Erstes Zeichen einer *Spondylitis* ist meistens ein erniedrigter Zwischenwirbelraum. Paravertebrale Abszesse sind seltener als bei der Tuberkulose.

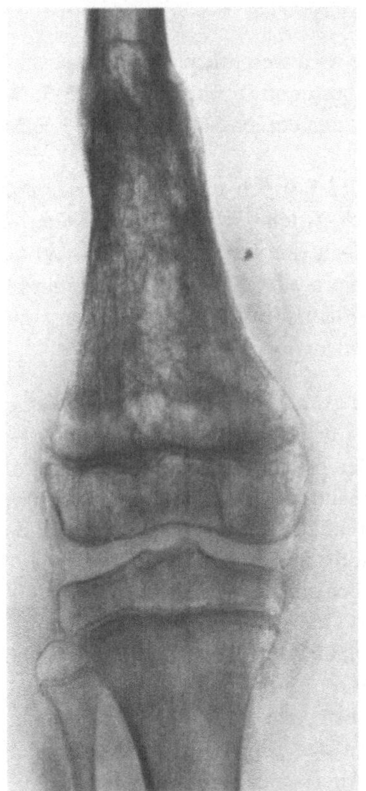

Abb. 28. W. Dieter, 9 Jahre. Akute *hämatogene Osteomyelitis des rechten Oberschenkels.* 6 Wochen nach Beginn Spontanfraktur des rechten Femurs. Drahtextension, Ausmuldung des Eiterherds, Spüldrainage für 4 Wochen. Konsolidierung. Wiederbelastung 12 Monate nach Beginn der Erkrankung. Röntgenbild: Knöchern verheilte Fraktur im unteren Femurdrittel, unregelmäßige Verdichtungen des Markraumes mit leichter Verbreiterung der Kortikalis. Hypertropische Atrophie des distalen Femurendes

Differentialdiagnose: Die Garrésche Osteomyelitis sclerosans kann mit einem *Osteosarkom* oder einer *syphilitischen Periostitis* verwechselt werden. Nach Probeexzisionen sollte Material sowohl dem Pathologen als auch dem Mikrobiologen geschickt werden. *Osteosklerotische Metastasen*, z. B. eines Mammakarzinoms in der Wirbelsäule lassen die Zwischenwirbelscheiben meistens intakt. Schwieriger ist es, zwischen einer *spezifischen und unspezifischen Spondylitis* zu unterscheiden. Eine kurze Anamnese, stärkere Knochenverdichtungen und derbe Spondylophyten sprechen gegen eine Tuberkulose. In manchen Fällen ist die Unterscheidung nur bioptisch (Punktion) möglich. Die Probevertebrotomie bleibt die Ultima ratio.

Prognose: Sie wird wesentlich durch das ärztliche Handeln bestimmt. Früher starben 20–30% der Kranken, namentlich Säuglinge und Kleinkinder.

Plasmazelluläre Formen neigen zu Rezidiven. Bei chronisch fistelnden Osteomyelitiden – auch heute noch eine Crux medicorum – können sich *verhornende Plattenepithelkarzinome* bilden. Außerdem droht ein letaler Ausgang durch eine *Amyloidose.*

Therapie: Die *akute Osteomyelitis* erfordert eine Ruhigstellung der erkrankten Extremität, einschließlich der beiden benachbarten Gelenke, im Gipsverband. Hochdosierte Antibiotika werden während der ersten Woche durch Dauertropfinfusion zugeführt. Man gibt 10–20 Millionen I.E. Penizillin (oder mehr) oder 100–150 mg/kg KG halbsynthetisches Penizillin pro Tag. Die Verlaufskontrolle erfolgt durch Temperatur, BSG, Blutbild, Leukozytenzahlen. Nach 2 Wochen kann man den Gipsverband entfernen und den röntgenologischen Befund überprüfen. Auch wenn man den Eindruck hat, daß die Osteomyelitis bereits ausgeheilt ist, sollte die perorale Antibiotikabehandlung noch mindestens 2 Monate lang fortgesetzt werden.

Sind Abszesse nachweisbar, so genügt bei der *Säuglingsosteomyelitis* unter antibiotischer Therapie und Ruhigstellung – evtl. nur durch Extension, um Abszesse besser unter Kontrolle zu halten – eine Stichinzision, die dem Eiter Abfluß verschafft. Bei älteren Kindern ist diese Behandlung ungenügend. Man muß vielmehr den Markraum öffnen, die Nekrose beseiti-

gen und eine *Saug-Spül-Drainage* anlegen, möglichst mit mehreren Schläuchen, um den Eiterherd in ganzer Ausdehnung ständig mit Antibiotika zu berieseln und bei Verstopfung eines Schlauches noch eine Reserve zu behalten. Die postoperative Ruhigstellung erfolgt wiederum im Gipsverband. Kultur und *Antibiogramm* sorgen für das richtige Antibiotikum. Mit der *Bakterienkultur* wird der weitere Verlauf überwacht. Dazu kommen die Laborwerte. In der ersten Woche nach der Operation gibt man die Antibiotika am besten wieder als Dauertropf, später peroral bis zu 4 Monaten nach Abnahme des Gipsverbandes. Damit lassen sich Rezidive verhüten.

Die Behandlung der *chronischen Osteomyelitis* ist wesentlich schwieriger, langwieriger und unsicherer. Ziel der Operation ist es hier, Fisteln, Eiterherde im Knochen- oder Granulationsgewebe sowie sämtliche Sequester radikal auszuräumen, dabei jedoch genügend gesunde Knochensubstanz stehenzulassen, um die Kontinuität zu erhalten und Frakturen zu verhüten. Hohlräume sollten durch einen gestielten Muskellappen ausgefüllt werden. Als Breitbandantibiotikum eignet sich Gentamycin. In vielen Fällen ist eine geschlossene, doppelläufige *Saug-Spül-Drainage* mit Plastikschläuchen, deren Perforationen im Zentrum der Knochenhöhle liegen, über 6–8 Wochen, wie es wünschenswert wäre, unerreichbar, weil Granulationsgewebe in die Schläuche einwuchert. Als Spülflüssigkeit benutzt man Ringer-Lösung mit Antibiotikazusätzen. Bei grampositiven Keimen hat sich besonders das Cephalotin, bei gramnegativen Gentamycin bewährt. In regelmäßigen Abständen sind Kulturen und Antibiogramme erforderlich, um die Therapie den wechselnden Gegebenheiten anzupassen.

Seit einigen Jahren hat man mit Erfolg versucht, nach gründlicher Ausräumung des osteomyelitischen Herdes die Höhle mit *Palacos-Gentamycinkugeln* aufzufüllen in Form von Ketten, die man später durch einen kleinen Einschnitt wieder entfernt. Der Kunststoff setzt das Gentamycin nach und nach frei. Im Raum zwischen den Kugeln bildet sich Bindegewebe und Spongiosa. Zwar tritt das Gentamycin in das Serum über, aber in so minimaler Konzentration, daß keine toxischen Nebenwirkungen entstehen.

In schwierigen Fällen septischer Ostitis, Osteoarthritis und bei infizierten Pseudarthrosen hat sich das nach PAPINEAU benannte Verfahren bewährt.

Man geht in folgender Weise vor: 24 h vor dem 1. Eingriff beginnt eine gezielte Antibiotikatherapie, die 3 Tage dauert. Bei der in Blutleere durchgeführten Operation wird alles septische und tote Gewebe, einschließlich des evtl. vorhandenen Osteosynthesematerials, restlos entfernt, selbst wenn es dabei notwendig sein sollte, ein zylindrisches Stück der Diaphyse zu opfern. Die Operation kann erst als beendet gelten, wenn überall der blutende Knochen freiliegt.

Eine evtl. erforderliche Osteosynthese erfolgt durch einen „fixateur externe". Die große Wunde wird lediglich mit „tulle gras" bedeckt.

Bis zum 2. Eingriff sollten nicht mehr als 14 Tage vergehen. Inzwischen ist die gesamte Wundfläche mit Granulationsgewebe überzogen. Wiederum beschränkt sich die Antibiotikatherapie auf 3 Tage. Bei der Operation wird die Wundhöhle mit Spongiosa (aus dem Tibiakopf, den Oberschenkelkondylen, dem Trochanter major, der Beckenschaufel) ausgefüllt und mit „tulle gras" belegt. Die Oberfläche spült man täglich mit physiologischer Kochsalzlösung. Nur in einem Teil der Fälle ist nach der Einheilung der Spongiosa eine freie Hauptlappentransplantation notwendig.

Röntgenologisch sieht man in den ersten 3 Monaten Aufhellungen innerhalb der Spongiosamasse, die sich vom 4. Monat an zurückbilden.

Bei einer Ostitis ist eine Wiederbelastung der Extremität in der Regel im 7. Monat möglich, bei partiellen Zusammenhangstrennungen des Knochens im 9. Monat und bei zirkulären Defekten im 11. Monat.

Als Ultima ratio bleibt bei nicht zu beherrschenden Fisteln und Lebensbedrohung durch Amyloidose die *Amputation.*

Eine chronische Spondylitis ohne Fisteleiterung heilt fast immer ohne Operation durch Ruhigstellung in einer Gipsliegeschale und Antibiotikatherapie. Allerdings dauert es oft 1 Jahr.

Plasmazelluläre Osteomyelitiden und Brodie-Abszesse werden ausgeräumt und verschlossen. Eine Drainage erübrigt sich. Die Antibiotikabehandlung muß nach dem Eingriff noch 4 Wochen fortgesetzt werden, auch wenn der Abszeß steril war.

Zusammenfassung

Die hämatogene Osteomyelitis entsteht fast ausschließlich durch eine *Staphylokokkeninfektion* in der gut durchbluteten epiphysenfugennahen Metaphyse von Kindern und Jugendlichen. Durch rechtzeitige und wirkungsvolle Behandlung ist der Übergang in die chronische Form mit lebenslangen Fisteleiterungen selten geworden. Auch die Sterblichkeit ist bei der akuten Form drastisch gesunken. Jeder Knochen kann erkranken. Vorzugslokalisationen sind die langen Röhrenknochen der unteren Extremitäten. Die *verschiedenen Verlaufsformen:* Osteomyelitis acutissima, acuta, albuminosa, sclerosans und Brodie-Abszeß erklären sich durch die Wechselwirkung zwischen der Virulenz der Mikroorganismen und den Abwehrkräften des Makroorganismus. Bei der chronischen Osteomyelitis unserer Zeit handelt es sich meistens um Folgen offener Frakturen oder um Infektionen nach Knochenoperationen. Die häufige *Säuglingsosteomyelitis* entsteht hämatogen in der Epiphyse, v. a. des Schenkelkopfes. Bei verspäteter Diagnose kommt es zum Durchbruch ins Gelenk, zur *Säuglingskoxitis,* die zur Gelenkzerstörung führt. Ihre Folgen sind: pathologische Luxation und Wachstumseinbußen durch Einschmelzung der Epiphysenfuge.

Abgesehen von der Säuglingsosteomyelitis, die durch Eiterentleerung, hochdosierte Antibiotikatherapie und Ruhigstellung im Gipsverband in der Regel rezidivlos heilt, muß bei der akuten Osteomyelitis älterer Kinder zusätzlich der Herd ausgeräumt werden. Die Therapie der *chronischen Osteomyelitis* birgt auch heute noch große Probleme. Ziel der Operation muß es sein, alles tote Gewebe radikal zu entfernen ohne die Kontinuität des Knochens zu unterbrechen, Hohlräume durch gestielte Muskellappen zu schließen und die Knocheninfektion durch eine 6–8 Wochen dauernde Saug-Spül-Drainage mit geeigneten Antibiotika zu bekämpfen. Gelingt es nicht, die Eiterung zu beherrschen, besteht die Gefahr einer lebensbedrohenden Amyloidose. In solchen Fällen ist die Amputation angezeigt.

---

2. Infektarthritis

Definition: Unter der Bezeichnung „Infektarthritis" faßt die Europäische Rheumaliga *Gelenkinfektionen* und *symptomatische Arthritiden* zusammen.

Gelenkinfektionen

Ätiologie und Pathogenese: Die Besiedlung des Gelenkes mit Erregern erfolgt entweder exogen, hämatogen, lymphogen oder durch Einbruch von einem benachbarten Knochenherd aus. Die

Hauptursachen exogener Gelenkeiterungen sind heute exploratorische und therapeutische Punktionen neben penetrierenden Verletzungen und postoperativen Infektionen. Hämatogene Synovitiden entstehen septisch-embolisch von einem extraartikulär gelegenen Herd aus. Mit dem Rückgang der Tuberkulose haben sie deutlich abgenommen. Gelegentlich kommt es bei der Thrombophlebitis zur Streuung. Einschwemmung von Erregern auf dem Lymphwege mag bei nahegelegenen eitrigen Weichteilprozessen zutreffen. Früher erlebte man es öfter, daß metaphysäre osteomyelitische oder tuberkulöse Knochenherde nach Zerstörung der Knochen-Knorpel-Brücke in ein benachbartes Gelenk einbrachen.

Akute eitrige Gelenkinfektionen werden meistens von Strepto- und Staphylokokken verursacht, während Infekte mit Gonokokken, Meningo- und Pneumokokken sowie Salmonellen oft glimpflicher verlaufen und nur zu einer serösen oder serofibrinösen Entzündung führen. Bei septischen Geschehen sind manchmal mehrere Gelenke betroffen. Bevorzugte Lokalisation der eitrigen Arthritis von Kleinkindern ist das Hüftgelenk *(„Säuglingskoxitis")* nach Durchbruch eines Herdes in der proximalen Femurepiphyse. Gelenkseiterungen wurden in den letzten Jahren auch bei intravenösen und versehentlichen intraarteriellen Injektionen Drogenabhängiger beobachtet.

Eine mangelhafte Immunabwehr, etwa bei Kranken, die mit Zytostatika behandelt werden, erleichtert das „Angehen" einer Infektion und fördert einen ungünstigen Verlauf. Auch der Diabetes gehört zu den Risikofaktoren.

Pathologische Anatomie: Der Eiter wird von der Tunica synovialis produziert. In schweren Fällen ist die gesamte Kapsel eitrig infiltriert *(Kapselphlegmone)*. Einem evtl. Kapseldurchbruch folgt die *Fistelbildung*. Durch Übergreifen auf den Knorpel und Knochen kommt es zu Zerstörungen, die eine Gelenkruine hinterlassen. Die Kapselphlegmone heilt unter Ersatz der zugrundegegangenen Strukturen durch schrumpfendes Bindegewebe. So entstehen Kontrakturen und Bewegungseinschränkungen. Abschmelzungen des Knochens führen zu Schlottergelenken und Fehlstellungen (z. B. O- oder X-Beine). In mehr chronisch-proliferativen Fällen bildet sich ein aus Granulationsgewebe bestehender *Pannus,* der von den Kapselumschlagfalten aus den Knorpel arrodiert. Selbst wenn nach der Heilung nur geringe funktionelle Störungen resultieren, ist die spätere *Arthrosis deformans* sicher. Seröse und serofibrinöse Synovitiden heilen oft, ohne bleibende Schäden zu hinterlassen.

Klinik: Die akute eitrige Arthritis geht mit hohem Fieber und starker, schmerzhafter Gelenkschwellung einher. Fast immer lassen sich die Erreger im Punktat nachweisen (Nativpräparat), während die Blutkultur negativ verläuft. Über die Therapie entscheidet die *Resistenzprüfung*. Die Zellzahlen schwanken zwischen 40 000 und 80 000 pro mm^3. 90–95% sind polymorphkernige Leukozyten, der Rest Lymphozyten, Monozyten und Synovialzellen. Durch wiederholte Punktionen läßt sich am Verschwinden der Erreger und am zytologischen Befund der therapeutische Erfolg beurteilen. Die endoskopische Entnahme von Synovialgewebe verbietet sich wegen der Gefahr einer Kapselphlegmone. Bei hämatogenen Infektionen muß nach dem *Primärherd* gesucht werden.

Röntgenbefund: Die Veränderungen reichen von einer leichten gelenknahen Knochenatrophie über eine Verengung des Gelenkspaltes als Ausdruck der Knorpelzerstörung bis zu knöchernen Erosionen an den Kapselumschlagfalten und groben Knochendestruktionen.

Differentialdiagnose: Der Nachweis von pathologischen Keimen im eitrigen Punktat schützt vor Verwechslungen. Bei Fehlen von Erregern und Eiter wird in der Regel der zytologische Befund in Verbindung mit der Untersuchung der Viskosität und Glukosekonzentration, dem Ergebnis der *Endoskopie* die Diagnose klären. Die endoskopische Biopsie ist nur bei blanden Entzündungen erlaubt. Auszuschließen bleibt ein *akuter Gicht- oder Pseudogichtanfall.*

Prognose: Die Prognose hängt von verschiedenen, bereits besprochenen Faktoren ab, insbesondere von einer frühzeitigen, am *Antibio-*

gramm orientierten Antibiotikatherapie in ausreichender Dosierung.

Therapie: Die starken Schmerzen verringern sich beträchtlich allein durch die Eiterentleerung. Das kranke Gelenk wird auf einer Schiene in Gebrauchsstellung ruhiggestellt. Die Antibiotikazufuhr erfolgt zunächst *parenteral.* Erst wenn sich dieses Vorgehen als unzulänglich erwiesen hat, ist eine mehrwöchige *Saug-Spül-Drainage* indiziert. Schlottergelenke und schmerzhafte Wackelbewegungen bei Heilung mit fibröser Ankylose werden zunächst orthetisch kompensiert. Wenn nach 2 Jahren die Gefahr eines Wiederaufflammens der Eiterung schwächer geworden ist, kann man durch eine *Arthrodese* endgültige Verhältnisse schaffen. Fehlstellungen lassen sich durch eine *Umstellungsosteotomie* beseitigen.

3. Symptomatische Arthritiden

Ätiologie: Es handelt sich um partialallergische Erkrankungen, die auch als *Rheumatoide* bezeichnet werden. Meistens sind es Begleiterscheinungen infektiöser Prozesse durch Bakterien, Viren, Protozoen, Pilze und Parasiten. Die blande Synovitis kann jedoch auch einer infektiösen Hepatitis vorangehen, oder erst nach Abklingen der Grundkrankheit auftreten. Die nach Fremdkörpereiweißinjektionen im Rahmen einer *Serumkrankheit* gelegentlich zu beobachtenden Gelenkreaktionen werden ebenfalls hierher gerechnet. Bei Yersinieninfektionen spielt offenbar eine genetische Disposition eine Rolle, wie der Nachweis des HLA B27 bei 60–80% der Kranken (Durchschnittsbevölkerung: 5–7%) beweist.

Pathologische Anatomie: Gegenüber der Polyarthritis (rheumatoide Arthritis) zeichnen sich die Rheumatoide dadurch aus, daß ihnen die für jene typischen histologischen Veränderungen wie Proliferationen der Synovialdeckzellen mit Palisadenstellung der inneren Zellschichten, fibrinoide Nekrose sowie lymph- und plasmazelluläre Infiltrate fehlen. Sie bieten vielmehr das Bild einer uncharakteristischen Synovitis.

Klinik: Das klinische Bild wird in einem Teil der Fälle durch die Primärerkrankung geprägt. Hinweise auf die Gelenkbeteiligung sind Schmerzen und Erguß. Im leicht getrübten Punktat bleibt die Zellzahl unter 10000 mm³. Das Mikroskop zeigt vorwiegend Granulozyten. Glukosekonzentration und Viskosität sind vermindert.

Außer den im Abschnit „Ätiologie" genannten Erkrankungen sollten die akuten Rheumatoide nach bakteriellen Infektionen wie Scharlach, Gonorrhö, Salmonellosen, Brucellosen sowie nach Virusinfektionen wie Grippe und Mumps erwähnt werden. Die Ursache für die *flüchtige Koxitis bei Kindern* bleibt in der Regel unbekannt.

Differentialdiagnose: Die Abgrenzung zwischen eitrigen Arthritiden und symptomatischen ist einfach, wenn man sich darauf beschränkt, für erstere den Nachweis für Eiter und Eitererreger zu verlangen. Es gibt aber wahrscheinlich auch abgeschwächte Formen der „eitrigen" Synovitis ohne Erregernachweis und mit geringeren Zellzahlen, die eigentlich in einer Sondergruppe unterzubringen wären. Manchmal ist auch die Unterscheidung zwischen symptomatischer Arthritis und Reizerguß nach leichten Traumen, Meniskusläsionen und Arthrosis deformans schwierig.

Prognose: Früher wurde die Prognose bei Rheumatoiden allgemein für günstig gehalten. Die häufige Beobachtung von *Arthrosen* in späteren Jahren zwingt jedoch zur Zurückhaltung.

Therapie: Bei den meisten symptomatischen Arthritiden ist eine Behandlung überflüssig, d. h. sie beschränkt sich auf die Grunderkrankung. Bei stärkeren Schmerzen verordnet man Phenylbutazon, das auch antiphlogistisch wirkt. Intraartikuläre Steroidinjektionen (in Form von wasserlöslichen Kristallsuspensionen) sind nur bei arthrotischen Reizergüssen erlaubt.

Zusammenfassung

Die Infektarthritis wird unterschieden in eitrige *Gelenkinfektionen* und *symptomatische Arthritiden*. Die Infektion eines – bei der hämatogenen Form zuweilen auch mehrerer – Gelenke kann auf verschiedenen Wegen erfolgen: exogen (durch Traumen oder unsterile Gelenkpunktion), hämatogen (z. B. bei Thrombophlebitis), lymphogen (bei eitrigen Prozessen in den benachbarten Weichteilen) oder durch Einbruch eines tuberkulösen oder osteomyelitischen Knochenherdes in das Gelenk. Fieber und Schmerzen beherrschen das klinische Bild. Im eitrigen Gelenkpunktat (Zellzahlen zwischen 60 000 und 80 000) finden sich vorwiegend Streptokokken und Staphylokokken. Die Therapie orientiert sich am Antibiogramm.

Unter dem Namen *symptomatische Arthritis* werden akute Synovitiden zusammengefaßt, die entweder eine Infektionskrankheit begleiten, ihr vorausgehen oder folgen. Als Ursache der Infektion kommen Bakterien, Viren, Protozoen u. a. in Frage. Trotz ihres zweiten Namens: *Rheumatoide* haben sie histologisch zumindest mit der rheumatoiden Arthritis nichts zu tun. Man kann die Rheumatoide als partialallergisch einstufen. Sie dauern meist nur kurze Zeit und bedürfen – außer der Punktion des Ergusses – keiner besonderen Behandlung.

---

4. Knochen- und Gelenktuberkulose

A) Allgemeiner Teil

Der Anteil der Skelettuberkulose an den tuberkulösen Erkrankungen insgesamt liegt bei 3%. Trotz ihres Rückganges ist sie noch immer die häufigste bakterielle Infektionskrankheit.

Ätiologie und Pathogenese: Knochen- und Gelenktuberkulosen setzen eine hämotogene Infektion mit Tuberkelbazillen voraus. Durch eine unterschiedliche *Latenzzeit* (= Zeitspanne zwischen Herdsetzung und dem Erscheinen der ersten Symptome) können Tuberkulosen verschiedener Organe mit größerem Abstand nacheinander auftreten, obwohl sie vom selben Schub herrühren. UEHLINGER rechnet bei Skelettuberkulosen mit einer Latenzzeit von 1/2 bis 4 Jahren, bei Wirbeltuberkulosen mit 3/4 bis 2 Jahren, bei Nierentuberkulosen mit Zeiten zwischen 4 und 10 Jahren und bei Nebennierentuberkulosen mit M. Addison sogar mit 10 bis 15 Jahren.

Im Kindesalter findet man vorwiegend Einzelmetastasen, bei Jugendlichen mitunter mehrere. Nierentuberkulosen sind auch beim Kind nicht ganz selten. Erkrankungen der Lunge und Pleura, der Geschlechts- und endokrinen Organe sind erst nach der Pubertät zu erwarten. Die Pleuritis exsudativa und das Erythema nodosum entstehen meist gleichzeitig mit dem Primärkomplex. Die Jahrgänge bis zur Geschlechtsreife neigen zu *produktiven* Prozessen, während in und nach der Pubertät, bis zum Abschluß des Wachstums, *exsudative* Prozesse vorherrschen. Im Alter überwiegen wieder produktive Veränderungen (z. B. die Caries sicca des Schultergelenkes). Im Gegensatz zu früher ist die Knochen- und Gelenktuberkulose bei uns heute vorwiegend eine Erkrankung des Erwachsenen.

Die *Bakteriämie* ist klinisch schwer oder gar nicht zu fassen. Verdächtig sind Fieberperioden von 3- bis 4 wöchiger Dauer. An der Wirbelsäule und den großen Gelenken kann ein heftiger *Frühschmerz* die Herdsetzung anzeigen. Während einer hämatogenen Aussaat lassen sich manchmal Kochsche Stäbchen im Urin nachweisen, ohne daß eine Nierenerkrankung vorzuliegen braucht.

Pathologische Anatomie: Die erste histologisch faßbare ossäre Veränderung ist eine umschriebene Knochenmarknekrose. Ihr folgt die serofibrinöse Exsudation mit anschließender Verkäsung, nicht selten aber auch gleichzeitig das spezifische Granulationsgewebe, der *Tuberkel*. Der tuberkulöse „Käse" besteht aus toten Zellen und koaguliertem Exsudat. In Nachbarschaft lebender Tuberkel (oder Konglomerattuberkel) arrodieren Osteoklasten den Knochen. In weiterer Entfernung vom Herd können Osteoblasten Trabekel mit neuem Knochen beschichten. Dadurch verdichtet sich der Umgebungsknochen. (Später werden solche Sklerosierungen wieder abgebaut.) Proteolytische Enzyme aus zugrundegegangenen Leukozyten besorgen die Einschmelzung des Käses. Der tuberkulöse Eiter ist grünlich und dünnflüssig. Er enthält oft Knochensand. Eitergefüllte *Knochenkavernen* kommen v. a. in den Wirbelkörpern vor. In ihnen entwickelt sich weder Granulationsgewebe noch Knochen. Stark verkäste Wirbelkörper neigen zur Sinterung. Die durch Abgrenzung toten Knochens entstehenden *Sequester* sind meist kleiner als bei der Osteomyelitis. Sie können selbst nach der Heilung noch viele Jahre im Röntgenbild sichtbar bleiben.

Bei der Verschleppung von Tuberkelbazillen in die Wirbelsäule werden – der metameren Blutversorgung entsprechend – in der Regel 2 benachbarte Wirbelkörper infiziert. Die daraus entstehenden Herde liegen vorwiegend ventral, schlußplattennahe. Der durchgebrochene Eiter zerstört die Bandscheibe, sammelt sich unter dem vorderen Längsband und bildet dort einen *stationären Abszeß,* dessen von Granulationen durchsetzte Wand ebenfalls Eiter produziert. Je größer der Herd, um so ausgedehnter ist gewöhnlich der Abszeß. Man findet ihn in der Halswirbelsäule vorzugsweise prävertebral, im Brust- und Lendenabschnitt lateral. Im thorakalen Bereich sind die Abszesse meistens doppelseitig, wobei nicht immer eine ventrale Verbindung besteht. Tieflumbale Eiteransammlungen bedecken die Kreuzbeinhöhlung. Die Ursache eines *Senkungsabszesses* ist weniger die Schwerkraft als die starke Eiterabsonderung innerhalb der Abszeßwand. Der Senkungsabszeß folgt auch nicht unbedingt präformierten Wegen. Nur die Haut setzt ihm größeren Widerstand entgegen. Subfasziale Psoasabszesse brechen gern in der Leistengegend durch. *Fisteleiterungen* führten in der Vergangenheit durch Mischinfektion oft zum Tode des Kranken. Nach Perforation in den Pleuraraum, das Intestinum, den Urogenitaltrakt kann der Abszeß spontan ausheilen. Alte, mit eingedicktem Eiter und teilweise verkalktem Käse gefüllte Abszesse, die noch mit dem Wirbelherd in Verbindung stehen, verhindern dessen Heilung. Abgekapselte alte Abszesse sind als selbständig gewordene Weichteiltuberkulosen aufzufassen. Bei 2/3 aller tuberkulösen Spondylitiden lassen sich Abszesse, bei 1/4 Senkungsabszesse nachweisen.

Gelenkinfektionen entstehen entweder *primär* oder *sekundär* von einem benachbarten Knochenherd aus. Beide Vorgänge sind etwa gleich häufig. Der exsudativen Synovitis folgt nicht selten schon bald Granulationsgewebe, das den Knorpel und Knochen zerstört. Nach Verkäsung, Verflüssigung und Durchbruch des Eiters nach außen entwickeln sich *Fisteln.* Ohne ärztliches Eingreifen kommt es rasch zu *Mischinfektionen,* der früher viele Kranke erlagen.

Solange der Prozeß in der Tiefe der Gelenkkapsel schwelt, kann der Erguß frei von allen spezifischen Partikeln sein (sympathischer Erguß). Später wird die Flüssigkeit zellreicher oder schlechthin eitrig und enthält Fibrin und Tuberkelbazillen.

Knochen- und Gelenktuberkulosen können spontan heilen, namentlich wenn sich die Entzündung auf die Synovialis beschränkt. Solche Fälle sind jedoch selten. Latenzphase und Heilung sind außerdem schwer voneinander zu unterscheiden. Auf der anderen Seite werden oft größere Knochenabschnitte zerstört. Maßgebend für den Verlauf der tuberkulösen Entzündung ist in erster Linie die Abwehrlage des Organismus.

Allgemeine Diagnostik: Die Diagnose „Tuberkulose" kann erst dann als gesichert gelten, wenn entweder Tuberkelbazillen oder spezifisches Granulationsgewebe (Tuberkel) gefunden wurden.

Bei einer Skelett-Tuberkulose ist der *Tubergentest* stets positiv, wenn nicht infolge einer schweren Erkrankung eine Anergie besteht.

Der Tubergentest entspricht einer Tuberkulinverdünnung von 1:10 000. Durch den *Intrakutantest nach Mendel-Mantoux* ist noch eine Verfeinerung möglich. Die BCG-Schutzimpfung bewirkt leider, daß die meisten Patienten ohnehin eine positive Reaktion aufweisen. In diesen Fällen kann allein die Stärke der Reaktion noch gewisse Anhaltspunkte geben.

Gelenkpunktionen haben anfangs, in der Phase des sympathischen Ergusses, oft ein negatives Ergebnis. Sie müssen im Abstand von 4–6 Wochen wiederholt werden. Mit der *Pearson-Nadel* lassen sich kleine Gewebszylinder von verschiedenen Stellen der Synovialis gewinnen. Besser noch als die Blindpunktion ist die *Arthroskopie.* Moderne Gelenkendoskope sind so konstruiert, daß man das Gelenkinnere nicht nur ausleuchten (und photographieren), sondern gleichzeitig aus verdächtigen Stellen Gewebsproben entnehmen kann. Die Probearthrotomie wird damit entbehrlich.

Man sollte auch an der Wirbelsäule nicht zögern, durch eine Punktion (mit Hilfe des Bildwandlers) die Diagnose zu erzwingen. Eine röntgenologische Frühdiagnose gibt es nicht. Die *Szintigraphie* ist unspezifisch, kann jedoch evtl. unerkannte Skelettherde aufdecken.

Die *Kultur* (auf Eiernährböden, Dauer 2–4 Wochen) ist unsicherer als der *Tierversuch.* Da Meerschweinchen oft an Stallinfektionen eingehen, nimmt man 2 Tiere und injiziert das zu untersuchende Material intraperitoneal. Bei positivem Ergebnis entwickelt sich eine mesenteriale Lymphknotentuberkulose, die von einer Stallinfektion (Lungentuberkulose) leicht zu unterscheiden ist. Ein Nachteil des Tierversuchs ist die lange Wartezeit von 6–8 Wochen.

Vorwiegend bei der Gonitis-tbc finden sich häufiger verdickte Leistenlymphknoten, die histologisch und bakteriologisch untersucht werden sollten.

Tuberkuloseähnliche Granulome kommen bei Infektionen mit anderen säurefesten Stäbchen (nichtklassifizierte Mykobakterien) vor. Sie lassen sich durch die Kultur unterscheiden. Meerschweinchen erkranken nicht. Mykobakterien werden durch Tuberkulostatika nicht beeinflußt.

Bei jeder Skelett-Tuberkulose ist eine *Überprüfung von Nieren und Lungen* erforderlich (Zentrifugat des 24 h-Urins, Ziel-Neelsen-Färbung des Ausstrichs, Kultur, Tierversuch). Die Urinkontrolle sollte in größeren Abständen wiederholt werden. Etwa 1/5 aller Kranken – auch Kinder – haben eine Nierentuberkulose. Lungenphtisen (nur bei Erwachsenen) sind etwa gleich häufig (Nachweis durch Röntgenaufnahmen, eine Durchleuchtung genügt nicht).

Therapie: Die (relativ) frühzeitige Diagnose einer Skelettuberkulose ist von größter Bedeutung, da sich durch die antituberkulöse Chemotherapie, evtl. in Verbindung mit operativen Eingriffen in den meisten Fällen Heilung erzielen läßt, während der chronisch destruktive Prozeß unbehandelt zu fortschreitenden Zerstörungen führt.

B) Spezieller Teil:
Die Krankheitsbilder

a) Spondylitis

Statistik: Die Spondylitis ist mit 50% die häufigste Form der Skelett-Tuberkulose. Im Gegensatz zur Zeit vor dem 2. Weltkrieg ist die Vorzugslokalisation nicht mehr die Brust-, sondern die Lendenwirbelsäule. Auch sonst hat sich das Bild der Spondylitis erheb-

lich gewandelt. Früher erkrankten vorwiegend junge Kinder, heute liegt das Predilektionsalter bei 20–30 Jahren. Die Mortalität, früher 20–25%, beträgt nur noch 3%. Die Häufigkeit von Lähmungen, einst 50–70%, ist auf 5% gesunken. Auch Fisteleiterungen, die damals (durch Mischinfektion) oft die entscheidende Wende zum Schlechten bedeuteten, sind seit Einführung der Tuberkulostatika und Antibiotika erheblich zurückgegangen. Die meisten Fisteln heilen heute innerhalb eines Jahres.

Klinik: Die Kranken klagen über Rücken- und Kreuzschmerzen, die sie nachts, bei unkontrollierten Bewegungen aufschreien lassen. Radikuläre Symptome mit Ausstrahlungen in die Beine, den Thorax (Interkostalneuralgien) oder die Arme können folgen. Ober- oder Unterbauchschmerzen führen – namentlich bei Kindern – oft zu Fehldiagnosen. Die Dornfortsätze der betroffenen Wirbel sind druck- und rüttelempfindlich. Häufig ist ein Achsenstauchschmerz vorhanden. Wichtig ist der Nachweis einer umschriebenen Bewegungseinschränkung, eines Lumbalspasmus, eines *Gibbus* (d. h. einer winkligen Knickung der Rückenlinie). Wirbelbogenherde führen mitunter zu einem tastbaren dorsalen Ödem. Bei zervikaler Lokalisation wird der Hals steif gehalten oder der Kopf mit den Händen abgestützt. *Retropharyngealabszesse* verursachen Schluckbeschwerden. *Psoasabszesse* beeinträchtigen die Überstreckbarkeit der Hüftgelenke. *Fistelaufbrüche* kündigen sich durch eine livide Verfärbung und Verdünnung der Haut an. Nicht selten kann man schon vorher den der seitlichen Beckenwand anliegenden Senkungsabszeß ertasten. Spastische und schlaffe *Lähmungen* sowie Caudasyndrome gehören zu den schwersten Folgen. Man unterscheidet *Früh- und Spätlähmungen*. Erstere entstehen durch den Druck des tuberkulösen Eiters, letztere durch Granulationsgewebe oder Käse. Frühlähmungen haben eine bessere Prognose.

Das Allgemeinbefinden pflegt bei Skelett-Tuberkulosen sehr viel weniger gestört zu sein als bei Organtuberkulosen. Die BSG ist gewöhnlich nur mittelstark erhöht. Im exsudativen Stadium sind auch hohe Werte möglich.

Röntgenbefund: Die früheste Veränderung ist die *Erniedrigung eines Zwischenwirbelraumes* (am besten im Profilbild erkennbar). Paravertebrale Abszesse sind in der A.-p.-Aufnahme als *Spindelschatten* (rechts und links der Wirbelsäule) zu sehen (Abb. 29). Auch wenn es sich bei beiden um Weichteile handelt, so ist das Lungengewebe doch strahlendurchlässiger als der Abszeß. Psoasabszesse stellen sich als Verbreiterung der Muskelloge dar. Mit Hilfe der *Computertomographie* lassen sie sich früher und genauer erfassen. Knochendestruktionen treten erst einige Monate später in Erscheinung. Selbst große zentrale Herde bleiben zuweilen solange verborgen, bis der Wirbelkörper kollabiert. Wie Obduktionsbefunde zeigen, kann das Innere von Wirbelkörpern vollständig aus Granulationsgewebe oder Käse bestehen, ohne daß im Röntgenbild mehr zu erkennen ist als eine einfache Atrophie. Bandscheibennahe Herde werden durch Unregelmäßigkeiten oder Unschärfe der Schlußplatten früher auffällig. Damit Läsionen in Schichtaufnahmen zu sehen sind, müssen sie mindestens die Größe einer Erbse haben. Die *Szintigraphie* hat die Früherfassung von Wirbelherden wesentlich erleichtert. Man darf allerdings nie vergessen, daß sie unspezifisch ist. Bei einem *Gibbus* sind die Wirbelkörperreste oft tief ineinander gestaucht. Lähmungen entstehen dabei selten. Defekte der vorderen Wirbelkörperwand *(Tuberculosis superficialis vertebrae)* werden fast immer von intravertebralen Herden begleitet. Besonders gefährlich sind durch zerstörte Ligamente verursachte *Atlasluxationen bei Subokzipitaltuberkulose* und *pathologische Densfrakturen* bei Herden im Zahnfortsatz des Epistropheus. Auch hier spielt die Computertomographie eine wichtige diagnostische Rolle.

Prognose: Die Prognose hängt ab: 1. von Komplikationen (Lähmungen, Fisteln, begleitende Organtuberkulosen), 2. vom Allgemeinzustand (Operationsfähigkeit), 3. von der Einsicht des Kranken (Notwendigkeit einer langen konsequenten Ruhigstellung), 4. vom Alter.

Differentialdiagnose: In der Frühphase wird die Spondylitis meist mit *bandscheibenbedingten Krankheiten* verwechselt. *Spezifische Spondylitiden* sind bei uns heute seltener als unspezifische. Sie unterscheiden sich von der tuberkulösen durch eine kürzere Anamnese, häufigeres

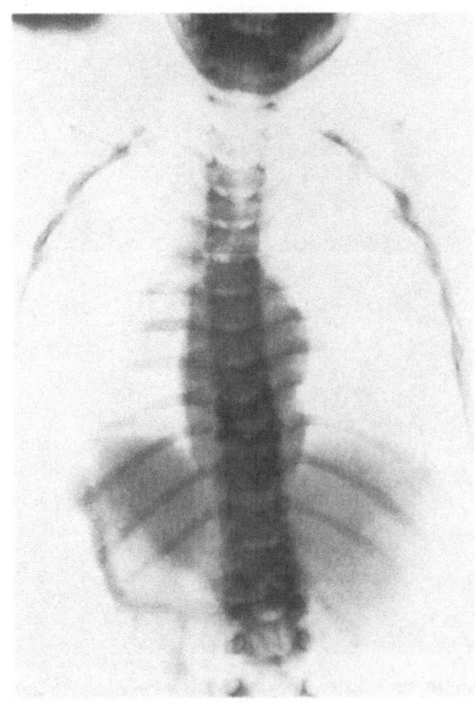

Abb. 29. R. Christa, 24 Jahre. *Spondylitis tuberculosa des 9. und 10. Brustwirbelkörpers* mit großem paravertebralem Spindelabszeß. Teilzerstörung des 9. und 10. Brustwirbelkörpers. Erniedrigung des dazwischen gelegenen Zwischenwirbelraumes

Fehlen eines Abszeßschattens, derbere Spondylophyten, größere Sequester, Neigung zu stärkeren Sklerosierungen im Ausheilungsstadium und kürzere Dauer.
Spondylitiden kommen auch bei *Typhus, Brucellosen, Salmonellenerkrankungen, Virusgrippe* und *Lues* vor.
Malignome lassen – im Gegensatz zu Entzündungen – die Bandscheiben gewöhnlich intakt. Einseitige, meist asymmetrische Paravertebralschatten finden sich, außer bei Geschwülsten, bei traumatischen *Wirbelkörperfrakturen* (Hämatome).

Therapie: *1. Konservativ:* Eine konsequente Ruhigstellung in einer *Gipsliegeschale* ist unerläßlich. Im normalen Bett haben wir wiederholt einen Gibbus entstehen sehen.
Für die *Chemotherapie der Tuberkulose* benutzt man eine Dreierkombination aus *Isonicotinsäurehydrazid (INH), Rifampicin* und *Ethambutol.*

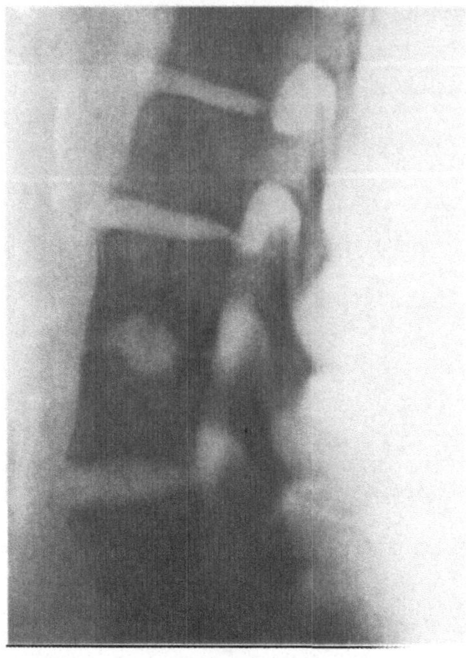

Abb. 30. W. Marlies, 34 Jahre. *Tuberkulose des 3. und 4. Lendenwirbelkörpers* nach Herdausräumung. Im Zentrum des Wirbelblocks findet sich eine kirschgroße Höhle, deren Umgebung leicht verdichtet ist (seitliche Schichtaufnahme)

Ethambutol (Firmenname: Myambutol) besitzt keine Kreuzresistenz zu anderen Tuberkulostatika. Zu hohe Dosierung verursacht Schädigungen des N. opticus (Beeinträchtigung von Sehschärfe und Farbensehen, in schweren Fällen eine Retrobulbärneuritis). Da das Ethambutol durch die Nieren ausgeschieden wird, sind bei Vorschädigung Nephrosen möglich. Ähnliches gilt für das aus Streptomyces mediterranei isolierte Rifampicin, das gelegentlich Leberschäden verursacht. Rifampicin besitzt keine Kreuzresistenz zu anderen Antibiotika. Man erhält hohe und lang anhaltende Blutspiegel. Trotz rascher Resistenzentwicklung ist es in Verbindung mit INH und Ethambutol für eine *Langzeittherapie* geeignet. *Streptomycin* wird 1. für die Vorbereitung von Operationen, 2. für Komplikationen (Meningitis-Tbc, Miliartuberkulose), 3. zu intraartikulären Injektionen bei spezifischen Synoviten und zu Spülungen ausgeräumter tuberkulöser Herde, sowie 4. zum evtl. Ersatz eines der anderen Tuberkulostatika (Unverträglichkeit) benutzt. Es ist ototoxisch (Akustikus, Vestibularis) und nephrotoxisch. Bei Resistenz oder Allergie ist ein kurzzeitiger Ersatz durch *Kanamycin* möglich, das einen ebenso guten Operationsschutz verbürgt. Es hat jedoch bei gleicher Ototoxizität eine weit höhere Nephrotoxizität. Auch das INH ist nicht ganz ungefährlich. Als Nebenwirkungen wurden Polyneuritiden, Psychosen, Leberschädigungen, Knochenmarksde-

pression sowie Herz- und Kreislaufstörungen beschrieben. Es ist jedoch von allen bisher bekannten Tuberkulostatika das wirksamste. Selbst intrazelluläre Erreger werden noch erreicht.
Dosierung: INH (Firmenname: Neoteben, Rimifon) gibt man in einer Dosierung von 5–10 mg/kg KG über einen Zeitraum von 8–12 Monaten und unter Überwachung von Blut und Harn. Beim Ethambutol liegt die Tagesdosis bei 20 mg/kg KG. In regelmäßigen Abständen kontrolliert man Gesichtsfeld und Farbensehen. Die Tagesdosis beim Rifampicin beträgt für Erwachsene 600 mg. Streptomycin (1 g tgl., insgesamt 30–40 g) erfordert eine regelmäßige Kontrolle von Audiogramm und Urin. Schon beim Auftreten von Ohrensausen sollte das Mittel abgesetzt werden. Der Operationsschutz mit Streptomycin beginnt 1 Woche vor dem Eingriff. Intraartikulär injiziert man 2- bis 3 mal wöchentlich 1 g. Bei Kindern ist es häufiger möglich, ein Gelenk zu retten als bei Erwachsenen.
Bei allen Chemotherapeutika muß man daran denken, daß Verkäsungen und Knochenkavernen von den auf dem Blutwege herangetragenen Medikamenten kaum erreicht werden. Eiter inaktiviert das Streptomycin. Das ist bei Mischinfektionen zu beachten.

2. Operativ: Die *Vertebrotomie*: Sie kommt nur bei Jugendlichen und Erwachsenen in Frage, wenn sich der Herd abgegrenzt hat. Sie kann die Behandlungsdauer stark abkürzen (Abb. 30).

Um an den Herd zu gelangen, benutzt man an der Halswirbelsäule einen vorderen seitlichen Zugang, in der Brustwirbelsäule die Kostotransversektomie, in der Lendenwirbelsäule die Lumbotransversotomie und für den 5. Lendenwirbel die Laparotomie. Nach Absaugen, evtl. Exstirpation des Abszesses, wird der Herd breit eröffnet und gründlich kürettiert. Große Defekte werden mit autologem Knochen aus dem Darmbein ausgefüllt. Anschließend legt man ein Drain ein und spült 4–5 Wochen lang mit Streptomycin (1 g tgl). – Die *dorsale Fusion* dient der Verhütung von Rezidiven bei Ausbleiben einer knöchernen Blockbildung sowie zur Stabilisierung bei subokzipitalen Tuberkulosen.

Die *Parameter der klinischen Heilung* sind: eine seit mindestens 3 Monaten normale BSG, Schmerzfreiheit und klare Knochenstrukturen. Nach der Herdausräumung mit anschließender dorsaler Fusion müssen die Patienten bis zur klinischen Heilung der Tuberkulose eine Liegeschale benutzen. Bei günstigem Verlauf erhalten sie nach 3–4 Monaten ein Gipsmieder, das bis zur Konsolidierung der Fusionsstrecke getragen wird.

b) Koxitis

Der Anteil der Koxitis an den tuberkulösen Gelenkerkrankungen beträgt 25%.
Sie ist heute vorwiegend eine Krankheit des Erwachsenen. Meistens bleibt sie einseitig. Die Latenzzeit beträgt ½ bis 1 Jahr.

Pathologische Anatomie: Primär synoviale Herde scheinen ebenso häufig zu sein wie primär ossäre. Gelenknahe epi- oder metaphysäre Läsionen brechen, wenn sie nicht rechtzeitig ausgeräumt werden, in das Gelenk ein. Zerstörungen des Knorpels und Knochens schließen sich an. Bei primärer Trochantertuberkulose entsteht nicht selten im Anschluß an die Operation eine Koxitis. Nach Durchbruch des Eiters durch die Kapsel oder das Acetabulum entwickeln sich Senkungsabszesse. Das Leiden endet häufig mit einer Gelenkzerstörung.

Klinik: Die Kranken klagen über Hüftschmerzen mit Ausstrahlung in den Oberschenkel oder sogar darüber hinaus.
Bei mageren Patienten kann man zuweilen eine in der Tiefe der Leiste gelegene druckempfindliche Resistenz tasten. Auch ein Trochanterklopf- und Fersenstauchschmerz ist häufig nachweisbar. Die Beweglichkeit ist schmerzhaft eingeschränkt. Nach einiger Zeit stellt sich eine Beuge- und Abduktionskontraktur ein. In dieser Stellung ist die Gelenkkapsel am weitesten und der Schmerz am geringsten. Nach Zerstörung des Pfannendaches wird aus der Abduktionskontraktur eine Adduktionskontraktur mit Luxation des Schenkelkopfes, oder was davon übriggeblieben ist, auf die Beckenschaufel. Wird nicht rechtzeitig punktiert, ist auch hier mit Abszessen und Fisteln zu rechnen.

Röntgenbefund: Zu Beginn sieht man nur eine leichte diffuse Atrophie. Knochenherde sitzen oft im medialen Teil des Schenkelhalses. Die Verengung des Gelenkspaltes beweist die Knorpelzerstörung, der die Knochendestruktion folgt. Die Koxitis heilt bei Kindern vorwiegend mit einer knöchernen, bei Erwachsenen mit einer bindegewebigen Ankylose. In vielen Fällen resultiert eine Fehlstellung.

Prognose: Die Prognose hängt vom Sitz des Herdes und vom Zeitpunkt der Diagnose ab.

Differentialdiagnose: Die *eitrige Infektarthritis* ist eine akute Erkrankung mit Fieber und akuten Gelenksymptomen (Rubor, Dolor, Calor, Tumor). Bei der Punktion erhält man gelben, rahmigen Eiter.
Rheumatische Arthritiden unterscheiden sich durch die geringere Destruktionstendenz. Meistens sind noch andere Gelenke betroffen. Bei der *Pelvispondylitis ankylosans* erkranken beide Hüftgelenke (mit zeitlichem Abstand).
Röntgenologische Veränderungen sind bei der *Coxitis brucellosa* frühestens einen Monat nach der klinischen Manifestation zu erwarten (starke Demineralisation, subchondrale Erosionen). Sie zeichnet sich durch heftige Schmerzen aus. Die *Diagnose* erfolgt entweder durch den Nachweis von Brucellosestäbchen in der Gelenkflüssigkeit oder durch den *Serumtest nach Wright*. Die Abgrenzung gegenüber *bösartigen Tumoren* kann bei großen Zerstörungen gelegentlich schwierig sein.

Therapie: Bei noch nicht in das Gelenk perforierten Herden ist die sofortige *Operation* notwendig. Auch bei synovialen Formen kann man das Gelenk u. U. retten (Abb. 31 a, b). Dazu injiziert man Streptomycin bis zu einer Gesamtmenge von 30–40 g intraartikulär bei gleichzeitiger Behandlung mit INH, Ethambutol und Rifampicin. Außerdem wird das Gelenk im Beckenbeingips immobilisiert.
Bei fortgeschrittenen Koxitiden mit nicht zu ausgedehnten Zerstörungen muß das Gelenk gründlich ausgeräumt werden. Anschließend stellt man den Kopfrest wieder in die Pfanne ein und führt für 3 Wochen – unter Extension des Beines – eine Saug-Spül-Drainage mit Streptomycinlösung durch. Oft kann man schon 8 Wochen postoperativ den Patienten mit einem entlastenden Beckenbeinapparat versorgen. Eine Arthrodese läßt sich wegen des atrophischen Knochens auch nach einer Schonfrist von 1–2 Jahren nicht durchführen. In vielen Fällen gelingt es später, dem Kranken durch eine Spezialendoprothese (für die teilzerstörte Pfanne) wieder ein normales Leben zu ermöglichen. Bei schweren Destruktionen sollte man nach radi-

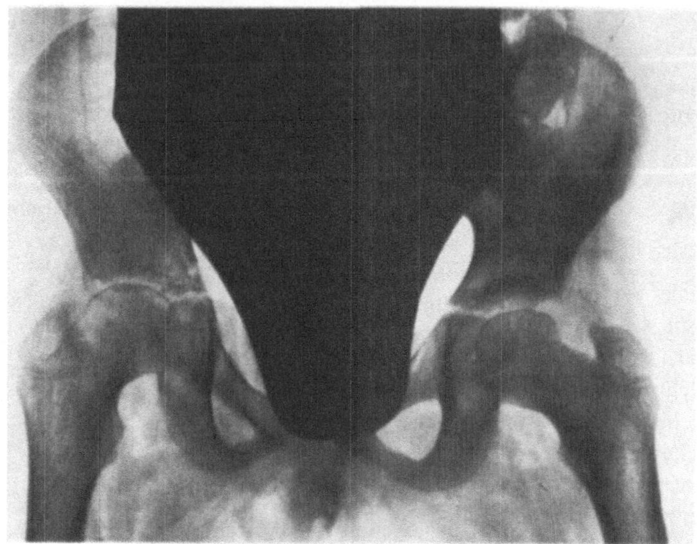

a

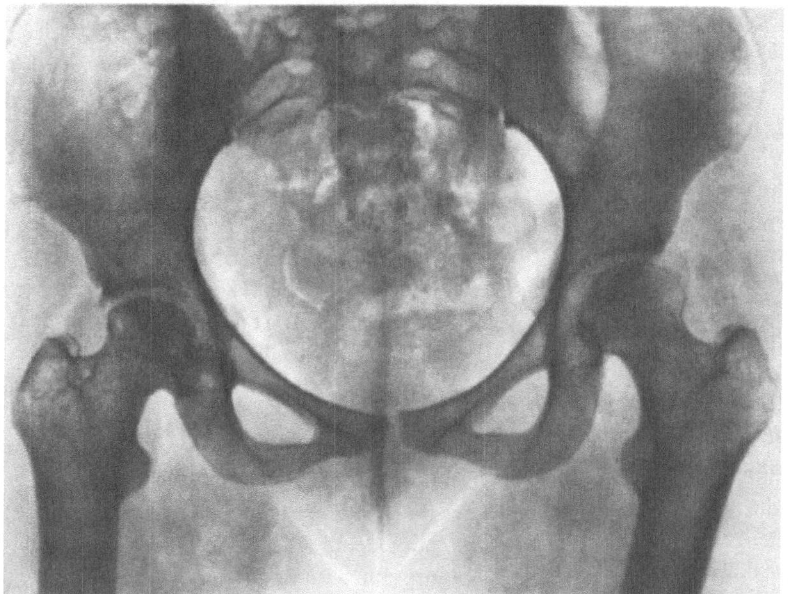

b

Abb. 31 a, b. M. Nanni, 7 Jahre. **a** Bakteriologisch gesicherte *Tuberkulose des rechten Hüftgelenkes*. Diffuse Atrophie. Verengter Gelenkspalt. Intraartikuläre Streptomycintherapie. **b** Dieselbe Patientin 8 Jahre später. Die grobe Form des rechten Schenkelkopfes ist erhalten. Der Gelenkspalt hat sich wiederhergestellt. Freie Gelenkbeweglichkeit

kaler Beseitigung allen infizierten und toten Knochens, der Abszeßhöhlen und Senkungsabszesse durch eine Abstützungsosteotomie in Höhe des Sitzbeins die Stabilität verbessern. Die Verkürzung der Extremität läßt sich durch einen orthopädischen Schuh ausgleichen. Eine Ausheilung in Fehlstellung erfordert eine Umstellungsosteotomie. Bei schmerzhaften Wakkelsteifen empfiehlt sich eine *extraartikuläre Arthrodese*.

c) Gonitis

Statistik: Das Kniegelenk ist nach der Wirbelsäule und dem Hüftgelenk die dritthäufigste Lokalisation. Es erkranken vorwiegend jugendliche Männer.

Pathologische Anatomie: Die Reihenfolge: *Hydrops, Fungus, Pyarthros* gilt für alle Gelenke, nur kann man sie am Kniegelenk leichter beobachten. Bei primär ossärer Absiedlung sieht man in der Gelenkumgebung oft mehrere Herde. Die Veränderungen der Synovialis unterscheiden sich nicht von denen anderer Gelenke.

Klinik: Die starke Muskelatrophie läßt das spindelförmig verdickte Kniegelenk, namentlich in der fungösen Phase, stark hervortreten. Die darüber gelegene Haut ist blaß und ödematös *(Tumor albus)*. Als weitere Symptome sind zu nennen: Schmerzen, Bewegungseinschränkung, Beugekontraktur; nach Gelenkzerstörung: Fehlstellungen, Subluxationen, Fisteleiterungen.

Röntgenbefund: Das Röntgenbild zeigt anfangs lediglich eine diffuse Atrophie. Die Gelenkspaltverengung ist Ausdruck der Knorpelzerstörung.

Prognose: Das Schicksal des Gelenkes hängt von der rechtzeitigen Diagnose und einer konsequenten Therapie ab.

Differentialdiagnose: Auch die *rheumatische Arthritis* verursacht Gelenkspaltverengungen und Knochenerosionen an den Kapselumschlagfalten. Die Zerstörung ist jedoch nicht so tiefgreifend wie bei der Tuberkulose. Die *Gonarthritis urica* ist eine häufige Lokalisation der Pseudogicht. *Blutergelenke* werden kaum verkannt werden. Zu erwähnen bleibt noch die hartnäckig rezidivierende blande *posttraumatische Arthritis* und die *villonoduläre Synovitis*.

Therapie: Bei primär synovialen Formen der Tbc-Gonitis ist eine *Synovektomie* angezeigt. In Verbindung mit intraartikulären Streptomycininjektionen kann sie das Gelenk retten. Noch nicht in das Gelenk durchgebrochene Knochenherde werden ausgeräumt. Tuberkulostatikatherapie. Nach Schluß der Wachstumsfugen ist eine *Arthrodese* die beste Behandlung.

d) Tuberkulose des Schultergelenkes

Pathologische Anatomie: Die Schultergelenktuberkulose hat ihren Häufigkeitsgipfel in der 2. und 3. Lebensdekade. Bei alten Leuten überwiegen produktive Prozesse in Form der *Caries sicca*.

Klinik: Neben Zeichen einer chronischen Entzündung sieht man im Spätstadium des öfteren eine Adduktionskontraktur.

Röntgenbefund: Das Röntgenbild zeigt bei einer *Caries sicca* kraterförmige Defekte des Humeruskopfes, Gelenkspaltverengung und Pfannendestruktionen.

Prognose: In der Regel wird das Gelenk zerstört.

Differentialdiagnose: Zu diskutieren sind: die *rheumatische Arthritis,* gut- und bösartige *Geschwülste* sowie die *Duplaysche Schultersteife* (Periarthritis humeroscapularis).

Therapie: Man stellt das Gelenk im Schulterarmgipsverband ruhig und verordnet Tuberkulostatika. Im Ausheilungsstadium führt man bei Erwachsenen eine *extraartikuläre Arthrodese* durch. Sie ist der Resektion vorzuziehen, da man nicht sicher sein kann, alles krankhafte Gewebe entfernt zu haben. Der Schulterarmgips wird bei einer Abduktion von 70°, Vorhaltung von 20°, Innenrotation von 50°, Beugung im Ellbogengelenk von 100° und Supination von 20° angelegt.

e) Spina ventosa

Die Spina ventosa, der Winddorn, kommt nur im Kindesalter vor, solange die kurzen Röhrenknochen von Hand und Fuß noch rein spongiös sind. Finger und Zehen erkranken häufiger als

Metacarpalia und Metatarsalia. Die Spina ventosa beginnt mit einer zentralen käsigen Ostitis. Nach Perforation der Kortikalis setzt eine lebhafte Periostreaktion ein, wobei zwiebelschalenartig angeordneter neuer Knochen entsteht. Destruktionen, Wachstumshemmungen und Fisteln sind Vorkommnisse, mit denen man rechnen muß.

Differentialdiagnose: Chronische Osteomyelitiden der Phalangen, als *Panaritium ossale* bekannt, können der Spina ventosa ähneln. Das Röntgenbild zeigt oft einen großen zentralen Sequester mit vom Periost gebildeter Totenlade. Auch die *Dactylitis luica* hat Ähnlichkeit mit dem Winddorn. Sie befällt aber stets mehrere Finger oder Zehen.

Prognose: Sie ist im allgemeinen günstig.

Therapie: Hand und Finger werden im Gipsverband immobilisiert, mit einem Aluminiumschienchen für den erkrankten Finger. Tuberkulostatika. Größere Sequester müssen entfernt werden. Bei schweren Zerstörungen ist die Amputation angezeigt.

Zusammenfassung

Die Knochen- und Gelenktuberkulose entsteht durch hämatogene Aussaat, in aller Regel von einem Lungenherd aus. Skelett-Tuberkulosen – teils exsudativ, teils produktiv – sind stets *chronische* Entzündungen. Die typische tuberkulöse Nekrose ist die Verkäsung. Durch Verflüssigung entstehen Knochenabszesse. Knochenkavernen können Käse oder Eiter enthalten. Gelenktuberkulosen entwickeln sich entweder *primär* (durch Angehen einer Infektion in der Tunica synovialis) oder *sekundär* (durch Einbruch eines Knochenherdes). Typisch für Skelettuberkulosen sind: lange Anamnese, positive Tuberkulinreaktion, starke Knochenatrophie und beträchtliche Destruktionstendenz.
Die häufigste Form ist die *Spondylitis*. Erstes röntgenologisches Zeichen ist meist die Erniedrigung eines Zwischenwirbelraumes. Paravertebrale Abszesse erscheinen in der Brustwirbelsäule als Spindelschatten, in der Lendenwirbelsäule als Verbreiterung der Psoasloge. Mit Käse oder Eiter gefüllte Wirbelkörper kollabieren. Ernsthafte Komplikationen sind Querschnittslähmungen (durch Einbruch von Eiter oder Käse in den Wirbelkanal) und Fistelaufbrüche. Auch Wurzelsyndrome sind nicht ganz selten. Oberbauchschmerzen sollten, namentlich bei Kindern, stets an eine Spondylitis denken lassen. Hauptgelenkmanifestationen sind die *Koxitis* und *Gonitis*. Die Diagnose ist nur dann gesichert, wenn sich Tuberkelbazillen oder charakteristische Gewebsveränderungen (Tuberkel, Käse) nachweisen lassen. Punktionsmaterial wird auf Kochsche Stäbchen untersucht: 1. unter dem Mikroskop mit der Ziel-Neelsen-Färbung, 2. in der Kultur, 3. im Tierversuch.

Therapie: Bei Kindern meist konservativ (Gipsverbände, die auch die beiden benachbarten Gelenke ruhigstellen, Liegeschale, je nach Lokalisation des Wirbelherdes, evtl. mit Kopf- und Oberschenkelteil). Tuberkulostatika (Neoteben, Ethambutol, Rifampicin; Streptomycin für die intraartikuläre Behandlung, bei schweren Komplikationen wie tbc-Meningitis und Miliartuberkulose, zur Vorbereitung von Operationen). Gelenknahe, noch nicht in das Gelenk eingebrochene Knochenherde werden auch im Kindesalter ausgeräumt. Synovektomie am Kniegelenk in allen Altersgruppen. Ausräumung bei fortgeschrittenen Koxitiden und Wirbelherden bei Jugendlichen und Erwachsenen, desgleichen extraartikuläre Arthrodesen des Hüft- und Schultergelenkes sowie Arthrodesen des Kniegelenkes bei beruhigten Prozessen.

5. Boecksches Knochensarkoid

Definition: Das Boecksche Knochensarkoid ist Teil einer entzündlichen reaktiven Organerkrankung unbekannter Genese mit einer Vorliebe für das retikuloendotheliale System. Im Skelett bevorzugen die Granulome die kurzen Röhrenknochen von Hand und Fuß. Die Diagnose ist schwierig und nur unter Berücksichtigung aller klinisch-biochemischen, röntgenologischen und histologischen Befunde möglich.

Ätiologie und Pathogenese: Das Leiden wurde früher als eine gutartige Form der Tuberkulose betrachtet, ohne daß je Tuberkelbazillen in den Granulomen nachgewiesen worden wären. Es kommt jedoch häufig zusammen mit einer Tuberkulose vor, allerdings auch mit anderen chronischen Erkrankungen. Da die Sarkoidose unter der Bevölkerung in der Umgebung großer Kiefernwaldungen endemisch ist und bei Versuchstieren mit Kiefernsamen ähnliche Granulome erzeugt werden konnten, scheint es nicht ausgeschlossen, daß es sich um eine Überempfindlichkeitsreaktion handelt.

Pathologische Anatomie: Man hat die Granulome in beinahe allen Körpergeweben gefunden. Sie bevorzugen indessen das RES, insbesondere Lymphknoten, Milz, Lunge und Leber. Das Skelett , hauptsächlich die kurzen Röhrenknochen von Hand und Fuß, ist nur mit 10% beteiligt. Metastatische Verkalkungen der Weichteile, insbesondere des Nierenparenchyms und Nierensteine führen leicht zu Fehldiagnosen.
Die *mikroskopischen Veränderungen* beginnen mit einer winzigen zentralen Nekrose, deren Material dem Amyloid ähnlich ist. Etwas später umgeben sie Makrophagen, Epitheloid- und Riesenzellen. Sie enthalten zytoplasmatische Einschlüsse, die als Asteroid- und Schaumann-Körper bezeichnet werden. Die Annahme, sie seien pathognostisch, hat sich als unhaltbar herausgestellt. Fibroblasten, die Kollagen erzeugen, riegeln die einzelnen Herde gegeneinander ab. Durch neuerliche Nekrosen verschwinden die zelligen Bestandteile großenteils, bis auf randständige Lymphozyten. Die Nekrosen sind weder so intensiv wie bei der Tuberkulose, noch haben sie deren an Käse erinnerndes Aussehen.

Klinik: Die meisten Knochenherde sind klinisch stumm. Manchmal finden sich kleine Hautgranulome über den betroffenen Knochen. Ein Teil der Patienten ist jedoch ernstlich krank. Fieber ist häufig vorhanden. Röntgenaufnahmen der Lunge ähneln Bildern einer Miliartuberkulose; allerdings sind die Knötchen gröber als bei der echten Form. Die mediastinalen Lymphknoten sind oft vergrößert. Leberpunktionen ergeben in vielen Fällen Granulomgewebe.
Auffallend ist die Erhöhung des Serumkalziums und der alkalischen Phosphatase, die wahrscheinlich hepatogen ist. Die Nierenverkalkungen wurden bereits erwähnt. Auch die Serumglobuline sind erhöht.

Röntgenbefund: Bei Skelettbeteiligung sieht man teils kleine runde oder ovale zystische Aufhellungen in den Metakarpalia und Phalangen sowie in den entsprechenden Knochen der Füße, teils unregelmäßige Destruktionen. Sie entsprechen Markraumgranulomen und bleiben ohne Reaktion von seiten der umgebenden Spongiosa oder der Periostes, selbst wenn die Kortikalis mitzerstört wird. Reaktive Sklerosen sind Ausnahmen.

Differentialdiagnose: Die Diagnose ist nur unter Berücksichtigung aller Faktoren möglich. Gegen eine *Tuberkulose* spricht nicht nur das Fehlen von Tuberkelbazillen in den Granulomen, sondern auch die negative Tuberkulinreaktion, wenn nicht gerade beide Krankheiten vergesellschaftet sind. Als spezifisch für eine Sarkoidose gilt der *Hauttest nach* NICKERSON-KVEIM. Gegen eine Verwechslung mit einem *Hyperparathyreoidismus* schützt der normale Serumphosphorspiegel beim M. Boeck, vorausgesetzt, daß die Niere noch normal funktioniert.

Prognose: Die Prognose ist insgesamt besser als bei der Tuberkulose, obwohl auch bei der Sarkoidose Todesfälle vorkommen. Der Exitus erfolgt u. U. durch Lungeninfektionen und Nierenversagen.

Therapie: Eine spezifische Behandlung gibt es nicht. Hohe Vitamin-D-Gaben führen bisweilen zu auffälligen Besserungen. Zusätzlich verordnet man Antibiotika.

> **Zusammenfassung**
>
> Das Boecksche Knochensarkoid, früher als milde Form einer Tuberkulose betrachtet, ist eine reaktiv-entzündliche Organerkrankung unbekannter Genese. Die Granulome bevorzugen das RES; das Skelett ist nur mit 10% beteiligt. Vorzugslokalisation sind die kurzen Röhrenknochen von Hand und Fuß. Die meisten Knochenherde sind klinisch stumm. Darüber finden sich manchmal kleine Hautgranulome. Die Erhöhung des Serum-Ca und der alkalischen Phosphatase ist wahrscheinlich hepatogen. – Das Röntgenbild zeigt runde oder ovale kleinzystische Aufhellungen ohne Reaktion von seiten des umgebenden gesunden Knochens. Sie entsprechen Markraumgranulomen. – Der Hauttest nach KVEIM gilt als spezifisch für die Sarkoidose. Man behandelt mit hohen Dosen von Vitamin-D und Antibiotika.

6. Rheumatische Gelenkkrankheiten

a) Chronische Polyarthritis (cP)

Ätiologie und Pathogenese: Die Ursache der cP ist unbekannt. Manches spricht für eine *erbliche Überaktivität des Immunsystems.*
So fand man im Serum und in der Gelenkflüssigkeit *Rheumafaktoren,* d. h. gegen Gammaglobulin gerichtete Antikörper, die in der Synovia und in den synovialen Makrophagen immunhistologisch nachweisbar sind. Sie begünstigen offenbar den chronischen Verlauf. Sie sind im Gelenk in höherer Konzentration vorhanden als im Blut. Rheumafaktor-Immunglobulinkomplexe trifft man in den Makrophagen der Synovialis. Sie entsprechen den Einschlüssen in den Rhagozyten. Bei der Phagozytose werden Lysosome frei, die bei der Gewebszerstörung eine Rolle spielen.

Manche Autoren stellen sich die Entstehung der Arthritis nach dem Modell der Gicht vor. *Rhagozyten* (phagozytierende neutrophile Leukozyten) sollen sich durch die Aufnahme von Komplexen aus Rheumafaktor mit IgG-Immunglobulinen auflösen und lysosomale Enzyme freisetzen, die ihrerseits die Entzündung verursachen. Tatsächlich hat man sowohl Rhagozyten als auch lysosomale Enzyme in der Gelenkflüssigkeit gefunden.
Die Theorie, wonach die cP eine *Autoimmunkrankheit* sein soll, ist zwar gut gestützt, aber letztlich nicht bewiesen. Auch über den „Initialfaktor" gibt es bis heute nur Vermutungen.

Etwa 3% der Bevölkerung erkranken an einer cP. Sie kommt in allen Lebensaltern vor. Am häufigsten beginnt sie zwischen dem 40. und 50. Lebensjahr. Frauen sind 3 mal so oft betroffen wie Männer.

Pathologische Anatomie: Die Hauptveränderungen spielen sich an der Gelenkinnenhaut ab. Hier bildet sich ein stark vaskularisiertes, aus Lymphozyten und Plasmazellen bestehendes Granulationsgewebe, das später auf den Gelenkknorpel und Knochen übergreift und beide zerstört. Die verdickte Synovialis ist stark gerötet, samtartig und zottenreich. Die gleichen unspezifischen Veränderungen kommen in den Sehnenscheiden und Schleimbeuteln vor.
Die Erkrankung beginnt meistens in den Fingergrund- und -Mittelgelenken, oft symmetrisch, oder in den Zehengrundgelenken 2–5, verschont aber auch die mittleren und großen Gelenke nicht. An erster Stelle steht das Handgelenk, gefolgt von Knie-, Schulter-, Hüft-, Ellbogen- und Sprunggelenken. Am Ende steht die *Arthrosis deformans.* Zerstörungen der oberen Halswirbelsäule, namentlich der Atlanto-Axisgelenke, trifft man v. a. bei Beginn in der Kindheit. Die Kreuzdarmbeingelenke erkranken spät und nur bei schweren Verläufen.
Das Granulationsgewebe zerstört nicht nur die Gelenke, sondern auch den Kapselapparat, so daß *Subluxationen* und *Fehlstellungen* resultieren, die die *Bewegungseinschränkungen* und *Kontrakturen* ergänzen. Die Lockerung in den Atlantoaxisgelenken führt nur selten zu neurologischen Symptomen.
Charakteristisch sind subkutane Knötchen *(Rheumaknötchen)* an Stellen, die besonderem

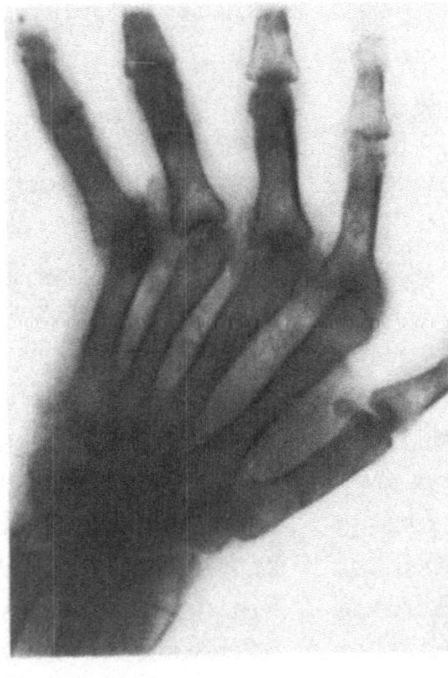
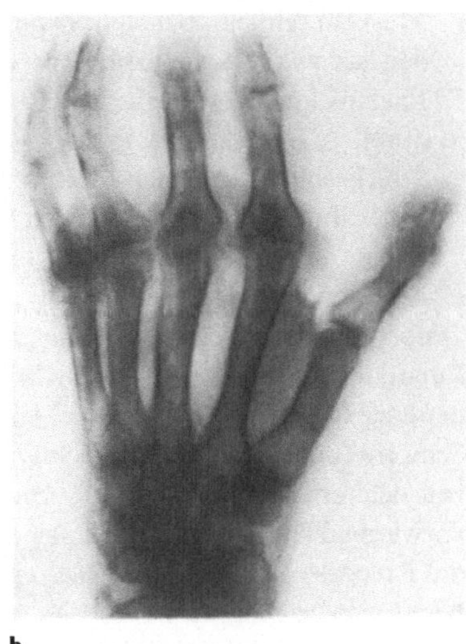

a   b

Abb. 32 a, b. G. Gerda, 52 Jahre. *Rheumatische Hand mit ulnarer Deviation der Finger 2–5.* **a** Vor der Operation. **b** Nach der Versorgung mit Silexendoprothesen (Fingergrundgelenke 2–5)

Druck ausgesetzt sind, z. B. an der ulnaren Seite des proximalen Unterarmes. Sie kommen allerding nur bei etwa ¼ der Kranken vor. Weitere Predilektionsstellen sind die Beugesehnen des 3. und 4. Fingers, die Achillessehne, die Kopfschwarte, das Subkutangewebe der Finger und der Sitzhöcker. Man hat sie auch schon in Wirbelkörpern der Brust- und Lendenwirbelsäule gefunden. *„Schnellende Finger"* sind zuweilen das erste Zeichen der Erkrankung.

Mikroskopisch stellt sich das Rheumaknötchen als ein kapselloses Granulom mit zentraler Nekrose dar. Um letztere gruppieren sich palisadenförmig angeordnete Epitheloidzellen, die von einem Mantel aus Lymphozyten und Plasmazellen umgeben sind.

Klinik: Die cP beginnt als Mon- oder Polyarthritis. Lange Dauer der Erkrankung und Rezidivneigung sprechen für eine cP. Auch rezidivierende Tenosynovitiden sind verdächtig. Die monarthritische Phase kann sich über Jahre hinziehen.

Eine Klage, bei der man unbedingt an eine cP denken sollte, ist die *morgendliche Gelenksteifigkeit von etwa viertelstündiger Dauer.* Oft sind die Fingergrund- und -Mittelgelenke leicht geschwollen und druckempfindlich. Auch die Handgelenke neigen frühzeitig zu schmerzhaften Schwellungen.

Leichte Temperaturerhöhungen oder geringes Fieber, verbunden mit Appetitlosigkeit, Müdigkeit, Gewichtsverlust und Krankheitsgefühl sind häufig. Wie bei der Gelenktuberkulose beobachtet man auch bei der cP eine *starke Muskelatrophie* im Bereich erkrankter Gelenke.

Sehnenscheidenentzündungen, bei denen die Verdickung gewöhnlich nicht auf einen Flüssigkeitserguß, sondern auf der für die cP *charakteristischen Fibrinablagerung* beruht, greifen oft auf die Sehnen über. Ihre Folgen sind: Bewegungseinschränkungen durch Adhäsionen und *Sehnenrisse.* Eine cP ist nicht selten Ursache eines *Karpal- oder Tarsaltunnelsyndroms.*

Die *rheumatische Hand* ist gekennzeichnet:
1. durch die frühzeitige Atrophie der kleinen Handmuskeln und des Adductor pollicis,
2. durch die *ulnare Deviation der Finger in den Grundgelenken* (Abb. 32 a, b), die jedoch funktionell meist wenig ins Gewicht fällt,
3. durch die *„Schwanenhalsdeformität"* (fixierte Beugung des Fingerendgelenkes und Hyperextension des Mittelgelenkes),
4. durch das *„Knopflochphänomen"*: Interossei und Lumbricales strecken gemeinsam die Mittel- und Endphalanx der Finger. Sie bilden die Dorsalaponeurose über den beiden Interphalangealgelenken. Die partielle Zerstörung der Dorsalaponeurose über dem Mittelgelenk läßt die Sehnen der kleinen

Muskeln seitlich abgleiten. Damit aber werden sie zu Volarflektoren für die mittlere Phalanx und überstrecken die Endphalanx,

5. durch *Tenosynovitiden* der Beuge- und Strecksehnen, die sich durch Schmerzen, Schwellung, Bewegungsdefizite, Schnellphänomen und Krepitationen zu erkennen geben.

Tenosynovitiden kommen auch am Fuß vor. Bursitiden und *Baker-Zysten* (synoviale Zysten der Kniekehle) sind ebenfalls nicht selten.

Schwere funktionelle Beeinträchtigungen ergeben sich ferner durch *X- oder O-Beine*, (infolge vorwiegend lateraler oder medialer Destruktion des Kniegelenkknorpels mit Bänderlockerung). Nicht wenige Kranke werden im Spätstadium ihres Leidens zu pflegebedürftigen Krüppeln.

Die *periphere Neuropathie* ist die Folge einer okklusiven Arteriitis der Vasa nervorum. Die rheumatische *Mononeuritis multiplex* läßt sich nur schwer von einer Polyneuritis unterscheiden.

Eine Beteiligung des Herzens wird während des Lebens selten diagnostiziert. Autoptisch findet man in etwa 40% eine Perikarditis und in 10% Rheumaknötchen des Endo-, Myo- und Perikards.

Das *Felty-Syndrom* mit der Trias: cP, Splenomegalie und Neutropenie gehört der Spätphase an. Die Neutropenie kann bis zur Agranulozytose fortschreiten. Nicht obligate Symptome sind: generalisierte Lymphknotenvergrößerung, Thrombozytopenie und Anämie.

Laborbefunde: Die BSG ist während eines Krankheitsschubs erhöht, manchmal sogar stark erhöht, für die Dauer einer Remission oft normal. Rheumafaktoren lassen sich bei nicht ganz 80% der cP-Kranken nachweisen. Es sind IgM-Immunglobuline, die sich gegen ein durch ein unbekanntes Agens verändertes körpereigenes IgG-Globulin richten, also Anti-Antikörper oder Anti-G-Globuline. Sie sind zwar nicht spezifisch für die cP, denn sie kommen auch bei Gesunden in etwa 5% vor und finden sich gehäuft bei bakterieller Endokarditis und Hepatitis. Sie sind jedoch sehr nützlich für Diagnose und Klassifikation der cP. *Seropositiv* sind fast alle Patienten mit Rheumaknötchen, peripherer Neuropathie und Felty-Syndrom. Der Nachweis von Antinuklearfaktoren und LE-Zellen

muß als prognostisch ungünstig gewertet werden.

Röntgenbefund: Die ersten röntgenologischen Zeichen sind an den Finger- und Handgelenken in Form von Weichteilverdickungen und gelenknaher Osteoporose zu finden. Die Knorpelzerstörung führt zu Verengungen der Gelenkspalten. Typische Befunde am Knochen sind *uhrglasförmige Erosionen im Bereich des Kapselansatzes*. Man sieht sie v. a. an den Zehengrundgelenken und anderen kleinen Gelenken von Hand und Fuß. An den großen Gelenken muß man sie anfangs mit der Lupe suchen. Mit der weiteren Ausbreitung des Granulationsgewebes verschwindet der Gelenkspalt mehr und mehr; die knöchernen Destruktionen nehmen zu.

An den Basen der Grundphalangen von Fingern und Zehen entstehen auf diese Weise oft eierbecherähnliche Vertiefungen, am Hüftgelenk eine *Protrusio acetabuli*. Dazu kommen die bereits beschriebenen Subluxationen und Deviationen infolge Zerstörung des Kapselapparates. Im Endstadium bilden die in ihrer Form stark veränderten Handwurzelknochen eine mehr oder minder einheitliche Masse (Abb. 33). Das distale Ulnaende ist häufig beträchtlich arrodiert und mitunter so scharfkantig, daß die darüber gleitenden Sehnen durchgerieben werden.

Einbrüche eines Tibiaplateaus mit X- oder O-Beinen, Destruktionen der Kondylen (Abb. 34) kennzeichnen das Endstadium. Auch die *Kreuzdarmbeingelenke* weisen Erosionen auf. Sie sind jedoch nicht, wie bei der Spondylitis ankylosans, von einer verdichteten, sondern porosierten Spongiosa umgeben. Sie erkranken bei der cP meistens nur einseitig. In der *Halswirbelsäule* sieht man Erosionen am Zahnfortsatz und an den Wirbelgelenken. Bei Anteflexion wird die Distanz zwischen vorderem Atlasbogen und Dens – als Zeichen der Lockerung – oft größer als 4 mm. Bei Erkrankungen, die schon in der Kindheit begannen, ist der ventrodorsale Durchmesser der Wirbelkörper in der oberen Halswirbelsäule nicht selten deutlich geringer als in der unteren. Dabei können die Wirbel zu einem (inkompletten) Block verschmelzen. Die periostalen Reaktionen sind überall gering.

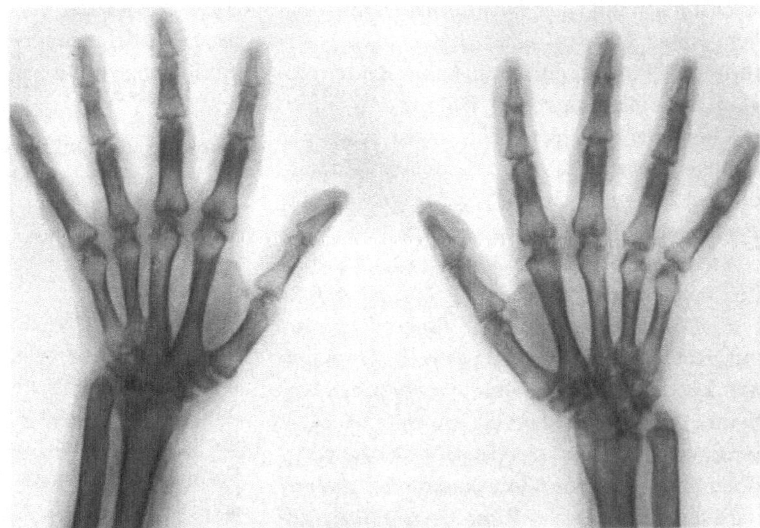

Abb. 33. P. Hertha, 66 Jahre. *Rheumatische Arthritis beider Handgelenke.* Erhebliche Destruktionen beider Handgelenke mit Beteiligung des Radius und der Ulna. Erosionen an den Metakarpalköpfchen

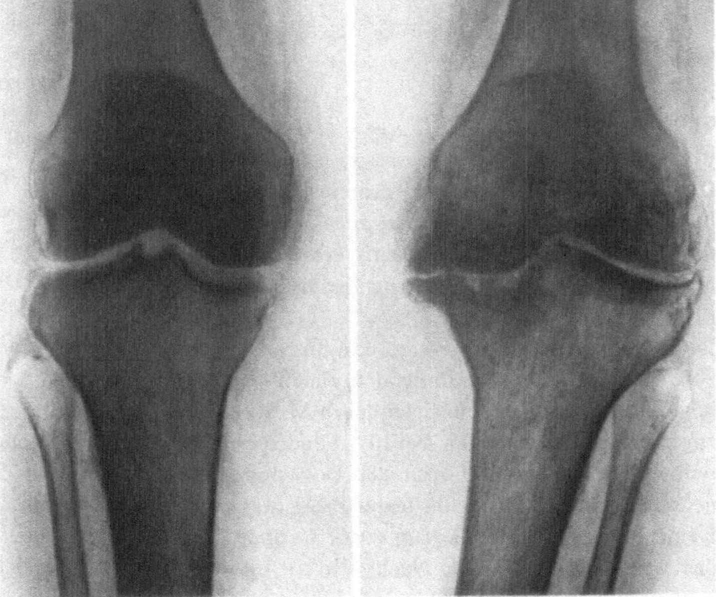

Abb. 34. S. Else, 68 Jahre. *Chronischer Gelenkrheumatismus.* Starke Deformierung der Gelenkkörper des linken Kniegelenkes. Gelenkspalt innen nahezu aufgehoben, außen verengt. Derbe Randwulstbildung an der Innenseite. Zerstörung des medialen Schienbeinkopfes. Sklerose der gelenknahen Spongiosa. Rechts lediglich arthrotische Ausziehungen der Eminentiae intercondylicae und leichte Wulstung der Gelenkkante am medialen Schienbeinkopf

Prognose: Sie bleibt über lange Zeit ungewiß. Floride Episoden wechseln mit Remissionen ab. Nur in etwa 10% der Fälle ist die cP unaufhaltsam progressiv, bis zur Invalidität.

Differentialdiagnose: Die Differentialdiagnose kann im Stadium der Monarthritis schwierig sein. *Rheumatoide* als Begleit- oder Folgeerkrankung von Infektionen sind flüchtig. Verwechslungen mit einer *Infektarthritis* sind möglich, zumal auch bei einer rheumatischen Arthritis das Punktat eitrig sein kann. Bakteriologisch ist es allerdings steril. Die Erkrankung eines weiteren Gelenkes führt meist rasch zur richtigen Diagnose. Rezidivierende Entzündungen der mittleren Gelenke sollten an eine *Pelvispondylitis ankylosans* denken lassen, besonders wenn es sich um jüngere Männer handelt, und eine Untersuchung auf HLA-B 27 (s. S. 126) anregen. Auch eine *Tuberkulose* muß ausgeschlossen werden. Bei älteren Erwachsenen könnte es sich um eine *Polymyalgia rheumatica* handeln, die ebenfalls mit einer Morgensteifigkeit der Gelenke einhergeht. Sie dauert jedoch länger als eine Viertelstunde. Im Anfang wird die (seronegative) *Psoriasisarthritis* des öfteren als cP verkannt, wenn die typischen Exantheme fehlen.

Therapie: Siehe S. 128.

b) Stillsche Krankheit

Definition und Einteilung: Der Terminus „Morbus Still" bezeichnet eine *seronegative Sonderform der chronischen Polyarthritis beim Kind* mit einer wesentlich besseren Prognose als beim Erwachsenen.
Verlaufsanalysen haben gezeigt, daß nur etwa 70% der beim Kind auftretenden rheumatischen Polyarthritiden dem eigentlichen M. Still zugerechnet werden dürfen. Bei 10% handelt es sich um Frühmanifestationen der Erwachsenenpolyarthritis (mit ungünstigerer Prognose). Dementsprechend überwiegt in dieser Gruppe das weibliche Geschlecht. Nach dem 10. Lebensjahr lassen sich immer häufiger IgM-Antikörper im Serum und in der Gelenkflüssigkeit nachweisen. Eine 2. Gruppe stellt eine Frühform der ankylosierenden Spondylitis dar. Knaben erkranken 5 mal so oft wie Mädchen. Bei den meisten dieser Kinder ist das HLA-B 27 vorhanden. Auch andere Formen rheumatischer Gelenkkrankheiten, wie z. B. die Psoriasisarthropathie, sind mit Frühmanifestationen vertreten. Die vielfach schwierige Unterteilung in die genannten Gruppen ergibt sich aus dem Alter der Kinder bei Beginn der Erkrankung sowie aus dem jeweiligen Typus und Muster der klinischen Symptomatik.

Ätiologie: Die Ätiologie ist wie bei allen anderen Formen der cP unbekannt. Häufiger jedoch als bei der Erwachsenen-cP ist Erblichkeit nachweisbar.

Pathologische Anatomie: Die Gelenkschwellungen beruhen auf einer Hypertrophie der Gelenkkapsel, insbesondere der Tunica synovialis, wobei Plasmazellen und Lymphozyteninfiltrate als Ausdruck einer Immunstörung auffallen. Pannus zerstört auch hier – allerdings erst in späteren Stadien der Erkrankung – den Gelenkknorpel und -knochen. Ossäre Ankylosen sind sehr viel häufiger als bei der cP des Erwachsenen. Die entzündliche Hyperämie in unmittelbarer Nachbarschaft der Epiphysenfugen führt zunächst zu einem gesteigerten Längenwachstum, z. B. zu Coxae valgae, später jedoch, überwiegend durch vorzeitigen Schluß der Fugen, zu einer Wachstumseinbuße (Mikrognathie, Verkürzung des sagittalen Durchmessers von Halswirbeln). Auch generalisierte Wachstumshemmungen werden gelegentlich beobachtet. Eine weitere Eigentümlichkeit des M. Still sind diaphysäre periostische Verdickungen am Hand- und Fußskelett. Auffällig ist ferner die Neigung zu Perikarditis, chronischer Iridozyklitis und Amyloidose.

Klinik (der seronegativen Stillschen-Krankheit):
Es gibt 3 Krankheitstypen:
1. die *klassische Systemerkrankung*. Die meisten Kinder dieser Gruppe sind jünger als 5 Jahre. Im akuten Stadium findet man: Fieber, Lymphknotenschwellungen (Achsel, Ellbogen), ein flüchtiges, aber rezidivfreudiges dunkelrotes makulopapulöses Exanthem (Rumpf und Extremitäten), eine normochrome und normozytäre Anämie (bei normalen Bluteisenwerten), eine hohe polymorphkernige Leukozytose und (seltener) Thrombozytose, eine leichte Splenomegalie, gelegentlich eine Perikarditis sowie (in 8%) eine zur Chronizität neigende Iridozyklitis;

2. die *Mon- oder Oligoarthritis* mit häufigen Wachstumsstörungen infolge vorzeitiger Verknöcherung von Epiphysenfugen. Die Zahl der erkrankten Gelenke erreicht selten mehr als 4. An erster Stelle steht das Kniegelenk. Arthritiden der Hand- und Fingergelenke sowie der Gelenke von Fuß und Zehen folgen in einigem Abstand;

3. die *Polyarthritis*. Das Frühstadium ist gekennzeichnet durch eine gelenknahe Osteoporose und periostitische Verdickung des Schaftes der Phalangen, evtl. auch der Metacarpalia und Metatarsalia. Diese Form hat eine deutliche Vorliebe für das Hüftgelenk. Die Krankheit neigt zur spontanen Ausheilung, häufig jedoch unter Hinterlassung knöcherner Ankylosen. Auch die obere Halswirbelsäule kann sich beteiligen (Verödung einzelner Gelenke, Hypoplasie von Wirbelkörpern).

Parameter für die Aktivität des Krankheitsprozesses sind: BSG, Anämie, Leuko- und Thrombozytose. Die Elektrophorese ergibt vorzugsweise eine Vermehrung der γ-Globuline.

Röntgenbefund: Das Röntgenbild der *Frühphase* zeigt neben einem verbreiterten Weichteilschatten eine gelenknahe Osteoporose und periostitische Kortikalisverdickung, namentlich der Phalangen. Erosive Veränderungen äußern sich als Gelenkspaltverengungen. Die fortschreitende Zerstörung des Knorpels, die schließlich auch auf den Knochen übergreift, charakterisiert die *Spätphase*. Bei der Ausheilung kommt es durch Knochenneubildung zur ossären Ankylose.

Prognose: In etwa der Hälfte der Fälle darf man mit einer Heilung bei relativ geringer Beeinträchtigung der Gelenkfunktion rechnen. Je früher ein Kind erkrankt, um so besser pflegt die Prognose zu sein. Frühmanifestationen der Erwachsenenpolyarthritis und ankylosierenden Pelvispondylitis beginnen kaum vor dem 10. Lebensjahr. Kinder, bei denen sich eine Amyloidose entwickelt, sterben nicht selten an einer Niereninsuffizienz (Urämie).

Differentialdiagnose: Verwechslungen sind v. a. mit dem *rheumatischen Fieber* möglich. Ehemals eine Volkskrankheit ist es heute selten geworden. Fast immer ist eine Angina in der Vorgeschichte nachweisbar. Der AST ist stark erhöht. Die Gelenkerscheinungen heilen folgenlos. Weiterhin kommen in Frage: *Rheumatoide bei Röteln und Mumps, die Psoriasisarthropathie* und der *Lupus erythematosus*. Die Unterscheidung von einer *akuten Leukämie*, die ebenfalls nicht selten zu Gelenkschwellungen führt, ist durch eine Knochenmarkspunktion möglich.

Therapie: Siehe S. 128. Bei sich anbahnenden *Ankylosen* muß durch rechtzeitig angelegte Gipsverbände garantiert werden, daß die Versteifung in Gebrauchsstellung des Gelenkes erfolgt.

c) Reitersche Krankheit

Ätiologie und Pathogenese: Die Ursache ist unbekannt. Es handelt sich um eine *seronegative Polyarthritis,* die mit einer *Urethritis* und – nicht obligat – mit einer *Konjunktivitis oder Iridozyklitis* verbunden ist. Es erkranken hauptsächlich Männer zwischen 20 und 40 Jahren.

Pathologische Anatomie: Die Gelenkveränderungen entsprechen denen einer cP. Bei Rezidiven geht die exsudative Entzündung allmählich in eine produktive über, mit allen Folgen für das Gelenk, wie wir sie von der cP her kennen.

Klinik: Die nicht eben häufige Reitersche Krankheit beginnt gewöhnlich mit einer milden unspezifischen *Urethritis,* die *durch den Geschlechtsverkehr übertragen* wird. 25% haben eine Gonokokkenurethritis, und bei einigen weiteren Prozenten ist eine positive Gonokokken-Komplementbindungsreaktion nachweisbar. Die Entzündung der Harnröhre, die oft von einer Balanitis begleitet ist und fast immer auch die Prostata und Samenbläschen, manchmal auch die Blase beteiligt, entwickelt sich in den ersten 2 Wochen nach dem schuldigen Geschlechtsverkehr. Sie verursacht wenig Schmerzen. Die Sekretion ist gering. An der Haut kommen *Keratodermien* vor, *an der Mundschleimhaut schmerzlose Ulzerationen.*

Im Vordergrund steht die akute schmerzhafte Polyarthritis. Es erkranken vorwiegend *Gelenke der unteren Extremitäten*: Knie-, Mittelfuß- und Zehengelenke. Zu den bevorzugten Lokalisationen gehören auch die *Kreuzdarmbeingelenke* (bis zu 50%) und die *Gelenke der Wirbelsäule*. Die Sakroileitis kann sehr schmerzhaft sein.

Die Haut über den entzündeten Gelenken ist überwärmt und manchmal gerötet, das Gelenk druckempfindlich. Der Erguß ist zellreich, getrübt, die Viskosität vermindert. Zuweilen sieht man große Makrophagen mit Vakuolen im Zelleib sowie Reste phagozytierter Leukozyten. Sie werden nach ihrem Entdecker als *Pekin-Zellen* bezeichnet und sind charakteristisch für die Reitersche Krankheit. Bei etwa 75% der Patienten fällt die Suche nach dem HLA-B 27 positiv aus. Dazu kommen *Entzündungen der Achillessehne und der Plantarfaszie*.

Die Polyarthritis klingt innerhalb eines Vierteljahres wieder ab. In 15% der Fälle entwickelt sich jedoch ein *Rezidiv* mit Urethritis.

Eine Konjunktivitis wird nur bei 30% der Kranken beobachtet. Sehr viel ernster ist eine bei schweren Erkrankungen häufig auftretende Iridozyklitis oder vordere Uveitis.

Die BSG ist im Schub stets erhöht. Die Rheumafaktoren sind negativ.

Röntgenbefund: Der Gelenkbefund ist, abgesehen vom Spätstadium, weniger eindrucksvoll als bei der cP. Erosionen sind mehr periartikulär als subchondral lokalisiert. Die gelenknahe Osteoporose bleibt gering. Die Veränderungen der Kreuzdarmbeingelenke lassen sich nicht von denen bei der Pelvispondylitis ankylosans oder bei der Psoriasisarthritis unterscheiden. Gleiches gilt von den Veränderungen der Wirbelgelenke.

Prognose: Der Verlauf einer Reiterschen Krankheit kann im Anfang nicht vorausgesagt werden. Häufige Rezidive und die Entwicklung einer schweren Iridozyklitis oder Uveitis sind Zeichen eines ungünstigen Verlaufs.

Differentialdiagnose: Bei einer durch Gonokokken verursachten Urethritis muß nach Gonokokken im Gelenkpunktat gefahndet werden. Die *Gonokokkenarthritis* betrifft nur ein, selten

mehrere Gelenke. In einer unserer Beobachtungen kam es jedoch zur Versteifung beider Hand-, Knie- und Hüftgelenke.

Therapie: Siehe S. 128.

d) Psoriasispolyarthritis

Ätiologie und Pathogenese: Die Psoriasispolyarthritis ist ebenfalls eine *seronegative* Gelenkerkrankung, wobei die Schuppenflechte der Gelenkentzündung entweder vorausgeht oder ihr folgt. In Familien mit einer seronegativen Polyarthritis ist die Psoriasis 4mal häufiger als in der Durchschnittsbevölkerung. Gelenkaffektionen entwickeln sich nur bei einem kleinen Teil der Psoriasiskranken.

Klinik: Arthritiden finden sich vorwiegend bei Patienten mit zahlreichen Psoriasisschüben. Bevorzugt sind die *Endgelenke von Fingern und Zehen,* das Interphalangealgelenk des Daumens, die *Kreuzdarmbein- und Wirbelgelenke,* was nicht ausschließt, daß auch andere Gelenke miterkranken. Die Entzündung beginnt mitunter akut, wobei die Haut über den Gelenken – im Gegensatz zur cP – gerötet sein kann.

Psoriatische Exantheme sind häufig unter dem Kopfhaar verborgen. Stets müssen die Predilektionsstellen (Achsel, die Hautfalten unterhalb der Mammae, die Haut am Penis und am Damm) sorgfältig inspiziert werden. Auch die Haut an den Nägeln und der Nagel selbst (Tüpfelung, Rillenbildung) gehören dazu. Die Beteiligung der Wirbelsäule führt zu einer verminderten Beweglichkeit. Die BSG ist meistens erhöht. Die Rheumatests sind negativ. Bei 25% aller Kranken und 65% jener, die eine Sakroileitis haben, läßt sich das HLA-B 27 nachweisen.

Röntgenbefund: Gelenkerosionen und gelenknahe Osteoporosen stimmen mit der cP überein, während die Veränderungen an den Iliosakralgelenken denen der *ankylosierenden Spondylitis* und der *Reiter-Krankheit* entsprechen. Bei besonders schweren Verläufen kommt es manchmal zu Zerstörungen der Phalangenenden *(Arthritis mutilans)*, die jedoch bei der Ausheilung durch neuen Knochen ersetzt werden. An der Wirbelsäule bilden sich des öfteren *ausgedehnte Verkalkungen und Verknöcherungen des Perirhachis*. Sie bleiben von den Wirbelkörpern isoliert und sind daher leicht von den Syndesmophyten bei der ankylosierenden Spondylitis zu unterscheiden. Bevorzugte Lokalisationen sind die untere Brust- und obere Lendenwirbelsäule.

Prognose: Der Verlauf ist überwiegend günstig.

Differentialdiagnose: Verwechslungen mit einer *Pelvispondylitis ankylosans* sind um so eher möglich, als die Gelenkveränderungen der Schuppenflechte um Jahre vorausgehen können. In manchen Fällen hilft die Familienanamnese.

Therapie: Siehe S. 128.

e) Rheumatoide

Rheumatoide, die pathogenetisch und klinisch Ähnlichkeit mit dem rheumatischen Fieber besitzen, sind abakterielle, partialallergische Erkrankungen. Am häufigsten sind Rheumatoide *während oder nach Infektionskrankheiten* (Scharlach, Varizellen, Grippe, Hepatitis epidemica, Typhus, Colitis ulcerosa, Brucellosen usw.). Auch im Generalisationsstadium der Tuberkulose *(M. Poncet)*, beim *M. Boeck*, bei der *Gonorrhö* sowie bei der *Lues* kommen Rheumatoide vor, wobei der M. Poncet allerdings mehr dem Bild eines subakuten oder chronischen Gelenkrheumatismus gleicht.

Außerdem gibt es *anaphylaktische Rheumatoide* nach Sensibilisierung durch körperfremdes Eiweiß (Seruminjektionen, Impfungen, Arznei- oder Nahrungsmittel, Zerfallsprodukte bösartiger Geschwülste, Lymphogranulomatose, Leukämien). Neben mehr oder minder flüchtigen Arthritiden – fast immer an mehreren Gliedern – findet man häufig Arthralgien ohne objektiven Gelenkbefund.

Für die Diagnose ist wichtig, daß die weitaus meisten Rheumatoide auf *Salicylate nicht ansprechen*.

Da die Gelenkerscheinungen höchstens 4 Wochen dauern, ist keine besondere Behandlung erforderlich.

f) Pelvispondylitis ankylosans, ankylosierende Spondylitis

Definition: Die Pelvispondylitis ankylosans ist eine *erbliche seronegative rheumatische Krankheit*, die in einer Minderheit der Fälle zu einer mehr oder weniger vollständigen Versteifung der Wirbelsäule führt. Der chronisch-produktiven Entzündung folgt eine reaktive Ossifikation, die an den Ansatzstellen von Sehnen, Bändern und Gelenkkapseln beginnt. Bei 85–95% der Kranken ist das Antigen HLA-B 27 nachweisbar.

Die Pelvispondylitis trägt häufig noch den Namen BECHTEREWS. Dazu schreiben BUESS und KOELBING (1965): Was BECHTEREW anbetrifft, „so hat er Verwirrung gesät und Ruhm geerntet". Seine Patenschaft muß daher zurückgewiesen werden. Dieses Urteil ist hart, aber berechtigt.

Ätiologie und Pathogenese: Es handelt sich um ein plurifaktorielles Erbleiden mit geschlechtsbegrenzter Manifestation. Mindestens eines der pathogenen Hauptgene vererbt sich dominant. Nur 10% der Patienten sind Frauen, bei denen die Krankheit i. allg. milder verläuft als bei Männern. Neger und Japaner sind weniger oft betroffen als Angehörige der weißen Rasse. Das HLA-B 27 (human leucocyte alloantigen) findet sich in der Durchschnittsbevölkerung mit einer Häufigkeit von 6,9%. Das Antigen gilt als *Risikofaktor*. Die für die Immunantwort erforderlichen genetischen Faktoren liegen in unmittelbarer Nähe zum 2. Locus des HLA-Systems auf dem Chromosom Nr. 6 und werden offenbar gemeinsam vererbt. Für die Auslösung der ankylosierenden Spondylitis spielen vermutlich Infekte eine Rolle. Nach einem *polyarthritischen Vorstadium* entwickeln sich *destruierende Granulome*, die zu einer reaktiven Verknöcherung führen. Meistens kommt es zunächst zu einer Knorpelneubildung, der die enchondrale Ossifikation folgt. In anderen, selteneren Fällen metaplasiert das Bindegewebe direkt zu Knochen. Die Faktoren, die die Lokalisation der Krankheit bestimmen, sind ebenso unbekannt wie die Ursache der Neochondrogenese als reparative Antwort auf die granulomatöse Entzündung.

Pathologische Anatomie: Die flüchtigen Synovitiden des *rheumatischen Vorstadiums* heilen, ohne bleibende Schäden zu hinterlassen. Betroffen sind die mittleren Gelenke: Knie-, Ellbogen-, Sprung- und Kiefergelenke. In 60% der Fälle beginnt die Erkrankung extravertebral. 12% der Kranken weisen rheumatische Herzveränderungen (Klappenfehler, Myokardschäden) auf, die wahrscheinlich schon während dieses Vorstadiums entstehen.

Das Hauptstadium ist stets zweiphasig: pannöse, destruierende Entzündungen und reparative Ossifikation. Manchmal tritt die Entzündung gegenüber der Verknöcherung stark zurück; aber auch das Umgekehrte kommt vor.

Wer die Veränderungen beschreibt, geht normalerweise vom Röntgenbild aus. Sie sind jedoch ohne Kenntnis der pathologisch-anatomischen Befunde an den verschiedenen Lokalisationen kaum verständlich.

1. Der *Syndesmophyt:* Der Syndesmophyt ist eine für die Pelvispondylitis charakteristische, wenn auch nicht pathognostische Erscheinung. Dabei ossifizieren die peripheren Anteile des Annulus fibrosus der Bandscheibe. Die Folge ist eine Versteifung des betroffenen Bewegungssegmentes. Die kurzen Fasern des Perirhachis – selten die langen – können sich an der Bildung des Syndesmophyten beteiligen. Entstehung und Entwicklung werden von der Lokalisation und Ausdehnung des entzündlichen Granuloms bestimmt. Die Verknöcherung kann beide Wege einschlagen: die Metaplasie des Bindegewebes oder die Knorpelneubildung mit nachträglicher Ossifikation. Die Bildung von Syndesmophyten ist eng mit einer anderen typischen Veränderung verbunden: der Spondylitis anterior.

2. Die *Spondylitis anterior sive marginalis:* Entzündliches Granulationsgewebe im Bereich der knöchernen Randleisten führt zum Abbau der Wirbelkörperkanten. Gleichzeitig stimuliert sie die Entstehung eines Syndes-

mophyten. Der zerstörte Knochen wird durch Bindegewebe und Knorpel ersetzt. Das Verschwinden der Wirbelkörperkanten trägt dazu bei, daß der Wirbelkörper im seitlichen Röntgenbild kastenförmig wird.

3. Die *Veränderungen an den Vorder- und Seitenwänden des Wirbelkörpers* stehen in enger Beziehung zur Spondylitis marginalis. Der Zerstörung folgt auch hier die Knochenneubildung. Sie füllt die Konkavität des Wirbelkörpers. Auch damit gewinnt er die für die Pelvispondylitis charakteristische Kastenform.

4. Die *Spondylodiszitis:* Vom Randleistenanulus des Faserringes aus kann sich das Granulationsgewebe zentralwärts ausbreiten. Die Bandscheibe wird nach ihrer Zerstörung durch narbiges Bindegewebe ersetzt. Anschließend dringt das Granulationsgewebe durch die Lamina cribrosa in den Wirbelkörper ein und verursacht tiefe kraterförmige Erosionen. Innerhalb der bindegewebig umgewandelten Bandscheibe bildet sich neuer Knorpel als Vorgänger neuen Knochens. Auf diese Weise kann die gesamte Zwischenwirbelscheibe in spongiösen Knochen umgewandelt werden. Pathognostisch sind auch diese Veränderungen nicht.

5. Die *Wirbelgelenke:* Die Kapselverknöcherung der Zwischenwirbel- und Rippenwirbelgelenke beginnt an den Kapselansatzstellen. Gelenkspalt und knorpelige Gelenkflächen bleiben bisweilen unter der knöchernen Schale der ehemaligen Gelenkkapsel noch lange erhalten. Später verschmelzen die Gelenkflächen durch neu gebildeten Knorpel, der schließlich, zusammen mit dem Gelenkknorpel, ebenfalls verknöchert. In welcher Weise bei diesen Vorgängen pannöses Gewebe eine Rolle spielt, ist unklar.

6. Die *Verknöcherung von Verstärkungsbändern:* Die Beteiligung der kurzen Fasern des Perirhachis an der Entstehung von Syndesmophyten wurde erwähnt. Gelegentlich sind auch lange Fasern mitbetroffen. So kommen Parasyndesmophyten zustande. Die Ligg. longitudinalia bleiben jedoch von der Ossifikation verschont; im Gegensatz zum Lig. flavum, und zu den Ligg. supra- et infraspinalia, die häufig verknöchern.

7. Die *Veränderungen der Kreuzdarmbeingelenke:* FRANÇOIS hat bisher als einziger Frühveränderungen histologisch untersuchen können. Die Befunde zeigen sowohl entzündliche Veränderungen der Tunica fibrosa wie der Tunica synovialis. In ihrem Gefolge kommt es zu einer ausgedehnten Osteoporose der Gelenkumgebung. Der Pannus geht von der Synovialis aus und zerstört den Gelenkknorpel und den subchondralen Knochen. Der Knorpel verkalkt. Bindegewebe, das später verknöchert, ersetzt den Gelenkknorpel. Die Veränderungen der Sakroiliakalgelenke entsprechen demnach denen der Wirbelgelenke. Auch die das Gelenk deckenden Verstärkungsbänder können verknöchern.

8. *Ossäre Ankylosen der Hüftgelenke und/oder der Schultergelenke* folgen dem gleichen Modus. Gewöhnlich werden die Gelenke durch entzündlichen Pannus zerstört. In Einzelfällen verknöchert vorwiegend die Kapsel.

9. *Periphere Ossifikationen:* Destruktionen mit Sklerose der angrenzenden Spongiosa sieht man oft an den periostfreien Ursprungs- und Ansatzstellen von Sehnen und Bändern, namentlich an der Unterfläche des Calcaneus oder an den Scham- und Sitzbeinen, am Darmbein und am großen Rollhügel sowie am Schulterblatt. Die Sehnenursprünge können verknöchern.

Im Endstadium übernehmen die ossifizierten Wirbelgelenke, Ligg. flava und Bandscheiben, die Stützfunktion, während die Wirbelkörper porosieren.

Das *Granulationsgewebe,* wo immer es sich befindet, besteht aus Lymphozyten, Plasmazellen und gelegentlichen Ansammlungen von mehrkernigen Riesenzellen (Osteoblasten) in einer gefäßreichen Matrix.

Klinik: Erste Krankheitszeichen sind gewöhnlich Rücken- oder Kreuzschmerzen (über den Kreuzdarmbeingelenken) mit Ausstrahlungen in das Gesäß und in die Oberschenkel. Charakteristisch sind *nächtliche Schmerzanfälle* nach mehrstündigem Schlaf und *morgendliche Wirbelsäulensteifigkeit.* Dazu kommen in den Brustkorb ausstrahlende Schmerzen beim Atmen, verbunden mit einem Gefühl der Brust-

enge, Schmerzen an den Sehnenursprüngen des Beckens, v. a. am Sitzbeinhöcker, an der Tuberositas tibiae und unter der Ferse. Auch eine *Iritis* kann Frühsymptom sein. 25% der Patienten erkranken im Verlaufe ihres Leidens irgendwann an einer Iritis oder Uveitis. Arthritische Prozesse können auch den weiteren Verlauf zeitweilig akut komplizieren. Andererseits setzen die Beschwerden manchmal monatelang aus, bis ein neuer Schub eintritt.

Funktionsprüfung: Neben der Bewegungsprüfung der Wirbelsäule darf die *Kontrolle der Atembreite* (Differenz des Thoraxumfanges bei maximaler Ein- und Ausatmung. Normalwert: 6–8 cm) nicht vergessen werden. Viele Kranke wissen gar nichts von einer Bewegungseinschränkung, denn bei frei beweglichen Hüftgelenken ist eine Rumpfbeuge vorwärts trotz versteifter Wirbelsäule bis fast zum rechten Winkel möglich.

In der Frühphase kann die Minderung der Wirbelsäulenbeweglichkeit recht gering sein oder sogar ganz fehlen. Zuweilen sieht man nur eine eingeschränkte Lateroflexion. Die Beweglichkeit in der Pfeilebene prüft man durch die *Schobersche Distanz.* Dazu markiert man am aufrecht stehenden Patienten 2 Dornfortsätze im Abstand von 30 cm in der Brust-, bzw. 10 cm in der Lendenwirbelsäule und mißt die Verlängerung der Strecke bei rechtwinkliger Rumpfbeuge. (Normalwerte: 30/32 cm im dorsalen und 10/14 cm im lumbalen Abschnitt.)

In späteren Stadien, wenn es zu einer stärkeren Versteifung der Wirbelsäule gekommen ist, fällt die Diagnose leicht. Das voll entwickelte Leiden mit der fixierten Totalkyphose und dem vogelartig vorgestrecken Kopf ist schon im Straßenbild nicht zu verkennen.

Im floriden Stadium ist die BSG meist beschleunigt, das C-reaktive Protein positiv. Eine normale BSG, namentlich in der Frühphase, schließt die Diagnose „Spondylitis ankylosans" jedoch nicht aus. Mit einem neuen Schub steigt die BSG wieder an. Hohe Werte sind selten. Der Nachweis von Rheumafaktoren spricht gegen eine ankylosierende Spondylitis und für einen chronischen Gelenkrheumatismus. In 70% der Fälle ist das Serumkupfer erhöht, nicht selten in Verbindung mit einer Vermehrung der Gam-

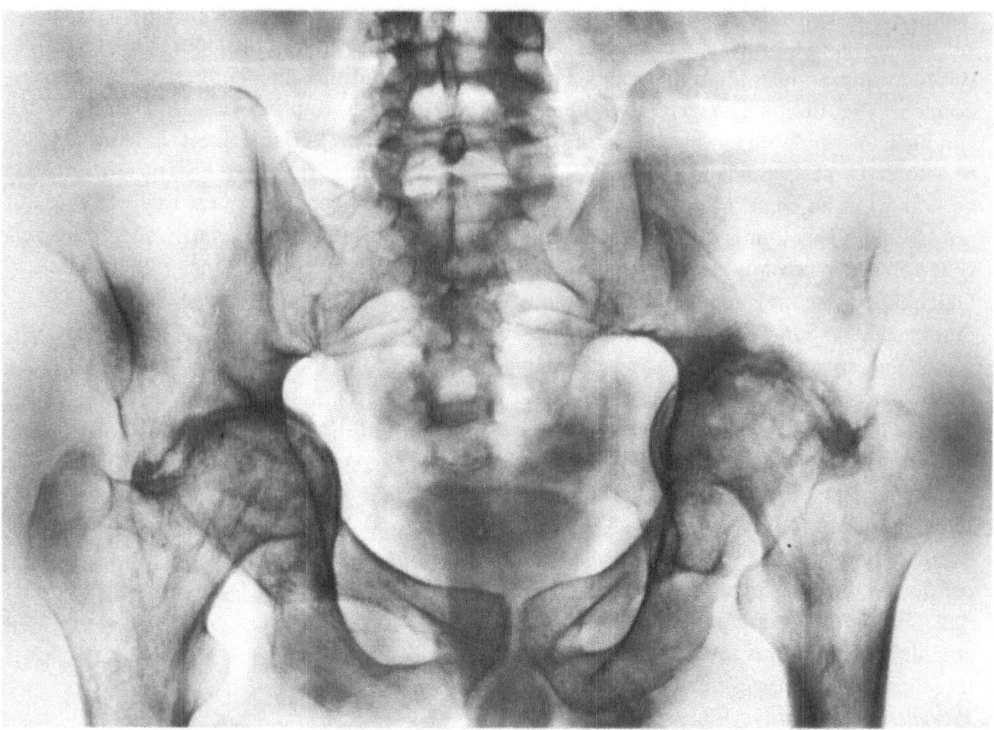

Abb. 35. R. Dieter, 40 Jahre. *Pelvispondylitis ankylosans mit Beteiligung beider Hüftgelenke.* Die Kreuzdarmbeingelenke sind bis auf geringe Reste verödet. *Sekundäre Protrusio acetabuli* beiderseits. Die Schenkelköpfe und -hälse sind bis zur Trochantergrenze in die nach oben gewanderten Pfannen eingesunken. Die in das kleine Becken hineinragenden Pfannenböden sind stark verdünnt. Die grobe Form der Schenkelköpfe ist erhalten. Oberflächliche Erosionen an Köpfen und Pfannen, Verdichtungen der angrenzenden Spongiosa. Die Gelenkspalten sind stark verengt, streckenweise nahezu aufgehoben

maglobuline. In dieser Gruppe ist die Beteiligung peripherer Gelenke am größten.

In jedem Falle sollte eine Untersuchung auf HLA-B 27 durchgeführt werden, bei anscheinend klarer Diagnose als Bestätigung, bei röntgenologisch unsicherem Befund als dringlicher Hinweis auf notwendige Kontrollen. Da das HLA-B 27 nur selten fehlt, kommt ein negatives Ergebnis bei röntgenologisch nicht eindeutigen Verhältnissen fast einem Ausschluß gleich.

Röntgenbefund: Die frühesten Veränderungen finden sich an den Iliosakralgelenken. Sie sind fast immer doppelseitig, wenn sie auch selten gleichzeitig auftreten. In etwa ¼ der Fälle folgt die 2. Seite innerhalb eines Jahres. Der Rest verteilt sich auf die beiden nächsten Jahre. Die Dreijahresgrenze wird selten überschritten.

Die Gelenke stellen sich am besten auf einer *Beckenübersichtsaufnahme* dar. Spezialaufnahmen bringen kaum zusätzliche Details, ausgenommen Tomogramme.

Anfangs sieht man nur einzelne flache Konturdefekte und unscharfe gelenknahe Strukturen, wenig später perlschnurartig aneinandergereihte Erosionen und noch später eine unregelmäßige Pseudoverbreiterung der Gelenkspalten (infolge Kalksalzverarmung oder Spongiosaresorption) mit Porose und fleckiger Sklerose der benachbarten Iliumspongiosa. Schließlich verengen sich die Gelenkspalten mehr und mehr. Die zuvor verwaschenen Konturen werden wieder deutlich, bis am Ende nur noch eine als dünne Linie gekennzeichnete Narbe übrigbleibt (Abb. 35). In der Hälfte der voll entwickelten Krankheitsbilder sind die Muskelursprünge, namentlich am Scham- und Sitzbein, stark be-

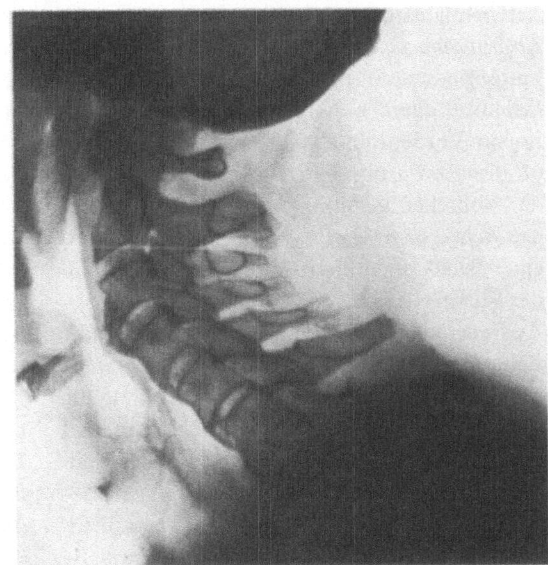

Abb. 36. R. Paul, 63 Jahre. *Pelvispondylitis ankylosans.* Halswirbelsäule (Endstadium): Die Wirbelkörper sind größtenteils durch ventrale Syndesmophyten überbrückt. Der Zwischenwirbelraum C_6/C_7 ist durch Diskusverknöcherung praktisch aufgehoben. Auch Atlas und Axis sind durch ligamentäre Verknöcherung miteinander verbunden. Die Spalten der Wirbelgelenke sind z. T. erhalten

tont. Im Extremfall entsteht auf diese Weise ein *„Stachelbecken"*. Die Symphysenknorpel sowie die knorpelige Fuge zwischen Manubrium und Corpus sterni verknöchern ebenfalls häufig.

Auf A.-p.-Aufnahmen der Lendenwirbelsäule kann man des öfteren frühzeitig knöcherne Ankylosen der Wirbelgelenke entdecken. Besser stellen sie sich auf Schrägaufnahmen dar. Randständige ossäre Überbrückungen der Zwischenwirbelräume *(Syndesmophyten)* (Abb. 36) sind mit den Veränderungen der Kreuzdarmbeingelenke ein *röntgenologisches Leitsymptom* der ankylosierenden Spondylitis. Syndesmophyten finden sich vorzugsweise zwischen D_{10} und L_2. Sie unterscheiden sich von den mehr seitwärts ausladenden Spondylophyten durch ihren kraniokaudalen Verlauf. Wo schon vorher spondylotische Exophyten bestanden, bilden sich diese mit zunehmender Versteifung zurück. Die glasartig durchsichtig wirkenden, trabekelarmen Wirbelkörper neigen zu spontanen Verformungen (ventrale Keilwirbel in der Brustwirbelsäule, bzw. bikonkave „Fischwirbel" in der Lendenwirbelsäule – funktionstüchtige Bandscheiben vorausgesetzt), während sich die unelastisch gewordenen Bandscheiben, dem Belastungsdruck entsprechend, im Bereich der Kyphose ventral erniedrigen, ehe sie verknöchern. Auf A.-p.-Aufnahmen treten nunmehr die zu Hauptträgern gewordenen

ossifizierten Zwischenwirbelgelenke und Ligg. supra- et infraspinalia besonders hervor.

Erosionen der knöchernen Randleisten der Wirbelkörper infolge einer *Spondylitis anterior* führen zu einer Begradigung der Vorderwand *(„Kastenwirbel")*, während totale Osteolysen der Wirbelkörperkanten ventral konvexe *„Tonnenwirbel"* entstehen lassen. Greift die Spondylitis anterior auf die Bandscheibe über, so verschmelzen die Vorderkanten der Wirbelkörper miteinander. Hauptlokalisation dieser Veränderungen ist die Lendenwirbelsäule. Ihre Häufigkeit beträgt nach DIHLMANN 7,6%.

Die *Spondylodiszitis* erscheint röntgenologisch als größere diskusnahe Knochenusur mit breiter sklerotischer Randzone. Bei stärkerer Beteiligung der Bandscheibe erniedrigt sich der Zwischenwirbelraum. DIHLMANN fand sie auf Übersichtsaufnahmen nur bei 2,7% der Fälle, auf seitlichen Tomogrammen dagegen in 18%.

Prognose: Das Leiden scheint auf jeder Stufe zur Ausheilung kommen zu können. Nur 10% gelangen in das Endstadium (vollständige Versteifung der Wirbelsäule, evtl. einschließlich der Kopfgelenke). Etwa 25% werden vorzeitig, durchschnittlich mit 45 Jahren) invalidisiert, meistens wegen Ankylosen beider Hüftgelenke. Die Lebenserwartung ist bei den meisten Kranken nicht vermindert.

Differentialdiagnose: *Infektiöse Prozesse der Kreuzdarmbeingelenke* (Osteomyelitis, Tuberkulose) beschränken sich in der Regel auf *ein* Gelenk. Außerdem steht bei ihnen die Destruktion im Vordergrund. Auch im Spätstadium der *cP*, der *Psoriasisarthritis*, bei gewissen Formen der Stillschen Krankheit und namentlich bei der *Reiterschen Krankheit* kommt es häufig zu einer Beteiligung (meist) beider Iliosakral- und der Wirbelgelenke.

Ausgedehnte Versteifungen der Wirbelsäule sieht man bei der *Spondylosis hyperostotica*. Mächtige Knochenspangen überbrücken die Zwischenwirbelräume. Es handelt sich vorwiegend um ältere Männer, von denen viele gleichzeitig einen Diabetes oder/und eine Hyperurikämie bzw. eine Gicht aufweisen. Wirbelsäulenversteifungen werden ferner bei der *Ochronose* und *Knochenfluorosis* beobachtet. Letztere findet sich vorwiegend bei Kryolitharbeitern. Typische Veränderungen sind: Verkalkungen und Verknöcherungen der vertebralen Bänder und Gelenkkapseln sowie Verdichtungen der Wirbelkörper und anderer Knochen.

Therapie: Siese S. 130.

g) Therapie der rheumatischen Krankheiten

α) Rheumatische Polyarthritis

Basistherapie: Man unterscheidet eine *Basis-* von einer *Zusatztherapie*. Als Basistherapeutikum wird überwiegend *Gold* verwandt. Von seiner Wirkung weiß man nur, daß es die Lysosomenmembran stabilisiert und die Aktivität der lysosomalen Enzyme hemmt. Auf die Immunreaktion hat es keinen Einfluß. Goldpräparate müssen über längere Zeit gegeben werden. Man erkennt ihre Wirkung daran, daß die Kranken allmählich weniger Schmerzmittel benötigen. Die Besserung kann nach Absetzen des Medikamentes 1–1½ Jahre anhalten. Goldkuren sind wiederholbar.

Nebenwirkungen: Albuminurie, Knochenmarkdepression, Magen- und Darmblutungen, Diarrhöen, ekzematöse Hautausschläge, die gelegentlich zu einer gefährlichen exfoliativen Dermatitis führen.

Wird Gold nicht vertragen, so kann man es durch *D-Penicillamin* ersetzen, das bei Langzeittherapie sowohl die Aktivität der Krankheit als auch die zirkulierenden Rheumafaktoren vermindert. Die ersten Erfolge werden nach einer *Latenzzeit von 8–16 Wochen* sichtbar. Der Wirkungsmechanismus ist unbekannt. Die Anwendung wird durch häufig vorkommende *Nebenwirkungen* (Geschmacksminderung, Anorexie, Nausea, Erbrechen, Knochenmarkdepression, Proteinurie-Nephrose) stark eingeschränkt.

Auch das *Chloroquin* gehört zu den Basistherapeutika. Es ist identisch mit dem Malariamittel Resochin. Sein Wirkungsmechanismus bei der cP ist unbekannt. Bei Tageshöchstdosen von 250 mg kann es meist jahrelang ohne ernsthafte Schäden (Retinopathie) gegeben werden. Nur bei der Psoriasisarthritis sind Chloroquin und seine Derivate verboten, weil es einen neuen Psoriasisschub auslösen kann.

Zusatztherapie

1. Salicylate: Voraussetzung für eine erfolgreiche Behandlung ist eine Serumkonzentration von mindestens 30 mg%.

Nebenwirkungen: Okkulte Magen-Darmblutungen, die sich nur durch Radioisotope nachweisen lassen. Dyspepsien sind durch Lackkapseln vermeidbar.

2. Phenylbutazon und seine Derivate: Sie kommen dann in Frage, wenn Salicylate entweder nicht vertragen werden oder keine hinreichende Wirkung zeigen.

Nebenwirkungen: Peptische Ulzera und Knochenmarkdepression.

3. Kortikosteroide: Werden heute fast nur noch im akuten Schub oder bei gefährlichen Komplikationen gegeben (Iritis).

Nebenwirkungen: Bei Langzeittherapie: Cushing-Syndrom. Im Kindesalter besteht die Gefahr einer Wachstumshemmung.
Prednison und Prednisolon verringern die Neigung zur Kochsalzretention. *Kristallsuspensionen* eignen sich zu intraartikulären Injektionen. Die Wirkung kann wochenlang anhalten. Bei länger dauernder Behandlung sind Gelenkknorpelschäden zu befürchten.

4. Zytostatika: Auch hier ist der Wirkungsmechanismus unbekannt. Man sollte nur solche Kranke mit Zytostatika behandeln, bei denen jede andere Therapie versagt hat. Nach Absetzen der Medikamente kommt es regelmäßig zum Rezidiv.

Nebenwirkungen: Siehe Kap. „Knochengeschwülste", S. 143.

Sonstige Möglichkeiten der konservativen Behandlung: cP-Kranke sollen nur so lange wie unbedingt nötig im Bett gehalten werden, z. B. während eines akuten Schubes. Nach Wiederabklingen der starken Beschwerden wird mit der aktiven *Übungstherapie* (isometrische und isotonische Übungen, Übungen im Bewegungsbad) begonnen, mit dem Ziel, die Gelenkbeweglichkeit zu erhalten oder zu verbessern und eine Muskelatrophie zu verhüten. Für die oberen Extremitäten empfiehlt sich zusätzlich die *Beschäftigungstherapie.* Auch die *Badetherapie* in Rheumabädern bringt – wenn auch nur vorübergehend – Besserungen, namentlich wenn sie mit Krankengymnastik kombiniert wird. Bei schweren Verläufen ist oftmals eine *berufliche Umschulung* unvermeidlich.

Beugekontrakturen werden nach Möglichkeit im *Umstellungs- oder Quengelgipsverband* korrigiert.

Operative Behandlung: Als besonders nützlich hat sich die *subtotale Frühsynovektomie* erwiesen. In manchen Fällen scheint sie über eine Besserung des Lokalbefundes hinaus den Gesamtverlauf günstig zu beeinflussen. Bei der Stillschen Krankheit, die ohnehin eine günstigere Prognose hat, sollte man allerdings zurückhaltend sein.

Die Synovektomie wird v. a. am Kniegelenk viel geübt, seltener am Ellbogengelenk und am oberen Sprunggelenk. Auch an der *Hand* spielt sie eine große Rolle, und zwar sowohl am Handgelenk als auch an den Metakarpophalangealgelenken, einschließlich des Daumens, und am Interphalangealgelenk des Daumens. Dazu gehören ferner Synovektomien bei Tenosynovitiden der Beuger und Strecker. Bei frühzeitiger Rehabilitation sind die Ergebnisse gut; die Zahl der Rezidive ist gering.

Anstelle der Synovektomie wird, namentlich am Kniegelenk, die *Synoviorthese* durch intraartikuläre Injektion von 5 mCi Yttrium-90 empfohlen. Vergleichsstudien ergaben jedoch, daß die operative der Strahlenbehandlung überlegen ist. Wegen des Strahlenrisikos sind Patienten unter 40 Jahren von einer Synoviorthese auszuschließen.

Das wichtigste Gelenk der Hand ist das Sattelgelenk des Daumens. Bei schweren Zerstörungen hat sich der Ersatz des Os multangulum majus durch eine Silikatprothese, evtl. in Verbindung mit Sehnenverpflanzungen bewährt. Die für die cP typische Ulnardeviation der Finger läßt sich durch eine *Arthroplastik* der Fingergrundgelenke mit Hilfe von elastischen Silikatendoprothesen beheben. Schwanenhals- und Knopflochdeformitäten erfordern eine Rekonstruktion des Streckapparates. Bei den Mittelgelenken der Finger ist bisher – wie beim Handgelenk – die *Arthrodese* dem plastischen Ersatz überlegen. Die Endgelenke erkranken in der Regel nur bei der Psoriasisarthritis. Stark destruiert schmerzhafte Gelenke werden versteift. Die durch den plastischen Ersatz der Metakarpophalangealgelenke erreichbare Beugung beträgt höchstens 40°.

Die *Regeneration der Synovialmembran* nach einer Synovektomie ist nach 7 Wochen abgeschlossen. Zu diesem Zeitpunkt haben sich Makrophagen und Fibroblasten in A- und B-Zellen umgewandelt, die die Mukopolysaccharide der Synovia produzieren, den Wasserhaushalt im Gelenk regulieren und für eine gleitfähige Gelenkflüssigkeit sorgen, die imstande ist, die Ernährung des Gelenkknorpels zu garantieren.

Die *operative Versorgung* arthritischer Gelenkzerstörungen, Kontrakturen, Subluxationen und Achsenfehlstellungen ist in den Kapiteln, die sich mit den Erkrankungen der verschiedenen anatomischen Regionen beschäftigen, nachzulesen.

β) Stillsche Krankheit

Die medikamentöse Behandlung ist die gleiche wie bei der cP bei entsprechend geringerer Dosierung. Auf die Gefahr von Wachstumsstörungen bei Langzeittherapie mit Kortikosteroiden wurde hingewiesen.

γ) Reitersche Krankheit

Die Behandlung entspricht der der cP. Salicylate sind allerdings weniger wirksam. Steroide sind nur bei Auftreten einer Iritis oder schweren Hautaffektionen angezeigt. Gegen die Konjunktivitis verordnet man 0,5%ige Chloramphenicol-Augentropfen. Die infektiöse Urethritis muß auch beim Partner mitbehandelt werden.

δ) Psoriasisarthritis

Die Therapie gleicht der der cP. Chloroquin ist, da es die Schuppenflechte begünstigt, verboten. Bei einer Arthritis mutilans sind Steroide meist nicht zu entbehren. Des öfteren benötigt man Zytostatika (Methotrexat).

ε) Pelvispondylitis ankylosans

Therapie: Ziel der Behandlung ist es, durch antiphlogistische Maßnahmen die Entzündung zu bekämpfen und durch Gymnastik die Beweglichkeit der Wirbelsäule zu erhalten.
Als beste *Medikamente* haben sich *Phenylbutazon- und Oxyphenbutazonpräparate* bewährt. Gegenindikationen sind: Magen- und Darmulzera sowie ein Diabetes. Suppositorien werden meist besser vertragen als Tabletten. Falls erforderlich, weicht man auf das *Indometacin* aus.

Kortikosteroide sind nur bei einer Iritis und im akuten Schub angezeigt.
Die *Röntgenbestrahlung* bleibt Patienten vorbehalten, die entweder auf die genannten Medikamente nicht reagieren oder sie nicht vertragen.
Aktive Übungen (Klappsches Kriechen, Atemübungen, Hockergymnastik usw.) sind in ihrer Bedeutung bei der ankylosierenden Spondylitis kaum zu überschätzen. Sie werden bei der Krankengymnastin erlernt und vom Patienten täglich mehrmals durchgeführt. Auch Schwimmen, Tennis und andere Sportarten sind nützlich.
Um die Verknöcherungstendenz zu hemmen, kann man *Thorium X* (mit einer Halbwertszeit von 3,64 Tagen) injizieren. Da der Organismus nicht zwischen Kalzium und Thorium X zu unterscheiden vermag, wird das Radiumisotop in den Knochen eingebaut. Man gibt wöchentlich eine Injektion von 34,6 μCi, insgesamt 10 Injektionen. Als gesicherte Ergebnisse dieser Behandlung werden Schmerzlinderung und Verlangsamung des Verlaufs angegeben.
Bei schweren Totalkyphosen, die den Patienten verhindern, geradeaus zu sehen, sind in seltenen Fällen *Wirbelsäulenosteotomien* notwendig. Versteifungen der Hüftgelenke erfordern *Totalendoprothesen*. Da es sich in der Regel um jüngere Menschen handelt, wird man Prothesen aus Keramik oder Porometall verwenden, die ohne Zement auskommen.

Zusammenfassung

Chronische Polyarthritis: Das Wesen der Krankheit besteht in einer erblichen Überaktivität des Immunsystems.

Leitsymptome: Frauen erkranken 3mal so oft wie Männer. Beginn meist in der 4. Lebensdekade, mono- oder polyartikulär, vorzugsweise symmetrisch. Lokalisation: Fingergrund- und -mittelgelenke, später auch große Gelenke. Pathologisch-anatomisch: Arrosion des Knorpels und Knochens durch ein entzündliches unspezifisches Granulationsgewebe. Die Gelenkveränderungen führen zur Arthrose. Dazu kommen Sehnenscheiden- und Schleimbeutelentzündungen sowie charakteristisch gebaute Rheumaknötchen über Knochenvorsprüngen und periphere Neuropathien (durch Veränderungen der Vasa nervorum). Mitbeteiligung des Herzens klinisch selten; autoptisch oft Perikarditis. Positive Rheumafaktoren in 80%. In 10% unaufhaltsame Verschlechterung.

Therapie: Basistherapie: Gold oder D-Penicillamin. Zusatztherapie: Salicylate, Phenylbutazon oder Oxyphenbutazon, Chloroquin. Kortikoide lediglich im akuten Schub. Immunsuppressiva nur bei Kranken, bei denen jede andere Behandlung versagt. Krankengymnastik, Beschäftigungstherapie. Operationen: Synovektomie oder Synoviorthese,
Umstellungsosteotomien (O- und X-Beine), plastischer Gelenkersatz (Metakarpophalangealgelenke, Hüft-, Knie-, evtl. Ellbogen-, Schulter- und oberes Sprunggelenk).

Stillsche Krankheit:

Sie ist die cP beim Kind. Beginn: meistens als Monarthritis (Kniegelenk). Rheumafaktoren gelegentlich bei älteren Kindern. Im akuten Stadium oft Lymphknotenschwellungen, Exantheme, Leuko- und Thrombozytose. Eine Iridozyklitis bedeutet schweren Verlauf. Die Prognose ist i. allg. viel günstiger als bei der cP.

Therapie: Wie bei der cP. Steroide können das Wachstum beeinträchtigen.

Reitersche Krankheit:

Seronegative Polyarthritis mit Urethritis und Konjunktivitis oder Iridozyclitis (nicht obligat).

Leitsymptome: Männer zwischen 20 und 40 Jahren. Beginn mit einer milden, unspezifischen, durch den Geschlechtsverkehr übertragenen Urethritis. Lokàlisation der Gelenkveränderungen: Gelenke der unteren Extremitäten, ferner: die Kreuzdarmbeingelenke
(bis zu 50%) und die Gelenke der Wirbelsäule. Im Gelenkpunktat oft pathognostische
Pekin-Zellen (Leukozyten mit Einschlüssen). Nachweis von HLA-B 27 in etwa 75% der
Fälle. Entzündungen der Achillessehne und Plantarfaszie. Periostitische Reaktionen am
Tuber calcanei und an der Fersenunterfläche (entzündlicher Kalkaneussporn). Rezidive
in 15%.

Therapie: Wie bei der cP. Die infektiöse Urethritis muß beim Partner mitbehandelt werden.

Psoriasisarthritis:

Seronegative Arthritis bei Psoriasis. Die Gelenkveränderungen können der Schuppenflechte (um Jahre) vorausgehen oder folgen.

Leitsymptome: Betroffen sind vorwiegend die Endgelenke von Fingern und Zehen, die
Kreuzdarmbein- und Wirbelgelenke. Gelegentlich Zerstörung von Phalangenenden (Arthritis mutilans). Ausgedehnte Verkalkungen und Verknöcherungen der Perirhachis.
Anders als die Syndesmophyten der Pelvispondylitis ankylosans haben diese keinen unmittelbaren Kontakt zu den Wirbelkörpern.

Therapie: Wie bei der cP. Chloroquin ist wegen Verschlimmerung der Psoriasis verboten.
Bei Arthritis mutilans: Steroide, evtl. Zytostatika.

Rheumatoide:

Abakterielle partialallergische Erkrankung mit Arthralgien oder flüchtigen Arthritiden. Häufigste Ursache: Infektionskrankheiten, begleitend oder nachfolgend. Spricht auf Salicylate nicht an. Spontanheilung ohne Gelenkschaden nach 4–6 Wochen.

Pelvispondylitis ankylosans:

Erbliche seronegative rheumatische Krankheit. Nur 10% sind Frauen. In 95% der Fälle läßt sich im Serum das HLA-B27 (human leucocyte alloantigen) nachweisen. Dadurch wird die Diagnose auch bei unklarem Befund möglich. Pathologisch-anatomisch: Chronisch produktive Entzündung mit Knochendestruktionen, der eine reaktive Verknöcherung der Wirbel- und Kreuzdarmbeingelenke sowie der Ligg. flava, supra- und infraspinalia folgt. Als schwere Komplikation: Verknöcherung beider Hüft- oder (seltener) Schultergelenke. Beginn oft mit therapieresistenten Entzündungen der mittleren Gelenke.

Leitsymptome: Frühzeitige bilaterale Sakroileitis, die röntgenologisch als Pseudoverbreiterung beginnt und als Knochennarbe endet. Syndesmophyten (kranio-kaudalwärts den Zwischenwirbelraum überbrückend).

Therapie: Wie bei der cP. Besonders wirksam: Phenylbutazon und Oxyphenbutazon. Bei Unverträglichkeit: Indometacin. Wichtig: Übungsbehandlung, um die Versteifung der Wirbelsäule aufzuhalten. Nach dem 25. Lebensjahr evtl. Thorium X oder 4-Felder-Röntgenbestrahlung. Keramikendoprothesen bei drohender Versteifung der Hüftgelenke.

7. Kristallopathien

Definition: Zu den Kristallopathien gehören die primäre und sekundäre Uratgicht und die Pyrophosphatgicht (Pseudogicht). Die primäre Gicht entsteht durch eine erbliche verminderte Aktivität verschiedener Enzyme. Dadurch kommt es entweder zu einer Überproduktion von Uraten oder zur verringerten Ausscheidung von Harnsäure. Bei der sekundären Gicht besteht eine quantitative Störung des Purinstoffwechsels. In beiden Fällen werden die Urate in verschiedene, insbesondere periartikuläre Bindegewebe abgelagert. Daraus erklärt sich die Symptomatik.

Die Pyrophosphatgicht ist wahrscheinlich, wie die echte Gicht, eine erbliche Stoffwechselstörung. Trotz normalem Serumspiegel kommt es zur Ausfällung von Kalksalzen der Pyrophosphorsäure in Kristallform im hyalinen und Faserknorpel. Die Symptome ähneln denen der Uratgicht.

a) Uratgicht (Arthritis urica)

Ätiologie und Pathogenese: Man unterscheidet eine *primäre Gicht* von einer *sekundären*. Die primäre Gicht ist eine angeborene *erbliche Stoffwechselstörung*. Die Harnsäurekonzentration im Serum wird offenbar von vielen Genen kontrolliert, von denen gelegentlich eines dominiert. Mindestens ¼ der asymptomatischen Blutsverwandten eines Gichtkranken hat eine *Hyperurikämie*. In manchen Familien finden sich über mehrere Generationen nebeneinander: Gicht, Diabetes, Hypertension und Angina pectoris. Frauen erkranken erst nach der Menopause, doch wesentlich seltener (5–10%) als Männer. Eine Manifestation vor dem 30. Lebensjahr ist ungewöhnlich. Der Gipfel der Verteilungskurve liegt in der Nähe des 55. Lebensjahres.

Die Harnsäure ist ein Abbauprodukt der Purinkörper. Diese stammen entweder aus körpereigener Produktion oder aus der Nahrung. Sie werden hauptsächlich durch die Niere ausgeschieden. Bei den meisten Gichtkranken ist sowohl die de-novo-Produktion von Harnsäure erhöht als auch die renale Urat-Clearance vermindert.

Die *sekundäre Gicht* beruht teils auf einem vermehrten Purin-turn-over (Leukämien, Malignome), teils auf einer verminderten Harnsäureausscheidung (primäre Nierenkrankheiten, Hyperparathyreoidismus).
Harnsäurekristalle führen in den Gelenken zum *akuten Gichtanfall* und durch Ablagerung im Gelenkknorpel zur *chronischen Gichtarthropathie. Gichttophi*, d. h. Depots von Harnsäurekristallen in bradytrophen Geweben (Ohrknorpel, Bursa olecrani, Umgebung von Sehnen) sind immer *Zeichen einer schweren Erkrankung.*

Klinik: Man unterscheidet 4 Stadien:
1. *die symptomlose Hyperurikämie,*
2. *den akuten Gichtanfall,*
3. *interkritische Phasen,*
4. *die chronische Gicht.*
Die symptomlose *Hyperurikämie* kann dem ersten akuten Gichtanfall um Jahre oder sogar Jahrzehnte vorausgehen. Erst bei Werten über 7 mg% bei Männern und 6 mg% bei Frauen darf man von einer Hyperurikämie sprechen.
Der *akute Gichtanfall*, die Uratsynovitis, ist die Antwort der Tunica synovialis auf das Erscheinen von Uratkristallen in der Gelenkflüssigkeit. Die Kristalle werden von Leukozyten phagozytiert. Diese sterben daraufhin ab, zerfallen und setzen außer den Uratkristallen die in ihren Lysosomen gespeicherten Enzyme frei. Unter ihnen befinden sich *Kinine*, die den Entzündungsprozeß einleiten. Kinine sind leukotaktisch, erweitern die kleinen Gefäße, erhöhen die Durchlässigkeit der Kapillarmembran und erzeugen starke Schmerzen. Die freigesetzen Kristalle werden sofort wieder von anderen Leukozyten aufgenommen.

Der Anfall erfolgt meistens nachts. Er wird oft ausgelöst durch besonders fettreiche Mahlzeiten, Alkoholexzesse, Infekte, parenterale Insulingaben, Traumen und körperliche Anstrengungen.
Zwischen den einzelnen Anfällen liegen kürzere oder längere symptomlose Intervalle *(interkritische Phasen)*.
Die *chronische Gicht* ist gekennzeichnet durch polyartikuläre Entzündungen mit Übergang in eine deformierende Arthrose *(Arthrosis urica)* und durch *Tophi*, die gewöhnlich erst nach einer 10- bis 20 jährigen Krankheitsdauer auftreten.
Die Diagnose „Gicht" ist nach einer Entschließung der Weltgesundheitsorganisation gegeben, wenn von folgenden 4 Kriterien mindestens 2 vorhanden sind:

1. *Typischer Gelenkschmerz,*
2. *Hyperurikämie,*
3. *Tophi,*
4. *Nachweis von Harnsäurekristallen in der Gelenkflüssigkeit oder im Gewebe.*

Bevorzugt sind die kleinen Gelenke des Fußes, seltener der Hand, v. a. das *Großzehengrundgelenk*. Von den großen Gelenken steht das *Kniegelenk* an erster Stelle. Der Anfall beginnt mit heftigsten Schmerzen und den klassischen Entzündungszeichen. Fieber, Herzklopfen und Störungen des Allgemeinbefindens können den Anfall begleiten. Die BSG ist erhöht. Leukozytose. Die Anfälle dauern ohne Behandlung einige Tage bis zu mehreren Wochen.
Um die Diagnose zu sichern, ist, wenn sich keine Harnsäurekristalle nachweisen lassen, eine *quantitative (enzymatische) Harnsäurebestimmung* erforderlich. Früher wurde meist der Colchicintest verwandt (Besserung durch Colchicinmedikation).

Röntgenbefund: Da Harnsäurekristalle Röntgenstrahlen in gleicher Weise absorbieren wie Weichgewebe, bleiben sie im Röntgenbild unsichtbar. Die *Arthrosis urica* unterscheidet sich nicht von anderen Formen der Arthrose. *Knochenmarktophi* (Abb. 37) bilden rundliche, scharf begrenzte osteolytische Defekte in den Gelenkenden. Die verdünnte Kortikalis bricht schließlich ein, und es kommt zu Deviationen und Subluxationen der Phalangen, zu Bewe-

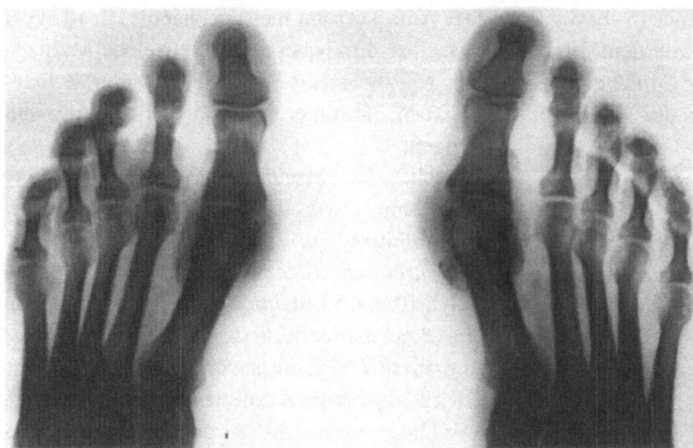

Abb. 37. G. Axel, 38 Jahre. *Gichttophi* in den Mittelfußköpfchen. Sesembeinen und Grundphalangen beider Großzehen. Die Großzehengrundgelenke sind beiderseits teilweise zerstört und arthrotisch verändert. Die Marktophi finden sich als polytope, kortikale oder zentrale lochartige Defekte in den Epiphysen von Zehen und Fingern, selten – wie hier – in der Metadiaphyse (des rechten Großzehengrundgliedes)

gungseinschränkungen und Ankylosen. Durchbrechende Tophi verursachen Fisteleiterungen und Geschwüre.

Differentialdiagnose: In früherer Zeit dürften Verwechslungen mit einer *Pyrophosphatgicht* (s. S. 135) recht häufig gewesen sein. Heute läßt sich letztere durch den Nachweis von Pyrophosphatkristallen in der Gelenkflüssigkeit leicht von der Uratgicht unterscheiden. Dazu benötigt man lediglich ein Polarisationsmikroskop. – Der akute Gichtanfall kann als *Gelenkrheumatismus, Infektarthritis* oder *Gonokokkenarthritis* verkannt werden.

Prognose: Bei chronischer Gicht besteht die Gefahr einer *Gichtnephropathie.* Sie entsteht durch Ablagerung von Harnsäurekristallen im Nierenparenchym. Sie hat zwar einen langsamen Verlauf und ist therapeutisch gut zu beeinflussen, stellt aber dennoch die häufigste Todesursache dar. In etwa 20% der Fälle kommt es zu einer *Urat-Urolithiasis.* Viele Gichtkranke sterben auch an maligner Hypertension, Herzinfarkt oder apoplektischen Insulten infolge ihrer Neigung zu frühzeitiger Atherosklerose. In dieser Hinsicht zeigen sie viel Ähnlichkeit mit Diabetikern. Bei beiden Krankheiten findet sich gehäuft eine *Spondylosis hyperostotica.*

Therapie: Die asymptomatische Gicht bleibt unbehandelt. Im akuten Gichtanfall sind Phenylbutazon (600 mg tgl.) und Indometacin (150 mg tgl.) wirkungsvoller als Colchicin. Einen Soforteffekt erzielt man durch intraartikuläre Injektion einer Kortikoidkristallsuspension.

Um den Harnsäurespiegel im Serum zu senken stehen uns heute 2 Möglichkeiten zur Verfügung: 1. durch *Urikosurika* (Benzbromaron), die die Reabsorption der Harnsäure in den Tubuli der Niere hemmen, 2. durch den Xantinoxidasehemmer *Allopurinol* (300 mg tgl.). Bei beiden Medikamenten können in den ersten 6 Wochen noch Gichtanfälle auftreten. Sie lassen sich durch Colchicin (0,5–1,5 mg tgl.) verhindern. Zusätzlich kann man Phenylbutazon oder Indometacin verordnen. Der Gefahr einer Nierensteinbildung, infolge der vermehrten Harnsäureausscheidung, begegnet man durch verstärkte Flüssigkeitszufuhr (2 l tgl.) und durch Alkalisierung des Harns mit Natriumbicarbonat oder alkalischem Mineralwasser.

Alluporinol ist den Urikosurika in mancher Hinsicht überlegen. Es verringert die Neuproduktion von Harnsäure, mindert die Gefahr einer Konkrementbildung und ist – im Gegensatz zu den Urikosurika – auch noch wirksam, wenn bereits ein Nierenschaden vorliegt. Man wird daher in der Regel Allopurinol verordnen und nur bei ungenügender Wirkung zu Urikosurika greifen. Auch beim Allopurinol sollte die tägliche Flüssigkeitszufuhr mindestens 2 l betragen und zur Hälfte aus alkalischem Mineralwasser bestehen.

Unter Allopurinol ist die *operative Entfernung von Tophi* heute gefahrlos. Langwierige Fisteleiterungen und Rezidive kommen kaum noch vor.

b) Pyrophosphatgicht (Pseudogicht)

Ätiologie und Pathogenese: Die Pyrophosphatgicht ist wie die Uratgicht eine *erbliche polygene Stoffwechselstörung*, deren Bedeutung hinter der echten Gicht kaum zurücksteht. Die Pyrophosphate stammen aus dem Intermediärstoffwechsel. Da es bei der Pyrophosphatkrankheit, ähnlich wie bei der Ochronose, trotz normalem Serumspiegel zu einer Ausfällung von Kalksalzen der Pyrophosphorsäure (in Kristallform) kommt, muß man folgern, daß der hyaline und Faserknorpel dieser Menschen eine besondere Affinität zu Pyrophosphaten besitzt, allerdings erst von einem bestimmten Alter ab. Die meisten Kranken gehören einer mittleren oder höheren Altersgruppe an. Männer und Frauen erkranken gleich oft.

Trotz normaler Pyrophosphatkonzentration im Serum ist sie während eines Anfalls in der Gelenkflüssigkeit stark erhöht. Die Kristalle gelangen wie bei der Uratgicht in die Synovia und werden dort in gleicher Weise phagozytiert.

Klinik: Die Gelenkschmerzen sind im *akuten Anfall* meist geringer als bei der Gicht. Hauptlokalisation ist das *Kniegelenk*, wie überhaupt die großen Gelenke sehr viel häufiger befallen werden als bei der Uratgicht. Das Allgemeinbefinden ist zuweilen gestört (Fieber, Krankheitsgefühl), die BSG erhöht. Oft besteht eine Leukozytose. Wie bei der echten Gicht klingen die Beschwerden nach einiger Zeit auch ohne Behandlung wieder ab. Die Attacken können sich jedoch wiederholen. Nicht selten sind mehrere Gelenke gleichzeitig betroffen.

Der chronischen Pyrophosphatsynovitis folgt – in Abhängigkeit von der Stärke der Knorpelimprägnierung – die *Pyrophosphatarthrose*, denn die eingelagerten Salze verändern die physikalischen Eigenschaften des Knorpels.

Der Nachweis der Pyrophosphatkristalle erfolgt aus der Gelenkflüssigkeit mit Hilfe des Polarisationsmikroskops oder durch Röntgendiffraktion. Die Kristalle sind kleiner und stumpfer als Uratkristalle.

Eine *sekundäre Pyrophosphatarthropathie* kommt als Begleiterkrankung beim Hyperparathyreoidismus, bei der Hämochromatose sowie bei der Ochronose und echten Gicht vor.

Röntgenbefund: Die häufigsten Ablagerungsstellen für Kalziumdihydropyrophosphate sind: das Kniegelenk (Menisken und Gelenkknorpel), der äußere Rand der Hüftgelenkspfanne und die Symphyse. Im Gelenkknorpel sieht man mitunter einen feinen getüpfelten Streifen, der parallel zur Kortikalis verläuft.

Prognose: Die Krankheit kann zu einer Arthrose verschiedener großer Gelenke führen.

Differentialdiagnose: Verwechslungen sind möglich: mit einer *echten Gicht* und einer subakuten *rheumatischen Polyarthritis*.

Therapie: Sie ist im akuten Anfall die gleiche wie bei der Uratgicht. Im chronischen Stadium helfen Phenylbutazon und Indometacin. Für die Behandlung der Gichtarthropathien gelten dieselben Maßnahmen wie bei anderen Arthrosen (s. Kap. „Arthrosis deformans").

Zusammenfassung

Mit der Bezeichnung „Kristallopathien" wird die Uratgicht und die Pyrophosphatgicht zusammengefaßt. Beides sind erbliche Stoffwechselstörungen.

Bei der **Uratgicht** unterscheidet man 4 Stadien: die symptomlose Hyperurikämie, den akuten Gichtanfall, interkritische Phasen und die chronische Gicht. Erst bei Werten über 7 mg% bei Männern und 6 mg% bei Frauen darf man von einer Hyperurikämie sprechen. Der akute Gichtanfall ist außerordentlich schmerzhaft. Betroffen ist in erster Linie das Großzehengrundgelenk (Podagra), von den großen Gelenken das Knie. Tophi,

Harnsäureniederschläge in bradytrophen Geweben, erfolgen erst in der Spätphase und sind prognostisch ungünstig. Knochenmarktophi bilden rundliche, scharf begrenzte Defekte in den Gelenkenden. Durch Ablagerung im Knorpel entsteht die chronische Gichtarthropathie.

Therapie: Die asymptomatische Gicht bleibt unbehandelt. Im akuten Gichtanfall kann man Kristallsuspensionen von Kortikoiden intraartikulär injizieren. Auch Phenylbutazon oder Indometacin (per os) sind geeignet. Zur Dauermedikation eignet sich am besten Allopurinol. Urikosurika verordnet man nur, wenn Allopurinol nicht vertragen wird oder nicht genügt.
Der akute Anfall ist bei der *Pyrophosphatgicht* meist weniger schmerzhaft. Vorzugslokalisation ist das Kniegelenk. Durch Knorpelimprägnierung kann eine Pyrophosphatarthrose entstehen. Niederschläge von Kalziumdihydropyrophosphat im Gelenkknorpel oder in den Muskeln sind evtl. im Röntgenbild sichtbar. Der chronischen Pyrophosphatarthritis folgt häufig eine Arthrose.

Therapie: Sie ist im akuten Anfall die gleiche wie bei der echten Gicht. Chronische Arthritiden werden mit Phenylbutazon und Indometacin behandelt.

XIII. Tumoren der Knochen und Gleitgewebe

Bemerkungen zur Entstehung von Malignomen: Nicht nur Laien nennen, wenn sie nach der Entstehung bösartiger Geschwülste gefragt werden, in erster Linie die Bedingungen der heutigen Arbeitswelt. In diesem Zusammenhang spricht man auch von einer Zunahme der Krebshäufigkeit. In ihrem 1981 vorgelegten Gutachten für den amerikanischen Kongreß kommen DOLL und PETO jedoch zu dem Schluß, daß unter Berücksichtigung der höheren Lebenserwartung, abgesehen vom Raucherkrebs der Lunge (etwa 30% aller Krebstodesfälle), die Krebshäufigkeit in den letzten Jahrzehnten gleich geblieben ist. Industrielle Schadstoffe sind nach ihren Ermittlungen nur in etwa 4% beteiligt. Die von DOLL und PETO angegebenen Zahlen beruhen vorwiegend auf vergleichenden Untersuchungen der Krebshäufigkeit einzelner Länder, Zivilisationen und ethnischer Gruppen. Das Vorkommen mancher Karzinome schwankt in verschiedenen Ländern in Abhängigkeit von der Lebensweise um das 10- bis 30fache. Besonders deutlich wird dies bei ethnischen Gruppen, die auswanderten. Die in der Heimat häufigeren Tumoren werden seltener, während für das Gastland charakteristische Geschwülste zunehmen.

Typische Beispiele für *Malignome durch industrielle Schadstoffe* sind: der Lungenkrebs der Asbestarbeiter, der Schneeberger-Lungenkrebs in den Kobaltwerken des Erzgebirges, der Lungenkrebs in den Uran- und Radiumbergwerken in Joachimsthal, bei Arbeitern, die mit Chrom und Arsen umgehen und das schon von HOFF 1775 festgestellte häufigere Vorkommen des in der Durchschnittsbevölkerung seltenen Skrotumkrebses bei Schornsteinfegern.

Äußere Ursachen sind auch eindeutig bei Karzinomen zu erkennen, die im Anschluß an chronische Magen- und Darmulzera auftreten, ferner bei lange bestehenden Fisteln eitriger oder tuberkulöser Osteomyelitiden, oder bei den vorwiegend in Afrika vorkommenden Lymphdrüsenkrebsen nach Infektion mit dem Epstein-Barr-Virus. Auch die Herpes- und Hepatitis-B-Viren können Malignome verursachen. Beispiele für die *Mitwirkung genetischer Faktoren* sind die erbliche Polyposis intestinalis I (Polyposis coli) und III (das Gardner-Syndrom), bei denen über die Hälfte der Betroffenen an Adenokarzinomen erkranken. In der Literatur gibt es dafür die Bezeichnung „Krebsfamilien“. Gehäufte sarkomatöse Entartungen werden bei der erblichen Enchondromatose ohne oder mit Morquio- oder Mafucci-Syndromen beobachtet. Schließlich sind die in der modernen Therapie bösartiger Geschwülste unentbehrlichen *Zytostatika* selbst oft krebserregende Substanzen.

Zu Beginn der Röntgenära waren Hautkrebse bei Röntgenologen keine Seltenheiten. 1929 beschrieb MARTLAND Osteosarkome bei Zifferblattmalern in der Uhrenindustrie. Viele dieser Arbeiter hatten die Angewohnheit, den Pinsel, mit dem sie die Farben auftrugen, mit den Lippen zu spitzen. Damit nahmen sie das in der Farbe enthaltene Radium 226 auf. Ferner kam es nach der Behandlung rheumatischer Affektionen mit Mesothorium sowie nach i.v.-Injektionen des Kontrastmittels Thorotrast zu Osteosarkomen. Über Skelettsarkome nach *überdosierter Röntgenbestrahlung* liegen zahlreiche Berichte vor. Meistens waren es Osteo- oder Fibrosarkome. Die Latenzzeit betrug etwa 12 Jahre (mit großen Schwankungen). Die niedrigste Dosis lag bei Erwachsenen um 3000 r. Auffallend ist die Häufigkeit von Sarkomen nach der Bestrahlung von Riesenzellgeschwülsten. Solche strahleninduzierten Sarkome haben eine besonders schlechte Prognose.

Man teilt die Knochentumoren in *gut- und bösartige* sowie in *primäre* und *sekundäre* Geschwülste ein. Zu letzteren gehören Tumoren, die sich auf der Basis einer Knochenkrankheit, z.B. eines M. Paget, entwickeln. Die Zahl der primären Knochensarkome beträgt nicht einmal ganz 1% aller bösartigen Geschwülste. Bei Kindern und Jugendlichen sind sie jedoch die häufigsten malignen Tumoren. Einige zunächst gutartige Neubildungen, z.B. Enchondrome und Knochenkrankheiten, können maligne entarten.

Bei der geringen Kenntnis, die wir von der Entstehung primär gutartiger Knochentumoren besitzen, ist es nicht verwunderlich, wenn die Ansichten der Autoren darüber auseinandergehen, ob es sich um echte Geschwülste oder um Hamartome, also um Gewebsmißbildungen, handelt. Es ist in erster Linie eine Frage der Definition.

Malignome entstehen durch eine *irreversible Zellmutation*. Diese neue Zelle wird zur Mutterzelle aller von ihr stammenden Karzinom- oder Sarkomzellen.

In der Praxis ist die Unterscheidung zwischen gut- und bösartigen Knochentumoren gelegentlich sehr schwierig, wenn nicht alle vorhandenen Kriterien herangezogen werden. Histologisch harmlos aussehende Geschwülste können metastasieren. Auf der anderen Seite gibt es zell- und chromatinreiche, pleomorphzellige Tumoren, wie manche Chondroblastome oder chondromyxoiden Fibrome, die gutartig bleiben, obwohl sie Malignitätszeichen aufweisen. Solitäre Myelome liegen oft jahrelang in einem Knochen, bevor sie streuen – oder sich spontan zurückbilden. Es gilt demnach, immer das *Gesamtverhalten eines Tumors* im Auge zu behalten. Wenn auch meist die Histologie den Ausschlag gibt, so ist der klinisch-röntgenologische Verlauf nicht minder wichtig. Für den Pathologen sind diese Befunde unentbehrlich.

Die mit weitem Abstand häufigsten Knochengeschwülste sind Absiedlungen von Organkrebsen. Knochensarkome metastasieren nur selten in andere Knochen; ihre Vorzugslokalisation ist die Lunge.

A) Karzinommetastasen im Knochen

Bei Autopsien werden wesentlich mehr Krebsabsiedlungen im Skelett gefunden als während des Lebens bekannt waren. JAFFÉ schätzt die *Häufigkeit von Knochenmetastasen* auf mindestens 75%. Das sind jedoch Angaben eines Pathologen. Die von Klinikern mitgeteilten Zahlen liegen um 20% darunter. Nicht selten wird eine Tochtergeschwulst im Skelett eher entdeckt als der Primärtumor.

In Tierversuchen hat man in durch Virusinfektion transformierten Zellen (Krebszellen) bisher 17 Onkogene identifizieren können. Das Normalverhalten bei der Zellteilung wird durch zahlreiche Kontrollmechanismen gewährleistet. Zu den Schutzsubstanzen gehören offenbar auch Vitamine, namentlich das Vitamin A, während andere Substanzen, die in unserer Nahrung enthalten sind, den Schutz verringern. Zwischen Zelltransformation und klinischer Manifestation eines Malignoms liegen 10–20 Jahre.

Metastasen eines Mammakarzinoms „schlafen" nach der Radikaloperation des Primärtumors u. U. 15 Jahre und länger, ehe sie „aufwachen". Außerdem ist bekannt, daß Patienten, die schon einmal an Krebs erkrankten, stärker krebsgefährdet sind als die Durchschnittsbevölkerung (unter Berücksichtigung von Alter und Geschlecht). Besonders deutlich wird der *Einfluß des Immunsystems* bei Probanden mit Organtransplantationen (Niere, Herz), die, um das Abstoßungsrisiko zu mindern, mit Immunsuppressiva behandelt wurden. Von 143 Patienten, die an der Stanford-Universität (USA) eine Herztransplantation erhielten, erkrankten 10 an Krebs (3 Karzinome, 7 Leukämien). Ihre Krebshäufigkeit ist damit 10 mal so hoch wie die einer altersmäßig vergleichbaren Gruppe. Die Beobachtung, daß selbst fortgeschrittene Krebserkrankungen in Ausnahmefällen einer *Selbstheilung* fähig sind, dürfte ebenfalls mit dem Immunsystem zusammenhängen. Es liegen weit über 100 Berichte vor, die vielleicht nicht alle hieb- und stichfest sind.

Pathogenese: Bei den meisten soliden Tumoren bestehen schon zur Zeit ihrer Entdeckung mit unseren derzeitigen diagnostischen Mitteln nicht erfaßbare *Mikrometastasen*, gleichgültig ob die Geschwulstzellen durch das Blut- oder Lymphgefäßsystem verschleppt wurden. Die Dissemination erfolgt, sobald der Tumor ein eigenes Gefäßnetz aufgebaut hat. Bereits in den 50 er Jahren fand man beim Menschen im Blut zirkulierende Geschwulstzellen. Während der Operation kolorektaler Karzinome waren bei 50% der Patienten Krebszellen im Blut nachweisbar. Trotzdem blieben 60% dieser Kranken frei von Rezidiven und Absiedlungen. Beim B_{16}-Melanom der Maus kam auf etwa je 1 000 injizierte Zellen eine Metastase. *Voraussetzung für die Entstehung von Tochtergeschwülsten* ist: 1. die Fixierung von Malignomzellen an der Kapillarwand, 2. die Bildung eines schützenden Netzes aus Thrombozyten und Fibrin, 3. die Auswanderung der malignen Zelle in das umgebende Gewebe, und 4. das offenbar vom Immunsystem abhängige Angehen der Metastasen.

Mit Ausnahme der primären Tumoren des Zentralnervensystems können alle Malignome in den Knochen metastasieren, doch geschieht dies mit unterschiedlicher Häufigkeit. An der

Spitze stehen *Mamma- und Prostatakarzinome mit über 50% Knochenabsiedlungen.* Mit größerem Abstand folgen Krebse von Schilddrüse, Nieren und Lunge. Metastatische Geschwülste bei Kindern sind vorwiegend Neuroblastome (Sympathikoblastom). Der Primärtumor sitzt hauptsächlich im Nebennierenmark. Während die Tochtergeschwülste des Mammakarzinoms Brustwirbelsäule, Sternum, Rippen und Schlüsselbeine bevorzugen, haben Prostatakarzinommetastasen eine Vorliebe für Lendenwirbelsäule, Kreuzbein und Becken. Mit dem Venenblut verschleppte Krebszellen erreichen jeden Knochen. Bei den meisten Karzinomen überwiegen Metastasen in platte Knochen. Ob die Vorliebe für die Wirbelsäule beim Mamma- und Prostatakarzinom auf eine Metastasierung auf dem Lymphweg hinweist, ist nicht sicher. Eine andere Möglichkeit wäre das von BATSON entdeckte Vertebralvenensystem, das das Achsenskelett von der Schädelbasis bis zum Sakrum überzieht. Da die Gefäße klappenlos sind, fließt in ihnen das Blut sehr langsam. Es kann sogar seine Richtung wechseln. Zahlreiche Äste verbinden das System mit den Vv. azygos und cavae.

Klinik: Bis zum 25. Lebensjahr dominieren Sarkome, die jedoch mit Ausnahme des Ewing-Sarkoms nur selten zu Knochenmetastasen führen. Zwischen dem 25. und 40. Lebensjahr überschneiden sich die Häufigkeitskurven von Sarkomen und Karzinomen. Vom 40. Lebensjahr an dominieren Karzinomabsiedlungen im Knochen.

In vielen Fällen ist alle Mühe, den Primärtumor zu finden vergebens. Winzige Magen- und Bronchialkarzinome, die frühzeitig streuen, bleiben gelegentlich sogar bei der Sektion unerkannt.

Im Generalisationsstadium ist das Skelett oft übersät mit Knochenmetastasen, von denen jedoch nur die eine oder andere starke Schmerzen verursacht. Der Schmerz ist kein verläßliches Symptom. Nicht selten weist eine pathologische Fraktur als erstes Zeichen auf den blastomatösen Prozeß hin. Die Heilung wird durch die Anwesenheit von Tumorgewebe meist nicht gestört. Die Schmerzen haben häufig einen rheumatisch-ziehenden Charakter. In vielen Fällen ist der Knochen druckempfindlich. Schwellun-gen sind in der Initialphase nur bei oberflächlich liegenden Knochen zu erwarten. Nach dem Durchbruch der Tumormassen in die umgebenden Weichteile werden sie häufiger. Wirbelherde führen zu segmentären Neuralgien mit oder ohne neurologische Ausfälle. Mit einer Querschnittslähmung ist gewöhnlich erst im Endstadium zu rechnen.

Die BSG ist anfänglich nur leicht erhöht. Im Generalisationsstadium (Karzinose) finden sich wie beim multiplen Myelom höchste Werte. Eigentümlich für das Prostatakarzinom ist eine Vermehrung der *sauren Serumphosphatase,* sobald die Geschwulst die Kapsel durchbrochen und gestreut hat. Offenbar muß der Tumor erst eine gewisse Größe erreicht haben, ehe er genügende Mengen saurer Phosphatasen an das Blut abgibt. Die saure Phosphatase wird von den Geschwulstzellen gebildet. Durch Inhibition der nichtprostataspezifischen sauren Phosphatase mit L-Tartrat erhält man zuverlässige Werte. Da das Karzinom in der Prostatakapsel entsteht, lassen sich bei Austastung im Rektum in der Regel derbe Kapselknoten feststellen. Die *alkalische Phosphatase* ist das Produkt der Osteoid produzierenden Osteoblasten. Karzinommetastasen sind rein destruktiv, d. h. sie zerstören den Knochen durch Druck und sind unfähig, selbst Knochen zu bilden. Knochenbildung bei Karzinomen ist ausschließlich *reaktiv.* Eine erhöhte alkalische Phosphatase findet sich bei osteoblastischen Prostata- und Mammakarzinomen. Aber auch die Leber produziert alkalische Phosphatasen. Eine erhöhte alkalische Phosphatase darf daher erst nach Ausschluß von Lebererkrankungen auf eine Metastase bezogen werden. Dann allerdings wird sie zum Leitwert für die Therapie.

Jede Knochenzerstörung setzt Kalksalze frei, um so mehr wenn sie von einer Immobilisationsatrophie (infolge Schmerz oder Fraktur) begleitet wird. Hohe Serumwerte bedeuten eine Gefahr in bezug auf Kalkmetastasen der Weichteile, namentlich des Nierenparenchyms, wobei der Kalk auch in den Urin gelangt. Bei ausgedehnten Destruktionen des Knochens kann es – meist allerdings erst im Terminalstadium – zu einem *Hyperkalzämiesyndrom* (mit gastrointestinalen, neurologischen, Nieren- und Herzstörungen) kommen, das ohne Be-

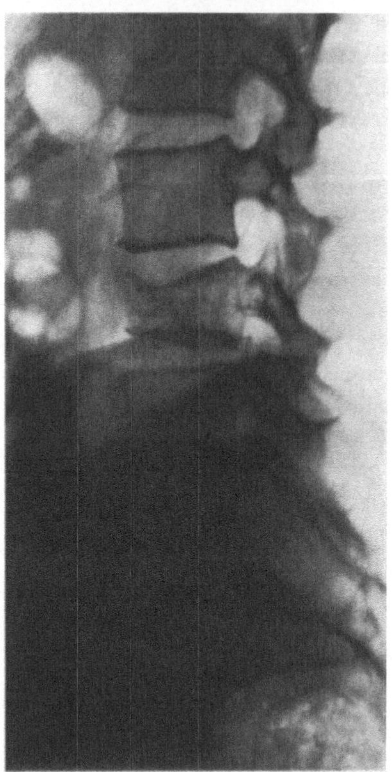

Abb. 38. M. Eva, 64 Jahre. *Karzinommetastase* des 4. Lendenwirbelkörpers. Die Deckplatte des Wirbels ist tief eingedrückt, der Wirbelkörper ventral erniedrigt, seine Struktur unregelmäßig aufgelockert. Der Tumor ist bereits in den Bogen eingebrochen. Die benachbarten Zwischenwirbelräume sind erhalten

handlung rasch zum Tode führt. Umgekehrt verursachen osteoblastische Metastasen mit starker Osteoidbildung u. U. einen *gefährlichen Entzug von Blutkalzium*, v. a. unter einer Strahlen- und Hormonbehandlung, die ebenfalls die Osteoblastentätigkeit stimuliert.

Röntgenbefund: Im Gegensatz zu Sarkomen finden sich Karzinommetastasen selten unterhalb des Kniegelenkes und kaum jemals unterhalb des Ellbogens. Die meisten Knochenabsiedlungen sind osteolytisch, auch die von Mammakarzinomen. Zur reaktiven Knochenbildung neigen diese Metastasen nach einer Strahlen- und Hormontherapie. Dagegen ist die Mehrzahl der Prostatakarzinome von vornherein osteoblastisch mit runden oder ovalen Knochenherden. Das Periost kann sich reaktiv beteiligen, nachdem der Tumor die Kortikalis durchbrochen hat. Ähnliches geschieht bei ossären Neurobla-

stomabsiedlungen, die innerhalb des Markraumes rein osteolytisch sind. Im Gegensatz zu den meisten anderen metastatischen Geschwülsten haben sie eine Vorliebe für die langen Röhrenknochen. Man kann also u. U. aus einer Knochenmetastase auf einen unbekannten Primärtumor schließen. Grundsätzlich läßt sich aus dem röntgenologischen Verhalten nicht ablesen, ob es sich um eine Metastase oder um einen Primärtumor handelt. Bei Verdacht auf einen Knochentumor sollte man auf folgende Punkte achten (Abb. 38):

1. auf die Art der röntgenologischen Veränderungen (osteolytisch, osteoblastisch, mottenfraßähnliche Zerstörungen usw.),
2. ihre Lokalisation (epi-, meta- oder diaphysär, innerhalb der Markhöhle, kortikal),
3. auf das Verhalten der Läsion zu ihrer knöchernen Umgebung (scharf oder schlecht abgegrenzt, verdichtete Grenzlinie am Übergang zu normalem Knochen oder Aufhellung),
4. auf eine fehlende oder vorhandene periostale Reaktion und ihr Erscheinungsbild (zwiebelschalenartig, streifig, büschelförmig usw.),
5. auf einen evtl. Einbruch in die Weichteile.

Stets sind Aufnahmen in mindestens 2 Ebenen erforderlich, die durch *Schichtaufnamen* (Tomogramme) ergänzt werden.

Die *Angiographie* ergibt wichtige Hinweise für die Ausdehnung einer Geschwulst innerhalb und außerhalb des Knochens (Abb. 39). In bezug auf die Unterscheidung in gut- und bösartige Geschwülste hat sie die einst in sie gesetzten Hoffnungen enttäuscht.

Eine neue, wesentliche Hilfe ist die *Computertomographie*, die Aufschlüsse über die in den bisher weitgehend ungenutzten Grautönen eines Röntgenbildes enthaltenen Informationen bringt. Sie erlaubt, v. a. im Beckenbereich, besser als die Angiographie abzuklären, wieweit der Tumor in die Weichteile eingewuchert ist und an den Extremitäten, ob es möglich ist, anstelle einer Amputation eine Blockresektion durchzuführen.

Weiterhin spielt sie eine große Rolle in der operativen Planung bei Tumorkompressionssyndromen, namentlich in der Lendenwirbelsäule. Bei den heutigen Geräten stammen die vom Computer verwerteten Röntgeninformationen aus einem 4-mm-dicken Körperquerschnitt. Die Aufnahmezeit für ein horizonta-

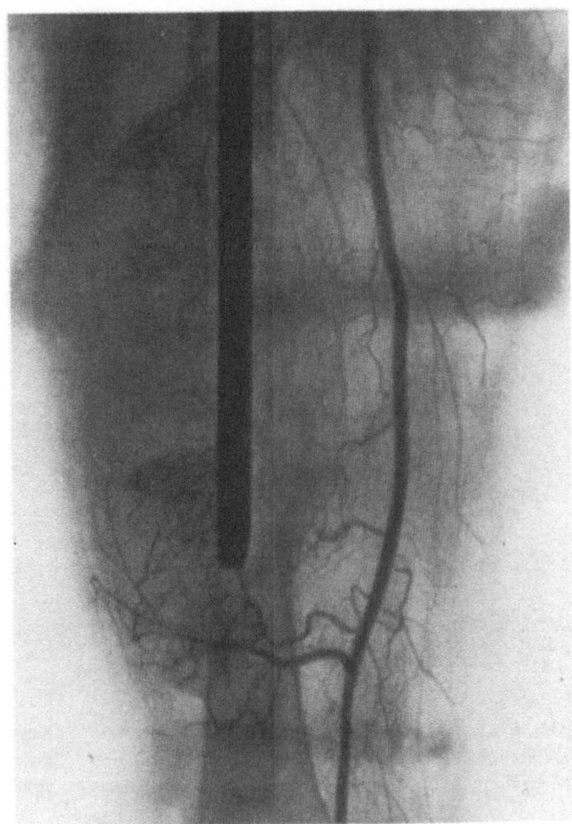

Abb. 39. H. Max, 50 Jahre. Neoplasma malignum der Oberschenkeldiaphyse mit ausgedehnter Knochenzerstörung. Stabilisierung durch einen Küntscher-Nagel. Arteriographie: Starke Gefäßvermehrung im Tumor

les Schichtbild beträgt 5–10 s. Der Abstand zweier Tomogramme ist variabel. Bei einem Abstand von 2 mm erhält man, auch ohne Überlappung, die die Strahlenbelastung erheblich steigert, befriedigende Informationen. Die Strahlenbelastung einer Computertomographie der Lendenwirbelsäule entspricht etwa der einer Myelographie.

Die *Ganzkörperszintigraphie* erfolgt heute meist mit ^{99m}Tc-Diphosphat mit einer Halbwertzeit von nur 6 h und einer Strahlenbelastung des Patienten von etwa 500 mr. Als Detektoren benutzt man Ganzkörperscanner, die gleichzeitig Aufnahmen von ventral und dorsal gestatten. Die Prozedur dauert 30 min. Das Ergebnis liegt dem Arzt als Foto- oder Colorscan vor. Die Speicherung von Radionukliden im Knochen geschieht im reversiblen Austausch gegen nur lose an die Oberfläche der Apatitkristalle gebundenen Ca-Ionen. Je lockerer die Kristalle gelagert sind, um so größer ist der Ionenfluß und damit die Anreicherung von Radionukliden, vorausgesetzt die Blutversorgung bleibt ungestört.

Jede Knochenläsion bedingt einen gesteigerten perifokalen Umbau, auch in anscheinend rein osteolytischen Bezirken. Der *szintigraphische Nachweis ist jedoch unspezifisch*, so daß differentialdiagnostische Schlüsse nur begrenzt möglich sind. Man kann szintigraphisch eine Osteomyelitis nicht von einem Knochentumor unterscheiden und eine osteoporotische Wirbelkörpersinterung mit endostaler Kallusbildung nicht von einer osteoblastischen Mammakarzinommetastase. Selbst das normale Knochenwachstum führt zur vermehrten Aufnahme von Radionukliden.

Bei der Mehrzahl aller Knochengeschwülste wird man nicht ohne eine *mikroskopische Analyse* auskommen. Das dazu benötigte Gewebe gewinnt man durch die Punktion oder durch eine Probeexzision.

Die *Nadelbiopsie* ergibt in der Hand des Geübten bis zu 70% positive Ergebnisse. Für die meisten Knochenpunktionen genügen scharfe, kurz angeschliffene Nadeln mit einer lichten

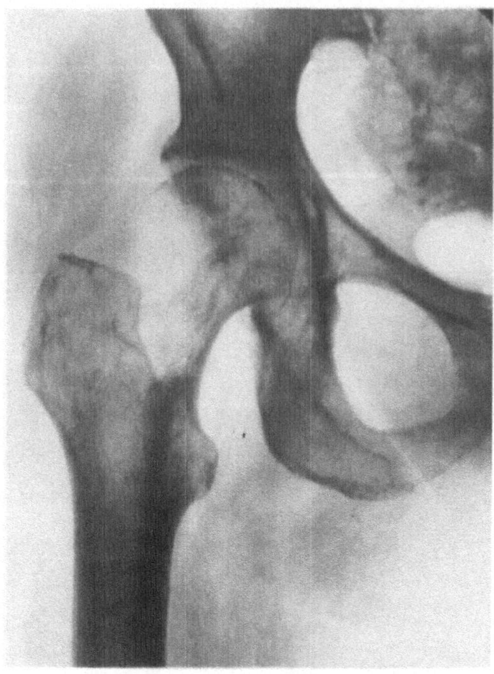

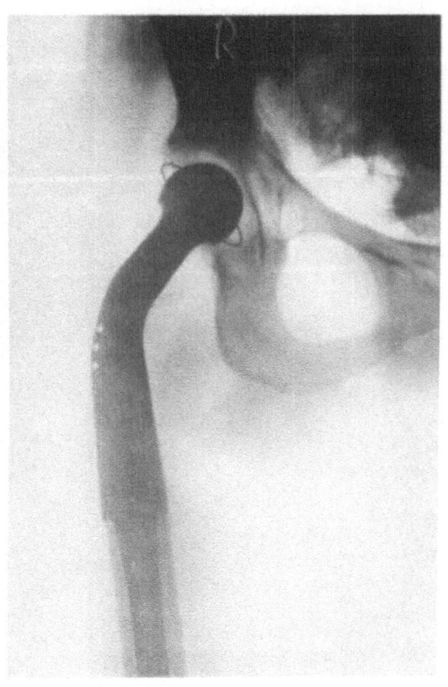

a

b

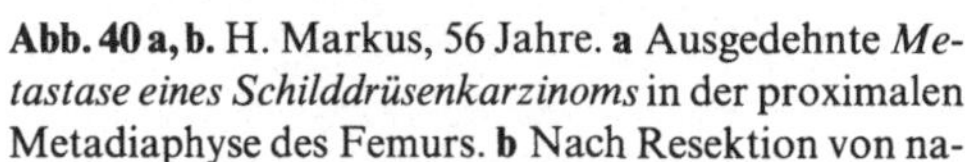

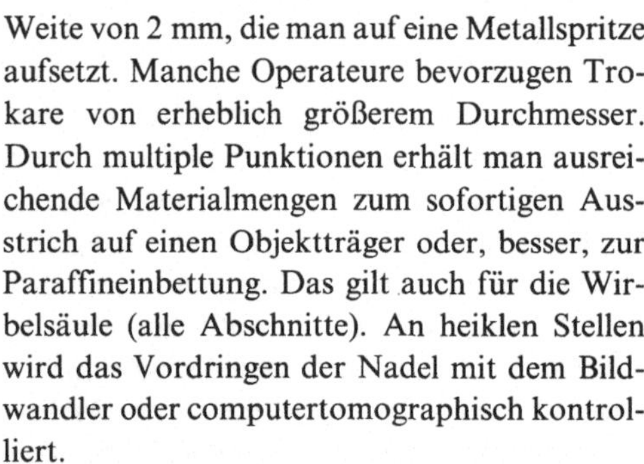

Abb. 40 a, b. H. Markus, 56 Jahre. **a** Ausgedehnte *Metastase eines Schilddrüsenkarzinoms* in der proximalen Metadiaphyse des Femurs. **b** Nach Resektion von nahezu der Hälfte des proximalen Femurs wurde der in gutem Zustand befindliche Patient mit einer Krückstockendoprothese versorgt

Weite von 2 mm, die man auf eine Metallspritze aufsetzt. Manche Operateure bevorzugen Trokare von erheblich größerem Durchmesser. Durch multiple Punktionen erhält man ausreichende Materialmengen zum sofortigen Ausstrich auf einen Objektträger oder, besser, zur Paraffineinbettung. Das gilt auch für die Wirbelsäule (alle Abschnitte). An heiklen Stellen wird das Vordringen der Nadel mit dem Bildwandler oder computertomographisch kontrolliert.

Die *Probeexzision* bedeutet, z. B. an der Wirbelsäule, einen großen operativen Eingriff, den man meistens durch die wesentlich harmlosere Nadelbiopsie ersetzen kann. Ist ein Probeschnitt unerläßlich, sollte man nie vergessen, das Material aus zentralen, nicht durch Degeneration oder Nekrosen für die Untersuchung unbrauchbaren Gewebsabschnitten zu entnehmen. Auch verkalkte oder verknöcherte Bezirke sind ungeeignet. Periphere Zonen zeigen oft überwiegend reaktiv entzündliche Prozesse.

Therapie: *Operationen* spielen in der Tumorbehandlung nach wie vor die größte Rolle. Unmittelbar lebensrettend sind sie gelegentlich beim Hypernephrom, der häufigsten epithelialen Nierengeschwulst, die manchmal nur eine ossäre Absiedlung setzt (Nephrektomie und Blockresektion). Bei Tochtergeschwülsten in langen Röhrenknochen kann eine Verbundosteosynthese oder Allarthroplastik die Funktion erhalten (Abb. 40 a, b). Es gibt eine Reihe von Spezialtumorendoprothesen für Hüft-, Knie- und Schultergelenk mit langem Schaft zum Teilersatz von Femur und Humerus. Eine mit der Prothese verbundene, den Knochen von außen umfassende Lasche dient als Rotationssicherung. Mußte man früher solche Prothesen eigens nach dem Röntgenbild arbeiten lassen, so stellen die Firmen heute schon Sortimente mit auswechselbaren Köpfen verschiedener Größe her. Selbst bei der Hemipelvektomie ist ein alloplastischer Ersatz möglich. Komplikationen entstehen durch Auslockerung der Prothese, durch eine Luxation oder tiefe Infektion, die einen Ausbau des Fremdmaterials und im Zusammenhang damit in seltenen Fällen eine Amputation oder Exartikulation erfordern.

Die *Blockresektion* anstelle verstümmelnder Eingriffe muß den Tumor radikal entfernen, ohne die Geschwulstkapsel zu eröffnen. Das gilt insbesondere für Chondro- und Riesenzellsarkome. Im Wundbett belassene Zellverbände führen zu prognostisch außerordentlich ungünstigen Impfrezidiven. Bei Osteosarkomen kann die Blockresektion auch dann noch nützlich sein, wenn bereits Metastasen in einem oder beiden Lungenflügeln vorhanden sind, sofern sie sich durch Resektionen beseitigen lassen.

Nicht strahlensensible *Wirbelkörperherde* werden ausgeräumt und durch eine Palacosplombe ersetzt. Strahlenempfindliche Wirbelmetastasen, bei denen die Gefahr eines Wirbelzusammenbruches besteht, sollten vor der Radiatio durch eine dorsale Fusion geschützt werden. Dabei befestigt man eine Metallschiene an den Dornfortsätzen und ummantelt die Fusionsstrecke mit Palacos. Bei beginnenden Lähmungen und Instabilität infolge Zerstörung der Wirbelgelenke ist eine Laminektomie in Verbindung mit einer Restabilisierung (durch das Harrington-Instrumentarium) und einer dorsalen Palacosspondylodese angezeigt. Wenn präoperativ noch eine Restmotorik bestand, darf man hoffen, daß die Kranken nach dem Eingriff wieder gehfähig werden.

Die häufigsten Operationen sind immer noch Amputationen und Exartikulationen ohne und mit Hemipelvektomie. Die früher bei schweren, medikamentös nicht mehr zu beherrschenden Schmerzen öfters durchgeführte *Chordotomie* durch transkutane Elektrokoagulation der Schmerzbahnen im Rückenmark ist heute nur noch sehr selten erforderlich.

Die *Strahlenbehandlung* hat einen strahlensensiblen Tumor zur Voraussetzung. Fast immer ist eine vorherige Knochenbiopsie notwendig. Hohe Strahlendosen induzieren nach einer mehr oder minder langen Latenzzeit Sarkome. Bei Kindern kommt die wachstumshemmende Wirkung hinzu.

Der erfolgreiche Ausbau der *Chemotherapie* hat ein neues Fach, die Onkologie, mitbegründet. Die Tumorzellen müssen in der proliferativen Phase getroffen werden. Daraus folgt die Notwendigkeit einer wiederholten Behandlung. Die Kombinationschemotherapie ist besser als die Behandlung mit nur einem Mittel, auch wenn

sich dieses gegenüber einem bestimmten Tumor als hochwirksam erwiesen hat. Die Kombinationschemotherapie hat nicht nur den Vorteil, daß mehrere Substanzen die Geschwulst von verschiedenen Seiten her angreifen, sondern sie verzögert oder verhindert auch die Resistenz der Tumorzellen, die entweder schon primär vorhanden ist oder sich durch Mutationen entwickelt. Im letzten Jahrzehnt sind nicht nur eine Reihe von neuen aggressiven Substanzen entdeckt worden, sondern man hat auch gelernt, daß eine wesentlich höhere Dosierung Vorteile bringt. Es gibt heute über 80 verschiedene Chemotherapeutika, die zu folgenden 8 Gruppen gehören: Alkylanzien, Mitosehemmstoffe, Fermente, Bleomycin-Phleomycin-Gruppe, Interkalantien, Antimetabolite, Substanzen mit unterschiedlicher Wirkung und Konstitution sowie Hormone.

Über 15 Jahre dauernde Remissionen durch die Chemotherapie wurden bisher nur bei Wilms-Tumoren und beim Chorionkarzinom der Frau erzielt. Potentiell heilbar, in Verbindung mit operativen Eingriffen und Bestrahlung, sind von den uns in erster Linie interessierenden Knochengeschwülsten: das Ewing-Sarkom, die Lymphogranulomatose und histiozytäre Lymphome. Eine hohe Remissionsrate haben: das Osteosarkom, die Nicht-Hodgkin-Lymphome, zu denen auch das Retikulosarkom gehört und das Neuroblastom. Chondro- und Riesenzellsarkome sind sowohl strahlen- als chemotherapieresistent.

Leider sind die Chemotherapeutika nicht nur unspezifisch, d. h. sie schädigen alle wachsenden und funktionell aktiven Zellen, machen also keinen Unterschied zwischen normalen und Tumorzellen, sondern sind darüber hinaus oft stark toxisch, so daß eine strenge Indikation gefordert werden muß. Die Behandlung ist sofort drastisch zu reduzieren oder abzubrechen, wenn die Leukozytenzahlen 2 000–3 000 und die Thrombozyten 50 000–100 000 unterschreiten. Auch die Leber- und Nierenfunktion sollten regelmäßig überprüft werden. Infektionen werden teils durch Antibiotika, teils – bei nicht ausreichendem Erfolg – durch Granulozytentransfusionen bekämpft, Blutungen bei schweren Thrombozytopenien, namentlich wenn gleichzeitig eine hämorrhagische Diathese vorliegt, durch Thrombozytentransfusionen. Die Chemotherapie wird solange fortgesetzt wie ein Erfolg erkennbar bleibt. Wegen der hohen Toxizität lassen sich 2–3 Jahre kaum überschreiten. Besondere Bedeutung hat die *adjuvante Chemotherapie* erlangt, da sie die einzige Möglichkeit darstellt, frühe *Mikrometastasen* erfolgreich anzugreifen. Sie folgt unmittelbar dem operativen Eingriff bzw. der therapeutischen Bestrahlung. Die adjuvante Chemotherapie beschränkt sich auf Tumoren, die für sie sensibel sind. Die Indikation ist auch hier streng zu stellen.

B) Primäre Knochentumoren

AEGERTER und KIRKPATRICK meinen zu Recht, daß die Tumoren „den wichtigsten Abschnitt in der orthopädischen Pathologie" darstellen. Zahlenmäßig lassen sich die primären Knochengeschwülste zwar nicht mit den Karzinommetastasen vergleichen, aber in der Gruppe der Kinder und Jugendlichen unter 20 Jahren spielen sie eine erhebliche Rolle. Die Autoren fahren fort: – Man kann es nicht besser als mit ihren eigenen Worten sagen – „Eine gründliche Kenntnis der primären Knochentumoren ist absolut unentbehrlich, weil die Differentialdiagnose praktisch alle Läsionen betrifft, die eine örtliche Knochenzerstörung verursachen. Da die bösartige Knochengeschwulst radikal behandelt werden muß, evtl. eine Amputation erfordert, ist es ausschlaggebend, daß die Diagnose früh und korrekt erfolgt, damit der Patient im Falle eines Tumors die maximale Überlebenschance hat und die unnötige Opferung eines Gliedes bei nichtmalignen Läsionen vermieden wird."

Einteilung: Alle primären Knochentumoren stammen vom *Mesoderm* ab, wie es das nachstehende Schema (nach AEGERTER und KIRKPATRICK) veranschaulicht:

Für ihre *Klassifizierung* ist heute fast überall der Vorschlag der Weltgesundheitsorganisation maßgebend:

Knochenbildende Tumoren

1. Gutartig

a) Osteome

Ätiologie: Viele Autoren betrachten sie nicht als echte Geschwülste sondern als Hamartome. *Hamartome* sind spontane Zellproliferationen, die ihr Wachstum spätestens mit dem Ende des allgemeinen Wachstums einstellen.

Vorkommen: Die meisten Osteome entstehen im Bindegewebsknochen, namentlich der Tabula externa des Schädels und der frontalen und ethmoidalen Sinuswände, selten an der Oberfläche der langen Röhrenknochen; häufiger sieht man sie als (röntgenologische) Zufallsbefunde im Markraum (Enostosen). Sie verteilen sich auf alle Altersgruppen und auf beide Geschlechter.

Pathologische Anatomie: Sie liegen als kompakte elfenbeinartige, oft gelappte Gebilde dicht dem Knochen an („Elfenbeinexostose"), überzogen von einer dünnen fibrösen Membran, die zuweilen als eine Fortsetzung des Periostes erscheint. Dadurch unterscheiden sich Osteome grundsätzlich von den kartilaginären Exostosen, die eine Knorpelkappe tragen.
Histologisch ähnelt das Bild der Kompakta der Röhrenknochen. Die medullären Osteome bestehen aus reifen knöchernen Trabekeln, umgeben von einer normalen Spongiosa.

Klinik: Die Mehrzahl aller Osteome bleibt symptomlos. Die Patienten suchen den Arzt auf,

Mesoderm

Fibroblast		Retikulum
Osteogene Gruppe	Chondrogene Gruppe	Kollagene Gruppe	Myelogene Gruppe

weil sie eine knochenharte, langsam wachsende Verdickung bemerkt haben. Ihr Durchmesser erreicht kaum 3 cm. Komplikationen können durch Verlegung eines intranasalen Sinusostiums oder durch einen Exophthalmus entstehen.

Röntgenbefund: Das Röntgenbild zeigt bei juxtaossären Osteomen eine strukturlose Knochenmasse, bei intramedullären Knoten eine „Knocheninsel".

Differentialdiagnose: Juxtakortikale Osteome der langen Röhrenknochen lassen sich nur bioptisch von juxtakortikalen Osteosarkomen unterscheiden.

Multiple Osteome bilden im Verein mit multiplen Rektum-Kolon-Polypen, Atheromen und Lipomen das sog. *Gardner-Syndrom* (Polyposis intestinalis III). Das autosomal-dominante Erbleiden wird gewöhnlich nicht vor dem 3. Lebensjahrzehnt manifest. In mindestens 50% der Fälle erfolgt eine maligne Entartung der Darmpolypen („Krebsfamilien").

Prognose: Die Prognose der solitären Osteome ist absolut gut.

Therapie: Meistens wird eine Behandlung aus kosmetischen Gründen gewünscht (Abmeißelung). Juxtakortikale Osteome der langen Röhrenknochen müssen zum Ausschluß eines Osteosarkoms mitsamt der unterliegenden Kortikalis entfernt und histologisch untersucht werden.

b) Osteoidosteom und Osteoblastom

Definition: Das häufigere und stets gutartige Osteoidosteom besteht aus einem scharf abgegrenzten, meistens nicht einmal 1 cm großem Kern (Nidus) und einer unterschiedlich breiten perifokalen Zone reaktiv entstandenem verdichteten Knochen. *Das Osteoblastom unterscheidet sich vom Osteoidosteom hauptsächlich durch die Größe seines Nidus* (über 2 cm im Durchmesser). Sein Lieblingssitz ist die Wirbelsäule, während das Osteoidosteom die langen Röhrenknochen bevorzugt.

Pathologische Anatomie: Der Nidus ist bei beiden Tumoren zellreich, stark vaskularisiert und enthält ein Netzwerk aus Osteoid und unreifem Knochen. Unter den Zellen dominieren Osteoblasten und Osteoklasten. Osteoblastome haben gelegentlich mehrere Nidi. Marklose Nerven wurden sowohl innerhalb als auch im Bindegewebe, das den Nidus umgibt, nachgewiesen. Bei Sitz des Tumors innerhalb der Kortikalis bildet sich reaktiv neuer Knochen. Innerhalb der Spongiosa hingegen ist die Knochenbildung gering. Mehrfach wurden juxtakortikale Osteoblastome beschrieben. Osteoblastome können nach bloßer Kürettage rezidivieren und schließlich maligne degenerieren. Metastasen wurden allerdings bisher nicht beobachtet.

Klinik: Beide Geschwülste verursachen starke Schmerzen, die sich nachts noch steigern. Verantwortlich sind dafür wahrscheinlich die innerhalb des Nidus gefundenen Nervenfasern. Die Schmerzen reagieren gut auf Aspirin. *Vorzugslokalisationen* der Osteoidosteome sind die langen und kurzen Röhrenknochen, namentlich Femur und Tibia. Da sie oft in Gelenknähe sitzen und die Schmerzen eher auftreten als die röntgenologischen Veränderungen, werden oft Gelenkprozesse vermutet, zumal auch Druckschmerzen und lokale Schwellungen nicht fehlen. Die Laborwerte sind normal.

Die die Wirbelsäule und das Sakrum bevorzugenden Osteoblastome führen – außer zu lokalen Beschwerden – oft zu Nervenwurzel- und Rückenmarksyndromen sowie zu Skoliosen.

Viele Autoren sprechen ausschließlich von gutartigen Osteoblastomen. Der Zusatz „gutartig" ist jedoch fehl am Platz, da es auch – in seltenen Fällen – meist nach bloßer Kürettage der Geschwulst, Rezidive und maligne Entartungen gibt. Metastasierende Osteoblastome sind allerdings noch nicht beschrieben worden.

Röntgenbefund: Dem pathologischen Bild entsprechend sieht man auf den Röntgenaufnahmen runde oder ovale Aufhellungen, die, falls die Osteoidosteome in der Kortikalis sitzen, von einer breiten sklerotischen Zone umgeben sind. Im spongiösen Knochen kann die Verdichtung sich auf einen dünnen Saum beschränken. Osteoblastome bilden im Wirbel große, gut abgegrenzte Aufhellungen. Bei maligner Entartung kommen pathologische Frakturen vor.

Das *Szintigramm* zeigt den Herd eher als das Röntgenbild.

Der Nidus läßt sich besser durch die *Computertomographie* als durch die üblichen Schichtaufnahmen darstellen.

Differentialdiagnose: Differentialdiagnostisch kommen in Frage: *intrakortikale und Brodie-Abszesse*, die sich angiographisch von Osteoblastomen unterscheiden lassen. *Osteome* und *Hämangiome* sind schmerzlos. Histologisch ist die Differentialdiagnose in jedem Falle leicht.

Prognose: Bei adäquater Behandlung ist die Prognose durchweg gut.

Therapie: Wegen der (wenn auch geringen) Gefahr einer malignen Entartung sollte man eine Blockresektion durchführen. An der Wirbelsäule kann die Operation schwierig sein.

2. Bösartig

a) Osteosarkom

Definition: Die Weltgesundheitsorganisation definiert das Osteosarkom als „eine bösartige Geschwulst, die durch unmittelbare Bildung von Knochen und osteoidem Gewebe durch die Tumorzellen charakterisiert ist.".

Ätiologie und Pathogenese: Es scheint mehrere Ursachen für die Entstehung von Osteosarkomen zu geben. Virusinfektionen konnten weder gesichert noch ausgeschlossen werden. Verschiedentlich waren mehrere direkt blutsverwandte Personen betroffen. In einer Beobachtung erkrankten 4 Geschwister an Osteosarkomen. Die Mehrzahl der Fälle läßt jedoch Hinweise auf genetische Ursachen vermissen. Mehrfach entstanden Osteosarkome auf der Basis eines *Knocheninfarktes.* Die Frage, ob Traumen geeignet sind Osteosarkome zu erzeugen, ist eher negativ zu beantworten.
Osteosarkome jenseits des 40. Lebensjahres entstehen meistens auf dem Boden eines *M. Paget,* seltener einer *fibrösen Knochendysplasie (sekundäre Osteosarkome),* obwohl es gelegentlich auch noch bei älteren Menschen primäre Osteosarkome gibt.

Pathologische Anatomie: Die Mutterzelle ist eine pluripotente Tumorzelle, die die verschiedensten vom Mesenchym abstammenden Gewebe zu erzeugen vermag: Knochen, Osteoid, Knorpel, Myxoid und Bindegewebe. Da es sich um eine rasch wachsende Geschwulst handelt, überwiegen unreife Gewebsformen. Selbst wenn sich wenig tumoreigener Knochen findet und das Gewebe vorwiegend chondro- oder osteoblastisch ist, handelt es sich um ein Osteosarkom. Etwa 50% der Geschwülste produzieren reichlich unreifen Knochen oder Osteoid, 25% bestehen vorwiegend aus Vorstufen von Knorpelzellen und der Rest aus Spindelzellen. *Osteoblasten erzeugen die alkalische Phosphatase. Ihr Nachweis im Tumorgewebe ist u. U. für die Diagnose entscheidend.*
Der Tumor entsteht in der Spongiosa der Metaphyse, ohne weit in den Markraum vorzudringen. Die hyalinknorpelige Wachstumsfuge ist nicht, wie man früher annahm, ein wirkliches Hindernis. In einer Serie von 28 Osteosarkomen war die Fuge 21 mal durchbrochen.
Nach dem Durchbruch durch die Kortikalis wächst die sich rasch vergrößernde Geschwulst in die umgebenden Weichteile ein. Sie ist weich, wenn sie aus Knorpel- oder Bindegewebszellen besteht und hart durch Verkalkungen oder Verknöcherung. Letztere sind teils tumoreigen, teils reaktiv. Durch degenerative Veränderungen oder Blutungen wird das Bild noch vielfältiger. Die diagnostisch nicht typischen Gewebe finden sich vorwiegend in der Peripherie. Bei Biopsien sollte man daher möglichst zentrale Proben entnehmen.

Klinik: Das Osteosarkom ist nach dem Plasmozytom die häufigste primäre Knochengeschwulst, doppelt so häufig wie Chondro- und Fibrosarkome. Das Geschlechtsverhältnis beträgt in etwa 60% ♂ zu 40% ♀. Über 60% der Tumoren entwickeln sich in der 2. Lebensdekade. Bei Kindern unter 10 und Erwachsenen über 40 Jahren sind Osteosarkome selten. Kongenitale Osteosarkome gehören zu den Raritäten. Obwohl jeder Knochen befallen werden kann, sind die langen Röhrenknochen eindeutig bevorzugt. *Vorzugslokalisationen* sind die Metaphysen in Knienähe. Auf sie entfallen 56% aller Osteosarkome, in manchen Statistiken sogar bis 75%. An 2. Stelle steht die obere Humerusmetaphyse. Beckenschaufeln, Ober- und Unterkiefer bleiben jeweils deutlich unter 10%.

Hauptsymptom ist der Schmerz, der sich langsam verstärkt und auch durch Immobilisation nicht zu beeinflussen ist. Er kann hohe Grade erreichen. Der Knochen wird druckempfindlich. Schwellungen entwickeln sich erst nach dem Durchbruch des Tumors durch die Kortikalis. Bei Vergrößerung können sie die Gelenkbeweglichkeit behindern. Gelenkergüsse fehlen. Pathologische Frakturen sind selten und beschränken sich auf osteolytische Prozesse. Die alkalische Serumphosphatase ist meistens erhöht, doch besteht keine absolute quantitative Korrelation mit den Tumorwerten.

Röntgenbefund: Das Röntgenbild zeigt in der Mehrzahl der Fälle ein Gemisch aus osteoblastischen und osteolytischen Veränderungen. Letztere sind oft mottenfraßähnlich mit undeutlicher Abgrenzung gegenüber dem gesunden Knochen. Malignitätszeichen entstehen, wenn der Tumor die Rinde durchbrochen hat. Die reaktive Verknöcherung an der Stelle der Periostabhebung wird als *Periostsporn* oder *Codmansches Dreieck* bezeichnet. Reaktiver periostaler Knochen entsteht weiterhin um die Kapillaren herum, die von der abgehobenen Knochenhaut zur Kortikalis verlaufen, wo sie in die Haverschen Kanäle eindringen. Sie erscheinen als zarte büschelförmige, senkrecht zur Knochenlängsachse verlaufende Verknöcherungen und werden *Spiculae* genannt. Beide Veränderungen sind jedoch *nicht pathognostisch* für ein Osteosarkom. Periostsporne sieht man auch beim Ewing-Sarkom und ab und zu bei Osteomyelitiden. Spiculae kommen ebenfalls beim Ewing-Sarkom vor, gelegentlich sogar bei gutartigen Neubildungen (Hämangiom, Meningeom). Nach dem Durchbruch durch die Kortikalis wächst das Osteosarkom rasch in die Weichteile ein, wobei die Tumormassen intensiv verkalken oder verknöchern können.

Differentialdiagnose: Diagnostische Schwierigkeiten ergeben sich gegenüber dem *Ewing-Sarkom*, wenn der Tumor hauptsächlich in der Diaphyse angesiedelt ist. Die extrakortikalen Geschwulstmassen können ein *juxtakortikales Osteosarkom* vortäuschen. Ein *Fibrosarkom*, dessen Lieblingslokalisationen gleichfalls die Metaepiphysen in Knienähe sind, ist bei einem jungen Menschen nicht ohne weiteres von einem osteolytischen Osteosarkom zu unterscheiden. Auch gegenüber einem bösartigen Riesenzelltumor kann die Abgrenzung u. U. problematisch sein. Zu nennen sind ferner noch: *Osteomyelitis, Myositis ossificans, reaktive periostale Knochenbildung nach Blutergüssen* und *aneurysmatische Knochenzysten.* Wenig Grundsubstanz enthaltende Osteosarkome neigen zur Zystenbildung.

In vielen Fällen hilft der Nachweis einer erhöhten alkalischen Serumphosphatase weiter.

Prognose: Die Ausdehnung des Tumors innerhalb und außerhalb des Knochens läßt sich am sichersten mit der Computertomographie und/ oder der Angiographie bestimmen. Gewöhnlich sind schon *Mikrometastasen in der Lunge* vorhanden, wenn der Tumor diagnostiziert wird. Absiedlungen in andere Knochen kommen in 14% der Fälle vor. Lymphknotenmetastasen sind selten. Als Besonderheit gibt es beim Osteosarkom sog. *Skip-Metastasen*, die – in Abwesenheit aller sonstigen Absiedlungen – gleichzeitig mit dem metaphysären Osteosarkom im Markraum der gleichen oder als sekundäre Tochtergeschwulst auf der Gegenseite auftreten.

Eine besonders schlechte Prognose haben männliche Kinder mit einer noch offenen Epiphysenfuge. Rumpfferne Osteosarkome sind günstiger zu beurteilen als rumpfnahe. Auch Kiefersarkome haben eine etwas bessere Prognose. Die Fünfjahresüberlebensrate schwankt zwischen 13 und 20%. In einer Serie lebten nach 3 Jahren noch 75% der Kinder. Zweifellos hat sich durch die adjuvante Chemotherapie die Prognose gebessert.

Therapie: Als wirksamste Zytostatika bei soliden Tumoren gelten z. Z. Methotrexat in hohen Dosen und Adriablastin. ROSEN u. Mitarb. haben beim Osteosarkom mit folgendem Vorgehen eine 90%ige Rezidivfreiheit nach 18 Monaten erzielt: Nach bioptischer Abklärung der Diagnose wird sofort die Zytostatikatherapie eingeleitet. Dadurch gewinnt man Zeit für die Anfertigung einer Spezialendoprothese. 2–3 Monate später erfolgt die Blockresektion des Tumors und der endoprothetische Ersatz des geopferten Knochens. Bei Blockresektionen im Humerus kann man auch die Fibula zur Überbrückung verwenden. Auf diese Weise läßt sich die früher fast ausschließlich geübte Amputation oder Exartikulation in den meisten Fällen vermeiden. Die Behandlung mit Zytostatika setzt man noch ein halbes Jahr fort. Bei Unverträglichkeit muß man die Zytostatika wechseln. Kommt es dennoch zu Lungenmetastasen, kann man Segmentresektionen, Lob- oder Pneumektomien durchführen. Rezidive erfordern u. U. eine Wiederholung der Segmentresektion. Solche Operationen werden wiederum von einer Chemotherapie begleitet.

b) Parossale (juxtakortikale) Osteosarkome

Definition: Die Weltgesundheitsorganisation definiert das seltene juxtakortikale Osteosarkom als „eine auf der äußeren Oberfläche des Knochens entstehende Geschwulst, charakterisiert durch einen hohen Grad struktureller Differenzierung. Der langsam wachsende Tumor hat eine bessere Prognose als der gewöhnliche Typ des Osteosarkoms".

Pathologische Anatomie: Der lappige, harte, gut abgegrenzte, langsam wachsende Tumor kann bis zu 20 cm groß werden. Er enthält oft schmale Zonen knorpeligen oder fibrösen Gewebes. Zwischen seiner breiten sklerotischen Basis und der Kortikalis findet sich meist eine dünne Bindegewebsschicht, die als Periost gedeutet wird. Bei örtlichen Rezidiven kann er durch die Rinde in den Markraum einwuchern.
Histologisch wechselt unreifer Faserknochen mit reifem lamellärem Knochen ab. Dazwischen sieht man Streifen aus fibrösem Gewebe. Eindeutig maligne pleomorphe hyperchromatische Osteoblasten oder atypische Fibroblasten

fehlen gewöhnlich. Der Knorpel ähnelt oft einem Chondrosarkom geringer Malignität. Gelegentlich sind im ganzen Tumor keinerlei Merkmale der Bösartigkeit zu erkennen.

Klinik: Die meisten Kranken sind älter als 20 Jahre. Juxtakortikale Osteosarkome kommen auch noch bei älteren und alten Menschen vor. Das Geschlechtsverhältnis entspricht der Norm. *Vorzugslokalisationen* sind die Fossa poplitea und – mit größerem Abstand – das obere Humerusende. Der Tumor bevorzugt die Metaphyse.

Röntgenbefund: Das Röntgenbild zeigt eine manchmal schlecht abgegrenzte knochendichte Geschwulstmasse, die breitbasig dem Röhrenknochen aufsitzt und ihn manchmal umwächst. Die dünne Trennlinie zwischen Tumor und Knochen (außerhalb der Basis) fehlt öfters. Auf der Oberfläche der Neubildung sieht man bisweilen Spiculae. Die unterliegende Kortikalis kann sich verdichten.

Differentialdiagnose: Verwechslungen können mit einer *Myositis ossificans* vorkommen. Die Verknöcherung ist peripher dichter als zentral, und ihre evtl. Verbindung mit einem Röhrenknochen ist nicht so breitbasig wie beim juxtakortikalen Sarkom; auch liegt sie gewöhnlich im Bereich der Diaphyse. Schwierigkeiten können sich auch bei der Abgrenzung gegenüber dem *peripheren oder periostalen Osteosarkom* ergeben, das einen höheren Malignitätsgrad aufweist als das parossale und vorwiegend ältere Kinder und Jugendliche betrifft.

Prognose: Die Prognose hängt vom Malignitätsgrad und den therapeutischen Maßnahmen ab. Der Tumor metastasiert in die Lunge.

Therapie: Die Blockresektion unter Schonung der Weichteile führt mit Sicherheit zum Rezidiv. Selbst wenn ein Teil der die Geschwulst bedeckenden Weichteile mitentfernt wird, beträgt die Rezidivrate noch 50%. Falls das histologische Bild einen höheren Grad von Malignität verrät, sollte man besser amputieren, zumal der Tumor strahlenresistent ist.

Knorpelbildende Tumoren

1. Gutartig

a) Solitäre Enchondrome

Definition: Die Weltgesundheitsorganisation definiert Chondrome als „gutartige Geschwülste, die durch Bildung von reifem Knorpel charakterisiert sind und histologisch keine Merkmale eines Chondrosarkoms (Zellreichtum, Pleomorphismus, große Zellen mit einem oder mehreren großen Kernen oder Mitosen) aufweisen".

Ätiologie: Manche Autoren halten Chondrome nicht für echte Tumoren sondern für Hamartome, die aus versprengten Knorpelkeimen entstehen.

Pathologische Anatomie: Es handelt sich meistens um solitäre Geschwülste. 2/3 aller Enchondrome finden sich in den kurzen Röhrenknochen der Hand, sehr viel seltener des Fußes. Enchondrome der langen Röhrenknochen übertreffen zahlenmäßig die der platten Knochen. *Vorzugslokalisationen* sind Femur, Humerus, Fibula und Rippen. Sie entstehen gewöhnlich in der Metaphyse und wuchern in die benachbarte Diaphyse, seltener in die Epiphyse, hinein. Unter dem Druck der Tumormassen wird die Rinde von innen her arrodiert.
Myxomatöse Degenerationen sind prognostisch bedeutungslos. Für maligne Entartung sprechen Zellen mit einem oder mehreren großen, plumpen, hyperchromatischen Kernen.

Klinik: Das Geschlechtsverhältnis entspricht der Norm. Über 80% der Patienten sind ältere Kinder und Jugendliche.
In der Regel führt die Verdickung eines Mittelhandknochens oder eines Fingergliedes die Patienten zum Arzt. Schmerzen können auch bei ausgebreiteten Veränderungen fehlen. Mitunter ist eine Spontanfraktur erstes Zeichen.

Röntgenbefund: Enchondrome der Phalangen nehmen oft den ganzen Knochen ein. Die Kortikalis ist verdünnt, aufgetrieben, gelegentlich

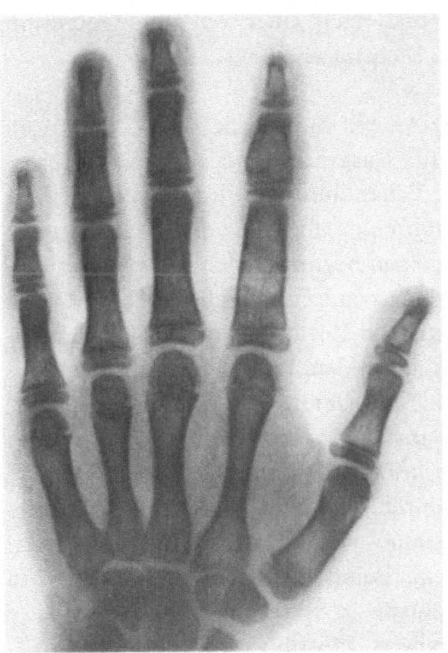

Abb. 41. P. Amalie, 10 Jahre. *Enchondrome* der Grund- und Mittelphalanx des linken Zeigefingers. Die Kortikalis ist verdünnt, vom Markraum her arrodiert und etwas gebläht

frakturiert (Abb. 41). Bei größeren Knochen beschränkt sich die Läsion meist auf die Metaphyse und die benachbarte Diaphyse. Auch hier kann die Rinde verdünnt sein und frakturieren, ohne daß es zu einer Aufblähung kommt. Gelegentlich sieht man eine verdickte Kortikalis. Stippchenförmige, fein- oder grobflockige Verkalkungen des Tumorgewebes sind häufig, Verknöcherungen erheblich seltener.

Differentialdiagnose: Die Abgrenzung gegenüber einem *Chondrosarkom* kann äußerst schwierig sein. Probeexzisate sollten aus den unverkalkten knorpeligen Anteilen des Tumors entnommen werden. Enchondrome der Endphalangen können mit *Epidermoidzysten* verwechselt werden. Diese offenbar gar nicht so seltenen Gebilde enthalten ein wenig geschichtetes Plattenepithel und Keratinmassen, die einen Teil der Höhle füllen.

Prognose: Enchondrome von Hand und Fuß sind fast immer gutartig. Dagegen verhalten sich Enchondrome der langen Röhrenknochen und namentlich solche platter Knochen ambivalent. Nach einer Kürettage gibt es u. U. ein

Rezidiv, und nach einer weiteren Operation entstehen Metastasen.

Therapie: An den Metacarpalia und Phalangen genügt die Auskratzung des Tumorgewebes. Über die Behandlung von Enchondromen der langen Röhrenknochen sind die Meinungen geteilt. Die einen begnügen sich auch hier mit einer Kürettage und entschließen sich erst nach einem örtlichen Rezidiv zu einer Blockresektion, während andere, zumindest bei rumpfnahem Sitz (und damit schlechterer Prognose) oder Zerstörung der Kortikalis von vornherein eine *Blockresektion* empfehlen. Die Defekte werden durch autologen Knochen, evtl. unter Zuhilfenahme von alloplastischem Material überbrückt. Beim Einwuchern des Tumors in die Weichteile ist die Amputation angezeigt. Chondrome sind absolut strahlenresistent.

b) Multiple Enchondrome, Knochenenchondromatose, Ollier-Syndrom

Definition: Multiple Enchondrome entwickeln sich schon in früher Kindheit. Sie gehen von den Epiphysenfugen der langen und kurzen Röhrenknochen aus und wachsen diaphysenwärts. Charakteristisch ist die asymmetrische und regellose Lokalisation. Verkürzungen und Auftreibungen der betroffenen Knochen, oft in Verbindung mit Verbiegungen und Achsabweichungen sind die wichtigsten Zeichen.

Ätiologie und Pathogenese: Die Ätiologie ist unbekannt. Es handelt sich meistens um Solitärfälle. Bei familiärem Vorkommen finden sich Merkmalsträger in aufeinanderfolgenden Generationen. Man hat daraus auf eine autosomal-dominante Vererbung mit geringer Penetranz geschlossen. Von OLLIER wurde ein Syndrom beschrieben, bei dem sich die Chondrome auf eine Körperhälfte beschränken. 40% der Kranken weisen gleichzeitig Hämangiome der Haut und inneren Organe auf *(Maffucci-Syndrom)*. Dazu kommen häufig Pigmentierungsstörungen *(Kast-Syndrom)*. Die genetischen Beziehungen dieser beiden Syndrome mit der Knochenenchondromatose sind unbekannt.

Pathologische Anatomie: Die meisten polytopen Enchondrome bilden sich im Innern des Knochens, in der Metaphyse. Einige wenige entstehen juxtakortikal oder subperiostal. Unerklärt ist das Vorkommen von isolierten Chondromen im Zentrum der Diaphyse der langen Röhrenknochen. Chondrome der Phalangen füllen den ganzen Knochen aus. Die epiphysären Knorpelwucherungen stören das Längenwachstum. Da die Chondrome regellos verteilt sind, ergibt sich eine ebenso regellose Verkürzung einzelner oder vieler Knochen. Die Chondrome können verkalken und myxomatös degenerieren. Außer den kurzen und langen Röhrenknochen sind noch Schulterblätter und Becken häufig betroffen, Wirbelsäule und Schädelbasis ausnahmsweise.

Klinik: Die seltene Krankheit wird gewöhnlich zwischen dem 2. und 4. Lebensjahr entdeckt. Erste Hinweise sind knotenförmige Verdickungen der Fingerglieder oder Verkürzungen, z. B. durch ein sich allmählich verstärkendes Hinken. Aus den Veränderungen der Phalangen können sich schwere Deformierungen entwikkeln. Besonders häufig sind Verkürzungen des Unterarmes. Die verdickten Metaphysen beeinträchtigen die Gelenkbeweglichkeit. Beinverkürzungen und verringertes Wachstum einer Beckenhälfte verursachen statische Skoliosen.

Röntgenbefund: Schon bei der Geburt können röntgenologische Veränderungen nachweisbar sein. Die Chondrome schließen sich entweder zu größeren Gewächsen zusammen, die die Metaphysen auftreiben, oder sie ordnen sich zu langen Reihen und erscheinen dann röntgenologisch als streifenförmige Aufhellungen in der Metadiaphyse. An den Knochenenden sieht man manchmal charakteristische tiefe Einkerbungen, welche von Chondromen herrühren, die von ihrer Umgebung durch das Periost getrennt sind. Mit zunehmendem Wachstum streben die Chondrome diaphysenwärts. An den Phalangen nehmen sie den ganzen Knochen ein. Da nur das eine oder andere Metacarpale betroffen ist, werden die Finger ungleich lang. Die Ulna ist meist kürzer als der Radius. Phleboliten weisen auf die Kombination mit einem Maffucci-Syndrom hin.

Differentialdiagnose: Die *Spondyloenchondroplasie* mit anscheinend autosomal-rezessivem Erbgang betrifft die Extremitäten diskreter und verschont die Hände. Sie bevorzugt die Wirbelsäule. Die Wirbelkörper bleiben niedrig und die deckplattennahen Bezirke verknöchern unregelmäßig. Nach Abschluß des Wachstums resultieren Wirbelkörper, die kranial und kaudal einen breiten sklerotischen Streifen aufweisen, im ganzen aber die Normhöhe nicht erreichen. Die Veränderungen des Skeletts beim *Maffucci-Syndrom* entsprechen denen einer schweren polytopen Enchondromatose. Die Veränderungen sind nicht selten generalisiert und progressiv. Die Lokalisation der Hämangiome ist unabhängig von der der Enchondrome. Zuweilen finden sich zusätzlich Ovarialtumoren. In einigen Fällen waren die Chondrome durch wuchernde fibrokartillaginäre Massen ersetzt.

Prognose: Die Inkongruenz der miteinander artikulierenden Gelenkanteile verursacht *Arthrosen*. Bei schweren Veränderungen ist die Arbeitsfähigkeit in Frage gestellt. In 15% der Fälle kommt es bei den multiplen Enchondromen und in 20% bei Maffucci-Syndromen zu *sarkomatösen Entartungen*.

Therapie: Die Chondrome sind strahlenresistent. Die Behandlung ist daher symptomatisch. Starke X- oder O-Beine erfordern Umstellungsosteotomien, Beinverkürzungen, Verlängerungsoperationen mit dem von WAGNER entwickelten Distraktor. Progressive Knorpelwucherungen lassen sich nur durch eine Amputation beherrschen. Amputationen und Exartikulation sind auch die einzig mögliche Therapie bei sarkomatöser Entartung.

c) Solitäre kartilaginäre Exostosen, Osteochondrome

Definition: Kartilaginäre Exostosen sind von einer Knorpelkappe bedeckte knöcherne Auswüchse auf der äußeren Oberfläche eines knorpelig vorgebildeten Knochens, deren Kortikalis und Spongiosa mit der des Mutterknochens in direkter Verbindung steht.

Ätiologie und Pathogenese: Nach Ansicht einiger Autoren gehören kartillaginäre Exostosen wie Osteome und Enchondrome zu den Hamartomen. Die meisten betrachten sie allerdings als echte Tumoren. Die Ätiologie ist unbekannt. Obwohl sie pathologisch-anatomisch mit den erblichen multiplen Exostosen völlig übereinstimmen, ist es fraglich, ob man sie als manifestatio minima der Osteochondromatosis ansehen darf. In pathogenetischer Hinsicht ist die 1891 von VIRCHOW geäußerte Ansicht, es handle sich um versprengte metaphysäre Knorpelkeime, die sich um 90° gedreht hätten und senkrecht zur Längsachse des Knochens weiterwüchsen, bis heute nicht widerlegt.

Pathologische Anatomie: 20% aller Knochentumoren sind Osteochondrome. Es ist die häufigste Knochengeschwulst.

Die Größe schwankt zwischen weniger als 1 und mehr als 10 cm. Die Form ist sehr variabel (blumenkohlartig, halbkugelig, flach, spornartig). Die Exostose besteht aus 3 Schichten: innen der spongiöse Knochen mit blutbildendem Mark, das später in Fettmark übergeht und fibrös degenerieren kann, darüber eine kleine hyalinknorpelige Kappe, die im Alter oft verschwindet, und über der Kappe das Perichondrium als Verlängerung des Periostes. Mit fortschreitendem Wachstum verschiebt sich die Exostose mehr und mehr schaftwärts, so daß man aus ihrer Lage auf ihr Alter schließen kann. Mit dem Schluß der Epiphysenfuge, aus der sie entstand, hört i. allg. auch das Wachstum der Exostose auf. Die meisten Tumoren finden sich in rasch wachsenden Knochenabschnitten (unteres Femur- oberes Tibiaende, kraniales Humerus- und distales Radiusende). Schulterblatt, Darmbein, Fibula und Phalangen sind seltenere Lokalisationen (Abb. 42).

Klinik: Knaben sind etwas häufiger betroffen als Mädchen. Die meisten Exostosen werden im Anfang der 2. Lebensdekade entdeckt. Beschwerden entstehen durch Druck auf Muskeln, Nerven und Gefäße, oder durch Entzündung eines Schleimbeutels, der sich über der Exostose gebildet hat. Größere Exostosen in Gelenknähe können die Beweglichkeit behindern.

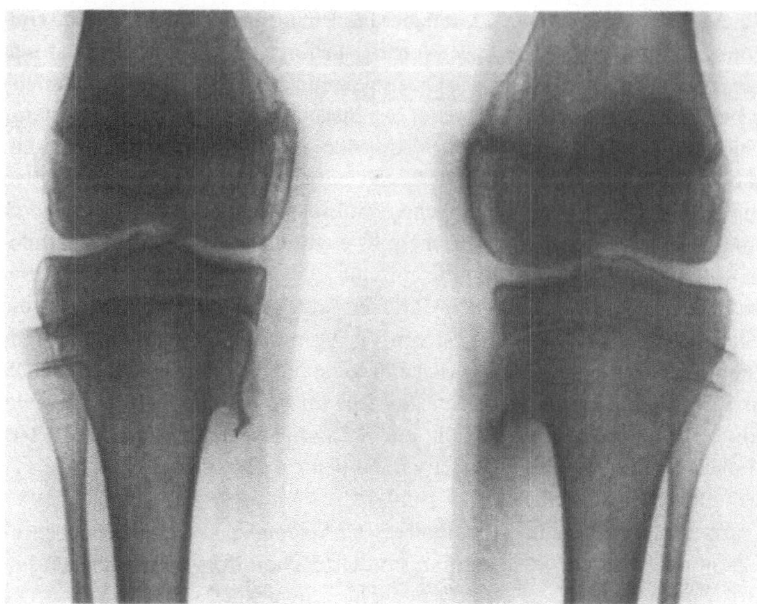

Abb. 42. B. Helga, 13 Jahre. Bilateral-symmetrische *kartilaginäre Exostosen* (medial) an beiden proxima-len Tibiametaphysen. Die linke Exostose ist nahe ihrer Basis abgebrochen

Röntgenbefund: Es gibt Exostosen, die ein Stiel mit dem Mutterknochen verbindet und solche, die dem Knochen breit aufsitzen. Die Knorpelkappe kann verkalken. Zur Vermeidung von Fehldiagnosen sind immer Aufnahmen in 2 Ebenen erforderlich.

Differentialdiagnose: Bei Aufnahmen in nur einer Ebene kann eine Exostose eine Knochenzyste vortäuschen. Vor Verwechslungen breitbasiger Exostosen mit *parossalen Osteomen* schützt eine evtl. unregelmäßige Verkalkung der Knorpelkappe.

Prognose: In 1–2% der Fälle kommt es zur malignen Entartung (Chondrosarkom). Symptome sind: Vergrößerung des Tumors nach Abschluß des allgemeinen Wachstums und Schmerzen.

Therapie: Man reseziert nur Exostosen, die Beschwerden verursachen. Um Rezidive zu verhüten, nimmt man das angrenzende Periost mit weg.

d) Multiple kartilaginäre Exostosen, Osteochondromatose

Definition: Die bei dieser Erbkrankheit auftretenden multiplen kartilaginären Exostosen stimmen pathologisch-anatomisch und röntgenologisch mit den solitären Exostosen überein. Daneben finden sich metaphysäre Wachstumsstörungen, die zu einer Verkürzung der Extremitäten, zu Minderwuchs und zu Verplumpungen der Enden der langen Röhrenknochen führen.

Ätiologie und Pathogenese: Der Erbgang ist autosomal-dominant. Der den Veränderungen zugrundeliegende Basisdefekt ist unbekannt. Die metaphysären enchondralen und perichondralen Wachstumsstörungen werden während der Reduktionsphase wirksam, in der der Knochen seine endgültige Form erhält. Typisch ist eine Pseudo-Madelungsche Deformität (Verkürzung des distalen Ulnaendes mit Verbiegung des Radius).

Pathologische Anatomie: *Vorzugslokalisationen* der Exostosen sind die Metaphysen der das

Kniegelenk bildenden Knochen, das obere Humerus- und obere Femurende, Schulterblatt und Beckenschaufeln. Grundsätzlich kann jeder knorpelig vorgebildete Knochen erkranken. Größe und Form der Exostosen variieren wie bei den solitären Formen. Die *Pseudo-Madelungsche-Deformität* entspricht der bei der Enchondromatose vorkommenden Entwicklungshemmung.

Klinik: Multiple kartilaginäre Exostosen sind viel seltener als solitäre. In der europäischen Bevölkerung ist mit 1 Fall unter 50000 Menschen zu rechnen, in Guam mit 1 Fall unter 1000 Eingeborenen. Das Leiden manifestiert sich zwischen 3 und 6 Jahren. Jungen erkranken etwas häufiger als Mädchen. Der Minderwuchs entsteht durch die verkürzten unteren Extremitäten.
Wie bei den solitären Exostosen sind Beschwerden nur zu erwarten, wenn die Tumoren die Gelenkbeweglichkeit behindern oder auf Nerven und Gefäße drücken.

Prognose: In 10–20% der Fälle kommt es zur *malignen Degeneration* (Chondrosarkome). Jede Vergrößerung einer Exostose nach Abschluß des Wachstums ist verdächtig.

Therapie: Wie bei den solitären Exostosen werden nur solche entfernt, die durch ihre Lage und Größe die Gelenkbeweglichkeit behindern oder Nerven und Gefäße bedrängen.

Familienberatung: Da die Expressivität starken Schwankungen unterliegt, gibt es auch klinisch „gesunde" Familienmitglieder, die sich bei der röntgenologischen Kontrolle als Merkmalsträger herausstellen. Die meisten Autoren sehen bei der guten Kontrollierbarkeit des Leidens keinen Grund zu einer Beschränkung der Nachkommenschaft.

e) Chondroblastom

Definition: Der seltene, vorwiegend in den Epiphysen der langen Röhrenknochen lokalisierte Tumor besteht aus einem zellreichen, relativ undifferenzierten Gewebe. Die Zellen erinnern

an Chondroblasten. Auch multinukleäre Riesenzellen kommen vor. Die knorpelige Grundsubstanz kann verkalken.

Pathogenese: Die Knorpelkeime, aus denen die Geschwulst entsteht, stammen wahrscheinlich von der epiphysären Seite der Wachstumsfuge.

Pathologische Anatomie: Das Chondroblastom macht nicht ganz 1% aller gutartigen Tumoren aus. *Hauptsitz* sind die Epiphysen der langen Röhrenknochen, besonders die kranialen Enden von Tibia, Femur und Humerus. Bei lange bestehenden Geschwülsten kann man u.U. ein Vordringen in die Meta-Diaphyse beobachten. Erweichungen und Verkalkungen fehlen selten. Diagnostisch relevant sind Areale, die reichlich verkalkten Knorpel aufweisen.
Histologisch besteht das Chondroblastom hauptsächlich aus einer Zellmasse, die wegen der unterschiedlichen Zellformen leicht als maligne angesehen werden kann. Auch multinukleäre Riesenzellen kommen vor. Mitosen sind selten.

Klinik: Fast 3/4 aller Chondroblastome entfallen auf die 2. Lebensdekade. Das männliche Geschlecht überwiegt.
Hauptsymptome sind lokale Schmerzen und eine mäßige Schwellung des benachbarten Gelenkes durch einen Erguß.

Röntgenbefund: Das Röntgenbild zeigt eine runde oder ovale, exzentrische, scharf begrenzte Aufhellung, die sich gelegentlich in die benachbarte Metaphyse fortsetzt. Die Knochengrenze gegenüber dem Gelenk kann durchbrochen werden. Verkalkungen sind häufig, Verdichtungen der knöchernen Umgebung selten.

Differentialdiagnose: Epiphysäre Tumoren sind rar. Verwechslungen mit einer *Riesenzellgeschwulst* lassen sich auf Grund des histologischen Befundes vermeiden. Wichtig ist die oft schwierige Abgrenzung gegenüber einem *Sarkom*.

Prognose: Chondroblastome sind, von Ausnahmen abgesehen, gutartig. In der Literatur sind einige Fälle beschrieben, bei denen es nach Auskratzung zu einem lokalen Rezidiv und schließlich zur Metastasierung in die Lunge kam.

Therapie: Der Tumor wird kürettiert und der Hohlraum mit autologem Knochen gefüllt.

f) Chondromyxoides Fibrom

Definition: Chondromyxoide Fibrome sind seltene Tumoren, die sich in den Metaphysen der langen Röhrenknochen der unteren Extremitäten finden. Sie sind zellreich und enthalten größere Mengen von myxoider oder chondroider Grundsubstanz. Wie beim Chondroblastom treten auch hier häufig multinukleäre Riesenzellen auf. Große pleomorphe Zellen können zur Verwechslung mit einem Chondrosarkom führen.

Pathogenese: Die Geschwulst entsteht aus versprengten Knorpelzellen.

Pathologische Anatomie: Nicht ganz 1% aller gutartigen Tumoren entfällt auf das chondromyxoide Fibrom. Rund 1/3 sitzt in der oberen Tibiametaphyse. 2/3 sind im Unterschenkel und Fuß lokalisiert.
Es handelt sich um knorpelähnliche solide Geschwülste. Durch Erweichung des mukoiden Gewebes oder durch Blutungen können schmale Hohlräume entstehen. Verkalkung ist selten. Weniger zellreiche myxoide Abschnitte wechseln ab mit zellreichen, die arm an Interzellularsubstanz sind. Zwischen den Spindelzellen der zellreichen Areale liegen multinukleäre Riesenzellen. Die Septen, die die myxoiden Bereiche trennen, enthalten oft kollagene Fasern. In etwa 1/3 der Fälle werden innerhalb der myxoiden Zonen große pleomorphe Zellen mit einem oder mehreren hyperchromatischen Kernen beobachtet. Mitosen sind selten.

Klinik: 40% der Patienten gehören der 2., 25% der 1. Lebensdekade an. Beide Geschlechter erkranken gleich oft. Die Kranken klagen über Schmerzen und evtl. lokale Schwellungen. Gelenksymptome fehlen. Pathologische Frakturen kommen selten vor.

Röntgenbefund: Im Röntgenbild sieht man eine scharf abgegrenzte, exzentrisch-metaphysär lokalisierte Aufhellung. Zuweilen ist die Kortikalis verdünnt und etwas aufgetrieben. Einbrüche in die Epiphyse sind selten. Die Abgrenzung gegenüber dem Markraum besteht aus einer dünnen Schale verdichteten Knochens. Die kurzen Röhrenknochen des Fußes sind oft in toto betroffen.

Differentialdiagnose: Die Veränderungen der langen Röhrenknochen können mit *aneurysmatischen Knochenzysten*, die der kurzen mit *Enchondromen*, u.U. auch mit der *fibrösen Knochendysplasie* verwechselt werden. Der pleomorphe Zellcharakter, evtl. mit mehreren hyperchromatischen Kernen kann leicht ein *Chondrosarkom* vortäuschen.

Prognose: Der Tumor ist weitgehend gutartig. Lokale Rezidive nach Kürettage sind allerdings häufig. Nur wenige Berichte liegen über malignes Verhalten vor.

Therapie: Wegen der Rezidivgefahr ist die *Blockresektion* der Kürettage vorzuziehen.

2. Bösartig

Chondrosarkom

Definition: Die Weltgesundheitsorganisation definiert das Chondrosarkom als einen „malignen Tumor, dessen Zellen Knorpel, aber nicht Knochen bilden. Er unterscheidet sich vom Chondrom durch ein zellreicheres und pleomorphes Gewebe, sowie durch eine beträchtliche Zahl von plumpen Zellen mit großen oder doppelten Kernen. Mitosen sind nicht häufig".

Pathogenese: Erst JAFFE und LICHTENSTEIN haben 1943 eindeutig zwischen Osteo- und Chondrosarkomen unterschieden. Es gibt *primäre* und *sekundäre* Chondrosarkome. Sekundäre entstehen entweder durch maligne Degeneration eines ursprünglich gutartigen Enchondroms (bzw. einer Enchondromatose), oder einer Knochenerkrankung (M. Paget, fibröse Knochendysplasie). Die Malignitätsrate eines gutartigen Enchondroms ist sehr gering. Sie steigt jedoch bei der Enchondromatose auf 20–30%. Auch aus der Knorpelkappe solitärer oder multipler Exostosen können sich (periphere) Chondrosarkome entwickeln. Hier gibt es nur Schätzungswerte von 1% bei den solitären und 10% bei den multiplen Osteochondromen.

Pathologische Anatomie: *Vorzugslokalisationen* primärer zentraler Chondrosarkome sind die oberen Enden von Femur und Humerus, Bekken, Schulterblatt und Rippen. Sie haben das gleiche lappige Aussehen wie Chondrome und die gleichen bindegewebigen Septen. Durch mukoide Degeneration entstehen mit schleimiger Flüssigkeit gefüllte Hohlräume. Nekrotische Bezirke können verkalken und (sekundär) enchondral verknöchern, namentlich bei peripheren Formen. Die in die Weichteile einwuchernde Geschwulst ist oft von einer bindegewebigen Kapsel umgeben. Innerhalb des Knochens liegen die Knoten inmitten der Spongiosa.
Ohne Kenntnis des klinisch-röntgenologischen Verhaltens ist die Frage gut- oder bösartig? histologisch manchmal gar nicht zu beantworten. Am einfachsten ist die Diagnose bei den zell- und chromatinreichen Typen, auch wenn Mitosen selten vorkommen. Verdächtig sind: bizarre Kernformen mit prominentem Nukleolus.
Bei Knorpelgeschwülsten ist eine Probeexzision besser als die Nadelbiopsie. Man muß oft viele Schnitte durchmustern, ehe man auf ein suspektes Areal stößt.

Klinik: Das männliche Geschlecht überwiegt. Das Chondrosarkom ist ein Tumor des Erwachsenen zwischen 30 und 60 Jahren. Sekundäre Geschwülste gehören einer etwas jüngeren Altersstufe an. Langsam wachsende Tumoren verursachen häufig nur geringe Schmerzen. Mitunter ist eine Verdickung das erste Zeichen. Bis zur Entdeckung können u. U. einige Jahre vergehen. Hochmaligne Tumoren verhalten sich wie Osteosarkome.

Röntgenbefund: Die Geschwülste entwickeln sich in der Regel in der Metaphyse in Richtung Diaphyse. Die Grenze zum gesunden Knochen ist meist unscharf. Die Kortikalis kann verdickt sein, mit geringer periostaler Reaktion; bei bösartigen Chondrosarkomen ist sie verdünnt und aufgetrieben. Verkalkungen und Verknöcherungen sind bei relativ gutartigen Chondrosarkomen häufiger als bei aggressiv wachsenden.

Differentialdiagnose: Die wichtigste Unterscheidung ist die zwischen einem gutartigen Chondrom und einem Chondrosarkom. Verwechslungen sind auch mit einem Osteosarkom denkbar. *Ohne Probeschnitt ist die Diagnose nicht möglich.*

Prognose: Die Prognose hängt außer vom Grad der Bösartigkeit davon ab, ob der Tumor bereits die Kortikalis durchbrochen hat oder nicht. Biopsien können zu *Impfabsiedlungen* im benachbarten gesunden Gewebe führen. Darum ist Vorsicht geboten. Die Zehnjahresüberlebensrate beträgt 25%. Metastasen, v.a. in die Lunge, seltener in Gehirn, innere Organe oder Knochen, sind selten und erfolgen spät. Gelegentlich wuchert der Tumor in die Venen ein.

Therapie: Das Chondrosarkom ist weitgehend *strahlenresistent.* Starke Schmerzen bei einer inoperablen Geschwulst sind immerhin einen Versuch wert. Solange das Sarkom noch nicht in die Weichteile eingedrungen ist, wird en bloc reseziert. Nach dem Durchbruch kommt nur noch die Amputation oder Exartikulation in Frage.

Riesenzelltumoren (Osteoklastome)

Definition: Die Weltgesundheitsorganisation definiert Osteoklastome als „aggressive Tumoren, die durch ein reich vaskularisiertes Gewebe charakterisiert sind, das aus ziemlich plumpen spindel- oder eiförmigen Zellen und zahlreichen Riesenzellen vom Osteoklastentypus besteht, die gleichförmig über das Geschwulstgewebe verteilt sind".

Pathogenese: Die mononukleären Zellen stammen entweder von undifferenzierten Mesenchymzellen oder Bindegewebszellen des Knochenmarkes ab. Die multinukleären Riesenzellen entstehen aus den mononukleären Stromazellen durch Verschmelzung oder mehrfache Kernteilung ohne Teilung des Zytoplasmas. Die vielkernigen Riesenzellen sind, wie elektronenmikroskopische Untersuchungen ergaben, echte Osteoklasten, so daß die Bezeichnung „Osteoklastom" berechtigt ist.

Pathologische Anatomie: 50% der Riesenzellgeschwülste sitzen in den Epiphysen, die das Kniegelenk umgeben. Bei Lokalisation in den Metacarpalia, Metatarsalia oder Phalangen füllen sie, wie andere Tumoren auch, meist den ganzen Knochen aus. In den langen Röhrenknochen dringen sie von ihrem exzentrisch in der Epiphyse gelegenen Ursprung über die ossifizierte Wachstumsfuge hinweg in die Metaphyse ein. Gleichzeitig verbreitern sie sich in der Epiphyse. Der Gelenkknorpel bleibt erhalten. Nach Destruktion der Kortikalis liefert das Periost eine dünne, eierschalenartige neue Rinde. Der Vorgang kann sich mehrfach wiederholen. An den oberen Extremitäten kommt es oft zu einer Auftreibung der betroffenen Knochenenden. Große Geschwülste enthalten zuweilen in ihren peripheren Bezirken durch Blutungen entstandene Höhlen, die aneurysmatischen Knochenzysten ähneln. *Ein Durchbruch des Tumors in die Weichteile oder durch die Kapsel in den Gelenkraum darf nicht als Zeichen der Bösartigkeit gewertet werden.* Blutungen und Nekrosen führen zu fibrösen Narben.
Die Riesenzellen können mehrere hundert Kerne besitzen. Die chromatinarmen Nuklei haben die gleiche Form wie die der Stromazellen. Mitosen sind in beschränkter Zahl vorhanden.
Blutfarbstoff oder Lipide (Schaumzellen) enthaltende Phagozyten kommen in der Nähe von Blutungen oder Nekrosen vor. Gelegentlich bildet sich reaktiv Osteoid oder Knochen. Das Tumorgewebe selbst vermag weder Knorpel, noch Osteoid oder Knochen zu produzieren. In den Riesenzellen lassen sich saure Phosphatasen nachweisen. Ihre Menge reicht jedoch nicht aus, um im Serum zu erscheinen.
Histologisch ist eine Differenzierung zwischen gut- und bösartigen Formen nicht möglich. Wiederholt kam es bei harmlos aussehenden Tumoren zu Lungenmetastasen. Riesenzellgeschwülste gelten als *semimaligne*. Die meisten verhalten sich aber durchaus gutartig. In einem Teil der Fälle treten nach einer Kürettage örtliche Rezidive auf, nach einer Wiederholung der Auskratzung u. U. auch Metastasen. Nicht viel anders verhält sich der Tumor nach einer Bestrahlung. Bei 10–15% entwickelt sich durchschnittlich 11 Jahre später ein Sarkom. Primär maligne echte Riesenzellgeschwülste gibt es anscheinend nicht. Eine spontane maligne Degeneration ist möglich, aber selten. Sekundäre Malignome sind meistens Fibrosarkome.

Klinik: Riesenzelltumoren sind etwas häufiger als Chondrosarkome. Das weibliche Geschlecht überwiegt. Über die Hälfte der Kranken gehört in die Altersgruppe der 20- bis 40jährigen.
Hauptsymptome sind lokale Schwellung, Schmerzen und, abhängig vom Sitz und der Größe des Tumors, Bewegungseinschränkungen. Die Verdickung ist oft druckempfindlich. Bei stark verdünnter Kortikalis kann die Palpation eine Art Pergamentknistern erzeugen.

Röntgenbefund: Das Röntgenbild zeigt eine exzentrische epiphysäre Aufhellung, die sich bei weiterem Wachstum gleichzeitig in die restliche Epiphyse und über die ossifizierte Epiphysenfuge hinweg in die Metaphyse ausdehnt. Typisch – wenn vorhanden – ist eine starke Auftreibung der verdünnten Kortikalis. Die periostale Reaktion bleibt gering. Glattbegrenzte Höhlen können eine aneurysmatische Knochenzyste vortäuschen.

Differentialdiagnose: Die Unterscheidung zwischen gut- und bösartig gelingt nur unter Berücksichtigung des *Gesamtverhaltens*, einschließlich der Histologie. Verwechslungsmöglichkeiten mit *Enchondromen* in kurzen und *aneurysmatischen Knochenzysten* in langen Röhrenknochen wurden bereits erwähnt. Riesenzellgeschwülste der Kiefer, des Schädels und der Wirbel sind meistens reaktive, nach Blutungen entstandene sog. *braune Tumoren*, die histologisch große Ähnlichkeit mit Osteoklastomen haben. Die *Osteodystrophia fibrosa generalisata* mit braunen Tumoren bei Hyperparathreoidismus ist durch pathologische Laborwerte charakterisiert.

Prognose: Die Prognose hängt in hohem Maße von der Art der Behandlung ab.

Therapie: Obwohl Riesenzellgeschwülste strahlensensibel sind, sollte man aus den genannten Gründen von einer Radiatio absehen. Die Kürettage (mit anschließender Auffüllung durch auto- oder homologen Knochen) ist mit einer hohen Rate von örtlichen Rezidiven belastet. Eine zweite Auskratzung kommt aus den besprochenen Gründen nicht in Frage. Man muß daher die *Blockresektion* befürworten, die sich auch dann durchführen läßt, wenn der Tumor bereits die Kortikalis durchbrochen hat. Allerdings erfordert die Blockresektion meistens einen Gelenkersatz.

Tumoren des Knochenmarkes

Einteilung: Es gibt bis heute keine allgemein akzeptierte Einteilung der myelogenen Tumoren. Die Verwirrung rührt daher, daß wir nicht genau wissen, aus welchen Zellen des Knochenmarkes die einzelnen Geschwülste hervorgehen. Nach der Häufigkeit ihres Vorkommens geordnet werden folgende 4 Neubildungen als *Myelome* bezeichnet:
1. *Plasmozytome,*
2. *Ewing-Sarkome,*
3. *Retikulosarkome,*
4. das maligne *Hodgkin-Granulom* (Lymphogranulomatose).

Auch die primär im Knochenmark entstehenden *Lymphosarkome* gehören hierher. Manche zählen die bei verschiedenen *Leukämieformen* auftretenden, zu ossären Veränderungen führenden Knochenmarkinfiltrationen ebenfalls dazu.

In den USA, mehr und mehr aber auch bei uns, betrachtet man den M. Hodgkin als einen echten Tumor, als ein vom lymphoiden Retikulum stammendes Lymphom. Die anderen Malignome dieser Gruppe werden als *Non-Hodgkin-Lymphome* zusammengefaßt. Es handelt sich um primär außerhalb des Knochens entstehende Retikulosarkome, follikuläre Lymphome und um die lymphatische Leukämie. Die praktischen Schwierigkeiten liegen darin, Neoplasmen, die aus dem lymphoiden Retikulum des Knochens hervorgehen, von solchen zu unterscheiden, die sich aus dem lymphoiden Retikulum von Lymphknoten, Leber, Milz, Thymus u. a. entwickeln.

Lymphosarkome des Knochens – und nur diese interessieren uns hier – können sich primär im Knochenmark bilden oder sekundär als Metastasen dorthin gelangen. Die *primär ossären Lymphosarkome* sind entweder lymphozytisch-histiozytisch, rein histiozytisch oder undifferenziert, während die *sekundären* lymphozytisch, prolymphozytisch oder lymphoblastisch sind. Follikuläre Lymphome kommen im Knochen nicht als primäre Geschwülste vor. Der *M. Hodgkin* entwickelt sich wahrscheinlich nur selten primär im Mark.

Der Terminus Retikulo- oder Retikulumzellsarkom ist für Tumoren reserviert, die aus retikulinproduzierenden Zellen, Histiozyten oder anderen mononukleären Phagozyten bestehen. Histologisch sind primäre und sekundäre Retikulosarkome nicht unterscheidbar. Oft findet sich Tumorgewebe sowohl im Knochen als auch in den Lymphknoten. Da es selbst unter Zuhilfenahme von Lymphographie und Ganzkörperszintigraphie unmöglich sein kann eine Entscheidung herbeizuführen, bleibt die Herkunft mancher Fälle ungeklärt. Gewiß gibt es auch einfache Situationen: wenn sich nämlich zuerst ein großer Lymphknotenherd bildet und erst wesentlich später eine Knochenläsion. Statistisch unterscheiden sich beide Formen durch die *sehr viel bessere Prognose der primär im Knochenmark angesiedelten Retikulosarkome.* Die Überlebenswahrscheinlichkeit primär extraossärer Retikulosarkome beträgt nicht mehr als 2 Jahre.

Wir werden Retikulo- und Lymphosarkome des Knochens im gleichen Abschnitt besprechen und den für den Orthopäden wichtigen M. Hodgkin unter den Knochenmarkgeschwülsten einen eigenen Abschnitt einräumen, ohne Rücksicht darauf, ob es sich um ein primäres oder sekundäres Lymphom handelt. Eine kurze Darstellung der Knochenveränderungen bei Leukosen wird das Kapitel beschließen.

1. Ewing-Sarkom

Definition: Die Definition der Weltgesundheitsorganisation lautet: Es handelt sich um „einen malignen Tumor, gekennzeichnet durch ein ziemlich einheitliches histologisches Bild mit dicht beieinanderliegenden kleinen Zellen mit runden Kernen, aber ohne deutliche Zellgrenzen oder herausgehobenem Nukleolus. Das interzelluläre Netzwerk aus Retikulumfasern, das ein Kennzeichen des Retikulosarkoms ist, fehlt."

Pathogenese: Stammzelle des Tumors ist wahrscheinlich eine embryonale Retikulumzelle des Knochenmarkes.

Pathologische Anatomie: Die zur Nekrose und zystischen Erweichung neigende Geschwulst

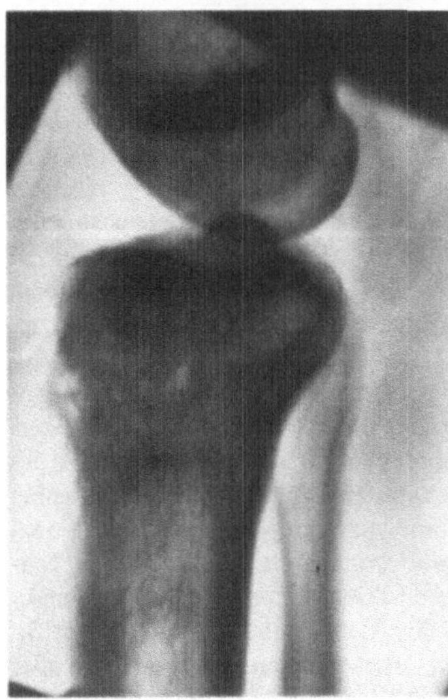

Abb. 43. Sch. Tekla, 18 Jahre. *Ewing-Sarkom* (histologisch bestätigt) der proximalen Tibiametaepiphyse (seitliche Schichtaufnahme). Destruktionen, besonders der vorderen Kortikalis, ohne reaktive Knochenneubildung. (Ein osteogenes Sarkom ist an dieser Stelle häufiger und könnte im Röntgenbild ähnlich aussehen. Gewöhnlich sind dabei Spiculae und Periostsporn vorhanden)

entwickelt sich im Knochenmark, und zwar über beträchtlich größere Abschnitte als das Röntgenbild erkennen läßt. Durch die Haversschen Kanäle der Kortikalis erreicht das Tumorgewebe das Periost und wuchert in die Weichteile ein. Bei raschem Wachstum ist die periostale Reaktion gering, oder fehlt. In anderen Fällen dagegen kommt es zu lamellärer (zwiebelschalenartiger) Knochenneubildung. *Histologisch* findet man schlecht abgrenzbare Zellen mit gleichmäßig großen runden Kernen. Mitosen sind nicht häufig. Retikuläre Fasern schließen, wie Silberfärbungen zeigen, größere Zellareale ein. In der schlechter durchbluteten Peripherie werden die Kerne kleiner (pyknotisch). Charakteristisch ist der Gehalt des Zytoplasmas an *Glykogen*, besonders deutlich bei Alkoholfixierung. In der Zellmembran ließen sich alkalische Phosphatasen nachweisen.

Das Ewing-Sarkom macht 6–9% aller malignen (primären) Tumoren aus. Besonders betroffen sind die Dia- und Metaphysen von Femur, Humerus sowie Becken, Schulterblatt und Rippen. Der Tumor metastasiert in 50% der Fälle in andere Knochen. Weitere Lokalisationen sind Lunge, Lymphknoten und Gehirn.

Klinik: Das Predilektionsalter liegt zwischen 5 und 15 Jahren. Knaben erkranken öfter als Mädchen. Hauptsymptome sind: Schmerzen, Schwellung, wenn der Tumor in die Weichteile eingedrungen ist, Fieber, Anämie und Leukozytose. Die BSG ist erhöht.

Röntgenbefund: Manche Ewing-Sarkome stellen sich anfangs durch scharf abgegrenzte Aufhellungen des Knochens als gutartige Tumoren dar. Andere verursachen verdächtige Zerstörungen ohne jede periostale Reaktion (Abb. 43). Bei langsamerem Wachstum bildet das abgehobene Periost zwiebelschalenartig oder streifig angelegten neuen Knochen. Ein typisches Codmansches Dreieck ist, im Gegensatz zum Osteosarkom, eher selten. Auch senkrecht zur Oberfläche des Knochens verlaufende Spiculae kommen mitunter vor. Im Spätstadium beherrscht die Knochenzerstörung das Bild.
Wegen der häufigen Metastasierung in andere Knochen sollte man nicht vergessen, eine *Szintigraphie* durchzuführen.

Differentialdiagnose: *Histologisch* kann die Differentialdiagnose gelegentlich schwierig sein, denn es gibt eine ganze Reihe von *bösartigen Rundzellgeschwülsten*: Retikulo- und Lymphosarkome, metastatische Neuroblastome sowie schlecht differenzierte solitäre Myelome und undifferenzierte Karzinome. Die wichtigste Unterscheidungshilfe ist in zweifelhaften Fällen der *Nachweis von Glykogen* in gut erhaltenen Abschnitten des Ewing-Sarkoms. Das Retikulosarkom zeichnet sich duch ein reiches Netz argyrophiler Fasern aus, die Zellkomplexe und einzelne Zellen umschließen. Neuroblastome sind charakterisiert durch Rosetten: Zellhaufen, die ein Gefäß oder einen kleinen nekrotischen Bezirk umgeben. Vorbestrahlte Ewing-Tumoren zeigen oft atypische histologische Bilder (Pleomorphismus, bizarre Riesenzellen). Die Glykogengranula verschwinden jedoch nicht.
Der schlechte Allgemeinzustand der Kinder mit Fieber, Anämie und Leukozytose könnte für eine *Osteomyelitis* sprechen, mit der das Krank-

heitsbild in der Tat oft verwechselt wird, zumal wenn eine Punktion eiterähnliches Material – durch den Zerfall des Tumorgewebes entstanden – ergibt. Auch das Röntgenbild kann manchmal durchaus eine solche Verwechslung unterstützen.

Prognose: Die Überlebensrate nach 5 Jahren betrug früher 5% und war damit die niedrigste aller bösartigen primären Knochentumoren. Durch eine Kombination von Polychemotherapie, Bestrahlung und Operation ist die Fünfjahresüberlebensrate inzwischen auf über 70% gestiegen.

Therapie: Diese Ergebnisse ließen sich nur durch eine aggressive Behandlung erreichen. Die fraktionierte *hochdosierte Megavoltbestrahlung* (über 4–6 Wochen) des Tumors und der regionalen Lymphknoten wird mit einer *Chemotherapie* verbunden, die sich aus den in dieser Gruppierung außerordentlich wirksamen Substanzen Aktinomycin D, Adriamycin, Vincristin und Cyclophosphamid zusammensetzt. In besonderen Situationen, z. B. bei einer Spontanfraktur durch ein Ewing-Sarkom an den unteren Extremitäten, ist es besser die Strahlenbehandlung durch eine Amputation zu ersetzen. An den oberen Extremitäten kann der Tumor durch eine Blockresektion eliminiert werden. Der Defekt läßt sich durch die Fibula überbrücken. Die Chemotherapie wird adjuvant fortgesetzt.

2. Retikulo- und Lymphosarkome (maligne Lymphome), Non-Hodgkin-Sarkome

Definition: Die Weltgesundheitsorganisation definiert das Retikulosarkom als „einen bösartigen lymphoiden Tumor mit ziemlich variabler histologischer Struktur. Die Tumorzellen sind gewöhnlich gerundet und ziemlich pleomorph, evtl. mit deutlichen Zellgrenzen. Viele Zellkerne sind gekerbt oder hufeisenförmig und haben hervortretende Nukleoli. In den meisten Fällen finden sich zahlreiche Retikulinfasern, die gleichförmig zwischen den Tumorzellen verteilt sind."

Pathogenese: Die Stammzellen dieser Geschwülste sind primitive Zellen des lympho-retikulären Systems. Sie entstehen teils primär im Knochen, teils in den Lymphknoten. Da letztere auch in das Skelett metastasieren, kann die Unterscheidung von *primären* und *sekundären malignen Knochenlymphomen* gelegentlich schwierig sein.
Die Bezeichnung „Retikulosarkom" ist solchen Tumoren vorbehalten, deren Zellen Retikulinfasern produzieren. Darüber hinaus bestehen sie aus Histiozyten oder anderen mononukleären Phagozyten.

Pathologische Anatomie: Primäre Retikulosarkome kommen in allen Knochen vor. *Vorzugslokalisationen* sind: Beckenschaufeln, Schulterblatt, Femur und Tibia. Das Sarkom entwickelt sich in der Dia- oder Metaphyse, überwiegend ohne periostale Reaktion. Bei raschem Wachstum wird die Korikalis verdünnt, aufgetrieben und bald durchbrochen. Bei langsamerem Wachstum kann sich die umgebende Spongiosa verdichten. Nekrosen sind seltener als beim Ewing-Sarkom, dem es histologisch oft ähnelt. *Histologisch* besteht kein Unterschied zu den sog. Retikulumzellen, die man bei primär extraossären Retikulosarkomen findet. Das mikroskopische Bild ist bereits in der Definition (s. o.) beschrieben. Die Zellkerne sind größer als beim Ewing-Sarkom und in der Form variabel. Gewöhnlich enthält das Tumorgewebe neben retikulo- und histiozytären Zellen in unterschiedlicher Häufigkeit Lymphoblasten und Lymphozyten. Ausnahmsweise herrschen lymphozytäre Elemente vor. Sowohl die Tumoren von vorwiegend histiozytärem Charakter als auch die häufigeren gemischtzelligen (histiozytär-lymphozytär) besitzen ein engmaschiges Netz aus Retikulinfibrillen, die nicht nur Zellkomplexe sondern auch Einzelzellen umschließen. Mit der Silberimpregnation nach Rio Hortega lassen sich die retikuloendothelialen Zellen allein darstellen. Sie sind von unterschiedlicher Form, zuweilen amöboid, oft verzweigt und halten enge Verbindung mit den Gefäßen.

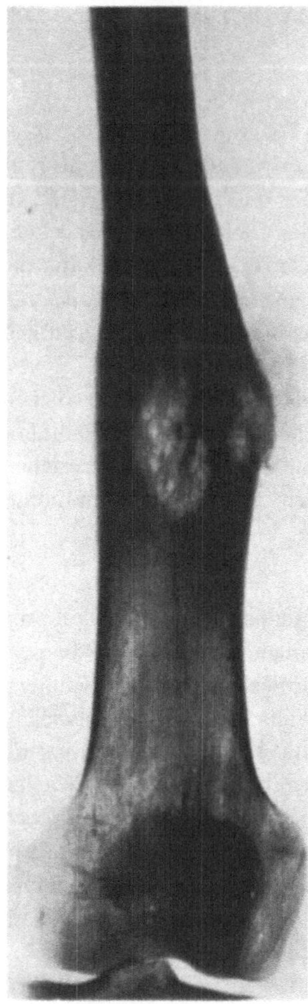

Abb. 44. D. Joachim, 37 Jahre. Histologisch gesichertes *Retothelsarkom* des rechten Oberschenkelschaftes. Der Tumor hat die verdickte innere Kortikalis durchbrochen und ist in die Weichteile eingewuchert

Maligne Knochenlymphome (primäre und sekundäre) machen nicht ganz 7% aller bösartigen Knochengeschwülste aus. Etwa die Hälfte von ihnen entsteht primär im Knochen.

Klinik: Die Häufigkeitskurve der primär ossären Retikulosarkome steigt von der 2. Lebensdekade langsam bis zur 4. an und fällt dann ebenso allmählich wieder ab. Sie unterscheidet sich damit deutlich von der des Ewing-Sarkoms, das die 1. (40%) und 2. (50%) Lebensdekade bevorzugt.
Anders als bei primär extraossären Retikulosarkomen ist der Allgemeinzustand bei primä-

ren Retikulosarkomen des Knochens gut, selbst bei ausgedehnten Knochenzerstörungen. Hauptsymptome sind Schmerzen und – in Abhängigkeit vom Sitz des Tumors – lokale Schwellungen. Manchmal ist eine pathologische Fraktur der erste Hinweis. Retikulosarkome der Wirbel führen zu neurologischen Störungen durch Rückenmark- und Nervenwurzelkompression.

Röntgenbefund: Dem pathologisch-anatomischen Befund entsprechend herrschen osteolytische Prozesse vor. Die Konturen gegenüber dem gesunden Knochen sind unscharf, die periostalen Reaktionen gering. Meist fehlen sie ganz. Die verdünnte Kortikalis ist oft aufgetrieben. In anderen, selteneren Fällen verdichtet sich die umgebende Spongiosa. In einem unserer Fälle hatte das abgehobene Periost sogar ein Codmansches Dreieck gebildet (Abb. 44).

Differentialdiagnose: Die wichtige Unterscheidung zwischen Retikulo- und *Ewing-Sarkom* ist im allgemeinen leicht, weil Ewing-Sarkome keine argyrophilen Fasern, aber Glykogen enthalten, das in Retikulosarkomen fehlt. Selbst bei undifferenzierten Retikulosarkomen ohne argyrophile Fibrillen genügt der Glykogentest, um die Diagnose zu sichern. Primär im Knochen angesiedelte Lymphosarkome sind selten. Im histologischen Bild fehlen meist die bei metastatischen Lymphosarkomen vorkommenden Follikelstrukturen. Eine wertvolle Hife für die Suche nach primär in den Lymphknoten entstehenden Lymphosarkomen ist die *Lymphographie*. Die *Szintigraphie* zeigt, ob noch andere Knochenabsiedlungen bestehen. Die *Computertomographie* wird zur Orientierung über die extraossäre Ausdehnung von Retikulosarkomen der Beckenschaufeln benötigt. Ob es einen primär im Knochen entstehenden M. Hodgkin gibt, ist fraglich. Auch ein *solitäres Myelom* kommt gelegentlich differentialdiagnostisch in Betracht.

Prognose: Die Prognose ist bei primär ossären Retikulosarkomen besser als bei primär ossären Lymphosarkomen, die im Finalstadium oft eine lymphatische Leukämie entwickeln. Im Gegensatz zum Ewing-Sarkom metastasiert das

Retikulosarkom weniger häufig in die Lunge und Knochen, sondern bevorzugt Organe und besonders Lymphknoten. Die Gesamtmetastaserate beträgt 50%. Die Überlebensrate nach 5 Jahren beträgt ebenfalls 50%.

Therapie: Die Behandlung ist die gleiche wie beim Ewing-Sarkom. Amputationen sind kaum noch erforderlich. Obwohl der Tumor strahlensensibel ist, neigt er bei Röntgenbestrahlung ohne Chemotherapie oder Blockresektion selbst bei hoher Dosierung zum Rezidiv. Die Chemotherapie wird nach Abschluß der Bestrahlung adjuvant fortgesetzt.

3. Myelome, multiples Myelom, Plasmozytom, M. Kahler

Definition: Die Weltgesundheitsorganisation definiert das Plasmozytom als „eine bösartige Geschwulst, die den Knochen gewöhnlich multipel oder diffus befällt und durch Rundzellen charakterisiert ist. Sie sind mit Plasmazellen verwandt, weisen jedoch einen verschiedenen Grad von Unreife auf, einschließlich atypischer Formen. Die Veränderungen werden oft von abnormen Proteinen im Blut und Urin und gelegentlich von Amyloid oder Paraamyloid im Tumorgewebe oder anderen Organen begleitet."

Pathogenese: Die Mutterzelle des Plasmozytoms stammt vom hämotopoetischen Retikulum des Knochenmarkes ab. Wir kennen jedoch die primitiven Zellen nicht, die die für die Bildung von Immunglobulinen wichtigen Plasmazellen liefern, mit denen die Tumorzellen morphologisch und histochemisch so große Ähnlichkeit besitzen. Plasmazellmyelome entstehen in der Regel *multizentrisch*. Im Endstadium kann das gesamte Knochenmark betroffen sein (*Myelomatose* oder *diffuses Myelom*). In seltenen Fällen finden sich Einzelherde *(solitäres Myelom)*.

Pathologische Anatomie: Das multiple Myelom ist mit fast 18% der häufigste aller bösartigen primären Knochentumoren. *Lieblingssitz* sind die auch bei Erwachsenen noch blutbildendes Mark enthaltenden Knochen: Wirbelkörper, Rippen, Schädel, Becken, Schultergürtel und Brustbein. Aber auch die langen Röhrenknochen bleiben – in einem späteren Stadium – nicht ausgespart. Die zunächst höchstens 1 cm im Durchmesser großen Knochenmarkherde wachsen zu ausgedehnteren Gebilden zusammen, die manchmal einen ganzen Wirbelkörper ausfüllen. Sie zerstören dabei den Knochen, dringen durch die Kortikalis in die Weichteile ein und metastasieren in regionale und fernab liegende Lymphknoten, Milz, Leber, Nieren und andere Organe. Bei umfangreichen Skelettzerstörungen kommt es zur *Hyperkalzämie* mit Kalkmetastasen, namentlich in Lunge und Nierenparenchym.

Am besten differenziert sind die noch nicht in die Umgebung durchgebrochenen intraossären Herde. Das Tumorgewebe besteht aus dicht gedrängten Massen von Rundzellen in einem spärlichen Stroma von gefäßführendem Bindegewebe. Schlechter differenzierte Myelome sind pleomorph, mit größeren atypischen, zuweilen multinukleären Zellen und mehr retikulären Fibrillen. Auch in relativ reifen Gewächsen finden sich neben Zellen mit stark basophilem Zytoplasma und exzentrischen radförmigen Kernen, die als Plasmazellen imponieren, Zellen, die an Retikulo- oder Histiozyten erinnern. Die Myelomzellen produzieren große Mengen von Globulinen, häufig auch *Paraproteine*. Zu ihnen gehört der *Bence-Jonessche Eiweißkörper*. Er ist das Bruchstück eines Immunglobulinmoleküls. Das Plasmozytom hat eine ungewöhnliche Neigung *Amyloid* zu bilden, die von keinem anderen Tumor erreicht wird (10–20%). Es findet sich vorwiegend in parenchymatösen Organen.

Klinik: Plasmozytome kommen hauptsächlich in der Altersgruppe der 40- bis 60jährigen vor. Das männliche Geschlecht überwiegt.
Die Krankheit beginnt vielfach mit Kreuz-, Rücken- und Thoraxschmerzen, denen sich Ischialgien, oft mit neurologischen Ausfällen, und Interkostalneuralgien anschließen. Sie sind Folge von Wirbelzusammenbrüchen oder Druck des Tumorgewebes auf die Nervenwurzeln. Pathologische Frakturen führen an der Wirbelsäule zu verstärkten Kyphosen oder Ky-

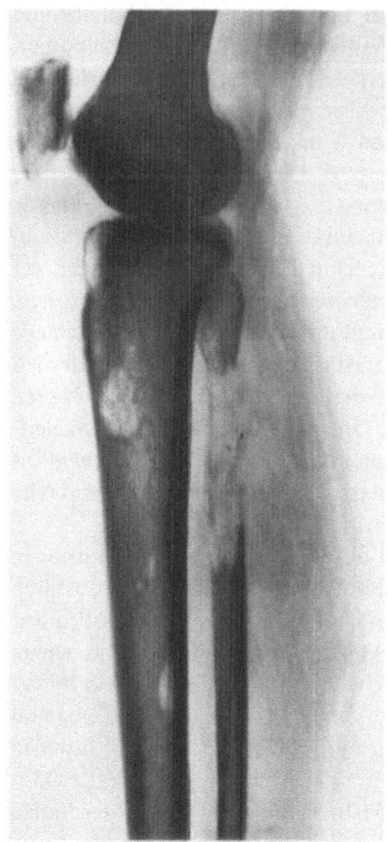

Abb. 45. B. Lieselotte, 62 Jahre. *Multiples Myelom.* Die kraniale Fibuladiaphyse ist auf einer Strecke von 8 cm in toto zerstört. Das Tumorgewebe ist unterschiedlich weit und ohne Reaktion von seiten des gesunden Knochens in die Tela ossea eingewuchert. Auch in der Tibiadiaphyse finden sich größere und kleinere, teils schrotschußähnliche Läsionen, ohne daß der Umgebungsknochen reagiert hätte. Die Herde liegen vorwiegend in der Spongiosa, nur wenige in der Kortikalis

phoskoliosen. Multiple Rippenbrüche deformieren den Thorax. Manchmal kann man am Schlüsselbein oder an einer Rippe eine Geschwulst tasten. Pathologische Frakturen ereignen sich auch an den Extremitäten. Durch Einbruch der Tumormassen in den Wirbelkanal entstehen spastische oder schlaffe Lähmungen. Diese Symptome werden von einer zunehmenden allgemeinen Schwäche und Gewichtsabnahme begleitet.

Die zu Beginn nur mäßig erhöhte BSG steigt rapide an und kann höchste, manchmal kaum noch meßbare Werte erreichen. In der Hälfte

der Fälle entwickelt sich eine *Hyperkalzämie* und *Hyperproteinämie.* Beide sind unabhängig voneinander. Kalkmetastasen werden meist von einer Nephrolithiasis und Hyperkalziurie begleitet. Die Niere wird außerdem von den in den Tumorzellen massenhaft gebildeten und mit dem Urin ausgeschiedenen Proteinen geschädigt. Es handelt sich vorwiegend um *Gammaglobuline*, weniger oft um Beta- und nur selten um Alphaglobuline. Art und Stärke der Hyperglobulinämie lassen keine Rückschlüsse auf das klinische Verhalten des Plasmozytoms zu. Der bei etwa 50% der Kranken (durch Papierelektrophorese aus dem 24-h-Urin) nachweisbare Bence-Jonessche Eiweißkörper ist nicht pathognostisch. Blutphosphor und Phosphatasen sind normal. Die Anämie beruht auf der Zerstörung der Blutbildungsstätten. Die Infektionsgefährdung folgt aus der verringerten Antikörperbildung. (Die von den Tumorzellen stammenden Globuline sind keine vollwertigen Antikörper.) Die Blutungsneigung ist nur z. T. auf Störungen der Eiweißsynthese zu beziehen; der Untergang einer großen Zahl von Megakaryoblasten im Knochenmark dürfte auch dazu beitragen. Das durch den Zellzerfall stark gesteigerte Angebot an Purinkörpern führt bisweilen zu einer *sekundären Gicht.*

Für eine rasche Diagnose ist neben der *Elektrophorese* und der Bestimmung der Gesamtproteine im Serum die *Sternalpunktion* oder die Punktion eines röntgenologisch darstellbaren Herdes wichtig, und zwar durch den Nachweis atypischer Plasma- oder Myelomzellen.

Röntgenbefund: Solitäre Plasmozytome werden meist zufällig entdeckt. Es sind eiförmige Defekte, oft im Femur oder Humerus, ohne reaktive Veränderungen. – In der Regel erkranken die langen Röhrenknochen erst in der Endphase (Abb. 45). Im Beckenknochen und an den Rippen sieht man vielfach schrotschußähnliche Löcher ohne sklerotischen Saum, im Schädel häufiger mottenfraßähnliche Destruktionen als glatt begrenzte Aufhellungen. Die Wirbelkörper zeigen anfangs nur eine einfache oder hypertrophische Atrophie mit verdickten axialen Trabekeln. Mit fortschreitendem Ersatz der Spongiosa durch Geschwulstgewebe drücken die intakt bleibenden Bandscheiben die Wirbelkörper ein. Infolge unterschiedlicher statischer Verhältnisse entstehen in der Brustwirbelsäule Keilwirbel (dorsal höher als ventral), im Lendenbereich bikonkave „Fischwirbel". Bei schweren Kompressionen werden beide zu Plattwirbeln. Große Herde in der Klavikula oder in den Rippen können den Knochen auftreiben. Nach Röntgen- oder Chemotherapie entwickeln sich sklerotische Herdumrandungen.

Differentialdiagnose: Kreuzschmerzen und Ischialgien verführen zu der *Fehldiagnose „Bandscheibenvorfall"*. Bei erhöhter BSG und entsprechendem Alter sollte man häufiger an ein Plasmozytom denken und eine Sternalpunktion durchführen. Ein *Ganzkörperszintigramm* ist wichtiger als ein Übermaß an Röntgenaufnahmen. Blutuntersuchungen können eine wichtige Hilfe sein, insbesondere die *Elektrophorese*.
Auszuschließen sind v. a. *Karzinommetastasen*, die namentlich am Schädel die gleichen röntgenologischen Veränderungen hervorrufen können wie multiple Myelome. Eine Hyperkalzämie kommt auch bei *Skelettkarzinosen* vor; die Hyperglobulinämie fehlt dagegen. Sie ist hin und wieder Begleiterscheinung chronischer Infektionen (z. B. einer chronischen Nephritis), einer Lymphogranulomatose oder Leberzirrhose. Eine Paraproteinämie wird gelegentlich bei der Lymphadenose beobachtet.

Prognose: Solitäre Plasmozytome verschwinden mitunter von selbst. In der Mehrzahl der Fälle ist mit einer Generalisation zu rechnen, mögen darüber auch einige Jahre oder sogar Jahrzehnte vergehen. Das multiple Myelom ist infaust. Immerhin lassen sich mit der heutigen Behandlung längere Remissionen erzielen. Die Kranken sterben an einer Urämie, Pneumonie, schweren Anämie oder an einer Amyloidose.

Therapie: Im Vordergrund steht heute die *Chemotherapie*. Mit einer Kombination von Cyclophosphamid und Prednison lassen sich bei 40–50% der Kranken objektive Remissionen erreichen und eine mittlere Überlebensdauer von 2 Jahren. Durch Zusatz von Vincristin wurde die Remissionsrate in einer Serie auf 60–70%

und die Überlebensrate auf 3 Jahre verbessert. Da es sich vorwiegend um ältere Menschen handelt und gelegentlich gutartige Verläufe vorkommen, ist ein vorsichtiges Vorgehen geboten. Ein hohes Risiko bedeutet eine Unterschreitung der Leukozytenzahl von 3000 mm³ oder einer Thrombozytenzahl von 100000 mm³. In solchen Fällen muß die Dosis drastisch gesenkt werden. Eine Verlängerung der Behandlungsdauer über 1 Jahr hinaus bringt anscheinend keinen Vorteil. Die *Strahlenbehandlung* hat nur palliative Bedeutung. Eine regelmäßige hohe Flüssigkeitszufuhr (1,5–2 l tgl.) vermindert die Gefahren einer Hyperkalzämie, Hyperurikämie, Niereninsuffizienz und Dehydratation. Die *Hyperkalzämie* ist die Folge des ungestümen Knochenabbaus. Sie wird durch Bettlägerigkeit gefördert. Psychisch-neurologische Symptome lassen an Hirnmetastasen denken. Dazu kommen kardiovaskuläre, gastrointestinale und renale Erscheinungen. Die Bestimmung des Serumkalziums klärt die Diagnose. Die Therapie besteht in der Zufuhr von reichlichen Flüssigkeitsmengen, kalziumarmer Diät und – in schweren Fällen – die Diurese fördernden Maßnahmen.

4. Maligne Hodgkin-Granulome des Knochens (Lymphogranulomatose)

Definition: Maligne Hodgkin-Granulome entwickeln sich aus dem lymphoiden Retikulum, das an vielen Stellen des Körpers, auch im Knochenmark, vorkommt. Dennoch sind primäre Hodgkin-Lymphome des Knochens sehr selten. Meistens handelt es sich um Metastasen.

Ätiologie und Pathogenese: Die Ätiologie ist unbekannt. Früher hielt man die Lymphogranulomatose für eine virale Infektionskrankheit. Später, als man sie als ein malignes Neoplasma erkannt hatte, hielten die meisten Autoren eine multizentrische Genese für wahrscheinlich. Heute setzt sich mehr und mehr die Ansicht durch, daß das Hodgkin-Lymphom monozentrisch entsteht und nach einer gewissen Zeit metastasiert.
Es bildet sich, wie die Non-Hodgkin-Lymphome, aus dem lymphoiden Retikulum von

Lymphknoten, Milz, intestinalen Follikeln, Leber, Haut, Thymus und Knochenmark, wobei – wie in dieser Aufzählung – die Lymphknoten an erster und das Knochenmark an letzter Stelle stehen. Die überwiegende Zahl der ossären Hodgkin-Lymphome sind Metastasen.

Pathologische Anatomie: *Histologisch* findet sich stets eine Hyperplasie von Retikulumzellabkömmlingen. Charakteristisch für viele ossäre Lymphome ist ein buntes Nebeneinander von Epitheloidzellen, Hstiozyten, jungen Lymphozyten, eosinophilen Granulozyten und (meist) multinukleären Sternbergschen Riesenzellen. Das Vorkommen dieser großen Zellen, deren Kerne im Zentrum liegen und sich durch einen großen Nukleolus auszeichnen, ist *pathognostisch.* – Bezirke aus kollagenem Bindegewebe wechseln mit solchen einer käsigen Nekrose ab.
Die Veränderungen im Knochenmark entsprechen denen an anderen Stellen.

Klinik: Hodgkin-Lymphome umfassen etwa 1/3 aller malignen Lymphome. Auf eine Million Einwohner entfallen pro Jahr etwa 20 Neuerkrankungen. Die untere Erkrankungsgrenze liegt bei 15 Jahren. Mit zunehmendem Alter wird die Lymphogranulomatose häufiger. Es gibt 2 Erkrankungsgipfel: der 1. liegt bei 25, der 2. bei 60 Jahren. Das männliche Geschlecht überwiegt.
Wichtige anamnestische Hinweise sind: Hautjukken, unerklärliches Fieber, Nachtschweiß und Konditionsminderung. Dazu kommen als ärztliche Befunde: periodisches Fieber, Lymphknotenschwellungen, Vergrößerung von Leber und Milz sowie des Waldeyerschen Rachenringes. *Die 4-Stadieneinteilung hat große prognostische Bedeutung:*

Stadium I: Befall einer Lymphknotengruppe oder lokalisierter extralymphatischer Herd.
Stadium II: Befall mehrerer benachbarter oder nichtbenachbarter Lymphknotengruppen auf einer Seite des Zwerchfells oder einzelner extralymphatischer Herde und/oder Befall einer oder mehrerer Lymphknotengruppen auf einer Seite des Zwerchfells. Bei infradiaphragmatischer Lokalisation kann die Milz mitbeteiligt sein.
Stadium III: Befall mehrerer Lymphknotengruppen auf beiden Seiten des Zwerchfells unter evtl. Beteiligung der Milz oder mit lokalisierten lymphatischen Herden bzw. der Kombination Milz und extralymphatische Herde.
Stadium IV: Disseminierter Befall eines oder mehrerer extralymphatischer Organe mit oder ohne gleichzeitiger Lymphknotenbeteiligung.

Die Schwere des Verlaufs spiegelt sich in der allmählichen Erschöpfung des lymphozytären Systems. Im Serum läßt sich häufig das leukozytäre Antigen HLA-Bw 35 nachweisen.
Der *Primärherd* sitzt vielfach in einem Lymphknoten des Brust- oder Bauchraumes. *Vorzugslokalisationen im Knochen* sind: Wirbelkörper, Becken, Rippen und Femur. Während des Lebens wird meist nur ein kleiner Teil der Knochenherde entdeckt. Sie erscheinen kaum vor dem 2. oder 3. Krankheitsjahr. In der Generalisationsphase (IV) fehlen sie so gut wie nie. Die Symptome hängen von der Lokalisation ab. Knochenschmerzen entstehen hauptsächlich, wenn das Lymphomgewebe die Kortikalis durchbrochen hat und das Periost abhebt. Bei Absiedlung in einem Wirbelkörper oder Wirbelbogen werden oft Nervenwurzeln oder das Rückenmark komprimiert. Die Folgen sind Neuralgien und Lähmungen.
Zur Diagnose ist die Knochenmarkpunktion, zur histologischen Typisierung die Untersuchung eines ganzen Lymphknotens erforderlich. Wichtige Hilfen sind, außer der Röntgenuntersuchung des Skeletts, die *Lymphographie, Sonographie* (Leber, Milz, paraortale Lymphknoten), *Szintigraphie* (Skelett, Milz, Leber), *Computertomographie* (Bauchraum), *Beckenkammbiopsie, Laparoskopie* (Milz, Leber) und die *Laparotomie* in den Stadien I–III (zur Splenektomie, Lymphknotenbiopsie und zur gezielten Biopsie der Leberlappen).

Röntgenbefund: In 50% der Fälle handelt es sich um osteolytische, in 5% um osteoblastische und in 45% um gemischte Herde. Die osteolytischen Läsionen sind meist recht gut abgegrenzt. Bisweilen erkennt man die Durchbruchsstelle durch die Kortikalis an periostalen Reaktionen. Auch innerhalb der Spongiosa kann es zur reaktiven Knochenneubildung kommen. Die

Miterkrankung der Wirbelsäule wird erst sichtbar, wenn einer oder mehrere Wirbelkörper sintern (Abb. 46). Gelegentlich entwickeln sich Elfenbeinwirbel. Im Spätstadium (IV) können auch die Bandscheiben mitzerstört werden. Femurherde bevorzugen den proximalen Abschnitt.

Differentialdiagnose: Diagnostische Schwierigkeiten ergeben sich meist, wenn ein Knochenherd als erstes Krankheitszeichen auftritt. Gleichzeitige Lymphknotenschwellungen, z. B. am Hals, und periodisches Fieber, Hautjucken sollten immer den Verdacht auf eine Lymphogranulomatose wecken. Wirbelherde als Erstmanifestation geben zur Verwechslung mit einer *Spondylitis* Anlaß. Extravertebrale Tumormassen können im a.-p.-Bild einen paravertebralen Abszeß vortäuschen. Herde in anderen Knochen ähneln oft *Osteo- oder Retikulosarkomen.*

Prognose: In den Stadien I und II sind in etwa 20% der Fälle echte Heilungen möglich. 60–80% der Kranken überleben die Fünfjahresgrenze. Im Stadium III beträgt die Fünfjahresüberlebensrate 10–20%, im Stadium IV nur noch 2–10%. Auch aus der *histologischen Typisierung nach* LUKES *et al.* lassen sich prognostische Schlüsse ziehen. LUKES et al. unterscheiden: lymphozytenreiche Formen, noduläre Sklerosen, Mischzelltypen und lymphozytenarme Formen. Lymphozytenreiche Formen haben eine wesentlich längere Fünfzehnjahresüberlebensrate als lymphozytenarme Formen. Auch aus der Lymphozytenzahl im peripheren Blut sind prognostische Schlüsse möglich. Bei Werten über 1 500 mm^3 beträgt die Fünfjahresüberlebensrate 35%, bei Werten zwischen 1 000 und 1 500 26% und bei Werten unter 1 000 nur 12%.

Therapie: In den Stadien I und II genügt die ausschließliche *Strahlenbehandlung mit Herd-*

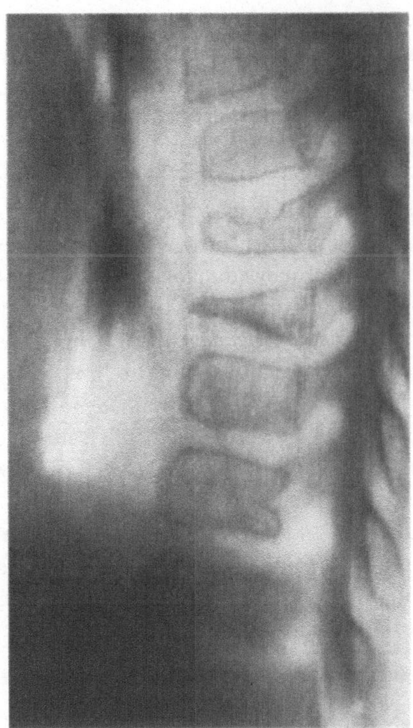

Abb. 46. L. Karl-Heinz, 13 Jahre. *Lymphogranulomatose* (Schichtbild). Mehrere Wirbelkörper der unteren Brustwirbelsäule sind erniedrigt. Der 12. Brustwirbelkörper ist verdichtet, der 8. und 9. stark komprimiert

vernichtungsdosen. Stadium III bleibt der *Chemotherapie mit anschließender adjuvanter Strahlenbehandlung* vorbehalten. Im Stadium IV wird heute nur noch die *Chemotherapie* eingesetzt. Operationen führen nicht zu besseren Ergebnissen. Bei Rezidiven in den frühen Stadien wird die massive großräumige Bestrahlung wiederholt. Eine adjuvante Chemotherapie ist der wiederholten Strahlenbehandlung nicht überlegen. Man behandelt chemotherapeutisch mit 6–12 Zyklen zu je 14 Tagen, gefolgt von einer ebenso langen Erholungsphase. Die meistbewährten Substanzen sind: Endoxan, Vincristin und Decortin. Eine Erhaltungstherapie erübrigt sich. Anämien erfordern Blut- oder Erythrozytentransfusionen.

Zusammenfassung

Die Lymphogranulomatose wird heute als eine Sonderform des Lymphosarkoms aufgefaßt, das aus dem lymphoiden Retikulum von Lymphknoten, Milz, intestinalen Follikeln, Leber, Thymus und Knochenmark entsteht. Gewöhnlich sitzt der Primärherd in einem Lymphknoten des Brust- oder Bauchraumes. Die überwiegende Mehrzahl der Hodgkin-Sarkome des Knochenmarkes sind Metastasen. *Histologisch* findet sich ein buntes Bild aus Lymphozyten, Plasmazellen, eosinophilen Leukozyten und pathognostischen Sternbergschen Riesenzellen, deren Kerne in der Zellmitte liegen. Die *Häufigkeitskurve* hat in bezug auf das Lebensalter 2 Gipfel: bei 25 und 60 Jahren. Untere Grenze ist das 15. Lebensjahr. Das männliche Geschlecht überwiegt. *Klinische Symptome* sind: Hautjucken, Nachtschweiß, periodisches Fieber, Leistungsabfall; bei Skelettbeteiligung: Knochenschmerzen, bei Wirbelmetastasen: neurologische Ausfälle. Dazu kommen Lymphknotenschwellungen, Spleno- und Hepatomegalie. Zur Diagnose ist die Knochenmarkpunktion, zur Typisierung die Untersuchung eines ganzen Lymphknotens notwendig. Die *röntgenologischen Veränderungen* sind vorwiegend osteolytisch oder gemischt osteolytisch-osteoblastisch, selten rein osteoblastisch. Bei Erstabsiedlung in der Wirbelsäule kommt *differentialdiagnostisch* eine Spondylitis in Frage, bei Erstmanifestation in einem anderen Knochen: Osteo- und Retikulosarkome. Die Geschwulst ist hoch strahlensensibel. Bei *Einteilung in 4 Stadien* wird in den Stadien I und II nur bestrahlt (Herdvernichtungsdosis). Im Stadium III kommt die Chemotherapie mit adjuvanter Strahlenbehandlung zum Einsatz. Stadium IV bleibt der Chemotherapie vorbehalten. Im Stadium I und II sind in 20% der Fälle Heilungen möglich. 60–80% überleben die Fünfjahresgrenze. Im Stadium III überleben nur noch 10–20% die ersten 5 Jahre und im inkurablen Stadium IV 2–10%.

Gefäßtumoren

1. Gutartig

a) Hämangiome

Definition: Die Definition der Weltgesundheitsorganisation lautet: „Das Hämangion ist eine gutartige Läsion aus neugebildeten Blutgefäßen entweder vom kapillaren oder kavernösen Typ."

Pathogenese: Die Frage, ob es sich bei Hämangiomen um einen gutartigen Tumor oder um ein Hamartom handelt, ist unentschieden. Weichteilhämangiome sind wesentlich häufiger als solche im Knochen.

Pathologische Anatomie: Hämangiome machen etwa 1% aller Knochentumoren aus. Hauptlokalisationen sind Wirbelsäule und Schädel. *Histologisch* überwiegt, namentlich im Schädel, der kavernöse Typ. Mischformen sind häufig. Das *Mikroskop* zeigt dünnwandige erweiterte Gefäßkanäle, die zwar meistens, aber nicht immer mit Blut gefüllt sind. Ob es sich bei den letzteren um Lymphgefäßkanäle handelt, ist ungewiß.

Klinik: Hämangiome werden oft zufällig, meistens aber bei Patienten entdeckt, die wegen Rücken- oder Kreuzschmerzen geröntgt wurden. Frauen überwiegen. Sicher sind viele Hämangiome symptomlos. Andererseits kommt es gelegentlich zu einem Kollaps des betroffenen Wirbelkörpers ohne oder mit Kompressionssymptomen von seiten der Nervenwurzeln oder des Rückenmarkes. Am Schädel entwickeln sich u. U. tastbare Verdickungen.

Röntgenbefund: Die Wirbelkörperveränderungen sind charakteristisch: Die in kranio-kaudaler Richtung verlaufenden Knochenbälkchen nehmen an der Rarefizierung nicht nur nicht teil, sondern verstärken sich sogar (Abb. 47). In seltenen Fällen wölbt sich die Hinterwand des Wirbelkörpers vor. Hämangiome können auch im Wirbelbogen sitzen. Im Schädel, wie gelegentlich in anderen Knochen, sieht man runde oder ovale, glatt begrenzte Aufhellungen, die die Tabula externa – selten die interna – verdünnen und auftreiben können. Dazu kommen senkrecht zur Oberfläche des Knochens gebildete Spiculae, wie wir sie vom Osteosarkom her kennen.

Differentialdiagnose: Bei Veränderungen an anderer Stelle als im Wirbelkörper ist eine Biopsie erforderlich, um die Diagnose zu klären. Am Schädel kann ein in den Knochen einwucherndes *Meningeom*, ausnahmsweise auch ein *Osteosarkom*, die gleichen röntgenologischen Erscheinungen verursachen wie ein Hämangiom.

Prognose: Abgesehen von den bei einem Hämangiom der Wirbelsäule möglichen Kompressionssyndromen ist die Prognose günstig. Die Veränderungen können spontan zum Stillstand kommen oder sich sogar zurückbilden.

Therapie: Die meisten Wirbelhämangiome bedürfen keiner Behandlung. Lähmungen erfordern eine sofortige operative Entlastung. Am Schädel und anderen Knochen ist eine Blockresektion angezeigt. Durch Röntgenbestrahlung läßt sich bei schmerzhaften Wirbelhämangiomen eine Sklerosierung erzielen.

b) Zystische Knochenhämangiomatose

Definition: Es handelt sich um seltene, wahrscheinlich angeborene, röntgenologisch charakteristische multiple osteolytische Veränderungen, die von ähnlichen Veränderungen der Weichteile, namentlich der Milz, begleitet sein können.

Pathogenese: Wahrscheinlich sind es lokale Fehlentwicklungen der Blut- und vielleicht auch der Lymphgefäße (Hamartome).

Pathologische Anatomie: Die am häufigsten betroffenen Knochen sind: Rippen, Becken, Femur und Schädel. Der histologische Befund entspricht dem der gutartigen Knochenhämangiome.

Klinik: Die meisten Patienten sind Klein- und Schulkinder. Knochenschmerzen und -auftreibungen führen sie zum Arzt.

Röntgenbefund: Das Röntgenbild zeigt seifenblasenartige Aufhellungen, die die Kortikalis verdünnen und auftreiben, evtl. teilweise verschwinden lassen.

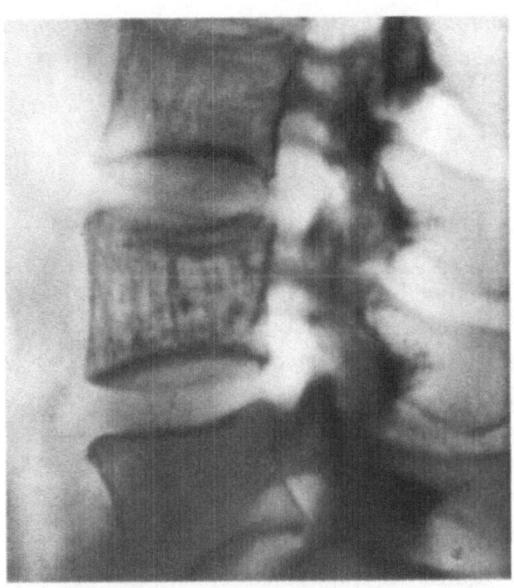

Abb. 47. B. Marie-Luise, 45 Jahre. *Hämangiom des 4. Lendenwirbels.* Longitudinale Trabekel sind unregelmäßig verdickt, horizontale dagegen stark reduziert. Die Wirbelform ist unverändert

Differentialdiagnose: Trotz der typischen Röntgenveränderungen wird gewöhnlich zunächst eine *Histiozytosis X* diagnostiziert. Ein Probeschnitt klärt jedoch rasch den Sachverhalt. Weniger häufig sind Verwechslungen mit einer *fibrösen Knochendysplasie* oder mit den *braunen Tumoren bei Hyperparathyreoidismus*.

Prognose: Sofern sich die Veränderungen auf den Knochen beschränken, ist die Prognose im allgemeinen günstig. Auch eine Beteiligung der subkutanen Weichteile und/oder der Milz schränkt dieses Urteil kaum ein. Wenn jedoch die Eingeweide in größerem Umfang miterkranken, führen oft innere Blutungen zu einem letalen Ausgang.

Therapie: In einer Reihe von Fällen wurden spontane Rückbildungen der Knochenläsionen beobachtet. Zuweilen lassen sich durch Röntgenbestrahlungen Sklerosierungen erreichen. Gelegentlich sind Blockresektionen erforderlich. Eine miterkrankte Milz wird entfernt.

2. Semimaligne

Die Weltgesundheitsorganisation beschreibt diese Gefäßgeschwülste als *Tumoren mit unbe-*

stimmtem Verhalten. Beide, sowohl das *Hämangioendotheliom* als auch das *Hämangioperizytom* sind ausgesprochen selten.

a) Hämangioendotheliome

Definition: „Das Hämangioendotheliom ist ein aggressiver, aber kaum metastasierender Tumor, charakterisiert durch solide Zellstränge und gefäßendotheliale Strukturen. Die Zellen sind oft markant und plump, aber die eindeutig bösartigen Zeichen des Angiosarkoms fehlen."

Pathogenese: Die Geschwulst entsteht aus dem Endothel der Blutkapillaren des Knochenmarkes oder seiner Vorstufen.

Pathologische Anatomie: Das weiche, blutreiche Tumorgewebe entwickelt sich manchmal an mehreren Stellen innerhalb desselben Knochens gleichzeitig. Nicht selten bilden sich mehrere Herde in verschiedenen Knochen derselben Extremität oder in irgendeinem anderen Skelettabschnitt. Die langen Röhrenknochen sind bevorzugt. Die Geschwülste können die Kortikalis durchbrechen und sich in den Weichteilen ausbreiten. *Histologisch* findet man sowohl solide Zellstränge als auch neugebildete enge und weite Gefäße. Dazwischen liegen spindelige Stromazellen. Zuweilen ist es schwierig, gut differenzierte Hämangioendotheliome von kapillären Hämangiomen zu unterscheiden oder schlecht differenzierte von Hämangiosarkomen.

Klinik: Lokale Schmerzen und evtl. Schwellungen oder ein Gelenkerguß geben keine signifikanten Hinweise. Das männliche Geschlecht überwiegt. Der Tumor kommt in allen Altersgruppen vor.

Röntgenbefund: Man sieht teils gut umschriebene, bald undeutlich begrenzte Aufhellungen, die durch reaktiv entstandene knöcherne Septen zu wabenförmigen Bildern geraten können. Durchbrüche durch die Rinde verlaufen meist ohne periostale Reaktionen.

Differentialdiagnose: Die Diagnose erfordert eine Probeexzision. Das Vorkommen von Osteoid und Knochen im Tumorgewebe schließt, sofern es sich nicht um reaktiv gebildeten Knochen handelt, ein Hämangioendotheliom aus. Solche Gebilde sind entweder *teleangiektatische Osteosarkome* oder *aneurysmatische Knochenzysten.*

Prognose: Die Vorhersage ist schwierig. Zwar metastasiert der Tumor kaum, aber es können sich an anderen Stellen neue Geschwülste bilden.

Therapie: Einzelherde sollte man durch eine *Blockresektion* eliminieren. Bei mehreren Foci in verschiedenen Knochen derselben Extremität ist die *Amputation* vorzuziehen. Es gibt einige Berichte, nach denen allein durch die *Bestrahlung* Heilung erzielt wurde.

b) Hämangioperizytome

Definition: Die Weltgesundheitsorganisation definiert sie wie folgt: „Hämangioperizytome sind aggressive oder sogar maligne Tumoren, charakterisiert durch ein Muster von Gefäßspalten, die von einer einzigen Lage endothelialer Zellen ausgekleidet und von Zonen proliferierender Zellen umgeben sind."

Klinik und Röntgenbefund: Bisher liegen erst wenige Beschreibungen vor. Der destruierende Tumor kommt sowohl in den langen Röhrenknochen als auch in anderen Knochen, z. B. in einem Wirbelkörper vor. Oft finden sich multiple Herde. Erwachsene überwiegen. Das *Röntgenbild* zeigt entweder runde oder ovale Aufhellungen oder wabenförmige Destruktionen. Anders als beim Hämangioendotheliom kommt es nach dem Durchbruch durch die Kortikalis zu periostalen Reaktionen (Spiculae). Hämangioperizytomatöse Bezirke sind in verschiedenen Knochensarkomen anzutreffen. Die *Prognose* ist mit Vorsicht zu stellen. Nach *Blockresektionen* sind lokale Rezidive beobachtet worden. Für die *Chemotherapie* werden Adriamycin und Amethopterin in hohen Dosen empfohlen.

3. Maligne

Angiosarkome

Definition: Nach der Definition der Weltgesundheitsorganisation handelt es sich um einen „malignen Tumor, charakterisiert durch die Bildung unregelmäßiger Gefäßkanäle, die von einer oder mehreren Lagen atypischer, oft unreif erscheinender endothelialer Zellen ausgekleidet sind und von soliden Massen eines schwach differenzierten oder anaplastischen Gewebes begleitet werden."

Klinik: Es sind ausgesprochen seltene Gewächse, deren klinisches, pathologisch-anatomisches und röntgenologisches Verhalten weitgehend denen der Hämangioendotheliome und -perizytome ähnelt, allerdings bei rascherer Progression und stärkerer Destruktion des Knochens. Der gewöhnlich innerhalb von 1–2 Jahren zum Tode führende Tumor metastasiert in die Lunge, in andere Organe und in das Skelett.
Als *Behandlung* kommt die Blockresektion mit anschließender Chemotherapie (Adriamycin und Amethopterin) in Frage.

Andere Bindegewebstumoren

1. Gutartig

a) Bindegewebsfibrome des Knochens

Definition: Die Weltgesundheitsorganisation definiert wie folgt: „Es handelt sich um einen gutartigen Tumor, charakterisiert durch die Bildung reichlicher Mengen kollagener Fasern durch die Tumorzellen. Das Gewebe ist zellarm; die Kerne sind eiförmig oder länglich. Zellaufbau, Pleomorphismus und mitotische Aktivitäten, die für das Fibrosarkom eigentümlich sind, fehlen."

Pathogenese: Die Tumorzellen gehen aus denen des Knochenmarkbindegewebes hervor.

Pathologische Anatomie: Die seltene Geschwulst besteht aus zuweilen hyalinisierten Bündeln kollagener Fasern, die wenige kleine Fibroblasten enthalten. Riesen- oder Xantomzellen fehlen ebenso wie neugebildeter Knochen. *Vorzugslokalisationen* sind die langen Röhrenknochen, besonders die Schaftenden.

Klinik: Schmerzen, Schwellungen, Gelenkbehinderung und gelegentlich pathologische Frakturen sind die üblichen Zeichen. Die meisten Patienten sind jüngere Erwachsene.

Röntgenbefund: Das Tumorgewebe zerstört den Knochen, u. U. vom Gelenkknorpel bis tief in die Diaphyse hinein. Im Innern bleiben oft einzelne Septen erhalten. Die verdünnte Kortikalis kann stellenweise fehlen. Das Periost reagiert nur schwach. Die Grenze gegenüber dem gesunden Knochen kann deutlich oder unscharf sein.

Differentialdiagnose: An erster Stelle kommen *Osteoblastome* in Frage. Auch an *Riesenzellgeschwülste* ist manchmal zu denken.

Prognose: Nach Kürettage wurden örtliche Rezidive beobachtet. Metastasen scheinen nicht vorzukommen.

Therapie: Die schlechten Erfahrungen mit der Auskratzung empfehlen die Block- oder Segmentresektion mit Gelenkersatz.

b) Lipome des Knochens

Definition: Die Weltgesundheitsorganisation bezeichnet das Knochenlipom „als einen gutartigen Tumor, der ausschließlich aus Fettgewebe besteht und keine Zellatypien aufweist."

Pathogenese: Der sehr seltene Tumor geht entweder aus Zellen des Knochenmarkes oder des Periostes (parossales oder periostales Lipom) hervor.

Pathologische Anatomie: Die Geschwulst hat die gelbe Farbe des Fettgewebes und das gleiche lappige Aussehen. Der exzentrisch in der Markhöhle sitzende Tumor verdrängt die Spongiosa und treibt den Knochen auf. *Periostale Lipome* führen zu starken periostalen Reaktionen und zu Druckusuren der Kortikalis. Lipome bevorzugen die Metaphyse der langen Röhrenknochen.

Klinik: Es handelt sich fast immer um Erwachsene. Ihre Klagen sind Schmerzen und lokale Schwellungen.

Röntgenbefund: Das übliche Bild sind gut umschriebene, zuweilen durch knöcherne Septen unterteilte Aufhellungen und Auftreibungen, besonders an dünnen Knochen.

Differentialdiagnose: Aufgrund des Röntgenbildes sind Verwechslungen möglich mit *Chondroblastomen, Myelomen* oder *Fibrosarkomen.*

Prognose: Die Geschwulst ist absolut gutartig.

Therapie: Nach der Exzision oder Ausräumung Auffüllung mit Eigenspongiosa.

2. Bösartig

Fibrosarkome

Definition: Die Weltgesundheitsorganisation definiert das Fibrosarkom „als einen bösartigen Tumor, charakterisiert durch die Bildung von Tumorzellen mit ineinander verflochtenen Bündeln von kollagenen Fasern und durch das Fehlen anderer Formen histologischer Differenzierung wie etwa Knorpel oder Knochen."

Pathogenese: Die Mutterzelle geht aus dem Stützbindegewebe des Knochenmarkes hervor. In selteneren Fällen gehört sie zum Periost oder zum parossalen Bindegewebe. Rund 1/4 aller Fibrosarkome entsteht *sekundär*, vorwiegend durch maligne Degeneration eines M. Paget oder einer Riesenzellgeschwulst, namentlich wenn sie bestrahlt wurde. Auch auf dem Boden einer fibrösen Knochendysplasie, eines Knocheninfarktes oder einer Osteomyelitis kann sich gelegentlich ein Fibrosarkom entwickeln. Es ist mit 6% aller bösartigen Knochentumoren

seltener als alle übrigen, einschließlich des Osteoklastoms.

Pathologische Anatomie: Über die Hälfte aller primären Fibrosarkome entwickelt sich in den Metaepiphysen in Nachbarschaft des Kniegelenkes. Außer den langen Röhrenknochen rechnen auch Schädel und Kieferknochen zu den *Lieblingssitzen.* Die Mehrzahl aller Fibrosarkome entsteht im Markraum. Gut differenzierte Tumoren wachsen langsamer als schlecht differenzierte. Nach Zerstörung von Spongiosa und Kortikalis wuchern die Geschwulstmassen in die Weichteile ein. Umgekehrt destruieren *periostale Fibrosarkome* die Knochenrinde und dringen in den Markraum ein.

Das *Mikroskop* zeigt bei gut differenzierten Tumoren längliche Spindelzellen mit ovalen Kernen in einem an Masse weit überwiegenden Stroma aus teilweise hyalinisiertem Kollagengewebe. Während bei diesem Typus plumpe und hyperchromatische Kerne und Mitosen selten vorkommen, sind sie in schlecht differenzierten Tumoren häufig. Sie sind zusätzlich gekennzeichnet durch Zellreichtum, Zellpleomorphismus und Zellen mit mehreren oder bizarr geformten Kernen. Nicht selten sind in einem Tumor mit klinisch-röntgenologisch aggressivem Verhalten nur einzelne Abschnitte undifferenziert.

Klinik: Ähnlich wie beim Chondrosarkom erkranken vorwiegend Erwachsene, Männer etwas häufiger als Frauen. Die üblichen Beschwerden sind Schmerzen, lokale Schwellungen und pathologische Frakturen. Das Fibrosarkom metastasiert hauptsächlich in die Lungen, selten in Lymphknoten.

Röntgenbefund: Meistens sieht man Destruktionsherde der Metaepiphyse, die in die Diaphyse hineinwachsen, ohne scharfe Grenze zum gesunden Knochen. Kleine Foci erscheinen als Flecken oder Sprenkelung. Auftreibungen der Kortikalis sind nur bei langsam wachsenden Geschwülsten zu erwarten. Hier finden sich mitunter auch periostale Reaktionen, etwa in Form eines Periostspornes. Aggressive Gewächse zerstören die Kortikalis, ohne der Knochenhaut Zeit zu lassen zu reagieren.

Differentialdiagnose: Exzentrische epiphysäre Fibrosarkome können einen *Riesenzelltumor* vortäuschen. Zentrale Geschwülste mit verdünnter und aufgetriebener Kortikalis lassen an ein *chondromyxoides Fibrom* oder an ein *Bindegewebsfibrom des Knochenmarkes* denken. Besonders schwierig ist die Differentialdiagnose oft bei jüngeren Erwachsenen mit rasch zunehmenden Zerstörungen. Ähnliche Bilder finden sich auch bei *Osteosarkomen, Retikulosarkomen, Hämangiosarkomen* und *Karzinommetastasen.*

Prognose: Sie ist günstiger bei histologisch gutals bei undifferenzierten Tumoren. Die Überlebensrate nach 5 Jahren beträgt knapp 35%.

Therapie: Fibrosarkome sind kaum strahlensensibel. Die Therapie der Wahl ist bei relativ gutartigen Geschwülsten die *Block- oder Segmentresektion* mit endoprothetischem oder osteosynthetischem Ersatz, bei aggressiven Tumoren die *Amputation oder Exartikulation.*

Sonstige Tumoren

1. Chordome

Definition: Die Weltgesundheitsorganisation definiert das Chordom als „einen malignen Tumor, charakterisiert durch ein lappenförmiges Gewebe mit stark vakuolisierten Zellen und mukoider Interzellularsubstanz." Diese Geschwülste beschränken sich auf das Achsenskelett.

Pathogenese: Die Mutterzelle ist eine prächordale Zelle. Solche Zellen finden sich in erster Linie in dem Nuclei pulposi der Bandscheiben, aber auch dort, wo sich die Chorda dorsalis im Laufe der embryonalen Entwicklung zurückbildet wie z. B. im sphenookzipitalen Bereich oder im Innern der Wirbelkörper. Es sind langsam wachsende Malignome, die spät metastasieren.

Pathologische Anatomie: Lieblingslokalisationen sind die sphenookzipitale und sakrokokzy-

geale Region, wobei die letztere überwiegt. Es ist ein seltener *Tumor.* Die meisten entstehen als lappige, von einer Kapsel umgebene Gewächse im Knocheninnern. Sie durchbrechen die Kortikalis und bilden außerhalb große Gewebsmassen, die durch Druck auf nahegelegene Organe oft die ersten Symptome liefern. Durch Blutungen und Degeneration bilden sich intratumoral hämorrhagische und zystische Abschnitte. Intrazerebrale Geschwülste zerstören die Sella und den Clivus.

Die in Form und Größe verschiedenen, wie Epithelzellen aussehenden Tumorzellen sind strang- oder scheibenförmig angeordnet. Häufig finden sich zytoplasmatische Vakuolen, die den Kern verdrängen. Ihr Inhalt ergießt sich als Muzin in die Interzellularräume.

Klinik: Kraniale Chordome bevorzugen die Altersgruppen zwischen 20 und 50 Jahren; sakrokokzygeale erscheinen durchschnittlich 10 Jahre später. Männer erkranken bei der sakrokokzygealen Form 3 mal so oft wie Frauen. Das langsame Wachstum des Tumors ist schuld daran, daß er meist erst spät entdeckt wird. Intrakraniale Chordome beginnen oft mit Kopfschmerzen, Sehstörungen und anderen Zeichen, die von der Lokalisation abhängen. Auch viele sakrokokzygeale Tumoren verursachen initial neurologische Symptome: Schmerzen, Parästhesien, Paresen durch Druck auf Nervenwurzeln und Rückenmark. Andere, die die ventrale Kortex des Kreuzbeins zerstören und sich im kleinen Becken ausbreiten, führen zu chronischer Obstipation, zu Blutungen und Miktionsbeschwerden. Sie sind bei rektaler Untersuchung tastbar.

Röntgenbefund: Das Röntgenbild zeigt Destruktionsherde, zuweilen ein verbreitertes Sakrum. Computertomogramme geben am besten ein genaues Bild der extraossären Tumormassen. In 50% der Fälle sieht man intratumorale Verkalkungen. Wirbelsäulenherde betreffen gewöhnlich 2 oder mehr Wirbelkörper. Die Spongiosa kann sich verdichten. Die Zwischenwirbelräume werden höher. In den Wirbelkanal eingedrungenes Tumorgewebe verursacht Veränderungen im Myelogramm.

Differentialdiagnose: Die Unterscheidung gegenüber *Chondromen* und *Chondrosarkomen* ist lichtmikroskopisch bisweilen unbefriedigend. Sie gelingt *elektronenoptisch* durch den Nachweis von sternförmigen Zellen wie sie im Vorläufer der Chorda dorsalis vorkommen.

Prognose: Die Lokalisation erlaubt trotz der späten Metastasierung keine günstige Prognose. Absiedlungen finden sich praktisch überall im Körper, namentlich in der Lunge.

Therapie: Durch *Bestrahlungen* mit hohen Dosen lassen sich Regressionen erzielen. Bessere Resultate ergeben sich durch *operative Ausräumung* aller erreichbaren Tumormassen. Auch hier ist mit Rezidiven zu rechnen.

2. Adamantinome der langen Röhrenknochen

Definition: Die Weltgesundheitsorganisation definiert das Adamantinom wie folgt: Es handelt sich um „einen malignen oder zumindest lokal malignen Tumor, charakterisiert durch umschriebene Massen von anscheinend epithelialen Zellen innerhalb eines spindelzelligen Gewebes."

Ätiologie und Pathogenese: Beide sind ungeklärt. Einige Autoren halten die seltene Geschwulst für ektodermalen, andere für mesodermalen, genauer gesagt synovialen Ursprungs. Auch die Abkunft vom Gefäßendothel wurde diskutiert und die Bezeichnung „malignes Angioblastom" vorgeschlagen. Anamnese und Lokalisation des Tumors legen in vielen Fällen die Annahme nahe, daß Traumen bei der Entstehung eine Rolle spielen. Oft bilden sich gleichzeitig mehrere Herde.

Pathologische Anatomie: Das Geschwulstgewebe ist solide oder weich und enthält zahlreiche flüssigkeitsgefüllte Höhlen. Es kommt an jeder Stelle im Markraum vor, verdünnt und expandiert exzentrisch die Kortikalis, ohne daß das

Periost reagiert. Durchbrüche und Ausbreitung in den Weichteilen sind selten.

Histologisch finden sich unter den stark variierenden Zellformen immer wieder epitheliale und Spindelzellen in einem fibrösen Stroma. Die epithelialen Zellen liegen in Haufen beisammen, die durch zystische Zwischenräume getrennt sind. Diese Anordnung erinnert an Adamantinome der Kiefer oder Basalzellkarzinome der Haut. Manche Bilder ähneln Gefäßtumoren.

Klinik: Männer erkranken häufiger als Frauen. Das Predilektionsalter liegt bei Männern zwischen 30 und 50 Jahren, bei Frauen zwischen 10 und 30 Jahren. In der Mehrzahl der Fälle ist die Tibia betroffen. Fibula, Femur und Humerus folgen mit weitem Abstand. Nicht selten finden sich mehrere Herde, entweder im gleichen oder in verschiedenen Knochen.
Die Schmerzen sind anfangs gering, verstärken sich aber im Lauf der Zeit. Die Verdickung ist oft tastbar und druckempfindlich.

Röntgenbefund: Die Tumoren liegen meist in der Mitte oder am unteren Schaftende. Das Röntgenbild zeigt gut abgegrenzte zystische Aufhellungen, oft mit leicht gezacktem Rand. Sklerotische Knochenstreben im Innern können Mehrkammrigkeit vortäuschen. Große Geschwülste nehmen u. U. den ganzen Markraum ein. Gewöhnlich ist nur eine Seite der Kortikalis verdünnt und gebläht.

Differentialdiagnose: Verwechslungsmöglichkeiten bestehen v. a. mit der *fibrösen Knochendysplasie*. Ohne Biopsie ist eine Diagnose nicht möglich; und sie bleibt auch dann oft schwierig.

Prognose: Der Tumor ähnelt in seinem Verhalten dem Synovialom. Er neigt zu lokalen Rezidiven, metastasiert jedoch spät, vorwiegend in die Lunge, aber auch in Lymphknoten und andere Knochen (15–20%).

Therapie: Adamantinome der langen Röhrenknochen sind *strahlenresistent*. Falls es nach einer Blockresektion zu einem örtlichen Rezidiv kommt, sollte man amputieren.

Zusammenfassung

Man unterscheidet primäre und sekundäre sowie gut- und bösartige Geschwülste. Die meisten Knochentumoren sind Karzinommetastasen. Im Vordergrund stehen Absiedlungen von Prostata- und Mammamalignomen. Sarkome stammen vom Bindegewebe ab. Sekundäre Sarkome entwickeln sich auf der Grundlage von Knochenkrankheiten, in erster Linie beim M. Paget. Manche gutartigen Knochengeschwülste sind wahrscheinlich Hamartome (Gewebsmißbildungen). Beispiel: das Osteochondrom. Einige von ihnen neigen zu sarkomatöser Entartung. Beispiel: Enchondrome der langen Röhrenknochen. Die Unterscheidung zwischen gut- und bösartigen primären Knochentumoren ist gelegentlich nur unter Benutzung aller verfügbaren klinischen, röntgenologischen, histologischen Befunde möglich. Beispiel: Chondrom – Chondrosarkom.

Schmerzen entstehen oft erst, wenn das im Markraum wuchernde Tumorgewebe die Kortikalis durchbrochen hat und das Periost abhebt. In manchen Fällen ist eine pathologische Fraktur erstes Symptom. Karzinome, aber auch viele Sarkome sind nicht in der Lage, selbst Knochen zu erzeugen – dazu sind nur osteogene Sarkome imstande –, neugebildeter Knochen entwickelt sich reaktiv. Bei der Abhebung des Periostes entsteht beim osteogenen und Ewing-Sarkom oft ein typischer Periostsporn (Codmansches Dreieck). An den Eintrittsstellen der feinen Gefäße zwischen Periost und Kortikalis entwickeln sich, hauptsächlich bei den beiden Geschwülsten, büschelförmige reaktive knöcherne Spiculae. Malignome zerstören den Knochen durch Auflösung und Druck, gutartige Tumoren nur durch Druck.

Klinisches Bild und Röntgenbefund genügen nur in relativ wenigen Fällen, um die Natur eines Tumors zu bestimmen, meistens ist eine Biopsie erforderlich. Bei bekanntem Primärtumor zeigt das Szintigramm, ob noch weitere Knochenmetastasen vorhanden sind. Mikrometastasen entziehen sich allerdings der Darstellung. Die Ausdehnung des Geschwulstgewebes im Knochen läßt sich mit Hilfe der Computertomographie besser erfassen als mit der Arteriographie.

Gutartige Geschwülste werden operativ entfernt, die Höhlen mit Spongiosa aufgefüllt. Das früher als bösartigstes aller Knochengeschwülste eingestufte Ewing-Sarkom wird heute bestrahlt und mit Zytostatika behandelt. Bei den übrigen Sarkomen wird man versuchen, mit einer Blockresektion auszukommen. Ob nicht bereits die großen Nerven und Gefäße von den Tumormassen eingeschlossen sind, läßt sich in vielen Fällen durch die Computertomographie entscheiden. Bei chemotherapeutisch sensiblen Geschwülsten folgt dem operativen Eingriff die adjuvante Chemotherapie, bei der gewöhnlich mehrere Substanzen mit unterschiedlichem Angriffspunkt angewandt werden. Amputationen und Exartikulation bleiben die Ultima ratio. Durch Spezialendoprothesen und Verbundosteosynthesen läßt sich nach einer Blockresektion oft ein großer Teil der verlorenen Funktion wiedergewinnen.

Tumorähnliche Veränderungen

1. Solitäre Knochenzysten

Definition: Die Weltgesundheitsorganisation definiert sie als „einkammerige Höhlen, die mit klarer oder sanguinolenter Flüssigkeit gefüllt und mit einer Membran unterschiedlicher Dikke ausgekleidet sind. Letztere besteht aus lockerem, vaskularisiertem Bindegewebe, das verstreut osteoklastische Riesenzellen und manchmal Areale jüngerer oder älterer Blutungen oder Cholesterinkristalle enthaltende Spalten zeigt.“

Ätiologie und Pathogenese: Es gibt bisher nur Hypothesen. Die einen meinen, es handle sich um Erweichungsherde innerhalb eines soliden Tumors oder eines Hamartoms, die anderen plädieren für ein posttraumatisches intramedulläres Hämatom, das über eine Stase in seinen peripheren Bezirken zu einem osteoklastischen Abbau von Spongiosa und Kortikalis geführt habe.

Pathologische Anatomie: Über die Hälfte aller solitären Knochenzysten finden sich im Humerus, meistens in der oberen Metadiaphyse. An 2. Stelle folgt das obere Femurende. Bei Erwachsenen ergeben sich bisweilen ungewöhnliche Lokalisationen: Im Fersenbein oder – wie in einem unserer Fälle – im 5. Lendenwirbel.

Die Zysten entstehen in der Metaphyse, in der Nähe der Epiphysenfuge und gelangen mit dem Wachstum in die Diaphyse, wo sie sich gewöhnlich nicht weiter vergrößern. Die Wand der einkammerigen Höhle ist stellenweise pfeilerartig verdickt, die Kortikalis streckenweise zu einer durchscheinenden Membran verdünnt, die frakturieren kann. Kallusbildung ist das einzige Zeichen einer Beteiligung des Periostes. Die Flüssigkeit, mit der die Zyste angefüllt ist, entspricht in ihrer Zusammensetzung dem Blutserum. Blutungen nach Frakturen geben ihr ein sanguinolentes Aussehen. Nach frischen Hämorrhagien scheint der Inhalt aus Blut zu bestehen und enthält Fibrinklumpen. Innen ist die Höhle mit einer unterschiedlich dicken Bindegewebsschicht austapeziert.

Histologisch setzt sich die Membran aus lockerem, gefäßhaltigem Bindegewebe, das osteoklastische Riesenzellen aufweist, zusammen. Osteoblasten bilden Osteoid oder unreifen Knochen, parallel zur verdünnten Kortikalis. Diese Ersatzkortikalis ist reich an erweiterten, blutgefüllten Kapillaren. Gleiches gilt für Spongiosa und Knochenmark in der näheren Umgebung der Zyste. Osteoide Trabekel umschließen oft Massen von unverkalktem oder verkalktem Fibrinoid. Als Reste lange zurückliegender Blutungen trifft man in der Membran Xantomzellen und Cholesterinkristalle, umgeben von Fremdkörperriesenzellen.

Klinik: Solitäre Zysten sind nicht gerade häufig. Sie bevorzugen die beiden ersten Lebensdekaden. Schmerzen entstehen wahrscheinlich nur, wenn die Kortikalis frakturiert.

Röntgenbefund: Größe und Lokalisation (Meta- oder Diaphyse) hängen von der Zeit ab, die der Zyste bis zur Diagnose zur Verfügung stand. Man sieht eine glatt begrenzte Aufhellung, die scheinbar durch Septen oder Knochenleisten unterteilt wird. Ist die Rinde auf größeren Strecken verdünnt, kommt es zu einer leichten Auftreibung des Knochens. Computertransversaltomogramme geben bei großen Zysten Aufschluß über die Tragfähigkeit von Knochenbrücken.

Differentialdiagnose: Verwechslungen sind v. a. mit *aneurysmatischen Knochenzysten* und mit der *fibrösen Knochendysplasie* möglich. Bei letzterer handelt es sich jedoch nicht um echte Zysten, die leer oder mit Flüssigkeit gefüllt sind. Im Röntgenbild erscheinen auch Hohlräume im Knochen, die beispielsweise Sarkomgewebe enthalten, u. U. als Zysten.

Prognose: Die Prognose wird sehr unterschiedlich beurteilt. Die in der Literatur angegebenen Rezidivquoten – nach bloßer Kürettage – schwanken zwischen wenigen Prozenten und 30–45%. Der Grund für diese Diskrepanzen liegt offenbar darin, daß manche Autoren bei Rezidiven geneigt sind, ihre ursprüngliche Diagnose in „aneurysmatische Knochenzyste" zu ändern, namentlich wenn bei der Operation eine stark blutige Flüssigkeit gefunden wurde.

Therapie: Solitäre Knochenzysten können nach einer Fraktur spontan heilen. IMHÄUSER fand, daß eine Umstellungsosteotomie genügt, um eine Zyste im proximalen Femurende zur Heilung zu bringen. Die meisten Autoren befürworten die Kürettage mit anschließender Auffüllung durch Eigenspongiosa. Bei Rezidiven sollte man 2/3 der Zystenwand resenzieren und den Knochen mit AO-Platten und Schrauben stabilisieren (JUDET).

2. Aneurysmatische Knochenzysten

Definition: Die Definition der Weltgesundheitsorganisation lautet: „Eine aneurysmatische Knochenzyste ist eine expandierende osteolytische Läsion. Sie besteht aus blutgefüllten Räumen verschiedener Größe, die durch Bindegewebe getrennt sind, das knöcherne oder osteoide Trabekel und osteoklastische Riesenzellen enthält."

Ätiologie und Pathogenese: Die Ätiologie ist unbekannt. In etwa 80% der Fälle entstehen die Zysten spontan. 20% entwickeln sich auf der Basis anderer Knochenveränderungen: bei fibröser Knochendysplasie, Chondro- und Osteoblastomen, Riesenzelltumoren und Osteosarkomen durch intraossäre arteriovenöse Shunts. Kongenitale arteriovenöse Nebenschlüsse im Knochen könnten durch eine ungenügende Differenzierung von Arterien und Venen zustandekommen. Viele Autoren akzeptieren die Möglichkeit einer Umwandlung solitärer Knochenzysten in aneurysmatische nach Blutungen infolge arteriovenöser Anastomosen. Dagegen spricht freilich, daß die flüssiges Blut enthaltenden Gewebsspalten aneurysmatischer Knochenzysten nicht mit einem Endothel ausgekleidet sind, sondern mit platten Fibroblasten.

Pathologische Anatomie: Aneurysmatische Knochenzysten kommen nicht häufig vor. Sie wachsen im Markraum oder in der Spongiosa heran. Metaphysäre Zysten respektieren die Epiphysenfuge. Sie sind meist zentral angesiedelt. Mit zunehmender Größe verdünnt sich die Kortikalis. Nach einer Fraktur expandiert das Gewebe in die umgebenden Weichteile, evtl. unter Arrosion eines Nachbarknochens. Da die periostale Knochenneubildung mit dem raschen Wachstum nicht Schritt hält, ist die geblähte Wand häufig eierschalendünn. Der Inhalt besteht aus flüssigem Blut, das unter erhöhtem Druck steht und in den bindegewebigen Pseudogefäßen fließt. Das schwammige Gewebe fällt nach Eröffnung der Höhle in sich zusammen. In einer späteren Phase kommt es zu einer Kollagenisierung, so daß der Eindruck eines soliden Tumors entstehen kann.
Unter dem Mikroskop sieht man als Auskleidung der „Gefäßwände" eine einfache Reihe von Fibroblasten. Elastische oder Muskelfasern fehlen. Die unterschiedlich dicken bindege-

webigen Septen enthalten Trabekel aus Osteoid oder unreifem Knochen und osteoklastische Riesenzellen. Die soliden Partien können einem Osteoblastom oder Riesenzelltumor ähneln. Aneurysmatische Knochenzysten kommen überall im Skelett vor. Sie haben jedoch eine Vorliebe für Femur (Abb. 48), Tibia und die Wirbelsäule. Oft sind 2 aufeinanderfolgende Wirbel betroffen; die Bögen häufiger als die Wirbelkörper.

Klinik: Über 80% der Fälle werden in den ersten 3 Lebensjahrzehnten manifest. Mehr als 40% entfallen allein auf die 2. Dekade. Hauptsymptome sind Schmerzen, eine fühlbare Verdickung und zuweilen eine eingeschränkte Gelenkbeweglichkeit infolge der Schwellung; bei Wirbelzysten neurologische Ausfälle durch Wurzel- und Rückenmarkskompression.

Röntgenbefund: Solange die Zyste unilokulär bleibt, ist sie von einer solitären Knochenzyste nicht zu unterscheiden. Das typische multilokuläre Bild wird erst nach einer Fraktur deutlich. An der Durchbruchsstelle entwickelt sich mitunter ein Periostsporn (Codman-Dreieck). Nachdem sich das Gewebe in die den Knochen umgebenden Weichteile ausgebreitet hat, gewinnt der extraossäre Anteil das Aussehen dicht aneinander liegender kleiner Seifenblasen mit hauchdünnen Knochenwänden. Bei Sitz in der Lamina eines Wirbels dringt das Gewebe nicht nur in den Wirbelkörper und Wirbelkanal ein, sondern nicht selten auch in den Nachbarwirbel. Im Wirbel stellt sich die Zyste als Aufhellung dar, die die Wurzelovale auslöscht und die Kortex arrodiert.

Differentialdiagnose: Solange nicht das charakteristische multilokuläre Bild erscheint, sind Verwechslungen mit zahlreichen anderen Knochenerkrankungen möglich, in erster Linie mit *solitären Knochenzysten.* Kombinationen mit einer ganzen Reihe von Knochentumoren wurden beobachtet. Die immer wieder behauptete sarkomatöse Entartung aneurysmatischer Knochenzysten ist in Wirklichkeit die Kombination mit einem *teleangiektatischen Osteosarkom.*

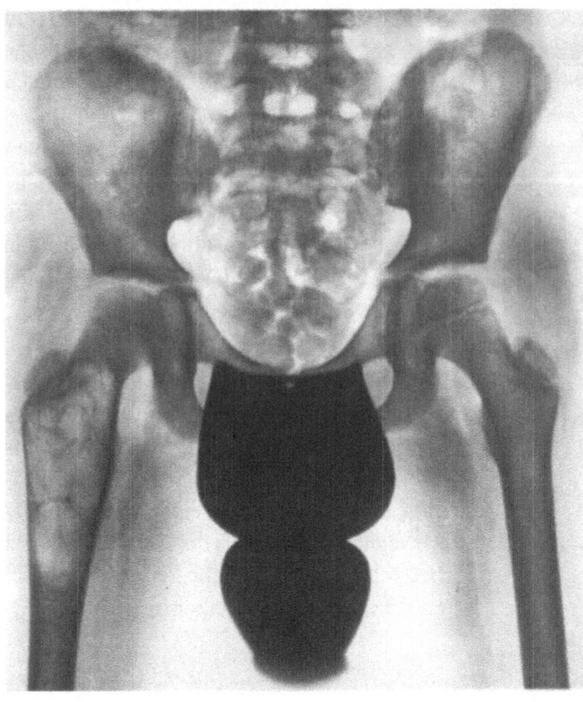

Abb. 48. D. Michael, 9 Jahre. Große diaphysäre *aneurysmatische Knochenzyste* (histologisch bestätigt) im rechten koxalen Femurende. Im Bereich der Zyste ist der Knochen mäßig gebläht, die Kortikalis teilweise stark verdünnt. Im Innern Knochensepten. Die Zyste war mit einer blutig gefärbten Flüssigkeit gefüllt (Punktion). Bei der Operation fand sich ein schwammiges Gewebe, das auch als „Tapete" die Wand bekleidete. Nach Entfernung von gut der Hälfte der Zystenwand und sorgfältiger Kürettage wurde die Höhle mit Eigenspongiosa aufgefüllt. Osteosynthese mit langer AO-Platte und Schraube durch den Schenkelhals Heilung

Prognose: Die Prognose hängt fast ausschließlich von der Lokalisation der Zyste ab. Chirurgisch nicht zugängliche Läsionen werden bestrahlt, aber die Radiatio, wenn sie auch nur mit Dosen von 2000–3000 r erfolgt, trägt das Risiko eines strahleninduzierten Sarkoms in sich. Auch ist mit einer nachhaltigen *Schädigung der von den Strahlen getroffenen Wachstumsfugen* zu rechnen.

Therapie: Die Kürettage mit anschließendem Ersatz durch autologen Knochen ist mit einer Rezidivquote von 16% belastet. Besser ist es daher, von vornherein das von JUDET angegebene Verfahren zu wählen, das wir im Abschnitt „Therapie" bei solitären Knochenzysten beschrieben haben. Da das Blut innerhalb der Hohlräume flüssig bleibt, sollte man sich rechtzeitig auf einen entsprechenden Blutersatz einstellen. In den Weichteilen ausgebreitete multilokuläre Läsionen und solche im Becken und in der Wirbelsäule, wo die Ausdehnung computertomographisch erfaßt werden kann, kommen meist für eine Operation nicht in Frage und müssen, allen Bedenken zum Trotz, bestrahlt werden.

3. Intraossäre Ganglien

Definition: Die nicht so seltenen intraossären Ganglien entstehen mehrheitlich durch eine intramedulläre gelenknahe Metaplasie und Proliferation von Bindegewebe, das anschließend mukoid degeneriert. In anderen Fällen dringen primär extraossäre Ganglien durch Druckusur in den Knochen ein. Im histologischen Aufbau ähneln beide weitgehend juxtaartikulären Weichteilganglien. Ihre Größe schwankt zwischen 1 und 4 cm. Fast immer handelt es sich um Erwachsene.

Pathogenese: Es gibt offenbar 2 ganz verschiedene Entstehungsarten, die in der „Definition" kurz beschrieben wurden. Die 1. Gruppe, auch als die idiopathische bezeichnet, ist die weitaus größere. Die 2. Gruppe enthält Fälle, bei denen beispielsweise Meniskuszysten das Tibiaplateau arrodieren und in den Knochen eindringen. Ob die nicht ganz selten im Pfannendach des Hüftgelenkes und im Kniebereich vorkommenden Zysten durch das Einpressen von Synovia in den Knochen entstehen, konnte bisher nicht geklärt werden.

Pathologische Anatomie: Die meisten Zysten sind mehrkammrig und von der umgebenden Spongiosa durch eine bindegewebige Membran getrennt. Hauptlokalisation sind die langen Röhrenknochen. Kleine Ganglien sieht man öfter als Zufallsbefunde in den Handwurzelknochen. In einzelnen Fällen wurde über multiple und zuweilen bilateral-symmetrische Ganglien berichtet.

Unter dem *Mikroskop* findet man neben reifen Zysten oft mehrere unreife Foci mit Sternzellen und reichlicher mukoider Grundsubstanz, umgeben von zahlreichen Fibroblasten. Die Wandauskleidung der Zysten besteht aus platten Bindegewebszellen. Synovialzellen fehlen.

Klinik: Intraossäre Ganglien kommen vorwiegend bei älteren Erwachsenen vor. Das Durchschnittsalter beträgt 40 Jahre. Kleine Zysten, etwa in den Handwurzelknochen bleiben symptomlos; größere, z. B. im Pfannendach des Hüftgelenkes oder im Malleolus internus, können Belastungsschmerzen verursachen.

Röntgenbefund: Die Ganglien stellen sich als scharf begrenzte Aufhellungen im Knochen dar. Die Kortikalis ist oft verdünnt, manchmal auch etwas aufgetrieben. Ein sklerotischer Saum kann die Zyste von der gesunden Spongiosa abgrenzen. Zysten, die mit dem Gelenk in Verbindung stehen, führen zu arthrotischen Veränderungen, die jedoch postoperativ wieder verschwinden.

Differentialdiagnose: Vor allem bei der Koxarthrose, seltener bei Gonarthrosen kommen gelenkspaltnahe, gelegentlich aber auch in größerer Tiefe liegende *Geröllzysten* vor, die sich röntgenologisch kaum von intraossären Ganglien unterscheiden. Geröllzysten entstehen durch umschriebene Mikrofrakturen und enthalten neben Knochentrümmern Blutungsreste. Der Inhalt wird später durch Fettgewebe ersetzt. Auch an *Chondroblastome, solitäre und aneurysmatische Knochenzysten,* sowie an *nichtossifizierende und chondromyxoide Fibrome* ist zu denken. Die geringe Expansion der verdünnten Kortikalis spricht für ein intraossäres Ganglion. Verkalkungen deuten auf vom Knorpel abstammende Tumoren hin.

Prognose: Rezidive nach der Ausräumung sind selten.

Therapie: Kleine, symptomlose Ganglien, die sich nicht vergrößern, bedürfen keiner Behandlung. Bei den übrigen besteht die Therapie in der Kürettage und Auffüllung mit autologem Knochen. Bei Rezidiven wird das Vorgehen wiederholt.

4. Metaphysärer fibröser Knochendefekt, nichtossifizierendes Fibrom

Definition: Nach der Definition der Weltgesundheitsorganisation handelt es sich „um eine nichtosteoblastische Knochenläsion unklarer Genese, charakterisiert durch fibröses Gewebe mit einem wirbelförmigen Muster, das multinukleäre Riesenzellen, Hämosiderinpigment- und Lipid-tragende Histiozyten enthält."

Ätiologie und Pathogenese: Beide sind ungeklärt. Jedenfalls kommt nur ein nichtneoplastischer Prozeß in Frage, eine *Hyperplasie*, vielleicht histiozytärer Abkunft. Man hat auch einen Entwicklungsfehler in Verbindung mit Gefäßstörungen vermutet.

Pathologische Anatomie: Über 80% der Veränderungen finden sich in Knienähe, entweder in der unteren Metadiaphyse des Femurs oder in der oberen Metadiaphyse der Tibia.
Das Gewebe ist teils grauweiß und fest, teils rötlichbraun und weich. Die Knochendefekte sind oft oberflächlich. In manchen Fällen füllt das Gewebe die ganze Markhöhle aus, verdünnt die Kortikalis und treibt sie auf.
Histologisch findet sich die charakteristische Wirbelform der kollagenen Fasern, zwischen denen Fibroblasten, Xantomzellen, hämosiderinphagozytierende Histiozyten, sowie eine Anzahl von multinukleären Riesenzellen, Lympho- und Plasmazellen liegen. Mit zunehmendem Alter verringert sich der zellige Anteil, und das Bindegewebe überwiegt, das nur hie und da, in Randgebieten, zu Knochen metaplasiert.

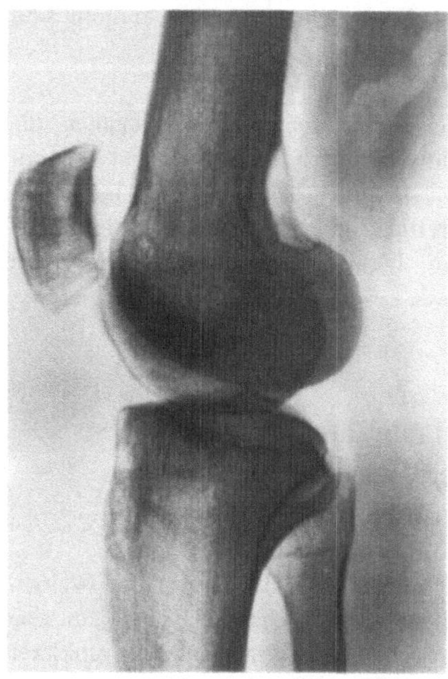

Abb. 49. W. Alois, 18 Jahre. *(Subperiostaler) Kortikalisdefekt an der posterolateralen Seite der distalen Femurmetaphyse.* Operationsbefund: graues kompaktes Bindegewebe, das sich leicht im Ganzen aus einer „Schale" dichten Knochengewebes herausnehmen läßt. Beschwerden bestanden nicht

Klinik: Nichtossifizierende Fibrome sind häufig. 70% entfallen auf das 2. Lebensjahrzehnt. Das männliche Geschlecht überwiegt etwas. Nur in der Hälfte der Fälle werden die Kranken wegen Schmerzen dem Arzt vorgestellt. In einer Serie war eine pathologische Fraktur (16%) das erste Zeichen. Viele Fibrome werden zufällig entdeckt.

Röntgenbefund: Die röntgenologischen Veränderungen schwanken zwischen unbedeutenden oberflächlichen Kortikalisdefekten und ausgedehnten metadiaphysären, den ganzen Knochen einnehmenden Läsionen. Diese sind stets scharf begrenzt. Die Ränder können etwas verdichtet sein (Abb. 49). Im Innern sieht man oft Streifen, die ein multilokuläres Verhalten vortäuschen. Bei verdünnter Kortikalis wird der Knochen leicht aufgetrieben. Periostale Reaktionen kommen nur nach Frakturen vor.

Differentialdiagnose: Kortikalisdefekte sind so typisch, daß das Röntgenbild zur Diagnose ge-

nügt. In schweren Fällen ist an *fibröse Knochendysplasien, solitäre Knochenzysten* und *eosinophile Granulome* zu denken.

Prognose: Die meisten oberflächlichen Defekte heilen spontan. Ausgedehnte Veränderungen, schmerzhaft oder nicht, müssen behandelt werden. Rezidive sind selten. In der Literatur wird über mehrere Fälle *sarkomatöser Entartung* berichtet.

Therapie: Falls erforderlich wird die Knochenhöhle kürettiert und mit Eigenspongiosa aufgefüllt.

5. Epidermoidzysten des Knochens

Definition: Die nicht ganz seltenen intraossären Epidermoidzysten kommen ausschließlich in den Endphalangen der Hände und im Schädel vor. Das in die Tiefe verlagerte Epidermoid bildet Keratin oder atheromatöse Substanzen. Der umgebende Knochen wird durch Osteoklasten zerstört, die Kortikalis verdünnt und aufgetrieben. Die von einer Kapsel umschlossene zystische Neubildung ist absolut gutartig.

Ätiologie und Pathogenese: Die Ätiologie ist unklar. Da Epidermoidzysten nur ausnahmsweise an der Großzehe, mehrfach aber in Amputationsstümpfen der Fingerenden gefunden wurden, nimmt man für die Phalangen eine traumatische Genese an. Am Schädel hingegen sollen die Zysten durch während der Embryonalzeit verlagertes Epidermoid entstanden sein.

Pathologische Anatomie: Die Kapsel besteht an der dem Zysteninnern zugewandten Seite aus mehreren Lagen eines verhornenden Plattenepithels. Keratin oder Hauttalg bilden einen Teil des Zysteninhalts. Gelegentlich ist die Höhle leer. Zwischen dem durch Osteoklasten zerstörten Knochen und der Epithelschicht liegt Bindegewebe. Die Kapsel kann 0,5 cm dick werden. Die stark verdünnte, bisweilen auch frakturierte Kortikalis wird durch den Zysteninhalt aufgetrieben. Nach dem Platzen der Zystenwand kann sich ein kleines Fremdkörpergranulom aus Fremdkörperriesenzellen entwikkeln, das Cholesterinkristalle und Keratinfragmente enthält.

Während die Epidermoidzysten der Endphalangen höchstens einen Durchmesser von 2 cm erreichen, können Schädelzysten, auch *Cholesteatome* genannt, wesentlich größer werden, denn auch sie expandieren.

Klinik: Die Kranken suchen den Arzt wegen intermittierender Schmerzen und einer harten Verdickung am Schädel oder an den Fingerenden auf. Nach längerer Dauer wird der Schmerz kontinuierlich. Größere Schädelzysten, die die Tabula interna vorwölben, können neurologische Störungen verursachen.

Röntgenbefund: Das Röntgenbild zeigt eine scharf begrenzte Aufhellung mit sklerotischem Saum in einer Endphalanx oder im Schädeldach. Die Kortikalis ist häufig verdünnt und gebläht.

Differentialdiagnose: An den Endphalangen kann die Diagnose meistens röntgenologisch gestellt werden. Schwierigkeiten bereitet lediglich die Abgrenzung gegenüber *Enchondromen*, wenn fleckige Verkalkungen, ein typisches Zeichen aller vom Knorpel abstammenden Geschwülste, fehlen. Weiterhin kommen in Frage: *Osteoidosteome, aneurysmatische Knochenzysten* und *Glomustumoren*. Am Schädel muß die Biopsie oft ein *eosinophiles Granulom* ausschließen.

Therapie: Die Kürettage oder Exzision genügt. Rezidive sind nicht zu befürchten.

Tumorähnliche Veränderungen und Tumoren der Synovialmembran

Anatomische Vorbemerkungen: Die synoviale Auskleidung von Gelenken, Schleimbeuteln und Sehnenscheiden ist im wesentlichen die gleiche. Die synoviale Intima besteht aus einer oder mehreren Zellagen. Sie liegt ohne Interposition einer Basalmembran auf der stark vaskularisierten Subintima. Beide sind Abkömmlinge jenes primitiven Mesenchyms, aus dem auch die anderen Gelenkbestandteile hervorgehen. Veränderungen des Grundmusters der Tunica synovialis richten sich nach der Lokalisation (Gelenkkapsel, Sehnen, Bänder). Die synovialen Deckzellen beteiligen sich an der Produktion der Synovia, der Gelenkschmiere, indem sie dem Dyalisat des Blutes bestimmte Stoffe hinzufügen. Die wichtigsten dieser Substanzen sind: Hyaluronsäure, alkalische Phosphatase, Diastase und Lipase. Die Deckzellen produzieren aber nicht nur, sondern sie phagozytieren auch. Dies trifft namentlich für die am häufigsten vorkommenden A-Zellen zu, während B-Zellen mehr für die Synthese und Sekretion von Proteinen bestimmt sind. C-Zellen stellen einen intermediären Typus dar.

1. Lokalisierte noduläre Synovitis, histiozytäres Xanthogranulom

Definition: Die umschriebene noduläre Synovitis ähnelt histologisch der diffusen pigmentierten villonodulären Synovitis. Beide sind *geschwulstähnliche reaktive Hyperplasien*. Die lokalisierte Form hat eine Vorliebe für die Sehnenscheiden der Finger. Die extraartikulären Knoten können durch Druck den Knochen arrodieren. Sie neigen zwar zu lokalen Rezidiven, eine maligne Entartung wurde jedoch nie beobachtet.

Ätiologie und Pathogenese: Die Ätiologie ist unbekannt. Die vorwiegend extraartikulären Knoten stammen entweder von histiozytären Elementen der synovialen Deckzellen oder des Subsynoviums ab.

Pathologische Anatomie: Die Größe der Knoten schwankt zwischen einigen Millimetern und mehreren Zentimetern. Die größten finden sich im Kniegelenk. Sie sitzen meistens als ungestielte, feste, lappige Gebilde inmitten einer normalen, manchmal auch etwas geröteten, pigmentierten oder leicht zottigen Synovialis.
Die zelligen Anteile bestehen aus Makrophagen, die Hämosiderin und Lipide, vorzugsweise Cholesterin, speichern (Xanthom- oder

Schaumzellen). Dazwischen liegen multinukleäre Riesenzellen. Das ungleich verteilte Stroma aus kollagenen Fasern enthält ein Netzwerk von Retikulinfasern, die einzelne Zellen und Zellkomplexe umfassen. Innerhalb von Gelenken kommt es oft zu Drucknekrosen.

Klinik: Die Erkrankung betrifft vorwiegend Männer zwischen 30 und 50 Jahren und meistens die (dorsalen) Sehnenscheiden der Finger, insbesondere des Zeigefingers, seltener die Synovialis von Knie- und Knöchelgelenk. Die tastbaren Knoten verursachen kaum Schmerzen, auch wenn sie den Knochen arrodieren, was übrigens nur in etwa 20% der Fälle vorkommt. Im Gelenkinnern führen sie zu meniskusrißähnlichen Blockaden mit Erguß (Unterscheidung durch Arthroskopie).

Röntgenbefund: Knoten einer Tenosynovitis, die durch Druck einen benachbarten Knochen arrodieren, führen zu einer unregelmäßig begrenzten Aufhellung. Die verdünnte, leicht expandierte Kortikalis kann frakturieren. Einbrüche in das Gelenk sind nicht ausgeschlossen. Das Bild erinnert oft an einen malignen Tumor.

Differentialdiagnose: Im Kniegelenk sind Verwechslungen mit einem *Meniskusschaden* oder mit einer *Gelenkchondromatose* möglich (bei „Einklemmungen"), oder mit einer *pigmentierten villonodulären Synovitis*, falls das Röntgenbild einen größeren Weichteilschatten im Gelenkspalt zeigt. Knochenzerstörungen lassen an eine *Riesenzellgeschwulst* oder an ein *Sarkom* denken.

Prognose: In 10–15% der Fälle werden nach der Kürettage örtliche Rezidive beobachtet. Infiltrierendes Wachstum kommt vor. Metastasierung wurde nie beobachtet.

Therapie: Bei der nodulären Synovitis der Sehnenscheiden kann eine saubere Exzision des kranken Gewebes schwierig sein. Innerhalb des Knochens wird es ausgeschabt und der Hohlraum mit Spongiosa aufgefüllt. Im Gelenk genügt die Exzision.

2. Pigmentierte villonoduläre Synovitis

Definition: Die seltenere diffuse pigmentierte villonoduläre Synovitis weist nach Herkunft und Struktur viele Gemeinsamkeiten mit der lokalisierten nodulären Synovitis auf. Sie bevorzugt die großen Gelenke, insbesondere das Kniegelenk.

Ätiologie und Pathogenese: Sie sind identisch mit der der lokalisierten Form. Bei beiden handelt es sich um einen hyperplastischen, wahrscheinlich reaktiven Prozeß unbekannter Ätiologie.

Pathologische Anatomie: Auch hier ist die Ähnlichkeit groß. Die runden oder eiförmigen, breitbasigen oder gestielten rötlichen oder braunen Gebilde bestehen aus oft fein verzweigten Zotten und Knoten. Dazwischen findet man Stellen geröteter aber glatter Synovialis. Sie sind entschieden blutreicher als die Knoten der lokalisierten Form und entwickeln sich im Laufe von Monaten oder Jahren zu ansehnlichen Massen, die in 1/3 der Fälle den Knochen arrodieren und infiltrieren.

Unter dem Mikroskop sind die feinen Zotten von meist mehreren Lagen hypertrophischer Synovialzellen überkleidet. Im Innern fallen zahlreiche, strotzend mit Blut gefüllte Gefäße auf. Das Stroma enthält neben Lymphozyten und Plasmazellen häufig multinukleäre Riesenzellen, sowie Lipide und Hämosiderin phagozytierende Histiozyten (Schaumzellen).

Klinik: Die Kranken sind vorwiegend jüngere Erwachsene, die über Schmerzen, Gelenkschwellung und Einklemmungserscheinungen klagen.
Die *Gelenkpunktion* ergibt einen blutigen, manchmal fast schwarz gefärbten nichtviskösen Erguß, der neben roten und weißen Blutzellen mäßig viele desquamierte Synovialzellen aufweist. Mit der Biopsienadel nach PARKER und PEARSON erhält man Gewebszylinder, die meistens die Diagnose gestatten.

Röntgenbefund: Das Röntgenbild ergibt einen strahlendichten Weichteilschatten, der den Gelenkspalt ausfüllt. Knochenveränderungen sind erst in der Spätphase zu erwarten. Außer mehr oder minder tiefen Erosionen des Knochens finden sich oft einzelne oder mehrere zystische Aufhellungen verschiedener Größe, die einen Knochentumor vortäuschen können.

Differentialdiagnose: Wichtig ist v.a. die Abgrenzung gegenüber *riesenzelligen Synovialomen* (Sarkomen).

Prognose: Eine maligne Entartung ist außerordentlich selten. Bei längerer Dauer ist eine *Arthrosis deformans* zu befürchten.

Therapie: Die Behandlung besteht in einer Exzision der Zotten und Knoten. Um vor Rezidiven sicher zu sein, kann man eine schwach dosierte Röntgenbestrahlung anschließen.

3. Lipoma arborescens

Definition: Das Lipoma arborescens ist eine seltene tumorähnliche polypöse Wucherung des subsynovialen Fettgewebes.

Ätiologie und Pathogenese: Die Ätiologie ist unbekannt. Es handelt sich nicht um einen echten Tumor, sondern um eine *primäre oder reaktive Hyperplasie.*

Pathologische Anatomie: Hauptsitz ist das *Kniegelenk.* Es gibt nur einige wenige Beobachtungen über diffuse Lipomatosen in anderen Gelenken, Sehnenscheiden und Schleimbeuteln. Der gut durchblutete, gelbe, stark verzweigte, polypöse oder warzenförmige Pseudotumor ist von normaler Synovialis überzogen.
Gewöhnlich findet sich nur eine Lage von Synovialzellen. Das Fettgewebe enthält neben zahlreichen blutgefüllten Kapillaren hier und da kleine Ansammlungen von Lymphozyten und Plasmazellen.

Klinik: Die Kranken – in 2 eigenen Fällen waren es junge Frauen – klagen über eine schmerzhafte Schwellung im Kniegelenk mit Bewegungseinschränkungen. Bei der Punktion fehlte in unseren Fällen ein Erguß.

Röntgenbefund: Das Röntgenbild zeigt einen intensiven Weichteilschatten im Gelenkspalt.

Differentialdiagnose: Ohne Biopsie ist eine Unterscheidung von der *pigmentierten villonodulären Synovitis* nicht möglich.

Prognose: Rezidive sind kaum zu befürchten. Eine maligne Entartung kommt nicht vor.

Therapie: Therapie der Wahl ist die Synovektomie.

Gutartige Tumoren der Synovialmembran

Von den gutartigen Tumoren der Synovialmembran:
Hämangiomen,
Lipomen,
Fibromen und
Chondromen, spielen nur die ersten und letzten eine gewisse Rolle. Lipome und Fibrome sind Raritäten.

1. Hämangiome

Definition: Man unterscheidet umschriebene und diffuse Formen. Umschriebene Hämangiome bestehen histologisch entweder aus Kapillaren oder aus blutgefüllten Gewebsspalten ohne Endothelbelag (kavernöser Typ). Diffuse Hämangiome bestehen vorwiegend aus dünnen Venen.

Ätiologie und Pathogenese: Die Ätiologie ist unbekannt. Es handelt sich vermutlich um angeborene Entwicklungsstörungen.

Pathologische Anatomie: Umschriebene Hämangiome bilden breitbasige oder gestielte Knoten unterschiedlicher Größe (bis zu einem Durchmesser von 5 cm), während diffuse meist das ganze Subsynovium ausfüllen. Oft dringt das dunkelrote Gewebe sogar darüber hinaus durch die Gelenkkapsel in die paraartikulären Weichteile ein. Lieblingssitz ist das *Kniegelenk.*

Gelegentlich sind auch Sehnenscheiden betroffen.

Klinik: Die Kranken – Kinder, Jugendliche oder jugendliche Erwachsene – klagen über Gelenkschmerzen, Schwellung und Bewegungseinschränkungen. Die Punktion ergibt meist reines Blut.

Röntgenbefund: Das Röntgenbild zeigt manchmal einen intensiven Weichteilschatten im Gelenkspalt.

Differentialdiagnose: Eine Abgrenzung gegenüber der *pigmentierten villonodulären Synovitis* ist durch die *Nadelbiopsie* möglich. Die *Arteriographie* gibt Aufschluß über den Typus (umschrieben oder diffus).

Prognose: Hämangiome rezidivieren gern.

Therapie: Weder durch eine minutiöse Synovektomie noch durch anschließende Röntgenbestrahlung lassen sich Rezidive ganz vermeiden.

2. Synoviale Chondrome

Definition: Die in der Tunica synovialis oder fibrosa der Gelenkkapsel oder im paraartikulären Bindegewebe entstehenden gutartigen Chondrome bilden kleine lappige Geschwülste aus reifem Knorpel, der zur Verkalkung und Verknöcherung neigt. Sie bevorzugen Hände und Füße.

Ätiologie und Pathogenese: Die Ätiologie ist unbekannt. Vielleicht entwickeln sie sich aus versprengten Knorpelkeimen.

Pathologische Anatomie: *Predilektionsorte* sind die Sehnenscheiden von Händen und Füßen. Nur im Kniegelenk überschreiten sie eine Größe von 4 cm. Eine evtl. Verknöcherung erfolgt durch enchondrale Ossifikation.
Im *histologischen Bild* sieht man, wie so oft bei klinisch gutartigen Chondromen, einen gewissen zellulären Pleomorphismus und plumpe Kerne.

Klinik: Je nach Lokalisation und Größe führen die Tumoren lediglich zu fühlbaren Verdickungen oder zu Schmerzen und Bewegungseinschränkungen. Vorzugsalter ist die 3. und 4. Lebensdekade.

Röntgenbefund: Durch Druckatrophie kann ein benachbarter Knochen arrodiert werden. Manche ossifizierten Chondrome erwecken den Eindruck von *Osteomen*.

Prognose: Rezidive scheinen nach vollständiger Entfernung der kleinen lappigen Geschwulst nicht vorzukommen.

Therapie: Ausschälung.

3. Lipome und Fibrome der Synovialis

Lipome sind lappige, von einer Kapsel umgebene kleine Geschwülste im subsynovialen Bindegewebe von Sehnenscheiden oder Gelenken (Kniegelenk). Die Kranken sind meist jüngere Erwachsene. Die funktionellen Störungen hängen von der Lokalisation ab. Im Kniegelenk können sie einen Meniskusschaden vortäuschen.
Die *Hoffasche Erkrankung* ist nicht, wie manchmal angenommen, ein intraartikuläres Lipom sondern eine *entzündliche Hyperplasie des Fettgewebes im Bereich des Lig. patellae.*
Bei funktionellen Störungen wird der Tumor oder – bei der Hoffaschen Erkrankung: das hyperplastische Fettgewebe – exzidiert.
Fibrome wurden in den Sehnenscheiden der Hand als kleine (1 cm) derbe, von einer Kapsel umgebene Tumoren gefunden. Als *Therapie* genügt die Exzision.

Maligne Synovialome

Definition: Die meisten Synovialome entwickeln sich zwar in der Nähe von Gelenken oder Sehnenscheiden, jedoch ohne direkte Beziehung zur Tunica synovialis. Sie wachsen langsam und metastasieren spät.

Histologisch weist der Tumor neben Bezirken, die reich an Spindelzellen und Retikulinfasern sind, andere auf, die keine Retikulinfasern enthalten, und deren Zellen, zu Reihen geordnet, wie Epithelzellen einen Spalt auskleiden, in dem sich eine synoviaähnliche Flüssigkeit befindet.

Ätiologie und Pathogenese: Die Ätiologie ist unbekannt. Obwohl die Tumorzellen keine Ähnlichkeit mit synovialen Deckzellen besitzen, spricht die Topographie mancher dieser Geschwülste für eine synoviale Abstammung.

Pathologische Anatomie: Synovialome machen etwa 5–10% aller Weichteilsarkome aus. 70–80% finden sich an den unteren Extremitäten, namentlich in den paraartikulären Weichteilen des Kniegelenkes und in der Umgebung der Sprunggelenke. An 3. Stelle stehen Hand und Finger.

Im Anfangsstadium ist das Geschwulstgewebe von einer Kapsel umgeben. In dieser Zeit wächst der Tumor langsam. Das Verhalten kann sich indes rasch ändern. Nach Durchbruch durch die Kapsel wuchert das Sarkom durch Sehnen, Nerven und Gelenkkapsel in den Knochen ein und metastasiert in Lunge und Lymphknoten, selten in andere Knochen oder das Gehirn.

Klinik: Das Predilektionsalter liegt zwischen 20 und 40 Jahren. Das männliche Geschlecht ist etwas stärker vertreten als das weibliche. Erstes Zeichen ist gewöhnlich ein schmerzloser tastbarer Tumor. Die rasche Größenzunahme führt die Patienten zum Arzt. Im Durchschnitt vergehen 2–3 Jahre bis zur Diagnose.

Röntgenbefund: Das Röntgenbild zeigt einen lappigen juxtaartikulären Weichteilschatten. In 20–30% treten Verkalkungen der Tumormassen auf. In fortgeschrittenen Fällen wird der benachbarte Knochen zerstört. Damit bilden sich unscharf begrenzte gelenknahe Aufhellungen.

Differentialdiagnose: In solchen Fällen liegt der Verdacht auf ein *Osteosarkom* nahe. Die Nadelbiopsie ist meist unzureichend, da man oft viele Schnitte durchmustern muß, ehe man auf typische, mit epitheloiden Zellen ausgekleidete Hohlräume stößt, frustrane Versuche einen Gelenkspalt zu bilden.

Prognose: Die Überlebensrate nach 5 Jahren beträgt in einigen Statistiken 37–51%. Bei der relativen Seltenheit ist das Gesamtverhalten des Tumors jedoch schwer zu beurteilen.

Therapie: Synovialome, die ihre Kapsel anscheinend noch nicht durchbrochen haben, kann man exzidieren. Nach den bisherigen Erfahrungen ist es nicht sicher, daß die Amputation bessere Ergebnisse liefert. Auch bei kleinen Geschwülsten ist die *Zahl lokaler Rezidive hoch.* Auf jeden Fall sollte eine *Nachbestrahlung mit hohen Dosen* erfolgen. Die *adjuvante Chemotherapie* ist unumgänglich.

Knochenveränderungen bei Leukämien

Definition: Es handelt sich hauptsächlich um die *akute Lymphoblastenleukämie (Stammzellleukose) im Kindesalter.* Die Knochenveränderungen entstehen durch Wucherungen pathologischer Zellen im Knochenmark. Knochenschmerzen in Verbindung mit vorwiegend osteolytischen Läsionen der langen Röhrenknochen geben in einem Viertel der Fälle erste diagnostische Hinweise. Verschwinden und Wiederauftreten von Knochenschmerzen bezeichnen oft die Dauer einer Remission.

Klinik: Die Knochenschmerzen können sehr heftig sein. Bei Beschränkung auf eine einzelne Metadiaphyse, im Verein mit starker Druckempfindlichkeit und Fieber lassen sie zunächst an eine Osteomyelitis denken, so wie Gelenkschmerzen und -entzündungen evtl. symmetrischer Gelenke einen akuten Gelenkrheumatismus vortäuschen können. *Wichtige Untersuchungsbefunde* sind: auffallend blasses Aussehen, derbe, nichtdruckempfindliche Lymphknotenschwellungen, Vergrößerungen von Leber und Milz sowie petechiale Haut- und

Schleimhautblutungen. Zur Diagnose ist eine *Knochenmarkpunktion* erforderlich.

Röntgenbefund: Es gibt *4 Haupttypen*: 1. quere metaphysäre Aufhellungsbänder, 2. osteolytische Zonen der Metadiaphyse, 3. kortikoperiostale Veränderungen, und 4. (selten) Osteosklerosen.

1. Am häufigsten sind die frühzeitig auftretenden *metaphysären Aufhellungsbänder*, die oft bilateral-symmetrisch sind. Ihre Breite schwankt zwischen 2 und 15 mm. Sie verlaufen in einiger Entfernung von der Wachstumsfuge quer von Kortikalis zu Kortikalis. In der Hälfte der Fälle findet man sie zusammen mit anderen der oben genannten Veränderungen. Sie bevorzugen zwar die langen Röhrenknochen, sind aber auch in anderen Knochen, z. B. im Scham- oder Sitzbein anzutreffen. Sie entstehen durch Störungen der enchondralen Ossifikation, die die Trabekelgröße beeinflussen.

2. *Osteolytische Läsionen*, fast ebenso häufig wie die Aufhellungsbänder, kommen ausschließlich in den langen Röhrenknochen vor. Sie sind meist punktförmig. Gelegentlich sieht man größere Destruktionszonen an einer oder mehreren Stellen des Knochens, zuweilen auch nur eine verwaschene Zeichnung der metaphysären Spongiosa. Pathologische Frakturen bleiben auf Ausnahmen beschränkt. Die Ursachen sind eher Hämorrhagien und Nekrosen als osteoklastischer Knochenabbau.

3. Weniger häufig sind *kortikoperiostale Läsionen* mit einer partiellen Zerstörung der Knochenrinde und – nach Abhebung der Knochenhaut – reaktiver periostaler Knochenneubildung.

4. *Osteosklerosen* kommen meistens in Kombination mit osteolytischen Veränderungen vor oder erscheinen in Form von *Knocheninfarkten*, die manchmal zu mehreren als streifige, strähnige oder ringförmige Verdichtung innerhalb der Spongiosa auftauchen.

Kinder mit Knochen- und Gelenkschmerzen haben meist osteolytische oder kortikoperiostale Läsionen, die mit einer Remission verschwinden und bei einem Rezidiv wiederauftreten.

Differentialdiagnose: Verwechslungsmöglichkeiten mit einer *akuten Osteomyelitis* oder einem *akuten Gelenkrheumatismus* wurden bereits erwähnt. Auch *Neuroblastommetastasen* können den Knochenveränderungen bei Leukämien – von den bandförmigen Aufhellungen abgesehen – ähneln.

Prognose: Verschiedentlich wurden als Komplikation *Chlorome der Orbita* beobachtet. Osteomyelitiden sind meist Folgen der Immunosuppression. Das Leiden ist trotz kompletter Remissionsraten (50–60%) *meistens infaust*. Nur bei einzelnen Patienten wurden bisher mehrjährige rezidivfreie Phasen erreicht, die eine Heilung als möglich erscheinen lassen.

Therapie: Kortison, das das Längenwachstum nachteilig beeinflußt, wird heute bei der akuten Myeloblastenleukämie nicht mehr angewandt. An seine Stelle sind neben Endoxan, Vincristin und Adriamycin einige neue Zytostatika getreten.

Histiozytosis X, (eosinophiles Granulom, Hand-Schüller-Christian-Syndrom, Letterer-Siwe-Syndrom)

Definition: Die Weltgesundheitsorganisation definiert das eosinophile Granulom als „eine nicht-neoplastische Läsion, gekennzeichnet durch eine intensive Proliferation von retikulohistiozytären Elementen mit einer variablen Zahl von eosinophilen und neutrophilen Leukozyten, Lymphozyten, Plasmazellen und multinukleären Riesenzellen."

Ätiologie und Pathogenese: Der Name Histiozytosis X stammt von LICHTENSTEIN. Das X ist Sinnbild der unbekannten Genese. Die Bezeichnung gilt als Oberbegriff für verschiedene, teils akute, häufig letale, teils chronische Krankheitsbilder mit besserer Prognose oder gar Tendenz zur Spontanheilung. Manche histologischen Merkmale sowie die Ansprechbarkeit auf Kortison und Antibiotika gelten vielen Autoren als Hinweise auf einen immunoallergischen Prozeß oder Reaktionen auf eine Virusinfektion. Obwohl bei elektronenmikroskopischen Untersuchungen virusähnliche Zelleinschlüsse gefunden wurden, bleibt die virale Entstehung unsicher.

Pathologische Anatomie: Grundtypus der Histiozytosis X ist das eosinophile Granulom, das in seiner solitären Form etwa 80% der Fälle stellt. Multiple Granulome kommen sowohl ohne (6–7%) als auch mit einem Hand-Schüller-Christian-Syndrom (12%) vor. Solitäre und multiple Granulome beschränken sich auf den Knochen, wobei allerdings ein Einbruch in die umgebenden Weichteile möglich ist. Multiple Knochengranulome fehlen auch beim Letter-Siwe-Syndrom (1–2%) nicht. Im klinischen Bild überwiegen aber neben Entzündungen und charakteristischen Hauterscheinungen Symptome einer Gesamterkrankung des retikuloendothelialen Systems. Schließlich gibt es noch Zwischen- und Übergangsformen (2%).

Das oder die Granulome entwickeln sich im blutbildenden Knochenmark. Jeder Knochen kann erkranken, jedoch bestehen bei solitären Granulomen *altersabhängige Vorzugslokalisationen:* Bei Kindern und Jugendlichen unter 20 Jahren sind v.a. Schädel und lange Röhrenknochen betroffen, dazu häufig Wirbelkörper und Beckenschaufeln. Granulome bei Erwachsenen haben eine Vorliebe für Rippen, Unterkiefer, Schlüsselbein und Schulterblatt.

Das bei Kürettagen gewonnene Material ist bröckelig, durch Blutungen häufig braunrot verfärbt. Ältere Herde, z.B. im Schädel beim Hand-Schüller-Christian-Syndrom, weisen oft durch lipidspeichernde Zellen gelb aussehende Zonen auf. Die (Teil-)Umwandlung in Bindegewebe darf als Ausdruck einer Selbstheilungstendenz gewertet werden. Das Gewebe kann aber auch erweichen und gewinnt dann zuweilen einen eitrigen Aspekt. Periostale Reaktionen führen zu zwiebelschalenartigen Knochenanlagerungen, an Stellen, an denen die Kortikalis arrodiert wurde.

Das *Mikroskop* zeigt ein variables Bild der verschiedenen retikulo-histiozytären Elemente: Areale von Histiozyten, die bei Silberfärbung an ihrer Stern- oder Amöboidform erkennbar sind, untermischt mit eosinophilen Leukozyten, Lymphozyten, Plasmazellen, neutrophilen Granulozyten, Riesenzellen mit einem oder mehreren Kernen und Fibroblasten. Die Silberfärbung macht Retikulinfasern sichtbar, die Einzelzellen oder Zellgruppen umgeben.

Klinik:

1. Solitäre Granulome: Die Hauptgruppe umfaßt Kinder zwischen 5 und 10 Jahren. Die Grenzen liegen bei 1 und über 50 Jahren. Falls sich innerhalb eines Jahres keine weiteren Granulome gebildet haben, darf man annehmen, daß es sich um ein echtes solitäres Granulom handelt. Das männliche Geschlecht überwiegt bei allen Formen der Histiozytosis X.

Symptome sind: mäßige Schmerzen und Schwellungen, namentlich bei Schädelgranulomen. Granulome in einem Wirbelkörper verursachen u.U. durch Sinterung einen Gibbus. Auch Rippenfrakturen kommen (bei Erwachsenen) vor.

Die BSG ist bisweilen mäßig erhöht. Gelegentlich besteht eine Leukozytose, evtl. mit leichter Eosinophilie. Auch in Sternalpunktaten läßt sich diese Eosinophilie beobachten. In der Mehrzahl der Fälle sind sämtliche Laborbefunde normal.

2. Multiple Granulome mit Hand-Schüller-Christian-Syndrom: Bei der klassischen Trias: „Landkartenschädel", Exophthalmus und Diabetes insipidus sitzen die Knochenherde entweder im Schädel, in der Orbita oder Sella turcica. Meist bleibt die Trias unvollständig. Auch die Femora sind oft von Granulomen durchsetzt, mit oder ohne Hand-Schüller-Christian-Syndrom. Letzteres stellt die chronische, überwiegend gutartige Form der Histiozytosis X dar. Es gibt Übergänge – mit schlechterer Prognose – zum Abt-Letterer-Siwe-Syndrom.

3. Das Abt-Letterer Siwe-Syndrom kommt dem Orthopäden selten zu Gesicht, weil es vom Pädiater behandelt wird. Die meisten Kinder sind jünger als 3 Jahre. Klinische Zeichen dieser akuten Erkrankung sind: Fieber, Otitis media, wiederholte bakterielle Infektionen, Anämie, Blutungen, Hepatosplenomegalie, nichtdruckschmerzhafte Lymphknotenschwellungen, Lungenherde mit Sekundärinfektionen, Haut- und Schleimhautgranulome sowie charakteri-

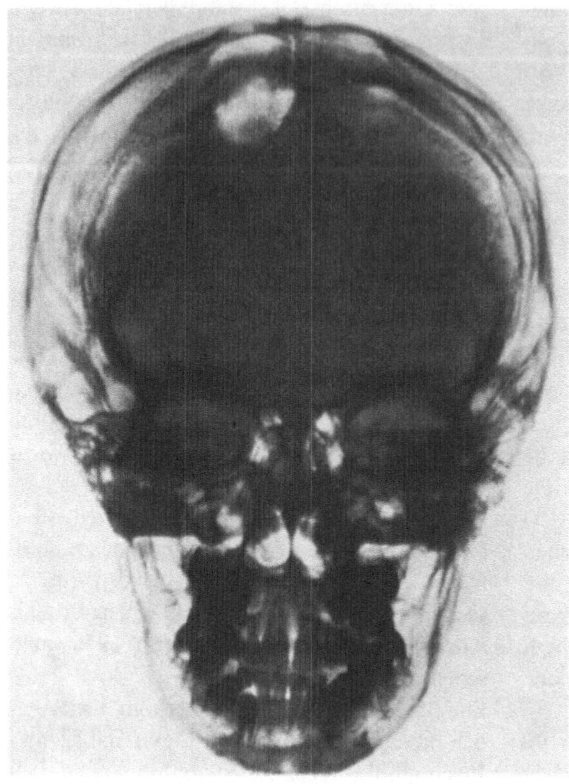

Abb. 50. Sch. Michael, 11 Jahre. *Eosinophiles Granulom.* Großer Herd im rechten Stirn- und Scheitelbein (nahe der Pfeilnaht). In der Umgebung noch mehrere kleine Herde, die dabei sind, sich mit dem größeren Herd zu vereinigen. Keine Randsklerose

stische Hautveränderungen, die einem soborrhoischen Ekzem ähneln.

Röntgenbefund: Das Röntgenbild zeigt bei solitären oder multiplen Granulomen runde oder ovale, in der Markhöhle angesiedelte Herde. Sie sind scharf begrenzt und von leicht verdichteter Spongiosa umgeben. Schädelherde bleiben beim Letterer-Siwe-Syndrom klein; beim Hand-Schüller-Christian-Syndrom sehen sie wie ausgestanzt aus und neigen dazu, zu größeren Herden zusammenzufließen. Auf diese Weise entsteht der typische „Landkartenschädel" (Abb. 50). Herde in den langen Röhrenknochen sitzen gewöhnlich in der Diaphyse, selten in der Meta- oder Epiphyse. Bei arrodierter Kortikalis bildet das Periost neuen Knochen in mehreren Lamellen. Dadurch kommt es zu einer mäßigen Auftreibung. Nach Durchbrüchen gelangt das Granulomgewebe in die umgebenden Weichteile. Wirbelkörperherde lassen (wie Karzinommetastasen) im a.p.-Bild die Bogenwur-

zelovale auseinanderrücken. Manchmal verkleinern sie sich oder verschwinden ganz. Bei pathologischen Wirbelfrakturen entsteht in der Regel das von CALVÉ beschriebene Bild der Vertebra plana, das er allerdings (1925) für eine spontane Osteonekrose, analog dem M. Perthes, hielt. Gelegentlich kommt es zum Zusammenbruch mehrerer Wirbelkörper. Die Bandscheiben bleiben erhalten. Spontane (partielle oder totale) Wiederaufrichtungen sind möglich.

Differentialdiagnose: Der Röntgenbefund eines zentralen Destruktionsherdes in einem langen Röhrenknochen mit zwiebelschalenartigen periostalen Knochenauflagerungen bei Kindern läßt an ein *Ewing-Sarkom* oder an eine *Osteomyelitis* denken, an letztere namentlich, wenn die Punktion „Eiter" ergibt. Pathologische Rippenfrakturen, Zerstörungsherde in der Scapula, Klavikula oder einem Wirbelkörper, insbesondere wenn durch die Sinterung nicht das typische Bild der Vertebra plana resultiert, erinnern bei Erwachsenen in erster Linie an *Karzinom-metastasen*. Wenn das Gesamtbild eindeutig für ein Hand-Schüller-Christian- oder Letterer-Siwe-Syndrom spricht, erübrigt sich eine Knochenbiopsie, zumal wenn die Laborbefunde der Norm entsprechen.

Prognose: Die Prognose ist bei echten solitären Granulomen stets gut. Eine günstige Prognose haben auch multiple Herde, die von keinem der beiden Syndrome begleitet werden. Für Übergangssyndrome zur Letterer-Siwe-Erkrankung und für diese selbst gilt die Regel, daß die Prognose gewöhnlich um so ungünstiger ist je jünger die Kinder sind. Der histologische Befund ist kein Gradmesser für die Gut- oder Bösartigkeit eines Syndroms. Früher starben eine Reihe von Kranken mit Hand-Schüller-Christian-Syndrom und alle mit Letterer-Siwe-Syndrom.

Mit der heutigen aggressiven Therapie haben sich die Ergebnisse gebessert.

Therapie: Solitäre Granulome, die leicht zugänglich sind, werden mit Kürettage und anschließender Auffüllung mit auto- oder homologer Spongiosa behandelt. Wirbelherde bestrahlt man. Da die Granulome *sehr strahlensensibel* sind, genügen Dosen zwischen 300 und 1 000 r. Mit einer so geringen Gesamtdosis sind weder Wachstumsstörungen noch strahleninduzierte Sarkome zu befürchten. *Kortikosteroide*, die beim Hand-Schüller-Christian-Syndrom durchaus erfolgreich sein können, bergen bei Langzeittherapie die bekannten Gefahren. In schweren Fällen kombiniert man die Strahlenbehandlung mit *Zytostatika*. Vinblastin (Velbe) und Methotrexat haben sich als besonders wirksam erwiesen, auch in akuten Fällen.

Zusammenfassung

Die Histiozytosis X tritt in 3 Formen auf: 1. das stets gutartige *eosinophile Granulom* (auch als multiples Granulom), 2. das *Hand-Schüller-Christian-Syndrom* mit der klassischen Trias: „Landkartenschädel", Exophthalmus und Diabetes insipidus, das die chronische, überwiegend gutartige Form der Histiozytosis X darstellt und das Abt-Letterer-Siwe-Syndrom als akute Form mit früher infauster Prognose. Den Orthopäden interessieren nur die beiden ersten Formen.
Die Granulome entwickeln sich im blutbildenden Knochenmark. Sie bestehen aus Zellen des retikuloendothelialen Systems (Histiozyten, eosinophile Leukozyten, Lymphozyten, Plasmazellen, neutrophile Granulozyten, oft mehrkernigen Riesenzellen und Fibroblasten). Teilumwandlungen der Granulome in Bindegewebe sind Ausdruck einer Selbstheilungstendenz. Erweichungen können als „Eiter" mißdeutet werden. 80% der Fälle sind solitäre Granulome, 12% Hand-Schüller-Christian-Syndrome. Die Hauptgruppe umfaßt Kinder zwischen 5 und 10 Jahren. Das männliche Geschlecht überwiegt. Falls sich innerhalb eines Jahres kein weiteres Granulom gebildet hat, darf man ein solitäres Granulom annehmen. *Differentialdiagnostisch* kommen Ewing-Sarkome, Osteomyelitiden und – bei später Manifestation im Erwachsenenalter – Karzinommetastasen in Frage.
Die Granulome sind hoch strahlensensibel. Es genügen Dosen zwischen 300 und 1 000 r. Solitäre Granulome werden, wenn möglich, ausgeräumt. Die beim Hand-Schüller-Christian-Syndrom an und für sich meist erfolgreiche Langzeittherapie mit Kortikosteroiden birgt die bekannten Gefahren. In schweren Fällen kombiniert man die Strahlenbehandlung mit einer Zytostatikatherapie.

XIV. Erkrankungen der Muskulatur

1. Progressive Muskeldystrophie

Definition: Die progressive Muskeldystrophie ist eine primäre erbliche Myopathie. Es gibt verschiedene Formen, die sich durch den Erbgang und die langsame oder rasche Progredienz unterscheiden. Die bösartige infantile X-chromosomale Myopathie vom Typ DUCHENNE ist zugleich die häufigste. Sie führt zur Pseudohypertrophie der Wadenmuskeln, zu Gelenkkontrakturen und in wenigen Jahren zu Bettlägerigkeit, Kachexie und zum Exitus letalis.

Ätiologie: Die progressive Muskeldystrophie ist eine *primäre Erkrankung der quergestreiften Muskulatur* ohne Beteiligung des Nervensystems. Es handelt sich um eine angeborene, *erbliche Stoffwechselstörung*, die auch bei Laboratoriumsmäusen und -hühnern beobachtet wurde.

Seit langem weiß man, daß bei progressiver Muskeldystrophie Kreatin vermehrt und Kreatinin vermindert im Urin erscheinen. Der kranke Muskel kann das von Leber und Niere gebildete Kreatin nicht aufnehmen oder nicht in Kreatinin umwandeln. Die Hyperkreatinämie und Kreatinurie (Kreatindiabetes) folgt aus der Verringerung der Muskelmasse. Der diagnostische Wert des Nachweises ist jedoch im Kindesalter gering, weil bei Säuglingen und Kleinkindern schon physiologischerweise eine Kreatinurie besteht. Als sehr bedeutungsvoll hat sich dagegen die *Bestimmung der Kreatinphosphokinase-(CPK-)Aktivität* im Serum erwiesen. Das Enzym CPK ist muskelspezifisch und dient zur Umwandlung von Kreatin in Kreatinphosphat, dessen Spaltung die Energie für die Lösung der Muskelkontraktion liefert. Infolge des Muskelzerfalls gelangt CPK in größeren Mengen ins Blut. Erhöhte CPD-Aktivitäten finden sich außer bei den Kranken selbst auch bei Menschen, die erst später erkranken sowie bei klinisch gesunden Konduktoren. Darüber hinaus wurde, namentlich in der präparalytischen Phase, eine gesteigerte Aktivität auch anderer Serumfermente gefunden. In späteren Stadien dagegen vermindern sich durch den Zellverfall die Enzymaktivitäten.

Pathologische Anatomie: Die *histologischen* Veränderungen sind *pathognostisch*. Nach einer initialen unregelmäßigen Verdickung der Muskelfasern mit Auflockerung der Sarkolemmembran, Vermehrung des interstitiellen Bindegewebes und Wanderung des normalerweise sarkolemmnahe sitzenden Kerns zur Mitte kommt es zum partiellen Schwund der Muskelfasern und zur Einlagerung von Fett in das gewucherte Interstitium. Nur gelegentlich sieht man frustrane Regenerationsversuche. Man unterscheidet 3 Typen:

a) den *fazioskapulohumeralen Typ*, der sich *autosomal-dominant* vererbt. Beide Geschlechter erkranken gleich häufig. Die Erkrankung wird in der Regel nicht vor der Pubertät klinisch manifest. Die Kranken fallen ihrer Umgebung gewöhnlich erst auf, wenn bereits die Hälfte der betroffenen Muskulatur zerstört ist. *Hauptlokalisationen* sind Gesicht und Schultergürtel. Später dehnt sich der Muskelzerfall meist auch auf den Beckengürtel aus. *Pseudohypertrophien* (infolge Ersatz der Muskulatur durch Fettbindegewebe) sind selten. Das Leiden ist *gutartig* und schreitet nur langsam fort. Die meisten Kranken bleiben gehfähig, und ihre Lebenserwartung ist nicht beeinträchtigt. Es gibt auch Abortivformen.

b) den *Becken- bzw. Schultergürteltyp.* Die Vererbung ist *autosomal-rezessiv,* selten dominant. Es erkranken beide Geschlechter. Sporadische Fälle sind häufig, Abortivformen dagegen selten. Das Leiden ist *relativ gutartig.* In späteren Jahren werden die Kranken meistens gehunfähig. Die Lebenserwartung ist verkürzt.

Gelegentlich kommen auch schwere Verläufe vor. Als erste erkranken gewöhnlich die Muskeln des Beckengürtels. Eine Aszension auf den Schultergürtel ist ebenso häufig wie eine Deszension bei Ersterkrankung der Schultermuskulatur. Etwa 1/3 der Patienten weist eine Pseudohypertrophie der Waden auf.

c) *Fälle mit rezessiv-geschlechtsgebundener Vererbung*

α) *Gutartige Form:* Es erkranken nur männliche Kinder und Jugendliche zwischen dem 10. und 20. Lebensjahr. Auch hier wird der Beckengürtel vor dem Schultergürtel ergriffen. Im Frühstadium sieht man oft Pseudohypertrophien. Zur Gehunfähigkeit kommt es erst spät. Die Lebenserwartung ist meistens normal.

β) *Bösartige Form (Typ Duchenne):* Das Leiden beginnt bereits im Kindesalter, und zwar in der Muskulatur des Beckengürtels, aszendiert jedoch regelmäßig. Auch beim Typ Duchenne sind in der Frühphase stets Pseudohypertrophien der Waden vorhanden. Schon nach 8–10 Jahren werden die Kranken gehunfähig. Der Exitus letalis erfolgt meistens vor dem 30. Lebensjahr durch Miterkrankung des Herzens.
Fast immer handelt es sich um männliche Kinder. Kranke Mädchen weisen die Erbformel XO auf *(Turner-Syndrom)*. Konduktorinnen zeigen gelegentlich Mikrosymptome.
Eine für alle klinischen Beobachtungen zutreffende Einteilung gibt es noch nicht.

Klinik: Die Symptome sind vielfältig, je nach Lokalisation und Erkrankungsphase: Scapulae alatae, Schwierigkeiten beim Heben der Arme, „Tapirmund" bei der fortgeschrittenen fazialen Form, verstärkte Kyphosen und Lordosen, Gehschwäche, positives Trendelenburg-Phänomen, „Gnomenwaden", Muskelatrophien. Die Sehnenreflexe verschwinden frühzeitig. Später kommt es oft zu *Kontrakturen* (Bizeps, Pronatoren des Unterarmes, Gastrocnemii), Skoliosen, Coxae valgae (durch Störung des Muskelgleichgewichtes) und zu einer Osteoporose, die mitunter zu Frakturen führt. In fortgeschrittenen Fällen ist der Herzmuskel oft beteiligt (EKG-Veränderungen). *Eine Entartungsreaktion fehlt;* doch findet man häufig eine quantitative Herabsetzung der Erregbarkeit.

Für die *Diagnose* ist außer der Familienanamnese die *remessionslose Progressivität des Leidens* wichtig. Die kleinen Muskeln von Hand und Fuß bleiben fast immer verschont. Sicherheit gibt neben der *erhöhten CPK-Aktivität im Serum* die *Probeexzision,* die möglichst an 2 Stellen gleichzeitig durchgeführt werden sollte (Trapezius, Pektoralis, Quadrizeps). Durch die *Elektromyographie* kann man nicht nur neurogene Krankheitsbilder ausscheiden, sondern auch einen Überblick über die Ausbreitung des Prozesses gewinnen.

Prognose: Je früher das Leiden beginnt, um so bösartiger pflegt es zu sein.

Differentialdiagnose: Die *chronische Polymyositis* findet sich häufiger beim weiblichen Geschlecht und ist nichterblich. Sie ergreift größere Muskelbereiche – auch die peripheren – und schreitet rascher fort als die progressive Muskeldystrophie. Oft sind bei der Polymyositis spontane und Druckschmerzen vorhanden. Die *progressive spinale Muskelatrophie* beginnt wesentlich später, meistens zwischen dem 40. und 70. Lebensjahr und schreitet rascher fort als die Muskeldystrophie. Die ersten Atrophien zeigen sich gewöhnlich an den Muskeln von Hand und Fuß und sind von fibrillären Zuckungen begleitet. Der elektrische Befund entspricht dem der Kinderlähmung. Gegenüber der *Poliomyelitis* dürften kaum differentialdiagnostische Schwierigkeiten bestehen (Anamnese, Entartungsreaktion). Gleiches gilt für die seltene *neurale Muskelatrophie*, die auf dominant-erblichen degenerativen Veränderungen der peripheren Nerven, evtl. auch der Vorderhörner und Hinterstränge des Rückenmarkes beruht. Sie manifestiert sich zwischen dem 5. und 20. Lebensjahr. Charakteristisch sind die durch die Atrophie der Unterschenkelmuskeln entstehenden *Vogelbeine*. Die Lähmung dehnt sich auch auf die Unterarm- und Handmuskulatur aus, ohne jedoch auf die zentralen Gliedmaßenabschnitte überzugreifen. In ihrem Gefolge kommt es an Händen und Füßen zu Kontrakturen (Klump- und Spitzfüße). Sensible und trophische Störungen vervollständigen das Bild. *Vergiftungen mit Triorthokresylphosphat* können eine neurale Muskelatrophie imitieren.

Fortschreitende Muskelschwäche mit Atrophien (meist des Schultergürtels) werden, außer bei Thyreotoxikosen, beim Basedow und M. Cushing beobachtet.

Verwechslungen kommen ferner vor mit dem Syndrom der *Myatonia congenita* (OPPENHEIM). Die führenden Symptome sind Bewegungsarmut und Kraftlosigkeit, die schon bei der Geburt erkennbar sein können. Zu dieser Gruppe gehören sowohl gutartige als auch bösartige Leiden wie der *M. Werdnig-Hoffmann*, eine angeborene Erkrankung, die sich durch oft rasches Fortschreiten der Lähmungen und faszikuläre Zuckungen (zunächst der Zunge) auszeichnet.

Therapie: Da die Ätiologie der Krankheit unbekannt ist, gibt es auch keine kausale Therapie. Die Erfahrungen der Vergangenheit haben gezeigt, daß eine Behandlung mit Glykogen, Vitamin E, Ewers-Diät, Digitoxin u. a. nutzlos ist. Zur symptomatischen Therapie eignen sich *anabole Hormone* (von den Androgenen abgeleitete synthetische Steroide mit verringerter androgener Wirkung). Sie begünstigen eine Hypertrophie der gesund gebliebenen Muskelfasern und verbessern damit die Muskelkraft. Voraussetzung für einen gewissen Erfolg ist eine Langzeittherapie mit hohen Dosen. Nachteil dieser Behandlung ist neben den hohen Kosten eine unvermeidliche Virilisierung bei Mädchen. Daneben spielt die *Krankengymnastik* eine große Rolle. Zur Verhütung von Kontrakturen werden oft Nachtschienen notwendig sein. Einmal entstandene Kontrakturen sind durch Lagerung, Umstellungs- oder Quengelgipse, in schweren Fällen auch durch Sehnenverlängerungen auszugleichen, wobei man Überkorrekturen vermeiden muß. Stützapparate sind meistens zu schwer, um den Kranken im fortgeschrittenen Stadium noch Nutzen zu bringen.

Familienberatung: Sie ist besonders bei der infantilen Form vom Typ Duchenne wichtig. Schon bei Neugeborenen ist eine *Frühdiagnose* durch Bestimmung der CPK möglich. *Konduktorinnen* lassen sich durch die Serumenzymwerte, histologischen und EMG-Befunde erfassen. Neuerdings können Heterozygote durch den Aminosäureeinbau in Proteine von Polyribosomen nachgewiesen werden. Allerdings muß diese Untersuchung vor dem 30. Lebensjahr erfolgen, weil später eine Normalisierung eintritt. Konduktorinnen sollten möglichst auf Kinder – insbesondere auf männliche – verzichten.

Zusammenfassung

Die progressive Muskeldystrophie ist eine angeborene erbliche Stoffwechselstörung der quergestreiften Muskulatur (primäre erbliche Myopathie). Man unterscheidet 3 Formen: 1. Den autosomal-dominant erblichen *fazioskapulohumeralen Typ*, der die Muskulatur von Gesicht und Schultergürtel bevorzugt. Pseudohypertrophien (übermäßiger Ersatz von Muskelfasern durch Fett-Bindegewebe) sind selten. Die Lebenserwartung ist nicht beeinträchtigt. 2. Den *Becken- bzw. Schultergürteltyp*, der sich autosomal-rezessiv vererbt. Das Leiden ist relativ gutartig; dennoch ist die Lebenserwartung verkürzt. 1/3 der Pat. weist Pseudohypertrophien der Waden auf. 3. Unter den rezessiv-geschlechtsgebunden vererbten Formen gibt es sowohl gutartige mit verhältnismäßig später Manifestierung (10.–20. Lebensjahr), als auch bösartige (*Typ Duchenne*). Bei letzterem beginnt die tödlich endende Krankheit bereits im Kindesalter, und zwar in der Muskulatur des Beckengürtels. Später beteiligt sich auch der Schultergürtel. (Eine Aszension oder Deszension kommt bei allen Formen vor.) Regelmäßig finden sich beim Typ Duchenne Pseudohypertrophien (Waden, Gesäß). Schon nach 6–10 Jahren werden die Kranken gehunfähig. Der Exitus letalis erfolgt durch Miterkrankung des Herzens. Für die Diagnose ist die *remissionslose Progression* wichtig. Sicherheit ergibt neben der erhöhten Phosphokinaseaktivität im Serum die Biopsie. *Differentialdiagnostisch* sind zu erwägen: die chronische Polymositis, die Poliomyelitis, die progressive Muskelatrophie und die neurale Muskelatrophie.

Eine kausale *Therapie* gibt es nicht. Wirksam, aber praktisch nicht durchführbar, ist die Langzeitbehandlung mit hohen Anabolikadosen. Wesentlich bleibt neben der Verhütung und Behandlung von Kontrakturen die aktive Krankengymnastik.

2. Myositis ossificans

Definition: Die Definition der Weltgesundheitsorganisation lautet folgendermaßen: „Die Myositis ossificans ist eine nichtneoplastische Affektion, die manchmal mit einem Trauma verbunden ist. Man findet die Veränderung sowohl auf der äußeren Oberfläche eines Knochens wie in den Weichteilen, fern der periostalen Oberfläche. Das kranke Gewebe ist charakterisiert durch die Wucherung von fibrösem Gewebe und durch die Bildung von großen Mengen neuen Knochens. Auch Knorpel kann vorhanden sein."

Ätiologie und Pathogenese: Die Bezeichnung „Myositis ossificans" ist irreführend, denn es handelt sich weder um eine Entzündung, noch

ist ausschließlich Muskelgewebe betroffen. Der von Dahlin (1978) vorgeschlagene Name *„heterotope Knochenbildung"* hat jedoch kaum Aussicht sich durchzusetzen.

Die seltene *autosomal-dominant erbliche Myositis ossificans*, auch unter den Termini *Fibrodysplasia ossificans progressiva* oder *Münchmeyer-Syndrom* bekannt, ist ein seltenes, meistens schon in früher Kindheit auftretendes Leiden, das durch Verknöcherung von Muskelbindegewebe, Faszien und Sehnen am Hinterhaupt beginnend, zu einer kraniokaudal fortschreitenden Versteifung führt. Charakteristische Begleitmißbildungen der Finger und Zehen (Mikrodaktylie u. a.) ermöglichen eine Frühdiagnose.

Die relativ häufige *Myositis ossificans circumscripta* hat mehrere Ursachen. In rund 2/3 der Fälle entstehen die Weichteilverknöcherungen nach *Verletzungen* (z. B. nach Frakturen im Bereich des Hüftgelenkes) durch Ossifikation des Ersatzgewebes in einem Hämatom. Man findet sie ferner nach Schädel-Hirn-Traumen (Abb. 51), Querschnittslähmungen, apoplektischen Insulten und Rückenmarkserkrankungen. Wahrscheinlich muß ein *disponierender Faktor* vorhanden sein. Besonders gefährdet sind solche Muskeln, die, wie der Brachialis oder Rectus femoris, in ausgedehnter und enger Verbindung mit dem Knochen stehen. Bei Reitern findet man gelegentlich Verknöcherungen in den Adduktoren („Reiterknochen"). Bei Soldaten kamen sie im Deltoideus vor („Exerzierknochen"). Möglicherweise spielt bei den traumatischen Formen die Nähe des mitverletzten Periostes eine Rolle.

In 25–40% der Fälle bleibt die Ursache unbekannt. Dazu gehören auch die periartikulären Ossifikationen nach Endoprothesenoperationen, besonders am Hüftgelenk. Ihre Häufigkeit beträgt knapp 5%, wenn man nur die massiven Verknöcherungen rechnet. Wahrscheinlich sind bei ihrer Entstehung individuelle Faktoren beteiligt.

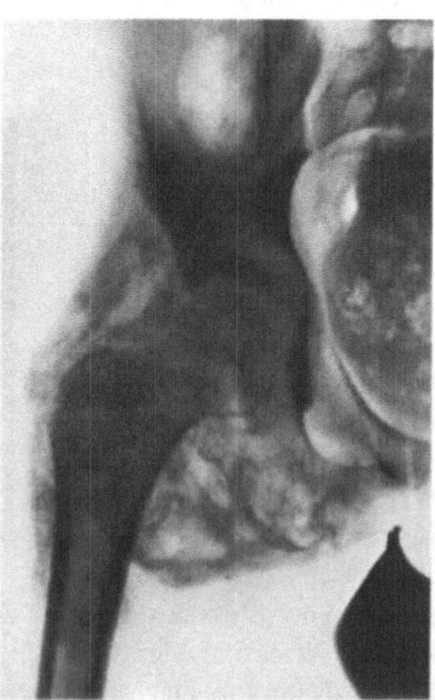

Abb. 51. Sch. Frank, 9 Jahre. *Myositis ossificans des Hüftgelenkes* nach Schädel-Hirn-Trauma. Ähnliche Veränderungen finden sich am anderen Hüftgelenk und an beiden Ellbogengelenken

Pathologische Anatomie: Die Verknöcherung beginnt bei der traumatischen Myositis 5–6 Wochen nach der Verletzung. Pathologisch-anatomisch ist sie nicht mit Sicherheit von den pseudomalignen Weichteilverknöcherungen zu unterscheiden. Hinweise auf eine Verletzung sind beschädigte Muskelfasern und eine nicht so vollkommene Schichtung der knöchernen Neubildung wie bei der idiopathischen Form. Der *Pseudotumor* ist ein eiförmiger Knochen, dessen Durchmesser zwischen 3 und 10 cm schwankt. Durchsägt man ihn, so sieht man außen eine harte, meist aus spongiösem Knochen bestehende Zone und einen unterschiedlich großen bindegewebigen Kern, der erweichte Stellen aufweist. In manchen Fällen bleibt die Außenschicht dünn.

Der *histologische Befund* hängt vom Alter der Veränderungen ab. In der Frühphase findet man ein proliferierendes Mesenchym mit pleomorphen Zellen, Riesenzellen und etliche Mitosen. Ein solches Bild kann ohne Kenntnis des klinisch-röntgenologischen Befundes durchaus mit einem *Sarkom* verwechselt werden, selbst dann, wenn sich nach Tagen oder Wochen Osteoid oder Geflechtknochen bildet, sofern nicht beschädigte Muskelfasern von vornherein zur richtigen Diagnose führen. Die Harmlosigkeit wird spätestens dann klar, wenn sich in der Peripherie reifer Knochen entwickelt.

Klinik: Die schmerzhafte Schwellung ist in den Weichteilen tastbar. In Gelenknähe kann sie die Beweglichkeit beeinträchtigen. *Posttraumatische Myositiden* betreffen v. a. die Ellbogengegend, Ober- und Unterarm, Gesäß und Oberschenkel. *Idiopathische Formen* bevorzugen ebenfalls Gesäß und Oberschenkel, sind jedoch an den oberen Extremitäten relativ selten.

Röntgenbefund: 2–4 Wochen nach der Verletzung, wenn der „Tumor" schon in der Muskulatur tastbar ist, zeigt das Röntgenbild nur einen Weichteilschatten mit einigen Verkalkungen; vielleicht auch eine periostale Reaktion. Erst nach einigen Monaten ist die Verknöcherung vollständig. Der Pseudotumor kann unmittelbar dem Knochen anliegen, aber auch frei in den Weichteilen sitzen. Auch der Röntgenbefund ist manchmal geeignet, Zweifel hervorzurufen, ob es sich nicht doch um ein Osteosarkom handelt.

Differentialdiagnose: Bei idiopathischer Myositis muß der Pathologe entscheiden, ob ein *Osteosarkom* vorliegt oder nicht.

Prognose: Wenn der neugebildete Knochen im unreifen Stadium entfernt wird, sind *Rezidive* wahrscheinlich. Eine maligne Entartung wurde nie beobachtet.

Therapie: Es ist besser, die Reifung des Knochens – etwa ein halbes Jahr – abzuwarten, ehe man den „Tumor" ausschält.

Zusammenfassung

Es gibt verschiedene Formen der Myositis ossificans, die mit einer Muskelentzündung nichts zu tun hat. Die *seltene erbliche Form* ist mit einer verminderten Lebenserwartung verbunden. Am häufigsten ist die *posttraumatische Myositis*, bei der sich mehrere Monate nach einer meist stumpfen Verletzung eine schmerzhafte Schwellung in den Weichteilen entwickelt. Relativ oft sieht man Weichteilverknöcherungen nach Gehirn- und Rückenmarkschädigungen. Etwa 1/3 entstehen aus unbekannter Ursache. Der pathologisch-anatomisch-histologische Befund ist bei allen Formen annähernd gleich. Im ausgereiften Zustand ausgeschält gibt es kaum Rezidive.

3. Arthrogryposis multiplex congenita

Definition: Es ist bis heute fraglich, ob es sich um ein einheitliches Leiden handelt. Die meisten Autoren halten die Arthrogrypose für einen Symptomenkomplex mit mehreren Untergruppen teils neurogenen, teils myogenen Ursprungs. Die symmetrischen Kontrakturen aller 4 Extremitäten entstehen durch eine Verkürzung der Beugemuskeln. Die Krankheit ist *nicht* progressiv.

Ätiologie und Pathogenese: Die Ursachen sind unbekannt. Die Kontrakturen bestehen entweder bereits bei der Geburt oder entwickeln sich in den ersten Lebensmonaten. Einige Syndrome sind offenbar erblich mit unterschiedlichem Erbgang und Schweregrad der Erscheinungen.

Pathologische Anatomie: In frühen Stadien sind die Muskelfasern sehr dünn und unreif. Später werden sie immer spärlicher und verschwinden schließlich ganz. An ihre Stelle tritt Bindegewebe und Fett.

Klinik: Die dünne Muskulatur läßt die großen Gelenke um so stärker hervortreten. Hauptsymptome sind Beugekontrakturen, Klumphände und Klumpfüße. Dazu kommen sekundäre Hüftluxationen und Begleitmißbildungen: Aplasie der Patellae, Poly- und Syndaktylien, Hypoplasie des Unterkiefers und Hypertelorismus (weit auseinanderstehende Augen). Die Haut über den betroffenen Muskeln ist verdickt und gerunzelt. Die Muskeln sind dünn, hypoton, kraftlos. Die Sehnenreflexe fehlen. Zwar läßt sich keine Entartungsreaktion nachweisen, aber die Reizschwelle ist erhöht. In Abortivfäl-

len beschränken sich die Veränderungen auf einzelne (symmetrische) Gliedabschnitte, so daß die zwischengeschalteten Gelenke partiell beweglich bleiben.

Röntgenbefund: Die schon bei der Geburt auffallend grazilen Extremitätenknochen sind frakturanfällig. Deformierungen der Epiphysen begleiten Gelenkkontrakturen oder Hüftluxationen. Die Modellierung der Metaphysen ist oft unvollständig. Koalitionen der Hand- und Fußwurzelknochen sind nicht ungewöhnlich. In Spätstadien ist die Spongiosa weitmaschig.

Differentialdiagnose: Verwechslungen sind denkbar mit *angeborenen Gelenksteifen*, die allerdings auch zusammen mit einer Arthrogryposis vorkommen können, und mit schweren Spasmen bei *frühkindlichen Hirnschädigungen*. In zweifelhaften Fällen ist die Muskelbiopsie nützlich.

Prognose: Schwere Fälle zeigen eine weitgehende Gliederstarre. Gelegentlich entwickelt sich eine *Skoliose*. Die Beteiligung der Atemmuskulatur oder eine pulmonale Hypoplasie führt u. U. schon im Säuglingsalter zum Tode.

Therapie: Eine frühzeitige krankengymnastische Behandlung kann in manchen Fällen die Kontrakturneigung vermindern. Bei entsprechend erhaltener Muskulatur kann man versuchen, durch Kapsulotomien, Tenotomien und Umstellungsosteotomien den Zustand zu bessern. Umstellungsosteotomien kommen v. a. bei Hüftluxationen und Coxae varae in Frage. Schwer Erkrankte bleiben Pflegefälle.

XV. Erkrankungen des Nervensystems

1. Frühkindliche Hirnschädigungen (spastische Zerebralparese)

Definition: Unter frühkindlichen Hirnschädigungen faßt man eine Gruppe von *nichterblichen* Erkrankungen zusammen, die vorwiegend durch Sauerstoffmangel des kindlichen Gehirns unter der Geburt entstehen. Doch gibt es auch pränatale und postnatale Ursachen. In leichten Fällen kommt es nur zu *reversiblen motorischen Retardierungen*. Ausgeprägte Formen zeigen neben einer *zentralen Störung des Muskeltonus* eine *Störung der Koordination*. Leichte Schädigungen sind durch neurophysiologische Behandlung heilbar, mittelschwere lassen sich bessern.

Ätiologie: Man spricht heute allgemein von „Spastikern", aber diese Bezeichnung umfaßt nur einen Teil der Kranken, freilich den größten. Daneben finden sich hypotone, choreatische und athetotische Syndrome, die völlig andere Bilder ergeben. Es sind häufig vorkommende Erkrankungen(5–10‰), die oft relativ spät erkannt werden, sehr zum Schaden dieser Kinder. Denn nur die Frühbehandlung (im 1. Lebensjahr) verspricht bei leichten und mittelschweren Fällen Aussicht auf Heilung oder Besserung. Nach dem 6. Lebensjahr ist ein Ausweichen auf erhaltene primitive motorische Ersatzbahnen im Ausgleich für die zerstörte Pyramidenbahn nicht mehr möglich, weil sich inzwischen die pathologischen Bewegungsabläufe so eingeschliffen haben, daß sie nicht mehr zu trennen sind.

Man unterscheidet:

1. *pränatale* (20%),
2. *perinatale* (60–70%),
3. *postnatale* (10%) Ursachen.

Zu 1: Neben *angeborenen Mißbildungen des Gehirns* sind in dieser Gruppe *Embryo- und Fetopathien* zu nennen, wobei als Erreger Viren (Röteln) und Protozoen (Toxoplasmose) die Hauptrolle spielen. Folgen der *Embryopathia rubeolosa* sind: Mikrozephalie, Katarakt, Taubheit, Herzfehler u. a. Bei der *Embryopathia toxoplasmotica* handelt es sich um eine Enzephalomyelitis mit Hydrozephalus und Meningitis. 3–5% aller infantilen Zerebralparesen gehen zu Lasten einer *Erythroblastose bei Rh- oder AB0-Inkompatibilität*. Die von einer Rh-negativen Mutter während einer Schwangerschaft mit einem Rh-positiven Kind gebildeten Rh-Antikörper führen bei der nächsten oder übernächsten Schwangerschaft mit einem Rh-positiven Kind zu einem M. haemolyticus neonatorum mit Kernikterus oder zu einer Totgeburt. Der Kernikterus ist eine Folge der Hyperbilirubinämie. Die Ganglienzellen des Gehirns werden durch das Eindringen von Bilirubin in den Liquor schwer geschädigt. 70% der Kinder sterben an Ateminsuffizienz. Die Überlebenden sind oft taub und leiden an spastischer Zerebralparese.

Auch im *Medikamentenmißbrauch* in der Frühschwangerschaft liegen Gefahren. Im Tierversuch wurden Störungen der Embryogenese durch Zytostatika, Thyreostatika, Antidiabetika und androgene Steroide nachgewiesen. Dazu kommen Analeptika, Hypnotika und Ataraktika (Tranquilizer).

Von großer Bedeutung ist ferner die *chronische Plazentainsuffizienz*, wobei Störungen der intervillösen Zirkulation im Vordergrund stehen (funktionelle und morphologische Veränderungen der dezidualen Gefäße bei Gestosen, Übertragungen, Diabetes mellitus der Mutter). Da mit Wehenbeginn die Anforderungen an die plazentare Leistungsfähigkeit stark ansteigen, besteht für das Kind die Gefahr einer *Hypoxie*, die in schweren Fällen zum Tode, in weniger schweren zu Hirnschädigungen führt. Diese Gruppe leitet bereits zu den perinatalen Noxen über.

Zu 2: Die Hauptursachen sind *Sauerstoffmangel des kindlichen Gehirns und Hirnblutungen.* Für die intrapartal entstehenden intrauterinen Asphyxien ist an erster Stelle die *funktionelle Plazentainsuffizienz* verantwortlich. Ihr Anteil an den durch Asphyxie bedingten kindlichen Todesfällen wird auf 50–60% geschätzt. Die Zahl der Hirnschädigungen ist wahrscheinlich noch größer. Die funktionelle Plazentainsuffizienz entsteht durch eine protrahierte Geburt und uterine Dysfunktion (hypertone Wehenschwäche mit oder ohne zervikale Dystokie und ärztliche Fehlleistungen bei der Verordnung von Wehenmitteln).

Als weitere Ursachen für einen Sauerstoffmangel des kindlichen Gehirns werden von ELERT angeführt: Blutungen der Mutter, starker Blutdruckabfall, Atemdepression, Placenta praevia, uteroplazentare Apoplexie, Nabelschnurkomplikationen, pränatale Aspiration, Unreife des Kindes und Depression der vegetativen Zentren infolge diaplazentaren Übergangs von Pharmaka.

Hypoxie schädigt vorzugsweise die basalen Kerngebiete, weniger die Pyramidenbahn.
Über eine Steigerung der Gefäßpermeabilität kommt es zu *Blutungen.* Hämorrhagien entstehen v. a. bei Frühgeborenen durch plötzliche Druckänderung, bei Zangen-, Sturz- und Steißgeburten, bei Kaiserschnittentbindungen oder bei einer Schwangerschaftsnephropathie mit Hypertension. Dabei können Spasmen der die innere Kapsel des Kindes versorgenden Arterie auftreten. Während geringe Blutungen meist in der Umgebung der motorischen Zentralregion lokalisiert sind und deshalb zu *spastischen Di- und Tetraplegien* führen, folgt der Blutung in die innere Kapsel wie beim Erwachsenen eine *spastische Hemiplegie.* Auch traumatische Schädigungen des Gehirns, etwa durch unsachgemäßes Anlegen der Zange, gehören in diese Gruppe.

Zu 3: An erster Stelle stehen *Enzephalitiden* (z. B. nach Impfungen) und Meningitiden verschiedener Genese, neben *Blutungen* (durch rupturierte Aneurysmen, Geschwülste), Schädel-Hirn-Traumen und *Vergiftungen* (Kohlenmonoxid). Für die Größe des Schadens sind bei Blutungen und Nekrosen nicht nur das primäre Geschehen, sondern auch die durch die schrumpfende Narbe bedingten Veränderungen verantwortlich.

Klinik: Man unterscheidet *3 Arten von Bewegungsstörungen:*
1. *pyramidale,*
2. *extrapyramidale,*
3. *ataktische.*
Sitz der Schädigung ist bei den pyramidalen Formen die motorische Rindenregion, die innere Kapsel oder die Pyramidenbahn, bei den extrapyramidalen die Gegend der Stammganglien und bei den ataktischen das Kleinhirn bzw. die Kleinhirnbahnen.
Die *extrapyramidale Bewegungsstörung* kann
1. *hyperkinetischen (choreatischen, athetotischen),*
2. *hypokinetischen (Rigor),*
3. *dystonischen*
Charakter haben.
Choreatische Bewegungen sind unwillkürliche, nicht unterdrückbare rasche Muskelzuckungen, Athetosen unwillkürliche, nicht unterdrückbare langsame wurmförmige Bewegungen der Extremitäten, des Rumpfes, Halses oder auch der Gesichtsmuskulatur. Sie werden erst nach dem 1. Lebensjahr manifest. Auch die *unwillkürlichen Mitbewegungen,* bei denen die Impulse für Willkürbewegungen auf andere, oft weit entfernt liegende Muskeln und Muskelgruppen überspringen, gehören zum hyperkinetischen Syndrom.
Beim Rigor finden wir das sog. *Zahnradphänomen.* (Beispiel: Versuchen wir den Unterschenkel des Kindes passiv zu beugen, so läßt der Widerstand jeweils für einen Augenblick nach, um sofort wieder anzusteigen.)
Zu den dystonischen Syndromen gehören u. a. das *atonisch-astatische Syndrom* mit hochgradiger Hypotonie der Muskulatur.
Oft handelt es sich um *Mischformen.* Am häufigsten sind *spastische Paresen.* Zusammen mit den Athetosen machen sie etwa 80% aller infantilen Zerebralparesen aus. Mitunter wechseln spastische (hypertone) und hypotone Phasen miteinander ab, oder das Grundmuster ist hypoton mit – bei Streß – einschießenden Spasmen.
Als 4. Gruppe findet man *sensorische Störungen* der Sprache, des Sehens, Hörens, des Muskel-

sinnes. Die Sensibilität bleibt ungestört. In schweren Fällen ist meist auch die *Intelligenz* beeinträchtigt. Doch können Grimassieren, Geifern, sprachliche Schwierigkeiten (durch Athetosen der Zunge) und langes Kankenlager ohne ausreichende geistige Kontakte Intelligenzdefekte vortäuschen. Etwa 2/3 der Kinder sind bildungsfähig. In einem kleinen Teil der Fälle kommt es zu *epileptischen Anfällen,* meistens vom Jackson-Typ, wobei die Latenzzeit 2–30 Jahre betragen kann. Die seltenen Ataxien (Gleichgewichtsstörungen des Rumpfes und/ oder der Extremitäten) beruhen überwiegend auf Mißbildungen des Kleinhirns.

Schon vor dem Auftreten der klassischen Symptome sind eine Reihe von Zeichen vorhanden, die den *Verdacht auf eine frühkindliche Hirnschädigung* erregen müssen. Dazu gehören: schlechtes Trinken, auffällige Ruhe oder Unruhe der Kinder, Steifmachen beim Wickeln, fest geschlossene Fäuste, eingeschlagene Daumen, fehlende Kopfkontrolle [1], dauernde asymmetrische Lage und Opisthotonus. Auch Atem-, Herz- und Kreislaufstörungen zählen dazu. Schwere Krankheitsbilder sind nicht zu verkennen. In leichteren Fällen ist die Diagnose kaum vor dem 4. Lebensmonat möglich.

Bei den voll entwickelten Leiden unterscheidet man: eine *spastische Tetraplegie,* bei der der ganze Körper symmetrisch betroffen ist, von einer *Diplegie* (mit stärkeren Unterschieden zwischen rechter und linker Körperhälfte). *Paraplegien* beschränken sich auf die unteren Extremitäten. Di- und Tetraplegien wurden früher als *Littlesche Krankheit* der *spastischen Hemiplegie* gegenübergestellt (Abb. 52).

Die Spastizität ist stets mit einer Parese verbunden. Beide sind weitgehend unabhängig voneinander. Bobath definiert die *Spastizität* als eine Enthemmung oder Zerstörung der normalen Bewegungsabläufe. Sie beruht auf einer durch die Schädigung der Pyramidenbahn verursachten permanenten Aktivitätssteigerung der γ-Motoneuronen. Das *Gammasystem* ist das tonische System, das unserem Körper erlaubt, sich entgegen der Schwerkraft zu halten und zu bewegen. Während sich normalerweise Flexoren und Extensoren entgegengesetzt verhalten („reziproke Innervation", nach Sherrington), kommt es beim Spasti-

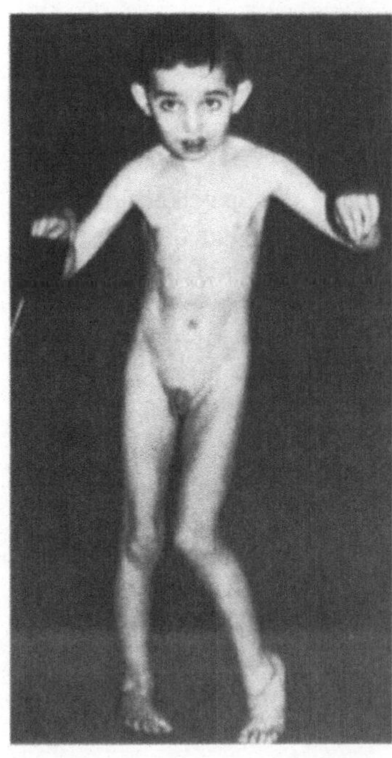

Abb. 52. W. Jochen, 7 Jahre. *Tetraplegia spastica infantilis.* Adduktorenspasmus, Kniebeuge- und Spitzfußspasmen. Einwärtsrotationsspasmus der Oberschenkel

ker zu gehäuften Ko-Kontraktionen, d. h. Agonisten und Antagonisten kontrahieren sich gleichzeitig. Der Spastiker ist dadurch unfähig, sich normal zu halten und zu bewegen.

Im Schlaf verschwinden die Spasmen. Sie nehmen zu, wenn die Kinder erregt sind. Bei der tetraplegischen Form sind die unteren Gliedmaßen stets mehr betroffen als die oberen, die Peripherie stärker als die proximalen Abschnitte. In leichten Fällen ist oft nur ein spastischer Spitzfuß nachweisbar; in schweren sind die Kinder zuweilen starr wie ein Stock. Bei mittelschweren Erkrankungen findet man die Hüft- und Kniegelenke gebeugt, die Beine innenrotiert. Die Füße stehen in Equinus- oder Equinovarusstellung. Durch Adduktorenspasmen reiben die Knie beim Gehen aneinander.

Infolge der bihemisspherischen Versorgung der unteren Extremitäten ist bei der Hemiplegie das Bein weniger betroffen als der Arm. Der Oberarm liegt dem Rumpf an; Ellbogen- und Handgelenk sind gebeugt; der Vorderarm ist proniert, der Daumen eingeschlagen; die Finger-

---

1 Mangelnde Kopfkontrolle bedeutet, daß die Kinder nicht in der Lage sind, die Kopfhaltung automatisch der jeweiligen Körperstellung anzupassen

spitzen liegen aneinander (Geburtshelferstellung). Beim Laufen wird der krankseitige Arm flügelförmig erhoben. Alle Hemiplegiker lernen gehen, was man von den Little-Kranken nicht sagen kann.

Bei der *Untersuchung* der Spastiker findet man gesteigerte Sehnenreflexe, Patellar- und Fußkloni, Pyramidenzeichen, oft einen Spontan-Babinski. Die Spasmen scheinen manchmal unüberwindlich; doch ist mit der Bezeichnung „Kontraktur" Zurückhaltung geboten. Meistens handelt es sich um *Reflexkontrakturen* durch Überwiegen des Beugetonus und Schwächung der Antagonisten infolge ständiger Überdehnung. Nach längerer Zeit kann die Reflexkontraktur durch Verkürzung des Bindegewebes in eine echte *(Dauer-)Kontraktur* übergehen. Funktionell besonders störend ist die Innenrotationskontraktur im Hüftgelenk. Daneben besteht häufig noch eine Adduktionsbeugekontraktur der Hüfte, eine Kniebeugekontraktur und ein Spitzfuß.

Die *Gangstörung der Spastiker* beruht nach SCHERB:

1. auf *dynamischen Aktionsverschiebungen* paretischer Muskeln,
2. auf *zeitlichen Aktionsverschiebungen* der Muskeln (in bezug auf die Stand- und Schwungphase eines Schrittes),
3. auf *antagonistischen Impulsen.*

Antagonistische Impulse lösen die Muskelkontraktion verfrüht aus, so daß der später eintreffende normale Impuls in die refraktäre Phase des Muskels fällt und damit unbeantwortet bleibt. Die ständig einschießenden pathologischen Impulse verhindern die Ausbildung normaler Bewegungsmuster.

Da das Gehirn und die *Pyramidenbahn* erst in der nachgeburtlichen Periode ausreifen, wird ein großer Teil der Symptome erst im Laufe der frühkindlichen Entwicklung manifest. Nur die Bahnen 4. Ordnung sind bei der Geburt schon leitungsfähig. Über diese Bahnen verläuft die (unwillkürliche) *Strampelmotorik.* Die Markreifung der Pyramidenbahnen erfolgt von zentral nach distal. 4–6 Wochen nach der Geburt kann ein gesundes Kind willkürlich einen glänzenden, bewegten Gegenstand mit seinen Augen fixieren. Etwa um die gleiche Zeit erlangt es auch die *Kopfkontrolle,* d.h. es kann aus der

Bauch- und später auch aus der Rückenlage seinen Kopf heben und zur Seite drehen. Wenige Wochen danach vermag es auch willkürlich Arme und Hände zu heben. Von der 10.–12. Woche an beginnt es zu greifen. Mit der 17. Woche kann es sich gewöhnlich aus der Rückenlage in die Bauchlage drehen, mit 24–26 Wochen sitzen. Mit der weiteren Entwicklung über das Krabbeln (ab 7. Monat), Kriechen (ab 9. Monat), Knien, Aufrichten bis zum freien Stehen und Gehen (18.–21. Monat) vergehen noch viele Wochen.

Für die *Frühdiagnose* der Zerebralparese ist es wichtig, nicht nur diese normale, von der Reifung der Pyramidenbahnen abhängige Entwicklung zu kennen, sondern auch das *Reflexgeschehen.* Bei einem Vergleich von gesunden und zerebralgeschädigten Kindern erweisen sich letztere als deutlich *retardiert.*

Das Neugeborene hat noch keine Willkürmotorik. Es wird von Reflexen beherrscht. Auf der primitivsten Stufe sind es *spinale Reflexe.* Sie werden im 2. Lebensmonat durch *Stammhirnreflexe* überdeckt, die ihrerseits, zumeist nach dem 6.–8. Lebensmonat, von *Mittelhirnreflexen* abgelöst werden. Die von Mittel-, Groß- und Kleinhirn kontrollierten Reflexe bleiben das ganze Leben hindurch erhalten.

Auf der untersten Stufe (der *spinalen Reflexe*) sind noch *alle Beugemuskeln und alle Streckmuskeln gleichgeschaltet.* Kitzelt man bei einem auf dem Rücken liegenden Kind die Fußsohle des gestreckten Beinchens, so wird das Bein in Hüfte und Knie ruckartig gebeugt *(generalisierter Beugereflex).* Das Umgekehrte geschieht bei einseitig gebeugtem Bein *(generalisierter Streckreflex).* Diese Reaktionen sind bis zum 2. Lebensmonat normal; bleiben sie darüber hinaus bestehen, zeigen sie eine Störung im Reifungsablauf der Pyramidenbahnen an.

Auf der nächst höheren Stufe der *Stammhirnreflexe* haben wir es mit *tonischen Haltungsreflexen* zu tun. Dazu gehören:

1. *der asymmetrische tonische Nackenreflex,*
2. *der symmetrische tonische Nackenreflex,*
3. *der tonische Labyrinthreflex.*

Zu 1: Dreht man den Kopf des Kindes in Rückenlage passiv zur Seite, so wird der in Blickrichtung liegende Arm abduziert und gestreckt, der andere adduziert und im Ellenbogengelenk gebeugt; die Hand zur Faust geschlossen (Fechterstellung). Die Beine reagieren in gleicher Weise, d. h. das eine Bein wird gestreckt, das andere gebeugt. Das Vorhandensein des Reflexes ist bis zum 6. Monat normal, eine Persistenz über diesen Zeitpunkt hinaus krankhaft.

Zu 2: Entsprechendes gilt für den symmetrischen tonischen Nackenreflex. Man prüft ihn in Rückenlage oder am sitzenden Kind. Beugt man den Kopf passiv nach vorn, so werden beide Oberarme reflektorisch abduziert, die Ellenbogengelenke flektiert und die Hände zur Faust geschlossen. Gleichzeitig strecken sich die Beine. Das Umgekehrte tritt ein, wenn man den Kopf des Kindes nach rückwärts überstreckt.

Zu 3: Beugt man bei einem auf dem Rücken liegenden Kind Ellenbogen- oder Kniegelenke, so verstärkt sich reflektorisch der Tonus aller Extensorenmuskeln. Umgekehrt kommt es bei einem mit gestreckten Armen und Beinen auf dem Bauch liegenden Kind nach passiver Flexion beider Kniegelenke zu einer reflektorischen Beugung aller Gelenke. Die Reaktion ist, wenn sie nach dem 4. Lebensmonat noch besteht, pathologisch.
Auf der 3. Stufe bestimmt das Mittelhirn das Reflexgeschehen. Mittelhirnreflexe erlauben dem Kind seine Lage zu verändern. MAGNUS nennt sie *Stellreflexe* und unterscheidet 5 Gruppen:
1. den *Labyrinthstellreflex,*
2. den *Halsstellreflex,*
3. *den Körperstellreflex auf den Kopf,*
4. den *Körperstellreflex auf den Körper,*
5. die *optischen und akustischen Stellreflexe.*

Zu 1: Die Labyrinthstellreflexe sorgen dafür, daß das Kind, wenn man es mit verbundenen Augen in Bauchlage waagerecht im Raum hält, seinen Kopf in die Senkrechte hebt. Der Reflex tritt schon zwischen dem 1. und 2. Lebensmonat auf und bleibt das ganze Leben hindurch bestehen. In Rückenlage ist der Reflex vom 4. bis 6. Lebensmonat ab nachweisbar. Spastische Kinder können den Kopf nicht heben.

Zu 2: Der Halsstellreflex ist schon bei der Geburt vorhanden. Dreht man den Kopf eines auf dem Rücken liegenden Kindes zur Seite, so folgt der Körper „en bloc" nach.

Zu 3 und 4: Der Körperstellreflex auf den Kopf und der Körperstellreflex auf den Körper erscheinen erst im 2. Lebensjahr. Dabei handelt es sich um schraubenförmige Bewegungen, so daß bei einer Drehung des Kopfes zuerst der Schultergürtel, dann der Rumpf und schließlich Becken und Beine folgen. Allgemein gilt, daß der nichtgerichtete Körperabschnitt dem gerichteten nachfolgt. Unter dem Einfluß dieser Reflexe dreht sich das Kleinkind beim Aufsitzen und Aufstehen zunächst auf den Bauch. Mit Händen und Knien gelangt es zum Sitzen und später auf die Füße. Erst im Alter von etwa 5 Jahren dreht sich das Kind, wenn es sich hinsetzen will, nicht mehr um seine Körperachse, sondern setzt sich symmetrisch hin wie ein Erwachsener.

Zu 5: Die optischen Stellreflexe setzen eine intakte Hinterhauptrinde voraus. Sie werden im Alter von etwa 2 Monaten manifest. Durch optische (und akustische) Reize dreht sich das Kind zum Licht (bzw. zu einer Schallquelle) hin. Haltung und Bewegungen werden in hohem Maße von den Augen überwacht.
Schließlich kennen wir noch *automatische Bewegungsreaktionen:*
1. den *Moro-Reflex,*
2. den *Landau-Reflex,*
3. die *Sprungbereitschaft.*

Zu 1: Der schon bei der Geburt nachweisbare Moro-Reflex erlischt gewöhnlich nach dem 6. Lebensmonat. Man prüft ihn am auf dem Rücken liegenden Kind, z. B. durch plötzliche Erschütterung der Unterlage oder durch Lärm. Dadurch hebt das Kind reflektorisch die Arme wie zu einer Umklammerung.

Zu 2: Der Landau-Reflex entwickelt sich in 3 Stufen von der Geburt bis zum 6. Lebensmonat. Man prüft ihn, indem man das Kind mit dem Bauch nach unten in horizontaler Lage hält. In Phase I besteht eine lockere Beugehaltung des ganzen Kindes. Phase II: Nach der 6. Woche streckt das Kind den Kopf. In Phase III schließlich wird auch der Rumpf gestreckt.

Zu 3: Bewegt man das Kind aus der unter 2. beschriebenen Stellung auf einen Tisch zu, so streckt es Arme und Beine der Unterlage entgegen, um sich abzustützen. Die Sprungbereitschaft entwickelt sich erst, wenn der Moro-Reflex verschwunden ist und die Gleichgewichtsreaktionen voll ausgebildet sind. Sie sollte bis zum 2. Lebensjahr vorhanden sein. Voraussetzung ist eine intakte Verbindung zwischen Kortex, Basalganglien und Kleinhirn. Gleichgewichtsreaktionen sind nur bei normalem Muskeltonus möglich. Störungen werden gewöhnlich erst erkannt, wenn das Kind zu sitzen beginnt.

Nachstehende Tabelle gibt eine *Übersicht über die zeitliche Entwicklung der frühkindlichen Reflexe* (Tabelle 1).

Tabelle 1. Zeitliche Entwicklung der frühkindlichen Reflexe

---

1. Lebensmonat:
Symmetrischer und asymmetrischer tonischer Nackenreflex. Moro-Reflex. Halsstellreflex. Phase I des Landau-Reflexes

1.–3. Lebensmonat:
s. 1., zusätzlich: tonischer Labyrinthreflex. Beginn der optischen und akustischen Stellreflexe und des Labyrinthstellreflexes. Nach der 6. Woche: Phase II des Landau-Reflexes

4.–6. Lebensmonat:
s. 1. und 2., zusätzlich: Körperstellreflexe

7.–12. Lebensmonat:
Die tonischen Reflexe werden von den Stellreflexen überlagert. Der Moro-Reflex verschwindet. Phase III des Landau-Reflexes. Entwicklung der Sprungbereitschaft

12.–24. Lebensmonat:
Die Stellreflexe werden in die Willkürmotorik aufgenommen

VOJTA stützt sich bei der Beurteilung der jeweiligen Entwicklungsstufe v. a. auf *Lagereflexe*, zu denen auch der Landau-Reflex gehört. Sie sind von der Geburt bis zum Gehbeginn verwendbar und orientieren über die Fähigkeit des Kindes, sich einer Änderung der Körperlage anzupassen. Die von den Lageveränderungen ausgehenden afferenten Impulse erreichen ein Gebiet, das sich vom oberen Hirnstamm bis zur Hirnrinde erstreckt. Pathologische Antworten, beispielsweise eine steife Beuge- oder Streckhaltung des Armes mit einer zur Faust geballten Hand, oder eine

Streckung des Beines mit Spitzfuß, beweisen eine Koordinationsstörung innerhalb der Bahnen, über die der Reflex verläuft. Um eine (anatomische oder funktionelle) Störung zu diagnostizieren, sind stets mehrere pathologische Antworten erforderlich.

Neben der *Koordinationsstörung* ist in den meisten Fällen auch eine *zentrale Störung des Muskeltonus* nachweisbar. Das *Grundmuster kann hypo- oder hyperton sein.* Selbst bei starken Adduktorenspasmen oder Athetosen finden sich nicht selten überraschende Hypotoniezeichen. Einschießende Spasmen treten auf, wenn die Kinder irgendeinem Streß ausgesetzt werden. Während sich die Füße sonst maximal dorsalflektieren lassen, besteht in solchen Situationen plötzlich ein kaum überwindlicher Spitzfuß.

Da eine Spastik sich frühestens nach dem 1. Lebensjahr, die Athetose sogar erst nach 1 ½ Jahren entwickelt, ist die *Kenntnis des normalen Reflexgeschehens für die Frühdiagnose von größter Bedeutung.* Wesentlich ist der Nachweis einer Persistenz der tonischen Reflexe der ersten 4 Lebensmonate sowie das Fehlen oder verspätete Auftreten der Körperstellreflexe. Auch der abnorme (verstärkte oder verminderte) Muskeltonus verdient Beachtung. Eine genaue Untersuchung ermöglicht die Diagnose i. allg. schon vor Vollendung des 1. Lebensjahres.

Das asymmetrische und der symmetrische tonische Nackenreflex hindern das spastische Kind, seinen Kopf zu heben und seine Arme vor die Brust zu bringen. Dadurch kann es weder sitzen noch mit der Hand Dinge ergreifen, die in seiner Blickrichtung liegen. Da auch die Schultern in Abhängigkeit von der Kopfstellung im Strecktonus verharren (fehlende Kopfkontrolle), kann sich das Kind auch nicht in Bauchlage drehen. In Bauchlage hat der tonische Labyrinthreflex einen über den ganzen Körper verbreiteten Beugetonus zur Folge. Während das gesunde Neugeborene in Bauchlage reflektorisch den Kopf zur Seite dreht, bleibt der Kopf des spastischen Kindes geradeaus gerichtet. Versucht man ein solches Kind, selbst wenn es länst das Sitzalter erreicht hat, in sitzende Stellung zu bringen, so wird unter dem Einfluß des tonischen Labyrinthreflexes der Kopf so stark retroflektiert und die Wirbelsäule kyphosiert, daß ein freies Sitzen unmöglich ist.

Hebt ein kniendes spastisches Kind seinen Kopf, blockiert der symmetrische tonische

Nackenreflex die Beine in Beuge- und die Arme in Streckstellung, so daß es nicht zu kriechen vermag. Umgekehrt beugen sich bei Flexion des Kopfes unwillkürlich die Arme, während sich die Beine strecken. Aufgerichtet stehen die Kinder auf den Zehenspitzen. Normalerweise muß ein halbjähriges Kind, das man auf den Bauch legt, seinen Kopf heben und den Körper strecken. Ein spastisches Kind läßt unter der Persistenz des tonischen Nackenreflexes beides vermissen.

Schon früh findet man eine verminderte Rotation in den Hüftgelenken. Sehr häufig sind Adduktorenspasmen bei gleichzeitiger Innenrotation der Oberschenkel. Das Überwiegen der Adduktoren über die Abduktoren führt zur Aufrichtung der Schenkelhälse *(spastische Coxae valgae)* und nicht selten darüber hinaus zur *Subluxatio oder Luxatio coxae.* Durch die Persistenz des asymmetrischen tonischen Nackenreflexes entsteht oft eine skoliotische Fehlstellung, aus der später eine *spastische Skoliose* hervorgehen kann.

Prognose: Da die Entwicklung des Gehirns frühestens mit dem 4. Lebensjahr abgeschlossen ist, stellen sich viele Symptome erst im Laufe der ersten Lebensmonate – entsprechend der Ausbildung der Pyramidenbahn – ein. Grundsätzlich ist jedoch daran festzuhalten, daß das Leiden *nicht progredient* ist.

Differentialdiagnose: Fehldiagnosen werden am häufigsten bei debilen Kindern gestellt. Erblichkeit und Progression sprechen gegen eine zerebrale Kinderlähmung. Mitunter handelt es sich um eine *spastische Spinalparalyse,* die der Little-Krankheit recht ähnlich sehen kann, oder um eine *Leukodystrophie.* Eine Hypertonie der Muskulatur in Verbindung mit Intelligenzstörungen kommt beim *erblichen 18-Trisomie-Syndrom* (SMITH) vor. Stark hypotone Formen können mit einem *M. Werdnig-Hoffmann* oder einer *Myatonia congenita* verwechselt werden. Bei älteren Kindern schließlich kann eine *Friedreichsche Ataxie* Anlaß zu Irrtümern geben.

Therapie: Die *Frühbehandlung* ist notwendig, damit rechtzeitig über erhaltene primitive Ersatzbahnen Bewegungsmuster ausgebaut und

unerwünschte Synergiekopplungen[1] vermieden werden. Bis zum 6. Lebensjahr lassen sich unzweckmäßige Koppelungen meist wieder trennen.

Je geringer die Abweichungen von der Norm sind, um so eher darf man eine nachholende Entwicklung erwarten. Unter einer konsequent durchgeführten *neurophysiologischen Therapie* können solche Kinder ihre gesunden Altersgenossen in weniger als 1 Jahr einholen. Der Arzt sollte sich daher mit seinen Äußerungen den Eltern gegenüber zurückhalten und in leichteren Fällen lieber von einer *motorischen Retardierung* als von einer frühkindlichen Hirnschädigung sprechen. Auch bei mittelschweren Syndromen leistet die Behandlung oft Erstaunliches. In schweren Fällen sehen die Eltern sehr bald selbst, daß keine Besserung zu erwarten ist.

Alle modernen *Methoden der Frühbehandlung* basieren auf der Kenntnis des Reflexgeschehens.

1. Die Methode nach BOBATH geht von bestimmten Antireflexhaltungen und -bewegungen aus, um tonische Reflexe zu hemmen und den Muskeltonus zu normalisieren. Erst dann wird versucht, höhere Haltungs- und Bewegungsmuster einzuschleifen.
2. Die Methode nach VOJTA nimmt das Reflexkriechen und Reflexumdrehen als Basis. „Der Mangel dieser Koordinationseigenschaften" bildet nach VOJTA „den eigentlichen kinesiologischen Inhalt der pathologischen motorischen Entwicklung".
3. Die Methode nach PHELPS will dem spastischen Kind, der Skala der normalen Entwicklung entsprechend, zu Ersatzbewegungsmustern verhelfen.
4. Die Methode nach TEMPLE-FAY beginnt gemäß der Persistenz des Spastikers auf primitivem Niveau mit Kriechübungen, die allmählich zu höheren Arten der Fortbewegung führen sollen.
5. Die Methode nach KABAT stützt sich auf Beobachtungen SHERRINGTONS, der bei der Willkürmotorik eine Beteiligung der Oberflächen- und Tiefensensibilität der Extremitäten feststellte. KABAT versucht daher, möglichst viele Propriorezeptoren zu stimulieren, um so die Motorik anzuregen, z.B. durch Dehnungs- und Widerstandsübungen. Dadurch sollen einerseits geschwächte Muskeln gekräftigt, andererseits hypertone Antagonisten entspannt werden (Antagonistenumkehr).

Die größte Verbreitung hat in Deutschland die Bobath- und Vojta-Methode gefunden. Die Be-

---

1 Synergien sind nach O. FOERSTER stark vereinfachte Muster der Normalbewegung

handlung muß sich den vorhandenen Schäden anpassen. Sie ist daher individuell. Ziel der Bobath-Methode ist es, die tonischen Reflexe zu hemmen und die physiologische Bewegungsautomatik, d.h. die Stellreflexe und Gleichgewichtsreaktionen zu fördern. Reflexhemmende passive Bewegungen erzeugen aktive Reaktionen der Kinder, die sich durch ständige Wiederholung automatisieren lassen. Auf diese Weise können, falls die Behandlung im 1. Lebensjahr beginnt, beachtliche Erfolge erzielt werden.

Orthopädische Apparate spielen eine ungleich geringere Rolle als früher. Hemiplegiker benötigen manchmal Handschienen, um eine Pronations-Flexionskontraktur zu verhüten. Tetraplegiker, die stehen können, werden zunächst im Gehwagen geschult. Der weitere Weg führt über das reziproke Gehgestell und Vierpunktstöcke zu Stockstützen. Gehunfähige Kinder erhalten einen fahrbaren Sitzschalenstuhl, in dem Rumpf und Beine fixiert werden.

Bei schwereren Formen der spastischen Diplegie sind häufig *operative Eingriffe* notwendig. Um die besonders störende Innenrotations- und Beugekontraktur des Hüftgelenkes zu beseitigen, kann man den Iliopsoas am Trochanter minor und den Rectus femoris an seinem Ursprung abtrennen. Des öfteren muß man zusätzlich die vordere Gelenkkapsel quer einschneiden, die Adduktoren an ihren Ursprüngen und den Adductor magnus an seinem Ansatz am Epicondylus medialis femoris tenotomieren. Bei Subluxationen und Luxationen des Hüftgelenkes müssen zunächst die Ursachen: Spasmus und Kontraktur der Adduktoren und des Iliopsoas beseitigt werden, die für die Entstehung der Coxa valga et antetorta verantwortlich sind. Erst nach der Myotenotomie und der extrapelvinen N. obturatorius-Durchtrennung ist es sinnvoll, die Hüfte einzurenken und die Retention durch eine Derotationsvarisierungsosteotomie zu stabilisieren. Die krankengymnastische Nachbehandlung ist bei allen Operationen wegen spastischer Lähmungen von besonderer Bedeutung.

Eine Kniebeugekontraktur läßt sich durch eine Z-förmige Verlängerung der Flexoren des Unterschenkels in der Kniekehle beheben. Die Verlängerung des Semitendinosus, Semimembranosus und Grazilis hat zugleich einen günstigen Einfluß auf das Hüftgelenk, da sie auch Innenrotatoren sind.

Je nach Stärke des Spitzfußes wird entweder eine quere oder V-förmige Durchtrennung im Sehnenspiegel des Triceps surae oder eine Z-förmige Achillotenotomie vorgenommen.

In geeigneten Fällen sind durch *neurochirurgische Eingriffe* Besserungen erzielbar. Die Hemisphärektomie zur Bekämpfung medikamentös nicht mehr beeinflußbarer Krampf- und Wutanfälle wird nicht mehr durchgeführt. Hyperkinesen lassen sich durch Diszision bestimmter Bahnen bessern. Dem gleichen Ziel dienen *stereotaktische Operationen* an den basalen Stammganglien. Der kleine, in Lokalanästhesie durchführbare Eingriff bringt bei schweren spastisch-hyperkinetischen Syndromen Erfolg.

Prophylaxe: ELERT hat folgende Punkte in den Vordergrund gerückt:
1. Verbesserung und Intensivierung der gesundheitlichen Schwangerschaftsbetreuung zur Verhütung, Früherkennung und Behandlung pränataler Schädigungen.
2. Neuorientierung der Geburtshilfe im Hinblick auf die perinatale Gefährdung des Kindes.
3. Enge Zusammenarbeit mit dem Orthopäden, Pädiater und Neurologen im Hinblick auf die postnatale Früherkennung und Behandlung prä- und perinataler Schädigungen des Kindes.

Bei chronischer Plazentainsuffizienz muß entweder die Geburt vorzeitig eingeleitet oder die Schwangerschaft vorzeitig beendet werden. Funktionelle Plazentainsuffizienzen lassen sich durch O_2-Gaben, Puffer- und Glukoseinfusionen für die Mutter bekämpfen. Bei Quer- und Beckenendlagen sowie anderen sog. Risikogeburten sollte rechtzeitig durch Kaiserschnitt entbunden werden. Wesentlich für die Geburtsbeschleunigung und Geburtserleichterung ist die Beherrschung des Wehenschmerzes.

Zusammenfassung

Es handelt sich um eine Reihe nichterblicher Syndrome, die sich hauptsächlich durch Störungen des Muskeltonus und der Muskelkoordination auszeichnen. Die meisten Schäden entstehen perinatal durch Hypoxie. Pränatale (Embryo- und Fetopathien) und postnatale (Blutungen) Ursachen umfassen zusammen 30%. Es gibt 3 Arten von Bewegungsstörungen: pyramidale, extrapyramidale und ataktische. Am häufigsten sind spastische Bilder und Hyperkinesen. Schon vor dem Auftreten der klassischen Symptome sind eine Reihe von Zeichen vorhanden, die den Verdacht auf eine SZP erregen sollten. Wichtig für die Frühdiagnose ist ferner die Kenntnis des normalen und pathologischen Reflexverhaltens. Die zentrale Störung des Muskeltonus ist oft schon früh im hypo- oder hypertonen Grundmuster zu erkennen. In vielen Fällen liegt lediglich eine motorische Retardierung vor, die durch Übungsbehandlung in einigen Monaten zu beseitigen ist. Auch bei mittelschweren Veränderungen ist die Prognose meistens günstig. Schwere Störungen sind häufig mit Intelligenzdefekten verbunden.

Therapie: Es gibt verschiedene neurophysiologische Übungssysteme. In Deutschland haben sich besonders die Methoden nach BOBATH und VOJTA eingebürgert. Orthopädische Apparate werden heute kaum noch verordnet. Bei schwereren Krankheitsformen sind oft Operationen erforderlich.

2. Lähmungen bei Dysrhaphien (Spina bifida cystica, Myelomeningozelen)

Definition: Dysrhaphien (von raphe – griech. – Naht) sind Verschlußstörungen des Medullarrohres und seiner bindegewebigen und knöchernen Hüllen, häufig begleitet von Flüssigkeitsansammlungen (Zelen). Sie kommen an allen Abschnitten der Wirbelsäule vor, insbesondere in der Lumbosakralregion und verursachen, ihrer Lokalisation entsprechend, schlaffe oder – viel seltener – spastische Paraplegien mit Störungen von Sensibilität und Trophik.

Entwicklungsgeschichte: Gehirn und Rückenmark sind Abkömmlinge des Ektoderms. Ihre Anlage ist zunächst als Rinne erkennbar, die sich zum Medullarrohr schließt und gleichzeitig vom restlichen Ektoderm löst. Sie wird dabei in die Tiefe verlagert und von Teilen des Mesoderms umgeben, die Meningen, Bandapparat und Knochen bilden. Die Dysrhaphien entstehen zu Beginn des 2. Embryonalmonats.

Einteilung der Dysrhaphien: Die *Spina bifida occulta* nimmt eine Sonderstellung ein. Gewöhnlich bleibt nur der Dornfortsatz und ein schmales Stück des angrenzenden Bogens unverknöchert. Hauptlokalisation ist der lumbosakrale Übergang. Meistens wird die Bogenspalte zufällig auf dem Röntgenbild entdeckt. Mitunter ist die Stelle durch Lanugobehaarung der Haut oder durch ein Grübchen gekennzeichnet. Der

Zeitpunkt der Synostosierung des Wirbelbogens wird offenbar durch genetische Faktoren bestimmt (BERQUET). Nach KAMMEL haben 80% der 2jährigen und 50% der 10jährigen einen offenen Bogen. Selbst bei Erwachsenen ist die Spina bifida occulta mit 17% noch recht häufig. Man rechnet sie daher üblicherweise zu den Variationen. Klinisch in der Regel bedeutungslos, führt die Spina bifida occulta in Verbindung mit einer *Diastematomyelie* (s. S. 381) zu neurologischen Störungen, deren Ursache allerdings nicht der offene Bogen, sondern ein das Rückenmark oder das Filum terminale in der Sagittalebene teilender bindegewebiger Strang ist. Sie begleitet die Spina bifida occulta in etwa 10% der Fälle.

Die *Spina bifida cystica* unterscheidet sich von der occulta durch breite Bogenspalten an einer Reihe von Wirbeln und Flüssigkeitsansammlungen innerhalb der Meningen oder des Rückenmarkes. Die darüber liegende Haut kann normal sein; nicht selten ist sie jedoch membranartig verdünnt und rupturgefährdet. Kranialwärts wird sie zunehmend seltener. Wasseransammlungen zwischen Dura und Arachnoidea bezeichnet man als *Meningozelen*. Reine Meningozelen sind selten. Meistens ist das Rückenmark beteiligt (*Myelomeningozelen*), da es kurz nach der Geburt dorsalwärts in die sich sackförmig vorwölbende Zele unter Ausziehung und Verdünnung der Nervenwurzeln verlagert wird (Abb. 53). Daneben finden sich

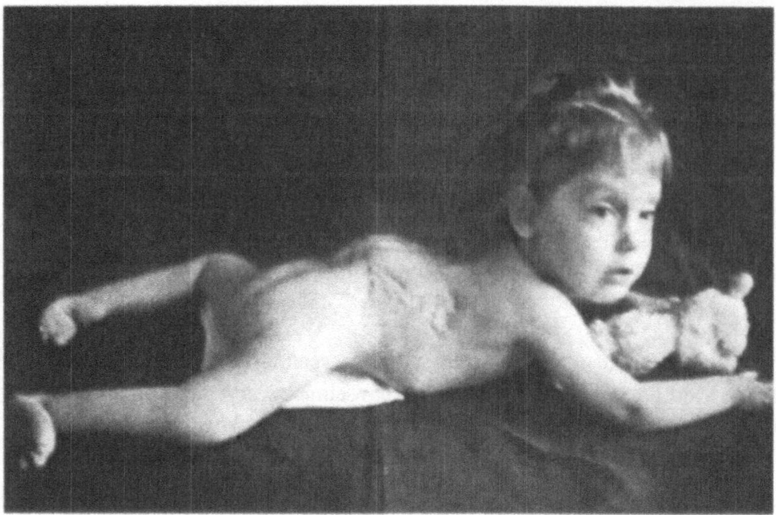

Abb. 53. E. Erna, 2 Jahre. *Myelomeningozele* (nicht operiert) mit Lähmungen beider Beine und Lähmungshackenfüßen

Entwicklungsstörungen der grauen und weißen Substanz *(Myelodysplasie)*. Bei der typischen sakralen Myelomeningozele enden Filum terminale und Caudafasern gewöhnlich blind in der Zelenwand. Flüssigkeitsansammlungen im Zentralkanal des Markes führen zu *Myelozystozelen*.

Nicht von Haut bedeckte Spaltbildungen bezeichnet man als *Spina bifida aperta*. Im Extremfall persistiert der embryonale Zustand der offenen Medullarrinne *(Rhachischisis totalis)*. Auf der Rückseite der Wirbelkörper liegt ein Rudiment des Rückenmarkes, die Area medullovasculosa, die an ihren Rändern in die Epidermis der Haut übergeht. Die komplette Rhachischisis ist regelmäßig mit anderen schweren Entwicklungsstörungen des Schädels (Kraniorhachischisis), des Herzens und des Urogenitaltraktes verbunden. Solche Kinder sind nicht lebensfähig. Nur partielle Formen der Spina bifida cystica und aperta können neurochirurgisch versorgt werden.

In 70% der Fälle handelt es sich um Myelomeningozelen. Sehr oft besteht ein *Hydrozephalus*, der jedoch nicht immer behandlungsbedürftig ist. Zentrale Dysplasien verursachen geistige Retardierungen. Schwere Dysrhaphien sind häufig von einem *Arnold-Chiari-Syndrom* begleitet, einer komplexen Hemmungsmißbildung, insbesondere des Kleinhirns, dessen Tonsillen sich mit dem unteren Teil der Medulla oblongata durch das Foramen occipitale magnum in den Wirbelkanal verlagern.

Lebensfähige Kinder sollten wegen der mit der Verdrängung des Rückenmarkes nach dorsal verbundenen Schädigung und um einer Zelenruptur mit nachfolgender Infektion zuvorzukommen, innerhalb der ersten 6–12 h post partum operiert werden. Früher überlebten nur 15% der Kinder das 5. Lebensjahr; heute sind es 60%. Die Infektion führt zu einer aufsteigenden Meningitis und Ventrikulitis. Der Hydrozephalus läßt sich durch eine Ventrikeldrainage mittels eines Holter- oder Pudenz-Heyer-Ventils beherrschen. Das untere Ende des teilweise subkutan verlaufenden Drains wird im rechten Herzvorhof fixiert. Da bei 25% der Kinder mit Nieren- und Harnleiteranomalien gerechnet werden muß, ist ein intravenöses Pyelogramm erforderlich.

Klinik: Angaben über die Häufigkeit der Spina bifida cystica schwanken zwischen 1 auf 400 und 1 auf 800 lebend geborener Kinder. Das Geschlechtsverhältnis entspricht in etwa der Norm.

Die Beteiligung des Rückenmarkes bedingt bei Zelen der Lumbosakralregion vorwiegend Läsionen des Plexus sacralis, im Lumbalabschnitt mehr oder minder vollständige Querschnittssyndrome. Neben schlaffen Lähmungen der Beine, des Beckenbodens, der Schließmuskel von Blase und Mastdarm (evtl. Rektumprolaps) lassen sich stets schwere Störungen der Sensibilität und Trophik nachweisen. Myelomeningozelen im Bereich der Brustwirbelsäule gehen mit spastischen Lähmungen einher. In

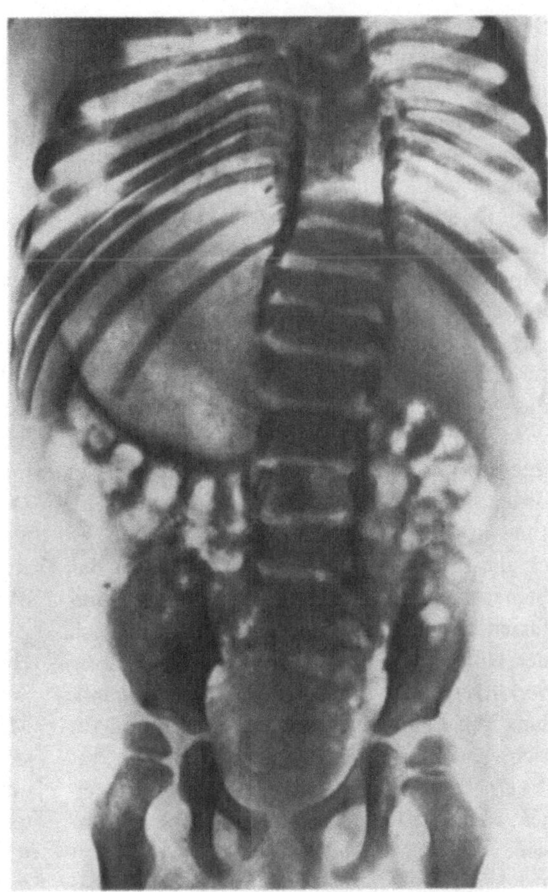

Abb. 54. G. Antje, 3½ Jahre. *Dorsale Dysraphie* der Lenden- und unteren Brustwirbelsäule mit schlaffen Lähmungen beider Beine sowie Blasen- und Mastdarmstörungen. Vom 7. Brustwirbelkörper abwärts sind die Wirbelbögen unverknöchert. Die Wirbelkörper sind zu breit und zu niedrig. Die Wirbelkörper D_7–D_{10} sind miteinander verschmolzen. Coxae valgae

der Mehrzahl der Fälle handelt es sich um *schlaffe Partiallähmungen*. Die Folgen des gestörten Muskelgleichgewichtes sind *Kontrakturen* und *Fußdeformitäten* (Hacken-, Klump-, Spitz-, Schaukelfuß). Kontrakturen der Hüft- und Kniegelenke stehen paralytische Hüftluxationen gegenüber. Echte Hüftverrenkungen auf der Grundlage einer kongenitalen Hüftgelenkdysplasie sind bei Dysrhaphien nicht häufiger als in der Durchschnittsbevölkerung.

Knochendefekte kommen oft vor: Hemivertebrae, Fehlen oder Fusion von Rippen, Thoraxdeformitäten, gibbusartige *Kyphosen* in Höhe der Spina bifida und *Skoliosen*, die entweder Lähmungs- oder Mißbildungskoliosen oder beides zugleich sein können. Schmerzlose Frakturen der atrophischen Knochen sind – als Folge der gestörten Trophik – nicht selten.

Röntgenbefund: A.p.-Aufnahmen zeigen Größe und Ausdehnung der Bogenspalten, Wirbel-

und Rippenmißbildungen. Verschmelzungen von Wirbeln und Rippen lassen sich manchmal nur schwer analysieren (Abb. 54). Kyphosen, die auf Keilwirbeln mit dorsaler Basis beruhen, sind im Profilbild sichtbar.

Prognose: Hier interessiert nur die spezielle Prognose, in erster Linie die Frage, ob das Kind gehfähig sein wird. Untersuchungen in den ersten Tagen lassen oft nicht eindeutig erkennen, ob es sich um aktive oder nur um Reflexbewegungen handelt. Zu einer Vorhersage gehört außer der genauen Kenntnis des Primärschadens, zu dem auch die geistige Retardierung gerechnet werden muß, die Einschätzung der Sekundärschäden (Kontrakturen, Deformitäten). Es gibt angeborene Kontrakturen und solche, die sich erst nach der Geburt entwickeln.

Therapie: Ziel der orthopädischen Behandlung ist: 1. die Funktion der paretischen, durch Inaktivität geschwächten Muskeln zu verbessern (Krankengymnastik, Elektrotherapie), 2. Kontrakturen und trophische Ulzera zu verhüten (Rückenlage im Wechsel mit Bauchlage, evtl. gut gepolsterte Liegeschalen, tägliche Hautkontrollen), 3. konservativ nicht genügend zu beeinflussende Schäden operativ zu verbessern. Redressements, deren Ergebnis im gepolsterten Gipsverband festgehalten wird, verbieten sich meist wegen der fehlenden Sensibilität und der Neigung zu trophischen Geschwüren. Kontrakturen haben eine starke Rezidivtendenz, wenn das Muskelungleichgewicht nicht beseitigt wird. Manche Kontrakturen lassen sich durch intensive krankengymnastische Übungen, an denen sich auch die Mutter beteiligt, aufhalten. Eine große Rolle spielen Orthesen (Abb. 57a–c), die durch Feststellung von Gelenken das Stehen und Gehen ermöglichen. Anfangs umfassen sie meist das ganze Bein, einschließlich der Hüftgelenke. Später kann man sie häufig verkürzen. Milwaukee-Korsetts zur Behandlung von Lähmungsskoliosen sind an und für sich vom 2. Lebensjahr an möglich. In der Praxis ergeben sich indessen vielfach Schwierigkeiten, wenn die Kinder bereits Beinschienen tragen.

Die Mehrzahl der Zelenkinder lernt gehen. Der Rollstuhl bleibt die Ultima ratio. Nicht selten sind zahlreiche *Operationen* erforderlich, um das Ziel zu erreichen. Vor allem Fußdeformitäten müssen bald behoben werden. Während bei anderen Fußverbildungen Eingriffe am Knochen erst gegen Ende des Wachstums erlaubt sind, darf man hier nicht zögern, auch bei Kleinkindern zu osteotomieren. Der beste Termin ist die Zeit zwischen dem 6. Lebensmonat und dem 2. Jahr.

Sehnenverlängerungen und Muskelverpflanzungen stehen an den Extremitäten an erster Stelle. Im allgemeinen empfiehlt sich ein Vorgehen von kranial nach kaudal. Illiopsoas und Sartorius sind häufig relativ gut erhalten, während die für das Stehen und Gehen so wichtigen Mm. glutaeus medius et minor fehlen. Beugekontrakturen der Hüfte lassen sich meistens mit der Durchtrennung der Spinamuskeln beheben. Die kleinen Glutaen kann man durch den Iliopsoas ersetzen, der vom kleinen Rollhügel abgetrennt, mobilisiert und durch ein Loch in der Darmbeinschaufel nach außen geführt, am Trochanter major befestigt wird. Ist die Hüfte luxiert, so kann man eine varisierende intertrochantäre Femurosteotomie anschließen und den Schenkelkopf reponieren. Beugekontrakturen des Kniegelenks erfordern eine Verlängerung der Flexorensehnen in der Kniekehle. Bei sehr schweren Kontrakturen ist man manchmal genötigt, eine suprakondyläre Keilosteotomie aus dem Femus durchzuführen. Auch bei den vielfältigen Fußdeformitäten sind Sehnenverlängerungen und -verpflanzungen nützlich. Bei einer schweren Valgusdeformität hilft oft nur eine supramalleoläre Tibiaosteotomie.

Dorsale Fusionen mit dem Harrington-Instrumentarium sind bei schweren Lähmungsskoliosen kaum durchführbar, weil der Knochen ober- und unterhalb des Wirbelbogendefektes zu schwach ist für eine sichere Verankerung der Haken. Die ventrale Fusion hat mit ähnlichen Schwierigkeiten zu rechnen.

Mißbildungsskoliosen und -kyphosen können sich mit paralytischen Skoliosen verbinden oder das Bild beherrschen. Da bei breiten Spalten die Wirbelgelenke fehlen, entwickeln sich schwere Kyphosen. In manchen Fällen läßt sich durch eine Resektion von 2 oder 3 Wirbelkörpern im Kindesalter (knapp oberhalb des Kyphosescheitels) die Entwicklung günstig beeinflussen. Zuweilen gelingt es, bei unter 2jährigen, nach Exzision einer oder mehrerer Bandscheiben und Resektion des vorderen Längsbandes die Wirbelsäule manuell zu korrigieren und durch einen überbrückenden Rippenspan (von einem Elternteil) zu stabilisieren.

Familienberatung: Die Wahrscheinlichkeit, daß ein Elternpaar mit einem kranken Kind ein zweites Zelenkind bekommt, beträgt etwa 5%. Der Prozentsatz erhöht sich, wenn die Mutter Totgeburten oder Kinder mit Hydrozephalus oder Anenzephalie hatte.

Hinweis während der Schwangerschaft ist ein frühzeitiges Hydramnion. Von der 20. Schwangerschaftswoche an besteht die Möglichkeit einer *pränatalen Diagnose* durch Bestimmung der α-Fetoproteine. In solchen Fällen ist es gerechtfertigt, die Schwangerschaft vorzeitig zu beenden.

Zusammenfassung

Dysrhaphien sind angeborene Verschlußstörungen des Medullarrohres und seiner bindegewebigen und knöchernen Hüllen. Sie sind häufig von Flüssigkeitsansammlungen begleitet *(Zelen)*. Sie sind am häufigsten in der Lumbosakralregion. Die *Spina bifida cystica* unterscheidet sich von der zu den Variationen gerechneten *Spina bifida occulta* durch breite Bogenspalten und Flüssigkeitsansammlungen innerhalb der Meningen oder des Rückenmarkes. Liquoransammlungen zwischen Dura und Arachnoidea bezeichnet man als *Meningozelen*. Meistens ist auch das Rückenmark beteiligt: *Myelomeningozele*. Entwicklungsstörungen der grauen und weißen Substanz heißen *Myelodysplasien*. Flüssigkeitsansammlungen im Zentralkanal des Rückenmarkes nennt man *Myelozystozelen*. In 70% der Fälle besteht gleichzeitig ein *Hydrozephalus*. Die Beteiligung des Rückenmarkes führt bei lumbosakralen Zelen vorwiegend zu Läsionen des Plexus sacralis, im Lumbalabschnitt zu mehr oder minder vollständigen schlaffen Lähmungen, in höheren Regionen zu spastischen Lähmungen. Die Folgen des gestörten Muskelgleichgewichtes sind *Kontrakturen* und *Fußdeformitäten*. *Begleitmißbildungen* (Wirbelsäule, Thorax) sind häufig. Schwere *Kyphoskoliosen* entstehen entweder durch Wirbelmißbildungen, Lähmungen oder durch eine Kombination aus beiden.

Ziel der orthopädischen **Therapie** ist: 1. die Funktion der paretischen Muskeln zu verbessern, Kontrakturen und trophische Ulzera zu verhüten und bleibende Schäden operativ zu bessern. Viele Kinder lernen mit Hilfe von lateralen Beinschienen gehen. Der Rollstuhl ist die Ultima ratio für eine Minderheit. Unter den *Operationen* stehen Sehnenverlängerungen und Muskelverpflanzungen an erster Stelle, namentlich die Verlagerung des Iliopsoas durch ein Loch in der Beckenwand auf den Trochanter major als Ersatz für die gelähmten kleinen Glutäen. Die operative Behandlung von Kyphosen und Skoliosen bereitet große Schwierigkeiten, weil der Knochen atrophisch ist. In manchen Fällen lassen sie sich durch Resektion von 2–3 Wirbelkörpern (im Kleinkindesalter) günstig beeinflussen.

3. Entbindungslähmungen

Definition: Es gibt 2 Typen der Entbindungslähmung: den nach ERB benannten Oberarmtypus und den sehr viel selteneren Unterarmtypus (KLUMPKE). Ausnahmsweise kommen auch Totallähmungen vor. Neben der motorischen bestehen – in unterschiedlichem Maße – sensible und trophische Störungen, die zu Verkürzungen führen.

Ätiologie und Pathogenese: Nur in einem Teil der Fälle handelt es sich um echte Lähmungen, häufiger um eine *Distorsion* des Schultergelenkes, selten um eine Oberarmfraktur, *Luxation* oder *Epiphysenlösung*. Die *Parrotsche Pseudoparalyse*, eine infolge Erweichung der proximalen Humerusmetaphyse (durch eine Osteochondritis luica) verursachte Epiphysenlösung, ist heute sehr selten. Fast immer bestanden *Geburtsschwierigkeiten*, sei es, daß der hochgeschlagene Arm des Kindes manuell heruntergeholt werden mußte, oder daß am vorgefallenen Arm gezogen wurde. Außer Nervendehnungen und Rissen wurden sogar Ausrisse von Nervenwurzeln aus dem Rückenmark beschrieben. Bei der Zangenentbindung kann der Plexus entweder direkt durch einen nicht exakt angelegten Löffel oder indirekt durch den starken Zug am Kopf komprimiert werden, wobei das vom Uterus zurückgehaltene Schlüsselbein die Nervenstämme gegen die erste Rippe oder gegen die Querfortsätze des 5. oder 6. Halswirbels quetscht. Auch bei Klavikulafrakturen sind Plexusschädigungen möglich.

In über 80% der echten Lähmungen findet sich der sog. *Oberarmtypus* (DUCHENNE-ERB); der Rest entfällt auf den von KLUMPKE beschriebe-

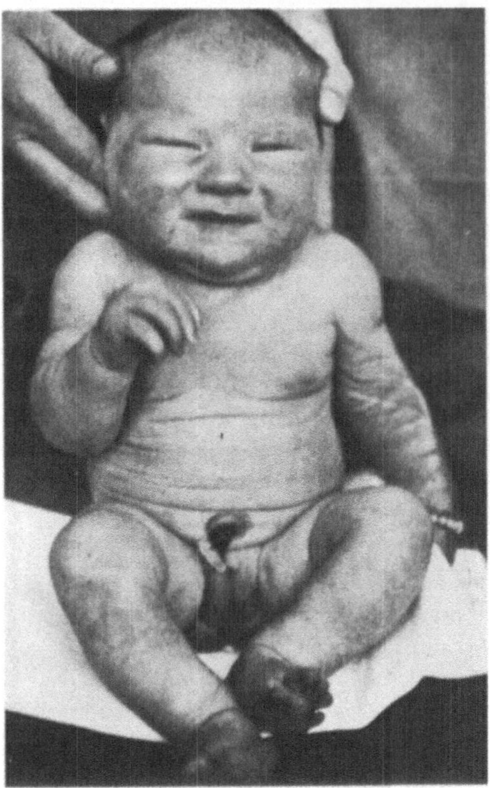

Abb. 55. E. Gunda, 4 Tage. *Erbsche Lähmung* des linken Armes. Der gesunde rechte Arm ist im Ellbogengelenk gebeugt, der linke Arm fällt schlaff herab

nen *Unterarmtyp* und auf *Totallähmungen* des Armes, die – durch Schädigung der Wurzel Th_1 – von einem *Hornerschen Symptomenkomplex* (Ptosis, Miosis, Enophthalmus) begleitet sein können. Außerdem gibt es noch – in seltenen Fällen – atypische Lähmungsbilder.

Fast immer bestehen sensible und oft auch trophische Störungen, die sich bei bleibenden Schäden in einem Wachstumsdefizit des Armes äußern.

a) Obere Plexuslähmung (Duchenne-Erb)

Die obere Plexuslähmung entsteht durch Schädigung der *5. und 6. Zervikalwurzel* im Fasciculus lat.

Meistens liegt die Verletzungsstelle an der Vereinigung beider Wurzeln, am sog. Erbschen Punkt. Die durch einen Bluterguß oder durch eine Narbe bedingte Verdickung kann in der oberen Schlüsselbeingrube tastbar sein.

Von der Lähmung betroffen sind in erster Linie: *Deltoideus, Bizeps, Brachioradialis* und *Supinator longus,* in zweiter Linie: Rhomboidei, Levator scapulae, Supra- und Infraspinatus sowie der Teres minor. Das Kind kann daher weder den Oberarm heben noch den Unterarm beugen oder supinieren (Abb. 55). Das Unvermögen, den Oberarm zu heben, wird besonders deutlich bei Prüfung des Moro-Reflexes. In der Mehrzahl der Fälle kommt es zu einer mehr oder minder weitgehenden Restitution. Die dauernde Störung des Muskelgleichgewichts führt durch das Überwiegen der Antagonisten zu einer *Adduktions-, Innenrotations- und Pronationskontraktur.* Durch die starke Einwärtsdrehung des Armes kann sich eine Luxation im Schultergelenk nach hinten entwickeln. Der Arm bleibt verkürzt.

Nach Distorsionen kehrt die Beweglichkeit schon in den ersten beiden Wochen zurück. Dauert die Restitution länger als ein halbes Jahr, so ist mit bleibenden Schäden zu rechnen.

b) Untere Plexuslähmung (Klumpke)

Die erheblich seltenere untere Plexuslähmung hat eine wesentlich ungünstigere Prognose als die obere, vermutlich weil es sich bei ihr häufiger um Zerreißungen der Nervenwurzeln als um reparable Druckschäden handelt. Die Läsion der Wurzeln C_8 und Th_1 im Fasciculus med. führt zu einem Ausfall der von der Nn. medianus und ulnaris versorgten Muskeln sowie – wenn die Rami communicantes zum Sympathicus mitbetroffen sind – zu einem Horner. Gelähmt sind die Muskeln von Thenar und Hypothenar und die Interossei und Lumbricales, oft auch die langen Beuger von Hand und Fingern. Dazu kommen, wenn die Restitution ausbleibt, trophische Störungen (Anhidrosis, Veränderungen der Hauttemperatur, Neigung zu Ulzerationen). Die Hand gerät in Krallen- oder Pfötchenstellung. Der *N. radialis* (aus der Wurzel C_7) kann bei beiden Lähmungstypen beteiligt sein. – Fast immer bestehen auch *sensible Ausfälle.*

Die *elektrische Untersuchung* bleibt beim Neugeborenen ohne brauchbare Ergebnisse; später läßt sich bei leichten Fällen eine erhöhte Reizschwelle, bei schweren eine Entartungsreaktion nachweisen.

Therapie: Um die geschädigten Muskeln zu entspannen, gibt man beim Oberarmtyp eine bis zur Rumpfmitte reichende *dorsale Gipsschale mit Armteil.* Der Oberarm wird um 70° abduziert und außenrotiert bei einer Vorhebung von 30°, der Unterarm rechtwinklig gebeugt und supiniert. Beim Unterarmtyp verordnet man eine dorsale oder volare Unterarm-Hand-Schiene, die die Krallen- oder Pfötchenstellung korrigiert und den Daumen in Opposition festhält. Zur *Verhütung von Kontrakturen* werden alle Gelenke 2mal täglich passiv durchbewegt. Eine *elektrische Behandlung* (mit dem variablen Exponentialstrom) ist etwa vom 3. Lebensmonat an erfolgversprechend (s. Kap. „Kinderlähmung", S. 210).

Viele Neurochirurgen lehnen die *operative Freilegung des Plexus brachialis* ab. Der Amerikaner Taylor berichtet über günstige Ergebnisse, wenn der Eingriff nicht zu spät erfolgt (möglichst innerhalb des ersten Jahres).

Bei *bleibenden Lähmungen mit Kontrakturen* sollte man zunächst versuchen, die Kontraktur im *Quengelgips* zu beseitigen. Gelingt dies nicht, muß man operieren. Das günstigste Alter ist das 4. und 5. Lebensjahr. Sever empfiehlt für die obere Plexuslähmung multiple Tenotomien (des Pectoralisansatzes, der Ursprungssehnen von Coracobrachialis, kurzem Bizepskopf und Pectoralis minor am Korakoid, dazu evtl. der Endsehnen von Latissimus dorsi und Teres major sowie des Pronator teres). Merle d'Aubigné bevorzugt – nach Durchtrennung des Subscapularisansatzes und Kapsulotomie – die Verlagerung der Endsehne des Latissimus auf die Dorsalseite des Humerus, der damit von einem Innenroller zu einem Außenrotator wird. In schweren Fällen ist die *Abduktionsrotationsosteotomie* im oberen Humerusdrittel angezeigt.

Der Lähmung des Deltoideus kann bei erhaltener Funktion der Hand und des Trapezius mit der *Schultergelenkarthrodese* begegnet werden, die eine aktive Hebung des Armes bis fast zum rechten Winkel erlaubt.

Auch bei der *Klumpkeschen Lähmung* sind Ersatzoperationen möglich (Arthrodese des Handgelenkes in Verbindung mit Sehnenverpflanzungen), doch werden die Ergebnisse oft durch trophische Störungen (Neigung zu Ulzerationen) getrübt. Gelenkversteifungen sind erst vom 17. Lebensjahr an zulässig.

Zusammenfassung

Häufiger als Lähmungen sind Distorsionen des Schultergelenkes, seltener Luxationen, Oberarmfrakturen oder Epiphysenlösungen. Über 80% der echten Lähmungen betreffen die 5. und 6. Zervikalwurzel (Oberarmtyp). Der Rest entfällt auf die Wurzeln C_8 und Th_1. Die Wurzel C_7 kann sich bei beiden Formen beteiligen. Beim Oberarmtyp vermag das Kind weder den Oberarm zu heben, noch den Unterarm zu beugen oder zu supinieren. Beim erheblich selteneren Unterarmtyp handelt es sich insbesondere um Lähmungen der Thenar- und Hypothenarmuskeln sowie der Interossei und Lumbricales. Häufig besteht ein Horner-Syndrom. Auch sensible und trophische Störungen kommen vor. Die Folgen sind oft Kontrakturen und Armverkürzungen. Die Prognose ist beim Unterarmtyp schlechter als beim Oberarmtyp.

Therapie: Der Arm wird in der jeweils durch den Lähmungstyp gegebenen Entspannungsstellung gelagert. Eine Behandlung mit dem Exponentialstrom ist erst vom 3. Lebensmonat an möglich. Die beste Zeit für operative Eingriffe wegen Kontrakturen ist das 4. und 5. Lebensjahr.

4. Kinderlähmung (Poliomyelitis)

Ätiologie: Die Poliomyelitis ist eine *Viruserkrankung*. Die Übertragung erfolgt hauptsächlich durch Schmierinfektion von Mensch zu Mensch.

Pathologische Anatomie: Die pathologisch-anatomische Veränderungen entsprechen einer *disseminierten Meningomyeloenzephalitis*. Die *spinale Form* ist weitaus häufiger als die gefährliche *bulbopontine*. Der rasche Rückgang vieler Lähmungen ist durch die Resorption des entzündlichen Ödems bedingt. Bei stärkerer Schädigung dauert die Erholung der Ganglienzellen sehr viel länger (bis zu 2 Jahren). Dabei bildet sich ein neuer Achsenzylinder, der die unterbrochene Verbindung zwischen Nervenzelle und Muskelfaser wiederherstellt. Die ihrer Nervenverbindung beraubten Muskelfasern verfallen der trüben Schwellung und Verfettung. Die zugrunde gegangene kontraktile Substanz wird durch schrumpfendes Narbengewebe ersetzt.

Klinik: Für die Beurteilung der Lähmung ist die *elektrische Untersuchung* von größter Bedeutung. Schon wenige Tage nach Eintritt der Lähmung steigt die Reizschwelle bei direkter und indirekter galvanischer und faradischer Reizung. Gegen Ende der 2. Woche kann bereits eine komplette *Entartungsreaktion* bestehen. Sind sämtliche motorischen Fasern eines Nervenkabels degeneriert, so ist selbst bei direkter faradischer Reizung des Muskels keine Erregung mehr zu erzielen, denn ein stark geschädigter Muskel reagiert nicht mehr schnell genug für die mit einer Frequenz von 50 Hz ankommenden Impulse. Auch die Pausen von 20 m/s sind zu kurz. Die direkte galvanische Reizung des Muskels verursacht nur eine träge wurmförmige Zuckung (komplette Entartungsreaktion). Der für jeden Muskel charakteristische optimale Reizpunkt verschiebt sich. Mittelschwere Schädigungen sind durch eine partielle Entartungsreaktion gekennzeichnet. Tritt keine Erholung ein, so erlischt allmählich auch die Reaktion auf eine direkte galvanische Reizung.

Für eine grobe Beurteilung der Lähmung genügt die *Prüfung der Muskelkraft* anhand eines einfachen Schemas, das lediglich die Angaben: „gelähmt", „geschwächt" und „erhalten" benötigt (Abb. 56). Stärker geschwächte Muskeln zeigen nur unter Ausschaltung der Schwerkraft eine gewisse Aktion.

Am häufigsten betrifft die Lähmung die unteren Extremitäten, selten die Arme. Zu Lähmungen der Rumpfmuskulatur kommt es in der Regel nur bei gleichzeitigen Beinlähmungen.

Neben der Lähmung dürfen *Schlottergelenke* und *Kontrakturen* nicht übersehen werden. Die weite Kapsel der Articulatio humeri bringt es mit sich, daß hier besonders leicht ein Schlottergelenk entsteht. Bei Kontrakturen sind 2 Formen zu unterscheiden: 1. *antagonistische oder Reflexkontrakturen*, 2. *Schrumpfungskontrakturen*.

Die Neigung zu Reflexkontrakturen ist um so größer, je jünger das Kind ist. Sie entwickeln sich v. a. an den unteren Extremitäten. Die Schultergürtelmuskulatur ist viel weniger gefährdet. Die Arme bleiben immer frei. Reflexkontrakturen entstehen durch Fortfall der von den (gelähmten) Antagonisten normalerweise ausgehenden Hemmungsimpulse. Ihr Fehlen erhöht reflektorisch den Tonus der gesunden Muskulatur. Die Schrumpfungskontraktur entwickelt sich dagegen in den dauernd gelähmten Muskeln nach Ersatz der kontraktilen Substanz durch schrumpfendes Fettbindegewebe.

Reflex Bein		
Gelähmt:	*Geschwächt:*	*Erhalten:*
Glutaeus maximus	←Quadrizeps Abduktoren Adduktoren	Alle übrigen
Tibialis anterior	Extensor digitorum longus→	

Abb. 56. Gelähmt bedeutet: keinerlei Aktion. – Geschwächt: der Muskel funktioniert auch etwas entgegen der Schwerkraft. Ist die Leistung nur bei Ausschaltung der Schwerkraft vorhanden, trägt man einen Pfeil in Richtung „gelähmt" ein. Umgekehrt zeigt der Pfeil in Richtung „erhalten", wenn der Arbeitseffekt sich nur wenig vom Normalen unterscheidet

Die häufigste Reflexkontraktur ist der Spitzfuß nach Ausfall der Dorsalflektoren von Fuß und Zehen. Lähmungen der Rumpfmuskulatur führen bei Kindern zu *paralytischen Skoliosen,* wobei die kräftiger gebliebenen Rücken- oder Bauchmuskeln die Wirbelsäule zu sich heranziehen. Im Stadium der bleibenden Lähmungen sieht man häufig Beugekontrakturen von Hüft- und Kniegelenk. O- oder X-Beine, Genua recurvata sowie diverse Fußdeformitäten (Spitzklumpfüße, Hohlfüße, Knickplatt- und Hakkenfüße).

Prognose: Erst am Ende des Reparationsstadiums, d. h. nach etwa 2 Jahren, läßt sich übersehen, welche Muskeln dauernd gelähmt bleiben.

Differentialdiagnose: Übersehene Lähmungen sind nicht ganz selten. Verwechslungen mit einer *progressiven Muskeldystrophie* sollten nicht vorkommen, weil bei dieser eine Entartungsreaktion fehlt.

Therapie: Im *akuten Stadium* verordnet man eine Gipsliegeschale in leichter Reklination zur Ruhigstellung und Entlastung des entzündeten Rückenmarks.

Die Behandlung hat während des *Reparationsstadiums* 2 Aufgaben: 1. *Verhütung von Kontrakturen und Schlottergelenken* durch Lagerung der gelähmten Extremitäten in Gebrauchsstellung (durch Schienen aus Gips, Holz, Pappe oder Kunststoff), 2. *Erhaltung von möglichst viel kontraktiler Substanz* durch Elektrotherapie (bei kompletter Lähmung) oder krankengymnastische Übungsbehandlung (bei Partiallähmung). Zur Elektrotherapie benutzt man den galvanischen *Exponentialstrom,* der in bezug auf Spitzenstromstärke, Anstiegssteilheit, Impuls- und Pausendauer manipulierbar ist. Entsprechende Geräte, z. B. das Neuroton der Firma Siemens, können allerdings nur von geschulten Kräften bedient werden.

Die *aktive Übungstherapie* wird erst dann sinnvoll, wenn der Muskel durch Willkürimpulse wieder zur Kontraktion gebracht werden kann. Dabei sind *isometrische* und *isotonische* Übungen zu unterscheiden.

Isometrische Kontraktionen bedeuten Muskelarbeit gegen einen unüberwindlichen Widerstand, beispielsweise die Anspannung des Quadrizeps bei festgestellter Kniescheibe. Isotonische Kontraktionen setzen einen überwindbaren Widerstand voraus; um im Beispiel zu bleiben: Es kommt zu einer Streckbewegung des gebeugten Unterschenkels. Übungen, die abwechselnd isometrische und isotonische Kontraktionen benutzen, bezeichnet man als *auxotonisches Training.* Nach MÜLLER u. HETTINGER sind isometrische Übungen besonders geeignet, um eine paretische Muskulatur zu kräftigen. Dazu genügt schon eine einmalige isometrische Kontraktion von 10–15 s Dauer täglich (über mehrere Wochen) mit 2/3 der Maximalkraft. Der Trainingseffekt läßt sich noch steigern, wenn mehrfach täglich unter voller Anspannung des Muskels geübt wird. Auf diese Weise lassen sich selbst Muskeln, die viele Jahre lang atrophisch waren, erfolgreich behandeln. Bei konsequentem Vorgehen ist in etwa 10 Wochen die Endstufe erreicht.

Stärker geschädigte Muskeln zeigen zunächst nur eine Aktion, wenn man die Schwerkraft ausschaltet. Besonders geeignet sind *Übungen im isothermen (34–36 °C) Bewegungsbad.* Man soll, wie schon ROUX sagte, *kurz, häufig und intensiv* üben. Anfangs braucht der Muskel lange Pausen. *Wärme* fördert die Durchblutung und damit die Erholung. Kalte Muskeln weisen eine Kältereaktion auf. *Massage* (zu Beginn nur Bürsten und Streichen, kein Kneten und Walken) ist wie die Wärme ein Mittel zur Verbesserung der arteriellen und venösen Durchblutung. *Nur durch Training bilden sich neue Muskelfibrillen,* nimmt der Querschnitt des Muskels zu.

Im *Reparationsstadium* verordnet man einfache *Übungsschienen,* um das Bein zu stabilisieren, z.B. angewickelte Hinterschienen aus Holz oder Pappe bei Knieunsicherheit, einen *Heidelberger Winkel* (s. S. 395), um einen Fallfuß zu verhüten. Ebenso wichtig sind *Nachtschienen* aus Gips oder Kunststoff, die der *schädlichen Überdehnung* der gelähmten oder geschädigten Muskulatur begegnen, oder Abduktionsschienen bei drohendem Schlottergelenk der Schulter.

Im *Stadium der bleibenden Lähmung* sind orthopädische Hilfsmittel oft unentbehrlich, beispielsweise Orthesen, die das aktiv nicht beherrschte Kniegelenk beim Stehen und Gehen durch eine Sperre versteifen, aber ein Sitzen mit gebeugtem Knie ermöglichen. Die Totallähmung eines Beines erfordert eine laterale Bein-

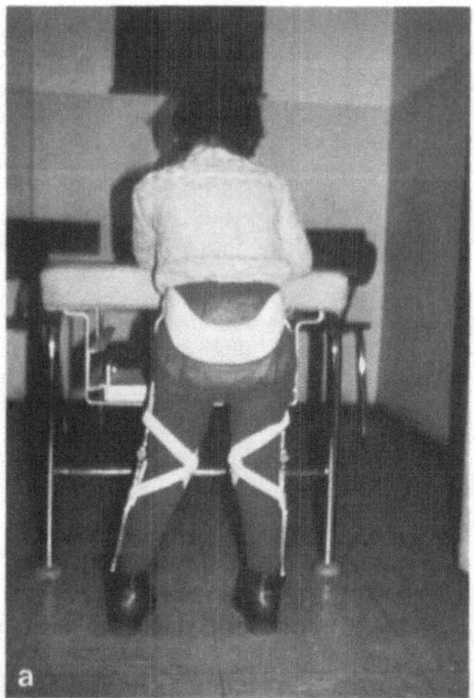

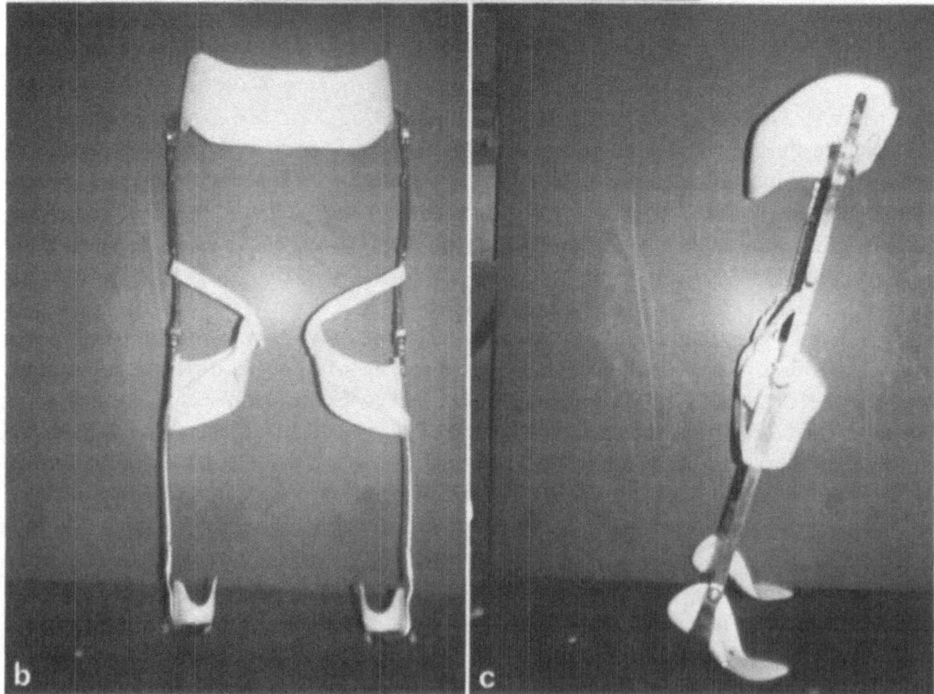

Abb. 57 a–c. Orthese bei Partiallähmung beider Beine in Form einer (doppelseitigen) lateralen Beinschiene mit Beckenteil, Trochanter- und Kniegelenken (mit Fallsperre), Knöchelgelenken sowie Innenschuhsandalen. **a** von hinten, **b** von vorn, **c** von der Seite gesehen

schienenorthese (Abb. 57a–c) mit einfachem Trochantergelenk und Beckenring, um das lästige Auswärtspendeln des Beines beim Gehen zu verhindern. Der Fuß wird mit einer Sandale gefaßt, die ein nach oben gesperrtes Knöchelgelenk mit dem Apparat verbindet. Dorsale gekreuzte Gummizüge verhüten das Herabfallen des Fußes. Solche Apparate sind selbstverständlich nicht nur bei der Poliomyelitis, sondern auch bei anderen schlaffen Lähmungen (Meningomyelozelen, inkompletten Querschnittslähmungen nach Traumen etc.) brauchbar. Bei Paralysen der Rücken- und Bauchmuskulatur muß der Rumpf durch ein *Korsett* am Zusammensinken gehindert werden. Beinverkürzungen von mehr als 3 cm sowie operativ nicht weiter korrigierbare Fußdeformitäten verlangen die Versorgung mit *orthopädischen Schuhen*. Bei geringeren Beinverkürzungen genügt ein Korkausgleich am Normalschuh. Leichte *Kontrakturen* lassen sich durch Lagerung der Extremitäten mit Sandsäcken oder durch Gurtzüge auf speziellen *Übungstischen* beseitigen. Härtere Kontrakturen erfordern einen *Umstell- oder Quengelgips*.

Operationen sollten nach Möglichkeit (um erhaltene Muskeln nicht durch einen Eingriff zu schädigen) auf das Stadium der bleibenden Lähmung beschränkt werden; doch kann man oft nicht umhin, konservativ unbeeinflußbare Spitzfüße durch einen queren oder V-förmigen Einschnitt im Sehnenspiegel des Triceps surae, in schweren Fällen auch durch Z-förmige Verlängerung, zu beseitigen (cave: Überkorrektur!). Auch die häufige Tensor-fasciae-latae-Kontraktur muß durch Ablösung des Muskels an seinem Ursprung behoben werden.

Im Gegensatz zur antagonistischen ist die Schrumpfungskontraktur nur operativ korrigierbar. Bei Deformitäten ist der blutige Eingriff schonender als das Redressement.

Folgende Operationen stehen uns zur Verfügung:

1. *Sehnenverlängerungen* (Tenotomien) und *Sehnenraffungen* (Tenodesen),
2. *Muskel- und Sehnenverlagerungen* (Transplantationen),
3. *Gelenkversteifungen* (Arthrodesen),
4. *Anschlagsperren* (Arthrorisen),
5. *Eingriffe an den Bändern, Gelenkkapseln und Knochen* (Durchschneidung, Kapselraffung, Keilresektionen),
6. *Epiphyseodesen* (temporär oder permanent),
7. *Osteotomien* (zur Korrektur von Deformitäten, zur Umstellung, Verlängerung und Verkürzung von Extremitätenabschnitten).

ad 1: Von Sehnenverlängerungen wurde schon oben gesprochen. Sehnenraffungen werden nur noch selten (in Verbindung mit anderen Operationen) ausgeführt.

ad 2: Muskelverpflanzungen gehören ebenfalls nicht zu den häufigen Eingriffen. Bewährt hat sich der Ersatz der kleinen Gluten durch den Iliopsoas, der durch ein Loch im Darmbein nach außen geführt und dorsolateral am Trochanter major befestigt wird. Vielfältig brauchbare Eingriffe sind dagegen Sehnentransplantationen. Sie können – wie Muskelverpflanzungen – an den oberen Extremitäten ohne jede Einschränkung durchgeführt werden. An den unteren Extremitäten sind, solange noch autochthone Synergisten des zu ersetzenden Muskels funktionieren, lediglich synergistische Transplantationen möglich. Die antagonistische ist nur dann erfolgversprechend, wenn *alle* autochthonen Synergisten des zu ersetzenden Muskels *vollständig und dauernd gelähmt* sind (SCHERB).

ad 3: Arthrodesen kommen erst nach Abschluß des Wachstums in Frage. Vorzügliches leistet die Schulterarthrodese, falls der Trapezius und die Handfunktion erhalten sind. Durch Drehung des Schulterblattes kann der Arm bis fast zur Horizontalen aktiv gehoben werden. An den unteren Extremitäten dienen sie der Stabilisierung.

ad 4: Die Arthrorise wird heute nur noch am Fuß geübt, vorzugsweise als hintere Anschlagsperre (z.B. durch ein hinten in den Calkaneus eingepflanzten Tibiaspan, der beim Fallfuß als Widerlager dient (Abb. 58)

ad 5: Häufig sind im Kindesalter Eingriffe an den Bändern und Gelenkkapseln notwendig, meistens in Verbindung mit Sehnentransplantationen (z.B. Durchschneidung der Plantarfaszie beim Hohlfuß, die „medial release" beim Klumpfuß, s. S. 379).

ad 6: Die temporäre Epiphyseodese dient, medial oder lateral ausgeführt, der Korrektur eines X- oder O-Beines, medial und lateral zugleich, um eine leichte Beinlängendifferenz zu beheben. Um das Wachstum vorübergehend zu unterbinden, schlägt man Stahlklammern über die Chondroepiphysen.

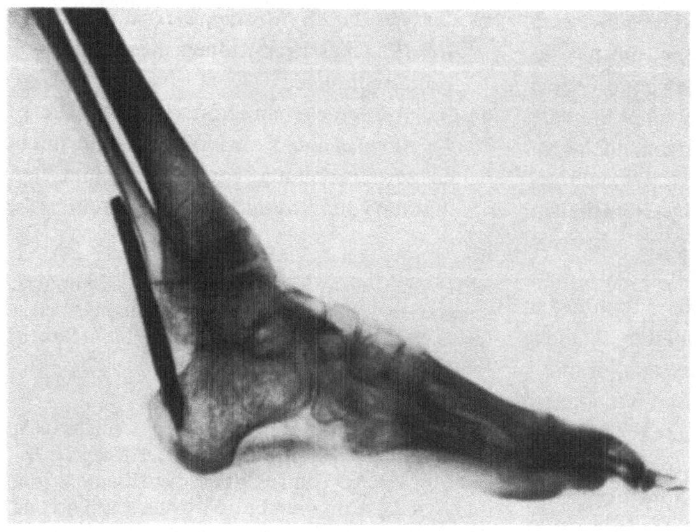

Abb. 58. H. Kurt, 22 Jahre. *Lähmungsfallfuß*. Zustand nach subtalarer Arthrodese und hinterer Arthrorise

ad 7: Osteotomien sind (mit Ausnahme der intertrochanteren zum Ausgleich einer Coxa valga-antetorta oder vara) i. allg. erst nach Beendigung des Wachstums indiziert, z. B. Keilosteotomien zur Korrektur eines schweren Klump- oder Hohlfußes und Umstellungsosteotomien (zur Geraderichtung eines X- oder O-Beines oder eines Genu recurvatum). Bei kombinierten Verlängerungs- (im Wagnerapparat) und Verkürzungsosteotomien können Beinlängendifferenzen bis zu 15 cm – in Ausnahmefällen sogar darüber – ausgeglichen werden.

Zusammenfassung

Die Poliomyelitis ist eine heute dank der Schluckimpfung selten gewordene Viruserkrankung. Die spinale Form ist weitaus häufiger als die gefährliche bulbopontine. Gelähmte Muskeln können sich innerhalb eines Zeitraumes bis zu 2 Jahren erholen. Wichtigste Maßnahmen im Reparationsstadium sind die Elektrotherapie mit dem Exponentialstrom und die krankengymnastische Übungsbehandlung. Operationen sollten möglichst bis nach Eintritt in das Stadium der bleibenden Lähmung verschoben werden.

XVI. Gefäßkrankheiten

A) Arterien

Arterielle Verschlußkrankheiten

Allgemeines: Es gibt 3 Hauptgruppen: 1. *Angio-organopathien,* 2. *Angioneuropathien* und 3. *Angiolopathien.* Beispiele für 1. sind: die Endangiitis obliterans und die Arteriosklerose, für 2. der M. Raynaud und für 3. die diabetische Angiopathie.

Der Orthopäde sieht vorwiegend arteriosklerotische Verschlüsse, die sich klinisch – vom Alter der Kranken abgesehen – kaum von den endangiitischen unterscheiden.

Es gibt ferner chronische und akute Verschlußkrankheiten. Erstere kommen hauptsächlich bei Männern vor, während akute Verschlüsse meistens Frauen betreffen. Bei letzteren handelt es sich vorzugsweise um arterielle Embolien bei (Mitral-)Vitien und frischen Herzinfarkten, seltener um arterielle Thrombosen durch arteriosklerotische Intimaveränderungen.

Ätiologie und Pathogenese: Abgesehen von familiären Stoffwechselanomalien, wie der dominant-erblichen Hypercholesterinämie, ist auch sonst bei der *Arteriosklerose* die Mitwirkung konstitutionell-erblicher Faktoren nicht zu übersehen. Zwillingsuntersuchungen bei der Koronarsklerose ergaben eine EZ-Konkordanz von 50% gegenüber einer ZZ-Konkordanz von 25%. Dazu kommen exogene (Übergewicht, Zigarettenrauchen, mangelnde körperliche Betätigung) und endogene (Diabetes mellitus, Hypertension, Störungen des Fettstoffwechsels, Gicht) *Risikofaktoren.*

Pathologische Anatomie: Arteriosklerotische Veränderungen der Arterienwand beginnen mit umschriebenen Permeabilitätsstörungen des Endothels, die zur Desquamation führen. Aus hängenbleibenden Thrombozyten freigesetzte Faktoren induzieren eine Proliferation glatter Muskelzellen der Media. Diese wuchern durch Spalten der elastischen Intimalamelle (an der Grenze zur Media) in die Intima vor. Gleichzeitig bilden sich intra- und extrazelluläre Lipiddepots und Bindegewebe. Durch zahlreiche Wiederholungen dieses Vorgangs entstehen *atheromatöse Plaques,* die das Lumen einengen und die Arterienwand indurieren.

Die Veränderungen sind in allen Arterien zu finden. Lieblingslokalisationen sind die Herzkranzgefäße sowie die Gehirn- und Gliedmaßenarterien.

Die *Endangiitis obliterans* betrifft in der Regel jüngere Männer zwischen 30 und 40 Jahren. Die Ursache ist unbekannt. Der gewöhnlich in Schüben verlaufenden Krankheit gehen oft rezidivierende, vorwiegend oberflächliche Thrombophlebitiden *(Phlebitis migrans)* voraus.

Klinik: Patienten mit einer chronischen peripheren Verschlußkrankheit klagen über Schmerzen in einem oder in beiden Beinen – seltener in den Armen –, über ein Kälte- und Schweregefühl und rasche Ermüdbarkeit. Charakteristisch ist die Angabe, daß sie nach einer bestimmten Wegstrecke wegen krampfartiger Wadenschmerzen stehenbleiben müssen, nach wenigen Minuten aber weitergehen können. Im Laufe der Zeit verkürzt sich die beschwerdefreie Wegstrecke. Schließlich hört der Schmerz auch bei Bettruhe nicht mehr auf. Lediglich das Herabhängenlassen des Beins bringt vorübergehende Linderung. Im Endstadium droht die *Nekrose* (trockener Brand), bei Diabetikern die *Gangrän.*

Hauptlokalisationen sind die Interdigitalräume der Zehen, die laterale Fußkante, Außenknöchel und Ferse.

Die Fußpulse fehlen meistens. Dazu kommen trophische Störungen (brüchige Nägel, Haarausfall), Veränderungen der Hautfarbe (Zyanosen, Marmorierung, Blässe), Haut- und Muskelatrophien, Interdigitalmykosen und eine schlechte Wundheilungstendenz.

Am häufigsten ist der *Verschluß der A. femoralis* im Adduktorenkanal. Es erkranken v. a. Männer zwischen 40 und 50 Jahren. Nur in 25% der Fälle bleibt das Leiden einseitig. Beschwerden treten erst auf, wenn 90% des Lumens verlegt sind. Das typische Bild der *Claudicatio intermittens* kann sich allmählich oder plötzlich entwikkeln. Neben den Fußpulsen fehlt auch der Puls der A. poplitea. Zuweilen bleibt das Krankheitsbild über viele Jahre unverändert oder bessert sich sogar. Andererseits neigen viele Verschlüsse zur Aszendenz in die obere A. femoralis und in die Beckenarterien. Dann fehlt auch der Femoralispuls. Die Kranken klagen über Oberschenkelschmerzen, die bald mehr einer Ischialgie, bald einer Meralgie ähneln. Das seltenere Deszendieren eines Verschlußes auf die A. poplitea führt zu kürzeren Latenzzeiten, schließlich auch zu Ruheschmerzen, begleitet von einem ständigen Kälte- und Schweregefühl. Dazu kommt in manchen Fällen ein bohrender Schmerz im Fußgewölbe. Diese Gruppe neigt besonders zu Nekrosen und Interdigitalmykosen.

Im Gegensatz dazu fehlen bei *Verschlüssen der Beckenarterien* – am häufigsten bei Lokalisation in der A. iliaca externa – trophische Störungen. Die Differentialdiagnose gegenüber einer Ischialgie wird namentlich dann schwierig, wenn es sich nicht um einen Verschluß, sondern um eine Stenose handelt und der Femoralispuls tastbar bleibt. Therapeutisch nicht beeinflußbare Meralgien (Schmerzen an der Vorderaußenseite des Oberschenkels) sind stets verdächtig auf einen Verschluß der Iliaca externa. Potenzstörungen entwickeln sich nur bei einem bilateralen Verschluß der A. iliaca interna.

Verschlüsse der Armarterien führen zur raschen Ermüdbarkeit und zu einem Schweregefühl im Arm, Verschlüsse im Handbereich nach kurzdauernder Arbeit zu Schmerzen und kalten Händen.

Untersuchungsmethoden

1. Nicht tastbare Arterienpulse sprechen, außer am Fuß, wo sie wegen anatomischer Variationen gelegentlich fehlen, für einen Verschluß.
2. Bei Auskultation hört man oft pulssynchrone Geräusche, die von einem Verschluß oberhalb der Auskultationsstelle herrühren.
3. Beim Rollen der senkrecht erhobenen Füße kommt es nach wenigen Minuten zu Schmerzen

und zum Abblassen der Fußsohlenhaut. Die reaktive Hyperämie, die anschließend am herabhängenden Bein des Gesunden binnen 5–10 s auftritt, ist verzögert. Auch die Wiederanfüllung der Venen, die beim Gesunden (ohne Varizen) höchstens 20 s benötigt, tritt verspätet ein.

Die Funktion der Armarterien wird in analoger Weise geprüft: Der Kranke ballt mit erhobenem Arm 30 mal die Hand zur Faust, während der Arzt durch Druck oberhalb des Handgelenkes die arterielle Blutzufuhr drosselt. Ein Verschluß ruft eine verzögerte fleckige Rötung der Hand hervor. Um festzustellen, ob der Verschluß in der A. radialis oder ulnaris sitzt, wird jeweils nur eine der beiden Arterien komprimiert. Bei einem Verschluß der nicht komprimierten Arterie blaßt die Vola manus ab.

4. Der *Ergometertest* für Arm oder Bein erlaubt wie der *Gehtest* lediglich die Diagnose „Verschlußkrankheit".
5. Mit der *Oszillographie* kann man darüber hinaus auch den Verschluß lokalisieren. Mit Hilfe pneumatischer Manschetten werden die pulssynchronen Druck- und Volumenschwankungen korrespondierender Extremitätenabschnitte abgeleitet und mechanisch oder elektronisch registriert. Die Oszillographie ist auch in Form der *Belastungsoszillographie* durchführbar (z. B. Plantarflexion gegen Widerstand). Damit lassen sich auch beginnende Stenosen erfassen.
6. Die *Ultraschall-Doppler-Methode* ermöglicht nicht nur – wie die mechanische Oszillographie – den qualitativen Nachweis einer Stenose oder eines Verschlusses, sondern gestattet auch Aussagen über die *Durchblutungsreserven* in den Waden nach reaktiver Hyperämie. Man mißt dazu transkutan den systolischen Blutdruck distal der Stenose mit der Doppler-Sonde. Da der systolische Blutdruck der Knöchelarterien physiologischerweise über dem der Armarterien liegt, zeigt eine Erniedrigung von 10 mm Hg oder eine Differenz um 20 mm Hg zwischen rechtem und linkem Bein eine Stenose an. Das Verfahren ist auch für Verlaufskontrollen brauchbar.
7. Die *Rheographie* erlaubt die Verschlußortung durch Änderung der Leitfähigkeit des Gewebes, die mit den pulssynchronen Widerstandsänderungen übereinstimmt. Dazu werden die Gliedmaßen mit schmalen Ringelektroden abgetastet.
8. Das beste Verfahren ist die *direkte Kontrastmittelangiographie mit Serienaufnahmen*. Da die Methode nicht ganz ungefährlich ist, muß die Indikation streng gestellt werden.

Prognose: Verschlüsse im Adduktorenkanal haben solange eine günstige Prognose, als sie weder aszendieren noch deszendieren.

Differentialdiagnose: Beim Oberschenkeltyp ist in erster Linie eine *Ischialgie* auszuschließen.

Das gleiche gilt für den Beckentyp. Hier ist auch an eine *Femoralisneuritis* und an *Koxarthrosen* zu denken. Beim peripheren Typ schließlich, d.h. bei Verschlüssen der Unterschenkel-, Fuß- und Zehenarterien, sind Verwechslungen mit *statischen Fußbeschwerden, Kalkaneussporn* und *Tibialis-anterior-Syndrom* möglich.

Therapie: Sie besteht einmal in der Ausschaltung aller exogenen Schädigungen und erfordert daher ein *absolutes Nikotinverbot*, bei Übergewicht eine kalorien-, fett- und kohlenhydratarme Diät sowie die Behandlung von Fettstoffwechselstörungen. Die Therapiebedürftigkeit eines Diabetes oder einer Hypertension versteht sich von selbst.

Diese Maßnahmen werden ergänzt durch ein Training zur Verbesserung des Kollateralkreislaufes, wie *Gehübungen* mit 60–90 Schritten je Minute, bis zu 2/3 der beschwerdefreien Gehstrecke. Am Ende des Wegs bleibt der Kranke 1 min stehen und wiederholt dann die Übung. Das tägliche Pensum umfaßt 3 mal 15 min. Daneben werden die von RATSCHOW angegebenen *Rollübungen* durchgeführt. Auf dem Rücken liegend, mit den Unterarmen abgestützt, die Beine senkrecht erhoben, sollten die Füße 40- bis 60 mal gekreiselt werden. Anschließend läßt der Kranke seine

Beine vom Tisch oder Sofa herabsinken und beobachtet die Venenfüllung. Auch diese Übungen werden 3 mal tgl. gemacht. Wechselbäder sind verboten, Übungen im warmen (nicht heißen!) Wasser dagegen erwünscht. Die Patienten sollten im Winter handgestrickte wollene Strümpfe und gefütterte Schuhe, bzw. wollene Fausthandschuhe tragen.

Die *medikamentöse Behandlung* ist bei einem Verschluß des Gefäßlumens von über 90% fragwürdig. Gewöhnlich nimmt nur die Hautdurchblutung zu – auf Kosten der Muskeldurchblutung. Bei entzündlichen Ursachen sind Breitbandantibiotika angezeigt, bei allergischen Angitiden Kortison in absteigender Dosierung. Eine Langzeittherapie mit Antikoagulantien kommt ebenfalls nur bei entzündlichen Angiopathien in Frage.

Bei Ruheschmerzen wird das Bein tief gelagert und locker in Watte eingepackt.

Die Möglichkeit, *operativ* einzugreifen, hängt von der Lokalisation des Verschlusses und vom Allgemeinzustand des Kranken ab. An den Extremitäten spielt die *Bypassoperation mit autologen Venen* heute eine große Rolle.

Besondere Sorgfalt erfordern *Nekrosen* und *Gangrän*. Beide werden trocken gehalten. Bei Infektionsgefahr ist die Abdeckung mit einem Breitbandantibiotikum notwendig. Amputationen sind selten geworden.

Zusammenfassung

Es gibt 3 Gruppen von arteriellen Verschlußkrankheiten: 1. Angioorganopathien (Beispiel: Arteriosklerose, Endangiitis obliterans), 2. Angioneuropathien (Beispiel: M. Raynaud), 3. Angiolopathien (Beispiel: diabetische Angiopathie). Die Endangiitis oliterans *Winiwarter-Buerger* ist hauptsächlich eine Krankheit jüngerer Männer. Sie unterscheidet sich klinisch nicht von arteriosklerotischen Verschlüssen. Vorzugslokalisation ist die distale A. femoralis (im Adduktorenkanal). *Leitsymptom* ist die Dysbasia intermittens, d.h. die Kranken müssen nach einer bestimmten Wegstrecke wegen starker krampfartiger Wadenschmerzen stehenbleiben, bis der Schmerz abklingt. Nach einigen Minuten können sie weitergehen. Durch Ausdehnung des Verschlusses nach kaudal und kranial verschlimmert sich das Leiden. Schließlich hören die Schmerzen auch bei Bettruhe nicht mehr auf. Im Endstadium droht die Nekrose der Gliedmaße, bei Diabetikern die feuchte Gangrän.
Therapie: Die medikamentöse Behandlung ist unsicher. Absolutes Rauchverbot. Krankengymnastische Übungsbehandlung: Gehübungen und Ratschow-Übungen. Bei Verschlimmerung: Bypassoperation mit körpereigenen Venen.

B) Venen

1. Krampfadern (Varizen) und oberflächliche Thrombophlebitiden

Ätiologie und Pathogenese: Varizen sind geschlängelte schlauch- oder sackartige Erweiterungen der Venenwand. Die Überdehnung der zirkulären elastischen Fasern vergrößert das Lumen und läßt die Klappen insuffizient werden, während die Überdehnung von Längsfasern die Schlängelung verursacht. *Primäre Varizen* entstehen auf dem Boden einer *ererbten Bindegewebsschwäche* oder durch einen *angeborenen Klappenmangel; sekundäre* infolge einer *Thrombose der tiefen Venen*, arterieller Erkrankungen oder Narben, die den Blutstrom in den tiefen Venen behindern. Begünstigend wirken: Schwangerschaft, große intraabdominale Tumoren, ungenügende Bewegung, namentlich vielstündiges Stehen, Übergewicht und Alter. Primäre Varizen finden sich zuweilen schon bei älteren Kindern. Thrombosierte tiefe Venen werden zwar in der Regel rekanalisiert, doch bleibt meistens eine Klappeninsuffizienz zurück. Dadurch wird das Blut in das oberflächliche Venennetz getrieben, das mehr und mehr varikös degeneriert.

Die tiefen Venen neigen kaum zur varikösen Entartung, denn sie sind in die sie stützende Muskulatur eingebettet. Anders verhält es sich mit den im lockeren subkutanen Bindegewebe verlaufenden oberflächlichen Blutadern. Auch die zahlreichen Verbindungen zwischen beiden, die Vv. communicantes, über die ein beträchtlicher Teil des Blutes aus den oberflächlichen in die tiefen Venen fließt, können sich an der varikösen Erweiterung beteiligen.

Das venöse Blut wird teils durch den arteriellen Druck, der sich durch das Kapillarnetz hindurch bis in die kleinen Venen fortpflanzt, teils durch die Saugkraft des Herzens sowie durch den Unterdruck im Thorax, v.a. aber durch das *„periphere Herz"*, d.h. durch die Tätigkeit der Beinmuskulatur, insbesondere durch die Muskeln des Unterschenkels und der Fußsohle, zum Herzen zurückbefördert. Klappeninsuffizienz verursacht eine Umkehr des Blutstromes beim stehenden Menschen. Es kommt zur *peripheren Stase* mit allen ihren Folgen: Ödeme, Hautverfärbungen, Ekzeme und Ulcera cruris.

Neben ausgesprochenen Krampfadern sieht man oft, vorzugsweise an den Oberschenkeln, sog. *Besenreiservarizen*, Erweiterungen dünner oberflächlicher Venen. Sie kommen nicht selten auch allein vor, haben jedoch nur kosmetische Bedeutung. Während einer Gravidität nehmen sie wie auch andere Varizen gewöhnlich zu, sind jedoch rückbildungsfähig.

Ungefähr 15% aller Menschen in zivilisierten Ländern haben Krampfadern. Frauen erkranken 3 mal so oft wie Männer.

Klinik: Hauptsächlich ist das Einzugsgebiet der V. saphena magna betroffen, in schweren Fällen auch das der V. saphena parva. Es gibt alle Übergänge zwischen Erweiterung und Schlängelung eines kurzen Venenabschnittes und ausgedehnten Konvoluten, die sich über beide Beine ausbreiten. In ihrer Umgebung bilden sich durch Blutaustritt braune bis braunschwarze *Pigmentationen.* Predilektionsstellen sind die distalen Hälften der Unterschenkel, namentlich die Knöchelgegend und der Rückfuß. Durch Stauung kommt es zu *Ödemen,* die gegen Abend zunehmen und über Nacht oder nach Hochlagerung der Beine wieder verschwinden. Ein kräftiger Fingerdruck hinterläßt tiefe Dellen. Die aus der Behinderung des venösen Kreislaufes folgende Mangelernährung der Gewebe (O_2-Mangel, hoher CO_2-Gehalt) führt zu juckenden *Ekzemen, Hautatrophien* und schließlich durch Infektion (Kratzen) zu *Beingeschwüren* mit schlechter Heilungstendenz. Nach SIGG entstehen 40% der Ulzera durch Varizen und 60% durch *Thrombosen der tiefen Venen und Thrombophlebitiden.* Häufigste Lokalisation des Ulcus cruris ist die Innenseite des distalen Unterschenkels. Während oberflächliche Thrombosen und Thrombophlebitiden in der Regel harmlos sind, können tiefe durch *Embolien* das Leben gefährden. Blande Thrombosen sind, da hierbei die Thromben relativ locker sitzen, sogar noch gefährlicher als bakteriell infizierte. Neben der Varikosis finden sich als Zeichen einer konstitutionellen Bindegewebsschwäche häufig Hämorrhoiden, Varikozelen, schlaffe Gelenke, Plattfüße, Hernien und Enteroptosen. Während der Schwangerschaft treten zuweilen Vulva- und Scheidenvarizen auf.

Klinik: Die Kranken klagen über ein Gefühl der Schwere in den Beinen und nächtliche Beinkrämpfe.

Eine Klappeninsuffizienz wird durch die Versuche nach *Trendelenburg* und *Perthes* demonstriert.

Beim *Trendelenburgschen Versuch* läßt der liegende Patient zunächst durch senkrechtes Erheben des Beines die Varizen leerlaufen. Danach wird die leere Femoralvene proximal durch Fingerdruck komprimiert, und der Kranke steht auf. Füllen sich die Varizen nach Aufhören der Stauung von *oben* her, so ist der Versuch positiv: Der Blutstrom in den Varizen ist rückläufig.

Wichtiger noch im Hinblick auf die Therapie ist der *Versuch nach* PERTHES, da er Hinweise auf die gute oder mangelhafte Funktion der Vv. communicantes gibt: Oberhalb der Varizen legt man am Ober- oder Unterschenkel eine Esmarchsche Binde an, gerade fest genug, um den Blutstrom in den oberflächlichen Venen zu unterdrücken. Entleeren sich die Varizen beim Umhergehen, so ist der Abfluß über die tiefen Venen wahrscheinlich ungestört. Genaue Aufschlüsse über den Zustand der tiefen Venen gibt die *Phlebographie.*

Oberflächliche Thrombophlebitiden kommen als Begleiterscheinungen eines variköses Symptomenkomplexes vor.

Therapie: Varizengefährdete sollten eine rechtzeitige *Prophylaxe* durchführen. Dazu gehören: Varizen- und Atemübungen, Vermeiden von Berufen, die vielstündiges Stehen erfordern, Spazierengehen, Radfahren und Kompressionsstrümpfe während der Schwangerschaft. Die Varizenübungen sollten mindestens 3 mal am Tage gemacht werden. Dazu legt sich der Kranke auf den Rücken und führt mit senkrecht erhobenen Beinen kräftige Radfahrbewegungen aus.

Medikamente bringen i. allg. nur geringe Erfolge. Roßkastanienextrakte verbessern den Venentonus.

Die aussichtsreichste Behandlung auch schwerer Varizen ist in der Hand des Geübten die *Verödung.* Dazu werden Mittel benutzt, die durch eine milde Intimaentzündung einen dauernden Verschluß durch Verklebung der Venenwand herbeiführen. SIGG empfiehlt in erster Linie das 4-, 8- oder 12% ige *Variglobin* (jeweils 0,5 cm³ pro Injektion, 5–10 Injektionen in 1 Sitzung, je 1 Sitzung wöchentlich). Auch das Äthoxysklerol hat sich bewährt. Schwellungen, die auf eine Insuffizienz der Vv. communicantes hinweisen, müssen vor Beginn der Injektionstherapie durch Kompressionsverbände beseitigt werden. Nach jeder Sitzung wird das Bein mit einer Dauerbinde gewickelt. Ein Gummistrumpf genügt dazu nicht. Bettruhe ist schädlich; im Gegenteil: Der Kranke soll umhergehen. Die bei sehr voluminösen Varizen manchmal nach der Injektion zurückbleibenden intravasalen Blutgerinnsel werden durch *Stichinzisionen* entfernt. Nach Beendigung der Injektionstherapie muß der Kompressionsverband noch mindestens einen Monat lang getragen werden; evtl. kann man ihn nach 14 Tagen durch Gummistrümpfe ersetzen. Erst wenn das Bein nicht mehr anschwillt, darf man den Gummistrumpf weglassen.

Auch Besenreiservarizen lassen sich veröden.

Ekzeme werden mit Kortikoidcremes oder Salben behandelt. Bei starkem Juckreiz verordnet man zusätzlich für die Nacht ein Antihistaminikum.

Beingeschwüre heilen am schnellsten unter einem fest gewickelten Kompressionsverband, dessen Wirksamkeit durch Schaumgummieinlagen gesteigert werden kann. Das Ulkus selbst wird nur mit einem sich leicht lösenden Verbandstreifen bedeckt. Nachts entfernt man die Kompresse. Gleichzeitige Varizenverödung beschleunigt die Heilung.

Eine *operative Behandlung* ist nur relativ selten erforderlich. Am schonendsten ist die vollständige Präparation aller Varizenstränge einschließlich der Unterbindung der Vv. communicantes. Weniger schonend, aber ebenso erfolgreich ist das sog. „Stripping", bei dem die Varizen subkutan herausgerissen werden. Die wirksamste Behandlung oberflächlicher Thrombophlebitiden im Zusammenhang mit einem varikösen Symptomenkomplex ist die Operation.

Zusammenfassung

Man unterscheidet primäre und sekundäre Krampfadern. Primäre Varizen entstehen auf dem Boden einer ererbten Bindegewebsschwäche, sekundäre sind Folgen einer tiefen Venenthrombose. Ausgedehnte Krampfadern führen über Stauungen zu Beinödemen und infolge Minderdurchblutung zu krampfartigen Beinschmerzen, Stauungsdermatosen und Ulcera cruris.

Therapie: Die meisten Varizen lassen sich veröden. Operationen bleiben auf schwere Veränderungen beschränkt.

2. Thrombose, Embolie und postthrombotisches Syndrom

a) Oberflächliche und tiefe Venenthrombosen

Ätiologie und Pathogenese: VIRCHOW hat für die Entstehung einer Thrombose 3 Ursachen genannt:

1. *Blutstromverlangsamung,*
2. *Gefäßwandschädigung,*
3. *Änderung der Blutbeschaffenheit.*

Die wichtigste Ursache ist die Gefäßwandschädigung. Sie beginnt vorzugsweise in der Intima venöser Kapillaren in oder in Nachbarschaft einer Venenklappe, wo eine Blutstromverlangsamung sich am ehesten bemerkbar macht. Schon geringe *Endothelläsionen* führen unter bestimmten Umständen zum Haften von Blutplättchen, namentlich an den unteren Extremitäten, deren Zirkulation ohnehin meist verlangsamt ist. Daher die Häufigkeit von *Varizen,* die ihrerseits wieder durch den fehlenden Klappenverschluß und die dadurch bedingte Stase Intimaschädigungen begünstigen. In der Tat entstehen die meisten Thrombosen bei Patienten mit einer Varikosis, die z. B. nach Operationen, längere Zeit bettlägerig sind. Aber auch ohne Varizen kann stundenlanges Liegen auf dem Operationstisch mit entspannter Muskulatur allein genügen, um durch Druck eine Intimaläsion zu erzeugen. Dazu kommen die durch Narkose, Operation, Infektionen und Verletzungen anfallenden toxischen Produkte, die vorhandene Schäden der Venenwand vergrößern, sowie der Operations- oder Verletzungsschock, der zu einer ausgedehnten Erweiterung peripherer Gefäßgebiete führt.

Tiefe Thrombosen entwickeln sich besonders häufig nach Bauchoperationen. In der Orthopädie stehen Eingriffe am Becken und an der Lendenwirbelsäule an erster Stelle. Aber auch eine banale Zehenoperation ist nicht ganz ohne Risiko. Schon bei Kindern werden in Ausnahmefällen tiefe Thrombosen beobachtet. Sie nehmen mit dem Alter zu. Die eigentliche Gefährdung beginnt mit 25 Jahren. Ihr Maximum liegt bei 60–70 Jahren. Frauen sind besonders während der Schwangerschaft und nach der Geburt

exponiert. Auch die Einnahme der „Pille" verstärkt das Risiko. Weitere Gefährdungen ergeben sich aus Herz- und Kreislaufkrankheiten bei Lähmungen und namentlich bei *Übergewicht.* Übergewichtige leiden viel häufiger als magere Menschen an Beinödemen und Varizen. Tödliche Embolien treten bei ihnen doppelt so oft auf wie bei Normalgewichtigen. Schließlich ist eine *familiäre Neigung* zu Thrombosen nicht zu verkennen. Die Änderung der Blutbeschaffenheit spielt die geringste Rolle für die Thromboseentstehung. Selbst ein erhöhtes Gerinnungspotential bedeutet solange keine Gefährdung, wie Gefäßwandschädigungen und Blutstromverlangsamung fehlen.

Pathologische Anatomie: Im verlangsamten Blutstrom schwimmen die zelligen Elemente in Nähe der Gefäßwand. Aus den geschädigten Intimazellen austretende Gewebsthrombokinase veranlaßt die „visköse Metamorphose" der Thrombozyten. Sie werden klebrig, haften an der Intima und verbinden sich untereinander zu groben Balken, zwischen denen sich Fibrinfäden ausspannen. Weiße Blutkörperchen umhüllen die Balken. Erythrozyten bleiben im Fibrinnetz hängen. Der junge Thrombus wird von der Gefäßwand aus organisiert, während er innerhalb des Lumens noch flottiert. Er kann das Gefäßrohr verstopfen. Teile können abgerissen und in die Lunge verschleppt werden. Inzwischen beginnt die *Rekanalisierung.* Aber selbst, wenn die Vene wieder völlig durchgängig wird, bleibt der betroffene Gefäßabschnitt starr mit funktionsuntüchtigen Klappen, denn diese vermögen sich nicht zu regenerieren. Übrigens kommt es nicht in jedem Falle zu einer Rekanalisation. Beim Heben von Lasten kann der vermehrte intravenöse Druck zu einer plötzlichen Öffnung bisher verschlossener Vv. communicantes führen. Die Überdehnung der Hautvenen verursacht kranzförmige Erweiterungen (Corona phlebectatica) mit Neigung zu Ulzerationen. Die Folgen einer ausgedehnten tiefen Venenthrombose werden erst nach einigen Jahren sichtbar.

Klinik: *Oberflächliche Thrombosen* entstehen vorwiegend bei Menschen, die an Varizen leiden. Kranial oder kaudal von ihnen bildet sich ein harter, druckempfindlicher Strang, der einer Hautvene entspricht. Die darüber liegende Haut ist etwas gerötet und infiltriert. In schweren Fällen kann die Entzündung dem Gefäß in ganzer Ausdehnung folgen, oft begleitet von Temperaturerhöhung oder leichtem Fieber. Daß es sich nicht um ein infektiös-eitriges Geschehen handelt, zeigt sich bei der Ausräumung des Thrombus durch eine kleine Stichinzision. Während oberflächliche Thrombosen höchst selten durch eine Embolie das Leben gefährden, verhalten sich *tiefe Thrombosen* unberechenbar. Da sie anfangs wenig oder keine Beschwerden machen, werden sie – nach Autopsiestatistiken – in der Hälfte der Fälle übersehen, so daß die u. U. tödliche *Lungenembolie* der einzige klinische Hinweis ist. In der Tat sind Symptome von seiten einer tiefen Thrombose erst zu erwarten, wenn Verwachsungen mit der Venenwand eine Gefäßreizung auslösen. Erst dann kommt es zu Schmerzen, Schwellung und Fieber. Trotzdem lassen sich bei sorgfältiger Beobachtung aller operierten Patienten zuweilen gewisse *Hinweise auf eine sich entwickelnde tiefe Thrombose* finden, auch wenn die Kranken nicht über Beinschmerzen klagen. Schon bei einer geringen Zunahme des Wadenumfangs sollte man Verdacht schöpfen. Leichte Temperaturerhöhungen, für die es sonst keine Erklärung gibt, oder ein „sattelförmiges Ansteigen des Pulses" bei normaler Temperatur müssen ihn verstärken. Nahezu eindeutige Hinweise sind *Druckpunkte im Verlauf der tiefen Venen:* Die Vv. plantares in der Fußsohle, die Vv. tibiales in der Wade, die V. poplitea in der Kniekehle und die V. femoralis im Adduktorenkanal. Am häufigsten ist der Druckschmerz in der Wade und im Adduktorenkanal. Auch der Schmerz beim Hin- und Herpendeln der Wade (Ballotement) muß hier genannt werden, ebenso der Beinschmerz beim Husten und der Wadenschmerz beim Gehen. Als besonders nützlich für die Früherkennung hat sich das *Zeichen nach Lowenberg* erwiesen: Dazu legt man an beiden Beinen Blutdruckmanschetten an und bläst sie auf. Am gesunden Bein werden gewöhnlich Drucke von 180–200 mm Hg ohne nennenswerte Beschwerden vertragen; am kranken Bein kommt es dagegen schon bei Werten unter 150 oder gar unter 100 mm Hg zu starken Schmerzen. In Zweifels-

fällen wird eine *Phlebographie* die Situation klären.

Zur Frühdiagnose bei Risikopatienten eignet sich der *Radiofibrinogentest* mit J^{125}-markiertem Fibrinogen. 24 h vorher blockiert man die Schilddrüse mit Natriumjodid. J^{125} wird in den Thrombus eingebaut und kann 4 h nach der I.v.-Injektion von 100 µCi mit einem Handscanner über der Extremität quantitativ bestimmt werden. Der über dem Herzen ermittelte Wert wird dabei als 100% betrachtet. Beckenvenenthrombosen lassen sich mit dem Jodfibrinogentest allerdings nur beschränkt erfassen, da die Nähe der radioaktiven Urin enthaltenden Blase stört.

Für *ältere Thromben* eignet sich die *Doppler-Sonographie.* Der über der Vene aufgesetzte Transduktor enthält 2 Kristalle. Der eine sendet den Schall, der andere empfängt die aus den verstopften oder durchgängigen Venen ausgehenden Echos mit unterschiedlicher Frequenz.

Das Verfahren ist unkompliziert und eignet sich besonders bei Okklusionen der Iliakal-, Femoral- und Poplitealvenen. Der Test kann jedoch bei frischen unvollkommenen Verschlüssen negativ ausfallen. Er versagt bei den Wadenvenen und den Zuflüssen zur V. femoris profunda und zu den Vv. iliacae internae, weil die Thromben in diesen Venen das Lumen nur zu einem kleinen Teil einengen.

Die gleichen Schwächen weist die *Impedanzplethysmographie* auf. Hochsitzende Thromben verursachen eine Verlangsamung des venösen Rückstroms aus dem Unterschenkel. Dadurch kommt es zu Impedanz- oder elektrischen Widerstandsänderungen. Praktisch geht man so vor: Man legt eine Druckmanschette über den mittleren Oberschenkel und mißt mit einem Impedanzplethysmographen die durch die Rückstauung bedingten Veränderungen der elektrischen Leitfähigkeit (im Vergleich mit der gesunden Seite).

Die *Phlebographie* (mit Bildwandler und Monitor) erlaubt eine zuverlässige Aussage sowohl bei kompletten als auch partiellen Venenverschlüssen. Allerdings benötigt man größere Kontrastmittelmengen, die in eine Fußvene injiziert werden. Die Thromben erscheinen entweder als Füllungsdefekte oder als vom Kontrastmittel umspülte „Inseln".

Eine Weiterentwicklung ist die *aszendierende funktionelle Kinephlebographie,* die jedoch einen großen Aufwand erfordert. Mit ihr läßt sich auch die Funktion der Venenklappen untersuchen.

Differentialdiagnose: Die druckempfindliche Wade läßt v. a. den Orthopäden an Myogelosen denken. Unter Dorsalflexion des Fußes verschwindet jedoch der Druckschmerz bei Muskelhärten, während er bei einer tiefen Thrombose bestehen bleibt *(Bragardsches Zeichen).* Ödeme bei Herz- und Niereninsuffizienz sind stets doppelseitig; die Schwellung bei einer tiefen Thrombose ist in der Regel unilateral. Auch statische Ödeme können einseitig sein.

Prognose: Bei Früherkennung einer tiefen Thrombose kann die sofortige fibrinolytische Behandlung schwere Schäden (Embolie, postthrombotisches Syndrom) abwenden oder doch erheblich verringern.

Prophylaxe: Bei Operationen mit erhöhtem Thrombose- und Embolierisiko, namentlich bei Patienten, die bereits einmal eine tiefe Venenthrombose hatten, ist eine Prophylaxe mit *Dextran 70* oder *Heparin in niedriger Dosierung* (s.c. oder i.v.) anzuraten. Dextran (je 500 ml i.v. am Ende der Operation sowie am 1. und 2. postoperativen Tag) verhütet zwar – wie der Radiofibrinogentest beweist – nicht die Entstehung von Thromben, schützt aber, wenn auch nicht 100% ig, vor einer Lungenembolie. Heparin (Liquemin) kann das Auftreten tiefer Thrombosen verhindern. Nach einem gebräuchlichen Schema gibt man 2 h vor der Operation 5000 Einheiten Ca-Heparin s.c. und wiederholt die Dosis alle 8 bis 12 h bis zu 7 Tagen nach dem Eingriff. Nachteile des Dextrans sind gelegentliche anaphylaktische Reaktionen. Bei Kranken mit niedriger Antiheparinaktivität im Blut können sich per- oder postoperativ störende oder sogar gefährliche Blutungen einstellen, die der generellen Einführung der Heparinprophylaxe bisher im Wege standen.

Da die meisten Thrombosen in den tiefen Wadenvenen entstehen, hat man erfolgreich versucht, die Strömungsgeschwindigkeit des Venenblutes, die sich bei Beginn einer Allgemeinnarkose um 50% verringert, zu verbessern. Dazu gibt es 2 peroperative Möglichkeiten: 1. aktiv, durch *elektrische Stimulation der Wadenmuskeln*, oder 2. passiv, durch *intermittierende Wadenkompressionen mit Hilfe pneumatischer Gamaschen*. Für Patienten mit hohem Risiko sind diese Verfahren freilich ungeeignet.

Therapie: *Oberflächliche Thrombosen* werden mit *Kompressionsverbänden* und *Butazolidin* (600 mg tgl.) behandelt. Man kann für Unterschenkel und Fuß einen Zinkleimverband, für den Oberschenkel einen Elastoplastverband (mit einem in Höhe der Mohrenheimschen Grube eingeschobenen Tupfer) und für das Knie eine elastische Binde verordnen und den

Kranken damit fleißig herumgehen lassen. Beschränkt man sich auf elastische Binden, so müssen die Touren entsprechend gewickelt werden, d.h. um Fuß und Knöchel ringförmig, oberhalb davon immer höher greifend kreuzförmig, um die Wade „hochzubinden". Knapp oberhalb des Knies werden die Touren erneut ringförmig. Eine Handbreit höher wickelt man jedoch schon wieder kreuzweise und endet mit einer Ringtour. Die Binden müssen gleichmäßig und fest angezogen werden, um die Venen zu komprimieren, dürfen andererseits jedoch nicht den Arterienpuls unterdrücken.

Die gleiche Behandlung genügt bei Patienten mit tiefen Thrombosen unterhalb des Knies. *Bettruhe* ist nur bei Kranken mit einer Femoralis- oder Beckenvenenthrombose angezeigt und selbstverständlich bei allen jenen, die bereits eine Embolie hatten.

Eine *fibrinolytische Therapie* mit hohen Dosen von *Streptokinase* verspricht nur in den ersten 5 Tagen einen Erfolg, solange der Thrombus noch nicht organisiert ist. Unter optimalen Verhältnissen ist eine Restitutio ad integrum möglich. Da in den meisten Fällen die tiefe Thrombose zu spät erkannt wird, sind die Ergebnisse leider oft weniger günstig. Eine Ausnahme machen lediglich jene Thrombosen, die sich auf den Unterschenkel beschränken.

Unter den *Antikoagulanzien* steht *Heparin* an erster Stelle. Heparin verhindert das weitere Wachstum eines Thrombus. Es ist außerdem sofort wirksam und bedarf keiner Gerinnungskontrolle. Bei Blutungen injiziert man 5–10 ml *Protaminsulfat*, das die gerinnungshemmende Wirkung des Heparins sofort aufhebt. *Cumarinderivate* haben eine Anlaufzeit von einigen Stunden bis zu 1,5 Tagen. Allein aus diesem Grunde ist es erforderlich, mit Heparin (z.B. Liquemin 25000 USP-E i.v.) zu beginnen. Die Therapie mit Cumarinderivaten ist nicht ohne eine genaue *Prothrombinkontrolle* möglich. Sinkt der Prothrombinspiegel unter 15%, so kommt es zur hämorrhagischen Diathese. Der günstigste Wert liegt zwischen 15 und 25%. Als Antidot steht *Konakion* (Vitamin K) zur Verfügung. Bei schweren Blutungen sind *Bluttransfusionen* unerläßlich. Dennoch treten gelegentlich ernsthafte Zwischenfälle auf (Blutungen in das Gehirn, in den Darm, die Lunge, Niere usw.).

In etwa 40% der Fälle sind Antikoagulanzien *kontraindiziert* (Alter von über 60 Jahren, Hypertension, schwere Nieren- und Leberinsuffizienz, Schwangerschaft etc.).

Auch unter der Behandlung mit Antikoagulanzien sind *komprimierende Verbände* nicht zu entbehren.

Die Dauer der Antikoagulanzientherapie beträgt je nach Schwere des Falles 3–6 Wochen. Wegen der Möglichkeit von Zwischenfällen müssen die Kranken klinisch behandelt werden. In geeigneten Fällen kann der Thrombus innerhalb der ersten 10 Tage durch eine *Thrombektomie* entfernt werden. Anschließend erhalten die Patienten einen Kompressionsverband, mit dem sie nach 1–2 Tagen umhergehen.

b) Postthrombotisches Syndrom

Die *Ursachen* des postthrombotischen Syndroms wurden bereits geschildert.

Klinik: Die Beschwerden und objektiven Zeichen entwickeln sich langsam. Die *Latenzzeit* beträgt 1–2 Jahre. Die Kranken klagen über Beinschmerzen sowie über ein Gefühl der Schwere und des Absackens der Blutsäule beim Aufstehen. Die anfängliche leichte Schwellung nimmt mehr und mehr zu; sie wird auch derber. Weitere Folgen sind: Stauungsdermatosen, sekundäre Varizen und Ulzerationen mit Vorzugssitz in der Umgebung des Innenknöchels. Allein die *Phlebographie* vermittelt ein klares Bild vom Umfang der Schädigung durch die tiefe Venenthrombose.

Therapie: Man behandelt mit *Kompressionsverbänden*. Wichtig ist: daß die Kranken viel umhergehen, längeres Stehen vermeiden und beim Sitzen und Liegen die Beine etwas über Herzhöhe lagern. Oberflächliche Ulzera schließen sich ohne besondere Therapie unter dem Verband.

Zusammenfassung

Hauptursache der Thrombose ist die Endothelläsion in Verbindung mit einer Blutstromverlangsamung. Begünstigende Faktoren sind Übergewicht, die „Pille" und eine familiäre Neigung zu Thrombosen. Oberflächliche Thrombosen setzen Varizen voraus. Der thrombosierte Strang ist derb und druckempfindlich, die Haut darüber etwas gerötet und infiltriert. Die Prognose ist günstig. Tiefe Thrombosen sind häufig schwer zu erkennen. Oft ist die Lungenembolie erstes Zeichen. Hinweise zur Früherkennung sind: einseitige Vergrößerung des Waden- und Knöchelumfangs, Druckpunkte in der Wade und in der Adduktorenloge, das positive Zeichen nach *Lowenberg*. Eventuelle Abklärung durch eine Phlebographie. Früherkennung bei Risikopatienten durch den Radiofibrinogentest. Beschwerden (Hustenschmerz im Bein, Wadenschmerzen beim Gehen, Gefühl der Beinschwere) treten erst mit beginnender Organisation des Thrombus auf. Gefahren: Lungenembolie und postthrombotisches Syndrom.

Obwohl die meisten organisierten tiefen Thromben sich rekanalisieren, entsteht ein starrer Gefäßabschnitt mit verkümmerten Klappen, in dem der Blutstrom retrograd verläuft. Die Folgen sind – nach einer Latenzzeit von 1–2 Jahren –: zunehmende, allmählich derber werdende Beinschwellungen, Stauungsdermatosen, sekundäre Varizen und Ulzerationen.

Therapie: Bei oberflächlichen und tiefen Thrombosen, die sich auf den Unterschenkel beschränken: Kompressionsverbände und Butazolidin, bei tiefen Thrombosen der V. femoralis und der Beckenvenen: strenge Bettruhe, Kompressionsverbände, (stationäre) Antikoagulanzienbehandlung. In den ersten 5 Tagen ist eine fibrinolytische Therapie erfolgversprechend. Auch für das postthrombotische Syndrom eignen sich Kompressionsverbände, die allerdings oft monatelang getragen werden müssen.

XVII. Sudeck-Syndrom

Definition: Das Sudeck-Syndrom ist eine ätiologisch ungeklärte (reaktive) *Zweitkrankheit* nach Verletzungen, Nervenläsionen und Operationen. Die zunächst akute, später chronische Entzündung betrifft vorwiegend die peripheren Extremitätenabschnitte. Voraussetzung ist eine individuelle vegetative Reaktionsbereitschaft. Das exsudative Stadium geht nach einigen Monaten, wenn es nicht zu einer Restitution kommt, in die produktive (dystrophische) Phase über, die mit einer Defektheilung endet. Die Knochenveränderungen sind nur Teil des Krankheitsprozesses.

Ätiologie und Pathogenese: Die 1900 von *Sudeck* beschriebene „akute entzündliche Knochenatrophie" wird heute von den meisten Autoren nicht mehr als Entgleisung eines physiologischen Umbaus, sondern als ein von vornherein krankhaftes Geschehen, als eine Zweitkrankheit, betrachtet.
Die *Ursachen* sind weitgehend unbekannt. Hauptanlässe sind: Traumen aller Art (von schweren Knochenbrüchen bis zu geringfügigen Distorsionen), Operationen (z. B. einer Dupuytrenschen Kontraktur) und Nervenläsionen (Neuritiden, Kausalgien, Lähmungen). Voraussetzung ist offenbar eine *individuelle vegetative Reaktionsbereitschaft.*

Pathologische Anatomie: Der „Sudeck" betrifft alle Gewebe, nicht nur den Knochen. Man unterscheidet 2 Stadien:
1. Die *akute Phase* ist durch eine Peristase mit Ödem gekennzeichnet. Durch vaskuläre und osteoklastische Resorption erweitern sich die Markräume. Das Fett des Knochenmarkes wird teilweise durch ein Granulationsgewebe ersetzt, das trotz Neubildung von (meist unverkalkt bleibendem) Osteoid das Bild beherrscht. Da die Spongiosa erheblich blutreicher ist als Kompakta und Kortikalis, stehen die Spongiosaveränderungen im Vordergrund. Der Knochenabbau geschieht entweder multizentrisch oder (seltener) diffus. Gewinnt nach einiger Zeit der Knochenabbau die Oberhand, so erfolgt eine restitutio ad integrum. In anderen Fällen gelangt die Erkrankung in das chronische Stadium, aus dem heraus nur noch eine Defektheilung möglich ist.
2. Die *chronische Phase* zeichnet sich durch eine Verdünnung sämtlicher Strukturen 1. Ordnung (Kortikalis, Kompakta, Spongiosa) aus. Sowohl das Granulationsgewebe als auch das neugebildete Osteoid verschwinden allmählich. An ihre Stelle treten Exsudat, Rundzellinfiltrate, v. a. aber im Übermaß produzierte Kapillaren, in denen das Blut nicht mehr zirkuliert und deren große wandständige Zellen das Osteoid zerstören. Das Fettmark nimmt wieder zu.
Gleichzeitig wird das Weichteilödem von einem zur Schrumpfung neigenden Bindegewebe abgelöst. Es findet sich nicht nur in der Subkutis sondern auch in der Muskulatur. Ganze Muskelbündel verlieren ihre Querstreifung und zerfallen schollig. Ähnlich entwickelt sich in den betroffenen Gelenken ein den Knorpel überziehender und zerstörender Pannus. Infolge Schrumpfung von Gelenkkapseln und -bändern nimmt die Beweglichkeit mehr und mehr ab.

Klinik: Das akute Stadium ist charakterisiert durch starke „brennende" Spontanschmerzen, Überwärmung und livide Verfärbung der Haut, teigige Schwellung der Weichteile und Bewegungseinschränkungen der Gelenke. Weichteile und Knochen sind äußerst druckempfindlich.
Beim Übergang in die chronische (dystrophische) Phase nehmen die quälenden Spontanschmerzen allmählich ab, während der Bewegungs- und namentlich der Belastungsschmerz andauert. Die verdünnte Haut wird kühl und grau. Die darunter gelegenen Weichteile fühlen

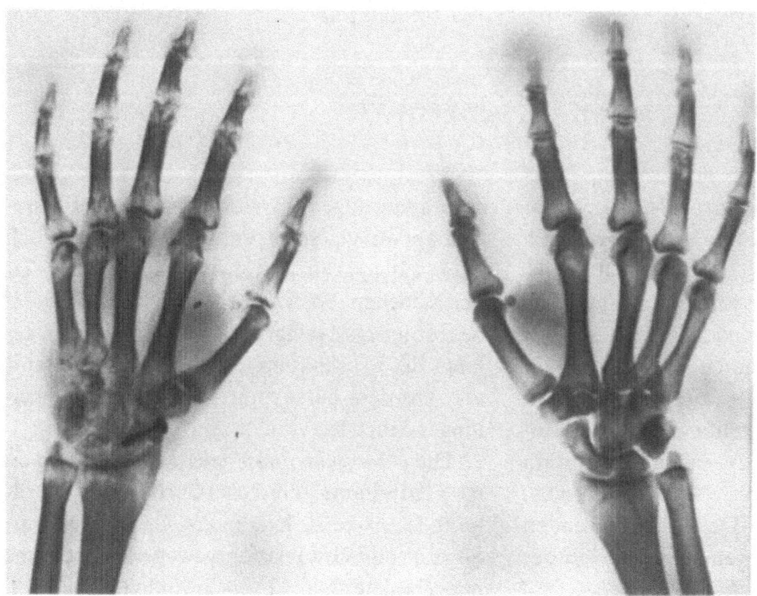

Abb. 59. E. Reiner, 26 Jahre. Akutes *Sudeck-Syndrom*, entstanden durch Lähmung der 3 großen Armnerven nach (auswärtiger) Naviculare-Pseudarthrosen-Operation der linken Hand unter Blutleere. Fleckige Atrophie der Handwurzelknochen, der Basen und Köpfchen der Metacarpalia und Phalangen

sich derb an. Die Extremitätenbehaarung in den erkrankten Gebieten verschwindet; die Schweiß- und Talgsekretion hört auf. Die Nägel werden gelblich und zeigen Längsrillen. Die Muskulatur atrophiert, und die Gelenke versteifen, wenn auch meist ein geringer Bewegungsrest bestehenbleibt.

Der *Verlauf* ist unterschiedlich. Die akute Phase dauert zwischen 2 und 4 Monaten, in besonders günstigen Fällen 6 Wochen. Die Knochenveränderungen folgen den klinischen im Abstand von einigen Wochen. Der oft unmerkliche Übergang in die dystrophische Phase tritt frühestens nach 6 Wochen, spätestens nach 4 Monaten ein.

Röntgenbefund: Erste Zeichen sind Aufhellungen der Epiphysenfugennarben des Hand- und Fußskeletts sowie der ihnen benachbarten Unterarm- und Unterschenkelknochen, der Spongiosa von Hand- und Fußwurzelknochen, der Epiphysen der Metacarpalia, Metatarsalia und Phalangen. Die reichlich mit Blut versorgte Spongiosa ist stärker betroffen als die Kompakta und Kortikalis. Stets sind die Veränderungen peripher eindrucksvoller als in den proximalen Extremitätenabschnitten. Das gilt auch bei Frakturen von Femur oder Humerus. Da der Umbau in der subchondralen Spongiosa beginnt, wird die Gelenkkontur schärfer. Durch multizentrischen Knochenabbau entsteht die *fleckige Entschattung* (Abb. 59). Sie ist am deutlichsten in den spongiosareichen Knochen von Hand- und Fußwurzel ausgeprägt. Fast gleichzeitig mit den ersten klinischen Symptomen lassen sich im *Szintigramm* (mit ^{99m}Tc) vermehrte Aktivitäten nachweisen.

Mit dem Übergang in das chronische Stadium wird die zunehmende Porosierung auch in der Kompakta und Kortikalis deutlich. Die Rinde verdünnt sich und scheint in einzelne Lamellen zerlegt. Die fleckige Entschattung macht (durch Verstärkung der statisch besonders beanspruchten, bei partiellem Abbau der übrigen Trabekel) einer *hypertrophischen Atrophie* Platz. Die Gelenkspalten verschmälern sich.

Differentialdiagnose: Die hypertrophische Atrophie beim ausgeheilten chronischen Sudeck unterscheidet sich nicht von der bei *Osteo-*

porose, Inaktivität oder nach *entzündlichen Knochen- und Gelenkerkrankungen* (Tuberkulose).

Prognose: Sie ist mit einiger Vorsicht zu stellen, namentlich bei vegetativ-labilen, inaktiven und durch ihre wochenlang anhaltenden quälenden Schmerzen verstörten Patienten. In etwa 2/3 der Fälle darf man mit einer vollständigen Wiederherstellung rechnen. Eine echte Prophylaxe gibt es nicht, höchstens eine Verschlimmerungsprophylaxe.

Therapie: Besser als ein Gipsverband ist bei Frakturen die stabile Osteosynthese, die eine sofortige Übungsbehandlung erlaubt. Alle Maßnahmen, die zusätzlich Schmerzen verursachen (z. B. Massagen), sollten unterbleiben.
Im akuten Stadium verordnet man *Thyreocalcitonin* (1 Woche lang täglich 160 MRC-Einheiten i.m., anschließend 1mal wöchentlich die gleiche Dosis über 3 Wochen). Schon am Ende der ersten Woche wird gewöhnlich eine Besserung sichtbar.
Sobald es die Schmerzen gestatten, beginnt man mit der *aktiven Übungsbehandlung*. Nicht nur mit Knetmasse und Gummibällchen, die der Kranke ständig bei sich trägt, auch durch beschäftigungstherapeutische Maßnahmen läßt sich die Restitution an den oberen Gliedmaßen beschleunigen. Für die Hände haben sich aktive Übungen im warmen (nicht heißen!) Wasser oder Sand als nützlich erwiesen, während für das Bein das eifrige Herumgehen im Zinkleimverband die beste Therapie darstellt. Ist keine Belastung möglich, so wird sie durch eine konsequente Gymnastik ersetzt. Bei kalter Witterung sollten die Hände durch Wollhandschuhe (Fäustlinge), die Füße durch gefüttertes Schuhwerk geschützt werden.
Im chronischen Stadium sind *intraartikuläre Kortikoidinjektionen* erforderlich, um die Bindegewebsbildung zu reduzieren.

Zusammenfassung

Über die Ursachen des Sudeck-Syndroms gibt es bisher nur Vermutungen. Es entwickelt sich vorwiegend nach Traumen (auch nach Bagatellverletzungen), nach Operationen (z. B. einer Duputytrenschen Kontraktur) und nach Nervenläsionen. Voraussetzung ist offenbar eine individuelle vegetative Reaktionsbereitschaft. Pathologisch-anatomisch und klinisch unterscheidet man ein akutes und ein chronisches Stadium. Die akute Phase ist durch Peristase mit Ödem gekennzeichnet. Multizentrischer Knochenabbau durch Granulationsgewebe. Im chronischen Stadium wird das neugebildete Osteoid wieder zerstört. Bei Ausgang in Defektheilung resultiert eine hypertrophische Atrophie. Leitsymptome eines akuten Sudeck sind: starke Spontanschmerzen, teigige Schwellung der Haut und der darunter liegenden Weichteile, livide Verfärbung, Überwärmung der Haut und Bewegungseinschränkungen. Bei Übergang in das chronische Stadium – etwa bei 1/3 aller Kranken – wird die Haut grau und kühl, die Muskulatur atrophiert, und die Gelenke versteifen. Fast gleichzeitig mit den ersten Symptomen lassen sich im Szintigramm (^{99m}Tc) vermehrte Aktivitäten nachweisen. Röntgenologische Veränderungen (fleckige Entschattung im Stadium I, hypertrophische Atrophie im Stadium II) folgen den klinischen im Abstand von einigen Wochen.

Therapie: Im akuten Stadium: Tyreocalcitonin und aktive Übungsbehandlung; Beschäftigungstherapie für die oberen Extremitäten, Zinkleimverbände für Unterschenkel und Fuß, mit denen die Kranken fleißig umhergehen sollen. Im chronischen Stadium sind zur Reduktion des schrumpfenden Bindegewebes intraartikuläre Kortikoidinjektionen erforderlich.

XVIII. Klippel-Trenaunay-Weber-Syndrom (Partieller Riesenwuchs)

Definition: Es handelt sich um einen angeborenen umschriebenen Riesenwuchs mit Nävi und Varizen. In der Mehrzahl der Fälle ist ein Bein betroffen. Die mit einer erheblich verminderten Leistungsfähigkeit verbundene Krankheit nimmt einen langsam progredienten Verlauf. Es bestehen Übergänge zum *Sturge-Weber-Syndrom* (angiomatöse Veränderungen des Gesichtes und der Hirnhäute mit Augen- und Gehirnmißbildungen).

Ätiologie: Die Ätiologie ist unbekannt. Möglicherweise beruhen die Anomalien auf somatischen Mutationen. Im Tierversuch hat man durch Eingriffe an den Gefäßen und Gefäßnerven (venöse Ligaturen, künstliche Anastomosen zwischen A. und V. femoralis) angiomatöse Veränderungen und Riesenwuchs erzeugen können. Wesentlich ist nach NIEMANN, daß die aktive arterielle Hyperämie in enger topographischer Beziehung zu den Wachstumsfugen steht. Venöse Stauungen hemmen das Knochenwachstum.

Klinik: Das wichtigste Krankheitsbild dieser Gruppe ist das Klippel-Trenaunay-Weber-Syndrom, das durch folgende Symptome gekennzeichnet wird:

1. Hypertrophie der Weichteile und Knochen des betroffenen Körperabschnittes (partieller Riesenwuchs),
2. Hämangiome,
3. Venektasien,
4. arteriovenöse Fisteln.

Die Beine erkranken doppelt so oft wie die Arme. Auch das Gesicht ist gelegentlich beteiligt. Hypertrophie und Gefäßnävi sind die häufigsten Veränderungen. Sie sind zwar angeboren, gewinnen jedoch erst in der Pubertät an Ausdehnung. Arterio-venöse Fisteln, die sich durch lokale Überwärmung, Venenpulsationen und schwirrende Geräusche zu erkennen geben, sind relativ selten. Am Knochen ist die Steigerung des Längenwachstums stärker als die des Dickenwachstums. Ossäre Strukturveränderungen werden namentlich bei arteriovenösen Fisteln beobachtet, wahrscheinlich auf der Grundlage von Aneurysmen im Knochenmark.

Die Leistungsfähigkeit der Kranken ist meistens beträchtlich vermindert.

Röntgenbefund: Im Röntgenbild sieht man feinwabige oder wurmstichartige Veränderungen, seltener zystische Aufhellungen.

Differentialdiagnose: Differentialdiagnostisch kommt in erster Linie die *Elephantiasis* in Frage, die durch vermehrte Flüssigkeitseinlagerung in die Kutis und Subkutis mit nachfolgender Bindegewebsvermehrung entsteht. Fehldiagnosen sind auch durch *angeborene Hypoplasien der langen Röhrenknochen* denkbar, wobei fälschlicherweise die längere Seite als krankhaft angesehen wird. Fließende Übergänge bestehen zwischen dem Klippel-Trenaunay-Weber-Syndrom und dem *Sturge-Weber-Syndrom* (Vergrößerung einer Gesichtshälfte mit Naevus vasculosus der Gesichtshaut, angiomatösen Veränderungen der Chorioidea und der Meningen, spastischen Hemiparesen, Intelligenzstörungen und epileptischen Anfällen).

Therapie: Näviangiome und Varizen sollten nach Möglichkeit entfernt werden. Die Beinlängendifferenz ist während der Kindheit durch Korkerhöhungen am Schuh ausgleichbar. Nach der Pubertät erfolgt die endgültige Korrektur mit dem *Wagner-Apparat*. Dazu wird der Knochen (Ober- oder Unterschenkel oder beide) etwa in Schaftmitte quer osteotomiert. Die beiden Knochenfragmente werden durch je 2 perkutan eingedrehte Schrauben mit dem Distensionsgerät verbunden und täglich um 1 mm voneinander entfernt. Nach Ausgleich der Verkürzung führt man eine stabile Osteosynthese mit einer langen AO-Platte durch. Bei Jugendlichen erübrigt sich oft eine Anlagerung von Spongiosa, da das Periost für hinreichenden Ersatz sorgt. Beim Ausgleich stärkerer Verkürzungen am Oberschenkel dauert es zuweilen längere Zeit, bis die normale Kniebeugung wieder erreicht ist. Verlängerungen am Unterschenkel erfordern häufig eine Achillotenotomie.

XIX. Engpaßsyndrome

Definition: Engpaßsyndrome entstehen durch chronischen Druck auf Muskeln, Gefäße und Nerven. Dementsprechend unterscheiden wir: *Muskellogensyndrome* (1), *Gefäßnervenbündelsyndrome* (2) und *Nervenkompressionssyndrome* (3).

1. Muskellogensyndrome: Ischämisches Muskellogensyndrom (Compartmentsyndrom, Volkmannsche Ischämie, Volkmann-Kontraktur und Tibialis-anterior-Syndrom)

Im angloamerikanischen Sprachraum, teilweise aber auch bei uns, werden sie als *Compartmentsyndrome* bezeichnet. Die wichtigsten ischämischen Muskellogensyndrome sind: die *Volkmannsche Ischämie und das Tibialis-anterior-Syndrom*

Definition: Ischämische Muskellogensyndrome sind nach MATSEN „Zustände, in welchen vermehrter Druck innerhalb eines begrenzten Raumes die Zirkulation und Funktion der in diesem Raum enthaltenen Gewebe (Muskel, Nerven, Gefäße) bedroht."

Ätiologie und Pathogenese: Das Ischämiesyndrom, das v. VOLKMANN 1875 beschrieb, und das seither seinen Namen trägt, beschränkt sich auf Unterarm und Hand. Hauptursache ist die fast nur bei Kindern auftretende suprakondyläre Hyperextensionsfraktur des Humerus, bei der das Gefäßnervenbündel der Ellenbeuge vom unteren Ende des oberen Fragmentes bedrängt wird. In weniger als 1/3 der Fälle handelt es sich um Unterarmbrüche. Folge der Ischämie ist die gefürchtete, ebenfalls nach v. VOLKMANN benannte Kontraktur von Hand und Fingern. Die spätere Beobachtung, daß ähnliche Erscheinungen – sogar noch häufiger – am Unterschenkel vorkommen, führte zu einem neuen Begriff: dem *Tibialis-anterior-Syndrom*. Hauptursache sind Unterschenkelfrakturen. Muskellogensyndrome, oft verkannt oder fehlgedeutet, sind mit 17% die häufigste Ursache von Komplikationen. Sie kommen auch bei stumpfen Unterschenkelverletzungen, Umstellungsosteotomien bei X- oder O-Beinen und Überanstrengungen bei Leistungssportlern und Soldaten (Thrombosen nach langen Fußmärschen) vor. Ist am Unterarm fast ausnahmslos die Beugerloge betroffen, so sind am Unterschenkel, außer dem vorderen und anterolateralen Compartment, auch die hintere tiefe und oberflächliche Muskelloge gefährdet.

Es gibt noch andere, allerdings erheblich seltenere Lokalisationen am Arm und Bein (Deltoideus, Bizeps, die dorsale Vorderarmloge, die Glutäus- und Quadrizepsloge). Wesentlich für die Entstehung einer Ischämie ist, daß die von straffen Faszien gebildeten Muskellogen kaum einen Reserveraum besitzen. Blutergüsse und ödematöse Schwellungen innerhalb der Loge, gefährden daher bald die Ernährung der in der Loge enthaltenen Muskeln, Nerven und Gefäße, auch wenn der Druck meistens nicht ausreicht, größere Arterien so stark zu komprimieren, daß der periphere Puls verschwindet. Eine andere Möglichkeit bilden zu enge Verbände, namentlich (ungepolsterte und gepolsterte) Gipsverbände, wenn vergessen wurde, sie nach Einrichtung einer Fraktur oder nach einer Operation sofort in ganzer Länge, einschließlich der gesamten Polsterung zu spalten und etwas auseinanderzubiegen. Auch eine übertriebene Extension während der Fraktur-behandlung oder der Verschluß von Fasziende-fekten (zur Beseitigung von Muskelhernien) kann eine gefährliche Drucksteigerung inner-halb der Loge hervorrufen. Zu denken ist ferner an: Koagulationsdefekte, Antikoagulanzien-therapie, Bypassoperationen, Embolektomien, die offene Reposition und interne Fixation von Frakturen, die Belastung durch den eigenen Körper bei Betrunkenen. Insgesamt gibt es 3 Entstehungsmodi: Verengungen der Loge, Volumenzunahme der Gebilde innerhalb der Loge und vermehrter Außendruck.

Pathologie: Die Ernährungsstörung der Mus-kulatur führt über die Nekrobiose zum scholli-gen Zerfall der kontraktilen Substanz, ein Vor-gang, der auch bei der Leichenstarre eintritt. Meist ist ein Muskel nicht im ganzen und gleichmäßig betroffen, sondern zwischen toten Bezirken finden sich erholungsfähige. Man soll-te bei der operativen Ausräumung der Nekrose daran denken. Die abgestorbenen Gewebe ver-färben sich blauschwarz. An den Nerven kommt es zu einer scholligen Auflösung der Myelinscheiden. Die Schwere des Krankheits-bildes wird in erster Linie durch die Zeit be-stimmt, die nach dem Aufhören der Zirkulati-on, also dem Eintritt der Stase, vergeht. Die ne-krotischen Massen werden durch schrumpfen-des Narbengewebe ersetzt. Der Kontraktur folgt die Deformität.

Klinik: Die Kranken klagen über ein zuneh-mendes Spannungsgefühl und wachsende Schmerzen in der betroffenen Muskelloge. Die vermehrte Spannung läßt sich bei der Palpation objektivieren. Der Druck ist schmerzhaft. Glei-ches gilt für die passive Dehnung des Muskels. Der periphere Arterienpuls bleibt – wie gesagt – meistens erhalten. Wichtige Orientierungshil-fen sind *Muskelschwäche* (bei vergleichender Prüfung der groben Kraft gegen Widerstand) und *Hypästhesien*. Die bloße Prüfung, z. B. der aktiven Zehenbeweglichkeit genügt nicht. Um entscheiden zu können, ob bei einem Patienten, der nach einem Trauma nicht in der Lage ist ak-tiv Finger oder Zehen zu bewegen, eine primäre Nervenschädigung oder ein Logensyndrom vorliegt, sollte man den zur Loge gehörenden

motorischen Nerven knapp oberhalb der Loge mit eingestochenen Nadelelektroden direkt sti-mulieren. Eine normale Reizbeantwortung schließt ein ischämisches Syndrom aus. Zur Ob-jektivierung der Nervenläsion gehört auch die Überprüfung der Nervenleitgeschwindigkeit. Es gibt mehrere Methoden, mit denen sich der Druck innerhalb der Muskelloge messen läßt. Sie sind für die Klinik entbehrlich.
Im Mittel vergehen etwa 15 h, ehe sich die er-sten Ausfallserscheinungen nachweisen lassen (mit Schwankungen zwischen 2 h und 6 Tagen). Der Arzt hat bei Verdacht auf ein beginnendes Logensyndrom die Pflicht, den Patienten min-destens 3 Tage lang zu überwachen.
Mit abnehmender Leitfähigkeit der Nerven hört der Schmerz allmählich auf. Die Haut über der erkrankten Muskelloge, anfänglich über-wärmt, wird mit fortschreitendem Ersatz des Muskels durch Narbengewebe kühl und zeigt eine bläuliche Verfärbung. Bei der Volkmann-schen Ischämie atrophiert die Muskulatur an der Beugeseite des Unterarmes sowie im Be-reich von Thenar und Hypothenar. In schweren Fällen resultiert das charakteristische Bild der *versteiften Krallenhand*, begleitet von Hyp- und Dysästhesien, evtl. auch von trophischen Stö-rungen. Die Hand ist in Beugestellung fixiert; die Grundphalangen sind überstreckt, die Mit-tel- und Endphalangen stark gebeugt; der Dau-men ist adduziert. Aktive und passive Beweg-lichkeit sind beträchtlich eingeschränkt. Die Bewegungen erfolgen mit geringer Kraft. Infol-ge der Verkürzung der Beugemuskeln nimmt beim Versuch, die Hand passiv dorsal zu flek-tieren, die Beugung in den Fingergelenken zu, und umgekehrt hat die passive Streckung der Fingergelenke eine vermehrte Beugung im Handgelenk zur Folge. Da außer den Flektoren meist auch die Pronatoren mitbetroffen sind, entsteht eine leichte Pronationskontraktur. Muskeln, deren Ursprung proximal des Ellbo-gengelenkes liegt, verursachen zusätzlich eine Beugekontraktur dieses Gelenkes.
Die für die unteren Extremitäten typische Kon-traktur ist der *Spitzklumpfuß mit Hallux flexus* und einer mäßigen Hohlfußkomponente. Die Zehen stehen in Krallenstellung bei leichter Überstreckung in den Grundgelenken. – Im Anfang läßt sich die Kontraktur noch großen-

teils manuell korrigieren; später wird sie zur starren Deformität, die man nur noch durch operative Maßnahmen zu bessern vermag.

Das *Tibialis-anterior-Syndrom* ist eine Sonderform des ischämischen Logensyndroms am Unterschenkel. Die Kammer enthält die 3 Streckmuskeln des Unterschenkels: den Tibialis anterior, Extensor digitorum longus und Extensor hallucis longus, sowie die A. et V. tibialis anterior, begleitet von den Vasa lymphacea profunda und dem N. fibularis profundus.

Die *Symptome* sind: Prätibialschmerzen, Schwellung der Weichteile, Rötung der Haut und Fußheberschwäche oder -lähmung (Fallfuß). Die bindegewebige Umwandlung und Schrumpfung der Muskeln führt zur Krallenstellung, besonders der Großzehe. Damit verschwindet der Fallfuß; gleichzeitig wird die aktive Plantarflexion unmöglich.

Die Sonderstellung des Tibialis-anterior-Syndroms, die sich aus seiner relativen Häufigkeit ergibt, sollte nicht vergessen lassen, daß in schwereren Fällen auch die 3 Nachbarlogen des Unterschenkels mitbetroffen sein können. Die Ausdehnung der Ischämie bestimmt den Operationsplan.

Differentialdiagnose: Akute *Arterienverschlüsse* imitieren das Bild ischämischer Logensyndrome, lassen sich aber mittels einer Arteriographie rasch erkennen. Beide Syndrome können sich jedoch überlagern. Verwechslungen sind weiterhin denkbar mit *Osteomyelitis, Tenosynovitis* und *tiefer Venenthrombose*, die alle lokale Schwellungen verursachen. Der Nachweis normaler Muskel- und Nervenfunktion schließt ein Logensyndrom aus. Besondere differentialdiagnostische Schwierigkeiten ergeben sich u. U. nach einer hohen Umstellungsosteotomie am Unterschenkel. In Frage kommen:

1. ein ischämisches Logensyndrom,

2. eine Peronäusschädigung,

3. eine Läsion der A. tibialis anterior.

Prognose: Die Prognose hängt wesentlich davon ab, ob es gelingt, durch eine rechtzeitige ausgiebige Spaltung der oberflächlichen und tiefen Faszien, einschließlich der Membrana interossea, die Durchblutung wieder zu normalisieren.

Therapie: Wenn die Diagnose eines Logensyndroms feststeht, sollte man sich nicht mit dem Versuch einer medikamentösen Normalisierung der Zirkulation aufhalten. Sie ist unwirksam, vermutlich weil die Gefäße bereits erweitert sind. Auch Sympathikusblockaden haben nicht überzeugt. Jedes Abwarten im Vertrauen darauf, die Verhältnisse würden sich von selbst bessern, ist falsch. Richtig ist allein die unverzügliche oberflächliche und tiefe *Fasziotomie in ganzer Ausdehnung der Loge*. In schweren Fällen müssen bisweilen am Unterschenkel alle 4 Logen – einschließlich der Membrana interossea von einem parafibulären Zugang aus eröffnet werden. Auch die Eigenfaszie der Muskeln ist zu spalten. Nur sicher nekrotisches Gewebe wird entfernt. Der Anteil regenerationsfähiger Muskulatur ist oft größer als man dachte. Die großen Nerven werden freipräpariert und in eine gut durchblutete Schicht – nach Möglichkeit subkutan – verlagert. Wegen der zu erwartenden postoperativen Schwellung darf die Haut nicht geschlossen werden. Defekte überbrückt man nach abgeschlossener Wundheilung durch einen Spalthautlappen. Die Extremität sollte *nicht über Herzhöhe* gelagert werden. Eine darüber hinausgehende Hochlagerung verringert den lokalen arteriellen Druck und die Drucktoleranz des Gewebes (MATSEN). Instabile Frakturen bedürfen einer internen Fixierung (gekreuzte Kirschner-Drähte, AO-Platten, Marknägel).

Die nächste Etappe, die sich unmittelbar an die Fasziotomie anschließt, gilt der *Verhütung von Kontrakturen* durch Schienen und krankengymnastische Übungsbehandlung. Für die Volkmannsche Kontraktur hat BUNNEL eine wirkungsvolle Quengelschiene angegeben.

Die *vollendete (harte) Kontraktur* läßt sich nur operativ bessern. Die Wundheilung muß zu diesem Zeitpunkt abgeschlossen und die Haut intakt sein. Bei der minutiösen *Aushülsung des Narbengewebes* wird einerseits jeder lebensfähige Muskelrest geschont, auf der anderen Seite jede sich anspannende Bride durchtrennt. Den N. medianus verlagert man nach Möglichkeit subkutan. Zum Ersatz der langen Fingerbeuger nimmt man entweder erhaltene Synergisten oder Antagonisten (z. B. den Extensor carpi radialis oder ulnaris). Die *Sehnenverlagerung* wird ergänzt durch Z-förmige *Sehnenverlängerungen*. Besonders schwierig und verantwortungsvoll sind Eingriffe bei Ausfall der kleinen Handmuskeln. Bei starker Schrumpfung von Muskeln und Sehnen ist eine *Verkürzungsosteotomie* von Radius und Ulna oder eine Resektion der proximalen Handwurzelknochenreihe erforderlich.

Zusammenfassung

Für die Entstehung eines ischämischen Muskellogensyndroms kommen *3 Möglichkeiten* in Betracht: 1. eine Verengung der Loge, etwa durch eine übertriebene Extension bei der Frakturbehandlung; 2. eine Volumenzunahme innerhalb der Loge durch Ödeme und Blutungen; 3. ein vermehrter Außendruck durch zu enge Verbände. Da die Logen nur über einen geringen Reserveraum verfügen, besteht für Muskeln und Nerven die Gefahr der Nekrose.

Die Diagnose orientiert sich am Funktionsausfall (Muskelschwäche, Hypästhesien). Die *Latenzzeit* beträgt zwischen 2 h und 6 Tagen, im Mittel 15 h. Gefährdete Patienten müssen 3 Tage überwacht werden.

Gefäßerweiternde Medikamente und Sympathikusblockaden sind nutzlos. Die **Therapie** besteht in der vollständigen Eröffnung der Muskellogen, durch Spaltung der oberflächlichen und tiefen Faszien, des Perimysiums und der Membrana interossea sowie in der Ausschneidung der nekrotischen Muskelanteile und (subkutanen) Verlagerung der großen Nerven. Kontrakturverhütung durch Schienen und Übungen. Die vollendete Kontraktur führt am Arm zur *versteiften Krallenhand*, am Bein zum *Spitzklumpfuß mit Hallux flexus*. Besserung ist möglich durch Aushülsung des geschrumpften Narbengewebes, evtl. in Verbindung mit einer Verkürzungsosteotomie von Radius und Ulna oder Resektion der proximalen Handwurzelknochen, Sehnenverlagerungen und -verlängerungen. Die Nachbehandlung entscheidet mit über das Ergebnis.

---

2. Gefäßnervenbündelsyndrome

Einteilung: Gefäßnervenbündelsyndrome sind nicht häufig. Die wichtigsten sind: das *Skalenussyndrom*, das *kostoklavikuläre Syndrom*, das *Hyperabduktionssyndrom* und der *Pancoast-Tumor*.

Ätiologie und Pathogenese: Ursache des *Skalenussyndroms* ist eine Verengung der Skalenuslücke zwischen den Mm. scalenus ventralis et medius und der 1. Rippe. Sie ist ausgefüllt von der A. subclavia und dem hinter ihr liegenden Plexus brachialis. Für die Einengung gibt es verschiedene Möglichkeiten, in erster Linie ein kurzer hypertrophischer Scalenus ventralis, Sichelform des der Lücke zugewandten Scalenus-ventralis-Randes, die Überkreuzung von Fasern aus beiden Muskeln oder – als seltene Variation – ein M. scalenus minimus, der als strangförmiges Gebilde vom Processus transversus des letzten Halswirbels zwischen beiden Muskeln zur 1. Rippe zieht. Die Bedeutung einer langen *Halsrippe* wird überschätzt. Nur wenn sie länger als 5,5 cm ist, wird sie sowohl vom Plexus als auch von der Arterie überquert. Beide Gebilde liegen dann oberflächlicher und können durch den Druck von Lasten geschädigt werden.

Der Arterie und Plexus zur Verfügung stehende Raum wird von der Schlüsselbeinstellung beeinflußt. Zieht man am hinter den Rücken gelegten Unterarm mit der anderen Hand Schulter und Schlüsselbein kräftig nach hinten-unten und hebt durch einen tiefen Atemzug gleichzeitig die 1. Rippe, kann man den Radialispuls beträchtlich vermindern oder sogar unterdrücken. Eine Einengung des Gefäßnervenstranges an dieser Stelle verursacht ein *Kostoklavikularsyndrom*.

Eine fehlerhafte Haltung mit hängenden Schultern begünstigt die Entstehung von Skalenus- und kostoklavikulären Syndromen.

Das seltene *Hyperabduktionssyndrom* entsteht durch Druck des M. pectoralis minor auf den hinter ihm verlaufenden Plexus und die A. brachialis.

Weiterhin sollte der *Pancoast-Tumor* erwähnt werden, eine Sonderform des Lungenkrebses, der durch seinen Ursprung im Sulcus superior der Lunge Nerven und Gefäße in seiner Nachbarschaft bedrängen kann. Gleiches gilt für andere Malignome dieser Region (Lipome).

Klinik: Die Kranken klagen über Brachialgien, die längs der Ulnarseite von Unterarm und Hand in den Ring- und Kleinfinger ausstrahlen. Die Schmerzen sind von Parästhesien begleitet. Beim Tragen einer Last mit herabhängendem Arm oder beim Liegen auf der kranken Seite nehmen sie zu.

Meist handelt es sich um Adoleszenten oder jüngere Erwachsene. Das weibliche Geschlecht überwiegt. Die Untersuchung ergibt eine untere Plexusparese mit Sensibilitätsstörungen im Bereich der Dermatome C8 und Th1 sowie eine Schwäche und Atrophie der kleinen Handmuskeln, der Hand- und Fingerbeuger. Die Hand ist oft kühl und blaß, der Puls lage- und tätigkeitsabhängig schwächer als auf der Gegenseite, evtl. in Verbindung mit raynaudartigen Beschwerden.

Das *Adson-Manöver* ist auch bei manchen Gesunden positiv. Es sollte daher durch den *Naffziger-Test* ergänzt werden.

Beim Adson-Manöver rekliniert der Kranke bei tiefer Einatmung die Halswirbelsäule und rotiert den Kopf gleichzeitig zur betroffenen Seite. Das Zeichen ist positiv, wenn der Radialispuls sich stark abschwächt oder verschwindet.

Den Naffziger-Test prüft man entweder durch Verschränken der Arme auf dem Rücken oder durch Hochheben und Nachhintendrehen des krankseitigen gestreckten Armes bei passiver Neigung und Drehung des Kopfes zur Gegenseite. Auch auf diese Weise sollte der Puls verschwinden.

Dazu kommt die *Auskultation*: Während der Tests auskultiert man die A. subclavia lateral in der Infraklavikulargrube und kontrolliert gleichzeitig den Radialispuls. Das simultane

Verschwinden von Stenosegeräuschen und des Radialispulses spricht für einen Verschluß der A. subclavia. Bleibt der Patient 1 min lang in der Teststellung, so beginnt der Arm zu schmerzen, wird blaß, und es treten Parästhesien auf. Bei Rückkehr in die Normalstellung kommt es zu einer reaktiven Hyperämie.

Häufig ergeben sich Seitenunterschiede bei der *Doppler-Sonographie* der A. subclavia-brachialis. Gewißheit vermittelt die *Kontrastmitteldarstellung des Aortenbogens*.

Bei kostoklavikulären Syndrom intensivieren sich die Symptome (Brachialgien mit Par- und Hypästhesien, Abschwächung des Radialispulses), wenn man beim stehenden Patienten die Schultern herunterdrückt.

Der *Pancoast-Tumor* verursacht starke Schulter-Arm-Schmerzen in Verbindung mit einer progredienten unteren Plexusparese. Charakteristische Zeichen sind: Die Anhydrose eines oberen Körperquadranten, einschließlich der homolateralen Gesichtshälfte und ein Horner-Syndrom (Miosis, Ptosis, Enophthalmus).

Differentialdiagnose: Verwechslungen kommen vor: 1. mit *Zervikalsyndromen*, 2. mit einer *Periarthritis humeroscapularis*, 3. mit einem *Paget-von Schroetter-Syndrom* (akute oder chronische Thrombose der V. axillaris). Hinweise für dieses sind eine Schwellung der Hand und prall gefüllte Venen. Ein unteres Armplexussyndrom entsteht manchmal Monate oder Jahre nach einer *Röntgenbestrahlung der Achselhöhle* postoperativ wegen Mammakarzinom, wenn der Armplexus durch Narbengewebe stranguliert wird.

Prognose: Die Prognose hängt vom Grundleiden ab.

Therapie: Sofern die Vermeidung von Tätigkeiten und Armhaltungen, die die Schmerzen provozieren, zu keinem Ergebnis führt, muß man beim Skalenussyndrom eine *operative Dekompression* durchführen. Einzelmaßnahmen bleiben oft unbefriedigend. Am besten kombiniert man die Skalenotomie, d. h. die Durchschneidung des M. scalenus ventralis, mit einer subtotalen Resektion der 1. Rippe. Ist eine Halsrippe vorhanden, wird auch diese reseziert. Als bester Zugang gilt der transaxillare.

Zusammenfassung

Auch die Gefäßnervenbündelsyndrome gehören zu den Engpaßkrankheiten. Die wichtigsten sind: *Skalenussyndrom, kostoklavikuläres Syndrom* und das *Hyperabduktionssyndrom.*

Das *Skalenussyndrom* entsteht durch eine Verengung der Skaluslücke zwischen den Mm. scalenus ventralis et medius und der 1. Rippe. Sie enthält vorn die A. subclavia und dahinter den Plexus brachialis. Einengungen durch kurze dicke Muskeln oder eine lange Halsrippe beeinträchtigen den Gefäß-Nervenstrang. Daran kann sich auch die Klavikula beteiligen. So entsteht das *Kostoklavikularsyndrom.* Das seltene *Hyperabduktionssyndrom* kommt durch den Druck des M. pectoralis minor auf das Gefäßnervenbündel zustande.

Die Kranken, meist Frauen, klagen über Brachialgien im Ulnarisbereich. Führende Symptome sind: Sensibilitätsstörungen aus C8 und Th1 in Verbindung mit Schwäche und Atrophie der kleinen Handmuskeln sowie der Hand- und Fingerbeuger. Dazu kommen raynaudartige Beschwerden mit lage- und tätigkeitsabhängiger Schwäche des Radialispulses.

Zum Nachweis dienen: die Auskultation in der oberen Schlüsselbeingrube, das Adson-Manöver, der Naffziger-Test, die Doppler-Sonographie und die Kontrastmitteldarstellung des Aortenbogens.

Differentialdiagnostisch kommen in Frage: *Zervikalsyndrome,* die *Periarthritis humeroscapularis,* das *Paget-von Schroetter-Syndrom* und der *Pancoasttumor,* eine besondere Form des Lungenkarzinoms, das in die Fossa supraspinalis einwächst und dabei nicht nur Rippen und Wirbel zerstören kann, sondern auch zu Schmerzen und Lähmungen der oberen Extremitäten führt. Meist besteht ein Hornerscher Symptomkomplex.

Therapie: Skalenotomie oder Entfernung einer Halsrippe.

3. Nervenkompressionssyndrome

Definition: Nervenkompressionssyndrome entstehen durch eine chronische mechanische Nervenirritation. Kompressionsneuropathien gibt es sowohl an den oberen als auch an den unteren Extremitäten, im Bereich aller 5 Hauptnerven. Die Ursachen sind in erster Linie Verletzungsfolgen und entzündliches Granulationsgewebe (cP). Die wichtigsten Krankheitsbilder sind: das Karpaltunnelsyndrom, das Sulcus-ulnaris-Syndrom und das Tarsaltunnelsyndrom.

a) Karpaltunnelsyndrom

Normale Anatomie: Der Karpaltunnel wird von den Handwurzelknochen und dem derben, den knöchernen Kanal volar überdeckenden Lig. carpi transversum gebildet, das sich zwischen Naviculare und Multangulum majus einerseits, Pisiforme und Hamatum andererseits ausbreitet. Der Tunnel enthält außer den Sehnen und Sehnenscheiden der langen Beuger des Daumens und der übrigen Finger auch den N. medianus, der sich unter dem Band in seine Endäste teilt.

Ätiologie und Pathogenese: Hauptursache der *Kompressionsneuropathie des N. medianus* ist die Tenosynovitis rheumatica. In weitem Abstand folgen: Radiusbrüche, Navicularefrakturen und -pseudarthrosen, perilunäre Luxationen, Luxationsfrakturen, arthrotische Exophyten, z. B. nach Lunatummalazie, sowie Ganglien, Lipome und Xantome. Auch lokale Schwellungen infolge Wasserretention durch die Anti-Baby-Pille und während der Schwangerschaft kommen als Ursachen in Frage.

Pathologische Anatomie: Der Operationssitus zeigt häufig eine hochgradige Kompression des N. medianus mit spindeliger Auftreibung des Nerven proximal der Einschnürung.
Histologisch findet man im N. medianus zerstörte Myelinfasern und Sklerosierungen durch schrumpfendes Narbengewebe.

Klinik: Obwohl auch Kinder betroffen sein können, zeigt die Statistik eine Bevorzugung der 40- bis 60jährigen. 70% sind Frauen, ein Hinweis auf die Bedeutung rheumatischer Ursachen.
Viele Kranke klagen anfangs oft nur über Kribbelparästhesien, später auch über besonders nachts exazerbierende Schmerzen im Mittelfinger. Nicht selten besteht eine *Brachialgia paraesthetica nocturna*, ein mit Brennen und Steifigkeitsgefühl einhergehender, besonders nachts quälender Armschmerz, der leicht zur Fehldiagnose „zervikales Wurzelsyndrom" oder „Periarthritis humeroscapularis" führt. Mit dem Auftreten motorischer Störungen im Medianusbereich: Schwäche und Atrophie der Thenarmuskeln, werden die Schmerzen als Folge der beeinträchtigten Nervenleitung häufig geringer. Zu dieser Entwicklung gehört auch die Hypästhesie an der Volarseite des Mittelfingers. Druck auf das Lig. carpi transversum verstärkt die Schmerzen. Gleiches geschieht, wenn man die Hand bei Volarflexion etwa 1 min herabhängen läßt (PHALEN-*Test*). Beklopfen des N. medianus in Höhe des Handgelenkes verursacht Parästhesien.

Diagnostische Schwierigkeiten gibt es nur bei Fehlen neurologischer Veränderungen. In solchen Situationen kann die *Elektroneurographie durch Messung der sensiblen und motorischen Nervenleitgeschwindigkeit* weiterhelfen, sobald die für die Leitfähigkeit des Nerven verantwortliche Markscheide geschädigt ist. Durch elektrische Reizung des Nerven an verschiedenen Punkten kann man aus der Entfernung zwischen den Reizpunkten und dem Unterschied der Latenzzeiten bis zum Auftreten der motorischen und sensiblen Nervenaktionspotentiale die Leitgeschwindigkeit in m/s berechnen. Die Aktionspotentiale werden durch eine Oberflächenelektrode abgeleitet. Wichtiger als die motorischen sind die sensiblen Nervenaktionspotentiale. Auch wenn sich keine sensiblen Ausfälle nachweisen lassen, sind die Amplituden oft verringert oder fehlen. Dies Verhalten ist um so wichtiger, als sie bei zentral ausgelösten Sensibilitätsstörun-

gen, z. B. durch zervikale Bandscheibenvorfälle, keine Abweichung von der Norm aufweisen. Änderungen im *Elektromyogramm*, das die summierten muskulären Membranpotentiale motorischer Einheiten in Ruhe und bei aktiver Innervation registriert, sind erst nach dem Untergang von Axonen zu erwarten. Das EMG ermöglicht Aussagen über Schwere und Alter der Axonschädigung jenseits der Irritationsphase. Das EMG wird daher häufig normal sein, wo die Elektroneurographie pathologische Befunde aufzeichnet. Latenzen über 5 m/s sind beim N. medianus als eindeutig krankhaft zu betrachten. Selbst wenn subjektiv die Sensibilität ungestört ist, sind in etwa der Hälfte der Fälle keine sensiblen Nervenaktionspotentiale vorhanden. Der nachgewiesenen Schädigung des Nerven folgt die Ortung der Läsion. Die *Abgrenzung gegenüber C6 und C7-Syndromen* erfolgt elektromyographisch durch Untersuchung der entsprechenden Myotome.

Röntgenbefund: Neben Aufnahmen im dorsovolaren und seitlichen Strahlengang empfiehlt sich eine *Spezialaufnahme des Karpalkanals*: Dazu muß die Hand passiv hyperextendiert werden, möglichst bis zum rechten Winkel. Der Zentralstrahl fällt unter einem Winkel von 25–30° zur Handlängsachse auf die Basis des 4. Metacarpale. Auch mit Kontrastmittelinjektionen lassen sich Einengungen erkennen.

Differentialdiagnose: Häufig wird das Karpaltunnelsyndrom zunächst als *zervikales Wurzelreizsyndrom* verkannt. Das Fehlen segmentärer Schmerzen, Par- und Hypästhesien sollte Anlaß sein, die Diagnose elektroneuro- und elektromyographisch zu überprüfen. Ein dem Karpaltunnelsyndrom sehr ähnliches Bild kommt bei der *diabetischen Polyneuropathie* vor.

Prognose: In über 90% der Fälle ist Heilung möglich. Rheumatische Veränderungen erfordern gelegentlich Zweitoperationen.

Therapie: Konservative Maßnahmen sind, abgesehen von Kortikoidinjektionen in den Kanal bei rheumatischer Tenosynovitis, von geringem Wert.
Bei der *Operation* wird das Lig. carpi transversum dargestellt und an seinem ulnaren Rand durchtrennt. Um Rezidiven vorzubeugen, sollte man einen schmalen Streifen herausschneiden. Anschließend beseitigt man das Hindernis. Rheumatische Veränderungen erfordern zu-

sätzlich eine Synovektomie. Eine Neurolyse ist nur bei einer Muskelatrophie des Thenar erwägenswert. Die Indikation ist streng zu stellen, weil über Kausalgien berichtet wurde.

b) Sulcus-ulnaris-Syndrom

Ätiologie und Pathogenese: Druckneuropathien des N. ulnaris entstehen bei alten Ellbogenfrakturen durch Kallus hinter dem Epicondylus ulnaris humeri oder durch kongenital bedingte chronisch-rezidivierende Luxationen des Nerven aus seiner Rinne. Auch eine Arthrose oder Chondromatose des Ellbogengelenkes kommt in Frage.

Klinik: Die Kranken klagen über Schmerzen und Parästhesien an der Ulnarseite der Hand und am ganzen kleinen Finger. Mitunter strahlen die Schmerzen vom Ellbogen über den Oberarm bis zur Schulter und/oder entlang der Ulnarseite des Unterarmes bis zum Kleinfinger aus.
Druck auf den Sulcus ulnaris verstärkt die Beschwerden.
Die Sensibilität ist herabgesetzt oder aufgehoben an der ulnaren Handseite, am kleinen Finger und an der Ulnarseite des 4. Fingers. Eventuelle motorische Schädigungen zeigen sich durch Paresen und Atrophien der vom N. ulnaris versorgten Muskeln: Mm. interossei, M. adductor pollicis, der Muskeln des Hypothenar, M. flexor digitorum profundus IV und V und M. flexor carpi ulnaris. Bei schwereren Läsionen wird der Faustschluß ulnarseitig unzulänglich; durch Überstreckung der Grundglieder und Beugung der Mittel- und Endphalangen entsteht eine Krallenhand. Der Daumen läßt sich nicht mehr genügend adduzieren. Er erreicht nicht mehr die Kuppe des Kleinfingers.

Röntgenbefund: Aufnahmen des Ellbogengelenkes in 2 Ebenen zeigen Folgen knöcherner Verletzungen und eine evtl. Unterentwicklung des Epicondylus ulnaris humeri.

Differentialdiagnose: Ein *C8-Syndrom* kann einem Sulcus-ulnaris-Syndrom sehr ähneln.

Wenn die Druckdolenz im Sulcus ulnaris nicht eindeutig ist, müssen EMG und die Elektroneurographie die Diagnose klären. Die normale Nervenleitgeschwindigkeit beträgt in Höhe des Ellbogens etwa 10 m/s. Nur höhere Ulnariswerte sind pathologisch. Das sensible Nervenaktionspotential ermöglicht keine Lokaldiagnose. Die Befunde lassen sich von denen einer *diabetischen Polyneuropathie* und einer *Plexus-brachialis-Schädigung* nicht unterscheiden. Das EMG ist bei älteren Läsionen im motorischen Versorgungsbereich des N. ulnaris verändert. Nur der Flexor carpi ulnaris ist häufig ausgenommen, weil der zugehörige Nervenast schon oberhalb des Sulcus den Nervenstamm verläßt.

Prognose: Die Prognose hängt von der Schwere und dem Alter der Schädigung ab.

Therapie: Die Behandlung besteht in einer Neurolyse und Verlagerung des Nerven auf die Vorderseite des Ellbogengelenkes.

c) Tarsaltunnelsyndrom

Normale Anatomie: Der N. tibialis, unterhalb des Innenknöchels bereits aufgespalten in seine beiden Hauptäste: den N. plantaris tibialis und fibularis sowie den Ramus calcanearis, liegt zwischen den beiden Blättern des Lig. laciniatum, begleitet von den zugehörigen Gefäßen.

Ätiologie und Pathogenese: Die Ursachen sind Ganglien, Tumoren, Blutergüsse, Narben und entzündliches Granulationsgewebe (cP). Sie komprimieren die genannten Nervenäste.

Klinik: Das seltene Krankheitsbild ist das Gegenstück zum Karpaltunnelsyndrom.
Neben Schmerzen, die sich nachts verstärken, klagen die Patienten über Kribbelparästhesien in den Versorgungsgebieten der Nerven. Dazu kommen gelegentlich Ausstrahlungen in die Wadenmuskeln. Druck auf das Ligament vermehrt die Beschwerden.

Differentialdiagnose: Zu denken ist an: *intermetatarsale Neurome (Mortonsche Neuralgie)*, *rheumatische Arthritis der Sprunggelenke, Tenosynovitis* (Mm. tibialis posterior, Flexor hallucis longus und Flexor digotorum longus), *Ischialgien* und *Senkfußbeschwerden.*

Prognose: Die Schmerzen lassen sich operativ beheben.

Therapie: Nach Durchtrennung des Schlingenbandes werden die Nervenäste dargestellt und die Hindernisse ausgeräumt. Das Band bleibt unvernäht.

Zusammenfassung

Nervenkompressionen gehören als 3. Gruppe zu den Engpaßsyndromen. Sie kommen sowohl an den oberen als auch an den unteren Extremitäten vor und betreffen alle 5 Hauptnerven. Die wichtigsten Krankheitsbilder sind: das *Karpaltunnelsyndrom,* das *Sulcus-ulnaris-Syndrom* und das *Tarsaltunnelsyndrom.* Hauptursache von Karpal- und Tarsaltunnelsyndrome ist die chronische Polyarthritis (Granulationsgewebe). Dazu kommen Verletzungsfolgen und – beim Sulcus-ulnaris-Syndrom – chronisch-rezidivierende Luxationen des N. ulnaris. Beim Karpaltunnelsyndrom wird der N. medianus, beim Tarsaltunnelsyndrom der N. tibialis komprimiert. Die Folgen sind Schmerzen, Par- und Hypästhesien sowie motorische Störungen. Durch Fingerdruck am Kompressionsort verstärken sich die Beschwerden. In Zweifelsfällen kann man durch die *Elektromyographie* und mehr noch durch die *Elektroneurographie* zu einer Diagnose gelangen, selbst wenn Sensibilitätsstörungen fehlen. Differentialdiagnostisch ist an *Zervikalsyndrome* und an die *diabetische Polyneuropathie* zu denken.

Die *Therapie* besteht in der operativen Entlastung durch Eröffnung des Karpal- oder Tarsaltunnels, beim Sulcus-ulnaris-Syndrom in einer Verlagerung des N. ulnaris nach vorn. Die Neurolyse ist beim N. medialis mit der Gefahr einer Kausalgie belastet. Rheumatische Tenosynovitiden erfordern zusätzlich eine Synovektomie.

Zweiter Teil

Krankheiten
der einzelnen
anatomischen Regionen

XX. Wirbelsäule

1. Entwicklungsstörungen

Man unterscheidet *morphologische* und *numerische* Variationen und Fehlbildungen der Wirbelsäule. Die Grenze zwischen ihnen ist fließend. Sie bevorzugen beide die regionalen Übergänge.

a) Morphologische Fehlbildungen

α) Fehlbildungen der Wirbelkörper

Am häufigsten sind Blockwirbel sowie Halb- und Spaltwirbel.

1. *Blockwirbel:* Ob sie durch mangelhafte Differenzierung oder infolge nachträglicher Verschmelzung entstehen, ist nicht geklärt. Eine Synostose von 2 Wirbeln ist klinisch bedeutungslos. Größere Blöcke führen zu einer deutlichen Verkürzung des betroffenen Wirbelsäulenabschnitts (s. Kap. *„Klippel-Feilsches-Syndrom"*). Asymmetrische Blockbildungen verursachen *Skoliosen* (s. *„kongenitale Skoliosen"*). Vielfach sind die Wirbelbögen und Rippen an der Synostosierung beteiligt. Zuweilen erkennt man, namentlich auf Schichtaufnahmen, noch Andeutungen von Zwischenwirbelräumen. Bei in der Kindheit entstandenen entzündlichen Wirbelblöcken sind die benachbarten Wirbelkörper oft auffallend hoch. Angeborene Blockbildungen gehen nicht selten mit einer verringerten Tiefenentwicklung der Wirbelkörper einher (Kurzwirbel).

2. *Sagittale Wirbelkörperspalten:* Ihre Genese ist im Kapitel „kongenitale Skoliosen" beschrieben. Während des Wachstums werden die Halbwirbel keilförmig mit gegeneinander gerichteten Schmalseiten *(Schmetterlingswirbel)*. Mitunter verknöchert nur die eine Hälfte eines solchen Wirbelkörpers. Der knorpelig gebliebene Teil sinkt unter der Belastung ein, so daß eine *Skoliose* resultiert. Meistens handelt es sich um überzählige Wirbel. Der Halbwirbel verschmilzt häufig mit einem der Nachbarwirbel.

3. *Frontale Wirbelkörperspalten* sind außerordentlich selten.

4. *Dorsale Halbwirbel* sind gleichfalls selten. Sie führen zu einer *kongenitalen Kyphose.* Man beobachtet sie gelegentlich bei der Chondrodystrophie und verwandten Systemerkrankungen.

5. *Ventrale Halbwirbel* gehören zu den Raritäten.

6. *Persistierender Chordakanal:* Auf seitlichen Normalaufnahmen erkennt man lediglich zentrale Eindellungen der Grund- und Deckplatte des Wirbelkörpers. Auf Schichtbildern läßt sich der ganze Kanal darstellen. Die Entwicklungsstörung ist selten und klinisch wenig bedeutungsvoll.

7. *Ausbleibende Synostosierung zwischen Dens und Axis:* Sie ist eine seltene, aber praktisch wichtige Entwicklungsstörung. Physiologischerweise erfolgt die Verschmelzung zwischen dem 4. und 6. Lebensjahr. Gelegentlich unterbleibt die Synostosierung. Dabei kann der Zahnfortsatz entweder normal groß oder kleiner sein oder auch ganz fehlen. Die nur bindegewebige Verbindung zwischen Dens und Axis führt u. U. schon bei geringen Traumen zur *Atlasluxation.*

8. *Wirbelkörperaplasie:* Kinder mit ausgedehnten Wirbelkörperaplasien sind meistens nicht lebensfähig, weil diese Entwicklungsstörung fast immer noch von schweren Mißbildungen der inneren Organe begleitet ist.

β) Fehlbildungen der Wirbelbögen

1. *Spina bifida occulta und aperta:* Die Spina bifida occulta gehört in der Regel zu den Variationen. Man findet sie am häufigsten am Übergang der Lendenwirbelsäule zum Kreuzbein.

Über *schwere Formen der Spina bifida* s. Kap. „Lähmungen bei dorsalen Dysrhaphien der Wirbelsäule" (Abb. 53).

2. *Seitliche Spalten der Wirbelbögen* sind klinisch unerheblich. Dagegen können *Spaltbildungen im Zwischengelenkstück*, d.h. im Isthmus zwischen oberem und unterem Gelenkfortsatz, zu eindrucksvollen klinischen Symptomen führen (s. Kap. „Spondylolyse und Spondylolisthese" S. 267).

3. *Synostosen von Wirbelbögen* kommen sowohl angeboren als auch auf entzündlicher Basis vor.

4. *Aplasien, Hypo- und Hyperplasien der Bogenfortsätze* haben kaum klinische Bedeutung. Bei einem breiten dorsalen Bogenspalt fehlt der Dornfortsatz. Die sehr seltene *Aplasie eines Gelenkfortsatzes* kann zum Wirbelgleiten führen.

b) Numerische Variationen

1. *Okzipitozervikalregion:* Der Atlas kann teilweise oder ganz mit dem Okziput verschmelzen *(Atlasassimilation)*, wobei Druckstörungen der Medulla oblongata auftreten können.

2. *Zervikothorakalregion:* Der 7. Halswirbel zeigt gelegentlich eine formale Anpassung an den Typ der Brustwirbel.
Halsrippen können *periphere Durchblutungsstörungen* verursachen, wenn sie einen Druck auf die A. oder V. subclavia ausüben. Durch gleichzeitige Kompression des Plexus brachialis entstehen Bilder, die den Zervikalsyndromen ähneln, sich jedoch durch die Gefäßbeteiligung unterscheiden (s. Kap. „*Gefäßnervenbündelsyndrome*" S. 234).

3. *Thorakolumbalregion:* Die zahlreichen Variationen in diesem Bereich sind zum größten Teil klinisch stumm, wenn nicht durch Asymmetrie eine Skoliose entsteht. *Lumbosakrale Übergangswirbel* haben oft schmetterlingsflügelartig ausgebildete Querfortsätze, die zuweilen nur auf einer Seite in gelenkiger Verbindung mit dem Kreuz- oder Darmbein stehen. Bei Neigung zur Insuffizienz der Rückenmuskulatur mögen 6 freie Lendenwirbel die Entstehung von Beschwerden begünstigen.

2. Haltungsschäden (Haltungsschwäche und Haltungsverfall)

Definition: Eine ausgeglichene (harmonische) menschliche Haltung setzt eine automatische Beherrschung des labilen Gleichgewichtes voraus, das durch den aufrechten Gang entstanden ist. Von BAEYER bezeichnete das Wesen der Haltung als „zweckvolles Gleichgewicht". Haltungsfehler entstehen durch eine Störung im Zusammenspiel jener Faktoren, die für die automatische Beherrschung des labilen Gleichgewichtes maßgebend sind.
Haltungsschwäche und Haltungsverfall entsprechen verschiedenen Graden der funktionellen Insuffizienz des muskulären Haltungsapparates. Ein langdauernder Mangel von Reservekräften führt u.U. zu sekundären Skelettveränderungen, zur fixierten Fehlform.

Funktionelle Anatomie: Es gibt auch im Tierreich Arten, die dauernd oder vorübergehend aufrecht stehen und gehen, z.B. alle Vögel, das Känguruh, der Bär und die Menschenaffen. Sie verfügen jedoch sämtlich über ein stabiles Gleichgewicht. Ihr Körperschwerpunkt liegt zwar wie bei uns in der Lendenwirbelsäule, aber infolge der nach vorn gerichteten Oberschenkel vor dem Becken, während er sich bei uns über dem Becken befindet. Die Stellung der Oberschenkel, die den Rumpf von unten gegen ein Vornüberfallen absichern, garantiert ein stabiles Gleichgewicht. Der Mensch steht und geht als einziger mit durchgedrückten Knien. Beim Stehen mit zusammengesetzten Füßen muß der Körper über einer winzigen Grundfläche balanziert werden. Wie problematisch dieser Balanceakt ist, merkt jeder, der dabei auch nur für eine Minute die Augen schließt. Die beim Kampf mit der Schwerkraft aufzuwendende Energie ist am geringsten, wenn der Massenschwerpunkt des Körpers über den Querachsen der Hüft-, Knie- und Knöchelgelenke liegt. Haltefunktionen haben beim Menschen neben den Erectores spinae besonders die eingelenkigen Muskeln: der Glutaeus maximus und Adductor magnus für das Hüftgelenk, die Vasti für das Kniegelenk und der Soleus für das obere Sprunggelenk. Alle Streckmuskeln unseres Körpers gehören zu einem autonomen System, das, einheitlich innerviert, der Aufrechterhaltung des Gleichgewichtes dient. Unter den Muskeln, die ständig „auf dem Sprung stehen", um den Körperschwerpunkt über der Drehachse des Hüftgelenkes zu halten, ist an erster Stelle der mächtige Glutaeus maximus zu nennen. Nur der Mensch besitzt ein Gesäß und Waden.

Die Beckenstellung ist für die Haltung von erstrangiger Bedeutung. Man mißt die Beckenneigung am Winkel zwischen der Linea terminalis und der Horizontalen. Er schwankt zwischen 75° und 55°. Bei 75° ist das Becken so stark nach vorn gekippt, daß die absteigenden Schambeinäste nahezu waagerecht stehen. Da die Wirbelsäule durch das Kreuzbein fast starr mit dem Becken verbunden ist, wirkt sich jede Drehung des Beckens um die Querachse der Hüftgelenke unmittelbar auf die physiologischen Krümmungen der Wirbelsäule aus: Eine Kippung des Beckens nach vorn vertieft die Lendenlordose, eine Rotation nach hinten flacht sie ab. Gleichzeitig beeinflussen sich die physiologischen Krümmungen gegenseitig: Eine verstärkte lumbale Lordose führt zu einer vermehrten Kyphosierung der Brustwirbelsäule und umgekehrt.

Die physiologischen Krümmungen der Wirbelsäule entwickeln sich erst allmählich mit zunehmender Sicherheit des aufrechten Gehens. Das Neugeborene verfügt nur über die Andeutung einer Halslordose. Das Kleinkind steht noch wie die Menschenaffen mit gebeugten Hüft- und Kniegelenken. Die volle Streckung erfolgt über eine Beckenkippung nach vorn. Mit der sagittalen S-Form gewinnt die Wirbelsäule die Flexibilität einer Feder, deren Wirkungsgrad sowohl nach der Seite des Flachrückens als auch nach der des hohlrunden Rückens hin abnimmt. Dennoch ist die Variationsbreite der Norm beträchtlich [1].

Auch die Thoraxform des Neugeborenen unterscheidet sich von der des Erwachsenen: Beim Neugeborenen ist der Brustkorb längsoval, beim Erwachsenen queroval. Die Umformung beginnt etwa mit Ablauf des 1. Lebensjahres. Das Neugeborene und Kleinkind atmen noch ausschließlich mit der Bauchmuskulatur

---

[1] Legt man im Profilbild der Wirbelsäule eine Gerade an die obere Deckplatte des kranialen Endwirbels der Kyphose und eine zweite an die untere Deckplatte des kaudalen Endwirbels und verlängert beide Linien bis zum Schnittpunkt, so erhält man den *Kyphosewinkel* (Methode nach COBB). Der Normbereich erstreckt sich zwischen 25° und 45°. Auf gleiche Weise erhält man den *Lordosewinkel* mit einer ähnlichen Schwankungsbreite

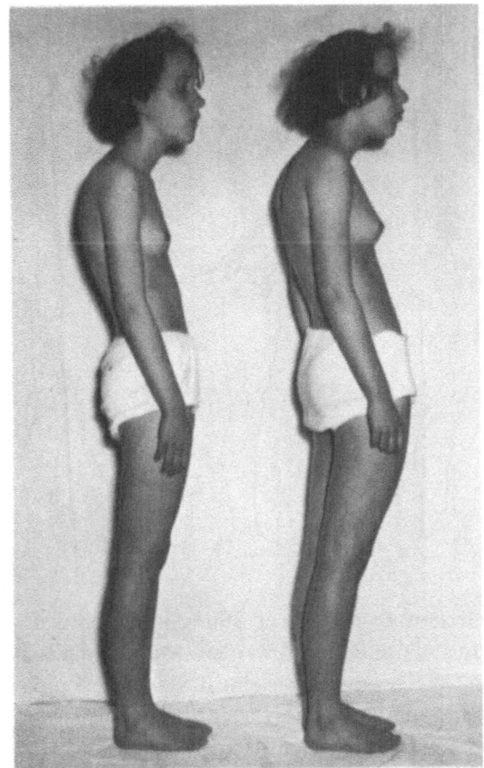

Abb. 60. Eineiiges weibliches 12jähriges Zwillingspaar mit konkordanter Fehlhaltung (Rundrücken und Hohlkreuz). Wirbelsäule röntgenologisch o. B. Normale Intelligenz

und dem Zwerchfell. Erst wenn sich mit zunehmendem Längenwachstum des Sternums die ventralen Rippenenden senken, können die schräg von oben hinten nach vorn unten verlaufenden Mm. levatores costae und intercostales externi die Rippen heben und den Thorax erweitern.

Ätiologie und Pathogenese: Nicht nur Gesichtsbildung und Körperbau sind in hohem Maße erblich determiniert, auch in bezug auf Haltung, Gang, Mimik und Gestik sollte man genetische Einflüsse nicht unterschätzen. Das beweist v. a. die Zwillingsforschung. Die Abb. 60 zeigt ein 12jähriges eineiiges Zwillingspaar mit einer konkordanten fehlerhaften Haltung, das die oft übersehene Bedeutung der (Erb-)Konstitution bei Haltungsfehlern nachdrücklich belegt.

Der genetische Einfluß kann sowohl über den Skelettaufbau, die Straffheit von Faszien und

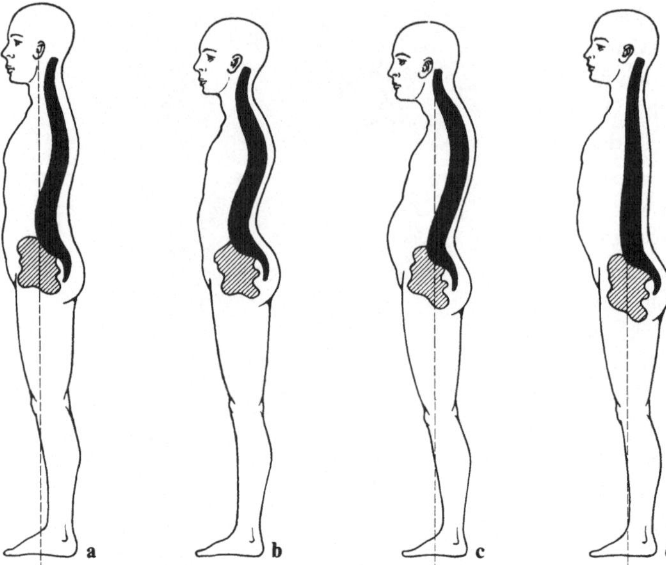

Abb. 61 a–d. Haltungsformen nach STAFFEL. a Normale Haltung; b hohlrunder Rücken; c totalrunder Rücken; d flacher Rücken

Bändern als auch über Stärke und Tonus der Muskulatur wirksam werden. Auch Geschlecht und Wachstum spielen eine Rolle. In der Präpubertät, zur Zeit des stärksten Skelettwachstums, kommt es nicht selten zu einer fehlerhaften Haltung, weil die Entwicklung der Muskulatur nicht Schritt hält. Dazu gesellen sich vielfältige Einflüsse der Umwelt, die man als Zivilisationsschäden zusammenfaßt. Als Beispiele seien genannt: das vielstündige Sitzen der Kinder während des Unterrichts oder der Bewegungsmangel durch das Fehlen von Spielplätzen in den Städten. Die von den Orthopäden seit 80 Jahren geforderte tägliche Turnstunde wartet weiterhin auf Verwirklichung. Modische Strömungen tun ein übriges, um die freie aufrechte Haltung zu verunglimpfen. Auch psychische Faktoren sind wichtig: Kleinwüchsige Menschen halten sich oft besonders straff, große dagegen neigen zu einer vorgebeugten Haltung. Gleiches gilt von energischen und schlaffen Charakteren. Unsere seelische Stimmungslage spiegelt sich auch in der Haltung wider. Unsere Sprache weiß darum, denn man sagt, daß gute Nachrichten uns aufrichten und schlechte uns niederdrücken.

Klinik: STAFFEL (Abb. 61 a–d) unterscheidet 4 Haltungsformen: die *Normalhaltung*, den *hohlrunden Rücken*, den *totalrunden Rücken* und den *Flachrücken*. Die Variationsbreite innerhalb der Norm ist beträchtlich. Unverkennbar ist auch, daß in manchen Bevölkerungsgruppen die physiologischen Krümmungen der Wirbelsäule stärker ausgeprägt sind als in anderen.

Die *fehlerhafte Haltung* fällt durch eine Störung der Harmonie auf: Der Kopf wird nachlässig getragen. Die Schultern hängen nach vorn. Dabei hebeln sich die Schulterblätter flügelförmig von der Rumpfwand ab. Der Rücken ist stärker gerundet. Beim *Haltungsverfall* wird der Rumpf über dem Becken nach hinten verlagert. Das so entstehende *Hohlkreuz*, bei dem das Kreuzbein oft nahezu waagerecht steht und mit dem 5. Lendenwirbel fast einen rechten Winkel bildet, darf nicht mit einer tiefen lumbalen Lordose verwechselt werden.

Die Stärke der Muskelinsuffizienz läßt sich rasch und unkompliziert durch den *Test nach* MATTHIASS demonstrieren. Man fordert das Kind auf, sich gerade hinzustellen und beide Arme nach vorn zu strecken. Ein haltungsgesundes Kind kann diese Stellung 30 s einhalten, ohne daß das Haltungsbild sich ungünstig verändert. Bei Haltungsschwächen neigt sich der Rumpf allmählich nach rückwärts, und die Schulterblätter gleiten seitwärts. Beim Haltungsverfall sind die Kinder gar nicht in der Lage die Ausgangsstellung einzunehmen. Zu Fehlformen (Haltungsdeformität), d. h. zu Sekundärveränderungen des Skeletts kommt es glücklicherweise nur in wenigen Fällen. Dazu muß der Haltungsverfall, die Erschöpfung aller Kraftreserven der Haltemuskulatur, über längere Zeit dauern.

Die Insuffizienz der Schulterblattrückzieher führt zu einer *Pektoralisverkürzung*. Beim passiven Zurücknehmen der Schultern kann man den M. pectoralis minor als harten, verkürzten Strang unterhalb des Korakoids tasten. Der Haltungsverfall verursacht eine Überdehnung der Bänder in der Konvexität und eine Verkürzung in der Konkavität der Krümmungen.

Es gibt auch *skoliotische Fehlhaltungen*. Um einen *Beckenschiefstand* auszuschließen, stellt sich der Arzt hinter das Kind und legt beide Hände flach auf die Beckenkämme, wobei die Daumen gleichzeitig die Spinae iliacae posterior superior palpieren. Wichtig ist, daß das Kind beide Kniegelenke gestreckt hält. Um sicher zu sein, kann man sich zusätzlich an den vorderen oberen Darmbeinstacheln orientieren.

Auch eine beginnende idiopathische Skoliose muß ausgeschlossen werden. Dazu beugt sich das Kind bei gestreckten Kniegelenken und hängenden Armen rechtwinklig nach vorn. Durch das Gewicht von Kopf und Armen kann sich eine echte Skoliose zwar abflachen, aber sie verschwindet nicht völlig. Rippenbuckel und Lendenwulst fehlen bei einer skoliotischen Einstellung; bei Prüfung der Lateroflexion sind die Bewegungsausschläge nach rechts und links identisch.

Die *unsichere Haltung* kommt fast nur bei Kleinkindern vor. Es handelt sich um eine leichte skoliotische Einstellung, die zwischen rechts- und linkskonvex pendelt.

Selten ist ein Strabismus mit Abweichung eines Auges nach oben oder unten Ursache einer skoliotischen Fehlhaltung.

Wenn nur ein kleiner Teil der Kinder über *Rückenschmerzen* klagt, so liegt das daran, daß die kindliche Muskulatur zumeist über stattliche Kräftereserven verfügt und sich rasch erholt, falls die Kinder über genügend Möglichkeiten zu lebhaften Spielen verfügen. Nach der Schulentlassung mehren sich die Klagen. Am häufigsten sind sie bei jugendlichen Erwachsenen, bei überlasteten Hausfrauen, Sekretärinnen, die stundenlang unangelehnt vor ihren Schreibma-

schinen sitzen und Lehrerinnen. Infolge ihrer schwächeren Muskulatur sind Mädchen und Frauen weniger gegen eine Muskelinsuffizienz geschützt als Männer. Anfangs treten die Schmerzen nur nach Anstrengungen, vorwiegend am Nachmittag oder Abend auf. Ohne oder bei unzulänglicher Behandlung wird das schmerzfreie Intervall immer kürzer. Schließlich genügt auch das lange Wochenende zur Erholung nicht mehr. Die meisten Frauen betrachten Kreuz- oder Rückenschmerzen in der Schwangerschaft als etwas Normales. In der Regel sind die Beschwerden aber nur ein Zeichen für ungenügende Kraftreserven der Rücken- und Bauchmuskulatur bei zunehmender Vorderlastigkeit des Rumpfes. Daß bei nachlassenden Kräften im Alter nicht mehr Rückenschmerzen auftreten, hängt einmal mit der „wohltätigen Teilversteifung" der alternden Wirbelsäule, zum anderen mit dem geruhsameren Leben des älteren Menschen zusammen.

Die muskuläre Insuffizienz läßt sich durch *Myogelosen* (Muskelhärten) in den Rückenstreckern objektivieren. Sie sitzen hauptsächlich in den schlechter ernährten Randgebieten der Muskeln, wo sie als fingergliedlange, stricknadel- bis bleistiftdicke, druckempfindliche Verhärtungen zu fühlen sind, allerdings nur bei entspannter Muskulatur. Gehäuft tastet man sie zwischen den Schulterblättern. Hier finden sich öfter auch schmerzhafte Verspannungen (Hartspann), die elektromyographisch einen erhöhten Muskeltonus aufweisen. Auch die Dornfortsätze und der obere Teil des Kreuzbeins sind nicht selten druckempfindlich (Muskelansatz- und Muskelursprungsschmerzen). Frische Myogelosen entsprechen umschriebenen tetanischen Muskelkontraktionen. Sie sind reversibel. Ältere haben ein charakteristisches anatomisches Substrat (Max LANGE).

Differentialdiagnose: Die Unterscheidung gegenüber einer Scheuermannschen *Adoleszentenkyphose* ist einfach, da die Beweglichkeit des Achsenskeletts bei Haltungsfehlern frei bleibt. Die Diagnose „Rückenmuskelinsuffizienz" ist erst nach Ausschluß anderer, ernsthafterer Erkrankungen erlaubt. Ein wichtiger Hinweis ist die Angabe, daß die Schmerzen erst im Laufe des Tages auftreten und bei Bettruhe bald verschwinden.

Prognose: Bleibende Haltungsfehler bedeuten ein Schmerzpotential und damit eine Minderung der Leistungsfähigkeit. Schwerere Haltungsfehler sind oft therapieresistent, selbst wenn die Kinder täglich unter Aufsicht der Mutter die bei der Krankengymnastin erlernten Übungen wiederholen und schwimmen oder reiten. Durch ein zielbewußtes Training läßt sich die Haltung in den meisten Fällen bessern. Haltungsfehler in der Präpubertät verschwinden manchmal sogar ohne Behandlung.

Therapie: Insuffiziente Muskeln müssen aufgeschult werden. Das geschieht am besten durch ein *auxotonisches Training* (s. S. 211). Selbst wenn es gelingt, die Leistungsfähigkeit der Muskulatur signifikant zu erhöhen, bleibt der eigentliche Erfolg: die Änderung der fehlerhaften Gewohnheitshaltung, oft aus. Man hat daher versucht, durch Üben vor dem Spiegel den Kindern zu helfen, das richtige Haltungsgefühl wiederzufinden. Dennoch sind in schweren Fällen die Ergebnisse häufig unbefriedigend. Mehr als 2mal tgl. 10–15 min intensiven Muskeltrainings wird man einem Kind kaum zumuten können. Welche Übungen erforderlich sind, ergibt sich aus der Art des Haltungsfehlers. Das ist auch bei Gruppengymnastik zu berücksichtigen. Der Rundrücken wird in erster Linie durch eine Aufschulung der Erectores trunci bekämpft, Beckenkippungen nach vorn durch Übungen für den Glutaeus maximus, eine zu starke Aufrichtung des Beckens durch Training seiner Gegenspieler. Am schwierigsten ist die Behandlung des hohlrunden Rückens, da hier Übungen, die eine Abflachung der verstärkten dorsalen Kyphose zum Ziel haben, sich ungünstig auf die lumbale Lordose auswirken können. Man muß daher ein Programm wählen, bei dem die Lordose nur eine „Übergangsstation" darstellt, wie bei den *Klappschen Kriechübungen*. Eine übertriebene Lordose erfordert eine Kräftigung der Bauchmuskeln, die zugleich einer zu starken Beckenkippung nach vorn entgegenwirkt. In diesem Falle verbindet man sie mit Übungen für den Glutaeus maximus. Eine Kippung des Beckens nach hinten wird mit einem Training jener Muskeln bekämpft, die an der Vorderseite des Beckens entspringen. Passive Dehnungen der ventralen Schultermuskeln im Verein mit aktiven Übungen für die Schulterblattrückzieher sind bei der Pectoralisverkürzung angezeigt. Das symmetrische Klappsche Kriechen ist bei allen Formen von Haltungsfehlern nützlich, auch bei der unsicheren Haltung, während das asymmetrische Kriechen, wie auch die Niederhöffer-Übungen, in der Behandlung der skoliotischen Fehlhaltung ihren Platz haben. (Die Klappschen Übungen dienen der Kräftigung der längsverlaufenden Rückenmuskeln, die *Niederhöffer-Übungen* den quer und schräg verlaufenden Muskeln der Konkavität). Beinverkürzungen werden, soweit wie möglich, am Schuh ausgeglichen.

Bei schweren kindlichen Haltungsschäden wird man gelegentlich ohne *Geradehalter* nicht auskommen, sei es in der von SPITZY angegebenen Form mit einer senkrechten Rückenfeder, 2 hinteren Querfedern (in Höhe der Trochanteren, mit Riemenverschluß und einem schmalen seidenen Halsband, das bei nachlässiger Haltung zu drücken beginnt, sei es in Form der Hohmann-Mahnbandage aus 5 cm breiten Gummibändern, die von dorsal her um die Schultern geführt werden und bei erschlaffter Haltung zwicken. In den USA wird eine dorsale Halbschale aus Kunststoff, die mit ventralen Schulterpelotten zur Korrektur der hängenden Schultern ausgerüstet ist, bevorzugt. Kyphosen lassen sich durch ein über den Buckel eingestecktes hartes Kissen beeinflussen. Für alle Geradehalter gilt, daß sie nur *stundenweise*, etwa während der häuslichen Schularbeiten getragen werden. Sie können und dürfen die systematische Übungsbehandlung, die allein die Haltung zu bessern vermag, nicht ersetzen.

Zusammenfassung

Haltungsfehler entstehen durch Störungen in der Beherrschung des labilen Gleichgewichtes, das mit dem aufrechten Gang des Menschen verbunden ist. Die Muskelinsuffizienz hat viele, erbliche und dem zivilisatorischen Fortschritt anzulastende Ursachen.

Am geringsten ist der Einsatz von Muskelarbeit, wenn der in der Lendenwirbelsäule liegende Körperschwerpunkt sich über den Querachsen der Hüft-, Knie- und Knöchelgelenke befindet. Die Beckenstellung ist für eine harmonische Haltung von größter Bedeutung.

STAFFEL unterscheidet *4 Haltungsformen:* den Normalrücken, den Rundrücken, den hohlrunden Rücken und den Flachrücken. Die natürliche S-Form der Wirbelsäule hat die Bedeutung einer Feder. In den Endstellungen ist mehr Muskelarbeit erforderlich. Die Ermüdung führt zur Muskelinsuffizienz mit schmerzhaften Myogelosen. Kinder verfügen über größere Reserven, so daß Haltungsfehler kaum mit Rückenschmerzen verbunden sind.

Die *Therapie* besteht in aktiven Übungen. Zur Wiedergewinnung des richtigen Haltungsbildes sind Übungen vor dem Spiegel nützlich. In therapieresistenten Fällen ist bisweilen die stundenweise Benutzung eines Geradehalters angezeigt.

3. Skoliosen

a) Allgemeiner Teil

Definition: Skoliosen sind (dauernd) fixierte seitliche Verbiegungen der Wirbelsäule.

Vorbemerkungen: Echte Skoliosen sind strukturell. Man erkennt sie im Röntgenbild daran, daß die Wirbelkörper der Hauptkrümmung, besonders in Scheitelnähe, konkavseitig niedriger sind als konvexseitig. Der erhöhte Druck hat das Wachstum behindert. Allerdings haben auch strukturelle Skoliosen ein (meist kurzes) funktionelles Vorstadium. Skoliotische Fehlhaltungen, die wir im Kapitel „Haltungsfehler" kennengelernt haben, bleiben dauernd flexibel. Sie sind rein funktionell. Auch die sog. ischiatische Skoliose ist keine echte Skoliose, denn sie ist nur solange fixiert wie die Ischialgie dauert. Die Bezeichnung wird daher mit Recht abgelehnt und sollte durch den Terminus „ischiatische Fehlhaltung" ersetzt werden.

Man unterscheidet bei Skoliosen *Haupt- und Nebenkrümmungen.* Allein die Hauptkrümmung ist strukturell. Nur hier kommt es zu einer Torsion. Es gibt auch Skoliosen mit 2 einander entgegengesetzten Hauptbögen, in Ausnahmefällen sogar mit 3 oder 4. Bei strukturellen Skoliosen mit nur 1 Hauptkrümmung folgen die kompensatorischen Nebenbögen kranial und kaudal (3-Bogenmuster), bei solchen mit 2 Hauptkrümmungen gehen die Bögen unmittelbar ineinander über, wobei der Übergangswirbel gelegentlich beiden angehört. Die Nebenkrümmungen liegen darüber und darunter (4-Bogenmuster).

Die *weitaus meisten Skoliosen entstehen während des Wachstums.* Die Fixierung im Bereich des Hauptbogens ist bei idiopathischen und paralytischen Skoliosen durch eine Verkürzung der Weichteile in der Konkavität bedingt, bei kongenitalen Skoliosen durch seitliche Halbwirbel oder asymmetrische Wirbelblocks. Gleichzeitig kommt es zu einer *Rotation der Wirbelkörper in die Konvexseite,* die um so stärker ist, je näher der betreffende Wirbel an den Scheitel des Hauptbogens heranrückt. Die Gesamtheit der Rotationen der Einzelwirbel wird als *Torsion* bezeichnet. Bei kongenitalen Skoliosen bleibt die Rotation gering.

Die verstärkte Belastung der Konkavseite führt im Laufe der Zeit zu einer *Schädigung der Wachstumsfugen* von Wirbelkörpern und -bögen und darüber hinaus zu einer vorzeitigen Degeneration der konkavseitigen Bandscheibenabschnitte, die röntgenologisch als partielle Erniedrigung der Zwischenwirbelräume in Erscheinung tritt. Die Wirbelkörper bleiben konkavseitig niedriger, während auf der Konvexseite das Wachstum ungestört weitergeht. Die unterschiedliche Rotation bewirkt zusätzlich eine Verwringung der Wirbelkörper (Abb. 62). Ähnliches gilt für die Pedikel und Bögen. Beide sind konkavseitig kürzer und dicker. Der verstärkte Druck führt zu arthrotischen Veränderungen der Wirbelgelenke, manchmal sogar zur Verödung. Die Dornfortsätze

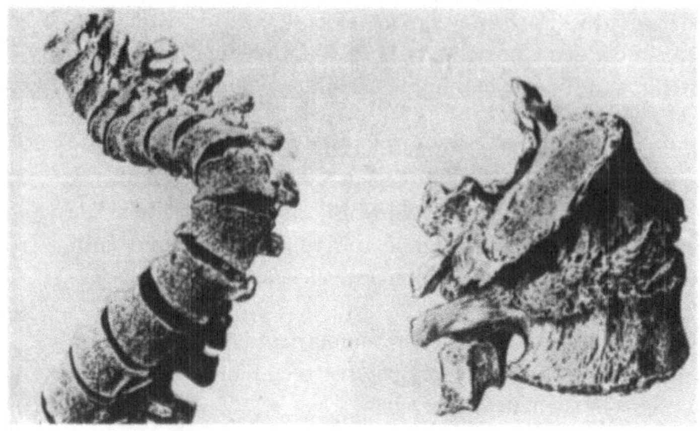

Abb. 62. Schwere *Skoliose*. Anatomisches Präparat, das die Torsion und Verwringung der Wirbelkörper zeigt

wandern in die Konkavität, so daß die „klinische Skoliose", die sich an den Processus spinosi orientiert, geringer erscheint als die „röntgenologische", bei der der von den Wirbelkörpern gebildete Bogen den Eindruck bestimmt. Bei schweren idiopathischen und paralytischen Skoliosen sind namentlich die Scheitelwirbel erheblich deformiert.

Die Endwirbel eines skoliotischen Bogens werden als *Neutralwirbel* bezeichnet. Man definiert sie als diejenigen Wirbel am kranialen und kaudalen Ende eines Hauptbogens, die nicht mehr rotiert sind und deren angrenzende Zwischenwirbelräume oberhalb und unterhalb sich nach entgegengesetzten Seiten öffnen.

Die torquierten Wirbel nehmen bei idiopathischen Skoliosen die Rippen mit. So entsteht der konvexseitige *Rippenbuckel*, der häufig mit einer Kyphose verwechselt wird, obwohl die meisten Skoliotiker einen Flachrücken haben. Echte Kyphoskoliosen gibt es bei kongenitalen Verbiegungen. Im Lumbalabschnitt werfen die rotierten Wirbelkörper die darüber liegende Muskulatur zum *Lendenwulst* auf. Die ventrale Thoraxwand verhält sich umgekehrt wie die dorsale. Sie ist konkavseitig prominent und konvexseitig abgeflacht. Die Rippen liegen bei einer idiopathischen (thorakalen) Skoliose konkavseitig eng nebeneinander. Sie verlaufen annähernd horizontal. Konvexseitig sind sie fächerförmig gespreizt und haben einen schrägen Verlauf. Schwere paralytische und kongenitale Lumbalskoliosen sind nicht selten mit einem *Beckenschiefstand* verbunden. Die konkavseitige Beckenhälfte ist hochgezogen. Auf diese Weise können erhebliche *Beinverkürzungen* entstehen.

Auch ein *Überhang des Rumpfes* kommt bei diesen beiden Formen vor.

Schwere Skoliosen verkürzen meistens die *Lebenserwartung*. Infolge der Thoraxdeformierung verkleinert sich die Vitalkapazität. Atelektasen erhöhen den Druck in der Pulmonalarterie und lassen oft schon in der 3. Lebensdekade ein *Cor pulmonale* entstehen, das zu einem *Rechtsversagen* führt. Die Torquierung des Herzens und der großen Gefäße wird dagegen gewöhnlich ohne Schaden vertragen. In einer Gruppe von Skoliosepatienten, die NACHEMSON 35 Jahre nach ihrer letzten Untersuchung kontrollierte, war die Sterblichkeit doppelt so hoch wie in der Durchschnittsbevölkerung. Bei schweren Skoliosen steigt die Mortalität sogar auf das 4fache.

Wir unterscheiden mit COBB 4 *Schweregrade:*
leichte Skoliosen unter 40°,
mittelschwere 40–60°,
schwere 60–80°,
sehr schwere 80° und mehr.

COBB unterteilt die Skoliosen in 4 Grundformen (Tabelle 2, II A–D). *Mindestens 80% aller Skoliosen sind idiopathisch.* Nach dem Quasi-Erlöschen der Poliomyelitis in den hochzivilisierten Ländern ist die neuromuskuläre Gruppe stark geschrumpft. An 2. Stelle stehen heute *Skoliosen bei Meningomyelozelen*, die teils durch Lähmungen teils durch Fehlbildungen der Wirbelsäule bedingt sind. (Sie fehlen in der Cobbschen Tabelle). Das Zahlenverhältnis der idiopathischen zu den kongenitalen Skoliosen

Tabelle 2. Einteilung der Skoliosen nach Cobb

I. *Skoliotische Fehlhaltungen*	Nicht strukturell
II. *Strukturelle Skoliosen:*	
A. *Myopathische Skoliosen:*	Progressive Muskeldystrophie
B. *Neuropathische Skoliosen:*	Poliomyelitis, Syringomyelie, Neurofibromatose, spastische Zerebrallähmung
C. *Osteopathische Skoliosen:*	Kongenitale Skoliosen durch Keilwirbel und asymmetrische Wirbelblocks
D. *Idiopathische Skoliosen:*	Ursache unbekannt

beträgt etwa 5:1. Die keineswegs seltenen Begleitskoliosen beim M. Scheuermann und bei der Spondylolisthesis gehören zur osteopathischen Gruppe. Wegen ihrer Häufigkeit besprechen wir an 1. Stelle die idiopathischen Skoliosen.

Röntgenologische Meßverfahren

1. Skoliosewinkel: Ein Vergleich der Skoliosewinkel im Abstand von mehreren Monaten ermöglicht es festzustellen, ob eine Skoliose in diesem Zeitraum stationär geblieben ist oder sich verschlimmert hat. Voraussetzung ist allerdings, daß die beiden Röntgenaufnahmen unter gleichen Bedingungen gemacht wurden. Der Messung sollte man stets A.-p.-Aufnahmen des stehenden Kindes mit einem Fokus-Filmabstand von 2–3 m zugrundelegen. Bei „weichen" Skoliosen erhält man beträchtliche Unterschiede, je nachdem ob die Aufnahme vom stehenden oder liegenden Patienten gemacht wurde. Beinverkürzungen werden beim Röntgen im Stehen zuvor durch Sohlenbrettchen ausgeglichen.

Zur Ermittlung des Skoliosewinkels legt man eine Gerade an die Deckplatte des kranialen und eine andere an die Bodenplatte des kaudalen Neutralwirbels, errichtet auf beiden das Lot in Richtung Scheitelwirbel und mißt den durch den Schnitt der Lote entstandenen Winkel (Abb. 63).

Diese von Cobb angegebene Methode ist genauer als das Verfahren nach Risser-Ferguson, das nur noch bei gewissen Fällen kongenitaler Skoliosen benutzt wird, die für die Messung nach Cobb ausscheiden.

Risser und Ferguson verbinden den Mittelpunkt des Scheitelwirbels mit den Zentren der beiden Neutral-

wirbel. Die Verlängerung dieser Geraden ergibt den Skoliosewinkel.

Die Winkel nach Cobb sind größer als die nach Risser-Ferguson. Der Winkel des Hauptbogens entspricht der Summe der Winkel der beiden Nebenbögen. Bei 2 Hauptbögen sind die Winkel der kompensatorischen Krümmungen klein, weil die Hauptbögen sich gegenseitig ausgleichen.

Den *Rotationsgrad* kann man entweder an den Dornfortsätzen oder an den Bogenwurzelova-

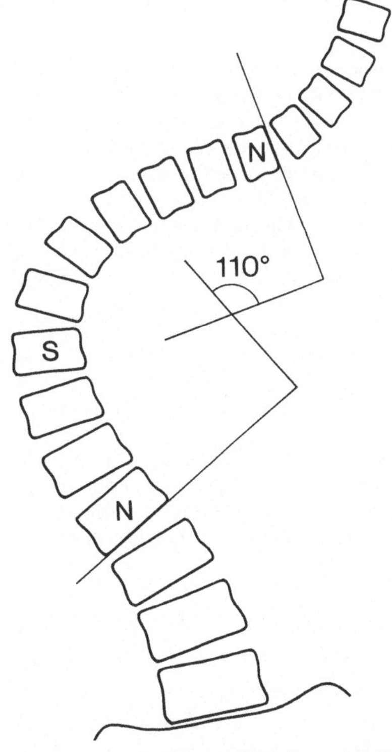

Abb. 63. Bestimmung des Skoliosewinkels nach Cobb. S = Scheitelwirbel, N = Neutralwirbel

len abschätzen. Eine Orientierung an den Wurzelovalen ist zuverlässiger, weil die Proc. spinosi oft verschieden lang und bei schwereren Skoliosen nach der Konkavseite hin verbogen sind. Die Wurzelovale liegen normalerweise gleich weit von der Mittellinie entfernt (Abb. 9). Bei der 1 + -Rotation ist ein Oval so stark an den Wirbelkörperrand gerückt, daß seine Kontur mit der seitlichen Begrenzung des Wirbelkörpers zusammenfällt. 2 + bedeutet: das eine Oval ist nur noch zur Hälfte sichtbar; 3 +: das eine Oval ist nahezu verschwunden, während das andere sich im Zentrum des Wirbelkörpers befindet. Bei 4 + schließlich ist das konkavseitige Oval völlig verschwunden. Das andere hat die Mittellinie weit überschritten.

Für die *Bestimmung des Skelettalters*, das um mehrere Jahre vom chronologischen Alter abweichen kann, gibt es mehrere Möglichkeiten. *Maturitätszeichen* sind: die Verschmelzung der Darmbeinkammapophyse mit dem Os ilium *(Risser-Zeichen)* und das Verschwinden der Grenze zwischen den allmählich verknöchernden knorpeligen Ringapophysen mit dem übrigen Wirbelkörper. Ihr Aussagewert ist gleich groß.

Die *Darmbeinkammapophyse* erscheint als feiner Knochenstreifen über dem mittleren Teil des Os ilium. Sie wächst stärker nach dorsal als nach ventral. Dementsprechend beginnt die Verschmelzung nahe der Spina iliaca posterior superior. Vom Erscheinen bis zum Erreichen ihrer Maximalgröße vergeht etwa 1 Jahr. Bis zur Verschmelzung mit dem Darmbein benötigt sie 2 weitere Jahre. Geschlechtsunterschiede fehlen. Bei Seitendifferenzen nimmt man die unreifere Seite zum Maßstab.

Die *Verknöcherung der Ringapophysen der Wirbelkörper* beginnt mit 7 oder 8 Jahren und endet mit etwa 15 Jahren. Häufig verknöchern die Apophysen der Lendenwirbelsäule etwas später als die der Brustwirbelsäule.

Eine dritte Möglichkeit das Skelettalter zu bestimmen, ergibt sich durch den Vergleich einer dorsovolaren Aufnahme der linksseitigen Handwurzelknochen mit entsprechenden Abbildungen im Atlas von GREULICH und PYE.

Klinische Meßverfahren: Mittelschwere und schwere Skoliosen sind nicht zu verkennen. Im Zweifelsfall prüft man am (mit gestreckten Kniegelenken) stehenden Patienten zunächst die Lateroflexion. Nichtseitengleiche Ausschläge lassen eine Skoliose vermuten. Um sicher zu

sein, daß kein Beckenschiefstand die Ergebnisse verfälscht, legt der Arzt von rückwärts beide Hände flach auf die Beckenkämme. Die Daumen berühren dabei die hinteren oberen Darmbeinstachel. Durch Visieren gegen eine Horizontale im Raum, etwa gegen eine Türfüllung, läßt sich leicht feststellen, ob das Becken geradesteht. Zusätzlich kann man noch die Stellung der Spinae iliacae anteriores superiores kontrollieren.

Bei stärkeren lumbalen Skoliosen steht das *Becken oft schief,* d. h. der konvexseitige Beckenkamm steht höher. Bevor man jedoch einen Beckenschiefstand diagnostiziert, ist eine echte oder scheinbare Beinverkürzung auszuschließen. Deshalb mißt man (auf dem Untersuchungstisch) zunächst den Abstand zwischen dem vorderen oberen Darmbeinstachel und der Spitze des Innenknöchels. Sind die Maße auf beiden Seiten gleich, kann man eine *echte Beinverkürzung* ausschließen. Eine *scheinbare Beinverkürzung* beruht meistens auf einer Ab- oder Adduktionskontraktur im Hüftgelenk. Voraussetzung für ein richtiges Untersuchungsergebnis ist, daß die Körperlängsachse das Lot auf der Verbindungslinie beider vorderen oberen Darmbeinstachel bildet. Normale Werte für die Ab- und Anspreizung sprechen gegen eine scheinbare Beinverkürzung. Nunmehr mißt man die Distanz zwischen Nabel und der Spitze der Innenknöchel. Ergibt sich eine Differenz, so steht das Becken schief. Ein Ausgleich durch Absatzerhöhung auf der „verkürzten" Seite wäre falsch. Manchmal erreicht man eine gewisse Abflachung der lumbalen Skoliose durch eine Absatzerhöhung der Gegenseite. Mit einer erfolgreichen Therapie der Skoliose mindert sich auch der Beckenschiefstand.

Der *Rippenbuckel* läßt sich am einfachsten mit einer Wasserwaage, an der seitlich ein Meßstab angebracht ist, ausloten. Die Waage liegt auf dem Rippenbuckel, während das Ende des Meßstabes sich auf das Rippen-„Tal" der Konkavseite aufstützt. Man mißt bei einer Rumpfbeuge von 90°. Man kann auch das alte Schultheß-Nivelliertrapez benutzen. Eine dritte Möglichkeit ist die photographische Messung. Dazu stellt man den Kranken in der angegebenen Stellung vor eine schwarze Wand, auf die ein helles Raster von je 5 cm Seitenlänge aufgetragen ist. Auch sonst ist die Photographie bei der Skoliose ein gutes Hilfsmittel, um den klinischen Befund festzuhalten. Sie ergänzt das Röntgenbild.

b) Idiopathische Skoliosen

Ätiologie und Pathogenese: Zu den idiopathischen Skoliosen gehört auch die *Säuglingsskoliose*, die früher als eigene Gruppe geführt wurde.

Die idiopathische Skoliose ist ein heterogenes Erbleiden. Offenbar gibt es sowohl eine autosomal-dominante, X-chromosomale als auch polygene Vererbung. Die Expressivität ist variabel. KEIM konnte bei 60% seiner Skoliosepatienten weitere familiäre Merkmalsträger nachweisen.

Die Pathogenese ist unbekannt. Wahrscheinlich handelt es sich um eine Störung des Muskelgleichgewichtes.

Statistik: Die Häufigkeit beträgt bei Erwachsenen, rechnet man auch leichte Formen über $10°$ COBB hinzu, 2%. Nur bei 0,05% überschreitet der Skoliosewinkel $20°$. BROOKS fand bei röntgenologischer Überprüfung unter 841 adoleszenten Schülerinnen eine Häufigkeit von 11%. WYNNE-DAVIES kam auf 4% bei adoleszenten Mädchen und 0,4% bei gleichaltrigen Jungen.

Klinik: *Säuglingsskoliosen* sind einbogig, vorwiegend linkskonvex mit Scheitel in der unteren Brustwirbelsäule. Knaben überwiegen. Vielen Müttern fällt auf, daß ihr Kind immer auf derselben Seite liegt. Die Betrachtung des auf dem Bauch liegenden Kindes ergibt eine breitere konkave und eine schmälere konvexe Seite. Ob eine echte Skoliose vorliegt, lehrt die Röntgenuntersuchung. Dazu braucht man 2 Aufnahmen: ein normales A.-p.-Bild und eine *Umkrümmungsaufnahme* (Abb. 64 a, b), bei der die Konvexseite – mit Unterstützung durch die Mutter – zur Konkavseite gemacht wird. Wie die Abbildungen zeigen, besteht eine Teilversteifung der mittleren und unteren Brustwirbelsäule – meist im Abschnitt zwischen D 6 und D 10 –, während die darüber und darunter gelegenen Strecken voll beweglich sind. *Säuglings-*

skoliosen haben eine bemerkenswerte Tendenz zur Spontanheilung (90–95%). Wird die Skoliose progredient, entwickeln sich eine oder mehrere Nebenkrümmungen. Aber auch 2 Hauptbögen sind möglich. Die Nebenbögen entstehen mit der Aufrichtung des Kindes.

Bei späterer Manifestation handelt es sich vorwiegend um rechtskonvexe Hauptbögen. Die häufigste Kombination ist eine rechtskonvexe thorakale Haupt- mit einer linkskonvexen lumbalen Gegenkrümmung. Beide Bögen sind strukturell und etwa gleich groß. Auf diese Weise verkürzt sich zwar der Rumpf, aber das Gleichgewicht bleibt gewahrt. In manchen Fällen behält die lumbale kompensatorische Krümmung jahrelang ihre volle Beweglichkeit, um schließlich doch noch strukturell zu werden. An 2. Stelle stehen die rechtskonvexen dorsalen Hauptkrümmungen mit 2 kompensatorischen Bögen. Sie können hohe Grade erreichen und sind besonders auffällig, weil sie den Rumpf aus dem Gleichgewicht (Überhang) bringen. Ein Lot von der Vertebra prominens (7. Halswirbeldorn) fällt nicht in die Crena ani sondern bleibt rechts von ihr. Im übrigen gibt es jede denkbare Kombination. Eine einfache Methode, strukturelle von funktionellen Bögen zu unterscheiden, besteht darin, das Kind von einem Helfer am Kopf hochziehen zu lassen. Dann verschwinden funktionelle Krümmungen, während strukturelle persistieren. Hochdorsale Bögen beeinträchtigen die Schulterlinie. Die zervikale Gegenkrümmung verursacht einen Schiefhals.

Nach ihrem Manifestationsalter unterscheidet man *infantile* (0–3 Jahre), *juvenile* (4 Jahre bis zur Pubertät) und *adoleszente* (vom Beginn der Pubertät bis zur Skelettreife) Skoliosen.

Auch bei juvenilen Skoliosen sind Spontanheilungen keine Seltenheit. Beide Geschlechter erkranken mit gleicher Häufigkeit. Die Skoliose ist entweder rechtskonvex oder hat 2 Hauptbögen. Adoleszente Skoliosen sind wahrscheinlich in ihrer Mehrzahl spät entdeckte progressive juvenile Skoliosen, obwohl nicht alle Adoleszentenskoliosen sich progressiv verhalten. *50% aller Skoliosen werden um das 12. Lebensjahr manifest, z. Z. des stärksten Längenwachstums.* Das Geschlechtsverhältnis beträgt um diese Zeit zwischen 6 ♀ : 1 ♂ und 8 ♀ : 1 ♂. Bei progressiven infantilen Skoliosen wird das Maximum er-

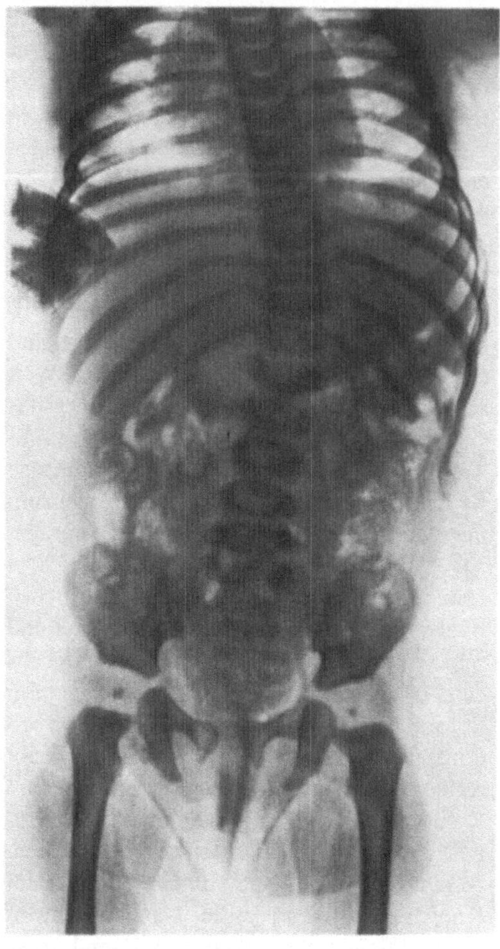

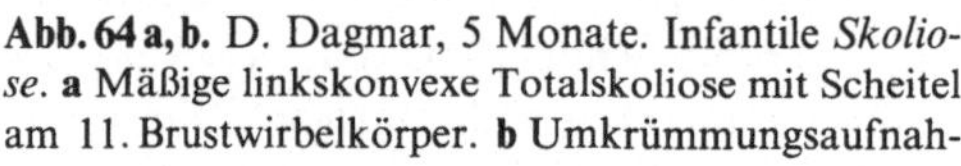

a

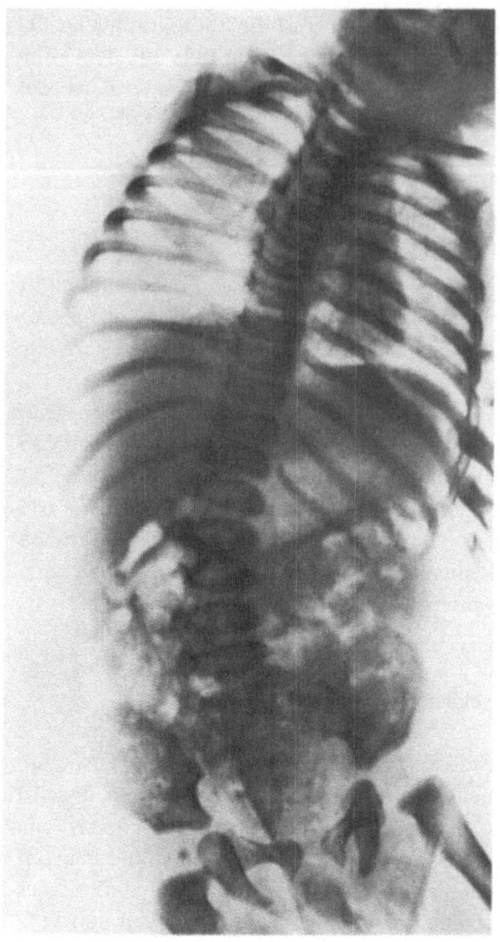

b

Abb. 64 a, b. D. Dagmar, 5 Monate. Infantile *Skoliose*. **a** Mäßige linkskonvexe Totalskoliose mit Scheitel am 11. Brustwirbelkörper. **b** Umkrümmungsaufnahme. Sie zeigt eine Versteifung der unteren und mittleren Brustwirbelsäule

wartungsgemäß weit eher erreicht als bei den sich später manifestierenden Formen.

Kinder und Jugendliche haben trotz beträchtlicher Deformierung gewöhnlich kaum Beschwerden. Sie sind höchstens weniger leistungsfähig, da sich der Brustraum konvexseitig verengt. Damit verringert sich die Vitalkapazität. Besonders gefährdet sind Patienten mit schweren dorsalen oder dorsolumbalen Verkrümmungen. Im Laufe der Zeit entwickelt sich ein Cor pulmonale.

Rücken- und Kreuzschmerzen sind bei skoliotischen Erwachsenen, besonders bei schweren dorsalen Skoliosen mit Überhang des Rumpfes und lumbalen Skoliosen, die noch eine gewisse Beweglichkeit besitzen, nahezu regelmäßig vorhanden. Sie lassen sich objektivieren durch druckempfindliche Myogelosen in den Rückenstreckern. Ursachen der Beschwerden sind entweder die Rückenmuskelinsuffizienz oder die Arthrose der Wirbelgelenke, die in der Konkavität der stärker belasteten Lendenwirbelsäule einen hohen Grad erreichen kann.

Differentialdiagnose: *Die Diagnose „idiopathische Skoliose" ergibt sich per exclusionem.* Sie ist zwar die mit Abstand häufigste Form der Skoliose, aber gerade dieser Umstand könnte zu Fehldiagnosen verleiten. Eine gründliche klinisch-neurologische und röntgenologische Untersuchung ist daher unerläßlich.

Prognose: Die außerordentlich günstige Prognose der Säuglingsskoliose wurde bereits erwähnt. Die Rotation verschwindet etwas später als die seitliche Verbiegung. Kompensatorische Bögen sprechen für Progredienz. Gleiches gilt für einen sehr schrägen konvexseitigen Rippenverlauf. Von 90 infantilen Skoliosen, über die JAMES (1975) berichtete, waren 75 bis zum Ende des 3. Lebensjahres verschwunden, 22 weitere bis zum Abschluß des 6. Lebensjahres. Nur 3 erwiesen sich als progredient.

Ein Versuch, anhand von Röntgenbildern den Verlauf einer Säuglingsskoliose zu prognostizieren, stammt von Frau MEHTA. Ihre Vorhersage gilt allerdings nur für Kinder unter 2 Jahren. Bei thorakalen Hauptkrümmungen errichtet man das Lot auf die kaudale Schlußplatte des Scheitelwirbels. Außerdem zeichnet man die Längsachsen der zugehörigen konkav- und konvexseitigen Rippen ein und verlängert sie bis zum Schnitt mit der Senkrechten. Die Winkeldifferenz entspricht der Phase I. 3 Monate später werden an einer neuen A.-p.-Aufnahme die Messungen wiederholt (Phase II). Bleibt auch jetzt die Winkeldifferenz unter 20° – selbst wenn die Skoliose sich vorübergehend verschlechtert haben sollte –, so ist mit einer Spontanheilung zu rechnen, bei Winkeln über 20° dagegen mit einer Verschlimmerung.

Aus Untersuchungen von THOMPSON und BENTLEY ergibt sich, daß Skoliosen von mehr als 50° (COBB) bei Kindern über 4 Jahren progredient sind.
Nach KEIM heilen mindestens 50% aller Skoliosen bei Kindern unter 12 Jahren spontan, mit oder ohne Übungsbehandlung.
Zusammenfassend muß man leider feststellen, daß es verläßliche Parameter für die Unterscheidung zwischen gut- und bösartigen Skoliosen nicht gibt. Besonders gefährdet, auch noch jenseits des Wachstumsalters, sind thorakolumbale Hauptkrümmungen mit einem Überhang des Rumpfes. Ähnliches gilt für stark rotierte lumbale Skoliosen mit flexibler dorsaler Gegenkrümmung. Sie bilden zugleich die Hauptgruppe für schmerzhafte Spondylarthrosen. Manche Skoliosen verschlechtern sich fast unmerklich, andere dramatisch mit Winkelwerten bis zu 40° innerhalb von 3 Monaten.
Zu den wichtigsten Erkenntnissen der letzten Jahre gehört die Feststellung, daß progressive idiopathische Skoliosen nicht notwendigerweise mit dem Ende des Skelettwachstums aufhö-

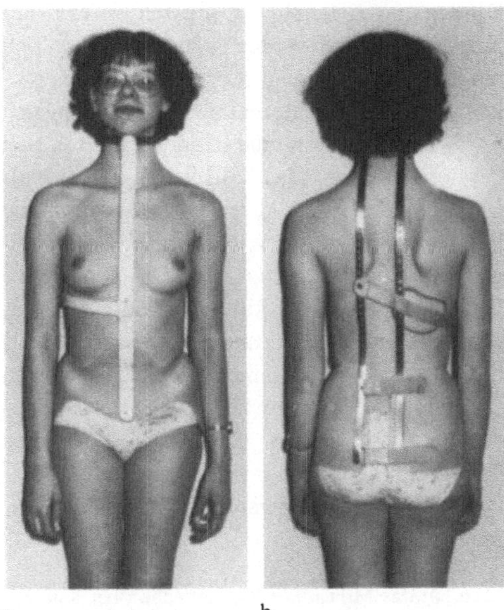

a   b

Abb. 65 a, b. *Milwaukee-Korsett* von BLOUNT und SCHMIDT. **a** Von vorn, **b** von hinten gesehen mit Druckpelotte über dem Rippenbuckel

ren sich zu verschlimmern. Viele Erwachsenenskoliosen mit Winkeln zwischen 50 und 60° (COBB) haben einen jährlichen Zuwachs von 1–2°, bei Schwangerschaften zwischen 6 und 8°. In Einzelfällen wurden Zuwachsraten von 30° nach 1–2 Graviditäten festgestellt. Offenbar sind daran jene Hormone schuld, die der Erweiterung des mütterlichen Beckens dienen, indem sie die Weichteile der skoliotischen Wirbelsäule lockern.
Da, namentlich in der Präpubertät, Skoliosen sich in wenigen Monaten beträchtlich verschlimmern können, sind häufige klinisch-röntgenologische Kontrolluntersuchungen angezeigt.

Therapie: Gegenüber der viel gepriesenen Übungsbehandlung, die früher unsere Hauptwaffe im Kampf gegen die Skoliose war, stellte eine amerikanische Untersuchungskommission 1941 fest, daß sie weder in der Lage ist, eine Progression aufzuhalten, noch eine Skoliose zu heilen. Eine entscheidende Besserung der Ergebnisse wurde erst 1946 durch das von BLOUNT und SCHMIDT konstruierte Milwaukee-Korsett erzielt (Abb. 65 a, b, Beschreibung s. S. 397). Es ist eher ein Geradehalter als ein Korsett. Die

Kinder und Jugendlichen müssen es Tag und Nacht tragen und werden dazu angehalten, sich möglichst oft aus dem Korsett herauszustrekken. Kinn- und Hinterhauptbügel machen sich nur bemerkbar, wenn die Kinder schlaff in sich zusammensinken. Das Korsett wirkt daher als Mahnbandage. Auf diese Weise werden die Wachstumsfugen der Wirbel vor einer Schädigung durch unphysiologischen Druck bewahrt. Druckpelotten über Rippenbuckel und Lendenwulst detorquieren und verhindern eine Zunahme der Hauptkrümmung. Auslegerpelotten sorgen dafür, daß vorfallende Schultern zurückgehalten werden. Begleitende Übungen (15 min tgl.) dienen der Erhaltung der Muskelkraft und als Mittel gegen eine Inaktivitätsatrophie des Knochens.

Man hat das Milwaukee-Korsett schon bei Kindern im 3. Lebensjahr erfolgreich verordnet. Man sollte die Indikation jedoch nicht zu weit stellen. Ein 12jähriges Mädchen mit einer 35°-Skoliose erhält sofort ein Korsett, weil Alter und Schweregrad eine Progredienz nahelegen. Dagegen wird man bei einem 6- oder 8jährigen Kind mit einer Hauptkrümmung zwischen 10 und 15° 3–4 Monate zuwarten und ein Milwaukee-Korsett erst dann verordnen, wenn die neuen Röntgenaufnahmen eine Verschlechterung zeigen, die 25° überschreitet. Skoliosen zwischen 25 und 30° geben die besten Resultate, v. a. bei langbogigen Krümmungen und früher Korsettversorgung. Hochdorsale Hauptbögen sind am wenigsten geeignet.

Krümmungen zwischen 45 und 60° erfordern eine operative Behandlung, die bei idiopathischen Skoliosen möglichst nicht vor dem 14. Lebensjahr durchgeführt werden sollte.

Die Entwöhnung vom Korsett darf erst nach Beendigung der Wachstumsperiode beginnen, d. h., wenn sowohl die Darmbeinkammapophysen mit dem Os ilium als auch die Ringapophysen (im Lendenabschnitt) mit den Wirbelkörpern verschmolzen sind. Man kontrolliert die Patienten nach jeweils 3 Monaten (röntgenologisch) und erlaubt ihnen, wenn das gute Ergebnis gehalten wurde, am Tage für zunächst 2 h das Korsett abzulegen. Nachts wird es weiter getragen. Bei Rückschlägen muß es sofort wieder ganztägig getragen werden. Es empfiehlt sich, nicht zu forsch vorzugehen. Das Ende der Wachstumsperiode garantiert nicht die Gefahr einer Verschlimmerung.

Das Milwaukee-Korsett ist in etwa 75% der Fälle, die für eine solche Behandlung geeignet erscheinen, wirkungsvoll. Bei über der Hälfte der Kinder, die ein Korsett erhalten, kommt es zu einer signifikanten Besserung, die bis zum Ende des Wachstums bestehenbleibt. Der Erfolg ist in den ersten 2,5 Jahren am deutlichsten. In der Restgruppe wird zumindest die Ausgangsposition bewahrt. Es ist schon als beachtlicher Fortschritt zu buchen, wenn es gelingt, aus einer einbogigen Skoliose mit Überhang des Rumpfes eine ausbalanzierte Doppelkrümmung zu machen.

In den letzten Jahren ist das Milwaukee-Korsett aus kosmetischen Gründen mehr und mehr durch andere Korsett-Typen verdrängt worden und wird heute fast nur noch für hochdorsale Skoliosen verwandt. Für einfache oder Doppelbögen, deren Scheitel nach oben nicht über D7 oder D8 hinausgeht, hat man Mieder aus thermoplastischem Material konstruiert, die unter der Kleidung verschwinden und deshalb von den Kindern nicht heimlich abgelegt werden. Die Korrektur erfolgt über eingelegte Pelotten, die jeweils über dem Scheitel der Kurven angreifen und der erzielten Korrektur entsprechend von Zeit zu Zeit verstärkt werden können. Die Skoliosenorthesen sind knapp und minutiös anmodelliert. Ihre Herstellung erfordert enge Zusammenarbeit zwischen Arzt und Orthopädiemechaniker. Wachstum und Behandlungserfolg zwingen in größeren Abständen zu einem Ersatz.

Bei uns haben sich im wesentlichen 2 Typen durchgesetzt: die Boston-Rumpforthese für lumbale Skoliosen und die Skolioseorthese nach CHÈNEAU für dorsolumbale Hauptbögen (Abb. 66 u. 67). Die bisherigen Erfahrungen sind ermutigend und stehen hinter denen mit dem Milwaukee-Korsett nicht zurück. Abschließende Ergebnisse darf man erst in einigen Jahren erwarten.

In den 70er Jahren wurde in Kanada und in den USA ein Verfahren entwickelt, das die Erectores trunci der Konvexseite während der Nacht mit Stromstößen aktiviert. Dazu implantiert man einen miniaturisierten Empfänger mit 3 Elektroden in die Muskulatur, der von einem kleinen Sender auf dem Nachttisch bedient wird. Die von den Patienten als angenehm beschriebenen Stromstöße dauern 1 s, die Pausen 10 s. Die Elektrostimulation ist nicht schlafstörend und führt bei richtiger Indikation zu erfreulichen Ergebnissen. Geeignet sind Krümmungen zwischen 25 und 35° mit einem Skelettalter von 13–14 Jahren, ungeeignet hochdorsale Bögen. Die Erfolgsrate soll bei etwa 80% liegen.

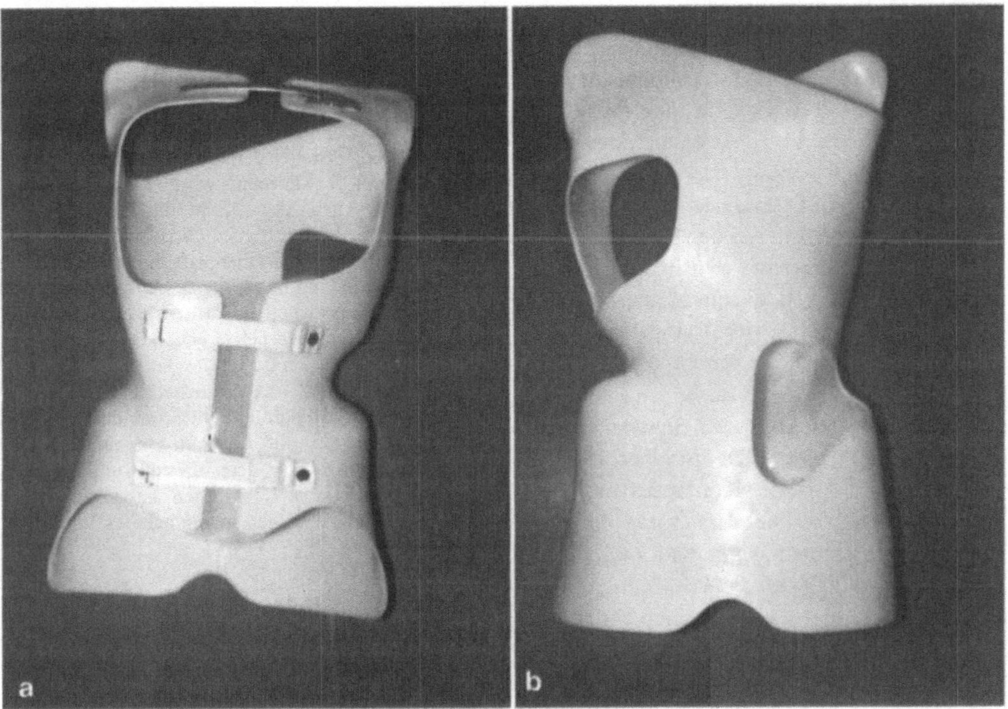

Abb. 66 a, b. Skoliosenorthese nach CHÈNEAU. **a** von vorn, **b** von hinten gesehen

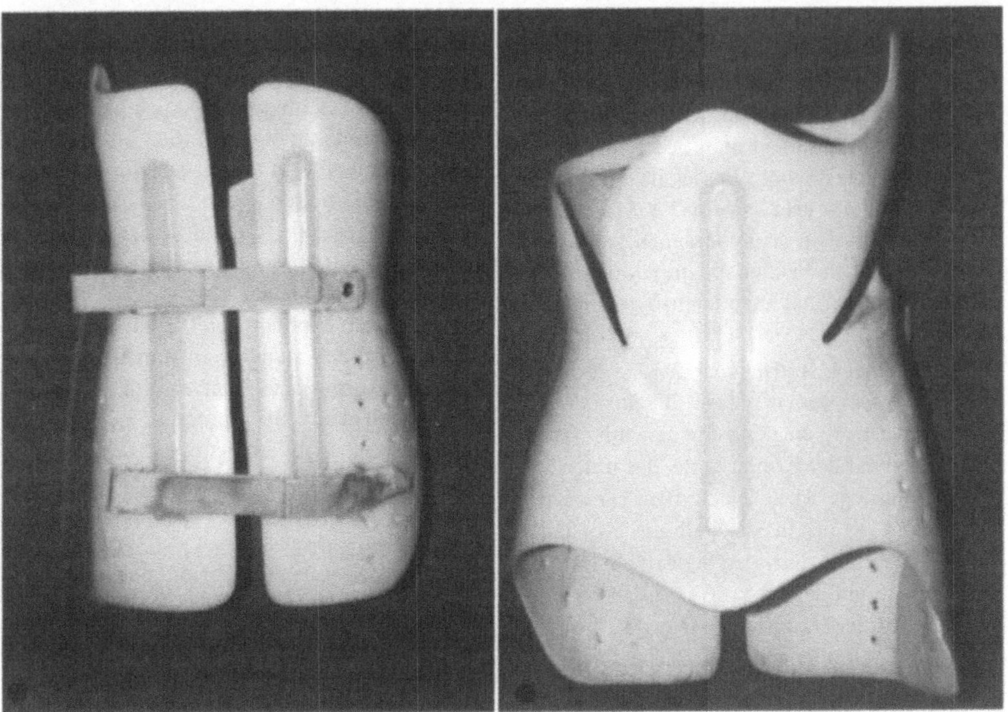

Abb. 67 a, b. Boston-Rumpforthese. **a** von vorn, **b** von hinten gesehen

Die *operative Fusion einer Skoliose* wurde erstmals 1914 von HIBBS erfolgreich durchgeführt. 1940 veröffentlichte HARRINGTON seine Methode der *inneren (dorsalen) Fixation* mit einem Spezialinstrumentarium. Die Leitidee von HARRINGTON war, den oder die skoliotischen Hauptbögen durch Distraktion in der Konkavseite und Kompression auf der Konvexseite zu verringern. Dies erreichte er mit Stahlstangen und stählernen Haken, die etwas oberhalb und unterhalb der Neutralwirbel eingelassen und fest mit den Stangen verbunden werden (Abb. 68 a, b). Bei relativ flexiblen Bögen genügt die konkavseitige Distraktion. Aufeinander folgende Doppelbögen lassen sich mit einer überlangen Stange, die beide Konkavitäten überbrückt, korrigieren. Die Versteifung mit dem Harrington-Instrumentarium und zusätzlicher Eigenspongiosa aus den Beckenschaufeln umfaßt den Hauptbogen einschließlich der beiden Neutralwirbel. Meistens geht man sogar darüber hinaus und nimmt einen Wirbel oberhalb und 2 Wirbel unterhalb des Bogens mit in die Fusionsstrecke hinein. HARRISON dachte zunächst, ohne Spongiosa und ohne postoperative Fixierung im Gipskorsett auszukommen. Beides ließ sich nicht verwirklichen. Heute wird die Skoliose zunächst passiv durch Hängen in den Ringen und an der Sprossenwand gelockert und anschließend im Gipsmieder korrigiert. Nach der Operation legt man den Patienten in eine vorbereitete dorsale Gipsschale. Sobald die Wunde geheilt ist, erhält er für 7–8 Monate ein Gipskorsett, in dem er umhergehen kann. Mit diesem Vorgehen bleiben postoperative Korrekturverluste gering; Pseudarthrosen sind selten.

Die *vorbereitende Aufrichtung der Skoliose* gelingt auf verschiedenen Wegen. Bei uns benutzt man vorwiegend ein Gipsmieder mit Oberschenkelteil auf der Konkavseite, das unter Extension angelegt wird. Nach dem Trocknen durchtrennt man es in Scheitelhöhe. Mit Hilfe von dorsalen und ventralen Schrauben auf der Konkavseite und einem konvexseitigen Scharnier läßt sich der Hauptbogen in etwa 14 Tagen allmählich „ausquengeln". Manche Orthopäden operieren durch ein Fenster im Gipsverband. Da wir, um den Blutverlust möglichst klein zu halten, in Knie-Ellbogen-Lage operieren, entfernen wir den Gipsverband am Vorabend des Eingriffs.

In den USA hat sich die „Localiser"-Technik RISSERS durchgesetzt. Der „Localiser" ist eine Druckpelotte, die, über dem Scheitel der Hauptkrümmung angesetzt, derotiert. Das Ergebnis wird im Extensionsgips festgehalten. Auch hier erfolgt die Operation oft durch ein dorsales Fenster im Gipsverband. COTREL benutzt zur Extension in einem von ihm konstruierten Rahmen weiche Gummischlingen. Sehr wirkungsvoll und besonders geeignet für Patienten mit Atmungsstörungen ist die Halo-pelvis oder Halo-Femur-Extension. Dazu werden 2 Metallreifen durch Schrauben im Schädel und Beckenknochen, bzw. im proximalen Femurende fixiert und untereinander mit 4 langen Metallstangen mit Gewinde verbunden. Die Kranken können mit dem Gestell umhergehen. Komplikationen, v.a. Infektionen, haben allerdings manche Kliniken bewogen, zu einfacheren Verfahren zurückzukehren

Die Operation erfolgt, sobald die Skoliose ausreichend korrigiert ist. Voraussetzung ist ein Alter von etwa 14 Jahren. *Hauptindikationen* sind: aus dem Gleichgewicht geratene thorakale oder thorakolumbale Verkrümmungen ab 40° und alle Bögen über 60°. Diese Zahlen sind Richtwerte. Starke Progredienz, zunehmende Atmungsschwierigkeiten, Schmerzen durch spondylarthrotische Veränderungen und kosmetische Nachteile rechtfertigen u.U. ein früheres operatives Eingreifen. Auch bei jüngeren Erwachsenen kann die Operation hilfreich sein. Mit steigendem Alter erhöht sich die Häufigkeit von Komplikationen.

Selbst wenn es gelingt, die Skoliose zur Zufriedenheit von Patient und Arzt hinlänglich zu reduzieren, bleibt oft ein kosmetisches Problem bestehen: der Rippenbuckel. Eine wesentliche Besserung erzielt man durch Abmeißeln von 6–8 Querfortsätzen der Konvexseite. Nach der Osteotomie gleiten die mit den Processus transversi verbundenen Rippen ventralwärts. Das Ergebnis muß im Gipsverband festgehalten werden.

Gefürchtete *Komplikationen* sind – außer der tiefen Infektion, die zur Entfernung des eingebrachten Fremdmaterials führt – Lähmungen. Durch Dehnung des Rückenmarkes über das Maß dessen hinaus, was in der präoperativen Extensionsphase erreicht wurde, kann die arterielle Versorgung leiden. In manchen Kliniken läßt man daher nach der Distraktion mit dem Harrington-Instrumentarium den

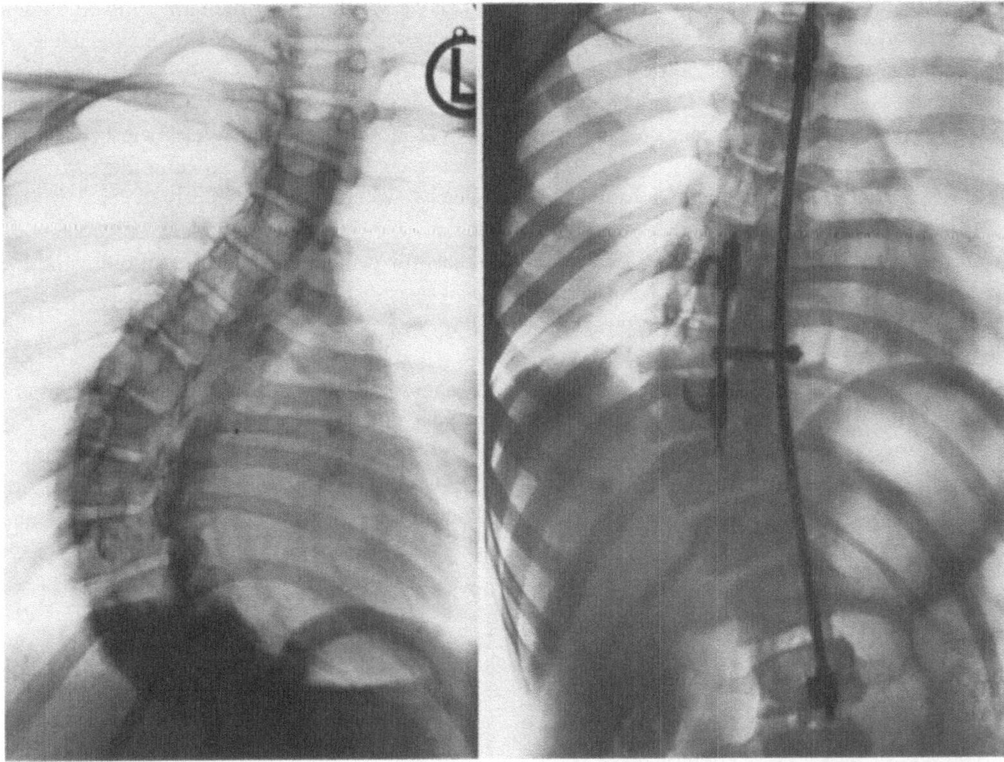

a

b

Abb. 68 a, b. B. Stefanie, 12 jährig. **a** S-förmige idiopathische Skoliose mit dorsaler Hauptkrümmung. Skoliosewinkel von 82° (Cobb). **b** Postoperative Aufnahme. Operation mit 2 Harrington-Stäben, einem längeren konkavseitig und einem kürzeren konvexseitig.

Beide sind untereinander mit dem von *Cotrel* angegebenen Querstabilisator verbunden. Der Skoliosewinkel ist mit 41° noch halb so groß wie vor der Operation

Patienten aufwachen und Füße und Zehen bewegen. Wir haben diese Unterbrechung vorher mit unseren Kranken geübt und keine unliebsamen Überraschungen (heftige Agitation mit Selbstextubation) erlebt. Ungeklärt sind Lähmungen, die erst einige Tage post operationem auftreten.

1973 veröffentlichte Dwyer seine Technik für eine *ventrale Fusion*. Mit Hilfe von Schrauben, die konvexseitig in den Wirbelkörpern befestigt werden, und Kabeln, die sie verbinden, ist es möglich, sowohl die skoliotischen Krümmungen als auch die Torsion zu korrigieren. Auch die Dwyer-Operation erfordert eine postoperative Gipsimmobilisation von 6–7 Monaten. Gelegentlich kam es zu Kabelrissen mit Verletzungen von Lunge und Nieren.
Die ventrale Fusion nach Dwyer ist heute in den meisten Skoliosezentren von der *ventralen*

Derotationsspondylodese mit dem von Zielke entwickelten Instrumentarium abgelöst worden, der das Kabel durch einen Gewindestab ersetzt. Der Metallstab wird durch Schrauben mit Lochköpfen gehalten, die man in der Konvexseite jedes einzelnen Wirbelkörpers verankert. Nach Ausschneidung aller Bandscheiben zwischen den zu fusionierenden Wirbeln läßt sich eine vollständige Korrektur der Skoliose erreichen. Durch einen vorübergehenden Zug nach ventral, der in der Mitte des Stabes angreift, wird eine Lordosierung erzielt.
Die Operation ist für idiopathische Lumbalskoliosen gedacht. Sie ist nicht gefährlicher und dauert nicht länger als eine dorsale Spondylodese mit dem Harrington-Instrumentarium, die bei kombinierten Dorsolumbalskoliosen in einer 2. Sitzung durchgeführt wird. Unter Benut-

zung eines horizontalen geteilten Sakralstabes, der sich mit dem in der Konkavität der Brustwirbelsäule wirksamen Distraktionsstab verbindet, ist ein fixierter Beckenschiefstand fast ganz ausgleichbar. Dadurch wird das Sitzen wesentlich erleichtert.

Voraussetzung für das Gelingen der Operation sind sorgfältige *röntgenologische Voruntersuchungen*, wobei der *„Bending-Test"*, die mögliche Korrektur bei passiver Umkrümmung im Liegen auf dem Bucky-Tisch, eine wichtige Rolle spielt. Weitere notwendige Daten ergeben sich aus den Skoliose-(Kyphose-) und Torsionswinkeln. Aufnahmen im Stehen ohne und mit Extension ergänzen das Programm. Das Operationsergebnis wird im Gipsmieder retiniert.

LUQUE hat neuerdings das Harrington-Instrumentarium dahingehend modifiziert, daß er statt starrer biegsame konkav- und konvexseitige Stahlstangen verwendet. Die Korrektur erfolgt mit Drähten, die jeden Wirbelbogen auf beiden Seiten mit den Stahlstangen verbinden. Auf diese Weise läßt sich die postoperative Gipsfixierung abkürzen. Hauptindikation sind großbogige Skoliosen bei neuromuskulären Krankheiten. Dazu gehört auch die sog. kollabierende Wirbelsäule bei schweren Rumpflähmungen. Ein potentielles Risiko stellen Rückenmarksverletzungen durch reißende Drähte dar. Das Verfahren nach LUQUE kann die anderen Methoden nicht ersetzen, sondern höchstens ergänzen.

c) Neuromuskuläre Skoliosen

Ätiologie und Pathogenese: Die häufigste Form der *Lähmungsskoliose* ist heute – nach dem Verschwinden der Poliomyelitis – die *Skoliose bei Meningomyelozelen*. Ihr Schweregrad entspricht der Ausdehnung des Rückenmarkdefektes. Die einbogige Krümmung erstreckt sich meistens über die ganze Länge der Wirbelsäule. In manchen Fällen sind knöcherne Fehlbildungen beteiligt. Auch bei der *zerebralen Kinderlähmung* kommen Skoliosen vor. BONNET et al. fanden bei 14% der von ihnen betreuten Kinder eine lumbale oder thorakolumbale Wirbelsäulenverkrümmung mit Winkeln zwischen 31 und 135°.

Da die *Syringomyelie* ein fortschreitendes Leiden ist, ist auch die von ihr verursachte Skoliose

progressiv. Ohne Anspruch auf Vollständigkeit seien noch *Tumoren und Verletzungen der Wirbelsäule* erwähnt.

Bei den *primären Muskelerkrankungen* entsteht die Skoliose auf gleiche Weise wie bei Neuroparalysen: durch eine Störung des Muskelgleichgewichtes. Die besser erhaltenen Muskeln ziehen die Wirbelsäule zu sich herüber. Beispiele für primär muskuläre Skoliosen sind die *progressive Muskeldystrophie* und die *Arthrogryposis*.

Prognose: Die Prognose der Skoliose entspricht der des Grundleidens. Sie ist besonders ungünstig bei Skoliosen durch Meningomyelozelen, die nicht mehr durch ein Korsett zu halten sind. Die dorsale Fusion ist durch den weit offenen Wirbelkanal ausgeschlossen, die ventrale wegen der schlechten Knochenqualität schwierig. Bei fortschreitenden Erkrankungen bleibt die Indikation zur Operation stark eingeschränkt.

Therapie: Das Milwaukee-Korsett ist für neuromuskuläre Skoliosen in der Regel ungeeignet. Diese Gruppe erfordert ein leichtes, gut anmodelliertes passives Korsett, das in der Lage ist, den Rumpf – und sei es auch im Rollstuhl – aufrecht zu erhalten. Kinder mit einer schweren Skoliose, besonders solche mit einem Überhang des Rumpfes, bei einer relativ gutartigen Form der progressiven Muskeldystrophie, die ein längeres Leben verspricht, sollte man mit etwa 10 Jahren operieren.

d) Kongenitale Skoliosen

Ätiologie und Pathogenese: Die Häufigkeit von durch Fehlbildungen der Wirbelsäule [seitliche Keilwirbel (Abb. 69 a, b), asymmetrische Wirbelblocks] verursachten Verbiegungen beträgt nur 1/5 der idiopathischen Skoliosen. Bei ausgedehnten Entwicklungsstörungen sind meist nicht nur die Wirbelkörper, sondern auch die Bögen und Fortsätze miteinander verschmolzen. Die Rippen können sich ebenfalls beteiligen (Fehlen von Rippen, Teilverschmelzungen). Skoliosen bei Meningomyelozelen sind entweder durch die Rumpflähmung, durch be-

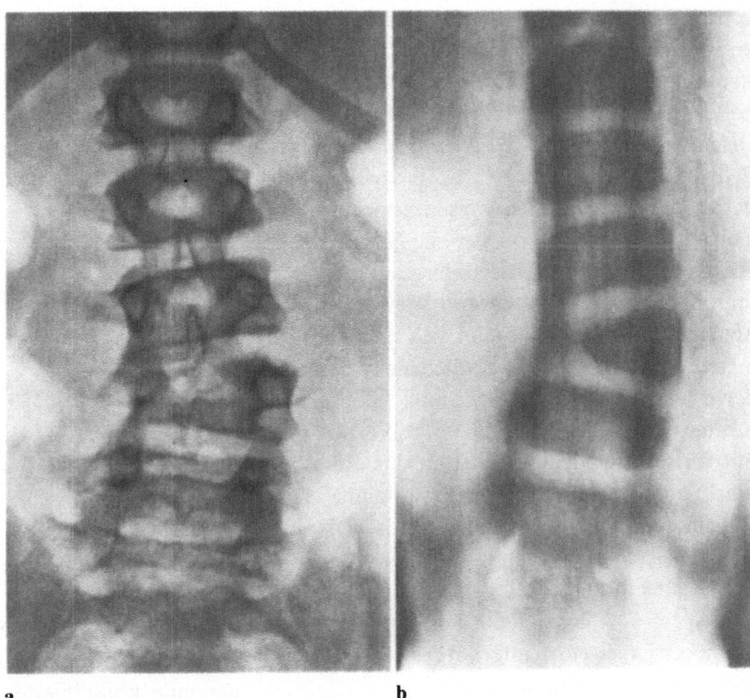

a   b

Abb. 69 a, b. E. Volker, 12 Jahre. *Skoliose infolge Fehlbildung* des *4. Lendenwirbels.* **a** A.p.-Aufnahme der Lendenwirbelsäule; **b** derselbe Patient. A.p.-Tomogramm. Vom 4. Lendenwirbelkörper ist nur die linke Hälfte voll ausgebildet

gleitende asymmetrische Wirbelanomalien (oder durch beides) bedingt.

Die *formale Genese der vertebralen Entwicklungsstörungen* ist von THEILER und TÖNDURY im Tierversuch geklärt worden. Im Mittelpunkt des Geschehens steht die *Chorda dorsalis,* die ja nicht nur der Vorläufer des Achsenskeletts ist, sondern auch die Medullaranlage induziert. Außerdem sie ist für die Gliederung der Somiten und die Verteilung des Wirbelsäulenblastems verantwortlich. Auf primitiver Stufe ein ungegliederter Zellstrang inmitten des Zellmaterials der späteren Wirbelsäule, verschwinden die Chordazellen durch den Wachstumsdruck des Hyalinknorpels, der den frühen Wirbelkörper repräsentiert, bis auf geringe Reste. Dagegen bleiben im Bereich der Bandscheiben größere Chordazellager erhalten, die sich an der Bildung des Nucleus pulposus beteiligen. Kurz darauf sind diese Chordasegmente bereits vom Faserknorpel, dem Anulus fibrosus, umgeben.

Kommt es aus irgendwelchen Gründen zu einer Teilreduktion des Chordasegmentes, so unterbleibt hier die Ausbildung des Bandscheibengewebes. An seine Stelle tritt Hyalinknorpel, der später verknöchert. Das Ergebnis ist ein asymmetrischer Wirbelblock. Durch Verlagerung von Chordamaterial oder durch aussprossende Fortsätze entstehen regelwidrige Bandscheibenanlagen, die Halbwirbel verursachen. Bei schweren Störungen ergeben sich manchmal weder röntgenologisch noch autoptisch analysierbare Bilder.

Die Entwicklungsstörungen der Chorda beruhen, wie Züchtungsversuche mit Mäusen ergaben, auf Mutationen. Im Experiment lassen sich 2 Phasen unterscheiden: 1. Die Bereitstellung des Baumaterials für Wirbel und Disci, 2. die Ausdifferenzierung zu funktionstüchtigen Bewegungssegmenten. Wahrscheinlich liegen beim Menschen ähnliche Verhältnisse vor. Schon in der 2. und 3. Embryonalwoche legt sich Mesoderm um die Chorda. Die Knorpelphase beginnt in der 10. Woche.

Von einigen Autoren wurden Familien mit mehreren Merkmalsträgern beschrieben.

Klinik: Mißbildungsskoliosen treten klinisch kaum vor dem 3. Lebensjahr in Erscheinung und sind nur röntgenologisch zu diagnostizieren. Sie kommen in allen Wirbelsäulenabschnitten vor, auch als Begleiterscheinungen des Klippel-Feil-Syndroms (s. S. 299). Der Rumpf ist häufig verkürzt und starr. Beträchtliche Deformierungen sind eher eine Folge der starken kompensatorischen Verbiegungen. Die Rotation ist gering. Mitunter lassen sich 2 oder mehr strukturelle Bögen nachweisen. Ist die untere Lendenwirbelsäule und das Sakrum mit einbezogen, resultiert ein *Beckenschiefstand* mit Beinverkürzung. Ursache ist die Steifheit des tiefen Bogens. Zuweilen weisen abnorme Behaarungen, die sich von den langen weichen Haaren bei Spina bifida unterscheiden, und umschriebene Fettpolster auf Wirbelsäulenanomalien hin. In 40% findet sich eine *Diastematomyelie* (ein in der Sagittalebene verlaufender medianer bindegewebiger oder knöcherner Strang zwischen Bogen und Wirbelkörper, der mit fortschreitendem Wachstum das Rückenmark unter Spannung versetzen kann). Die Folgen sind Lähmungen und neurotische Hohlfüße. Diastematomyelien lassen sich *myelographisch* oder durch die Computertomographie darstellen. 7% der Kinder mit kongenitalen Skoliosen haben einen angeborenen Herzfehler, 18% urologische Anomalien.

Gelegentlich sieht man echte *Kyphoskoliosen*, entweder durch das Fehlen von einem oder mehreren Wirbelkörpern, durch mangelhafte Segmentierung oder durch eine Kombination beider Ursachen.

Die Schwere einer Kyphose mißt man im seitlichen Röntgenbild. Dazu legt man eine Gerade an die obere Schlußplatte des kranialen und eine zweite an die untere Schlußplatte des kaudalen Neutralwirbels. Beide Geraden schneiden sich unter Bildung des *Kyphosewinkels* (Messung nach COBB).

Prognose: Etwa die Hälfte der kongenitalen Skoliosen bleibt entweder stationär oder verschlechtert sich nur geringfügig. Die andere Hälfte neigt zu einer beträchtlichen Progredienz, am meisten in der Präpubertät. Die stärksten Verschlimmerungen finden sich bei Halbwirbeln mit einer konkavseitig soliden Knochenmasse, die aus Teilen von Wirbelkörpern, -bögen oder beiden besteht. Sie bilden etwa 40% der Skoliosen mit multiplen Hemivertebrae. Hier werden Progressionen von jährlich 30° und mehr beobachtet.

Auch abgesehen von Diastematomyelien sind *Paraplegien* bei kongenitalen Skoliosen mit kurzen tiefen Bögen nicht ganz selten. Kypho-sen begünstigen ihre Entstehung. Sie beginnen gewöhnlich während eines starken Wachstumsschubs. Es handelt sich vorwiegend um ältere Kinder und Jugendliche. Ursache ist die starke Spannung des Rückenmarks in dem engen und scharf geknickten Wirbelkanal.

Differentialdiagnose: Außer bei kongenitalen Skoliosen gibt es bei der *Neurofibromatose* und beim *M. Morquio* echte Kyphoskoliosen, in Ausnahmefällen auch bei der *infantilen Form der idiopathischen Skoliose.*

Therapie: Die frühe Verordnung eines *Korsetts* hat sich für die meisten fortschreitenden Skoliosen (und Kyphosen) bewährt.
Bei rascher Progredienz ist schon bei jüngeren Kindern die Operation indiziert. Da es bei einer ausschließlich dorsalen Fusion häufig zu Pseudarthrosen kommt, empfiehlt sich entweder eine kombinierte Versteifung von dorsal und ventral oder die Resektion eines Halbwirbels. Manchmal sind multiple Osteotomien eines Wirbelblocks erforderlich. In dieser Weise lassen sich auch Kyphosen korrigieren. Im Anschluß an die Operation muß oft noch für längere Zeit ein Korsett getragen werden, um das Restwachstum in die richtige Bahn zu lenken.

e) Skoliosen aus anderen Ursachen

Bei der *Recklinghausen Neurofibromatose* werden in 40% erhebliche fortschreitende Skoliosen beobachtet, die therapeutisch schwer zu beeinflussen sind. Außer Skoliosen gibt es beim *Marfan-Syndrom* Kyphosen und gelegentlich beachtliche Lordosen. Seitliche Verbiegungen beim *M. Scheuermann* und bei der *Spondylolisthesis* halten sich stets in Grenzen. *Narbenskoliosen* entstehen nach intrathorakalen Eingriffen und Entzündungen des Mediastinums. Die schrumpfenden Narbenmassen ziehen die Wirbelsäule zu sich heran. *Skoliosen nach Frakturen, osteoporotischen Verformungen von Wirbelkörpern, durch Destruktionen* (bei Entzündungen, Zysten, gut- und bösartigen Geschwülsten) sind in der Regel ohne therapeutische Konsequenzen. *Statische Skoliosen* verdienen den Namen „Skoliose" nur in Ausnahmefällen. Bei echten Beinverkürzungen kommt es offenbar nie zu einer Fixierung, eher schon bei scheinbaren Beinverkürzungen durch Hüftgelenkskontrakturen. Auch beim *muskulären Schiefhals* ist der Übergang in eine strukturelle Skoliose selten.

Zusammenfassung

Skoliosen sind fixierte seitliche Verbiegungen der Wirbelsäule. Nur der oder die Hauptbögen sind fixiert. Nebenbögen bleiben meist flexibel. Die mit der Skoliosierung verbundene Torsion führt in der Brustwirbelsäule zum Rippenbuckel, im Lendenabschnitt zum Lendenwulst. Die Schwere einer Skoliose ergibt sich aus dem Skoliosewinkel nach COBB. Ausbalanzierte Skoliosen sind prognostisch günstiger zu beurteilen als solche mit einem Überhang des Rumpfes. Die mit Abstand häufigste Form der Skoliose ist die erbliche *idiopathische*. Dem Manifestationsalter entsprechend unterscheidet man *infantile, juvenile* und *adoleszente* Verkrümmungen. 25% bleiben stationär, 25% haben eine geringe und 50% eine starke Progredienz. Die Hauptverschlimmerungsperiode ist die Zeit des präpuberalen Wachstums. 50% aller Skoliosen bei Kindern unter 12 Jahren heilen spontan, sogar ohne Behandlung. Die Spontanheilungsrate ist bei Säuglingsskoliosen (im 1. Lebensjahr) mit 90% am größten. Da es keine eindeutigen Progressionszeichen gibt, bleibt nur die röntgenologische Überwachung. Viele Skoliosen von Erwachsenen zwischen 50 und 60° verschlimmern sich jährlich um 1–2°, während einer Schwangerschaft um 6–8°. Schwere Skoliosen verkürzen die Lebensdauer beträchtlich. Die Ursachen sind kardiopulmonäre Störungen (Cor pulmonale).

Die 2. Gruppe umfaßt *neuromuskuläre*, die 3. *kongenitale Skoliosen*. Nach dem Verschwinden der Poliomyelitis sind paralytische Skoliosen sehr viel seltener geworden. Man findet sie hauptsächlich bei *Meningomyelozelen*, gelegentlich bei *zerebraler Kinderlähmung*, bei der *Syringomyelie* sowie bei Tumoren und Verletzungen der Wirbelsäule. Beispiele für primär muskuläre Skoliosen sind die *progressive Muskeldystrophie* und die *Arthrogryposis*. Ursachen der *kongenitalen Skoliose* sind Halbwirbel und asymmetrische Wirbelverschmelzungen. Sie sind mitunter mit einer kyphotischen Komponente verbunden. Sowohl neuromuskuläre als auch kongenitale Skoliosen können hohe Grade erreichen.

Die Hauptrolle bei der **Therapie** spielt heute das Milwaukee-Korsett, bzw. die ihm folgende Generation von nicht die Achselhöhe überschreitenden Miedern aus thermoplastischen Kunststoffen mit korrigierenden Pelotten über den Krümmungsscheiteln. Diese eignen sich allerdings nicht für hochdorsale Skoliosen. Progressive idiopathische Skoliosen über 50° werden im Alter von 14 Jahren mit dem Harrington-Instrumentarium operiert. Für lumbale Skoliosen kommt auch die ventrale Fusion nach ZIELKE in Frage. Sie kann bei lumbodorsalen Skoliosen mit der Harrington-Operation kombiniert werden. Alle Eingriffe erfordern eine Vorbereitung durch passive Umkrümmung im Gipsverband oder durch Extension. Das durch die Fusion – dorsal durch Metallstäbe und Eigenspongiosa, ventral durch in den Wirbelkörpern verankerte Schrauben und Metallstange, nach Ausschneiden der Bandscheiben – erzielte Ergebnis wird durch ein Gipsmieder gesichert. Bei neuromuskulären Skoliosen ist ein passives, gut anmodelliertes Korsett erforderlich, um den Rumpf zu halten. Ventrale Fusionen bei Meningomyelozelenskoliosen sind wegen der schlechten Knochenqualität oft problematisch, dorsale wegen des Defektes unmöglich. Progressive kongenitale Skoliosen sind oft nur mit einer kombinierten dorsoventralen Fusion aufzuhalten.

4. Adoleszentenkyphose, Scheuermannsche Krankheit

Definition: Die Scheuermannsche Krankheit beruht auf einer Wachstumsstörung der mittleren und unteren Brustwirbelsäule, die zu einer versteiften Kyphose führt. In selteneren progressiven Fällen entwickelt sich ohne Behandlung eine schwere Deformierung.

Ätiologie und Pathogenese: Die Ätiologie des 1920 von SCHEUERMANN beschriebenen Krankheitsbildes ist unbekannt. Wahrscheinlich spielen genetische Faktoren eine Rolle. Durch Nekrosen in den hyalinknorpeligen Deckplatten der Wirbelkörper, die für das Wachstum verantwortlich sind, kommt es unter dem Einfluß der Schwerkraft zu einer ventralen Wachstumseinbuße der Wirbelkörper und damit zu einer vermehrten Kyphose, die durch Beteiligung der Bandscheiben am Krankheitsprozeß (Fibrose) versteift.

Pathologische Anatomie: Die Krankheit beginnt mit Degenerationsherden in den die Wirbelkörper kranial und kaudal bedeckenden knorpeligen Epiphysen. Die auf diese Weise entstehenden Nekrosen sind Schwachstellen. Da die knöchernen Abschlußplatten sehr dünn sind und manchmal ganz fehlen, können durch den Quelldruck des Nucleus pulposus Teile des Zwischenwirbelknorpels hernienartig in die Spongiosa des Wirbelkörpers eingepreßt werden. Ob daneben auch noch ehemalige Gefäßverbindungen zwischen Wirbelkörper und Bandscheibe oder Narben der zurückgebildeten Chorda dorsalis im Wachstumsknorpel als Durchlaßstellen angenommen werden dürfen, ist nicht sicher. Das Eindringen von Bandscheibengewebe in den Wirbelkörper führt zu Spongiosaverdichtungen, die die „*Knorpelknötchen*" (SCHMORL) schalenartig umgeben und im Röntgenbild sichtbar werden lassen, u. U. zu ausgedehnten Furchen in den knöchernen Deckplatten. Die in ihrem Aufbau geschädigte Bandscheibe degeneriert und fibrosiert durch aus dem Wirbelkörper einwucherndes Bindegewebe. Damit verliert sie ihre Beweglichkeit und Stoßdämpferfunktion. Da in der Brustwirbel-

säule die Schwerelinie vor den Wirbelkörpern verläuft, vollzieht sich der geschilderte Prozeß vorzugsweise ventral. Die Folge ist eine *ventrale Höhenminderung der betroffenen Wirbelkörper*. Die Bandscheibenfibrose verursacht eine Erniedrigung des Zwischenwirbelraumes, die ebenfalls ventral stärker ausgeprägt ist als dorsal. Die mit der Bandscheibendegeneration verbundene ventrale Osteophytenbildung ist bei Versteifung reversibel. Aus dem gleichen Grund hält sich die Arthrose der Wirbelgelenke in Grenzen. Die anfangs knorpeligen, später knöchernen Randleisten der Wirbelkörper haben mit den pathologischen Vorgängen nichts zu tun. Beim Eindringen von Bandscheibengewebe in die Spongiosa werden sie umgangen. So entstehen Kantenabgliederungen. Ursache der Kyphose ist demnach die ventrale Höhenminderung der Wirbelkörper, Ursache der Versteifung die Fibrosierung der Zwischenwirbelscheiben. Mäßige *Skoliosen*, die die Kyphose in 30–40% der Fälle begleiten, sind Folge einer Asymmetrie der Veränderungen. So erklärt sich die fehlende Torsion.

Klinik: Die Häufigkeit der Adoleszentenkyphose schwankt zwischen 0,5 und 8%. Auch innerhalb Deutschlands finden sich regionale Unterschiede. Bei uns ist das Geschlechtsverhältnis nach der männlichen Seite verschoben (3♂: 1♀). In einer von BRADFORD veröffentlichten Serie fanden sich dagegen doppelt soviel Mädchen wie Knaben. Die Erkrankung tritt kaum vor dem 9., meistens zwischen dem 11. und 13. Lebensjahr in Erscheinung. Nur 20% der Kinder klagen über Rückenschmerzen, die, wenn sie sich hinlegen, bald wieder aufhören. Nach Abschluß des Wachstums nimmt die Häufigkeit von Rückenschmerzen zu. Sie sind Ausdruck einer Muskelinsuffizienz. Die Rückenstrecker werden durch den Buckel überdehnt und arbeiten aus einer ungünstigeren Ausgangsstellung. Sie befinden sich daher dauernd „an der oberen Grenze ihrer Leistungsfähigkeit" (GÜNTZ). Es gibt gutartige, nach einiger Zeit stationär bleibende Kyphosen und progressive. Der Scheitel liegt zu 75% in der mittleren, zu 25% in der unteren Brustwirbelsäule. Zum Ausgleich vertieft sich die Lordose der Lenden- und Halswirbelsäule. Die Beckenkippung nach vorn nimmt zu.

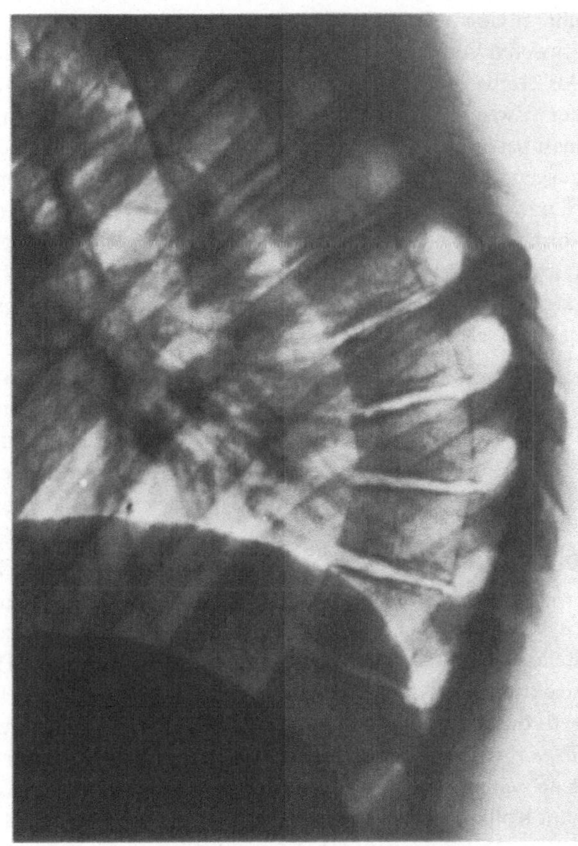

Abb. 70. B. Werner, 17 Jahre. *Adoleszentenkyphose.* Die fünf im Scheitel liegenden Wirbelkörper sind mehr oder minder keilförmig gestaltet. Zum Teil leicht unregelmäßige Schlußplatten. Zwischenwirbelräume in Scheitelnähe etwas erniedrigt. Klinisch ist die Brustwirbelsäule weitgehend versteift

Die in einem Teil der Fälle die Kyphose begleitende Skoliose wurde bereits erwähnt.

Röntgenbefund: Für die Diagnose ist ein Profilbild der Brust- und Lendenwirbelsäule erforderlich. – Die obere Grenze der Veränderungen liegt bei D 3, die untere bei L 3. Vorzugslokalisation ist der Abschnitt zwischen D 6 und D 10. Voraussetzung für die Diagnose ist nach SCHEUERMANN, daß mindestens 3 aufeinanderfolgende Wirbelkörper keilförmig gestaltet sind. Die Abweichung muß für jeden Wirbelkörper mindestens 5° betragen. Man mißt die Abweichung nach der Methode von COBB: Dazu verlängert man die obere Kontur des am weitesten kranial gelegenen Wirbelkörpers und die untere Kontur des am weitesten kaudal gelegenen Wirbelkörpers der Kyphose nach ventral. Ein Kyphosewinkel von mehr als 45° gilt als pathologisch.

Als klassische Zeichen kennen wir (Abb. 70):

1. *die ventrale Erniedrigung von mindestens 3 aufeinanderfolgenden Wirbelkörpern,*
2. *unregelmäßig konturierte Deckplatten,*
3. *Schmorlsche Knorpelknötchen,*
4. *ventral verlängerte Wirbelkörper.*

Die unregelmäßige Konturierung der Deckplatten entspricht den im Abschnitt „Pathologische Anatomie" beschriebenen Furchen, die beim Vordringen von Knorpelgewebe aus der Bandscheibe durch die Lamina cribrosa des Wirbelkörpers entstanden sind. Schmorlsche Knorpelknötchen sind hernienartige Verlagerungen von Bandscheibengewebe in die Wirbelkörperspongiosa. Sie werden erst dann im Röntgenbild sichtbar, wenn die Spongiosa die Hernie mit verdichtetem Knochen umgibt. Von SCHMORL als pathognostisch für die Scheuermannsche Krankheit gehalten, mußte man jedoch bald feststellen, daß sie vereinzelt auch in völlig gesunden Wirbelsäulen vorkommen. Die ventrale Verlängerung von Wirbelkörpern ist nur in einem Teil der Fälle und meistens bei schweren Veränderungen nachweisbar.

Als Zeichen der fortgeschrittenen Degeneration der Zwischenwirbelscheiben (Fibrose) sieht man bei älteren Fällen eine namentlich ventral ausgeprägte Erniedrigung der Zwischenwirbelräume in Verbindung mit Ausziehungen der vorderen Wirbelkörperkanten.

Durch Vergleich von im Stehen und Liegen oder unter Extension angefertigten Profilaufnahmen ergeben sich Rückschlüsse auf den Grad der Versteifung. Die A.-p.-Aufnahme dient der Darstellung der skoliotischen Komponente. Zu Meßzwecken sind Fernaufnahmen mit einem Fokus-Filmabstand von mindestens 1,5 m notwendig.

Differentialdiagnose: *Unspezifische und spezifische Spondylitiden* unterscheiden sich 1. durch eine erhöhte BSG, 2. durch einen Gibbus anstelle einer verstärkten Kyphose, 3. durch Destruktionen im fortgeschrittenem Stadium, 4. evtl. durch paravertebrale Abszesse. *Bösartige Tumoren* der Wirbelsäule sind in der Adoleszenz selten. Das *eosinophile Granulom* kann zum Kollaps eines oder mehrerer Wirbelkörper führen. Die Zwischenwirbelräume bleiben, wie bei den bösartigen Geschwülsten, erhalten. In einer unserer Beobachtungen entstand eine hochdorsale Kyphose. Auch die *Lymphogranulomatose* (s. Abb. 46) kann gelegentlich die Wirbelsäule befallen.

Zuweilen sieht man in den Schlußplatten der Wirbelkörper und in der benachbarten Spongiosa große, scharf begrenzte Defekte. Lieblingslokalisationen sind die untere Brust- und obere Lendenwirbelsäule. Gewöhnlich sind mehrere Krater nachweisbar. Die schmerzlosen Läsionen werden zu den *lokalisierten enchondralen Dysostosen* gerechnet. Bei ausgebreiteten, eher mäßig schweren Veränderungen, die weite Abschnitte der Brust- und Lendenwirbelsäule umfassen, handelt es sich um eine Sonderform der *multiplen epiphysären Dysplasie* (s. S. 15).

Prognose: Die Scheuermannsche Krankheit ist nach LIECHTI mit 17 Jahren immer ausgeheilt, meistens ohne nennenswerte Folgen zu hinterlassen. Es besteht daher auch kein Grund, die Jugendlichen vom Sport oder Wehrdienst zu befreien. Im floriden Stadium sollte man schweres Heben und Tragen verbieten, dagegen alle Übungen fördern, die der Beweglichkeit der Wirbelsäule dienen. Progressive Formen, die einer operativen Therapie bedürfen, sind selten. In der Literatur sind einige Fälle beschrieben, bei denen es durch die schwere Kyphose zu einer Überdehnung des Rückenmarkes mit Lähmungsfolgen kam.

Therapie: In leichten Fällen mag die aktive Übungsbehandlung genügen, um eine Kyphosierung zu verhüten. Bei Progression empfiehlt sich eine allmähliche Korrektur durch einen *Redressionsgipsverband*, der später durch eine *Redressions-Rumpforthese* ersetzt werden kann. Das Gipsmieder wird – zum Ausgleich der Lendenlordose – in vorgeneigter Stellung angelegt. Es reicht vorn bis zur Symphyse, seitlich bis zu den Trochanteren. Dorsal müssen die Glutäen zum Teil mit in den Gipsverband eingeschlossen werden. Nach oben liegt die Grenze 3 Querfinger unterhalb des Kyphosescheitels. Diese Stelle dient als Hypomochlion zur Aufrichtung der Kyphose. Die Redressionsorthese besteht aus einem Beckenteil, einer dorsalen Querspange, die unterhalb des Kyphosescheitels verläuft und die Schulterblätter ausspart, sowie aus einer vorderen, mit dem Beckenteil verbundenen Sternumpelotte, deren Einstellung die Stärke der Korrektur bestimmt. Die Orthese aus 2 mm dicken Ortholen soll die im Gipsverband erzielte Korrektur verstärken und das Ergebnis festhalten. Sie muß in progredienten Fällen bis zum Abschluß des Wachstums getragen werden.

Ist eine Progredienz dennoch nicht aufzuhalten, sollte man *operieren*. Dazu gehören alle Kyphosen mit einem Winkel von 70° und mehr, die sich unter Extension um höchstens 15–20° bessern und alle versteiften Kyphosen über 65°. Die dorsale Fusion mit dem Harrington-Instrumentarium genügt meist nicht, weil die Kyphose zu wenig flexibel ist. Darum muß dem dorsalen ein ventraler Eingriff vorausgeschickt werden. Nach Durchtrennung des Lig. longitudinale anterius und der Bandscheiben erfolgt die Aufrichtung allmählich in einem Hyperextensionsgips. 2 Wochen später kann man die bilaterale dorsale Fusion mit Kompressionsstäben anschließen. In schweren Fällen wird die ventrale Fusion mit Rippenstücken, die man in Nuten an der Vorderseite der Wirbelkörper verankert, abgesichert. Nachuntersuchungen (BRADFORD et al. 1980) haben den großen Nutzen der kombinierten Operation bewiesen.

Zusammenfassung

Die Ätiologie der Scheuermannschen Krankheit ist unbekannt. Wahrscheinlich spielen genetische Faktoren eine Rolle. Nekrosen in den hyalinknorpeligen Wachstumsplatten, die den Wirbelkörpern kranial und kaudal aufsitzen, führen zum Eindringen von Bandscheibengewebe in die Wirbelkörperspongiosa, zur Bildung von Furchen und Schmorlschen Knorpelknötchen, sowie – unter Mitwirkung der Schwerkraft – zu einer ventralen Höhenminderung der betroffenen Wirbelkörper. Vorzugslokalisation ist die mittlere und untere Brustwirbelsäule. Voraussetzung für die Diagnose ist, daß mindestens 3 aufeinanderfolgende Wirbelkörper eine ventrale Erniedrigung von mindestens 5° pro Wirbel aufweisen. Weitere wichtige, aber nicht pathognostische Zeichen sind: unregelmäßig konturierte Deckplatten, Schmorlsche Knorpelknötchen und ventrale Verlängerungen der Wirbelkörper. In 30–40% der Fälle wird die Kyphose von einer mäßigen Skoliose (ohne Torsion) begleitet. Mit 17 Jahren ist die Krankheit ausgeheilt. Die *Behandlung* besteht in aktiven Übungen. In progressiven Fällen, bei fixierten thorakalen Kyphosen über 35°, verordnet man ein Milwaukee-Korsett oder eines der neueren atmungsaktiven Korsetts, die nach dem 3-Punkt-Prinzip konstruiert sind. Einige wenige schwere Kyphosen, die sich mit konservativen Mitteln nicht beherrschen lassen, müssen operiert werden (kombinierte ventrale und dorsale Fusion).

---

5. Spondylolyse und Spondylolisthese

Definition: Unter Spondylolyse verstehen wir einen (nicht angeborenen) Spalt in der Interartikularportion (Isthmus) eines Wirbelbogens. Sie führt häufig, aber nicht zwangsläufig, zu einer Spondylolisthese (Wirbelgleiten).

Ätiologie und Pathogenese: Nach BROCHER beruht die Spondylolyse – wie die Isthmuselongation – auf einer erblichen angeborenen Bogendysplasie. Der Erbgang ist unregelmäßig dominant. Zur Entstehung eines Spaltes bedarf es statisch-dynamischer Einflüsse. Gleiches gilt für die Entstehung einer Isthmuselongation oder für die Überführung einer Spondylolysis in eine Spondylolisthesis. NEWMAN hält die Elongation für angeboren. Angeblich kommt sie nur am 5. Lendenwirbel vor. Die Bedeutung exogener Faktoren für die Umwandlung einer Spondylolyse in eine Spondylolisthese zeigt sich besonders bei bestimmten Sportarten wie Turm- und Trampolinspringen, Geräteturnen, Delphinschwimmen, Speerwerfen, in geringerem Maße auch beim Fußball. Unter Athleten, die diese Sportarten langjährig betreiben, sind Olisthesen 20- bis 30mal häufiger als in der Durchschnittsbevölkerung. Die Kräfte sind Hyperlordosierung und Torsion, einzeln oder in Kombination. Das jüngste Kind mit einer Spondylolyse war 10 Monate, das jüngste Kind mit einer Spondylolisthese 17 Monate alt. Versuche, experimentell eine Spondylolyse zu erzeugen, scheiterten. Geeignete Unfallmechanismen können sowohl eine Spondylolyse in eine Spondylolisthesis verwandeln, wie eine vorhandene Olisthese verschlimmern.

Pathologische Anatomie: In der Regel liegt der meist doppelseitige Spalt dicht unterhalb des oberen Gelenkfortsatzes. Er ist mit Bindegewebe und Knorpel ausgefüllt. ADKINS fand mitunter Verklebungen mit einer benachbarten Nervenwurzel. Bei der auf einer Spondylolyse beruhenden Olisthese rückt der Wirbelkörper mit dem vorderen Teil des Bogens, den Quer- und oberen Gelenkfortsätzen nach ventral, während der hintere Bogenanteil mit den unteren Gelenkfortsätzen und dem Dornfortsatz am Ort bleiben. Die Cauda equina folgt der ausscherenden Wirbelsäule.

Voraussetzung für das Gleiten ist ein Nachgeben jener Strukturen, die die Wirbelkörper außer der „Schiene" der Wirbelgelenke am Ort halten, d. h. die dem Gleitwirbel kaudal anliegende Bandscheibe und die Ligamente, die gerade am 5. Lendenwirbel, dem Hauptsitz der Olisthese, besonders kräftig und straff sind. Die Degeneration der Zwischenwirbelscheibe und ihre partielle Verlagerung geht mit einer Verzerrung ihrer Lamellen einher, die der Entstehung einer Protrusion an dieser Stelle nicht gerade günstig ist. Ventrale und dorsale Osteophyten sind häufig, und zwar sowohl am Gleitwirbel als auch an seinem kaudalen Nachbarn. Bei Ischialgien im Zusammenhang mit einer Spondylolisthese sieht man bei der Operation meistens eine ausgezogene und verdünnte Nervenwurzel, die über einem großen dorsalen Osteophyten „reitet". Osteophyten an der Vorderseite des kaudalen Nachbarwirbels verkleinern sich manchmal mit zunehmendem Gleiten. Bei einer *Spondyloptose* des 5. Lendenwirbels beispielsweise, d. h. beim Kippen des Wirbelkörpers über die Vorderoberkante des Kreuzbeins in das kleine Becken, kann sich eine vorher aufgebaute spondylotische Konsole so zurückbilden, daß eine Rundung entsteht.

Klinik: Die Spondylolyse ist am häufigsten bei kanadischen Eskimos (40‰), am seltensten bei Negerinnen. Bei Europäern schwankt ihr Vorkommen zwischen 5 und 7‰. Während bei den Eskimos das Geschlechtsverhältnis – wie bei uns – in etwa der Norm entspricht, ist bei Japanern das männliche Geschlecht doppelt so oft betroffen wie das weibliche (MIYAGI). Die Häufigkeit der Spondylolisthesis wird im europäischen Schrifttum mit 2–4‰ angegeben.

Der Spalt in der Interartikularportion erscheint meistens nicht vor dem 5. Lebensjahr. Der Gleitvorgang beginnt ungefähr mit 10 und endet mit 16 Jahren. Vom 20. Lebensjahr an bleibt die Häufigkeit der Spondylolistese gleich. In 80% betrifft der Gleitvorgang den 5., in 15% den 4. Lendenwirbel. In seltenen Fällen handelt

es sich um den 3. oder um mehrere Lendenwirbel. Auch in der unteren Halswirbelsäule sind Olisthesen beschrieben.

Die meisten Spondylolysen und Spondylolisthesen werden zufällig entdeckt. In anderen Fällen kommt früh es zu Kreuzschmerzen und Ischialgien, die in liegender Stellung abnehmen oder sogar verschwinden. Bei Spondylolysen läßt sich oft nur ein Druckschmerz des Lendenwirbeldorns nachweisen, während bei Spondylolisthesen mit Ischialgien das klinische Bild nicht von dem eines Bandscheibenvorfalls zu unterscheiden sein kann. Unter Umständen besteht ein Lumbalspasmus mit einer ischiatischen Skoliose. Derartige Bilder sollten bei Kindern immer zuerst an eine Spondylolisthesis denken lassen. Die Ischialgie fehlt jedoch oft oder beschränkt sich auf Episoden, und Kreuzschmerzen beherrschen das Bild. In seltenen Fällen begegnet man dem Bild einer Hüftlendenstrecksteife (s. S. 291), die jedoch gewöhnlich andere Ursachen hat. In schweren Fällen, z. B. bei Spondyloptosen, erscheint der Rumpf verkürzt. Das Becken ist aufgerichtet. Oberhalb des Gleitwirbels findet sich eine Stufe, und sein Dornfortsatz ist gelockert. Eine mäßige Skoliose, durch ein leicht asymmetrisches Gleiten verursacht, kommt relativ häufig vor.

Röntgenbefund: Das Ausmaß des Gleitens sieht man am besten auf Profilaufnahmen (Abb. 71), während der Spalt in der Interartikularportion sich am deutlichsten auf Schrägaufnahmen der Lendenwirbelsäule darstellen läßt. Auf A.-p.-Aufnahmen findet sich bei großen Gleitwegen und namentlich bei Spondyloptosen das Bild des „umgekehrten Gendarmenhutes". Dabei projiziert sich der ausgewanderte 5. Lendenwirbel auf das Kreuzbein. MEYERDING hat nach der Länge des Gleitweges 4 Stadien unterschieden: I = 25% (= 1/4 des Abstandes zwischen Hinteroberkante des dem Gleitwirbel kaudal folgenden Wirbelkörpers und seiner Vorderoberkante), II = 50%, III = 75% und IV = 100%. Stadium IV entspricht der Spondyloptose. Dorsale Spondylophyten lassen sich manchmal nur auf seitlichen Schichtaufnahmen erkennen. Spondylolysen unterscheiden sich vom Wirbelgelenk durch die unregelmäßigen Konturen des Spaltes. Die Computertomographie ist den herkömmlichen Verfahren bei der Diagnose der Spondylolyse nicht unbedingt überlegen.

Differentialdiagnose: Die wichtigste Unterscheidung ist die gegenüber einem *Bandscheibenvorfall* (s. S. 285). *Pseudospondylolisthesen* (ohne Spondylolysen) kommen vorwiegend bei älteren Frauen (zwischen L4 und L5) vor. Ursache ist eine Spondylarthrosis mit Erschlaffung der Gelenkkapseln, die zu einer Degeneration der kaudal folgenden Bandscheibe führt. Auch Pseudospondylolisthesen der unteren Halswirbelsäule wurden beschrieben. Die *traumatische Spondylolisthesis* gehört im anglo-amerikanischen Schrifttum zu den „seatbelt injuries" und kommt bei schweren Autounfällen vor. Isolierte Frakturen der Interartikularportion wurden nicht beobachtet. Die Verletzung ist Teil einer Luxationsfraktur. Als *kongenitale Spondylolisthese* bezeichnet man ein Wirbelgleiten auf der Grundlage einer Aplasie oder Hypoplasie der Gelenkfortsätze. Gleiches geschieht gelegentlich bei Zerstörung der Processus articulares durch Tumoren oder Entzündungen *(pathologische Spondylolisthese)*.

Prognose: Nach dem 20. Lebensjahr ist i. allg. mit einer weiteren Verschlimmerung der Olisthese nicht mehr zu rechnen. Unfälle können allerdings sowohl eine Spondylolyse in eine Spondylolisthese umwandeln als auch ein Wirbelgleiten verstärken. Nach dem 30. Lebensjahr vermindert sich allmählich die Instabilität durch Fibrosierung der Bandscheibe. Damit verringern sich auch die Kreuzschmerzen.

Therapie: Die konservative Behandlung von Kreuzschmerzen und Ischialgien entspricht der bei Bandscheibenlockerungen und -protrusionen. Hier interessiert in erster Linie die Frage, wie man einer fortschreitenden Olisthese begegnet. Der Idealfall wäre eine komplette Reposition. Sie ist oft versucht worden, in einer Reihe von Fällen gelungen, aber nicht notwendig, da stabilisierende Maßnahmen genügen. In Frage kommen: die *interkorporale Fusion von ventral* oder eine *mediale, dorsale oder dorsolaterale Spondylodese* mit Spänen aus dem Darmbeinkamm, evtl. unter zusätzlicher Verödung der

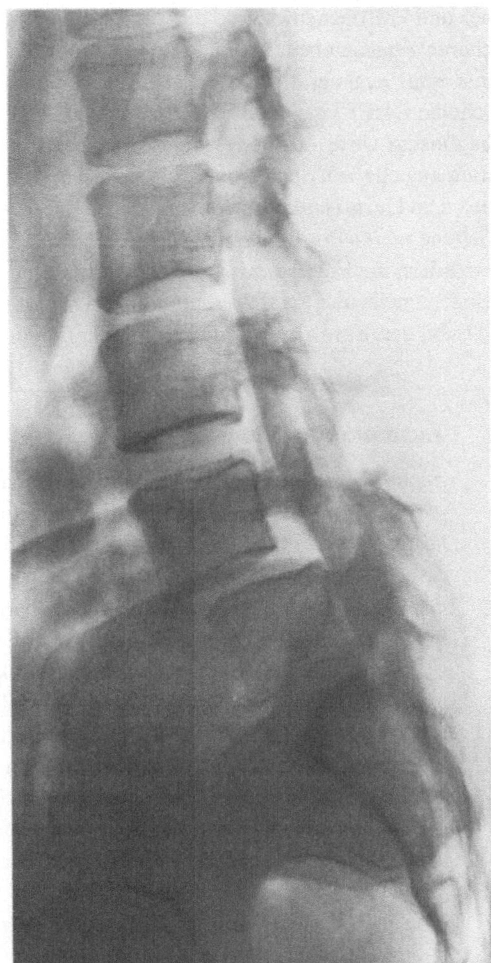

Abb. 71. A. Ilse, 14 Jahre. *Spondylolisthesis des 4. Lendenwirbels.* Man sieht den breit klaffenden Spalt in der Interartikularportion des 4. Lendenwirbels. Der Gleitweg beträgt 1,5 cm. Der Zwischenwirbelraum L_4/L_5 ist um die Hälfte erniedrigt, die Oberkante des 5. Lendenwirbelkörpers leicht gerundet. Steil aufgerichtetes Kreuzbein. Schwache Lendenlordose. Die Myelographie zeigt den weiten Abstand zwischen der Hinterfläche des 4. Lendenwirbels und dem Rückenmark mit seinen Häuten. Die 5. Lumbalwurzel verläuft steil über die Pediculi des 4. Lendenwirbels

Wirbelgelenke und Entfernung des fibrösen Gewebes aus dem Spalt in der Interartikularportion. Eines der sichersten Verfahren ist die laterale Doppelfusion mit dem Harrington-Instrumentarium. Die Fusionsstrecke reicht vom Querfortsatz des 4. Lendenwirbels bis zum Kreuzbein, auch wenn der 5. der Gleitwirbel ist. Da die Querfortsätze des 4. Lendenwirbels länger und kräftiger sind, wird die Verblockung sicherer. Zugleich beugt man damit Beschwerden aus einer degenerativen Lockerung der Bandscheibe L4/L5 vor, die durch die Fusion L5/S1 begünstigt wird. Bei älteren Jugendlichen kann man anstelle von Spongiosa auch stabile Späne aus dem Darmbeinkamm verwenden.

Seltene *radikuläre Ischialgien bei Spondylolysen* erfordern die Entfernung des lockeren hinteren Bogenanteils und die Befreiung der Nervenwurzel von den Bindegewebszügen, die sie mit dem Füllgewebe des Bogenspaltes verbindet. Dorsale Osteophyten, die die Nervenwurzel bedrängen, werden abgemeißelt.

Bei Fusionen von Grad I und II sind Gips und Mieder überflüssig. Bei Grad III sollte man für ein halbes Jahr einen Gipsverband geben, der den Rumpf und einen Oberschenkel von den Brustwarzen bis zum Knie umschließt. Damit darf der Patient umhergehen. Die unstabile Spondyloptose verlangt zusätzlich Bettruhe für mindestens ein Vierteljahr.

Zusammenfassung

Spondylolyse und *Spondylolisthese* beruhen auf einer angeborenen *erblichen Bogendysplasie*. Der Spalt in der Interartikularportion des Wirbels ist meistens doppelseitig. Er läßt sich schon bei 5- bis 7jährigen Kindern nachweisen. Der Gleitvorgang beginnt mit dem 10. und endet i. allg. mit dem 16. Lebensjahr. 80% aller Spondylolisthesen betreffen den 5., 20% den 4. Lendenwirbel. Die Überlastungspseudarthrose muß nicht in ein Wirbelgleiten einmünden. Im schlimmsten Falle kippt der 5. Lendenwirbel über die Vorderoberkante des Kreuzbeins in das kleine Becken *(Spondyloptose)*. Die meisten Spondylolysen und Spondylolisthesen werden zufällig entdeckt. Hauptsymptome sind Kreuzschmerzen und segmentäre Ischialgien. Ischialgien können auch bei Spondylolysen auftreten, wenn sich Adhäsionen zwischen dem Füllgewebe des Spaltes und den Nervenwurzeln bilden. Bei Spondylolisthesen finden sich häufig dorsale Osteophyten, über denen die Wurzel „reitet". Bandscheibenprotrusionen sind in dem dem Gleitwirbel kaudal folgenden Diskus selten.

Therapie: Um ein Fortschreiten des Wirbelgleitens zu verhindern, wird eine beiderseitige laterale Fusion in Verbindung mit einer doppelseitigen Harrington-Kompression durchgeführt. Ischialgien bei einer bloßen Spondylolyse erfordern die Entfernung des lockeren hinteren Laminastückes und die Befreiung der Wurzel von Adhäsionen. Bei segmentären Ischialgien im Zusammenhang mit einer Spondylolisthese muß der die Wurzel bedrängende dorsale Osteophyt abgemeißelt werden.

---

6. Bandscheibenabhängige Syndrome

Definition: Unter der Bezeichnung „bandscheibenabhängige Syndrome" werden Krankheitsbilder zusammengefaßt, die durch degenerative Veränderungen der Zwischenwirbelknorpel entstehen. Sie führen – funktionell gesehen – zunächst zu einer *Bandscheibenlockerung*, später, nach Umwandlung in eine Fibrose, zu einer Ankylose des betroffenen Bewegungssegmentes. Bandscheibenlockerungen verursachen durch Überbeanspruchung der Haltemuskeln *Muskelermüdungsschmerzen* (mit Myogelosen), in der unteren Lendenwirbelsäule mitunter pseudoradikuläre Erscheinungen *(Facettensyndrome)*. Bei erhaltenem Quelldruck des Nucleus pulposus kommt es im unteren Lendenbereich häufig zu *Bandscheibenvorfällen* ohne oder mit Kompression von Nervenwurzeln. In der Halswirbelsäule dominieren Syndrome durch arthrotische Veränderungen des Uncus *(Uncarthrose)*, die die Nervenwurzeln und gelegentlich auch die A. vertebralis bedrängen.

A) Halswirbelsäule

Normale Anatomie: Weder zwischen Schädel und Atlas noch zwischen Atlas und Axis gibt es Zwischenwirbelscheiben. Eine weitere Besonderheit sind die Processus uncinati (Uncus), die als schaufelförmige Fortsätze die seitlichen Wirbelkörperwände kranial überragen. Sie stellen zugleich die laterale Begrenzung der Bandscheiben dar, die daher zum Foramen intervertebrale, (das eigentlich ein kurzer Kanal ist und daher besser *Canalis intervertebralis* genannt wird), keine unmittelbaren Beziehungen haben. Die Processus uncinati stehen mit den Seitenwänden des nächst höheren Wirbelkörpers, die sie von außen umfassen, in einer gelenkartigen Verbindung *(„Luschkagelenke")*.
Die schräg antero-lateral und etwas kaudal geneigten Querfortsätze von C_3 bis C_6 sind – durch Verschmelzung mit einem Rippenrudiment – auffallend breit und bilden eine kranialwärts offene Rinne zur Aufnahme der Spinalnerven. Nahe ihrer Basis besitzen die Querfortsätze von C_2 bis C_6 ein Loch, das Foramen transversarium, für die A., V. und den N. vertebralis. Die anteromediale Wand des Zwischenwirbelkanals wird vom Uncus und dem unteren Teil der Seitenfläche des nächst höheren Wirbelkörpers gebildet, die Hinterwand von den Gelenkfortsätzen, Boden und Dach von den Pedunculi der Wirbelbögen. Gefäße und Wurzeln überkreuzen sich nahezu rechtwinklig im Canalis intervertebralis. Dabei liegt die Arterie vorn, die Nervenwurzeln unmittelbar hinter ihr. Der „Reserveraum" für die den Kanal passierenden Gebilde ist, anders als in der Lendenwirbelsäule, gering. Ein Ausweichen der Wurzeln ist um so weniger möglich, als ihre Duraüberzüge in das Periost des Zwischenwirbelkanals übergehen.
Die *A. vertebralis,* der erste und stärkste Ast der A. subclavia, tritt, begleitet von der gleichnamigen Vene und dem (sympathischen) N. vertebralis, in das Foramen transversarium des 6. Halswirbels ein und folgt der Halswirbelsäule, von den Foramina umschlossen, bis über die Axis hinaus. Unter dem Atlas bildet sich eine „Reserveschlinge für die Kopfkreiselung" (VON LANZ) und zieht dann dorsalwärts zur Membrana atlantooccipitalis und zur Dura, die sie beide durchdringt, um sich auf dem Clivus des Os occipitale mit der gleichnamigen Arterie der Gegenseite zur A. basilaris zu vereinigen. Sie versorgt die hintere Hälfte der Großhirnbasis und schickt wichtige Äste zum Kleinhirn und Innenohr.
Die A. vertebralis wird von einem Geflecht sympathischer Fasern aus dem *N. vertebralis* überzogen, der aus dem Ganglion cervicale caudale (Ganglion stellatum) stammt. Seine Fasern folgen der Arterie in das Schädelinnere.
An dieser Stelle muß auch der *N. sinu-vertebralis* genannt werden, der in unseren Anatomiebüchern gewöhnlich als Ramus meningeus bezeichnet wird. Er spielt eine wichtige Rolle für die von der Halswirbel-

säule ausgehenden *pseudoradikulären Krankheitsbilder.*
Der marklose Nerv hat 2 Wurzeln: Die eine (kleinere) stammt aus dem Ramus anterior des Spinalnerven. Sie ist sensiblen Ursprungs und verläßt den Spinalnerven am äußeren Ende des Canalis intervertebralis. Die andere (größere) ist ein Nebenast des N. vertebralis. Nach ihrer Vereinigung kehrt der neu gebildete N. sinu-vertebralis durch das Foramen intervertebrale in den Rückenmarkskanal zurück, wo er sich in zahlreiche Ästchen aufspaltet, die Knochen, Gelenkkapseln, Bandapparat, Gefäße und Rückenmarkshäute versorgen. Dabei anastomisiert er mit Verzweigungen der Gegenseite. Nach JUNG hat er sowohl wichtige sensible als auch vasomotorische Aufgaben. *Er stellt „das anatomische Substrat des örtlichen Schmerzes der Zervikalarthrose dar".* Sehr wahrscheinlich bestehen jeweils Verbindungen des N. sinu-vertebralis mit einer Wurzel des Plexus brachialis, die zu einem schmerzhaften Reflexbogen führen können. Kontrastmittelinjektionen in den medianen, hinteren und posterolateralen Anteil der zervikalen Bandscheiben ergaben stets und unabhängig von der jeweiligen Etage einen interskapulären Schmerz, während Injektionen in den antero-lateralen Sektor etagenspezifische Schmerzen hervorriefen. So erzeugt die Injektion in den Diskus C_3/C_4 Schmerzen am Hinterrand des Trapezius, bei C_4/C_5 an der Spina scapulae, bei C_5/C_6 im mittleren Teil der Margo vertebralis scapulae und bei C_6/C_7 am unteren Schulterblattwinkel.

Pathologische Anatomie: Die im allgemeinen gefäß- und nervenlose Bandscheibe – nur in der unteren Lendenwirbelsäule wurden marklose Nervenfasern gefunden – besteht aus dem faserknorpeligen *Annulus fibrosus* und dem aus großen wasserreichen Zellen zusammengesetzten *Nucleus pulposus.* Dazu kommen in der Peripherie noch derbe, nach SHARPEY benannte bindegewebige Fasern, die, in den angrenzenden Wirbelkörpern verankert, die Bandscheibe durchsetzen und ihre Festigkeit vergrößern. Der Gallertkern ändert zwar unter der Belastung seine Form, aber nicht sein Volumen, ist also inkompressibel. Bei der Umwandlung von Druck- in Schubkräfte müssen letztere vom Faserring elastisch aufgefangen werden. Sein Aufbau aus einzelnen, sich in schräger Richtung kreuzenden Faserschichten, die kontinuierlich in die hyalinknorpeligen Schlußplatten der Wirbelkörper übergehen, entspräche allen statischen und dynamischen Anforderungen, wenn nicht schon frühzeitig degenerative (besser regressive) Veränderungen einträten, die das feste Gefüge der Bewegungssegmente lockerten. Unter einem „Bewegungssegment" (JUNGHANS) versteht man „die zwischen je 2 Wirbeln liegende Bewegungsmöglichkeit". Töndury hat schon bei einem 9jährigen Kind *horizontale flächenhafte Fissuren* beschrieben, die den Diskus in eine kraniale und kaudale Hälfte zerlegen. Sie kommen nur in der Halswirbelsäule vor, vorzugsweise im mittleren, etwas weniger häufig im unteren Drittel. In einigen Fällen wurden in den Spalten nach lateral verlagerte Teile des Nucleus pulposus gefunden. Sie sind wahrscheinlich eher das Substrat des schon bei älteren Kindern auftretenden *sog. rheumatischen Schiefhalses* als die von Zuckschwerdt und Emminger als Ursache angeschuldigten „Zotteneinklemmungen" in den Kopfgelenken.

Die Bandscheibendegeneration wird eingeleitet und unterhalten von einem fortschreitenden Wasserverlust. In den ausgetrockneten, brüchig gewordenen Lamellen des Anulus fibrosus entstehen Fissuren, durch die, solange die Sprengkraft des Nucleus pulposus wirksam bleibt, Bandscheibenmaterial verlagert werden kann. Gefährdet sind v. a. die funktionell am stärksten beanspruchten Disci, in der Reihenfolge C_5/C_6, C_4/C_5 und C_6/C_7.

In der Halswirbelsäule sind lediglich *dorsale und posterolaterale Protrusionen* klinisch relevant. Man bezeichnet sie auch als *„weiche Hernien"*, zum Unterschied von *„harten Hernien"*, die den arthrotischen Exophyten an den dorsalen Wirbelkörperkanten und namentlich am Uncus entsprechen. Ventrale Protrusionen sind klinisch stumm, während große ventrale Spondylophyten gelegentlich durch Behinderung des Ösophagus Schluckbeschwerden und bei Endoskopien Blutungen hervorrufen können.

Als *Protrusionen* bezeichnet man umschriebene Vorwölbungen der Bandscheibe, die noch von einem Rest des Faserrings und dem intakten Lig. longitudinale bedeckt sind. Nach ihrem Durchbruch durch das Längsband nennt man sie *Prolapse*. Die Unterscheidung ist nicht unwichtig, weil im letzteren Falle eine spontane Remission durch Zurückschlüpfen des vorgepreßten Gewebes unmöglich ist. Ausgestoßene Teile von Bandscheibengewebe (Sequester) liegen gelegentlich frei im Wirbelkanal. In seltenen Fällen dringt Bandscheibenmaterial zwischen Lig. longitudinale post. und hinterer Wirbelkörperwand nach oben oder unten vor.

Große mediane Prolapse führen – namentlich bei engem Wirbelkanal – gelegentlich zu *Rük-*kenmarkschädigungen, posterolaterale Vorfälle zu *Wurzelreiz- und Kompressionssyndromen* (Abb. 72 a, b). Die als Folge einer Bandscheibendegeneration entstehende *Lockerung eines Bewegungssegmentes* verursacht an den Wirbelkörperkanten, den Facetten der Wirbelgelenke und am Uncus – analog der Arthrose an den Extremitätengelenken – spondylotische und arthrotische Exophyten. Für die Klinik hat die *Unkarthrose* die größte Bedeutung. Sie bedingt etwa 95% aller chronischen Zervikobrachialgien. Arthrotische Ausziehungen der Processus articulares sind daran nur mit etwa 5% beteiligt. Dorsale Spondylophyten spielen eine untergeordnete Rolle, wenn sie auch in Ausnahmefällen (über eine Ischämie des Rückenmarkes) schwere Krankheitsbilder erzeugen. Pathogenetische Gemeinsamkeiten bestehen an der Hals- und Lendenwirbelsäule für die Auslösung chronischer Nacken- und Kreuzschmerzen (Zervikalgie und Lumbalgie) durch Bandscheibenlockerung. *Prolapse sind in der Halswirbelsäule selten.*

Die Schmerzleitung erfolgt bei der chronischen Zervikalgie über den sympathischen N. sinuvertebralis, der auch für einige *pseudoradikuläre Syndrome* in Anspruch genommen wird.

Bei der *akuten Zervikalgie*, dem *Nackenschuß*, handelt es sich um eine umschriebene dorsale Vorbuckelung einer Bandscheibe, ohne Kontakt mit dem Rückenmark oder einer Nervenwurzel, infolge eines inkompletten Risses des Anulus fibrosus (Protrusion). Der Schmerz entsteht durch die vermehrte Spannung des Lig. longitudinale post., das reich mit sensiblen Fühlern aus dem N. sinu-vertebralis versorgt ist.

Posterolaterale Protrusionen und Prolapse erreichen die Nervenwurzel am Eingang des Canalis intervertebralis. Die brachialgischen Schmerzen folgen bestimmten Hautarealen, die als *Dermatome* (s. Schema, S. 283 u. Tabelle 3, S. 275) den *Skleratomen* gegenübergestellt werden. Sklerotogene Schmerzen werden durch Irritation von Nervenfasern verursacht, die von den paraartikulären Geweben, Faszien, Sehnen, vom Periost und von der Muskulatur kommen und in die Wurzel eingehen. Man mag sich fragen, warum die hintere (sensible) Wurzel sehr viel eher reagiert, obwohl doch die vordere (motorische) Wurzel als erste dem Druck der Protrusion oder unkarthrotischer Exophyten ausgesetzt ist. Die Antwort lautet: Die sensible Wurzel ist eben bedeutend empfindlicher. Um die Nervenleitung zu unterbrechen – das gilt für beide Wurzeln – sind stärkere Kompressionen erforderlich.

Die engen topographischen Beziehungen zwischen Processus uncinatus, Nervenwurzel und A. vertebralis haben zur Folge, daß unkarthrotische Exophyten nicht nur Wurzelsyndrome, sondern häufig auch *Durchblutungsstörungen der Vertebralarterie* erzeugen. Der N. vertebralis wird von den Exophyten allerdings nicht erreicht, aber seine in die Aventitia eindringenden Äste, denn die Versorgung des Gefäßes erfolgt segmentär. Größere Randwülste können die Arterie einengen und nach außen verdrängen.

Am Ende steht die *Fibrose der degenerativ veränderten Bandscheibe*, wenn der Nucleus pulposus ausgetrocknet und Bindegewebe aus der Umgebung in die Spalten des Diskus eingewandert ist. Die Bandscheibe sintert, d. h. der Zwischenwirbelraum verliert an Höhe, und das Bewegungssegment versteift. Auf dieser Stufe bildet sich ein Teil der spondylotischen und arthrotischen Exophyten allmählich zurück. Allerdings vergehen meist viele Jahre, bis es zu einer „wohltätigen Teilversteifung" kommt und die Schmerzen aus dieser Etage aufhören.

a) Akute Zervikalgie (Nackenschuß) und akute Zervikobrachialgie

Klinik: Es handelt sich vorwiegend um Menschen in der 4. Lebensdekade. Die starken Beschwerden eines Nackenschusses entwickeln sich binnen weniger Stunden. Die Kranken klagen über einen „steifen Hals". Um den Schmerz zu verringern, wird der Kopf anteflektiert, bei einer paramedianen Protrusion zugleich nach der gesunden Seite geneigt und rotiert. Auf diese Weise erweitert sich der Zwischenwirbelraum am Ort der „weichen Hernie".

Nicht ganz selten schließt sich an die Zervikalgie eine *monoradikuläre Brachialgie* an. Die durch Nachlassen des Muskeltonus nachts zunehmenden heftigen Schmerzen, Par- und Hypästhesien folgen den entsprechenden Dermato-

men. *Paresen* sind entschieden häufiger als bei Unkarthrosen. Leichte motorische Störungen lassen sich oft nur elektromyographisch nachweisen.

Der *Spurlingtest* zeigt die Abhängigkeit des Syndroms von der Halswirbelsäule: Druck auf den Scheitel bei vorgeneigtem Kopf verursacht einen blitzartigen, dem Ausbreitungsgebiet der betroffenen Nervenwurzel folgenden Schmerz.

In Ausnahmefällen kann sich sowohl bei dorsalen als auch bei posterolateralen Protrusionen über eine Ischämie des Rückenmarkes eine *amyotrophe (Pseudo-)Lateralsklerose* entwickeln (durch Kompression der A. spinalis anterior bzw. einer radikulären Arterie, die das Mark mitversorgt).

Röntgenbefund: (Halswirbelsäule a.p., seitlich und in beiden Halbschrägen.) Die Zwischenwirbellöcher sind gewöhnlich frei. Bei längerem Bestehen kann sich um die Protrusion eine zarte Knochenlamelle bilden, die sich jedoch meist nur tomographisch darstellt.

Protrusionen sind im Myelogramm sowie im Computer- und Kernspintomogramm sichtbar.

Differentialdiagnose: Auszuschließen sind: *Entzündungen* (unspezifische und spezifische Spondylitiden) sowie *Tumoren* der Wirbel, des Rückenmarks und seiner Häute (Gliome, Ependymome, Meningeome) und der Nervenwurzeln (Neurinome, Neurofibrome).

Prognose: Die starken Beschwerden klingen meist in 1–2 Wochen ab. Auf niedrigerem Niveau können sie noch länger andauern.

Therapie: Siehe S. 287.

b) Chronische Zervikalgie, chronische Zervikobrachialgie und zervikozephales Syndrom

Klinik: Die meisten Kranken haben das 40. Lebensjahr überschritten. *Nackenschmerzen* sind fast ebenso häufig wie Kreuzschmerzen. Sie stellen sich vornehmlich nach längeren Arbeiten mit gesenktem Kopf ein und sind oft mit *Kopfschmerzen* verbunden. Reklination des

Kopfes lindert die Beschwerden vorübergehend.

Ein druckschmerzhafter Dornfortsatz ist für die Etagendiagnose nicht sonderlich zuverlässig. Druckdolente Myogelosen in der Nackenmuskulatur und im oberen Trapeziusrand fehlen selten.

Brachialgien sind etwas weniger häufig als Ischialgien. Sie folgen dem Dermatomschema. Ob die Schmerzen nur in den Oberarm oder bis in die Fingerspitzen ausstrahlen, hängt von der Stärke des Druckes auf die Nervenwurzel ab. Nackenschmerzen können fehlen. Rotation und Neigung des Kopfes nach der gesunden Seite verstärken den Schmerz (durch Nervendehnung). Eine *Etagenbestimmung* ist am leichtesten an der Hand möglich (Schmerzen, Parästhesien, Taubheitsgefühl), doch bleibt zu bedenken, daß durch Anastomosen der Wurzelnerven oder durch unkarthrotische Wurzelirritationen in mehreren Segmenten zuweilen komplexe Bilder entstehen. Durch Nachlassen des Muskeltonus ist der Schmerz nachts quälender als am Tage.

Die Frage bleibt zu beantworten, warum Brachialgien in der Regel episodisch auftreten, obgleich die anatomischen Gegebenheiten sich nur in längeren Zeiträumen ändern. Offenbar sind *zusätzliche Noxen* erforderlich, um die Symptomatik auszulösen. Sie lassen sich allgemein beschreiben als eine Unterbrechung der „wohltätigen Teilversteifung der Halswirbelsäule", z. B. durch ein brüskes Drehen des Kopfes. Mit einer die Halswirbelsäule ruhigstellenden „Halskrawatte" sind die Beschwerden meist günstig zu beeinflussen. Jahrelang anhaltende Schmerzen kommen relativ selten vor.

Große dorsale Spondylophyten können in Ausnahmefällen zu einer Markischämie mit dem Bild einer *amyotrophen (Pseudo-)Lateralsklerose* führen. Sie kommt vorwiegend bei Menschen jenseits des 60. Lebensjahres vor und äußert sich klinisch als *spastische Paraplegie* mit Störungen der Sphinkterfunktion und der Tiefensensibilität. An den oberen Extremitäten bestehen oft gleichzeitig pluriradikuläre Wurzelsyndrome.

Zervikozephale Symptome sind vielfach Begleiterscheinungen einer durch unkarthrotische Veränderungen verursachten Zervikalgie oder Zervikobrachialgie. Häufige Zeichen sind: Kopfschmerzen, Migräneanfälle, Schwindel, zervikaler Nystagmus, Ohrgeräusche, Hypakusie, Augenflimmern, Einengungen des Gesichtsfeldes, Sehschwäche, Schwächegefühl in den Beinen, Ohnmachtsanfälle und psychische Veränderungen. Alle Symptome zeigen eine deutliche Abhängigkeit von Kopfbewegungen, namentlich der heterolateralen Rotation und Hyperextension, die beide die A. vertebralis zusätzlich einengen.

Tabelle 3. Nervenwurzelmuster. (Nach DE PALMA u. ROTHMAN)

Wurzel C_5	*Schmerzen:*	Nacken, Schulter, Vorderarm
(Bandscheibe $C_{4/5}$)	*Sensible Störungen:*	Deltoideusbereich
	Motorische Störungen:	Kennmuskeln: Deltoideus, Bizeps
	Reflexstörungen:	Bizepssehnenreflex
Wurzel C_6	*Schmerzen:*	Nacken, Schulter, Margo vertebralis scapulae, lateraler
(Bandscheibe C_5/C_6)		Oberarm, Dorsum des Unterarms
	Sensible Störungen:	Daumen und Zeigefinger
	Motorische Störungen:	Kennmuskel: Brachioradialis
	Reflexstörungen:	Bizepssehnenreflex
Wurzel C_7	*Schmerzen:*	Nacken, Schulter, Margo vertebralis scapulae, lateraler
(Bandscheibe C_6/C_7)		Oberarm, Dorsum des Unterarms
	Sensible Störungen:	Zeige- und Mittelfinger
	Motorische Störungen:	Kennmuskel: Trizeps
	Reflexstörungen:	Trizepssehnenreflex
Wurzel C_8	*Schmerzen:*	Nacken, Margo vertebralis scapulae, medialer Ober- und
(Bandscheibe C_7/C_8)		Unterarm
	Sensible Störungen:	Ring- und Kleinfinger
	Motorische Störungen:	Kennmuskeln: Interossei und Lumbricales
	Reflexstörungen:	Keine

Der Kausalzusammenhang wird durch die *Vertebralisangiographie* bewiesen, die die Verdrängung und Einschnürung der Arterie erkennen läßt. Die gebräuchlichste Technik ist die beiderseitige Darstellung der Gefäße durch eine rückläufige Kontrastmittelinjektion in die Aa. brachiales unter Druck (strenge Indikation!).

Röntgenbefund (Halswirbelsäule in 4 Ebenen): Auf A.-p.-Aufnahmen sieht man zwischen C_4 und C_7 die spitzen Ausziehungen der Processus uncinati, evtl. mit knöchernen Reaktionen am Gegenpol, d. h. an der seitlichen Wirbelkörperwand. Profilbilder zeigen ventrale und dorsale Spondylophyten, arthrotische Exophyten der Gelenkfacetten, verengte Gelenkspalten sowie erniedrigte Zwischenwirbelräume. Am wichtigsten sind Halbschrägaufnahmen, auf denen sich die Foramina intervertebralia darstellen. Nicht selten lassen sich unkarthrotische Einengungen in mehreren Etagen nachweisen. Die wirkliche Größe der Arthrophyten, wenn diese mit Bindegewebe oder Faserknorpel bedeckt sind, ist oft nur mit Hilfe der Computertomographie erkennbar.

Dorsale spondylotische Ausziehungen der Wirbelkörper sind am besten auf seitlichen Schichtaufnahmen erkennbar. Bei zervikalen *Medullopathien* wird die Situation durch die Computertomographie und Myelographie abgeklärt.

Differentialdiagnose: *Spezifische und unspezifische Spondylitiden* können die gleichen Wurzelsymptome auslösen wie weiche und harte Bandscheibenhernien. Eine *Zosterradikulitis* dürfte kaum länger dauernde Zweifel verursachen. Abgesehen von den in Schüben auftretenden Bläscheneruptionen, sensiblen und motorischen Störungen finden sich beim Zoster auch vegetative Zeichen, die bei bandscheibenabhängigen Veränderungen fehlen. Auch die starke Pleozytose im Liquor unterscheidet sich von der leichten Zellvermehrung – ohne Eiweißzunahme – bei Bandscheibenvorfällen. *Wurzelneurinome* gehören wie *Sympathikoblastome* zu den *Sanduhrgeschwülsten*, von denen ein Teil innerhalb, der andere außerhalb des Zwischenwirbelloches liegt. Sie führen im Laufe der Zeit zu Erweiterungen des Foramens, so daß sie auch röntgenologisch erfaßbar sind. *Spinale*

Meningeome, die mitunter verkalken, sind in der Halswirbelsäule selten. Dagegen haben *gutartige Osteoblastome* eine Vorliebe für diesen Abschnitt. *Kartilaginäre Exostosen* sind unschwer erkennbar. Bei bösartigen Tumoren handelt es sich v. a. um *Plasmozytome* oder um *Pancoast-Geschwülste* (s. S. 312).

Auch an *Karpaltunnelsyndrome,* bei denen die Schmerzen gelegentlich bis in die Schulter ausstrahlen, und an das *Skalenus- und Sulcus-ulnaris-Syndrom* sollte man denken. Karpaltunnelsyndrome werden häufig als C_6- oder C_7-Syndrome verkannt. Charakteristisch für eine Druckschädigung des N. ulnaris im Sulcus (Spätlähmung nach Ellbogengelenkfrakturen) ist 1. der stets erhaltene Trizepsreflex, 2. die Verlangsamung der Nervenleitgeschwindigkeit im Ellbogenbereich. Beide schließen eine Verwechslung mit einem C_8-Syndrom aus. Die Abgrenzung gegenüber einem *Rotatorensehnensyndrom der Schulter* ergibt sich einmal aus der Angabe, daß die Schmerzen nur bei Armbewegungen auftreten, zum anderen aus dem fehlenden neurologischen Befund (s. S. 311).

Prognose: Die weitaus meisten der hier besprochenen Syndrome haben eine günstige Prognose, wenn auch verständlicherweise eine *Rezidivneigung* besteht. Bei als Systemerkrankungen längere Zeit verkannten amyotrophen Pseudolateralsklerosen führt die Operation gewöhnlich nicht mehr zu einer vollen Restitution.

Therapie: Siehe S. 286.

c) Zervikale Wurzelsyndrome und Schultersteife

Zervikale Brachialgien führen bei längerer Dauer häufiger zu Teilsteifen des Schultergelenkes. Sie werden meistens als schmerzbedingte Ruhesteifen angesehen. Die bei Operationen und Obduktionen gewonnenen Befunde sprechen jedoch mehr im Sinne eines *sympathischen Reflexmechanismus,* der wie bei der Sudeckschen Dystrophie über eine venöse Stase zur Bindegewebsvermehrung mit nachfolgender Schrumpfung führt.

Differentialdiagnose: Die *Periarthritis humeroscapularis* läßt sich unschwer abgrenzen (s. Tabelle 5, S. 313).

Therapie: Die Schultersteife wird zunächst krankengymnastisch behandelt. Falls sich nach 14 Tagen keine nennenswerte Besserung einstellt, sollte man die Schulter in Narkose mobilisieren.

B) Brustwirbelsäule

Statistik: Thorakale Protrusionen sind selten. Von 1 000 Bandscheibenoperationen entfallen nur etwa 3 auf die Brustwirbelsäule. Meist handelt es sich um ältere Männer. Die untere Brustwirbelsäule ist bevorzugt. 50% sind mediane

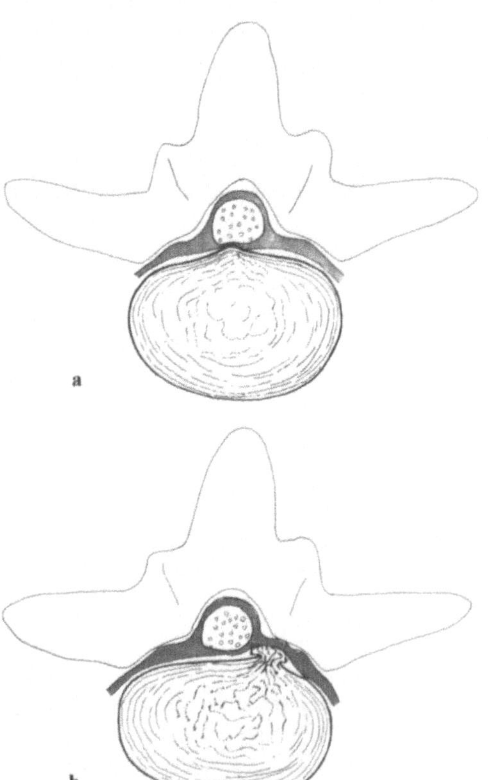

·**Abb. 72. a** Kleine dorsale Protrusion, die das Lig. longitudinale post. nach dorsal vorwölbt (akute Lumbago). **b** Lateraler Prolaps, der die Nervenwurzeln bedrängt (Ischialgie)

Protrusionen, die um so eher Beschwerden verursachen, als der dorsale Vertebralkanal relativ eng ist.

Klinik: Laterale Protrusionen führen zu Interkostalneuralgien oder Oberbauchschmerzen (auf ein oder zwei Dermatome beschränkt), mediane oder mediolaterale Protrusionen zur Kompression der langen Rückenmarksbahnen. Als klinische Zeichen finden sich: Taubheitsgefühl in einem oder in beiden Beinen, Unsicherheit, ataktischer Gang sowie Störungen der Blasen- und Mastdarmfunktion. Spastische Paresen können folgen. Sensible Störungen gehen motorischen und Reflexausfällen voraus.

Röntgenbefund: Wenn auch das Röntgenbild des öfteren eine Erniedrigung und Verkalkung eines dorsalen Zwischenwirbelraumes zeigt, so ist zur Diagnose doch stets eine *Myelographie* erforderlich. Häufig sieht man einen partiellen oder totalen Block auf der Höhe des betroffenen Diskus.

Differentialdiagnose: In erster Linie sollte man an maligne extra- oder *intraspinale Tumoren* denken. Ein perforiertes *Intestinalulkus, bösartige Geschwülste* der hinteren Abdominalwand, *Aortenaneurysmen, Herzinfarkte* oder *Nierenkoliken* können ähnliche Symptome verursachen. Auch *Spondylitiden* und *Herpes zoster* kommen differentialdiagnostisch in Frage.

Therapie: Siehe S. 288.

C) Lendenwirbelsäule

Normale Anatomie: Der Wirbelkanal ist im Querschnitt oval oder dreieckig, gelegentlich auch kleeblattförmig mit tiefen lateralen Recessus, in denen die Wurzeln von einer Protrusion leicht gegen die Vorderwand des Bogens gedrängt werden können.
Die Zwischenwirbellöcher haben engen Kontakt zur Bandscheibe, die, zusammen mit Teilen der beiden benachbarten Wirbelkörper, die vordere Begrenzung bildet. Die hintere besteht aus den Wirbelgelenken.

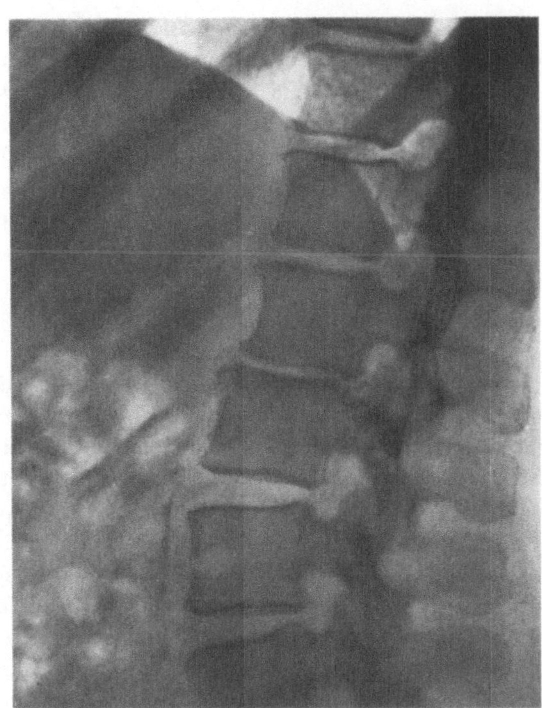

Abb. 73. W. Magdalene, 53 Jahre. *Retroposition des 2. Lendenwirbels.* Spondylophyten an den ventralen Kanten des 1., 2. und 3. Lendenwirbelkörpers. Erniedrigung des Zwischenwirbelraumes L_2/L_3

Pathologische Anatomie: Am häufigsten sind radiäre Fissuren, die vom Nucleus pulposus dorsal- und dorsolateralwärts führen. Durch sie gelangt Bandscheibengewebe in die Peripherie. An stark verdünnten Stellen des Faserrings entstehen u. U. „Beulen", die das Lig. longitudinale post. und evtl. auch die Nervenwurzeln bedrängen. Mit fortschreitender Degeneration kann der randständige Anulus fibrosus schließlich rupturieren (Abb. 72 a, b).

Damit sind die Vorbedingungen für alle Arten von Bandscheibenvorfällen gegeben. Ventrale Vorwölbungen sind klinisch stumm. Durch Zug an den tiefen Fasern der Perirhachis, die zugleich das Periost der Wirbelkörper darstellen, bilden sich *Spondylophyten.* Obwohl sie auch an den dorsalen Kanten vorkommen, erreichen sie dort nur selten eine Größe, die dem Rückenmark oder der Cauda equina gefährlich werden könnte, falls nicht gleichzeitig – durch eine angeborene Verdickung der Laminae – eine *Verengung des Wirbelkanals und/oder seiner Recessus* vorliegt.

Die Lockerung eines Bewegungssegmentes führt zu mehreren Konsequenzen. Außer Spondylophyten der Wirbelkörper können sich an den Facetten der Wirbelgelenke arthrotische Ausziehungen bilden. Dazu kommen Ante- und Retropositionen von Wirbeln. Eine *Anteposition (Pseudospondylolisthesis)* bedeutet die Verschiebung eines Wirbels mit allen seinen kranial folgenden Homologen nach ventral unter dem Einfluß der Schwerkraft. Sie wird begünstigt durch ein nahezu horizontal stehendes Kreuzbein *(Sacrum acutum)* und durch schlaffe Bänder. Der Gleitweg beträgt meist nur einige Millimeter. Die *Retroposition* (Abb. 73) erfolgt durch den Zug der Ligg. flava in Etagen, wo die Schwerkraft keine nennenswerte Rolle spielt. Es gibt auch – bei Skoliosen, am Übergang zweier entgegengesetzter Bögen – eine als *Drehgleiten* bezeichnete rotatorische Verschiebung.

Die *Bandscheibenlockerung ist die häufigste Ursache chronischer Kreuzschmerzen.* Sie bedingt Zerrungen der Ligamente und Gelenkkapseln. Der Schmerz wird über den N. sinu-vertebralis geleitet, wobei – über einen Reflexbogen mit einer Nervenwurzel – auch Ausstrahlungen (s. Abschn. „Facettensyndrome" S. 289) möglich sind. Arthrotische Reizzustände der Wirbelgelenke können intermittierend die Beschwerden verstärken.

Der Endzustand ist hier, wie in allen anderen Abschnitten der Wirbelsäule, die Fibrose, der *bindegewebige Ersatz der Bandscheibe.* Sie ist der fibrösen Ankylose der Extremitätengelenke vergleichbar, die auch nicht immer zu einer schmerzlosen soliden Versteifung führt.

Große dorsale Protrusionen, namentlich *Massenprolapse*, gehören neben Tumoren der Cauda equina zu den häufigsten Ursachen eines *Caudasyndroms* (s. S. 283).

Klinik: *Allgemeines:* Die sensible (efferente) Wurzel enthält nicht nur Nervenfasern, die aus bestimmten Hautarealen *(Dermatomen)* stammen, sondern auch solche, die vom Periost, den Gelenkkapseln, Faszien, Sehnen und der Muskulatur ausgehen *(Skleratome)*. Während der *dermatogene Schmerz* scharf und gut abgrenzbar ist – obgleich sich die Dermatome gegenseitig und individuell verschieden überlappen –, bleibt der *skleratogene Schmerz* schlecht lokalisierbar, tief und dumpf. Die Verteilungsgebiete von Dermatomen und Skleratomen sind nicht kongruent.

Dermatogene Schmerzen und Paraesthesien („Kribbeln", „Ameisenlaufen") sind oft so kennzeichnend, daß die Anamnese genügt, um die Etage zu bestimmen, in der die Protrusion *vermutet* werden darf. Felder verminderter Oberflächenempfindung *(Hypästhesien)* beweisen eine Schädigung der Nervenwurzel. Sie sind im motorischen Bereich den Paresen vergleichbar. *Hyperästhesien* kommen bei Irritation sympathischer Nerven vor.

Mehr als 95% aller monoradikulären Wurzelsyndrome entfallen auf die beiden unteren Segmente. Die Wurzel S1 ist dabei nur um etwa 1% häufiger betroffen als die Wurzel L5. Monoradikuläre L4-Syndrome sind mit 1% als selten zu bezeichnen. L3-, L2- und L1-Syndrome teilen sich den Rest. Letztere sind ohne Myelographie oft nicht abzuklären.

Die Krankheit verläuft gewöhnlich in 3 Schritten: Kreuzschmerzen, Hexenschußanfälle, Ischialgien, wobei Kreuzschmerzen oft um Jahre den anderen klinischen Erscheinungen vorausgehen. Manche Patienten haben jedes Jahr 1–2 Hexenschußanfälle, mitunter über ein Jahrzehnt und länger, bis schließlich eine Attacke in eine Ischialgie einmündet. Derartige Anamnesen sind charakteristisch für lumbale Bandscheibensyndrome und diagnostisch wichtig,

sollten aber den Arzt nicht davon abhalten, auch andere Möglichkeiten zu erwägen.

Hexenschuß- und Ischiasanfälle kommen hauptsächlich zwischen 25 und 50 Jahren vor. Dennoch können selbst Menschen, die längst das 60. Lebensjahr überschritten haben, nicht vor einer Ischialgie sicher sein.

a) Kreuzschmerzen

Klinik: Kreuzschmerzen entstehen als *Folge einer Bandscheibenlockerung*, nicht selten in Verbindung mit einem Facettensyndrom, durch Stimulation des N. sinu-vertebralis. Dementsprechend ist der Schmerz dumpf und schwer lokalisierbar. Die Kranken beschreiben ihn häufig als „quälenden Druck" über dem oberen Teil des Kreuzbeines und den Kreuzdarmbeingelenken. Nicht selten ist er mehr rechts- oder linksbetont mit Ausstrahlung in das Gesäß oder in die Leistengegend. Meistens beschränkt er sich auf die Zeiten der Belastung (Stehen, Gehen, längeres unangelehntes Sitzen, Arbeiten in halbgebeugter Stellung).

Der *klinische Befund* ist in der Regel dürftig. Die Wirbelsäule bleibt frei beweglich. Gelegentlich ist die Hyperextension schmerzhaft. Der 4. und 5. lumbale Dornfortsatz oder die Ligg. interspinalia können druckempfindlich sein. Langsames (aktives) gleichzeitiges Heben beider gestreckter Beine von der Tischplatte bis zur Vertikalen verursacht vermehrte Kreuzschmerzen. Es ist ein Zeichen der Instabilität. Neurologische Symptome fehlen.

Röntgenbefund: (Aufnahmen der Lendenwirbelsäule und des oberen Kreuzbeins in 2 Ebenen evtl. Beckenübersicht.) Bei jüngeren Menschen erhält man meist normale Bilder, bei älteren sind nicht selten 1 oder 2 Zwischenwirbelräume erniedrigt. In solchen Fällen weisen die ventralen Kanten der angrenzenden Wirbelkörper spondylotische Exophyten, die Schlußplatten evtl. Verdichtungen auf. Die Spondylophyten entspringen nicht von den Wirbelkörperkanten, sondern etwas höher bzw. tiefer. Auf manchen Aufnahmen sieht man, daß sie die ventralwärts vordrängende Bandscheibe von oben und unten umfassen. Wie die Arthrophyten der Extremitätengelenke entstehen sie durch endostale Ossifikation. Wenn, in einem späteren Stadium, das Periost ebenfalls neuen Knochen bilden sollte, lassen sich die Beiträge von Endost und Periost an der unterschiedlichen Dichte unterscheiden. Bei schweren Veränderungen sind oft auch dorsale spondylotische Leisten nachweisbar, doch halten sie sich in Grenzen und führen kaum jemals zu Kontakten mit der Cauda equina. Wurzelirritationen durch einen Bandscheibenkollaps, der das Foramen intervertebrale in axialer Richtung einengt, kommen selten vor, weil der „Reserveraum" für die Nervenwurzeln in der unteren Lendenwirbelsäule relativ groß ist. Die Diskussinterung fördert jedoch die Arthrose der Wirbelgelenke. Arthrotische Ausziehungen können in das Zwischenwirbelloch eindringen. Die beschriebenen röntgenologischen Veränderungen treten auch bei Menschen auf, die bisher von Kreuzschmerzen verschont wurden. Die starke Erniedrigung eines Zwischenwirbelraumes ist Zeichen einer Fibrose, d.h. einer Versteifung dieses Bewegungssegmentes. Damit liegt zwar ein eindrucksvoller röntgenologischer Befund vor, der jedoch gegen seine Fähigkeit als Störfaktor spricht.

Differentialdiagnose: Auszuschließen bleiben v. a. *Spondylolysen* und *Spondylolisthesen* sowie *Entzündungen* und *Tumoren.* Gewisse Hinweise auf entzündliche oder maligne Knochenprozesse sind heftige nächtliche Schmerzen und eine erhöhte BSG. Bei jüngeren Männern ist an eine *ankylosierende Spondylitis* zu denken, bei älteren Menschen an einen *M. Paget,* bei Frauen jenseits der Menopause an eine *Osteoporose.* Kreuz- und Rückenschmerzen, die sich bei Bettruhe verringern oder aufhören, sind oft Ausdruck einer *Rückenmuskelinsuffizienz.*

Prognose: Kreuzschmerzen wechselnder Stärke sind oft über Jahre und Jahrzehnte „treue" Lebensbegleiter. Die davon Betroffenen lernen es schließlich, alles zu vermeiden, was die Beschwerden verschlimmert.

Therapie: Siehe S. 287.

b) Akute Lumbago (Hexenschuß)

Klinik: Zur Auslösung eines Hexenschußanfalls bedarf es bei einer entsprechenden „Bandscheibenkonstellation" keines Kraftaktes. Häufiger noch als ein „Verheben" sind unkontrollierte Bewegungen Anlaß zu plötzlichen heftigen Kreuzschmerzen. In schweren Fällen können sich die Patienten nicht mehr auf den Beinen halten und werden mitunter als „gelähmt" ins Krankenhaus eingeliefert. Bei gütlichem Zureden ist es jedoch fast immer möglich, den Kranken auch im Stehen zu untersuchen.

Auffallendstes Zeichen ist der *Lumbalspasmus,* d.h. die Muskelabwehrspannung, ähnlich der Bauchdeckenreaktion bei einer Appendizitis, die die lumbalen Rückenstrecker schon bei leichter Rumpfbeuge vorwärts (mit gestreckten Kniegelenken) reflektorisch spannt und die Flexion schmerzhaft behindert. Manchen Kranken ist es unmöglich, sich voll aufzurichten. Die Lordose ist häufig aufgehoben oder sogar in ihr Gegenteil verkehrt. In anderen Fällen ist der Lumbalspasmus weniger auffällig und die seitliche Beweglichkeit nahezu frei. Die Druckempfindlichkeit der Dornfortsätze ist kein verläßliches Indiz für die Etagendiagnostik, eher schon ein Paraspinalschmerz (bei tiefer Palpation).

Eine plötzliche *Ruptur des dorsalen Anulus fibrosus* – meist nach zahlreichen Attacken – verrät sich durch einen jähen scharfen Schmerz. Manchmal ist der Riß sogar akustisch wahrnehmbar.

Röntgenbefund: (Lendenwirbelsäule mit dem oberen Teil des Kreuzbeins in 2 Ebenen.) Das *Güntzsche Zeichen,* die „Steilstellung" der Lendenwirbelsäule im seitlichen Bild, ist bei jüngeren Patienten oftmals der einzige Hinweis. Ist einer der 3 letzten Zwischenwirbelräume stark erniedrigt, so kommt er sicherlich am wenigsten als „Ort des Geschehens" in Frage.

Differentialdiagnose: Starke Kreuzschmerzen, die mit einem Lumbalspasmus einhergehen, kommen auch bei *pathologischen Wirbelfrakturen durch eine tbc. Spondylitis, Tumoren oder schwere Osteoporose vor.* Man sollte daher nie auf Röntgenaufnahmen und eine BSG verzichten, auch wenn der Kranke von früheren Hexenschußanfällen berichtet.

Prognose: Ein Hexenschußanfall kann Stunden, Tage oder einige Wochen dauern. Er kann auf Lebenszeit das einzige derartige Ereignis bleiben. Meist kommt es jedoch zu *Rezidiven*, wobei die Abstände oft Jahre betragen. In einem Teil der Fälle werden die Intervalle allmählich immer kürzer, bis schließlich eine neue Attacke in eine Ischialgie übergeht.

Therapie: Siehe S. 287.

c) Ischialgie

Klinik: Der Übergang einer akuten Lumbago in eine Ischialgie vollzieht sich manchmal fast unmerklich. Die Schmerzen sind meist einseitig. Sie strahlen in das Gesäß und – ihren Dermatomen entsprechend – in das Bein ein. Zuweilen ist das Schmerzfeld ein- oder mehrfach unterbrochen. Dazu kommen den Dermatomen entsprechende *Parästhesien* (Kribbeln, „Ameisenlaufen") und *Hypästhesien*. Sehr häufig sind vom Ramus posterior der Spinalnerven geleitete Schmerzen, die von dorsal her über den Beckenkamm in die Leiste ausstrahlen. Um den Ischiadikus zu entspannen, wird das Bein im Hüft- und Kniegelenk gebeugt und der Fuß plantarflektiert. Husten und Niesen verstärken (durch ruckhafte Muskelkontraktionen) die Beschwerden. Die nur im Stehen nachweisbare *ischiatische Fehlhaltung* bedarf wegen ihrer diagnostischen Bedeutung einer etwas eingehenderen Besprechung.

Die dorsale Begrenzung der präsakralen Bandscheibe liegt vom Duralsack und den schräg kaudalwärts ziehenden Nervenwurzeln etwa 1,5 cm entfernt. Schon auf der nächst höheren Etage sind sie einander entschieden nähergerückt. Das bedeutet, daß nur größere Protrusionen die Wurzel L5/S1 erreichen. Bei Anteflexion des Rumpfes nähern sich Diskus und Dura.

Unter *ischiatischer Fehlhaltung* versteht man ein reflektorisches seitliches Ausweichen der Wirbelsäule, um dem kompressionsbedingten Wurzelschmerz zu entgehen. Früher sprach man von einer ischiatischen Skoliose. Da bei der Rumpfbeuge sich Kompression und Schmerz verstärken, nimmt auch die Fehlhaltung zu. Aus dem oben Gesagten ergibt sich zwangsläufig, daß bei L4/L5-Protrusionen ischiatische Skoliosierungen häufiger und ausgeprägter sind als bei Vorwölbungen der präsakralen Zwischenwirbelscheibe. Gelegentlich gelingt es dem Reflexmechanismus, die Wurzel völlig zu entlasten, so daß die Patienten trotz stärkster Fehlstellung schmerzfrei sind, solange die Stellung nicht verändert wird. Bei großen medianen Vorfällen fehlt oft die seitliche Komponente.

Die Form der ischiatischen Fehlhaltung hängt von der Lage der Protrusion zur Nervenwurzel ab. *Paramediane* Vorfälle verursachen ein anderes Bild als *laterale*. Letztere bedrängen die Nervenwurzel nach ihrem Austritt aus dem Duralsack von außen. Die Neigung des Rumpfes nach der kranken Seite verstärkt den Schmerz, die Neigung nach der gesunden Seite hin gewährt Erleichterung. Die Folge ist eine *kontralaterale ischiatische Fehlhaltung*. Mit der Neigung zur gesunden Seite wandert der laterale Teil der Bandscheibe, der den Vorfall enthält, etwas kranialwärts und entfernt sich von der Nervenwurzel. In welchem Grade eine Entlastung möglich ist, hängt auch von der Größe der Protrusion ab. Paramediane Protrusionen komprimieren die Wurzel oft „in der Achselhöhle", d. h. im spitzen Winkel zwischen Duralsack und Wurzel. In diesem Falle vermindert sich der Druck bei Lateroflexion zur Ischiasseite, denn auf diese Weise wird die Vorwölbung der Bandscheibe etwas aus der „Achselhöhle" herausgezogen. Man spricht von einer *homologen ischiatischen Fehlhaltung* (Abb. 74).

Schließlich kann der paramediane Vorfall in aufrechter Stellung hinter der Wurzel liegen und bei Anteflexion des Rumpfes auf der Wurzel nach medial oder lateral gleiten, so daß entweder eine homo- oder heterologe Fehlhaltung entsteht. Dabei ergibt sich gelegentlich das merkwürdige Bild einer heterologen Fehlhaltung, die sich bei stärkerer Anteflexion in eine homologe umwandelt oder umgekehrt. Große Protrusionen komprimieren manchmal 2 übereinanderliegende Wurzeln, die eine von oben, die andere von unten, mit dem Ergebnis einer kombinierten Fehlhaltung. Sehr breite mediane

Vorfälle führen evtl. zu einer doppelseitigen Ischialgie, obwohl bei beidseitigen Ischialgien meistens 2 Protrusionen oder Prolapse im Spiel sind.

Eine ischiatische Fehlhaltung ist in etwa 3/4 der Fälle vorhanden. Sie kann für den Kundigen nicht simuliert werden. Auf der einen Seite verschwindet sie häufig ehe die Schmerzen abklingen, auf der anderen Seite kann sie – in seltenen Fällen – die Hauptschmerzperiode beträchtlich überdauern und sogar zu einem therapeutischen Problem werden.

Die Untersuchung am stehenden Patienten sollte auch dazu benutzt werden, den *Hacken- und Zehenstand* zu kontrollieren, um Paresen der Dorsal- oder Plantarflektoren des Fußes nicht zu übersehen. Besser noch ist die Prüfung im Gehen (Hacken- bzw. Zehengang).

Die *Etagendiagnostik* stützt sich auf die Angaben des Kranken (Dermatom) und den neurologischen Befund (Störungen der Reflexe, der Sensibilität und Motorik). Auch der *Paraspinalschmerz* kann ein gewisser Hinweis sein. Bei tiefem Druck neben dem Dornfortsatz kommt es bisweilen zu einem heftigen Schmerz (mit oder ohne Ausstrahlung in das betroffene Dermatom). Der Fingerdruck erreicht dabei die unter dem Lig. flavum liegende hoch sensibilisierte Nervenwurzel.

In Rückenlage überprüft man zunächst den sog. *Langsitz.* Er ist das Pendant zum „Lasègue"-Test. Der Patient muß sich mit gestreckten Beinen so weit aus der Waagerechten aufrichten wie es ihm möglich ist.

Bevor man zum „Lasègue" schreitet, sollte man sich vergewissern, daß die Hüftgelenke voll funktionstüchtig sind. Die Ausgangsstellung für den eigentlichen „Lasègue" ist die rechtwinklige Beugung von Hüft- und Kniegelenk. Bei allmählicher (passiver) Extension des Unterschenkels wird die Nervenwurzel mehr und mehr gespannt. Dieser Test ist besonders für solche Patienten geeignet, die wegen ihrer starken Schmerzen das Bein nicht strecken können. Was wir üblicherweise „Lasègue" nennen, wird im angloamerikanischen Sprachgebrauch richtiger als "straight leg raising test" bezeichnet. Dabei wird das mit gestrecktem Hüft- und Kniegelenk auf dem Untersuchungstisch liegende Bein langsam (passiv) im Hüftgelenk ge-

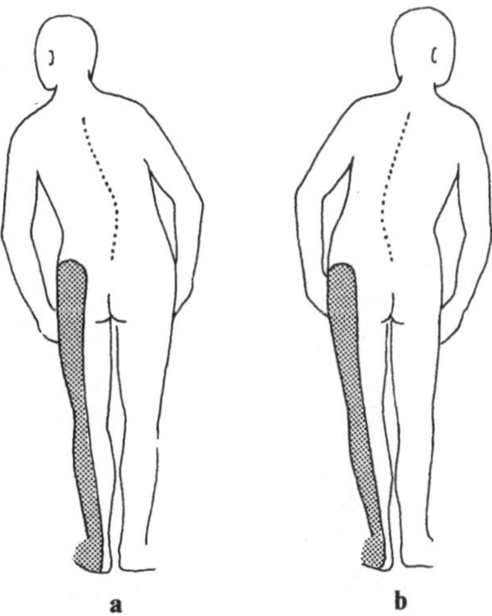

Abb. 74a, b. *Ischiatische Fehlhaltung* bei einem linksseitigen S_1-Syndrom. **a** Bei einer lateral der Wurzel sitzenden Protrusion wird die Wurzel durch Ausweichen des Rumpfes nach der gesunden Seite entlastet (heterologe ischiatische Fehlhaltung). **b** Bei einer medial der Wurzel lokalisierten Protrusion erfolgt das Umgekehrte (homologe ischiatische Fehlhaltung)

beugt. Normalerweise ist das bis 80 oder 90° möglich. Die Nervenwurzel, die ja über einen gewissen Spielraum (2–8 mm) verfügt, gerät erst bei einer Flexion von 30–40° unter Spannung. Bei einer durch eine Protrusion „vorgespannten" Wurzel ist oft schon das Abheben von der Tischplatte stark schmerzhaft.

Man kann dem „Lasègue" den *Test nach* BRAGARD hinzufügen. Dazu geht man, sobald der „Lasègue" positiv wird, mit der Hüftbeugung ein wenig zurück und überführt nun den Fuß in Dorsalflexion. Auch dabei kommt es zu Schmerzen im Kreuz und/oder im Bein.

Bei schweren einseitigen Ischialgien kann der "straight leg raison test" auch beim Erheben des gesunden Beines positiv werden, allerdings mit Schmerzen auf der kranken Seite („gekreuzter Lasègue"). Das Phänomen erklärt sich dadurch, daß beim Anheben des gesunden Beines die unter vermehrter Spannung stehende Nervenwurzel etwas zur gesunden Seite hinübergezogen wird. Die *irritierte Wurzel ist hypersensibel.*

Da der *Patellarsehnenreflex* (PSR) über die Wurzeln L_4 verläuft, bleibt er bei einem L_5-Syndrom auslösbar. Dagegen kann er bei einem L_4-Syndrom abgeschwächt sein oder fehlen.

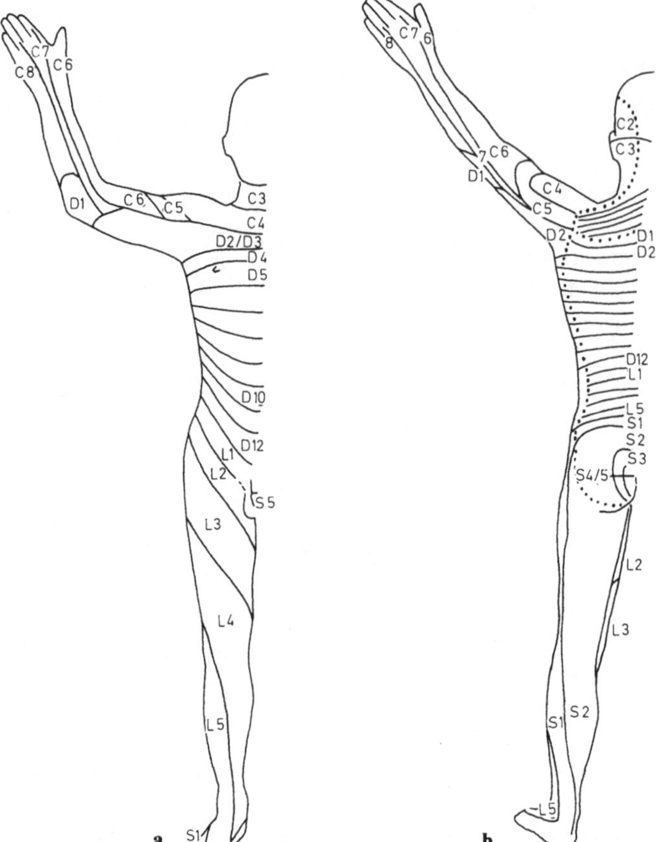

Abb. 75 a, b. *Dermatomschema.*
a ventral, **b** dorsal

Der *Achillessehnenreflex* (ASR), (Wurzeln S_1/S_2) läßt sich auch dann des öfteren nicht auslösen, wenn lediglich die Wurzel S_1 betroffen ist. Doch ist ein abgeschwächter oder fehlender Reflex nicht unbedingt auf die derzeitige Erkrankung zu beziehen, denn Reflexstörungen bilden sich nur zögernd und nicht immer zurück.

Alterationen der Sensibilität (Abb. 75 a, b) sind überaus häufig. Man prüft sie (quer zur Extremität) mit dem Wartenbergschen Nadelrädchen oder mit einem Doppelnadelinstrument, wobei man zuerst die stumpfe Seite und anschließend die spitze benutzt. Es handelt sich stets um *Hypästhesien* innerhalb des betroffenen Dermatoms. Am deutlichsten sind die *Befunde am Fuß*. Für die *Etagendiagnostik* genügt der Befund einer streifen- oder fleckförmigen Minderung der Oberflächenempfindung allein nicht: 1. weil sich die Dermatome stark überlappen und 2. weil sie individuellen Schwankungen

unterliegen. Als Ergänzung dienen Reflexstörungen und motorische Defizite.

Motorische Störungen sind bei einem S_1-Syndrom selten, bei einem L_5-Syndrom häufig. Da jeder Muskel von mehreren Wurzeln innerviert wird, kommt es meistens nur zu Paresen mit Tonusverringerung und mäßiger Atrophie. Welche Ausfälle bei den verschiedenen Syndromen zu erwarten sind, ergibt sich aus Tabelle 4. Bei schweren Wurzelkompressionen kann es vorkommen, daß der Kranke, der am Vorabend noch Narkotika brauchte, am anderen Morgen seinen Arzt heiter und erlöst empfängt. Bei solchen Fällen, in denen der *Patient plötzlich beschwerdefrei* wird, ist eine sofortige eingehende neurologische Untersuchung erforderlich! Sie ergibt oft anstelle von Hypästhesien eine Anästhesie, fehlende Reflexe anstelle von Reflexabschwächungen und eine erhebliche Zunahme des motorischen Defizits als Ausdruck

Tabelle 4. Neurologische Befunde bei lumbalen Bandscheibenvorfällen

Wurzel	Symptome	
Wurzel L_4: (Bandscheibe L_3/L_4)	*sensibel:*	Schmerzen, Par- und Hypästhesien, die von der posterolateralen Seite des proximalen Oberschenkels über die Kniescheibe zur anteromedialen Seite des Unterschenkels ziehen
	Reflexstörungen:	Abschwächung oder Fehlen des PSR
	motorisch:	Schwäche und Atrophie des Quadrizeps
Wurzel L_5: (Bandscheibe L_4/L_5)	*sensibel:*	Schmerzen, Par- und Hypästhesien an der Außenseite von Ober- und Unterschenkel („Generalsstreifen"), Übergreifen auf das Dorsum von Fuß und Großzehe (evtl. auch der Zehen 2 u. 3)
	Reflexstörungen:	Keine
	motorisch:	Schwäche und Atrophie des Extensor hallucis longus des Extensor digitorum communis, evtl. auch des Tibialis anterior und der Peronaei
Wurzel S_1: (Bandscheibe L_5/S_1)	*sensibel:*	Schmerzen, Par- und Hypästhesien an der Hinteraußenseite des Beines, übergreifend auf den äußeren Fußrand und die Kleinzehe (evtl. auch auf die Zehen 3 und 4.)
	Reflexstörungen:	Abschwächung oder Fehlen des ASR
	motorisch:	Schwäche und Atrophie des Triceps surae und des Großzehenbeugers

der Leitunfähigkeit sowohl der sensiblen als auch der motorischen Wurzel. Nur durch eine umgehende *Operation* kann man hoffen, die Nervenwurzel zu retten.

Wesentlich ernster noch ist ein *medianer Massenprolaps mit Caudasyndrom* zu bewerten.

Bei einem Caudasyndrom bestehen gewöhnlich nur mäßige Schmerzen im Gesäß sowie an der Streckseite von Ober- und Unterschenkeln. In der Regel wird das Bild von einer wechselnd starken *schlaffen Paraplegie mit Blasen- und Mastdarmstörungen* beherrscht. Bei einer Lokalisation L_3/L_4 bleibt nur die aktive Hüftbewegung erhalten, bei tieferem Sitz auch die Kniestreckung. Dazu kommt ein ausgesprochenes Taubheitsgefühl in beiden Beinen.

Zur Etagendiagnostik ist beim Caudasyndrom außer dem neurologischen Befund stets die *Myelographie* notwendig, die einen Block in Höhe des betroffenen Segmentes zeigt.

Differentialdiagnostisch ist an *spinale Tumoren* (Meningeome, Neurinome, Gliome, epidurale Metastasen) zu denken, die jedoch eine längere Anamnese und meistens auch stärkere sensible und motorische Ausfälle aufweisen.

Wird nicht innerhalb weniger Stunden laminektomiert, ist mit einer vollständigen Rückbildung der Symptomatik kaum zu rechnen.

Unter Berücksichtigung aller Faktoren ist die Etagendiagnostik einer Protrusion i. allg. leicht. Schwierigkeiten können sich bei *biradikulären Syndromen* ergeben. Da simultane Vorfälle in 2 Etagen selten sind, wird man zunächst von der Voraussetzung ausgehen, daß eine größere Protrusion 2 Wurzeln gleichzeitig bedrängt, die eine von kranial, die andere von kaudal. Freie Bandscheibensequester führen gelegentlich zu verwirrenden Bildern. Nicht immer ist es möglich, den voraussichtlichen Befund *vor* der Operation myelo- oder computertomographisch abzuklären. Bei *bilateralen Ischialgien*, die auf beiden Seiten die gleiche Wurzel betreffen, handelt es sich eher um einen breiten Vorfall in derselben Etage als um 2 Einzelprotrusionen.

Röntgenbefund: (Lendenwirbelsäule in 2 Ebenen, evtl. Beckenübersicht.) Der Röntgenbefund unterscheidet sich nicht von dem einer akuten Lumbago. Bandscheibenlockerungen führen erst mit zunehmender Austrocknung, Verlust der Sprengkraft des Nucleus pulposus und zunehmender Fibrose zu einer allmählichen Erniedrigung des Bandscheibenraumes. Zunächst bilden sich ventrale Spondylophyten an Stellen, an denen duch das Vordrängen des Diskusgewebes – nach dem Riß der Sharpeyschen Fasern – das Periost abgehoben wird. Sie entspringen etwas oberhalb und unterhalb der Wirbelkörperkanten und um-

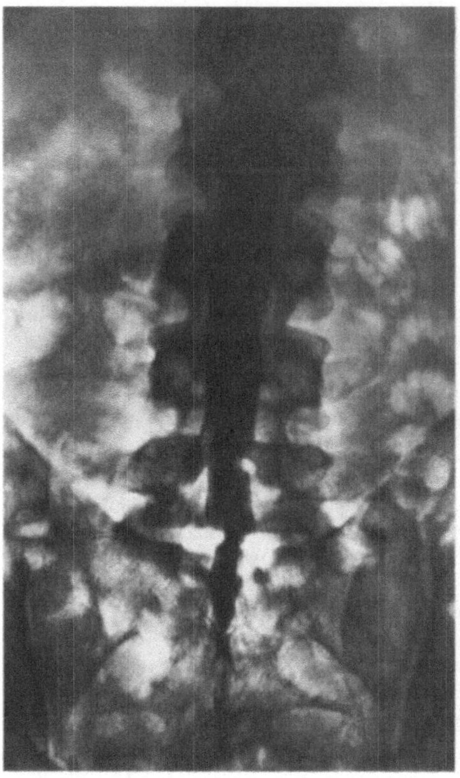

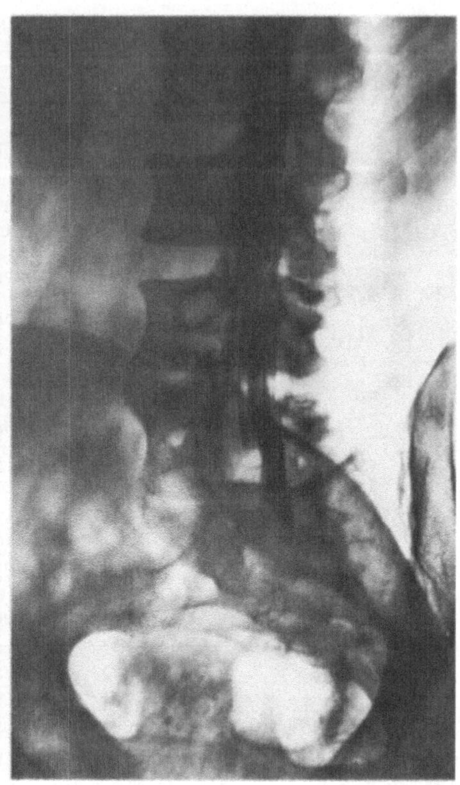

a   b

Abb. 76 a, b. S. Werner, 36 Jahre. Große rechtsseitige Protrusion der Bandscheibe L_5/S_1. *Myelographie* mit Amipaque. **a** Das Kontrastmittelband ist verdünnt und nach links verdrängt (A.-p.-Aufnahme). **b** Ver-drängung des Kontrastmittelbandes am Unterrand des 5. Lendenwirbels. Abbruch der Wurzeltasche der 1. Sakralwurzel am kranialen Rand der ovalen Ausbuchtung (Schrägaufnahme)

fassen teilweise die vorquellende Bandscheibe. Als Zeichen, daß die Stoßdämpferfunktion des Nucleus pulposus bereits im Erlöschen ist, beobachtet man Verdichtungen der knöchernen Deckplatten der Wirbelkörper. Dorsale Spondylophyten, sofern sie sich überhaupt nachweisen lassen, sind meist wesentlich kleiner als ventral. Diese Befunde werden als *Osteochondrose* bezeichnet. Der Terminus ist keine klinische Diagnose. Bandscheibenlockerungen verursachen unphysiologische Bewegungen in den Wirbelgelenken, die den Gelenkknorpel schädigen. So kann sich auch dort eine Arthrose mit Osteophyten, Verdichtungen der Facetten, Verengungen oder Klaffen des Gelenkspaltes entwickeln. Nach der Versteifung des Bewegungssegmentes bilden sich die Spondylophyten zurück. Ein stark erniedrigter Zwischenwirbelraum spricht daher eher gegen als für die Möglichkeit, daß sich an dieser Stelle ein Bandscheibenvorfall findet.

Im wesentlichen dient die Röntgenaufnahme dem Ausschluß destruierender Vorgänge.

Jeder Bandscheibenoperation sollte eine *Myelographie* (Abb. 76 a, b) oder *Computertomographie* vorausgehen.

Das Kontrastmittel (Amipaque) wird durch eine Lumbalpunktion (zwischen den Dornfortsätzen L_3/L_4) in den Subarachnoidalraum eingebracht und stellt diesen, einschließlich der Duraüberzüge der Wurzeln, die sog. Wurzeltaschen, dar. Die wäßrige Flüssigkeit wird – im Gegensatz zu den früher üblichen öligen Substanzen – resorbiert, ohne daß eine *Arachnitis* zu befürchten wäre. Amipaque verursacht auch sonst wenig Komplikationen.

Neben den Routineaufnahmen in 3 Ebenen sind manchmal noch *Funktionsbilder* (z. B. bei Anteflexion oder Hyperextension) erwünscht. Die *Irrtumsquote bei der Myelographie* beträgt immerhin 20–30%. Kleine, weit lateral in einem Recessus sitzende Protrusionen werden ebensowenig erfaßt wie kleinere Protrusionen der präsakralen Zwischenwirbelscheibe, beträgt doch der Abstand zwischen der dorsalen Diskusbegrenzung und dem Duralsack an dieser Stelle 1,5 cm. Diagnostische Irrtümer entstehen weiterhin durch den Ausfluß von Kontrastmittel (an der Punktionsstelle) in den Subduralraum, durch Verklebungen von Wurzelscheiden oder Anomalien des Duralsackes. Intermittierende Protrusionen lassen sich bisweilen durch Aufnahmen bei Extensionen oder Hyperextension sichtbar machen.

Eine große laterale Protrusion erscheint im A.-p.-Bild als eine seitliche Einbuchtung der Kontrastmittelsäule, eine große mediane Protrusion durch eine bilateral-symmetrische Einschnürung, oder – falls sie noch voluminöser ist – durch einen kompletten Block (totale Unterbrechung der Kontrastmittelsäule). Abbrüche der die Wurzeltaschen darstellenden Begleitschatten der Radices, Verdrängungen und Verzerrungen sprechen für laterale oder paramediane Protrusionen. Sie sind auch auf Schrägaufnahmen zu sehen, nicht selten jedoch schwer deutbar. Dorsale Spondylophyten können eine Protrusion vortäuschen. Mit der Myelographie und Computertomographie lassen sich auch Verdrängungen aus anderer Ursache erkennen. In manchen Kliniken hat die Computertomographie die Myelographie inzwischen ersetzt, allerdings nur für die beiden unteren Etagen. Schon bei L3/L4 ergeben sich Interpretationsschwierigkeiten, weil die die Gewebe trennende Fettschicht zu schwach ausgebildet ist. Das axiale Computertomogramm zeigt außerdem Form und Weite des Wirbelkanals und der Recessus, über die die Myelographie nichts aussagt. Es hilft bei der Aufklärung von operativen Fehlschlägen und in der Differentialdiagnostik.

Eine weitere, besonders bei operativen Mißerfolgen nützliche diagnostische Methode ist die *Medulloskopie*. Man verwendet dazu ein mit einer Kaltlichtquelle verbundenes Endoskop. Die Beobachtung erfolgt entweder direkt mittels der Optik des Instrumentes oder indirekt über ein mit dem Fernsehgerät gekoppeltes Videosystem. Hauptindikation ist die Suche nach Adhäsionen zwischen Nervenwurzeln und Dura, nach avaskulären rigiden Wurzeln oder Wurzeln, die beim Lasègueschen Versuch unbeweglich bleiben.

Prognose: Durch Schrumpfung der Protrusion kommt es in den meisten Fällen zur „Selbstheilung", wobei allerdings Rezidive jederzeit möglich sind. Eine Ischialgie kann Tage, Wochen oder Monate andauern. Mit 4–6 Wochen ist häufig zu rechnen.

Differentialdiagnose: Die Mehrzahl aller radikulären Ischialgien wird durch einen Bandscheibenvorfall verursacht. In seltenen Fällen kommen lumbale Protrusionen schon bei 10- bis 12jährigen Kindern und noch bei 80jährigen vor. Bei Kindern sollte man sich jedoch in erster Linie der *Spondylolyse* erinnern. Der Spalt in der Interartikularportion des Wirbelbogens enthält Bindegewebe oder degenerative Derivate, die, im Überschuß gebildet, die nahegelegene Nervenwurzel komprimieren können. Bei der *Spondylolisthesis* hingegen wird die Wurzel gewöhnlich nicht durch Druck irritiert sondern über einen spondylotischen Sporn, der sich an der Hinteroberkante des dem Gleitwirbel kaudal folgenden Wirbelkörpers entwickelt, gespannt. Dementsprechend findet man die Wurzel bei der Operation ausgezogen und verdünnt. Ischialgien allein durch Bandscheibensinterungen sind selten.

Anhaltende, in ihrer Stärke kaum variierende Schmerzen finden sich bei *gut- und bösartigen Geschwülsten der Wirbel und Meningen* sowie bei *spezifischen und unspezifischen Spondylitiden* durch den Druck von Abszessen, Granulationsgewebe oder bei pathologischen Frakturen. Sie bedrohen auch das Rückenmark oder die Cauda equina. Gleiches gilt für Wirbelzusammenbrüche beim *M. Paget*, zu dessen Lieblingslokalisationen die Lendenwirbelsäule gehört. Für die Differentialdiagnose spielen neben der übrigen Symptomatik, den Laborbefunden, der Lumbalpunktion, den Röntgenbildern und Tomogrammen evtl. auch der Ganzkörperszintigraphie, die Myelographie und Computertomographie eine wichtige Rolle.

Gerade wegen der Häufigkeit bandscheibenabhängiger Ischialgien wird zu wenig an *pseudoradikuläre Syndrome* gedacht (s. S. 289), die auch nicht gerade selten sind. Die *radikuläre Ischialgie ist segmentbezogen.* Das gilt sowohl für Schmerz und Parästhesien wie für neurologische Ausfälle. Die Wurzeln der oberen Etagen der Lendenwirbelsäule beziehen ihre sensiblen Fasern aus dem N. femoralis, die der beiden unteren Etagen aus dem N. ischiadicus. Die Wurzel L4 führt nur in der Hälfte der Fälle Fasern aus dem Ischiadicus. Auch an die ischiatische Fehlhaltung sei erinnert, die am ausgeprägtesten bei L5-Syndromen ist, bei Protrusionen in den oberen Etagen aus den eben genannten Gründen fehlt. Der Lasègue ist ein Ischiadikuszeichen.

Verwechslungen einer radikulären Ischialgie mit einer *Koxarthrose* sollten eigentlich nicht vorkommen. Die in das Bein – meistens nur bis zum Knie – ausstrahlenden nichtsegmentbezogenen Schmerzen sind bewegungs- und belastungsabhängig. Sie entstehen nicht über den N. obturatorius (der die Gelenkkapsel mitversorgt), wie man früher glaubte, sondern werden über den Sympathikus vermittelt. Da er die Arterie begleitet, können die (diffusen) Schmerzen u. U. bis in den Unterschenkel ausstrahlen. In der Regel zeigt die vergleichende Bewegungsprüfung der Hüftgelenke eine schmerzhafte Einschränkung der Innenrotation und Abduktion. Es müssen nicht immer röntgenologisch auffallende Veränderungen sein; auch ein geringer Befund erzeugt manchmal einen schmerzhaften Reizzustand. Im Zweifelsfall entscheidet der Novokaintest. Bei der Punktion gewinnt man nicht selten einige Millimeter Transsudat, die den Verdacht bestätigen.

In einem unserer Fälle wurde ein Patient wochenlang wegen einer Ischialgie behandelt, der in Wirklichkeit an einem Retikulosarkom in der Mitte des Oberschenkelschaftes litt.

Schließlich sind noch die *Neuritiden der Nn. ischiadicus und femoralis* zu erwähnen. Die Zostererkrankung wurde bereits genannt. Auch die *Alkoholneuritis* und die *Polyneuropathien beim Diabetes* und bei der Periarteriitis nodosa gehören hierher.

Therapie: 1. *Halswirbelsäule*
a) *konservativ: Zervikalgien* bessern sich durch Ruhigstellung mit einem Schanzschen Watteverband, oder einfacher: durch eine gesteppte Binde, die mehrfach um den Hals gewickelt wird, oder mit einer der handelsüblichen „Plexiglaskrawatten". Dazu kommen lokale Wärmeanwendungen, Massagen und isometrische Übungen für die insuffizienten Nackenmuskeln.
Die gleiche Behandlung ist auch bei den meisten *Zervikobrachialgien* wirksam. In hartnäckigen Fällen kann man zusätzlich *zervikale Nervenwurzelblockaden* mit 10 ml einer 1% igen

Procain-Periston-Lösung nach REISCHAEUER durchführen.

Die Injektion erfolgt in Höhe des betroffenen Wurzelnerven von einem Punkt aus, der 4 cm lateral der Dornfortsatzreihe liegt. Für die Wurzel C7 beispielsweise in der Mitte zwischen dem Processus spinosus C6 und C7. Die vorn kurz abgeschliffene 12 cm lange Nadel dringt dabei unter einem Winkel von 60° zur Hautoberfläche bis zum Knochenkontakt durch die Muskulatur. Anschließend wird sie etwas zurückgezogen, leicht gesenkt und nach medial gelenkt, wo sie den Wurzelnerven trifft.

Infiltrationen der Wurzeln C7 und C8 entsprechen einer Stellatumblockade. Das Auftreten eines Horner-Syndromes ist dabei nicht obligat. Ziel der Behandlung ist die Desensibilisierung der irritierten Nervenwurzel und eine temporäre Ausschaltung des Ganglion stellatum und seiner weit verzweigten Verbindungen zu den Zervikalwurzeln und zur A. vertebralis. Die Erfolge mit diesem Verfahren, das allerdings in geübte Hände gehört, da sich unabsichtliche Punktionen von Pleura und großen Gefäßen nicht ausschließen lassen, sind unbestreitbar. Wir haben selbst Tausende solcher Infiltrationen vorgenommen, mit seltenen und folgenlosen Zwischenfällen. In manchen Fällen tritt die Besserung erst nach mehreren Injektionen ein. Akute Zervikobrachialgien reagieren rascher als chronische.

b) *Operativ:* Operative Eingriffe wegen bandscheibenabhängiger Syndrome sind an der Halswirbelsäule selten erforderlich. Große Vorfälle, die das Halsmark komprimieren, verlangen eine sofortige Entlastung durch Laminektomie. Laterale Protrusionen, die nur eine Nervenwurzel bedrängen, sprechen meist auf eine konservative Behandlung an. In therapieresistenten Fällen empfiehlt sich die *Foraminotomie* oder *Facettektomie* von dorsal nach FRYKHOLM oder die *Ausräumung der Bandscheibe* von ventral nach CLOWARD. Auch ein lateraler Zugang ist möglich. Da die Hauptursachen der chronischen Wurzelirritation Instabilität und osteophytäre Veränderungen des Bewegungssegmentes sind, ist die *ventrale Verblockung* des schuldigen Abschnittes unter Spreizung mit Hilfe des Cloward-Instrumentariums die gegebene Therapie. Die *Spondylodese* erfolgt mit einem Knochendübel aus dem Darmbein, der –

nach vollständiger Ausräumung der Bandscheibe – tischlermäßig fest in einen sagittal angelegten Stanzkanal eingenutet wird. Die Spreizung des Zwischenwirbelraumes erweitert das Foramen intervertebrale und entlastet die Nervenwurzel. Dorsale Spondylophyten verschwinden nach der Versteifung von selbst.

Die exakte präoperative Ortung des Störpotentials geschieht durch den *Distensionstest*. Die Technik entspricht der der Nukleographie. Gibt der Patient nach intradiskaler Injektion einer geringen Menge physiologischer Kochsalzlösung eine intensive Zunahme „seines Schmerzes" an, so ist der richtige Diskus gefunden, und die Operation erfolgt bei liegender Nadel.

In manchen Fällen, in denen auch die A. vertebralis durch Arthrophyten des Uncus bedrängt wird, ist die von JUNG angegebene *Unkoforaminektomie* (von vorn seitlich) angezeigt. Dabei eröffnet man das Foramen transversarium, das die Arterie umschließt, und trägt die störenden Bezirke vom vorderen und hinteren Rand des Uncus ab. Der Eingriff läßt sich mit der ventralen Spondylodese verbinden. Zur Vorbereitung der Jungschen Operation ist eine Vertebralisangiographie erforderlich.

2. Brustwirbelsäule:

Die *konservative* Behandlung entspricht der im Lendenbereich. Eine *Operation* ist meist nur bei einer Rückenmarkkompression indiziert. Kleine laterale Protrusionen können auf extraduralem Wege durch eine subtotale Hemilaminektomie entfernt werden, während große und namentlich zentral gelegene eine vollständige Laminektomie erfordern, bei der der Vorfall transdural exstirpiert wird. Wegen der Gefahr einer Rückenmarkverletzung durch den Eingriff sollte die Operation in Lokalanästhesie durchgeführt werden. Sie gehört wie die Laminektomie der Halswirbelsäule in die Hand des Neurochirurgen.

3. Lendenwirbelsäule

a) Konservativ: Eine *akute Lumbago* benötigt nicht immer eine Entlastung durch Bettruhe auf einer harten Unterlage. Bei erträglichen Schmerzen genügt manchmal ein „Aushängen" in den Ringen oder an der Sprossenwand. Auch die Extension auf der schiefen Ebene, auf dem Extensionstisch oder mit Hilfe der von KRÄMER angegebenen Streckbandage hat sich bewährt.

Das Umhergehen fördert oft die rasche Rückbildung der das Lig. longitudinale posterius bedrängenden „Beule". Lokale Wärmeanwendungen, Massage und Antalgika vervollständigen die Therapie.

Sehr viel schwieriger ist die *Behandlung hartnäckiger Kreuzschmerzen*. Viele Patienten, die unsere Sprechstunde aufsuchen, haben schon von sich aus ein Brett unter die Matratze gelegt oder ihre weiche Matratze gegen eine harte ausgetauscht. Sie kennen bereits die ganze Skala unserer (begrenzten) konservativen Möglichkeiten: Hand- oder Unterwasserdruckstrahlmassage, Wärmepackungen, Elektrotherapie mit diadynamischen oder Interferenzströmen, isometrische und isotonische Übungen oder Unterwasser-Bewegungstherapie. Manche haben schon Kuren mit Thermen, Radom- und Schwefelbädern einschließlich der Anwendung von Peloiden absolviert. Vorübergehende Besserungen, auch durch die manuelle Therapie, sind möglich. Die Mehrzahl der Patienten hat sich im Laufe der Jahre an ihren Zustand gewöhnt oder durch einen Berufswechsel Erleichterung gefunden. Ein Überbrückungsmieder nach HOHMANN wird meist nach kurzer Erprobung wieder abgelegt, da es beim Arbeiten hindert. Für die schwersten Fälle bedeutet die posterolaterale Fusion eine Erlösung.

Die akute *Ischialgie* bietet ähnliche Probleme wie die akute Lumbago und erfährt daher auch weitgehend die gleiche Behandlung.

Paravertebrale Injektionen bringen nicht die von der Halswirbelsäule her bekannten Erfolge der Nervenwurzelblockaden. Auch *peridurale Instillationen* mit 0,5%igem Scandicain oder 0.25%igem Carbostesin zeigen meist nur vorübergehende Wirkung. Für schwerere Fälle empfiehlt sich das „*Stufenbett*", das leicht durch einen mit Kissen belegten Stuhl improvisiert werden kann. Die rechtwinklige Beugung von Hüft- und Kniegelenken entspannt die Nervenwurzel. Die *manuelle Therapie ist kontraindiziert*. Sie kann zwar gelegentlich höchst wirkungsvoll sein; es sind jedoch eine ganze Reihe von Fällen bekannt geworden, bei denen es unter der manuellen Therapie in Narkose zu einem Massenprolaps mit Caudasyndrom kam. Durch die Manipulation reißt u. U. die dünne, bisher noch erhaltene Grenzschicht des Annulus fibrosus zusammen mit dem hinteren Längsband. Dadurch wird aus der Protrusion ein Prolaps.

Resistente Ischialgien, bei denen eine 6 wöchige Behandlung einschließlich 2 wöchiger strenger Bettruhe keine nennenswerte Besserung brachte, können oft durch eine *Nukleolyse mit Kollagenase* vor einer Operation bewahrt werden. Voraussetzung ist der myelographische oder computertomographische Nachweis einer Protrusion. Das das gelockerte Bandscheibengewebe auflösende Medikament wird von dorsolateral in stark schräger Richtung (unter Umgehung des Wirbelkanals) mit Bildwandlerkontrolle in die schuldige Bandscheibe injiziert. Da es nicht neurotoxisch ist wie das früher in den USA erprobte Chymopapain, sind ernsthafte Komplikationen selten. Wegen der Möglichkeit von Unverträglichkeitsreaktionen sollten die Patienten jedoch einige Tage klinisch überwacht werden.

b) Operativ: Versagt auch die Nukleolyse oder bestanden bei der Einlieferung bereits Lähmungen, ist die Operation angezeigt. Das heute allgemein übliche Vorgehen ist die *Fenestration des gelben Bandes.* Der Zugang läßt sich durch partielle Abtragung des Bogens erweitern. Solange die Wirbelgelenke erhalten bleiben, ist die *Hemilaminektomie* nicht nachteilig. Bei Prolapsen braucht man nur mit der Zange zuzugreifen, um den Sequester aus der Bandscheibe her-

auszuziehen, während man bei Protrusionen zuvor das diese bedeckende hintere Längsband und den Rest des Faserrings einschneiden muß. Eine sorgfältige Kürettage des Bandscheibenraumes beendet den Eingriff. Um unnötige und die Sicht störende Blutungen zu vermeiden, führen wir den Eingriff in Knie-Ellbogenlage aus.

Die Letalität beträgt knapp 0,3%. Mögliche *Komplikationen* sind Duraverletzungen, die zur Vermeidung von Liquorfisteln verschlossen werden müssen, und Nervenwurzelschädigungen. Die Zahl der mäßigen und schlechten Ergebnisse liegt bei über 10%. Rezidive sind möglich. Sie können jedoch nur dann dem Operateur zur Last gelegt werden, wenn sie bald nach dem Eingriff auftreten. Gefürchtet ist das *Postdiskotomiesyndrom* durch fibröse Verwachsungen nach aseptischen Entzündungen (Radikulitis, Arachnoiditis). Zur Unterscheidung ist mit Erfolg die Endoskopie benutzt worden. Häufig läßt sich ein polyradikulärer meist bilateraler Schmerz- und Hypästhesiebezirk nachweisen. Durch intraoperatives Einbringen von verwachsungshemmenden Kortikoidkristallsuspensionen in die Wurzeltaschen und epidural ist eine wirkungsvolle *Prophylaxe* möglich. Gelegentlich entwickelt sich im Anschluß an die postoperative Sinterung der Bandscheibe ein pseudoradikuläres *Facettensyndrom* (s. S. 291). Daß durch die Diskotomie nicht die Neigung zu Kreuzschmerzen (infolge Instabilität) beseitigt wird, sollte man den Kranken vorher sagen.

Zusammenfassung

Die meisten degenerativen (besser: alterungsbedingten regressiven) Veränderungen der Bandscheiben verlaufen asymptomatisch. Dem Stadium der *Bandscheibenlockerung* folgt durch einsprießendes Narbengewebe die *Sinterung.* Sie zeigt sich im Röntgenbild als Erniedrigung des betroffenen Zwischenwirbelraumes. In der Lockerungsphase entstehen v. a. ventrale Spondylophyten, oft verbunden mit Verdichtungen der knöchernen Deckplatten, vereinzelt auch mit arthrotischen Veränderungen der zugehörigen Wirbelgelenke. Die Osteochondrose ist ein röntgenologischer Befund, keine klinische Diagnose.

Bandscheibenlockerungen der unteren Hals- und Lendenwirbelsäule bilden die Grundlage von Nacken- und Kreuzschmerzen *(Zervikalgie, Lumbalgie).* Klinisch relevante Verlagerungen von Bandscheibengewebe nach dorsal oder dorsolateral sind im Zervikalbereich selten, in den beiden unteren Lendensegmenten häufig. Der Unterschied zwischen *Protrusionen* und *Prolapsen* besteht darin, daß die Protrusion noch von einer dünnen Grenzschicht des Annulus fibrosus und vom hinteren Längsband bedeckt ist. Der Prolaps kann nach einer Fenestration des gelben Bandes ohne weiteres aus der Bandscheibe herausgezogen werden.

Die meisten Zervikobrachialgien entstehen durch arthrotische Veränderungen des Uncus, einer seitlichen Verlängerung der Wirbelkörperwand. Die Nähe zur A. vertebralis führt nicht nur zur Kompression der Nervenwurzeln, sondern mitunter auch zur Verdrängung und Einengung der A. vertebralis. Da die beiden Vertebrales zusammen die A. basilaris bilden, kommt es auf diese Weise evtl. zu zervikoenzephalen Syndromen. Zum Nachweis dient u. a. die Vertebralisangiographie.

In der Brustwirbelsäule sind Protrusionen und Prolapse selten.

Dem akuten Nackenschuß entspricht im Lendenbereich der Hexenschußanfall *(akute Lumbago)*. Oft entwickelt sich nach mehreren Rezidiven schließlich eine *radikuläre Ischialgie*. L5- und S1-Syndrome sind etwa gleich häufig. Bei einem L5-Syndrom finden sich Schmerzfeld und Hypästhesien an der Außenseite des Beines (im sog. Generalsstreifen). Dazu kommt ein abgeschwächter Patellarsehnenreflex. Motorische Störungen (Paresen der Fuß- und Zehenheber) sind häufig. S1-Syndrome führen zu Schmerzen an der Hinteraußenseite des Beines, übergreifend auf den äußeren Fußrand. Der Achillessehnenreflex ist meist abgeschwächt oder fehlt. Motorische Ausfälle bleiben selten. Ein großer medialer Aufbruch der Bandscheiben kann zu einem *Massenprolaps mit Caudasyndrom führen*.

Therapie: Bei Zervikalgien und Zervikobrachialgien genügt in vielen Fällen eine „Halskrawatte" in Verbindung mit Wärme, Massage und isometrischen Übungen (bei Muskelinsuffizienz). Bei starken in den Arm ausstrahlenden Schmerzen sind *Nervenwurzelblockaden* mit 1%igem Procain-Periston von dorsal nach REISCHAUER nützlich. Im Bereich von C7 und C8 entsprechen sie einer Stellatumblockade. Sie dienen der Desensibilisierung der Nervenwurzeln, die enge Beziehungen zum Ganglion stellatum unterhalten. In konservativ resistenten Fällen kommt zur Behebung der Instabilität die *ventrale Spondylodese nach* CLOWARD in Betracht. Durch gleichzeitige Spreizung des Zwischenwirbelraumes wird der Reserveraum für die Nervenwurzel im Foramen intervertebrale vergrößert. Schwere Unkarthrosen erfordern die *Foraminounkektomie nach* JUNG, bei der die arthrotischen Exophyten des Uncus abgetragen werden. Die Operation befreit gleichzeitig die A. vertebralis.

Die akute Lumbago wird ähnlich behandelt wie die Zervikalgie. An die Stelle der Halskrawatte tritt die Extension. Leider sind paravertebrale Injektionen im Lendenbereich bedeutend weniger wirksam als an der Halswirbelsäule. In resistenten Fällen (ohne Lähmungen) ist eine *Nukleolyse durch Injektion von Kollagenase in die Bandscheibe* empfehlenswert. Sie macht die Operation in vielen Fällen überflüssig. Die *Diskotomie* führt in 80–90% der Fälle zu guten Ergebnissen. Durch Verwachsungen (aseptische Radikulitis und Arachnitis adhaesiva) kann sich ein schwer zu beeinflussendes *Postdiskotomiesyndrom* entwickeln. Schwere, konservativ nicht beherrschbare Kreuzschmerzen erfordern eine *dorsolaterale Fusion* mit Eigenspongiosa.

d) Lumbale pseudoradikuläre Syndrome – Facettensyndrom

Definition: Unter pseudoradikulären Syndromen, die von der Lendenwirbelsäule ausgehen, verstehen wir Krankheitsbilder, die in mancher Hinsicht radikulären Ischialgien ähneln, sich in entscheidenden Punkten jedoch unterscheiden und eine andere Behandlung erfordern. Das wichtigste unter ihnen ist das *Facettensyndrom*.

Bemerkungen zur Anatomie: Das Facettensyndrom geht von den Gelenken aus, die die Lendenwirbel miteinander verbinden. Die Innervation der Gelenkkapseln erfolgt über den N. sinu-vertebralis (s. S. 271), der enge Verbindungen mit dem Ramus dorsalis der Spinalnerven hat. Die Teilung des Wurzelnerven in den Ramus ventralis und dorsalis erfolgt am Außenrand des Foramen intervertebrale. Der dorsale Ast verläuft zwischen Quer- und oberem Gelenkfortsatz schräg nach hinten-unten, in seinem Anfangsteil bedeckt vom Lig. intertransversarium, bevor er sich in einen medialen und lateralen Zweig zur Versorgung der Rückenmuskulatur aufteilt. Aus den Segmenten L1–L3 gehen auch Hautästchen hervor. JUNG nannte die Verbindung des N. sinu-vertebralis mit einem Spinalnerven einen „schmerzhaften Reflexbogen". Der Ramus dorsalis führt Fasern aus je 2 übereinanderliegenden Wirbelgelenken. Die Injektion einer hypertonen Kochsalzlösung in die oberen Lendenwirbelgelenke verursacht einseitige Schmerzen in der hinteren Rumpfwand mit Ausstrahlung in die Leiste und das Kreuzdarmbeingelenk, während die Injektion in die unteren Wirbelgelenke Ausstrahlungen in die Trochantergegend und in die Streckseite des Oberschenkels hervorruft. Letztere können sich u. U. bis in den Unterschenkel und Fuß fortsetzen. Bei Injektionen in die lumbosakralen Gelenke wurden zusätzlich „Schmerzen in Richtung Sitzbein" festgestellt.

Pathologische Anatomie: Abgesehen von den schweren Arthrosen, die man bei Skoliosen und Kyphosen beobachtet, sind die meisten Intervertebralarthrosen bandscheibenabhängig. Die Erniedrigung eines Zwischenwirbelraumes verändert die Stellung der Gelenkflächen zueinander. Die Inkongruenz führt über den Knorpelabrieb zu arthrotischen Exophyten, zur Sklerose des subchondralen Knochens, zur Verengung oder zum Klaffen des Gelenkspaltes. Unphysiologische Verschiebungen der Facetten zerren an der mit sensiblen Fühlern reich ausgestatteten Gelenkkapsel. Mit der fibrösen Versteifung der Bandscheibe und der daraus folgenden Bewegungseinschränkung bildet sich allmählich ein Teil der arthrotischen Exophyten zurück. Die durch Zerrungen der Gelenk-

kapseln entstandenen Beschwerden – lokal und übertragen – nehmen ab.

Klinik: Die Kranken klagen über oft langwierige dumpfe Kreuzschmerzen mit Ausstrahlung in die Leiste, die Trochantergegend, die Kreuzdarmbeinregion und die Vorder- oder anterolaterale Seite des Oberschenkels bis zum Knie, nach längerer Dauer u. U. über den Unterschenkel bis zum Fuß. Die Beschwerden sind positionsabhängig. Sie treten – häufig sticharting – beim Aufrichten oder morgens während der ersten Schritte auf. Im Bett verschwinden sie bald. Husten und Niesen führt nicht, wie bei Bandscheibenvorfällen, zu einer Schmerzverstärkung. Da ausstrahlende Schmerzen in die Leiste, Trochanter- und Sakroiliakalgegend, bei Lateroflexion nach der kranken Seite und Hyperextension auch bei echten radikulären Ischialgien vorkommen, sind sie kein brauchbares Erkennungsmerkmal. *Wichtig ist allein das Fehlen segmentbezogener Schmerzen und Parästhesien sowie neurologischer Ausfallserscheinungen* einschließlich der ischiatischen Fehlhaltung und des Lasègueschen-Phänomens in seiner ursprünglichen Fassung. Darüber hinaus bedarf es eines besonderen Testes: der Ausschaltung des Schmerzes durch einen Novokainblock des oder der schuldigen Wirbelgelenke.
Als Facettensyndrom darf man auch die verstärkten Lumbalgien mit nichtradikulären Ausstrahlungen ansprechen, die sich an Bandscheibenoperationen anschließen, bei denen ein sehr großer Sequester entfernt wurde. Die rasche Sinterung der Bandscheibe führt zu einer Überlastung der Wirbelgelenke. Ob auch die Nukleolyse mit Kollagenase Facettensyndrome begünstigt, ist noch ungeklärt.

Röntgenbefund: Die Wirbelgelenke der Lendenwirbelsäule sind am besten auf A.-p.-Aufnahmen zu sehen, Details auf Tomogrammen. Kantenausziehungen entsprechen den Randwülsten der großen Gelenke. Gelenkspaltverengungen und Sklerosen der Gelenkfortsätze bedeuten, daß der Gelenkknorpel zerstört ist. Keilform und Klaffen des Gelenkspaltes weisen auf einen ungleichmäßigen Knorpelabrieb hin.

Differentialdiagnose: Differentialdiagnostisch kommen alle Erkrankungen in Frage, die im Kapitel „Differentialdiagnose" der radikulären Ischialgie genannt wurden.

Prognose: Facettensyndrome sind therapeutisch gut zu beeinflussen.

Therapie: Namentlich bei postoperativen Facettensyndromen ist Bettruhe in Verbindung mit Wärme und Massage der erste Schritt. Genügen diese Maßnahmen allein nicht, wird man sich zu evtl. wiederholten Prokain-Kortison-Injektionen in die betroffenen Wirbelgelenke – unter Bildwandlerkontrolle – entschließen. Bei ungenügendem Erfolg bleibt als dritter Schritt die technisch unsichere *Rhizolyse durch Elektrokoagulation des Ramus dorsalis*, die jedoch nur durchgeführt werden sollte, wenn eine Prokainblockade zumindest vorübergehend die Beschwerden auslöschte. Zu den diagnostischen Maßnahmen, die einer Rhizolyse vorauszugehen haben, gehört auch die Myelographie.

Zusammenfassung

Die ungenügende Kenntnis pseudoradikulärer Syndrome verhindert oft die richtige Diagnose und Therapie einer „Ischialgie". Das relativ häufige *Facettensyndrom* entsteht durch die Zerrung der Kapseln lumbaler Wirbelgelenke. Die Hauptursache ist die Sinterung lumbaler Bandscheiben, die zur Inkongruenz der Gelenkflächen führt. Die teils sympathische, teils spinale Nervenversorgung der Gelenkkapseln bedingt einen „schmerzhaften Reflexbogen" mit lokalen und ausstrahlenden Schmerzen. *Die Schmerzen sind jedoch nicht segmentgebunden. Neurologische Störungen, ischiatische Fehlhaltung und Lasèguesches Phänomen fehlen.* – Die **Therapie** beginnt mit Bettruhe, Wärme und Massage und führt bei ungenügendem Erfolg über Prokain-Kortison-Injektionen in die Wirbelgelenke bis zur *Rhizolyse*, der Elektrokoagulation des Ramus dorsalis des Spinalnerven, vorausgesetzt, daß durch eine Prokainblockade mit anschließender Beschwerdefreiheit die Diagnose gesichert wurde. Da das Facettensyndrom evtl. nach einer Bandscheibenoperation auftritt, läßt sich durch seine Behandlung der Operationserfolg signifikant verbessern.

---

7. Hüftlendenstrecksteife

Ätiologie: Die Ätiologie ist uneinheitlich. In erster Linie kommen mediane oder paramediane *Bandscheibenvorfälle* und *Caudatumoren* in Frage. Auch entzündliche Veränderungen des Wirbelbogens und der Wirbelgelenke wurden als Ursachen beschrieben. Angeblich sollen auch Traumen eine Rolle spielen.

Klinik: Die seltene Hüftlendenstrecksteife ist klinisch gekennzeichnet durch eine *fixierte Lordose,* einen eigentümlichen „Schiebegang" und durch das sog. *Brettsymptom:* Hebt man bei dem auf dem Rücken liegenden Kranken beide gestreckten Beine an den Fersen empor, so folgt der Rumpf durch den reflektorischen Spasmus der Erectores spinae und der ischiokruralen Muskulatur wie ein Brett nach. Bei flektierten Kniegelenken lassen sich dagegen die Hüftgelenke beliebig beugen. Es erkranken sowohl Kinder als auch Jugendliche und jüngere Erwachsene. Häufige Klagen sind: Kreuzschmerzen, Ischialgien, Schwäche in den Beinen.

Für die diagnostische Abklärung ist neben der neurologischen Untersuchung, die in der Regel ohne Ergebnis bleibt, die BSG und die Lumbalpunktion, gegebenenfalls auch die *Myelographie* und *Computertomographie* wichtig. Das Brettsymptom ändert sich auch in tiefer Narkose nicht. Schmerzen sind gewöhnlich nur bei Belastung vorhanden; sie halten sich jedoch in Grenzen.

Therapie: Die Therapie ist, wenn es sich nicht um einen Caudatumor oder um einen Massenprolaps handelt, die operativ behandelt werden, unergiebig. Antibiotika bei entzündlichen Prozessen, Wärme, Extensionen (Dauerzug nach oben, wobei die Zuggurte an den distalen Oberschenkeln befestigt werden), peridurale Injektionen können in relativ frischen Fällen das Bild bessern; bei älteren Fällen bleiben auch diese Maßnahmen gewöhnlich erfolglos.

8. Baastrup-Syndrom

Ätiologie und Klinik: Das Baastrup-Syndrom ("kissing spines") ist kein häufiges Krankheitsbild. Es handelt sich um *schmerzhafte Neoarthrosen zwischen Dornfortsätzen der Lendenwirbelsäule.* Charakteristisch ist, daß der Schmerz ausschließlich bei Hyperlordosierung auftritt.

Röntgenbefund: Das Röntgenbild zeigt neben der Sinterung einer Bandscheibe (Erniedrigung eines Zwischenwirbelraumes), die den Kontakt zwischen benachbarten Processus spinosi erst ermöglicht, eine Abflachung, Verbreiterung und Sklerosierung ihrer Enden.

Therapie: Die Behandlung besteht in der *operativen* Entfernung eines der schuldigen Dornfortsätze.

9. Kokzygodynie

Definition: Kokzygodynie bedeutet Steißbeinschmerz. In vielen Fällen wird keine Ursache gefunden. Psychoneurotische Faktoren spielen sicher eine große Rolle.

Ätiologie und Pathogenese: Kokzygodynie ist ein Sammelname für Schmerzen im Steißbeinbereich. Die Beschwerden sind oft äußerst hartnäckig und therapeutisch schwer zu beeinflussen. Sie verstärken sich beim Sitzen, namentlich in hinterer Sitzlage. In vielen Fällen werden sie auf ein Trauma zurückgeführt: eine Fraktur des Os coccygis, eine Kontusion oder auf eine schwere Geburt. Etwa 80% der Kranken sind Frauen zwischen 20 und 60 Jahren. Nur in einem kleineren Teil der Fälle läßt sich der Schmerz objektivieren. Angebliche Frakturen und Luxationen erweisen sich bei der Untersuchung nicht selten als Fehldiagnosen, denn das Steißbein verfügt über zahlreiche Form- und Lagevarianten, die einer Fehldeutung Vorschub leisten. Abgesehen von den seltenen Fällen, in denen eine Osteomyelitis, eine Tuberkulose oder ein Tumor des Knochens gefunden wird, bleibt die Ätiologie meist unklar. Obstipation und innere Hämorrhoiden dürften wohl nur selten die wirkliche Ursache der Beschwerden darstellen. REISCHAUER vermutete Zusammenhänge mit lumbalen Wurzelreizsyndromen. Zweifellos entsteht eine Kokzygodynie mitunter während einer Ischialgie oder folgt ihr. Der Beweis einer gemeinsamen Ursache ist aber auch damit nicht erbracht, denn das Steißbein wird von dem aus dem Filum terminale stammenden N. coccygeus versorgt, der zusammen mit den Wurzeln S_5 und zuweilen auch S_4 den Plexus coccygeus bildet. Aus diesem Plexus treten dünne Äste sowohl zu den Gelenken und Bändern des Os coccygis als auch zur Haut über dem Steißbein bis zur Aftergegend. Manche Fälle mögen ihre Ursache in Schwierigkeiten des Sexuallebens haben.

Klinik: Die klinische Untersuchung (kombinierte äußere und innere Palpation vom Darm oder von der Scheide her in Knie-Ellbogenlage) ergibt in der Regel wenig mehr als einen Druck- und Bewegungsschmerz; dabei ist der Schmerz bald mehr an der Basis, bald mehr an der Steißbeinspitze lokalisiert. Gelegentlich erscheint der Knochen „verlagert" oder „abnorm beweglich".

Röntgenbefund: Das Röntgenbild der Kreuz-Steißbeinregion zeigt nur selten Befunde, die die Schmerzen erklären würden. Es dient hauptsächlich dem Ausschluß von Entzündungen und Tumoren.

Differentialdiagnose: Auszuschließen sind: *Protrusionen der präsakralen Bandscheibe, Entzündungen der Kreuzdarmbeingelenke, des Sakrokokzygealgelenkes, periproktitische Abszesse,*

Tumoren der benachbarten Weichteile, der Cauda equina.

Prognose: Die Beschwerden können, wenn sie ursächlich nicht abzuklären sind, jahrelang anhalten.

Therapie: Die Behandlung richtet sich nach der Ursache. In unklaren Fällen helfen manchmal epidurale Injektionen mit 40–50 ml einer 1% igen Procain-Periston-Lösung. Die Einstichstelle liegt zwischen den Cornua sacralia. Die Nadel wird in Seitenlage etwa 6 cm tief in den Canalis sacralis eingeführt. Eine Probeaspiration dient dem Nachweis, daß die Nadelspitze nicht im Liquorraum liegt. Bei der Injektion zeigt sich ein charakteristischer elastischer Widerstand. Bei Schmerzlinderung geben wir täglich oder alle 2 Tage eine Injektion, im ganzen 10–12. Nach der Injektion sollte der Patient eine Stunde liegen. Wenn nötig, verordnen wir zusätzlich einen Luftring zum Sitzen.

Die *Resektion des Steißbeines* ist in ihrem Erfolg fragwürdig und wird heute kaum noch durchgeführt. SICARD und BRUEGIÈRE empfehlen die *Ramisektion des Plexus sacrococcygeus,* wobei die Hautäste geschont werden sollten.

10. Anhang: Schleuderverletzungen der Halswirbelsäule

Pathogenese: Schleuderverletzungen der Halswirbelsäule entstehen sowohl bei Heckauffahrunfällen als auch bei Frontalzusammenstößen. Im ersteren Falle wird der Kopf der Insassen des angefahrenen Wagens zunächst nach hinten geschleudert, um anschließend nach vorn zurückzufedern. Im zweiten Fall verläuft der Vorgang umgekehrt. Auf die Wirbelsäule bezogen handelt es sich um ein aufeinander folgendes Einknicken in jeweils entgegengesetzter Richtung. Der Knick kann in der oberen, mittleren oder unteren Halswirbelsäule liegen.

Pathologische Anatomie: 90% der Verletzungen sind *Distorsionen* oder *Kontusionen.* Schon relativ geringe Traumen können zu Blutungen aus dem ventralen Venenplexus führen. Blutergüsse finden sich oft auch in den tiefer gelegenen Muskeln und im Bereich der Ligg. supra- und infraspinalia. *Zentrale Halsmarkkontusionen* ohne Knochenbeteiligung mit Tetraplegie sind selten.

Isolierte Bandscheibenrisse setzen eine Vorschädigung durch degenerative Veränderungen voraus. Sie betreffen i. allg. nur ein Segment, vorzugsweise C_3/C_4, und bedeuten wie *Risse der Längsbänder* eine Gefügelockerung.

Verrenkungen im Atlantookzipitalgelenk haben fast immer den sofortigen Tod zur Folge. Auch *Luxationen zwischen Atlas und Axis* verursachen oft eine Rückenmarkquetschung. Sie sind wesentlich gefährlicher als die seltene *Densfraktur.* Ein gleichzeitiger Abbruch des Zahnfortsatzes kann sogar schwere Konsequenzen verhindern („rettender Densbruch").

Ähnliches gilt für die mittlere und untere Halswirbelsäule. *Luxationen* ohne Bogenfrakturen bedingen bei einer ventralen Verschiebung stets eine Markschädigung. Gleichzeitige Bogenbrüche dagegen erweitern den Wirbelkanal („rettender Bogenbruch"). Bei Luxationen ohne Bogenfrakturen hängt die Prognose auch davon ab, ob es sich um eine *Gleitverschiebung des Wirbelkörpers* oder um eine *Kippverrenkung* handelt. Ist beispielsweise der kaudal folgende Wirbelkörper frakturiert und ventral erniedrigt, so verschiebt sich der ausscherende Wirbel auf einer schiefen Ebene. In diesem Fall ist der Wirbelkanal doppelt so breit wie bei einer Gleitverrenkung. Es gibt sogar Luxationen, die sich – durch den Muskelzug – noch während des Unfallgeschehens reponieren. Reine Verrenkungen bevorzugen die mittlere und untere Halswirbelsäule, namentlich das Segment C_5/C_6. Sie sind etwas häufiger als Luxationsfrakturen.

Subluxationen sind prognostisch günstiger als Luxationen. Die Facetten der Gelenkfortsätze können nach Riß der Kapsel in jeder Stellung verharren. Asymmetrische Verrenkungen werden als Rotationsluxationen bezeichnet.

Frakturen kommen an allen Teilen des Wirbels vor. Am gefährlichsten sind Brüche der „hinteren Mauer" des Wirbelkörpers, namentlich wenn dabei ein abgebrochenes Knochenstück in den Wirbelkanal eindringt. Absprengungen von Vorderunterkanten des Wirbelkörpers gehen – im Gegensatz zu denen der Vorderoberkanten – stets mit einer Zerreißung des vorderen Längsbandes einher.

Klinik: Man hat zwischen *Sofortsymptomen* und Symptomen, die erst nach einem *beschwerdefreien Intervall* auftreten, zu unterscheiden. Letztere entstehen hauptsächlich durch sich vergrößernde Blutergüsse. Das im Anschluß an eine Blutung auftretende Narbengewebe kann zu Späterscheinungen führen oder vorhandene Beschwerden verschlimmern.
Es gibt 4 verschiedene Syndrome, zwischen denen in der Praxis freilich häufig Querverbindungen bestehen:
1. zervikale,
2. zervikobrachiale,
3. zervikozephale,
4. zervikomedulläre.

ad 1: Die Gruppe der *zervikalen Syndrome* umfaßt die weitaus meisten leichteren Verletzungen, die wir als *Distorsionen und Kontusionen* bezeichnen. Aber auch Frakturen und Subluxationen sowie die isolierten Bandscheibenrisse wird man dazu rechnen, sofern sich die Symptome auf die Halswirbelsäule beschränken.
Hauptzeichen sind Nackenschmerzen und Bewegungseinschränkungen. Unmittelbar nach dem Unfall sieht man häufig eine akute Nackensteife mit oder ohne Fehlhaltung. Ventrale Blutungen verursachen Schluckbeschwerden.

ad 2: *Zervikobrachiale Syndrome* sind selten. Sie entstehen als Folge von Einengungen des Canalis intervertebralis durch Druck auf die Nervenwurzeln. Die häufigsten *Ursachen* sind: Frakturen der Gelenkfortsätze. Hämatome und schrumpfendes Narbengewebe nach Blutungen. Degenerative Vorschädigungen in Form von arthrotischen Exophyten der Processus uncinati (Unkarthrose) können den den Nervenwurzeln zur Verfügung stehenden knapp bemessenen Reserveraum so stark einengen, daß schon geringe zusätzliche Schäden eine Brachialgie auslösen.
Neben Nackenschmerzen und Bewegungseinschränkungen finden sich *segmentale Brachialgien* mit sensiblen und motorischen Ausfällen und Reflexabschwächungen. Bestimmte Kopf-

haltungen können die Schmerzen steigern oder verringern. Bei Konstriktionen durch schrumpfendes Narbengewebe dauern die Beschwerden oft jahrelang. Gleiches gilt für Schädigungen des N. sinu-vertebralis, die zu Schmerzen im Schulter- und Skapulabereich führen.

ad 3: *Zervikozephale Syndrome,* auch als *Arteria-vertebralis-Syndrome* bezeichnet, stehen ihrer Häufigkeit nach an zweiter Stelle.

Auch ohne Schleudertrauma wird die A. vertebralis (Anatomie S.271) gelegentlich durch arthrotische Ausziehungen des Uncus komprimiert. (In den meisten dieser Fälle kommen allerdings noch atheromatöse Gefäßveränderungen hinzu.) Ein gefügestörendes Trauma kann daher bei einer *Unkarthrose* die Beschwerden *auslösen.* Auch Blutergüsse und Narbengewebe kommen dafür in Frage. Schädigungen der A. vertebralis sind ferner durch Luxationen möglich, wobei der obere Gelenkfortsatz das Gefäß im Processus transversus des nächst höheren Wirbels bedrängt.

Hauptsymptome sind: Kopfschmerzen («migraine cervicale» von BÄRTSCHI-ROCHAIX), Schwindel, Übelkeit, Erbrechen, zervikaler Nystagmus, Ohrensausen, Geräusche und Gehörstörungen, zu denen sich mitunter psychische Veränderungen wie Konzentrationsschwäche und Depressionen gesellen. In manchen Fällen lassen sich einige der genannten Symptome durch eine bestimmte Kopfstellung experimentell erzeugen oder durch Extension bessern. Beweisend ist ein auf diese Weise ausgelöster *Nystagmus.*

ad 4: Das seltene *zervikomedulläre Syndrom* umfaßt die schwersten Schädigungen. Die Ursachen wurden genannt.
Die *Folgen sind Tetra- und Diplegien,* die, wenn nicht das Halsmark durch sofortige Laminektomie entlastet wird, persistieren.
Manche Kranke mit Schleudertraumen der Halswirbelsäule sind wegen ihrer starken Schmerzen für eine klinische Untersuchung zunächst ungeeignet. Schwere Verletzungen erfordern ein Konsil durch den Neurologen oder Neurochirurgen.
Um zu entscheiden, ob die obere oder untere Halswirbelsäule betroffen ist, prüft man die Rotation bei Anteflexion und Retroflexion. Im ersteren Fall erfolgt die Rotation ausschließlich

in den Kopfgelenken, im zweiten Fall in der mittleren oder unteren Halswirbelsäule.

Röntgenuntersuchung: Zur Untersuchung der gesamten Halswirbelsäule einschließlich der Kopfgelenke und des zervikothorakalen Überganges sind eine ganze Reihe von Aufnahmen notwendig: A.-p.-Aufnahmen durch den geöffneten Mund zur Darstellung von Atlas und Axis, seitliche und Schrägaufnahmen der ganzen Halswirbelsäule bei horizontalem und mit einem um 20–30° kaudalwärts geneigten Zentralstrahl (zur Miterfassung der 3 oberen Brustwirbel), tomographische und namentlich *seitliche Funktionsaufnahmen* bei maximaler Flexion und Hyperextension. Schwierige, die gestörte Anatomie betreffende Fragen lassen sich u. U. mit Hilfe der Computertomographie lösen.

Die seltenen *isolierten Bandscheibenrupturen* sind durch die ventrale Aufklappbarkeit des betroffenen Segmentes diagnostizierbar. 2–3 Monate später haben sich an den benachbarten Vorderkanten der Wirbelkörper spondylotische Spangen gebildet.

Einseitige Luxationen und insbesondere Subluxationen sind computertomographisch diagnostizierbar. *Bilaterale Subluxationen* sieht man am besten auf seitlichen Bildern bei Retroflexion. Die *Zerreißung der Ligg. supra- und infraspinalia* läßt sich auf Profilaufnahmen bei Anteflexion am Klaffen der Dornfortsätze erkennen. *Stenosen der A. vertebralis* müssen evtl. durch eine *Angiographie* abgeklärt werden.

Therapie: Bei leichteren Schäden kann ein Schanzscher Watteverband oder eine *Glisson-Extension* im Bett mit 1,5 kg genügen, um die Beschwerden bald abklingen zu lassen. Beteiligungen des Sympathikus werden oft durch Stellatumblockaden gebessert. Das gilt auch für zervikale Kopfschmerzen, Schwindelerscheinungen und Hörstörungen. *Streng kontraindiziert sind alle manuellen Manöver.*

In schweren, konservativ nicht zu beherrschenden Fällen hilft nur die *Operation*, entweder in Form einer ventralen Fusion nach CLOWARD, oder durch Befreiung der A. vertebralis von knöchernen oder fibrösen Hindernissen mittels der von JUNG angegebenen Unkoforaminektomie.

Begutachtung: Wesentlich ist eine möglichst exakte Rekonstruktion des Unfalles. Da viele Patienten sich nur ungenau erinnern, wird man auch das *Sachbeschädigungsgutachten des Kraftfahrzeugingenieurs* einsehen.

Solange es sich um leichte Schäden im Sinne von Distorsionen oder Kontusionen handelt, sollten die Beschwerden in einigen Monaten abgeklungen sein. Größere Blutergüsse dürften in 6–8 Wochen, Bänderrisse in 2–3 Monaten verheilt sein. Im allgemeinen sind Beschwerden, die nach einem symptomfreien Intervall auftreten, um so harmloser, je länger das Intervall dauert. Eine Ausnahme machen jene Blutergüsse, die unter Hinterlassung von störenden Narbengewebe ausheilen.

Daß Alter und nachweisbare Vorschädigungen der Halswirbelsäule eine große Rolle spielen, wurde bereits erwähnt. In den meisten dieser Fälle handelt es sich lediglich um eine *vorübergehende Verschlimmerung einer vorbestehenden Schädigung*. Man sollte sich bei der zugegebenermaßen schwierigen Beurteilung von Schleuderverletzungen der Halswirbelsäule wie auch sonst auf eine exakte Anamnese und eine gründliche klinische und röntgenologische Untersuchung unter Ausschöpfung aller Mittel verlassen. Kopfschmerzen, die erst 1 Jahr und länger nach einem Schleudertrauma auftreten, haben – falls *Brückensymptome* fehlen – mit großer Wahrscheinlichkeit andere Ursachen.

Zusammenfassung

Bei einem echten Schleudertrauma handelt es sich um ein aufeinanderfolgendes Einknicken der Halswirbelsäule in jeweils entgegengesetzter Richtung. Der Knick kann in jeder Höhe stattfinden. *90% der Verletzungen sind Distorsionen oder Kontusionen.* Isolierte Bandscheibenrisse setzen eine degenerative Vorschädigung voraus. Verrenkungen der Kopfgelenke sind oft tödlich. Verrenkungen in tieferen Abschnitten haben nicht selten eine Markschädigung zur Folge. Auch Frakturen der Hinterwand eines Wirbels sind gefährlich. Es gibt *4 Syndrome*, zwischen denen oft Querverbindungen bestehen: zervikale, zervikobrachiale, zervikozephale und zervikomedulläre.

Therapie: Bei leichteren Schäden genügt eine Halskrawatte oder eine Glisson-Extension. Die manuelle Therapie ist kontraindiziert. In schweren Fällen ist zuweilen die ventrale Fusion oder die Unkoforaminektomie erforderlich.

Begutachtung: Die Folgen von Distorsionen oder Kontusionen sollten in 2–3 Monaten abgeklungen sein. Beschwerden, die nach einem Intervall auftreten, sind um so harmloser, je länger das Intervall dauert. In den meisten Fällen, bei denen Vorschädigungen in Form von degenerativen Bandscheibenschäden röntgenologisch nachweisbar sind, handelt es sich lediglich um eine vorübergehende Verschlimmerung. Kopfschmerzen, die erst 1 Jahr nach dem Schleudertrauma auftreten, haben – wenn Brückensymptome fehlen – wahrscheinlich andere Ursachen.

XXI. Hals

1. Klippel-Feilsche Syndrom und ossärer Schiefhals

Definition: Das seltene Klippel-Feilsche Syndrom gehört zu den (vertebralen) Dysostosen. Es sind Störungen der Segmentation, die in der Halswirbelsäule am häufigsten vorkommen. Es handelt sich nicht eigentlich um ein Syndrom sondern um einen variablen Fehlbildungskomplex, der von der Verschmelzung von 2 Wirbeln bis zur symmetrischen oder asymmetrischen Blockbildung der ganzen Halswirbelsäule reicht. Begleitmißbildungen sind häufig.

Pathogenese: Ursache ist eine Insuffizienz der Chordasegmente (s. Abschn.: „Kongenitale Skoliosen", S. 261). Meist sind nur einzelne Wirbel ganz oder teilweise verschmolzen. Es kann aber auch die gesamte Halswirbelsäule betroffen sein. Eine frontale Asymmetrie führt zum *ossären Schiefhals*. Nicht ganz selten findet sich beim Klippel-Feil eine *basiläre Impression*. Solche kranialwärts gerichteten Einstülpungen der Schädelbasis in der Umgebung des Foramen occipitale magnum entstehen durch Wachstumsstörungen (vorzeitige Suturenverknöcherungen). Manche basilären Invaginationen sind noch von anderen Fehlbildungen der Okzipitozervikalregion (Atlasassimilation) und zuweilen auch mit Entwicklungsstörungen des Zentralnervensystems, z. B. mit einer *Arnold-Chiarischen Anomalie* (Verlagerung von Teilen des Kleinhirns in den Spinalkanal), verbunden. In vielen Fällen bleiben diese Veränderungen symptomlos, in anderen kommt es zu neurologischen Ausfällen, namentlich zu *Pyramidenbahnstörungen*. Die klinischen Bilder können einer multiplen Sklerose, Bulbärparalyse, Tetraplegie oder Syringomyelie ähneln.

Klinik: Kennzeichnend für ein Klippel-Feil-Syndrom ist ein auffallend kurzer Hals mit tiefem Haaransatz und eingeschränkter Beweglichkeit der Halswirbelsäule.

Röntgenbild: Das Röntgenbild zeigt von Fall zu Fall wechselnde Veränderungen. Oft sind nicht nur die Wirbelkörper, sondern auch die Bögen und Dornfortsätze miteinander verschmolzen. Charakteristisch für eine angeborene Blockbildung ist nach BROCHER eine konkave Form der vorderen Wirbelkörperwand. Auch der ventrodorsale Durchmesser der Wirbelkörper innerhalb eines Blocks ist häufig verringert.
Basiläre Impressionen erkennt man am sichersten auf *Schichtaufnahmen* (a.-p. und seitlich).

Therapie: Im allgemeinen wird man beim Klippel-Feil-Syndrom und ossären Schiefhals auf eine Behandlung verzichten. Der kurze, steife Hals läßt sich durch eine Teilresektion der beiden oberen Rippenpaare etwas korrigieren. Bei Markkompression infolge okzipitozervikaler Fehlbildungen ist von neurochirurgischer Seite verschiedentlich die Resektion des hinteren Atlasbogens in Verbindung mit einer Erweiterung des Hinterhauptloches erfolgreich durchgeführt worden.

2. Muskulärer Schiefhals (Caput obstipum musculare)

Definition: Der muskuläre Schiefhals entspricht einer erblichen angeborenen Kontraktur des M. sternocleidomastoideus.

Ätiologie und Pathogenese: Der muskuläre Schiefhals kommt zwar weit weniger oft vor als die Hüftverrenkung oder der angeborene Klumpfuß, doch gehört er mit zu den häufigsten angeborenen Fehlbildungen. Er ist fast im-

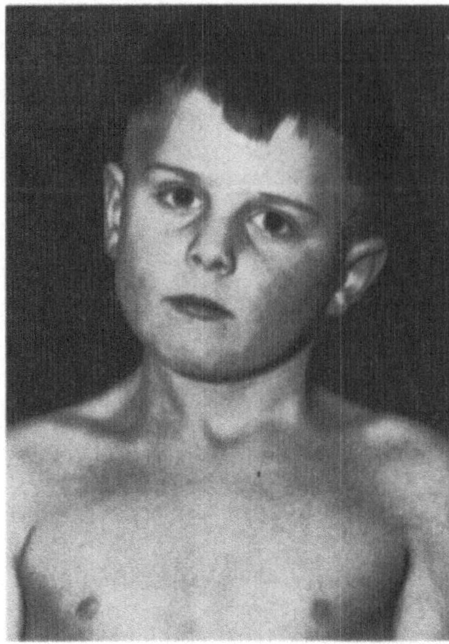

Abb. 77. H. Bernd, 7 Jahre. Linksseitiger *muskulärer Schiefhals*. Kopf nach links geneigt und nach rechts gedreht. Der linke Sternocleidomastoidens ist verkürzt und stark gespannt. Leichte rechtskonvexe Gesichtsskoliose. Die linke Gesichtshälfte ist breiter als die rechte

mer einseitig, wobei die rechte Seite überwiegt. Mädchen erkranken etwas öfter als Knaben.

Es handelt sich um ein rezessives plurigenes *Erbleiden*. ISIGKEIT fand in 11% weitere familiäre Merkmalsträger. Der Weg vom pathogenen Gen zum Schiefhals führt wahrscheinlich über eine pränatale Ischämie des Sternocleidomastoideus. Der Gynäkologe SIPPEL konnte durch Röntgenuntersuchungen am Ende der Schwangerschaft 4mal ein Caput obstipum musculare richtig voraussagen. Kombinationen mit anderen angeborenen Fehlbildungen (Klumpfuß, Hüftverrenkung) sind selten.

Zwischen 50 und 75% der Kinder werden in *Beckenendlage* geboren. Die überraschend große Häufigkeit von Steißlagen ist jedoch nicht Ursache, sondern Folge des Schiefhalses. Mein Mitarbeiter LATURNUS sah bei 535 Sectiokindern im Alter zwischen 3 und 10 Jahren 4 muskuläre Schiefhälse. In 1 Fall hatte auch die Mutter ein Caput obstipum.

Die Geburtslage fixiert sich in der Regel erst in den letzten Schwangerschaftstagen unter dem Einfluß längsgerichteter Kontraktionen des Uterus und der Eigenbewegungen des Kindes. Dabei wird normalerweise der Schädel vom aufnahmebereiten mütterlichen Becken „eingefangen" (MARTIUS). Da jedoch – namentlich beim schweren Schiefhals – Kopf und Schultern des Kindes durch den verkürzten Sternocleidomastoideus eine Einheit bilden, die für die Bekkenöffnung zu groß ist, stellt sich bei den Rotationen des Kindes schließlich der Steiß ein. Durch Zerrungen während der Geburt kommt es zu Einrissen des Muskels mit Blutungen.

Pathologische Anatomie: Obwohl man die frühen Stadien nicht kennt, darf man annehmen, daß die Ischämie – wie bei der Dupuytren-Kontraktur – über die Bildung von Fibroblasten zur Entwicklung eines Narbengewebes führt, das im Stadium der Schrumpfung gebietsweise erhaltene Muskelfasern erdrückt. *Histologisch* sieht man stellenweise untergehendes Muskelgewebe neben derben Narben und Blutungsresten.

Klinik: Leichte Verkürzungen des Sternocleidomastoideus können längere Zeit übersehen werden. In schwereren Fällen ist der Kopf nach der kranken Seite geneigt, das Kinn nach der gesunden Seite gedreht (Abb. 77). Der Kopfnicker ist nicht nur meßbar verkürzt, sondern oft bis auf Bleistiftdicke verdünnt und fühlt sich derb an. Nicht immer ist der ganze Muskel betroffen; häufiger beschränken sich die Veränderungen auf einzelne Abschnitte.

In allen schweren Fällen besteht eine *Schädel- und Gesichtsasymmetrie*, die ohne Behandlung im Laufe der Jahre beträchtlich zunehmen kann. Ursache ist die Verlagerung des Schädelinhaltes und damit der Schwerelinie zur kranken Seite.

Dadurch wird das Schädelwachstum auf dieser Seite gehemmt. Die krankseitige Gesichtshälfte bleibt niedriger und voller, während sich die andere Seite normal entwickelt. Die Konvexität der *Gesichtsskoliose* ist der gesunden Seite zugewandt. 2 Geraden, die man durch die äußere Augen-, bzw. durch die Mundwinkel zieht, treffen sich irgendwo außerhalb der kranken Seite. Der Funktion des Sternocleidomastoideus entsprechend ist die Neigung des Kopfes zur gesunden Seite und die Drehung zur kranken Seite hin eingeschränkt.

Nach der Geburt findet man in einem Teil der Fälle über dem Kopfnicker, gewöhnlich an der Grenze des oberen zum mittleren Drittel, eine prall-elastische kleine Verdickung: das *Kopfnikkerhämatom*. Meist ist es allerdings schon wieder verschwunden, wenn die Kinder zur Behandlung kommen.

Ohne Operation kann die Verkürzung des Sternocleidomastoideus über eine skoliotische Fehlhaltung zu einer echten *Skoliose der Halswirbelsäule* (mit Konvexität nach der gesunden Seite) führen. Zum Ausgleich bildet sich in der Brust- und Lendenwirbelsäule eine S-förmige Gegenkrümmung.

Röntgenbefund: Die von H. PITZEN nachgewiesenen Veränderungen der Schädelbasis sind teils durch die Schädelasymmetrie, teils durch die zervikale Skoliose zu erklären. So wandert das Hinterhauptsloch entsprechend der Torsion der skoliotischen Halswirbelsäule, die sich über die okzipitalen Kondylen auf die Schädelbasis überträgt, nach der gesunden Seite; ebenso rückt der Zahnfortsatz des Epistropheus näher an die Massa lateralis atlantis der gesunden Seite heran.

Differentialdiagnose: Ein *ossärer Schiefhals* läßt sich durch das Röntgenbild ausschließen. *Okuläre Schiefhälse* durch Deviation eines Auges nach oben oder unten sind selten. Wesentlich häufiger ist die *sog. Torticollis rheumatica*, die schon bei 8- bis 10 jährigen Kindern beobachtet wird. Nach ZUKSCHWERDT und EMMINGER handelt es sich dabei um Einklemmungen meniskusartiger Kapselzotten in den Kopfgelenken mit reflektorischer Schiefhaltung des Kopfes. Bei unseren Kindern fehlte jeder Hinweis auf eine Beteiligung der Kopfgelenke. Dagegen fanden wir stets Druck- und Bewegungsschmerzen in der unteren Halswirbelsäule, vorzugsweise bei C_5/C_6. Wir möchten deshalb eher annehmen, daß es sich um Einklemmungen von Teilen des Nucleus pulposus in den horizontalen

Spalten der mittleren und unteren Zervikalbandscheiben handelt, wie sie ECKLIN beschrieben und abgebildet hat.

Auch bei *schlaffen und spastischen Lähmungen eines Kopfnickers* resultiert ein Schiefhals. Bei einem Rentenneurotiker sahen wir einmal einen *hysterischen Schiefhals*, der erst in tiefer Narkose verschwand. Zuweilen sieht man bei Kleinkindern *vorübergehende Schiefhaltungen des Kopfes*, für die sich nicht immer eine Erklärung finden läßt. Zu denken ist an *entzündliche Schwellungen der Halslymphknoten* und an *Ohrenschmerzen*.

Prognose: Der muskuläre Schiefhals ist durch Operation heilbar. Die Schädelasymmetrie bildet sich allerdings nur in den ersten Lebensjahren zurück, solange noch genügend Wachstumspotenzen zur Verfügung stehen. Die skoliotische Fehlhaltung fixiert sich nach 5–10 Jahren.

Therapie: Im 1. Lebensjahr verordnen wir *redressierende Übungen*, die von den Eltern durchgeführt werden. Liegeschalen oder Bandagen quälen die Kinder unnötig, ohne zu nützen. Ein Erfolg der Übungstherapie ist allerdings nur bei leichten Schiefhälsen zu erwarten. Die *Operation* erfolgt, wenn die Kinder 1 Jahr alt sind. Um Rezidive zu vermeiden, wird der Muskel sowohl an seinem Ursprung, d. h. am Procassus mastoideus, als auch an seinen beiden Insertionen, am Sternum und an der Clavicula, offen durchschnitten. Anschließend legen wir für 4–6 Wochen einen Thorax-Kopf-Gipsverband in Überkorrektur bei leichter Senkung des Kopfes an. Inzwischen bildet sich Narbengewebe, das die Dehiszenz ausfüllt und die Halskulisse wiederherstellt. Nach Abnahme des Gipsverbandes muß durch Übungsbehandlung für eine Remobilisation der Halswirbelsäule und für einen Ausgleich der skoliotischen Fehlhaltung gesorgt werden.

Zusammenfassung

Der muskuläre Schiefhals ist ein plurigenes Erbleiden, das zu einer teilweise ungenügenden Differenzierung des den Muskel bildenden Mesenchyms führt. So entsteht örtlich Bindegewebe, das durch Schrumpfung Muskelfasern erdrückt. Kinder mit Caput opstipum musculare werden häufig in Beckenendlage geboren. Beim Durchgang durch den Geburtskanal kommt es meist zu einem Einriß im Sternocleidomastoideus mit Bildung eines Kopfnickerhämatoms. – Der Kopf ist nach der verkürzten Seite geneigt und nach der gesunden gedreht. Durch die Wirkung der Schwerkraft bleibt der Schädel auf der kranken Seite niedriger. Teile des verkürzten Kopfnickers sind verdünnt und derb.

Therapie: Die Gesichtsskoliose kann sich nur ausgleichen, wenn das Kind in jungen Jahren operiert wird. Man durchtrennt den Muskel nahe dem Ursprung und Ansatz. Anschließend erhält das Kind für 6 Wochen einen Thorax-Kopf-Gipsverband in Überkorrektur.

XXII. Thorax

1. Trichterbrust

Definition: Die Trichterbrust ist eine erbliche Wachstumsstörung. Bei der Geburt kaum erkennbar, entwickelt sich schon beim Kleinkind durch ein disproportioniertes Wachstum von Rippen und Sternum eine trichterförmige Exkavation der vorderen Thoraxwand. Als Symptom finden wir sie beim Marfan-Syndrom, bei der Homozystinurie und bei der akropekterovertebralen Dysplasie.

Ätiologie und Pathogenese: Die Trichterbrust ist eine *erbliche,* enchondrale Dysostose mit unregelmäßig-dominantem Erbgang. Beim Neugeborenen und Kleinkind bemerkt man nur eine flache Einsenkung des Brustbeines. Das voll entwickelte Bild sieht man gewöhnlich erst bei 6- bis 10jährigen. Fast alle Kranken sind Astheniker. In schweren Fällen beteiligen sich auch die knorpeligen und die vorderen Anteile der knöchernen Rippen an der Trichterbildung.

Der tiefste Punkt entspricht meistens dem Processus xyphoideus. Manche Trichter sind mehr tief als breit, andere mehr breit als tief (Abb. 78 a, b). Schwere Deformitäten gehen mit einer Verlagerung des Herzens nach links und einer Drehung um seine Längsachse im Uhrzeigersinn einher, während die Lungenfunktion kaum je beeinträchtigt wird.

Pathogenetisch handelt es sich um eine *Wachstumsstörung* der vorderen Thoraxwand (ähnlich der basiliären Impression am Schädel), wobei die Rippen stärker wachsen als das Sternum.

Klinik: Die meisten Kinder sind, abgesehen von einer gewissen Leistungsschwäche, symptomfrei. Manche klagen über Herzklopfen und Atemnot bei Anstrengungen sowie über Neigung zu Infektionen der oberen Luftwege. Mehrfach wurden plötzliche Todesfälle wegen akutem Versagen des rechten Herzens beschrieben. In allen schweren Fällen sieht man eine *paradoxe Atmung* im Trichter (Einziehung bei der Inspiration).

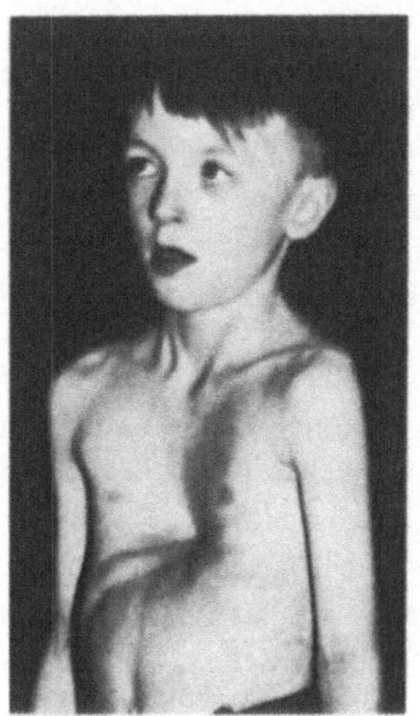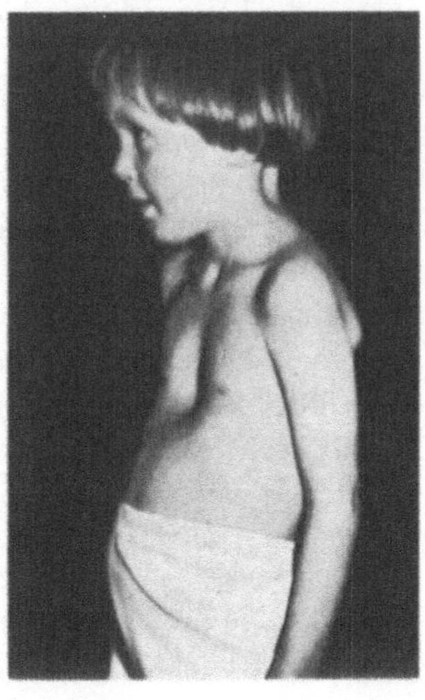

Abb. 78 a, b. D. Jürgen und Margret. *Trichterbrust* bei Geschwistern.
a 8 jährig; **b** 4 jährig

a   b

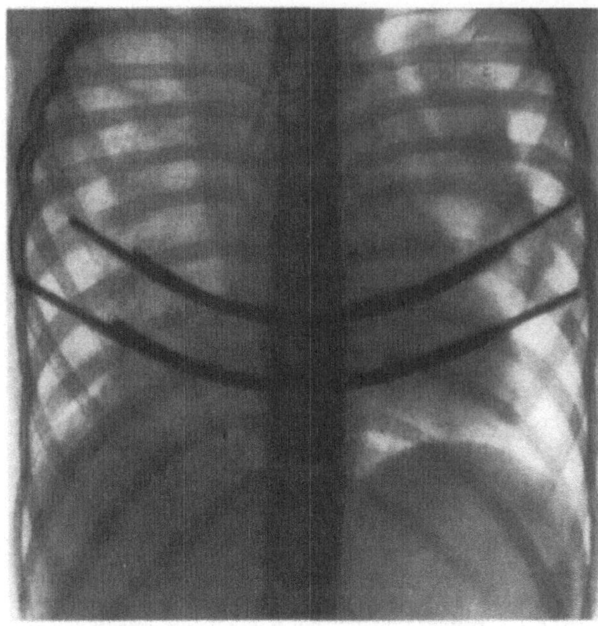

Abb. 79. Z. Joachim, 10 Jahre. Nach REHBEIN *operierte Trichterbrust*. Man sieht die Metallblätter, deren verjüngte Enden in den knöchernen Rippenstümpfen stecken

Röntgenbild: Bei tiefem Trichter beträgt der Abstand zwischen Sternum und Wirbelsäule an der engsten Stelle oft nicht einmal 10 cm. Oft besteht ein Flachrücken, seltener ein Rundrükken.

Differentialdiagnose: Von der Trichterbrust zu unterscheiden ist die *Rinnenbrust,* die eine (meist mäßige) Einsenkung des ganzen Sternums in der Längsrichtung darstellt.

Prognose: Sie hängt von den Veränderungen der Brustorgane ab.

Therapie: Eine konservative Behandlung (Atemgymnastik) verspricht i. allg. keinen oder nur geringen Erfolg.
Das beste Alter für die *Operation* ist die Zeit zwischen dem 5. und 7. Lebensjahr, solange der Thorax noch flexibel ist. Für mehr breite als tiefe Trichter empfiehlt sich die Umschneidung des ganzen Trichterbereiches und die Wiedereinfügung des resezierten Abschnittes nach Drehung um 180°, so daß die frühere Innenseite nach außen kommt. Für relativ schmale und tiefe Trichter ist die von REHBEIN angegebene Technik besser. Auch hier wird der ganze Trichterbereich mobilisiert und nach Keilresektionen

aus den knorpeligen Rippen gehoben. Die Stabilisierung erfolgt durch ventral übereinandergelegte Stahlplanchetten (Abb. 79), deren anderes Ende in den Markraum von 2–3 knöchernen Rippen beiderseits eingeführt wird. Die Planchetten werden nach 1–2 Jahren von 2 kleinen seitlichen Einschnitten aus wieder entfernt.

2. Kielbrust (Pectus carinatum)

Ätiologie: Die Kielbrust ist höchstens in einem kleinen Teil der Fälle rachitischen Ursprungs. Wir beobachteten vor einigen Jahren ein konkordantes eineiiges Zwillingspaar. Auch der Vater der Kinder und ein Bruder des Vaters hatten eine Kielbrust. Eine Rachitis sollte als Ursache nur dann angenommen werden, wenn sich noch andere rachitische Veränderungen, besonders des Thorax, finden und eine familiäre Belastung fehlt.

Klinik: Das Sternum und die angrenzenden Rippenabschnitte sind nach vorne gewölbt. Der nicht selten asymmetrische ventrale Thoraxbuckel verstärkt sich oft im Laufe des Wachstums. Schwere Veränderungen sind nicht häufig.

Therapie: Die Behandlung besteht bei kleinen Kindern in der Anfertigung eines Leibchens, in das vorne eine gepolsterte Druckpelotte eingearbeitet ist, und in Atemgymnastik. Ältere Kinder erhalten eine einfache Federpelotte, die an einer über den Rücken geführten Bandage befestigt wird. Da es sich – im Gegensatz zur Trichterbrust – lediglich um einen Schönheitsfehler handelt, kommt eine Operation nur selten (bei Mädchen oder in besonders schweren Fällen) in Frage.

XXIII. Schultergürtel

1. Angeborener Schulterblatthochstand (Sprengelsche Deformität)

Definition: Die Sprengelsche Deformität gehört zu den Schultergürteldysostosen. Der meist einseitige angeborene Schulterblatthochstand ist sehr häufig mit Rippen- und Wirbelanomalien verbunden. Meistens tritt die Fehlbildung solitär auf. In einigen Familien wurde ein dominanter Erbgang nachgewiesen.

Ätiologie, pathologische Anatomie und Klinik: Das seltene Leiden ist angeboren und wahrscheinlich vererbt, wenngleich nur wenige Beobachtungen über Familien mit mehreren Merkmalsträgern vorliegen. Pathogenetisch handelt es sich offenbar um eine *Störung des Descensus scapulae* während der embryonalen Entwicklung. Nur 10–12% der Fälle sind doppelseitig. Das Geschlechtsverhältnis entspricht der Norm.
Die schweren Formen des Schulterblatthochstandes (50%) sind meistens mit Fehlbildungen der Hals- oder Brustwirbelsäule und Rippen kombiniert. Auch Muskelaplasien kommen vor. Wirbelasymmetrien verursachen eine Skoliose. Der obere mediale Schulterblattwinkel ist hakenförmig ausgezogen und nach ventral umgebogen. Häufig besteht eine fibröse, knorpelige oder knöcherne Verbindung mit den Dornfortsätzen des 5. und 6. Halswirbels. Sie kann breit am Margo vertebralis scapulae inserieren. In schweren Fällen ist das Schulterblatt manchmal gekippt, so daß seine hintere Fläche kranialwärts oder der Angulus inferior medialwärts zeigt. Die Beweglichkeit im gleichseitigen Schultergelenk ist oft eingeschränkt.

Therapie: Die Behandlung kann nur *operativ* sein. In leichten Fällen genügt es, den vom Angulus superior ausgehenden hakenförmigen Fortsatz und die omovertebrale Verbindung zu resezieren. Gute kosmetische und funktionelle Ergebnisse lassen sich bei frühzeitig durchgeführter Operation durch die von KÖNIG angegebene Methode der Kaudalverlagerung des Schulterblattes nach Abtrennung des Margo vertebralis und Wiedervereingung der Knochenfragmente in der neuen Stellung erzielen. Schwere Veränderungen werden nach dem Rat G. HOHMANNS am besten von der Operation ausgeschlossen.

2. Habituelle Schulterluxation

Ätiologie und Pathogenese: Nach Angaben im Schrifttum sind 60–95% aller habituellen Schulterverrenkungen *traumatischen Ursprungs*, wobei die Luxation in der Regel nach vornunten, selten nach hinten erfolgt. In Ausnahmefällen kann der Humeruskopf sowohl nach vorn als auch nach hinten die Pfanne verlassen. Die als Hauptursache der Rezidive angeschuldigte ungenügende Ruhigstellung nach der Reposition ist neuerdings wieder in Frage gestellt worden. Bei der Operation findet man bei 95% dieser Fälle einen Abriß des Labrum glenoidale und der Kapsel vom vorderen Pfannenrand *(Bankart-Läsion)*. Bei 20% sieht man, isoliert oder zusammen mit einer Bankart-Läsion, eine Impressionsfraktur (in Form von Dellen oder Kerben) an der posterolateralen Seite des Humeruskopfes. Die Kerbe soll sich bei starker Außenrotation und Abduktion des Oberarmes am seitlichen Pfannenrand verhaken und den Kopf aus der Pfanne hebeln.
In einer 2., erheblich kleineren Gruppe *primär habitueller Luxationen* handelt es sich um angeborene *erbliche Dysplasien von Kopf und Pfanne* oder um eine kongenitale Schwäche der Mus-

kulatur und/oder des Kapselbandapparates. Oft besteht ein Mißverhältnis zwischen Kopf und Pfanne, d. h. die Pfanne ist zu klein und zu flach oder der Kopf abnorm groß. Zuweilen ist das Collum anatomicum verlängert, der Kollo-Diaphysenwinkel vergrößert (Humerus valgus) bei verkleinerter Gelenkfläche und abgeflachtem Kopf (déformation de la tête en hachette). Die meisten Verrenkungen nach hinten gehören zu dieser Gruppe.

Unter 200 habituellen Schulterluxationen fanden GALLIE und LE MESURIER 5 Geschwisterpaare, darunter 2 mal Zwillinge. Erbliche Verrenkungen sind bis zu 10% der Fälle doppelseitig.

Dem Überwiegen der primär traumatischen Luxationen entsprechend, sind Männer etwa 3 mal so häufig betroffen wie Frauen. Das größte Kontingent entfällt auf junge muskelkräftige Männer zwischen 20 und 30 Jahren. Gut trainierte Außenrotatoren begünstigen die Verrenkung, weil die Gelenkführung bei Außrenrotation am schlechtesten ist. Nach mehreren Luxationen kommt es oft schon beim Anziehen des Mantels zum Rezidiv. Manche Kranke lernen es im Laufe der Zeit, die verrenkte Schulter selbst zu reponieren.

Klinik: Der klinische Befund ist bei der habituellen Schulterluxation im Gegensatz zur frischen traumatischen gering. Der Deltoideus ist mitunter leicht atrophisch. Gelegentlich besteht ein Reizerguß. Bei Außenrotation geben die Kranken oft an, daß sie das Gefühl einer imminenten Luxation hätten.

Röntgenbefund: (A.-p.-Aufnahmen beider Schultergelenke bei Mittelstellung und Innenrollung.) Ausgeprägte angeborene Dysplasien dürften kaum übersehen werden. Impressionsfrakturen lassen sich am besten auf Innenrotationsaufnahmen erkennen. Manchmal wird das abgerissene Labrum glenoidale durch eine *Luftarthrographie* sichtbar.

Therapie: Die Behandlung kann nur *operativ* sein. Die Methode nach PUTTI-PLATT ist am weitesten verbreitet. Nach Anfrischen des Scapulahalses vernäht man das Labrum glenoidale mit der Insertion der abgetrennten Subscapularissehne und steppt den Muskel mantelförmig darüber. Im Anschluß an die Operation erhält der Patient für 5 Wochen einen Desault-Verband. Bei der Übungsbehandlung wird die Außenrollung zunächst ausgespart.
Die rezidivierende Luxation nach hinten wird gewöhnlich nach SCOTT operiert. Man meißelt den dorsalen Pfannenrand ein, biegt ihn auf und hält ihn in dieser Stellung durch einen eingefügten keilförmigen Knochenspan fest.

Zusammenfassung

Etwa 3/4 aller habituellen Schulterluxationen sind Rezidive (nach einem Abriß des Labrum glenoidale vom vorderen-unteren Pfannenrand). Bei dem kleineren Rest handelt es sich um *erbliche primär-habituelle Luxationen* (Dysplasie von Kopf und Pfanne) oder um eine kongenitale Schwäche der Weichteile. Männer sind 3 mal so häufig wie Frauen betroffen. Die meisten Kranken stehen im Alter zwischen 20 und 30 Jahren.
Der klinische Befund ist gering. In der großen Mehrzahl der Fälle verläßt der Humeruskopf die Pfanne nach vorn. Die Verrenkung erfolgt bei Abduktion und Außenrotation.

Therapie: Operation nach PUTTI-PLATT.

---

3. Periarthritis (Periarthropathia) humeroscapularis

Definition: Es handelt sich um zuweilen akute, ungleich häufiger aber um chronisch-intermittierende Schulteraffektionen auf der Basis degenerativer Veränderungen bradytropher Gewebe in der näheren Umgebung des Schultergelenkes, deren Symptome vorwiegend durch reaktive proliferative Entzündungen ausgelöst und unterhalten werden. Die Schultersteife entsteht entweder als Folge einer schmerzbedingten Immobilisation (Ruhesteife) oder durch Fortschreiten der Entzündung auf die subdeltoidalen Gleitspalten. Beide Formen können sich kombinieren. Die Arthrose des Schultergelenkes wird u. U. durch eine Schultersteife aktiviert.

Normale Anatomie: Die Bedeutung der Rotatorenmanschette wird oft unterschätzt, obwohl das Gesamtgewicht dieser Muskeln das des Deltoideus übersteigt. Ihre Anordnung um das Schultergelenk entspricht einem nach der Achselhöhle zu offenen Hufeisen. Im einzelnen handelt es sich um den Subscapularis vorn, den Supraspinatus oben und den Infraspinatus und Teres minor hinten. Der Subscapularis inseriert am Tuberculum minus, die anderen an den 3 Facetten des dahinterliegenden Tuberculum majus. Die Lücke zwischen Subscapularis und Supraspinatus wird vom Lig. coracohumerale ausgefüllt, dessen Fortsetzung die Deckfasern des Sulcus intertubercularis bildet. Alle diese Muskeln haben zusammen die Aufgabe, den von einer sehr weiten Kapsel umgebenen Humeruskopf bei seinen Exkursionen in der Pfanne zu halten, wobei allerdings gewisse leichte Verschiebungen möglich bleiben. Der Subscapularis ist außerdem ein Innenrotator, der Supraspinatus ein „Starter der Abduktion" und Helfer des Deltoideus. Infraspinatus und Teres minor sind Außenrotatoren. Als weitere für das Verständnis wichtige Gebilde sind zu nennen: das Lig. coracoacromiale, das als breites scharfkantiges Band den subakromialen Raum durchquert, die durch Sehnenmanschette und Gelenkkapsel von der Articulatio humeri getrennte Bursa subacromialis und die lange Bizepssehne. Letztere entspringt am kranialen Pol der Pfanne, zieht frei durch den oberen Teil des Gelenkes, um schließlich in den bindegewebig gedeckten Canalis bicipitalis einzutreten, in dem sie eine doppelwandige Ausstülpung der Gelenkkapsel noch 2,5 cm weit begleitet. Die Bursa subdeltoidea ist eine Fortsetzung der Bursa subacromialis. Alle übrigen Schleimbeutel, die Bursa subclavia und subcoracoidea sind lediglich Ausstülpungen des Gelenkes.

Ätiologie und Pathogenese: Die Rotatorensehnenplatte gehört zu den bradytrophen Geweben. Nach dem 30. Lebensjahr lassen sich bei fast allen Menschen, zumindest unter dem Mikroskop, degenerative Veränderungen nachweisen. Besonders gefährdet ist die Supraspinatussehne am oberen Pol der Rotatorenmanschette, die beim Einschwenken des Humeruskopfes unter das Akromion während der Abduktion die scharfe Kante des Lig. coracoacromiale passieren muß. Unregelmäßigkeiten der Oberfläche durch Schwielen oder Kalkeinlage-

rungen, wie sie bei der Degeneration des Sehnengewebes vorkommen, führen leicht zu einem *Stenosesyndrom*. Gleiches gilt für die ausgefransten Ränder einer Sehnenruptur oder durch die Verwerfungen bei einem breiten intratendinösen Riß. Die Frage, warum unter diesen Voraussetzungen nicht alle Menschen irgendwann an einer Periarthritis erkranken, läßt sich damit beantworten, daß 1. die Qualität des Sehnengewebes individuell verschieden ist, und daß 2. der Abstand zwischen Rotatorenmanschette und Ligament variiert.

Die Folge der Kollision, die sich bei fast jeder Armbewegung wiederholt, sind *entzündliche Reaktionen* im Bereich der Bursa subacromialis, die die Sehnen von Supra- und Infraspinatus bedeckt. Daß in erster Linie die Entzündung und nicht die Unregelmäßigkeiten der Oberfläche die Schmerzen auslöst und unterhält, beweist die prompte Wirkung einiger subakromialer Kortikoidinjektionen. Der exsudativen Phase der Entzündung folgt die produktive, die über vernarbendes Granulationsgewebe zu einer *Veρödung des Schleimbeutels und der benachbarten subdeltoidalen Gleitspalten* führt. Die *Schultersteife* ist demnach nicht nur eine schmerzbedingte Ruhesteife durch Wandverklebungen des Recessus axillaris, sondern auch Folge der subdeltoidalen Fibrose.

Die Aufsplitterungen der Sehnenfibrillen und die anschließende Nekrose mit oder ohne Einlagerung von Kalk stehen am Anfang einer Entwicklung, die mit der *Sehnenruptur* endet. Aus *Partialrissen* der äußeren und inneren Oberfläche oder infratendinär werden allmählich *Totalrisse*, die die ganze Dicke der Sehne einschließlich der mit ihr verwachsenen Gelenkkapsel durchsetzen. Nur kleine Dehiszenzen heilen unter Hinterlassung einer Schwiele spontan. Größere weiten sich aus. Bei älteren Menschen erreichen sie nicht selten die Größe eines Zweimarkstückes. Die ausgefransten, oft morschen Ränder verursachen neue Stenosen. Teile von ihnen können sich sogar zwischen Humeruskopf und Pfanne einklemmen und eine Synovitis verursachen.

Die Schwächung der Rotatorenmuskeln durch Totalrupturen hängt von der Ausdehnung des Defektes ab. Da sie es sind, die – zusammen mit dem Caput longum M. bicipitis – den Humeruskopf in der Pfanne halten, führt die Störung des Gleichgewichtes zwischen ihnen und dem M. deltoideus zwangsläufig zu einem *Hochstand des Humeruskopfes*, der auch röntgenologisch nachweisbar ist. Arthrotische Veränderungen am Akromion und Tuberculum majus (Verdichtungen, Abschliffe, Exophyten) und Arrosionen des Gelenkknorpels unterhalb der Defekte bezeugen die weitreichenden Folgen des Sehnenverschleißes.

Erstaunlicherweise treten sie klinisch meist kaum in Erscheinung, abgesehen von der Krafteinbuße der Rotatoren; und auch diese wird von alten Menschen selten im vollen Umfang wahrgenommen. Sofern sich nicht von Zeit zu Zeit reaktive Entzündungen einstellen, werden diese zu ihrer Entwicklung Jahrzehnte brauchenden Veränderungen toleriert, weil sie sich an einem unbelasteten Gelenk abspielen. Sie entsprechen in ihrer Endstufe dem wohlbekannten Bild einer latenten Arthrose.

Etwas ganz anderes ist es, wenn eine Totalruptur – mit oder ohne prämonitorische Symptomatik – plötzlich eintritt. Sie verursacht das dramatische Bild einer *Pseudoparalyse*, mit lange anhaltenden heftigen Schmerzen und schweren Funktionseinbußen.

Das Rotatorensehnensyndrom ist jedoch nur ein Teil der Periarthritissymptomatik, ein weiterer Teil entfällt auf *Störungen des Bizepsmechanismus*. Sie erfolgt von mehreren Seiten: Die Arthrose greift vom Tuberculum majus auf den Sulcus intertubercularis über. Die Sehne des langen Bizepskopfes unterliegt den gleichen regressiven Veränderungen wie die Rotatorenmanschette. Durch den in seiner Pfanne nach Teilzerstörung des Halteapparates auf- und absteigenden Humeruskopf gerät der *intraartikuläre* Abschnitt der Bizepssehne u. U. zwischen Kopf und Pfanne. Erweichung und Auflösung können die Folgen sein. Der bis zur Ruptur gehende Abnutzungsprozeß der *extraartikulären* Sehnenportion folgt seiner eigenen Entwicklung. Hauptangriffspunkte für den Verschleiß sind der Ein- und Ausgang des kurzen Tunnels, den der Sulcus intertubercularis mit seinen fibrösen Deckfasern bildet. Die nach Aufsplitterung von Sehnenfibrillen nicht mehr drehrunde Sehne führt zu einer entzündlichen Reizung der Vagina tendinis. Spitze arthrotische Rauhigkei-

ten des Sulcus zerreiben die Sehne zu langen Faserbündeln. Dennoch kommt es selten zu einem Riß mit dem unverkennbaren Bild des „zusammengeschnurrten" Muskelbauches oberhalb der Ellbeuge. Die Entzündung sorgt dafür, daß die Fasern vor der endgültigen Ruptur mit dem Periost des Gleitkanals verwachsen. Partial- und Totalrisse der Deckfasern haben ihre eigene Symptomatik. Wie bei den Rotatorensehnen verläuft auch hier der Degenerationsprozeß weitgehend subklinisch, wenn nicht eine Tendovaginitis die „Ruhe stört", oder eine Deckfaserruptur die Luxation der Sehne einleitet.

Die *aktivierte Arthrose des Sternoklavikulargelenkes* zählen wir ebenfalls zur Periarthritis. Selbst stärkere arthrotische Veränderungen bleiben in unbelasteten Gelenken oft klinisch stumm. Die Aktivierung durch eine Schultersteife beruht darauf, daß die Bewegungseinschränkung in der Articulatio humeri durch Bewegungen des Schulterblattes (teilweise) kompensiert wird. Damit übernimmt das Schultereckgelenk zusätzliche Aufgaben, die seine Leistungsfähigkeit überschreiten.

Die *Korakoiditis* schließlich ist nichts weiter als eine Ursprungstendinose (Tendopathie) der am Rabenschnabelfortsatz entspringenden Muskeln.

Unbekannt ist bisher die Ätiologie der *akuten Bursitis subacromialis*. Ihre Pathogenese dagegen ist aufgeklärt. Sie entsteht durch den Einbruch von Kalkmassen, die sich zuvor in den Sehnen von Supra- und Infraspinatus angesammelt hatten (Abb. 80). Die mit äußerst heftigen Schmerzen verbundene Krankheit klingt mit der Verflüssigung und Aufsaugung der Kalksalze wieder ab.

Klinik:

Rotatorensehnensyndrom: Die Kranken klagen über chronisch-intermittierende Bewegungsschmerzen an der Außenseite der Schulter mit Ausstrahlungen in den Arm, die nur nach langer Dauer gelegentlich das Ellbogengelenk überschreiten. Die Schmerzen können auch nachts andauern, wenn die Schulter im Schlaf belastet wird.

Der Druckschmerz beschränkt sich auf einen Bezirk dicht oberhalb des Tuberculum majus.

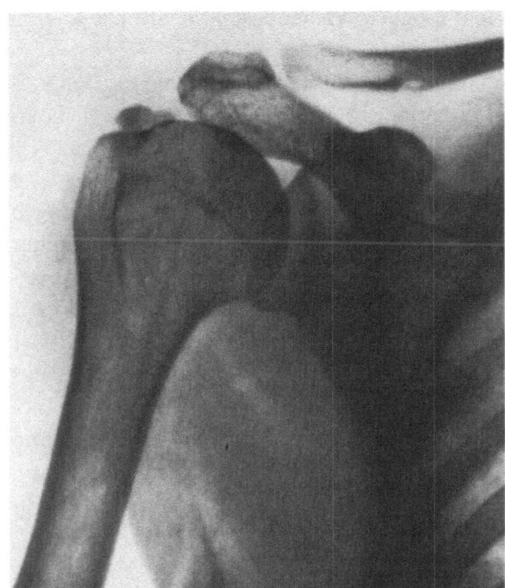

Abb. 80. Th. Margot, 38 Jahre. *Duplaysche Schultersteife* rechts mit größerem Kalkdepot oberhalb des Tuberculum majus

Er verschwindet bei Abduktion. Charakteristisch für eine Läsion der Supraspinatussehne ist ein *„schmerzhafter Bogen"* bei Abduktion zwischen 60° und 120°. Man darf nur dann von einem „schmerzhaften Bogen" sprechen, wenn Anfang und Ende der Bewegung schmerzfrei sind. Ein „schmerzhafter Bogen" bei Abduktion und Außenrotation weist auf den Infraspinatus, bei Abduktion plus Innenrotation auf den Subscapularis hin. *Bewegungsgeräusche* sind gewöhnlich schlecht zu orten und kaum von Schmerzen begleitet. Ein tastbarer Defekt oberhalb des Tuberculum majus fehlt.

Rupturen der Rotatorenmanschette (Abb. 81): Die Klagen unterscheiden sich nur dann von denen bei einem Rotatorensehnensyndrom, wenn Totalrupturen zu einer merklichen Muskelschwäche führen.

Zeichen einer Partialruptur sind:
1. kein tastbarer Defekt oberhalb des Tuberculum majus,
2. häufig ein „schmerzhafter Bogen",
3. derbe, meist gut lokalisierbare schmerzhafte Krepitationen bei aktiven und passiven Bewegungen,
4. keine Kraftminderung bei Abduktion und Rotation gegen Widerstand,
5. keine Muskelatrophie,
6. beweisend für das Fehlen eines durchgehenden Risses ist ein negatives Kontrastmittelarthrogramm,

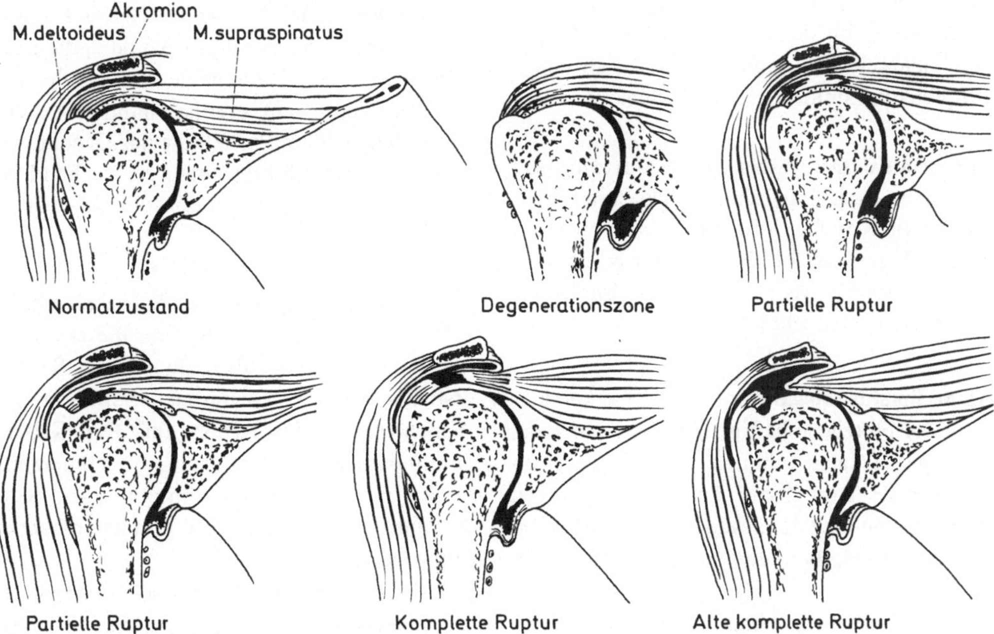

Abb. 81. Schematische Darstellung der verschiedenen *Rupturen im Bereich der Rotatorensehnenmanschette.* [Nach MOSELEY HF: Ruptures of the rotator cuff. Brit. J. Surg. 38, 340 (1951)]

7. berechtigter Verdacht auf eine Partialruptur besteht, wenn die Beschwerden eines Rotatorensehnensyndroms länger als 6 Wochen dauern oder therapieresistent sind.

Die Totalruptur unterscheidet sich von der partiellen hauptsächlich durch die *Muskelschwäche*, deren Ausmaß der Größe des Defektes entspricht und durch ein *positives Arthrogramm.*

Schultersteife: Schultersteifen entwickeln sich im Laufe von Wochen und Monaten. Der Schweregrad ergibt sich aus der Prüfung der passiven Beweglichkeit bei fixiertem Schultergürtel. Damit verhindert man ein Ausweichen des Schulterblattes, das bei Einsteifungen weit vor der Horizontalen „mitgeht". Den Patienten sind sie oft gar nicht bewußt. Wichtig ist auch das „Endgefühl" bei der passiven Abduktion und Rotation: bei Verklebungen ist es weich, bei einer Fibrose hart.

Aktivierte Arthrose des Akromioklavikulargelenkes: Ohne Schultersteife klagen die Kranken über Schmerzen im Schultereckgelenk, wenn der Arm über die Horizontale abduziert wird. Bei einer Einsteifung tritt der Schmerz schon früher auf.

Das Gelenk ist druckempfindlich. Ist man sich nicht sicher, ob der Schmerz vom Akromioklavikulargelenk ausgeht, injiziert man einige Tropfen Prokainlösung in das Gelenk.

Korakoiditis: Der Rabenschnabelfortsatz und die Sehnenursprünge sind druckschmerzhaft. Aktive Bewegungen, die der Funktion eines oder mehrerer der 3 Muskeln (Mm. coracobrachialis, Caput breve m. bicipitis, pectoralis minor) entsprechen, schmerzen.

Akute Bursitis subacromialis: Die Kranken klagen über plötzliche heftige Schulterschmerzen, die Tag und Nacht anhalten. In der Sprechstunde fallen sie dadurch auf, daß sie den kranken Arm ängstlich mit der gesunden Hand immobilisieren, da jede Bewegung die Schmerzen steigert.

Die Schulter ist manchmal leicht geschwollen, mitunter etwas überwärmt und überall stark druckempfindlich. Eine Funktionskontrolle ist nicht möglich. Fieber besteht nicht. Die Laborwerte sind normal.

Die starken Beschwerden dauern ohne Behandlung etwa 8–10 Tage. Danach klingen sie langsam ab und die Funktion normalisiert sich.

Tendovaginitis bicipitalis: Die Patienten klagen über Schmerzen an der *Vorderseite* der Schulter bei der Beugung und Supination des Unterarmes sowie beim Vor- und Seitheben des Armes bis zur Horizontale (Bizepsfunktion). Der Druckschmerz beschränkt sich auf den Sulcus bicipitalis, den man bei tiefer Palpation am medialen Deltoideusrand erreicht. Beugung und Supination des Unterarmes gegen Widerstand verursachen einen stechenden Schmerz im Bizepskanal.

Partialrupturen der langen Bizepssehnen: bleiben unbemerkt, wenn sie nicht eine Tendovaginitis bicipitalis verursachen.

Totalrupturen der langen Bizepssehne: bedingen, falls der Sehnenstumpf nicht mit dem Periost des Sulcus verwächst, eine kugelige Vorwölbung oberhalb der Ellbeuge, die dem „zusammengeschnurrten" Muskelbauch entspricht.

Partialrisse der Deckfasern des Sulcus bicipitalis: Bei einer Tendovaginitis bicipitis, die nach 6 Wochen noch nicht abgeklungen ist oder sich als therapieresistent erweist, handelt es sich wahrscheinlich um Partialrisse der Deckfasern. Bewegungen der Bizepssehne verursachen häufig feine Krepitationen durch die *Subluxation der langen Bizepssehne.*

Totalrisse der Deckfasern des Sulcus bicipitalis: führen zu einer *Luxation der langen Bizepssehne* nach vorn über das Tuberculum minus. Sie tritt erstmals bei einer forcierten Abduktion und Außenrotation des Armes auf. Der Kranke empfindet die Verrenkung als ein „schmerzhaftes Schnappen", das sich von nun an bei jeder Außenrollung des Armes mit gebeugtem Unterarm wiederholt.

Bei tiefer Palpation kann man am medialen Deltoideusrand die Luxation tasten. Dazu abduziert man den Arm bei gebeugtem Ellbogengelenk und rotiert ihn abwechselnd ein- und auswärts. Die Reposition erfolgt bei Außenrollung mit anschließender Streckung und Pronation des Unterarmes.

Röntgenbefund: Kalkherde in der Supra- oder Infraspinatussehne finden sich häufig auch ohne Schultersymptomatik. Auffallend große unregelmäßige Kalkschatten sieht man bei der akuten Bursitis. Sie liegen in der Bursa subacromialis-subdeltoidea. Bei der allmählichen Auflösung verlieren sie ihre Dichte.
Der Hochstand des Humeruskopfes bei größeren Totalrupturen der Rotatorenmanschette wurde bereits erwähnt. Dazu kommen Abschliffe und Verdichtungen des Tuberculum majus und an der Unterseite des Akromion zusammen mit arthrotischen Exophyten. Gelegentlich sieht man kleine zystische Aufhellungen in der Umgebung der Tubercula, die arthrotischen Geröllzysten entsprechen.
In das Schultergelenk eingebrachte Kontrastmittel können bei Totalrissen der Supra- und Infraspinatussehne in die normalerweise in sich abgeschlossene Bursa subacromialis ausfließen (Abb. 82). Das Fassungsvermögen des normalen Schultergelenkes beträgt etwa 20 ml. Kapselverklebungen lassen die Kapazität manchmal auf weniger als 8 ml sinken.
Die *Arthroskopie* hat am Schultergelenk eine geringere Bedeutung als die Arthrographie. Endoskopische Untersuchungen des Sub-

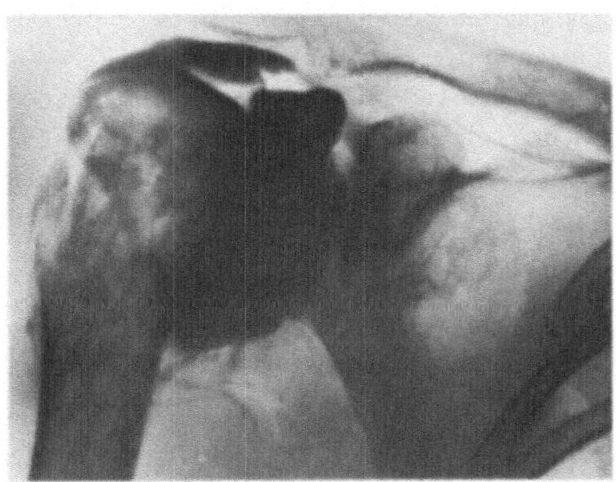

Abb. 82. F. Albert, 62 Jahre. *Kontrastmittelarthrogramm der rechten Schulter bei einer Totalruptur der Supraspinatussehne*. Das den Gelenkraum und seine Recessus füllende Conray 70 ist nach lateral in die Bursa subacromialis eingedrungen

akromialraumes werden häufig durch Blutungen gestört.

Differentialdiagnose: Das Krankheitsbild der akuten Bursitis ist nur mit einer akuten Entzündung anderer Art zu verwechseln. Meist handelt es sich um *iatrogene Eiterungen*, die sich jedoch in der Regel auf den Subakromialraum beschränken.
Bizepssyndrome unterscheiden sich von Rotatorensyndromen u. a. auch dadurch, daß bei Bizepssyndromen ein „schmerzhafter Bogen" fehlt.

Tabelle 5. Unterscheidungsmerkmale der Periathritis gegenüber Zervikalsyndromen

Periarthritische Schmerzen	Schulterschmerzen bei Zervikalsyndromen
1. Keine Nackenschmerzen	Häufig Nackenschmerzen
2. Ausstrahlende Schmerzen in den Arm ohne segmentären Charakter	Segmentgebundene Armschmerzen und Parästhesien
3. Neurologisch o. B.	Häufig neurologische Störungen von segmentärem Charakter
4. Druckpunkte über den Tubercula oder über dem Sulcus bicipitalis	Evtl. Schmerzverstärkung durch Kopfbewegungen. Druckempfindliche Dornfortsätze. Paraspinaler Druckschmerz
5. Häufig „schmerzhafter Bogen", außer bei Bizepssyndromen	Kein „schmerzhafter Bogen"
6. Bewegungsschmerzen und nächtliche Schmerzen, jedoch in Abhängigkeit von unwillkürlichen Bewegungen und Belastungen der kranken Schulter im Schlaf	Ruheschmerzen und verstärkte nächtliche Schmerzen, unabhängig von Bewegung und Belastung
7. Besserung nach subakromialer Prokaininjektion	Evtl. Besserung nach Stellatumblockaden

Die meisten Fehldiagnosen gibt es bei der Abgrenzung der Periarthritis gegenüber *Zervikalsyndromen*. Tabelle 5 (S. 311) orientiert über die wichtigsten Unterscheidungsmerkmale.

Der Segmentversorgung entsprechend finden sich neurogene Schulterschmerzen vorwiegend bei C6- oder C7-Syndromen.

Verwechslungsmöglichkeiten gibt es weiterhin mit der *neuralgischen Schulteramyotrophie:* Die initial heftigen Schulterschmerzen strahlen allerdings kaum in den Arm aus. Manche Kranke klagen über ein Taubheitsgefühl an der Außenseite des Oberarmes, das bis in den Daumen reichen kann. Später kommt eine Armschwäche beim Heben über die Horizontale hinaus hinzu. Erst die Myatrophie des Schultergürtels weist auf die richtige Diagnose hin. Es handelt sich vorwiegend um Männer in der 4. Lebensdekade. Die Prognose ist günstig.

Muskelschwächen im Schulterbereich sind gelegentlich erste Zeichen einer *progressiven Muskeldystrophie* oder der seltenen Schultergürtelform der *amyotrophen Lateralsklerose.* – Armschwäche im Verein mit Handschwellungen und strotzend gefüllten Venen sprechen für ein Thrombose der V. axillaris *(Paget-von Schroetter-Syndrom)*, quälende, vorwiegend nächtliche Brachialgien, begleitet von „Brennen" und Steifigkeitsgefühl für eine *Brachialgia paraesthetica nocturna*, Zeichen eines *Karpaltunnelsyndroms.* Lageabhängige Brachialgien an der Ulnarseite von Unterarm und Hand kommen beim *Skalenussyndrom* vor. Das *kostoklavikuläre Syndrom* zeichnet sich durch Brachialgien, Par- und Hypästhesien im Bereich des unteren Armplexus aus; zugleich schwächt sich der Radialispuls ab. Der Radialispuls verschwindet auch beim *Hyperabduktionssyndrom*. Bei vielen *Pancoast-Tumoren* lautet die Erstdiagnose „Periarthritis". Kennzeichnend ist ein (vegetatives) oberes Quadrantensyndrom, bei dem die Schmerzempfindung stärker gestört ist als die Berührungssensibilität, häufig in Verbindung mit einem Horner-Syndrom. – Fehldiagnosen gibt es ferner bei *Tumoren in der Umgebung des Schultergelenkes.*

Prognose: Die akute Bursitis heilt i. allg. innerhalb von 2 Wochen. Rotatoren- und Bizepssyndrome können über viele Jahre zu immer wiederkehrenden Schmerzperioden führen. Die akute Rotatorensehnenruptur mit Pseudoparalyse verursacht monatelang anhaltende Beschwerden. Eine gewisse Schwäche der Rotatoren beim Supraspinatussehnenriß, verbunden mit Schmerzen während der ersten 30°-Abduktion, persistiert häufig. Bei der kompletten Bizepssehnenruptur kehrt die grobe Kraft dagegen, auch ohne Operation, nach einigen Monaten zurück.

Einzige Gefahr ist die Komplikation durch eine *Schultersteife*. Ausgenommen davon sind lediglich die akute Bursitis, die Arthrose des Akromioklavikulargelenkes und die Tendopathie der am Korakoid entspringenden Sehnen.

Therapie: a) Akute Bursitis: Bei der (subakromialen) *Punktion* der Bursa entleeren sich oft 10 ml Kalkmilch im Strahl. Damit sinken sofort die Schmerzen auf ein erträgliches Maß herab. Die mehrfache intrabursale *Injektion von Kortikoiden* verhindert weitere Schmerzen und beschleunigt die Heilung. Operationen sind nicht erforderlich.

b) Rotatorensehnensyndrome und Partialrisse: Die Behandlung ist mit Ausnahme von verborgenen intratendinösen Rissen, die selbst bei der Operation oft schwer zu finden sind, *konservativ*. Kortikoidinjektionen in den Subakromialraum beruhigen die (reaktive) Entzündung. Wärme wird im Gegensatz zur akuten Bursitis gut vertragen. Wichtig ist die *Übungsbehandlung zur Verhinderung einer Schultersteife.* Die beste Therapie einer Schultersteife ist die *Remobilisation in Narkose*. Bei einer evtl. Eröffnung des Subakromialraumes wegen rezidivierender schmerzhafter Stenosen reseziert man das Lig. coracoacromiale, u. U. auch ein schmales ventrales Stück aus dem Akromion, um weitere Kollisionen mit den Rotatorensehnen zu verhüten.

c) Totalrupturen der Rotatorensehnen: sollten frühzeitig, d. h. innerhalb des ersten halben Jahres operiert werden. Kleine Defekte verschließt man durch eine Schuhnestelnaht, große entweder durch Mobilisation der Einzelsehnen aus der Sehnenplatte und Reinsertion durch Bohrlöcher medial der Tubercula oder durch eine „Stopfnaht" mit 2 Streifen aus der Fascia lata nach BATEMAN. Der Eingriff wird ergänzt durch die Resektion des Lig. coracoacromiale und die partielle Akromionektomie oder – zur Verhütung eines Akromioklavikularsyndroms – durch die Batemansche Akromioklavikularplastik, bei der man ein 1 cm langes Stück vom lateralen Schlüsselbeinende reseziert und das Schultereckgelenk wieder verschließt.

Die heftigen Beschwerden der ersten Tage einer *Pseudoparalyse* lassen sich durch *Prokainblockaden des Nervus suprascapularis* in Höhe der Incisura scapulae erfolgreich bekämpfen.

d) Tendovaginitis bicipitis: Die Behandlung besteht in Schonung und lokalen Prokaininjektionen. Kortikoide schädigen das Sehnengewebe. Partialrisse der Bizepssehne bedürfen keiner zusätzlichen Behandlung.

e) Totalrisse der langen Bizepssehne: sollten nur bei jüngeren Menschen aus kosmetischen Gründen genäht werden. Man befestigt die Sehne am Korakoid.

f) Risse der Deckfasern des Sulcus bicipitalis: müssen bei schmerzhaften Subluxationen und Luxationen plastisch überbrückt werden, falls eine einfache Naht nicht ausreicht. Dazu eignet sich liophylisierte Dura oder Fascia lata.

g) Die aktivierte Arthrose des Akromioklavikulargelenkes: Vordringlich ist die Beseitigung einer Schultersteife, die die Schmerzen unterhält. Einige intraartikuläre Kortikoidinjektionen unterdrücken den entzündlichen Reizzustand.

h) Korakoiditis: Zur Behandlung genügt die Schonung des Armes, evtl. unterstützt durch einige lokale Prokaininjektionen. Kortikoide sind kontraindiziert.

XXIV. Hand

1. Madelungsche Handgelenksdeformität

Definition: Die Madelungsche Handgelenksdeformität ist eine *forme fruste der Dyschondrosteose*. Sie gehört zu den Osteochondrodysplasien.

Ätiologie und Pathogenese: Der Basisdefekt ist unbekannt, der Erbgang unregelmäßig dominant. Mädchen sind 4mal so oft betroffen wie Knaben.

Klinik: Das nicht ganz so seltene, fast immer doppelseitige Krankheitsbild wurde 1878 von MADELUNG beschrieben. Die Manifestation fällt in die frühe Pubertät.
Die Beschwerden sind gering. Das distale Ulnaende springt dorsalwärts vor („Bajonettstellung" der Hand). Dorsalflexion und radiale Abduktion sind eingeschränkt. Häufig ist der Bandapparat des Handgelenkes auffällig locker.

Röntgenbild: Das Röntgenbild zeigt einen verkrümmten und torquierten Radius, dessen Konvexität radial- und dorsalwärts gerichtet ist. Seine distale Gelenkfläche fällt zur Elle hin steil ab und behindert so die Radialabduktion der Hand. Die Ulna hat ihre Gelenkbeziehung zum Carpus, den sie dorsal überragt, verloren. Der normalerweise zentralwärts konvexe Bogen der proximalen Handwurzelknochen ist in einen Winkel umgewandelt, dessen Scheitel vom Lunatum gebildet wird. Die distale Reihe paßt sich der proximalen an (Abb. 83 a–d).
Abortivformen äußern sich in einer geringen Verkürzung des distalen Radiusendes gegenüber der Ulna (Minusvariante).

Differentialdiagnose: Regelmäßig findet sich eine Madelungsche Deformität bei der von LÉRI und WEILL beschriebenen erblichen *Dyschondrosteose* (s. S. 17). Viele Autoren fassen heute die Madelungsche Deformität als „forme fruste" der Dyschondrosteose auf.
Der Madelungschen Deformität ähnliche Bilder finden sich beim *Nagel-Patella-Syndrom* (Osteo-Onychodysplasie) und beim *Turner-Syndrom*. Auszuschließen sind ferner: *Knochenbruchfolgen*, die *Olliersche Wachstumsstörung, kartilaginäre Exostosen* und der *mesomele Zwergwuchs vom Typ Langer,* der möglicherweise die homozygote Form der Dyschondrosteose darstellt.

Therapie: 1. Keilförmige Osteotomie (Basis des Keiles radial- und dorsalwärts gerichtet) aus dem distalen Radius in Scheitelnähe des Bogens (Abb. 83 c, d), 2. Z-förmige Verkürzungsosteotomie der Ulna, 3. falls erforderlich: Raffung des Bandapparates.

2. Klumphand

Definition: Man unterscheidet *primäre* und *sekundäre* Klumphände. Die primäre Klumphand ist wie der angeborene Klumpfuß, mit dem sie manchmal zusammen vorkommt, eine kongenitale Kontraktur. Je nachdem, ob die Hand gegenüber dem Unterarm radialwärts oder ulnarwärts abweicht, spricht man von einer *Manus vara* oder *Manus valga*. Die sekundäre Klumphand ist Folge eines Radiusdefektes.

Ätiologie und Pathogenese: Primäre Klumphände treten meistens sporadisch auf. Gelegentlich wurden Familien mit mehreren Merkmalsträgern beobachtet. Auch Kranke mit einer *Arthrogryposis multiplex congenita* haben häufig Klumphände (durch Weichteilkontrakturen).
Sekundäre Klumphände wurden als Folge von Keimschädigungen durch Thalidomid in den

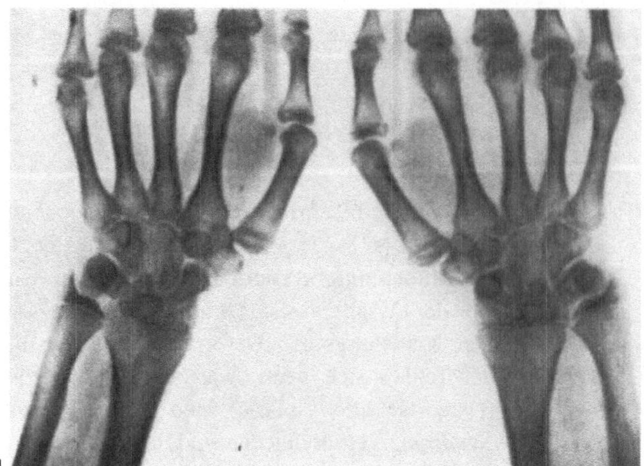

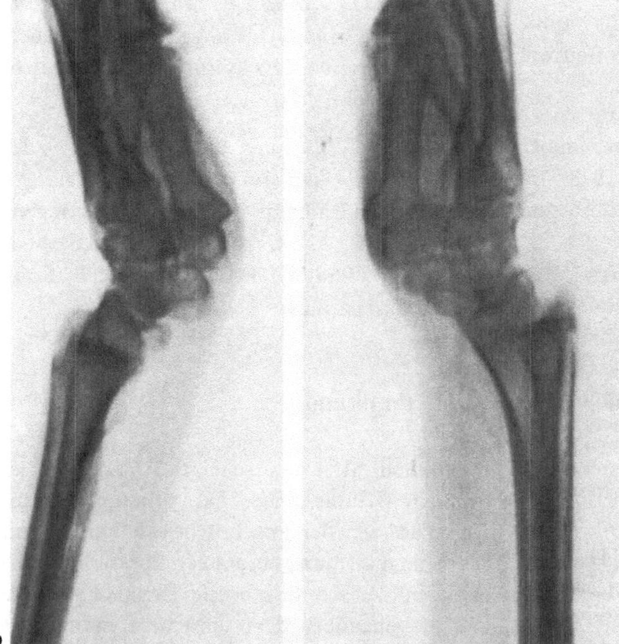

Abb. 83 a–d. H. Ingrid, 12 Jahre. Doppelseitige *Madelungsche Deformität,* **a** im dorso-volaren Strahlengang. Speiche radialwärts leicht konvex verbogen. Steiler Radiocarpalwinkel. **b** Dieselbe Patientin. Seitliches Bild. Volare Krümmung des distalen Radiusendes. „Bajonettstellung". **c, d** Dieselbe Patientin nach rechtsseitiger Operation (Stellungskorrektur des Radius und Verkürzung der Ulna nach treppenförmiger Osteotomie)

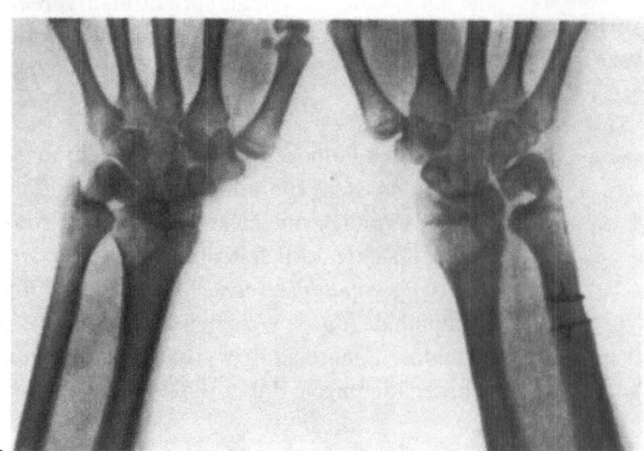

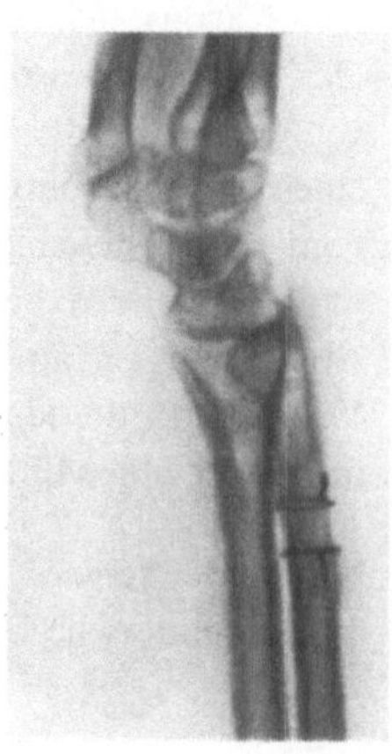

Jahren 1959–1962 vermehrt registriert *(Thali-domidembryopathie)*. Der *Radiusdefekt* wird bei den „Ektromelien" besprochen. Weiterhin finden sich sekundäre Klumphände bei *radioul-naren Synostosen, Madelungscher Deformität* und *multiplen kartilaginären Exostosen.*

Klinik: Bei der primären Klumphand ist die seitliche Abweichung der Hand meistens mit einer leichten Beugekontraktur verbunden. Wie beim angeborenen Klumpfuß neigt die Kontraktur schon in den ersten Lebensmonaten zu größerem Widerstand gegen eine manuelle Korrektur.

Therapie: Die Behandlungsprinzipien sind analog denen des Pes equino-varus, d.h. man redressiert von der ersten Lebenswoche an und hält das jeweilige Ergebnis im Unterarm-Hand-Gips fest *(Etappenredressement)*. Das Ziel ist eine Überkorrektur von 20°. Ist dieses Ziel erreicht, verordnet man eine *Nachtschiene* und setzt die passive Übungsbehandlung (durch die Mutter) fort. Harte Kontrakturen erfordern eine Durchtrennung sperrender Weichteile, insbesondere der Gelenkkapsel. Eine Handgelenkversteifung (Arthrodese) kommt nur ausnahmsweise in Betracht.
Therapie der sekundären Klumphand: s. Abschn. „Radiusaplasie" (S. 29).

3. Sonstige Mißbildungen von Hand und Fingern

a) Poly- und Oligodaktylien

Ätiologie und Klinik: Nach W. MÜLLER handelt es sich bei den Poly- und Oligodaktylien um „oszillatorische Schwankungen" um die Normalform der Hand. Plusvarianten sind (mit Ausnahme während der „Dysmeliewelle" von 1959–1962 weitaus häufiger als Minusvarianten. VON VERSCHUER kommt zu einem Zahlenverhältnis von 45:1,9. Gelegentlich beobachtet man Plus- und Minusvarianten beim selben Individuum oder bei Blutsverwandten. Bei der Polydaktylie lassen sich fast immer mehrere fa-

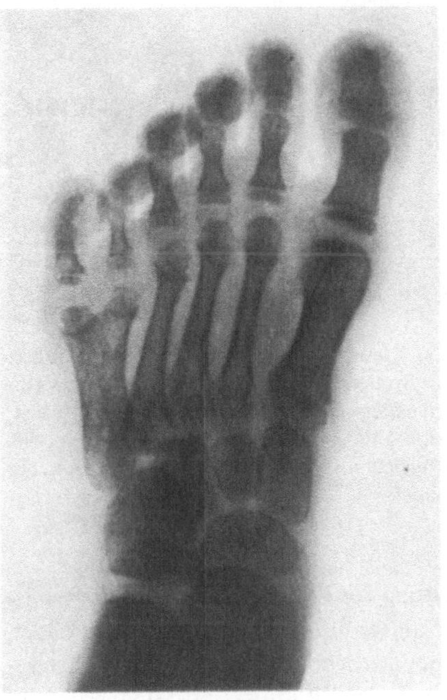

Abb. 84. Sch. Hubert, 4½ Jahre. *Polydaktylie.* Verdoppelung des 5. Mittelfußknochens, jedoch ohne Trennung der Metatarsalia. Lediglich die Epiphysen sind frei. Verdoppelung der 5. Zehe. (Auch der Kleinfinger ist beiderseits verdoppelt)

miliäre Merkmalsträger nachweisen; die Oligodaktylie tritt dagegen meist isoliert auf.
Die Polydaktylie ist nach der Hüftverrenkung und dem angeborenen Klumpfuß die häufigste Mißbildung. Sie vererbt sich in der Regel einfach dominant. Manche Autoren rechnen mit Heterogenie. Polydaktylien wurden auch bei Tieren (Pferd, Schwein, Katze, Hund u.a.) beschrieben. Sie sind bei Negern 10mal häufiger als bei Europäern. Für die nicht seltene Kombination mit Syndaktylien *(Sympolydaktylie)* nimmt VON VERSCHUER eine besondere Mutation an.
Die Hände sind häufiger betroffen als die Füße. Ob der Daumen- oder Kleinfingerstrahl bei der Verdoppelung die erste Stelle einnehmen, ist strittig (Abb. 84). Zweifellos sind jedoch Verdoppelungen von Binnenstrahlen wesentlich seltener.
Die leichteste Form einer Polydaktylie ist ein dem Daumen oder Kleinfinger anhängender Weichteilbürzel. Als nächste Stufe folgt eine Verdoppelung des Nagels mit einer gabelförmi-

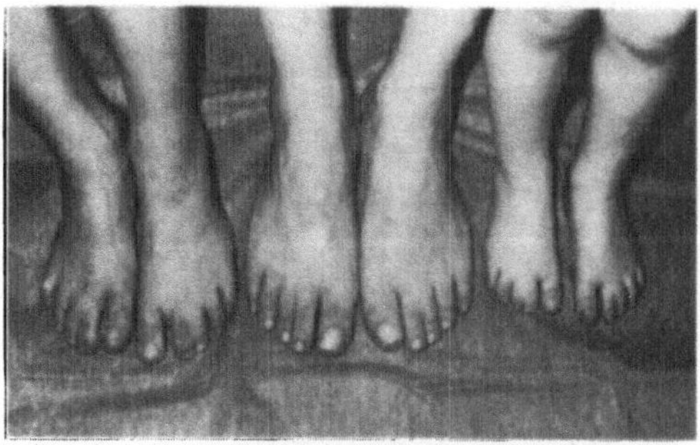

Abb. 85. B. Klaus, 8 Jahre, rechts. Vater, 36 Jahre, Mitte, und Bruder, 3 Jahre, links. Während der Vater nur eine *Syndaktylie* der 2. und 3. Zehe links aufweist, haben beide Kinder eine doppelseitige Syndaktylie, zwar der gleichen Zehen, aber in unterschiedlicher Ausprägung

gen Spaltung der Endphalange. Nicht selten ist der überzählige Finger zwar regelrecht gebildet, aber hypoplastisch. Zuweilen fehlt das zugehörige Metacarpale. Radius- und Ulnaverdoppelungen gehören zu den Raritäten. Häufiger sind Aplasien dieser Knochen, die mit Reduktionen der entsprechenden Randstrahlen verbunden sein können. Fehlende Binnenstrahlen lassen u. U. das Bild einer *Ektrodaktylie* (Spalthand oder Spaltfuß) entstehen.

Therapie: Bloße Weichteilanhängsel oder überzählige hypoplastische randständige Finger können schon im Kleinkindesalter entfernt werden. Sind Binnenstrahlen verdoppelt, muß man außer dem überzähligen Finger auch das zusätzliche Metacarpale resezieren. Bei Randstrahlverdoppelungen entscheidet die Funktion. Sind 2 gleichgroße Daumen vorhanden, deren Grundphalangen mit dem Metacarpale artikulieren, kann man – nach CLOQUET – aus den Grund- und Endgliedern einen mittelständigen Knochenkeil mit proximaler Spitze herausschneiden und die randständigen Phalangenabschnitte durch quer hindurchgebohrte Kirschner-Drähte zu einem neuen Daumen zusammenfügen. Dieses Verfahren ist auch dann brauchbar, wenn es sich lediglich um eine Verdopplung der Endglieder handelt. Hat der überzählige Daumen nur eine rudimentäre Verbindung zum gemeinsamen Mittelhandknochen, so wird er abgetragen. Die Fehlstellung des bleibenden Daumens läßt sich durch Kapselraf-

fung und temporäre Stellungskorrektur durch einen in die Längsachse des Fingerstrahles eingeschossenen Kirschner-Draht beheben. Überzählige Kleinfinger trägt man ab. Besteht gleichzeitig eine Synostose der verdoppelten Metacarpalia V., sollte man die Hand durch Reduktion des Knochens auf seine normale Dicke verschmälern. Verdoppelte Binnenstrahlen werden exstirpiert.

Bei der Oligodaktylie spielt der *Daumenersatz* eine große Rolle. Am besten eignet sich der 2. Finger; aber auch die Verpflanzung des 3. Fingers ist möglich. Dabei wird der Zeigefinger nach Vertiefung der Kommissur zwischen dem 2. und 3. Finger und Wegnahme der proximalen 2/3 des Metacarpale II in Oppositionsstellung zum Mittelfinger in das Multangulum majus oder – falls diese fehlt – in den nächstliegenden Karpalknochen eingebolzt. Die Strecksehne des neuen Daumens vernäht man nach der Durchtrennung mit der Sehne des Extensor carpi radialis longus; die Beugesehne bleibt erhalten.

b) Syndaktylie

Ätiologie und Klinik: Die Syndaktylie ist nach der Polydaktylie die häufigste Entwicklungsstörung an Hand und Fuß. Man schätzt ihre Häufigkeit mit 1 auf 2000–3000 Geburten. Das männliche Geschlecht ist bevorzugt. Ein- und Doppelseitigkeit halten sich in etwa die Waage. Familiäres Vorkommen – mit *dominantem Erbgang* – wurde in 21% der Fälle beobachtet (Abb. 85). Offenbar existieren mehrere Erbtypen. Am häufigsten finden sich Verwachsungen der mittleren Finger und Zehen; mit Abstand am seltensten sind Daumen und Großzehe betroffen. Begleitmißbildungen kommen relativ oft vor. Periphere Syndaktylien, bei denen lediglich die Fingerendglieder miteinander verbunden sind (mit und ohne Schnürfurchen), und Syndaktylien mit Überkreuzung der Finger gelten als Keimschädigungen.
Es gibt alle Grade der Syndaktylie: angefangen von einer leichten Distalverlegung der Kommissur (Schwimmhautbildung) über die Verschmelzung zweier Strahlen bis zur seltenen *Löffelhand* oder zum *Löffelfuß* (totale Syndaktylie), für die sich bisher Erblichkeit nicht nachweisen ließ. WITT u. Mitarbeiter konnten in einem von ihnen operierten Fall zeigen, daß sich

nach Entfernung des 3. Fingers in weniger als 1 Monat ein Metacarpale III entwickelte, und schließen daraus mit WERTHEMANN auf eine Hemmung der Skelettdifferenzierung durch den Druck des zu engen Weichteilblastems. Gelegentlich sind auch Metarcarpalia und Carpalia miteinander verschmolzen.

Therapie: Bei der einfachen häutigen Syndaktylie genügt die Durchtrennung der Weichteilbrücke. Wichtig ist eine anatomisch richtige Kommissurbildung durch dorsale und volare ineinanderpassende Hautläppchen. Defekte werden durch dicke Spalthautlappen gedeckt. Ossäre Syndaktylien, wie sie an den Endphalangen vorkommen, spaltet man mit einer feinen oszillierenden Säge. Zickzackschnitte sind besser als gerade, weil sie sich beim Wachsen der Finger dehnen. 2 benachbarte Syndaktylien dürfen nicht in derselben Sitzung getrennt werden. Schwierigkeiten ergeben sich oft bei der Rekonstruktion der Nagelfalz.
Das günstigste Operationsalter ist die Zeit zwischen dem 4. und 6. Lebensjahr. Nur wenn die Gelenke nicht auf gleicher Höhe liegen, oder die Syndaktylie zu einem Fehlwuchs eines Fingers zu werden droht, und bei der Löffelhand kann man bereits mit 2 Jahren operieren.

c) Angeborene Verlängerungen und Verkürzungen von Fingern, Hyper- und Brachydaktylie

Ätiologie und Pathogenese: Der Basisdefekt ist unbekannt. Sowohl bei der *Triphalangie des Daumens* als auch bei der *Brachydaktylie* handelt es sich um autosomal-dominant erbliche Fehlbildungen, soweit sie nicht Teilsymptom eines Mißbildungssyndroms sind. FARABE erkannte 1903 in der Brachydaktylie die erste dominant vererbte Fehlbildung beim Menschen.

Klinik: In einem Teil der Fälle ist der dreigliedrige Daumen als nicht opponierbarer Langfinger ausgebildet.
Unter den Minusvarianten ist die *Brachymesophalangie* am häufigsten. End- und Grundphalangen sowie die Metacarpalia sind sehr viel seltener betroffen. Mit der Brachymesophalangie verbinden sich oft Hypo- oder Aplasien der Fingergelenke, namentlich der proximalen.

BELL unterscheidet 5 Typen der Kurzfingrigkeit, die untereinander keine genetischen Beziehungen haben (Typ A–E. Von Typ A gibt es 4 Untertypen). Die weiteste Verbreitung haben Typ A1, A3 und D. Die schwersten Veränderungen finden sich bei Typ B: Die Mittel- und Endglieder von Händen und Füßen sind stark verkürzt oder fehlen. Da neben Nageldysplasien gleichzeitig Syndaktylien bestehen, gehört er eigentlich zu den Symbrachydaktylien. Typ A1 und D sind mit einem Minderwuchs kombiniert.

Therapie: Die Therapie des dreigliedrigen Daumens richtet sich nach der Länge der überzähligen Phalanx. Ein kurzes Schaltstück kann man exstirpieren. Handelt es sich dagegen um einen regelrechten Langfinger, so wird der Eingriff wegen der fehlenden Oppositionsfähigkeit komplizierter. Nach der Vertiefung der Interdigitalfalte und Verkürzung des Metacarpale I bringt man das distale Metacarpalfragment in Oppositionsstellung und fixiert es durch 2 Kirschner-Drähte. Eine aktive Opposition des Daumens ist wegen des fehlenden M. opponens nicht möglich. BUNNELL ersetzt ihn durch die Sehne des M. extensor pollicis brevis, die er möglichst weit zentral durchtrennt, subkutan über den Thenar zum Os pisiforme führt und mit dem distalen Ende der Sehne des Flexor carpi ulnaris vernäht. Es gibt noch andere Möglichkeiten. Die Verkürzungsosteotomie des Metacarpale läßt sich durch eine Resektionsarthrodese des Daumengrundgelenkes ersetzen.
Für die Brachydaktylie existiert keine Therapie.

d) Symbrachydaktylie

Ätiologie: Die Symbrachydaktylie tritt meistens solitär auf. HEISE und ROMPE beschreiben familiäres Vorkommen bei Mutter und Tochter. Oft sind noch andere Fehlbildungen vorhanden.

Klinik: BLAUTH konnte 4 Typen der seltenen Entwicklungsstörung heraussondern. Sie ist überwiegend einseitig und besteht in einer Kombination von Syndaktylie und Brachydaktylie. Da in schweren Fällen häufig die Binnenstrahlen reduziert sind, ergeben sich starke Ähnlichkeiten mit der *Spalthand*, bei der jedoch in der Regel die brachydaktyle Komponente fehlt. Die begleitende Syndaktylie wird von den meisten Autoren als Differenzierungsstörung des Weichteilblastems aufgefaßt. Die Ätiologie ist unklar.

Therapie: Die Therapie richtet sich nach der Art der Fehlbildung. In leichteren Fällen genügt es, die störenden Syndaktylien zu beheben; in schweren Fällen, bei denen die mittleren Finger funktionell wertlose Stummel sind, werden die mittleren Strahlen im Interesse eines kräftigen Zangengriffes zwischen den Randstrahlen entfernt. Die Operation sollte, um Narbenkontrakturen zu vermeiden, möglichst spät vorgenommen werden.

e) Angeborene Fingerkontrakturen

α) Kamptodaktylie

Ätiologie und Klinik: Unter Kamptodaktylie versteht man eine meistens doppelseitige dominant-erbliche Beugekontraktur des Mittelgelenkes der Finger mit oder ohne volare Flügelfellbildung. Am häufigsten sieht man sie am Kleinfinger, in rasch absteigender Häufigkeit auch am 4., 3. und 2. Finger. Im Laufe des Wachstums wird die Kontraktur deutlicher. Ärzte, die das Krankheitsbild nicht kennen, verwechseln es leicht mit der Dupuytrenschen Kontraktur.

Therapie: In der Regel handelt es sich um mäßige Fehlstellungen, die keiner operativen Behandlung bedürfen. Um eine Verschlimmerung zu verhüten, kann man eine kleine volare Schiene mit dorsaler Druckpelotte verordnen. Schwere Fälle erfordern die seitliche und volare Inzision der Gelenkkapsel sowie eine Verkürzungsosteotomie der Grundphalanx.

β) Klinodaktylie

Klinik: Die Klinodaktylie ist eine nicht seltene seitliche Deviation am Kleinfinger. Sie kann ausnahmsweise auch an anderen Fingern vorkommen. Meistens liegt die Abweichung im Endgelenk. Die Ursache ist in der Regel eine *Brachymesophalangie* mit schräggestellter Gelenkfläche.

Therapie: Im allgemeinen erübrigt sich eine Behandlung, da die mäßige Deviation funktionell nicht hindert. Bei stärkeren Graden kann man nach ISELIN das Gelenk keilförmig resezieren und die Fragmente durch einen in der Längsrichtung des Fingers eingeführten Kirschner-Draht fixieren.

f) Spalthand und Spaltfuß (Ektrodaktylie)

Ätiologie und Klinik: Beide stellen keilförmige Defekte der primitiven Hand- bzw. Fußanlage dar. Wiederholt wurde familiäres Vorkommen beobachtet. Der Erbgang ist unregelmäßig dominant. Solitärfälle sind häufig. Am häufigsten ist der 3. Strahl unterdrückt, so daß die Randstrahlen zu hummerscherenartigen Gebilden werden. Es kann jedoch auch der radiale Randstrahl fehlen. Dann entsteht ein *ulnarer Monodaktylos.*
Das Umgekehrte ist wesentlich seltener. Die Zusammengehörigkeit von Spalthand und Monodaktylos wurde durch Familienbefunde gesichert. Verlagerungen einzelner Knochen kommen häufig vor. Mitunter sind einzelne Grundphalangen zwischen die auseinanderweichenden „Scheren" als quere Schaltstücke eingelagert. Bei noch stärkerer Rückbildung kommt es zur *Acheirie* (Fehlen der Hand). Schwere Formen der *Symbrachydaktylie* können der erblichen Spalthand sehr ähnlich sein. Die Ektrodaktylie ist dominant erblich bei hoher Penetranz, aber stark variabler inter- und intrafamiliärer Variabilität. In der Regel sind beide Hände, nicht selten sogar alle 4 Extremitäten, betroffen.

Therapie: Bei ausreichendem Zangengriff ist eine Operation unnötig. Oft müssen vor Bildung der Fingerkommissur aus einem distal gestielten Hautlappen hindernde Binnenmetacarpalia, ein Os transversale oder Handwurzelknochen entfernt werden. Die zur Zange bestimmten Metacarpalia werden durch einen Nylonfaden oder Faszienstreifen aneinandergefesselt.

g) Schnürfurchen und kongenitale Amputationen

Ätiologie und Klinik: Schnürfurchen durch Amnionstränge oder durch die Nabelschnur sind ausgesprochen selten. Meist handelt es sich um mehr oder weniger tiefe *ringförmige Defekte.* Ihre Lokalisation folgt keiner Regel. Man findet sie sowohl an den Fingern als auch am Ober- und Unterarm bzw. am Ober- und Unterschenkel. Tiefe Ringfurchen verursachen ein Ödem des distalen Gliedmaßenabschnittes, der u. U. schon in utero nekrotisch wird. Wiederholt sind bei der Geburt frisch granulierende Amputationswunden gefunden worden. In Einzelfällen wurde Erblichkeit beobachtet.

Therapie: Die Exzision der Ringfurche erzeugt eine Narbe, die nach ihrer Schrumpfung die Zirkulation noch mehr beengt als vorher. BUNNELL empfiehlt statt dessen alternierende Schräginzisionen der beiden Hautränder bis auf die tiefe Faszie. Nach Mobilisation der Gewebe zwischen oberflächlicher und tiefer Faszie werden die Schnittlinien zu einer nichtschnürenden Zickzacknaht zusammengefaßt.

h) Angeborene Windmühlenflügelstellung der Finger

Ätiologie: Die angeborene Windmühlenflügelstellung der Finger ist eine seltene, symmetrische, offenbar dominant vererbbare Anomalie, die das männliche Geschlecht etwa 4 mal so oft betrifft wie das weibliche. Fast immer bestehen noch Begleitmißbildungen, vorzugsweise an den unteren Extremitäten (Hohl-, Platt- und Klumpfüße).

Klinik: Kennzeichnend für diese Entwicklungsstörung ist eine *Beugekontraktur aller Fingergrundgelenke,* wobei die gebeugten Finger gleichzeitig nach ulnar abweichen wie bei der chronischen Polyarthritis oder bei manchen Fällen von Dupuytrenscher Kontraktur. Die *ulnare Deviation* ist gewöhnlich am 1. und 2. Finger am deutlichsten, während die Beugekontraktur am 4. und 5. Finger am stärksten ausgeprägt zu sein pflegt. Der Daumen ist adduziert und leicht torquiert, das Endgelenk häufig in Streckstellung versteift. Die Beugekontraktur der Fingergrundgelenke führt zwangsläufig zu einer Flexionseinbuße des Handgelenkes.

GÖB fand bei der Operation eine verdickte Flexor-digitorum-superficialis-Sehne proximal der Sehnenscheide; dazu kamen Behinderungen der Beugesehnen durch die Ligg. anularia und verengten Sehnenscheiden in Höhe der Grundgelenke.

Therapie: Die Therapie kann nur *operativ* sein. Ihr Ziel ist es, die Hindernisse zu beseitigen. Als bestes Operationsalter gilt die Zeit vor der Einschulung.

4. Schnellender Finger (Tendovaginitis stenosans)

Ätiologie: Die Ursachen sind nicht völlig geklärt. In einem kleineren Teil der Fälle scheint es sich um rheumatische Veränderungen der Sehnenscheide zu handeln. Ob mechanische Schädigungen eine Rolle spielen, ist unsicher.

Pathologische Anatomie: Das Mikroskop zeigt dementsprechend nur gelegentlich typische Rheumaknötchen. In den meisten Fällen sieht man nur eine umschriebene Bindegewebsvermehrung (Fibrose) mit Umwandlung in Faserknorpel und sekundärer Verkalkung.

Klinik: Es erkranken vorwiegend Frauen im Alter zwischen 40 und 60 Jahren. Das Geschlechtsverhältnis beträgt etwa 7♀:1♂. bei Kindern findet sich die Tendovaginitis stenosans vorzugsweise am Daumen, meist jedoch ohne das „Schnellphänomen". Das Endgelenk läßt sich nicht aktiv strecken. Schmerzen fehlen. In Höhe des Daumengrundgelenkes tastet man in der Sehne des Flexor pollicis longus einen kleinen derben Knoten, der sich proximal des stenotischen Sehnenscheidensegmentes befindet. Die Kinder sind überwiegend jünger als 5 Jahre.

Auch bei Erwachsenen steht der Daumen an erster Stelle. In größerem Abstand folgen die Sehnenscheiden am Mittel- und Ringfinger. Die rechte Hand ist im Verhältnis 3:2 bevorzugt. Manchmal sind mehrere Finger einer oder beider Hände betroffen.

Beim „Schnellen" passiert die Sehne das stenotisch verdickte Sehnenscheidensegment mit einem Ruck. Bei größerer Enge läßt sich das Hindernis nur noch passiv – und dann unter Schmerzen – überwinden.

Differentialdiagnose: Die Einweisungsdiagnose ist bei Kindern häufig falsch, bei Erwachsenen fast immer richtig. Differentialdiagnostisch kommen hauptsächlich *Mißbildungen* und *posttraumatische Veränderungen (Kontrakturen)* in Frage.

Therapie: Falls eine *Kortikoidinjektion in das Sehnenscheidenknötchen* keine Besserung bringt, muß die Vagina tendinis im Bereich der Stenose sowie 1 cm weit darüber und darunter gespalten werden. Ein Ausschneiden der Verdickung ist überflüssig.

5. De Quervainsche Krankheit

Ätiologie: Die de Quervainsche Krankheit ist eine *Sonderform der stenosierenden Tendovaginitis* im Bereich der Endsehnen des Abduktor pollicis longus und Extensor pollicis brevis. In der Hauptsache erkranken Frauen zwischen 30 und 60 Jahren mit einem chronischen Gelenkrheumatismus. In anderen Fällen bleibt die Ursache dunkel.

Klinik: Die Patienten klagen über ein schmerzhaftes Schnellen des Daumens bei Abduktion und Extension in Höhe des Processus styloideus radii.

Fingerdruck an dieser Stelle ist schmerzhaft. Zuweilen tastet man eine leichte Verdickung unmittelbar proximal des Lig. carpi dorsale, das für jede Sehne ein Gleitfach bereithält.

Differentialdiagnose: FINKELSTEIN hat ein Zeichen angegeben, das die Differentialdiagnose gegenüber der sog. *Styloiditis radii* erlaubt: Der Arzt hält den Daumen fest, gleichzeitig wird die Hand scharf ulnarabduziert. Handelt es sich um eine Styloiditis, so kommt es zu einem stechenden Schmerz am distalen Radiusende.

Therapie: Bleiben *lokale Kortikoidinjektionen* erfolglos, muß operiert werden. Man sucht die Sehnen in ihren zugehörigen Kompartimenten auf und behebt die Stenose durch *Spaltung des Ligaments.* Dabei ist auf akzessorische Sehnen zu achten, die, falls sie übersehen werden, den Erfolg der Operation in Frage stellen.

6. Dupuytrensche Kontraktur

Definition: Das Dupuytren-Syndrom beruht auf einer erblichen Fibrose der Aponeurosis palmaris. Es erkranken vorzugsweise ältere Männer. Zunächst bilden sich mit der Haut verbackene Knoten und Stränge in der Hohlhand, denen sich im Laufe von einigen Jahren meistens eine Beugekontraktur eines oder mehrerer Finger anschließt, in der Reihenfolge IV, V, III *(Dupuytrensche Kontraktur).*

Ätiologie und Statistik: Die Dupuytrensche Kontraktur ist ein autosomal-dominant erbliches Leiden mit variabler Expressivität und geschlechtsverschiedener Manifestation. Schwere Handarbeit ist ohne Einfluß. Das Geschlechtsverhältnis beträgt 6–10 ♂ : 1 ♀. Die Häufigkeit in der Durchschnittsbevölkerung wird mit 1–2‰ angegeben. Die meisten Kranken sind über 50 Jahre alt. Doppelseitigkeit überwiegt. In 5% der Fälle erkrankt auch die *Plantaraponeurose der Füße.* Bei 3% ist der Dupuytren von einer *Induratio penis plastica (Peyroniesche Krankheit),* d.h. einer Verdickung und Schrumpfung des bindegewebigen Septums zwischen den Corpora cavernosa, begleitet. Bei Epileptikern und Menschen mit chronischen oder chronisch-rezidivierenden Zervikalsyndromen kommt das Leiden überdurchschnittlich häufig vor.

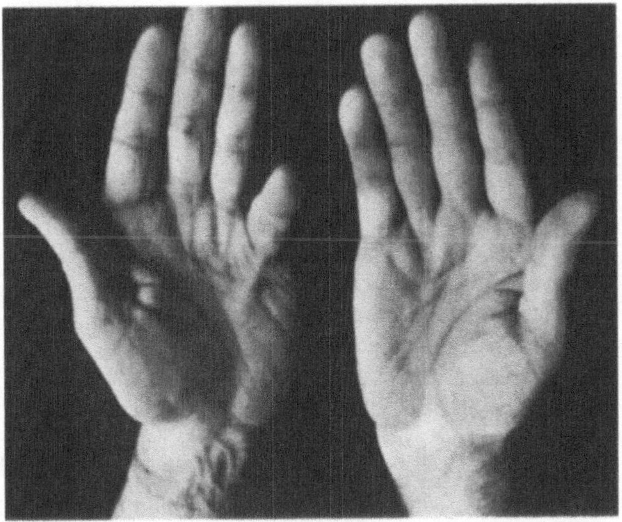

a

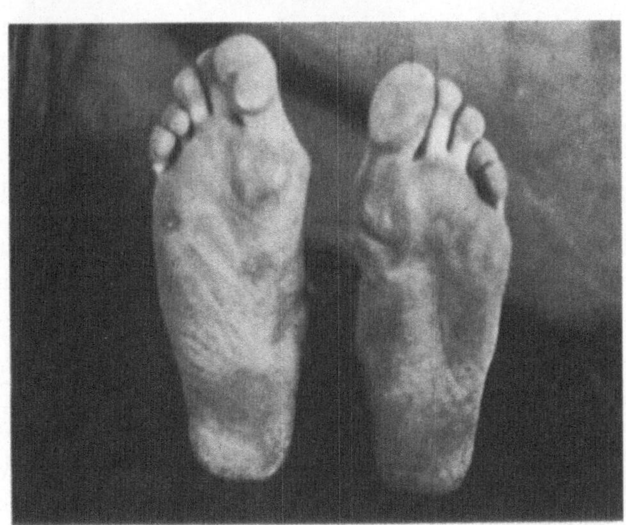

b

Abb. 86a, b. M. Konrad, 57 Jahre.
Dupuytrensche Kontraktur des 4. und
5. Fingers beiderseits **a** und der 4. und
5. Zehe beiderseits **b**

Pathologische Anatomie: Nach HUESTON (1963) finden sich die ersten Veränderungen im subkutanen Fettbindegewebe der Hohlhand, und zwar in Form einer vermehrten Vaskularisation, der sich eine perivaskuläre fibroblastische Proliferation anschließt.

Im *mikroskopischen Bild* sieht man zunächst dichte Zellenansammlungen, die an ein Sarkom erinnern. Später entwickelt sich daraus schrumpfendes Narbengewebe.

Der Prozeß greift auch auf die Faszie und ihre Verzweigungen über, verschont jedoch die Sehnenscheiden und Sehnen. Die Gelenkkapseln schrumpfen sekundär.

Klinik: Die Krankheit verursacht, wenn überhaupt, nur mäßige Schmerzen. In der Vola manus tastet man mit der Haut verwachsene derbe Knoten und Stränge, die in Monaten oder Jahren durch Ummauerung der Sehnen zu einer *progressiven Beugekontraktur der Fingergrundgelenke* führen können (Abb. 86a, b). Am häufigsten ist der Ringfinger betroffen, an 2. Stelle der Kleinfinger, mit immer größerem Abstand folgen Mittelfinger, Zeigefinger und Daumen. Die entsprechenden Veränderungen an den Füßen sind meist schwächer ausgeprägt und geben nur selten Anlaß zu therapeutischen Eingriffen. Da die Sehnen selbst frei bleiben, können die

Fingerendgelenke immer gestreckt werden. Im Endstadium gräbt sich manchmal der Nagel des Ring- oder Kleinfingers in die Haut der Vola manus ein.

Differentialdiagnose: *Fingerkontrakturen nach Eiterungen oder Verbrennungen* sind leicht zu unterscheiden, weil bei ihnen die typischen Knoten und Stränge fehlen. Bei *ischämischen und spastischen Kontrakturen* ändert sich die Fingerstellung mit der Stellung des Handgelenkes: Bei gebeugtem Handgelenk lassen sich die Finger strecken. Die *Ulnarislähmung* mit der charakteristischen „Krallenhand" ist durch eine Überstreckung der Grundgelenke bei fixierter Beugung der Endgelenke gekennzeichnet. Die *Kamptodaktylie* und *Arbeitsschwielen* sind kaum zu verkennen.

Prognose: Nicht immer wird die Dupuytrensche Krankheit zur Kontraktur. Zuweilen bleibt es bei den Knoten in der Hohlhand. Viele Fälle haben einen sehr langsamen Verlauf. Allerdings kommt auch das Gegenteil vor. Nach partiellen Fasziektomien ist mit 50% Rezidiven zu rechnen. Man sollte daher immer eine *radikale Ausräumung der Faszie mitsamt ihren Verbindungen zu den Metacarpalia und Fingern* anstreben. Die Wundheilung ist oft durch Hämatome gestört.

Hautdefekte können Transplantationen erfordern. *Sudecksche Dystrophien* oder Sudeck-ähnliche Bilder führen bei älteren Menschen nicht ganz selten zu enttäuschenden Ergebnissen.

Therapie: Kortikoidinjektionen in die Knoten sind nur zu Beginn der Krankheit sinnvoll. Im Stadium der Kontraktur ist die *Operation* angezeigt. Nach BUNNELL sollte man operieren, wenn die Finger „nicht mehr zum Gebet gefaltet werden können". Wegen ihrer Neigung zu postoperativen Gelenkeinsteifungen wird man bei alten Leuten lieber auf die Faszienexzision verzichten und sich mit der subkutanen Durchschneidung der Knoten in der Vola manus begnügen. Dieser Eingriff ist auch als Voroperation (14 Tage vor der Fasziektomie) nützlich. An den Fingern ist die subkutane Durchtrennung der Knoten wegen der Gefahr, Nerven und Gefäße zu verletzen, verboten. Letztere sind oft so in narbiges Gewebe eingebettet, daß die Operation nur mit der Lupe durchgeführt werden kann. Mitunter müssen auch die volaren und lateralen Anteile der geschrumpften Gelenkkapsel mitentfernt werden. Bei sehr schweren Kontrakturen empfiehlt sich die Amputation des Fingers im Mittelgelenk.

Zusammenfassung

Die Dupuytrensche Kontraktur ist ein erbliches Leiden. Vorzugsweise bei Männern über 50 bilden sich in der Hohlhand derbe, mit der Haut verwachsene Knoten und Stränge, die meistens zu einer Beugekontraktur der Grundgelenke von Ring- und Kleinfinger führen.

Therapie: Sie besteht bei jüngeren Menschen in der sorgfältigen Exstirpation der gesamten Hohlhandfaszie, einschließlich ihrer Verbindungen zu Fingern und Gelenken. Bei alten Menschen sollte man sich mit der subkutanen Durchschneidung der Hohlhandknoten begnügen.

XXV. Beckengürtel

1. Veränderungen der Kreuzdarmbeingelenke

Ätiologie und Pathogenese: Ursachen für Schmerzen in den Iliosakralgelenken sind Arthralgien bei infektiösen Erkrankungen (z. B. bei einer Virushepatitis), Entzündungen (Polyarthritis, M. Reiter, Psoriasisarthritis, Pelvispondylitis ankylosans, Osteomyelitis, Tuberkulose, ein M. Paget) oder Tumoren (Chordome, multiple Myelome, Prostatakarzinommetastasen). Weiter kommen in Frage: Beckenfrakturen, Lockerungen während und nach der Schwangerschaft und die Arthrosis deformans.

Pathologische Anatomie: Sie richtet sich nach der Grundkrankheit. Die Zerstörungen sind bei der Osteomyelitis, Tuberkulose und bösartigen Geschwülsten stärker als bei rheumatischen Erkrankungen. Prinzipiell sind sie die gleichen wie an anderen Gelenken.

Klinik: Die Patienten klagen über Schmerzen im Bereich einer oder beider Kreuzfugen mit Ausstrahlung in das Gesäß und die Hinteraußenseite des Oberschenkels. Sie verstärken sich bei Belastung. Außerdem ist das Gelenk druck- und klopfempfindlich, der *Mennellsche Versuch* (starke Überstreckung des gleichseitigen Oberschenkels bei fixiertem Becken in Bauchlage) und der „Froschversuch" (maximale Abduktion des gleichseitigen Oberschenkels bei fixiertem Becken in Bauchlage) positiv, d. h. schmerzhaft. Bei mageren Personen lassen sich die Kreuzdarmbeingelenke durch die Bauchdecke palpieren. Auch vom Darm oder der Scheide aus ist eine Austastung möglich. Weitere Aufschlüsse erhält man beim Stehen auf dem krankseitigen Bein (Schmerzen und/oder auskultatorisch wahrnehmbare arthrotische Krepitationen bei Radfahrbewegungen der anderen Extremität) und durch die Laborbefunde.

Röntgenbefund: Die Veränderungen bei den rheumatischen Krankheiten wurden in den betreffenden Kapiteln geschildert. Osteomyelitis und Tuberkulose verursachen Destruktionen, vorzugsweise in der kaudalen Gelenkhälfte. Am besten stellen sich die Gelenke auf Beckenübersichtsaufnahmen dar. Spezialaufnahmen haben sich nicht bewährt. Für Details sind Tomogramme erforderlich.

Differentialdiagnose: Erkrankungen der Beckenorgane können u. U. eine Erkrankung der Kreuzdarmbeingelenke vortäuschen. Auch bei der Lumbago und bei pseudoradikulären Syndromen strahlen die Schmerzen in die Gegend der Iliosakralgelenke aus.

Prognose: Sie richtet sich nach dem Grundleiden.

Therapie: Bei eitrigen und tuberkulösen Entzündungen kommt die Ausräumung von einem dorsalen Zugang in Betracht. Lockerungen, die sich mit einem Jungmann-Gürtel nicht beherrschen lassen, erfordern eine dorsale Fusion mit einem quer implantierten autologen Knochenspan aus der hinteren Darmbeinschaufel. Dieselbe Behandlung käme bei einer Arthrose in Frage. Zuvor sollte man sich allerdings durch einen Prokaintest (Injektion von dorsal) vergewissern, daß die Schmerzen tatsächlich aus dem Iliosakralgelenk stammen.

2. Hüftdysplasie und Hüftverrenkung

Definition: Die Hüftgelenksdysplasie ist eine Vorstufe der Hüftverrenkung, die durch rechtzeitige Behandlung in den meisten Fällen abgewendet werden kann. Es handelt sich um eine häufige erbliche Störung in der Entwicklung der Hüftgelenkspfanne, die sekundär zu einer Valgusantetorsionsdeformität des koxalen Fe-

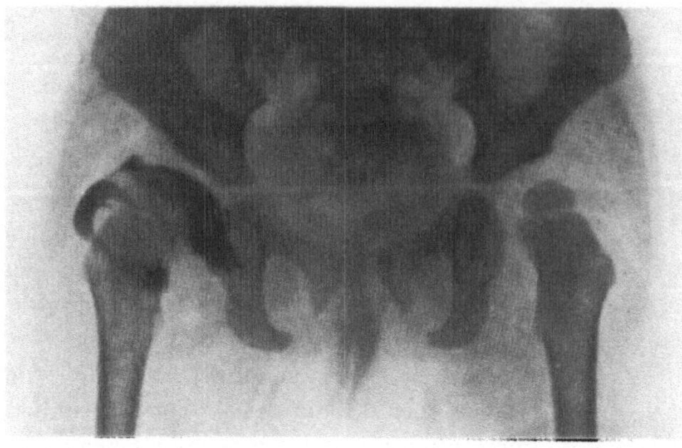

Abb. 87. *Kontrastmitteldarstellung des rechten Hüftgelenks.* Als Kontrastmittel wurde 60% iges Conray verwandt. Der knorpelige Limbus ist in die Pfanne eingeschlagen (dreieckiger lateraler Leerraum zwischen der knöchernen Pfanne und dem Kontrastmittel, das den Kopf bedeckt)

murendes führt. Die früher sehr oft im Laufe der Behandlung auftretende Nekrose des Schenkelkopfkernes – Hauptursache für eine spätere Koxarthrose – ist durch die moderne funktionelle Behandlung erheblich zurückgegangen.

Ätiologie und Pathogenese: Der Vererbungsmodus ist unregelmäßig dominant mit geschlechtsverschiedener Manifestation. Das Geschlechtsverhältnis beträgt bei der Luxation 5,4♀: 1♂; bei der Dysplasie entspricht es nach FABER nahezu der Norm[1]. Die Tendenz zur Normalisierung ist daher bei Knaben wesentlich größer als bei Mädchen. Die Bezeichnung Hüftdysplasie bezieht sich in erster Linie auf die Verknöcherung des knorpelig vorgebildeten Pfannendaches und Pfannenrandes. Durch eine nicht-zeitgerechte Ossifikation bleibt die Pfanne zu flach, das Pfannendach zu steil, so daß der Schenkelkopf keinen genügenden Gegenhalt findet. Die Folgen sind: 1. eine verzögerte Verknöcherung des Schenkelkopfkernes, 2. eine Vergrößerung des Schenkelhalswinkels (Valgus), 3. ein verstärktes Wachstum des koxalen Femurendes nach vorn (pathologische Antetorsion), die die normale Antetorsion beträchtlich vermehrt. Ohne rechtzeitige und ausreichende Behandlung kann der Schenkelkopf unter dem Einfluß von Muskelzug und Belastung die Pfanne allmählich verlassen und auf das Darmbein wandern. Die Dysplasie wird zur Subluxation und schließlich zur Luxation.

---

1 In anderen Serien nähert es sich mehr oder weniger der Luxationsrelation

Angeborene (teratogene) Verrenkungen sind sehr selten. Sie sind immer noch mit anderen angeborenen Mißbildungen kombiniert und haben mit dem hier besprochenen Krankheitsbild nichts zu tun.

Pathologische Anatomie und Physiologie: Die knorpelige Pfanne ist bei der Geburt normal. Bei der allmählichen Auswanderung des Kopfes, der die Pfanne meistens nach hinten-oben verläßt, werden Kapsel und Bänder gedehnt. Da der Kopf zunächst immer wieder in die Pfanne zurückgleitet, kann der knorpelige Limbus in die Pfanne eingeschlagen werden. Zu einem Repositionshindernis wird er jedoch nur dann, wenn er „eingeschlagen" an Ort und Stelle verwächst (Abb. 87). Der auswandernde Kopf hinterläßt eine im Röntgenbild sichtbare Gleitspur im Knochen. In seiner Endstellung bildet sich im Laufe der Jahre eine mehr oder minder ausgeprägte *Sekundärpfanne.*

In einer kranialwärts ausgeweiteten Pfanne, in der der Kopf auf- und absteigen kann, wird stets ein Teil des Muskelandrucks in Bewegung umgesetzt. Der verminderte dynamische Druck führt zu einer verzögerten Ossifikation des Kopfkernes, der normalerweise im 4.–6. nachgeburtlichen Monat röntgenologisch nachweisbar ist. Wie weitreichend die Folgen der gestörten Gelenkfunktion sind, zeigt sich sowohl am verspäteten Schluß der Synchondrosis ischiopubica als auch an der Hypotrophie der krankseitigen Beckenhälfte und des Femur.

Die verlassene Pfanne wird mehr und mehr abgebaut. Gleichzeitig verdickt sich der knöcherne Pfannenboden. Der nun mit dem Darmbein artikulierende Kopf bleibt zwar im Wachstum zurück, behält aber im großen und ganzen seine ursprüngliche Form, während der subluxierte Kopf erheblich stärkeren typischen Veränderungen („Einrollungskopf") unterworfen wird. Die Inkongruenz der Gelenkflächen bedingt in beiden Fällen eine *Arthrose*, die in einer guten Sekundärpfanne geringer ist als in Subluxationsstellung.

Auch die Weichteile nehmen an den Veränderungen teil. Kapselschlauch und Lig. teres müssen sich, der Auswanderung des Kopfes entsprechend, verlängern, wobei die Arterie des runden Bandes verödet. Der obere Teil der Kapsel, die den Kopf umschließt, wird als *Haube*, der untere, die leere Pfanne bedeckende Abschnitt als *Kapseltasche* bezeichnet. Zwischen beiden, im sog. *Isthmus*, überkreuzt die Iliopsoassehne die Kapsel. Durch die Reibungen der Sehne kann die Synovialis verkleben und zu einem *Repositionshindernis* werden. Weichteilwucherungen aus dem Pulvinar füllen die leere Pfanne. Der außerhalb der Pfanne stehende Kopf wächst nicht mehr synchron mit der Pfanne. Zuweilen wird er größer als auf der gesunden Seite (Coxa magna).

An Stellen, an denen der Gelenkknorpel unter unphysiologischen Druck gerät, sieht man Druckmarken, die histologisch Nekrosen enthalten. Sie wurden von BERNBECK schon bei Neugeborenen beobachtet.

Die Muskulatur paßt sich den veränderten topographischen Verhältnissen an. Mit dem schräg nach oben lateral aufsteigendem Kopf verkürzen sich die Adduktoren, während die kleinen Gluäen durch Annäherung von Ursprung und Ansatz insuffizient werden. Das auf diese Weise entstandene Übergewicht der Adduktoren über die Abduktoren führt zu einer Vergrößerung des Schenkelhalswinkels *(Coxa valga)*, mit dem Nachteil, daß nur noch ein schmaler Sektor des Kopfknorpels belastet wird. Da der Gelenkknorpel auf solche umschriebenen Spitzenbeanspruchungen nicht eingerichtet ist, wird hier bereits der Keim für eine spätere Koxarthrose gelegt. Die Begünstigung der Adduktoren – der Adductor magnus ist zugleich der stärkste Innenkreisler – zu Lasten der Außenrotatoren (Gluäen, Iliopsoas) leitet noch eine weitere Fehlentwicklung ein: die *pathologische Antetorsion des koxalen Femuren-*

des. Das Übergewicht der Innenrotatoren drängt den Schenkelkopf nach hinten. Da der Pfannenrand zu niedrig ist, wächst der Kopf in Richtung des geringsten Widerstandes, bei einer vorbestehenden (physiologischen) Antetorsion nach vorn aus der Pfanne heraus. HAIKE hat diesen Vorgang im Tierversuch (durch Muskelexzision) überzeugend nachahmen können. Verf. sah bei jungen Kaninchen nach Resektion des vorderen Pfannenrandes ebenfalls eine starke Antetorsion.

Die Antetorsion wird am deutlichsten, wenn man am Modell je einen Draht durch die Mitte des Schenkelhalses und als Querachse durch die Kniekondylen schießt und beide übereinander projiziert. So entsteht ein ventralwärts offener Winkel, der beim Erwachsenen 12° beträgt.

Der Winkel verändert sich während des Wachstums, und zwar beginnend mit einer Retrotorsion von $-2°$ im 3. Embryonalmonat, über eine Antetorsion von $+31°$ im 10. Fetalmonat auf $+20°$ bei 10 jährigen.

Bei der Hüftverrenkung kommen Antetorsionswinkel bis zu 90° vor, so daß der Schenkelkopf bei frontal stehender Patella, anstatt gegen die Pfanne gerichtet zu sein, nach vorn sieht.

Der Schenkelhalswinkel macht ebenfalls eine umwegige Entwicklung durch. Seine Größe sinkt von 137° im 5. Fetalmonat auf 128° im 9. Fetalmonat, steigt aber wieder bis zum 2. Lebensjahr auf 142°. Seine endgültige Größe liegt bei 128°.

Da nur eine maximale Übereinstimmung von Kopf und Pfanne (Kongruenz) das Hüftgelenk zu einer nachholenden Entwicklung stimuliert, sind pathologisch gesteigerte Antetorsion und Coxa valga wesentliche Hindernisse für die Herstellung normaler Verhältnisse. Unter dem exzentrisch gegen den Pfannenerker (s. S. 331) gerichteten Druck kommt es zu einer Atrophie des oberen Pfannenrandes. *Die Coxa valga begünstigt die Reluxation.* Auch die Antetorsion erschwert eine zentrierte Einstellung des Kopfes bei der Reposition.

Wahrscheinlich spielt bei der Vererbung der Dysplasie auch ein *qualitativer Faktor* eine Rolle. Immer wieder trifft man bei der genauen Durchmusterung von „Koxarthrosen unbekannter Genese" jenseits des 5. Lebensjahrzehntes auf leicht dysplastische Pfannen, deren formale Abweichungen zu gering sind, um

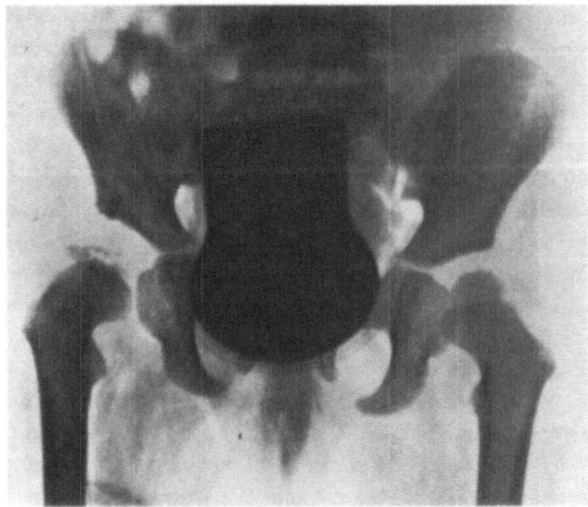

a

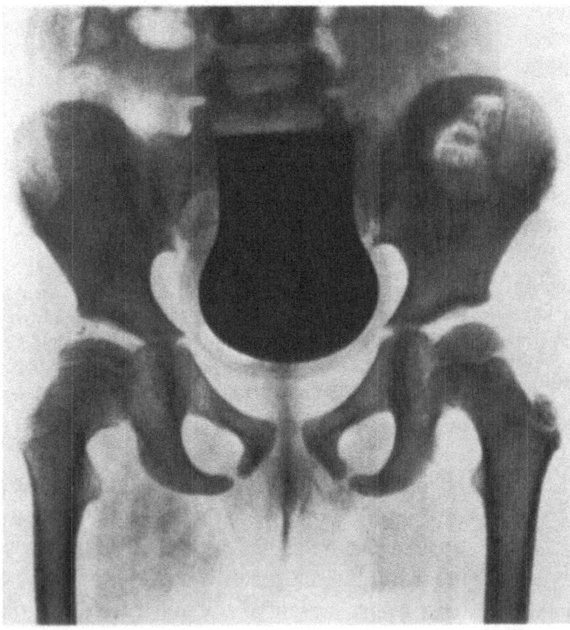

b

Abb. 88 a, b. W. Babette, 2 Jahre. *Hüftluxation rechts,* eingerenkt. Mehrere Gipsverbände. **a** *Luxations-Perthes,* Fragmentierungsstadium. Steiles Pfannendach; der rechte Schenkelkopfkern ist verbreitert, erniedrigt, zerklüftet, der benachbarte Schenkelhals etwas verplumpt. **b** *Ausheilungsstadium.* Die Kopfkalotte hat sich zwar wiederhergestellt, jedoch die normale Höhe nicht erreicht. Leichte Verbreiterung und Verplumpung des Schenkelhalses. Gute nachholende Entwicklung des Pfannendaches

die Annahme einer Arthrose durch Inkongruenz zu rechtfertigen. Normalerweise kommt es auch bei alten Menschen nicht zu nennenswerten Arthrosen, obwohl der Gelenkknorpel sich im Alter verdünnt. Nur die verminderte Knorpelqualität liefert in solchen Fällen eine verständliche Erklärung.

Größte prognostische Bedeutung hat eine andere Erscheinung, die sich nicht zwangsläufig, wie Coxa valga und Antetorsion, aus der Pfannendysplasie ergibt, sondern die ausschließlich der Behandlung anzulasten ist: die *Kopfkernnekro-* se (Abb. 88 a, b). Pathologie und Klinik entsprechen der Perthesschen Krankheit. Man spricht deshalb auch von einem *Luxations-Perthes.* Hauptursache ist nach Tönnis und Kuhlmann das Trauma der Einrenkung und der Fixierung. Meist handelt es sich um Partialnekrosen. Die genannten Autoren fanden bei 10% der im Gipsverband miteingeschlossenen ursprünglich gesunden Hüfte Kopfnekrosen. Bernbeck hat, auf Tierversuchen fußend, die abnorme Rotation im Lorenz- oder Lange-Gipsverband angeschuldigt. Die starke Außen- oder Innenkreiselung führt zu einer Kapselverwringung und damit zu einer Drosselung der in der Kapsel verlaufenden ernährenden Gefäße für den Schenkelkopf. Dazu kommt die mit der Verwringung verbundene Verkürzung der Kapsel, die den Kopf gewaltsam gegen die Pfanne preßt. Der Epiphysenkern wird, wie beim echten M. Perthes, zuerst nekrotisch; anschließend sintert der statisch minderwertig gewordene Knochen. Auch der Wiederaufbau erfolgt in gleicher Weise. Die starken reparativen Reserven junger Luxationskinder erlauben auch bei ausgedehnteren Partialnekrosen manchmal noch eine vollständige formale Wiederherstellung, wo beim echten Perthes eine Defektheilung einträte. Nach Ablösung der Gipsretention durch eine weitgehend funktionelle Therapie ist die Häufigkeit der Kopfkernnekrosen von maximal 60% zunächst auf 10% gesunken und erreicht heute Werte von 4–6%. Da auch geringe Entrundungen im Laufe von Jahrzehnten zu Arthrosen durch Inkongruenz führen, dürfen wir gewiß von einem großen Erfolg sprechen, um so mehr, als auch Valgus und Antetorsion korrigiert werden können und die Frühbehandlung der Dysplasie die großen reparativen Potenzen für eine nachholende Entwicklung der Pfanne rechtzeitig mobilisiert.

Klinik: Die Häufigkeit von Hüftdysplasie und Hüftverrenkung beträgt 3‰. In Deutschland mit den Grenzen von 1937 bestanden – wie in anderen Ländern – beträchtliche regionale Verschiedenheiten. Die Hüftluxation war am häufigsten in Sachsen, Thüringen und in der Oberpfalz. Kleine „Endemiegebiete" bestanden in Hessen. Die Unterschiede zwischen Ost und West sind auch heute noch nicht verschwunden, trotz der großen nach Westen gerichteten Flüchtlingsströme, die auch bei uns die Dysplasiehäufigkeit erhöht haben. Bei Negern und Chinesen sind Luxationen selten. In Japan rechnet man mit 10‰. Jaroš et al. registrierten in Prag unter mehr als 55 000 im Alter von 3–4 Monaten klinisch und röntgenologisch untersuchten Kindern 8‰ Dysplasien, 3‰ Subluxationen und 2,7‰ Luxationen. (In der Tschechoslowakei besteht eine Untersuchungspflicht für alle Kinder.) 60% der Hüftluxationen sind einseitig, mit einer leichten Bevorzugung der linken Hüfte.

1. Die *Dysplasie*: Die Frage, ob in der Verwandtschaft bereits Fälle von Hüftdysplasie oder Hüftluxation vorgekommen sind, ist nicht unwichtig. Die Bejahung gibt den Ausschlag, wenn der Arzt allein auf Grund der klinischen Untersuchung unsicher ist, ob er behandeln soll oder nicht. Der Röntgenbefund wird erst relevant, wenn das Kind 3,5 Monate alt ist, von Ausnahmen abgesehen.

Ein begründeter Verdacht auf eine Dysplasie besteht bei einem positiven *Ortolani-Zeichen*: Der Arzt umfaßt bei dem mit rechtwinklig gebeugten Ober- und Unterschenkeln auf dem Rücken liegenden Kind beide Oberschenkel, adduziert sie unter schonendem axialen Druck und überführt sie in maximale Abduktion. Bei einer Dysplasie wird der Schenkelkopf durch den Druck in Längsrichtung des Beines über den hinteren Pfannenrand gedrängt und reponiert sich unter einem hör- und fühlbaren Schnappen, meist kurz bevor der abgespreizte Oberschenkel die Unterlage erreicht. Dieses Schnappen bezeichnet man als Einrenkungsphänomen oder Ortolani-Klick. Bei leichter Instabilität wird das Zeichen nach 2–3 Wochen wieder negativ; in schweren Fällen kann es bis zu einem halben Jahr nachweisbar bleiben (Ortolani). Um Schäden zu verhüten, sollte man sich mit einer einmaligen sorgfältigen Untersuchung begnügen.

Größere diagnostische Bedeutung, allerdings erst von der 3. Lebenswoche an, hat die *Abduktionshemmung*. Bei der Prüfung ist darauf zu achten, daß die Verbindungslinie der vorderen oberen Darmbeinstachel mit der Körperlängsachse einen rechten Winkel bildet. Anstelle einer im 1. Lebensmonat physiologischen Spreizfähigkeit von 80–90° ist bei einer dysplastischen Hüfte nur noch eine Abduktion von 60–70° möglich. Auf der Suche nach einer Erklärung hat man von einer „Art reflektorischer Spannung der Adduktoren gegenüber einer pathologischen Situation" gesprochen. In der Tat ist die Abduktion bei einer Coxa vara infantum ebenfalls eingeschränkt. In diesem Zusammenhang muß auch die *Bewegungsarmut des krankseitigen* Beines genannt werden, die manche Mutter veranlaßt, ihr Kind dem Arzt vorzustel-

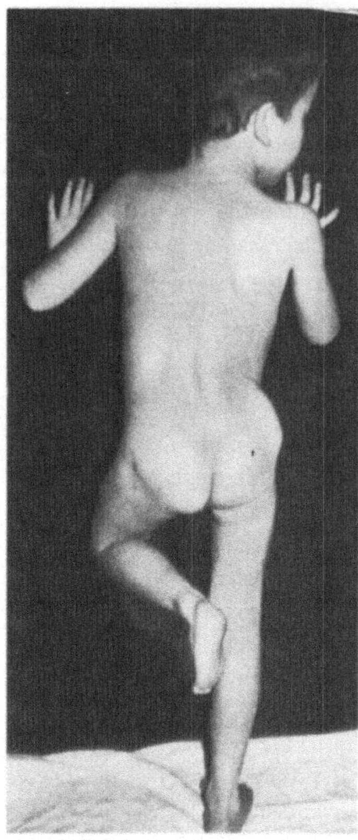

Abb. 89. *Prüfung des Trendelenburgschen Phänomens* (rechtsseitige Hüftverrenkung). Das Becken sinkt zur nichtunterstützten Seite herab

len. Bei Kindern, die etwa ein halbes Jahr alt sind, kann die Spreizhemmung Symptom einer frühkindlichen Hirnschädigung sein.

Auch das *Zeichen nach* LUDLOFF ist diagnostisch brauchbar. Man prüft es, indem man versucht, das abduzierte, im Hüft- und Kniegelenk gebeugte Bein zu strecken. Das gelingt, außer bei dysplastischen Hüften, nur bei hypotonen Kindern.

Die *Asymmetrie der Speckfalten* an der Innenseite der Oberschenkel ist kein verläßlicher Hinweis, denn nur 30% dieser Kinder haben tatsächlich eine Hüftdysplasie.

2. *Subluxation und Luxation:* Brauchbare Fingerzeige sind: eine *Differenz der Gesäß- und Kniefalten sowie eine Verziehung der Vulva bei Mädchen.* Eine *Beinverkürzung* darf nur mit Vorsicht genannt werden, denn sie kann auch andere Ursachen haben. In Frage kommen: Minderwuchs der Extremität, Coxa vara infan-

tum und Ab- oder Adduktionskontrakturen des Hüftgelenkes mit Beckenschiefstand.

Man mißt den Abstand zwischen Spina iliaca anterior superior und der Spitze des Innenknöchels. Ob die Verkürzung den Ober- oder Unterschenkel betrifft, sieht man, wenn man in Rückenlage beide im Hüft- und Kniegelenk gebeugten Beine so nebeneinanderstellt, daß die Innenränder der auf einer festen Unterlage stehenden Füße sich maßgerecht berühren. Dabei visiert man einmal über den höchsten Punkt, oberhalb des oberen Patellarandes und ein anderes Mal über die Tuberositas tibiae.

Für eine Hüftverrenkung gibt es nur 2 sichere Zeichen: die leere Pfanne und das Glissement. Ob die Pfanne leer ist, kontrolliert man am auf dem Rücken liegenden Kind, indem man den Oberschenkel überstreckt und den Femurkopf unterhalb des Leistenbandes und unter der pulsierenden A. femoralis tastet. Durch Rotation des Oberschenkels wird es leichter den Kopf zu finden.

Das von DUVERNAY angegebene Gleitzeichen prüft man durch passives Verschieben des Schenkelkopfes nach oben und unten.

Hüfthinken bei einseitiger und *Watscheln* bei doppelseitiger Luxation waren früher, als die meisten Kinder erst nach Gehbeginn dem Arzt vorgestellt wurden, wertvolle Hinweise. Sie bilden die Grundlage des *Trendelenburgschen Phänomens* (Abb. 89): Beim Stehen auf dem krankseitigen Bein sinkt das Becken nach der nicht unterstützten Seite hin ab. Der oft unter Haut und Muskulatur gut sichtbare große Rollhügel wandert bei der „Entgleisung" des Gelenkes zum Beckenkamm. Die das Becken balanzierenden kleinen Glutäen werden durch Annäherung von Ursprung und Ansatz insuffizient. Das Zeichen ist auch bei Coxa vara und Lähmungen von Glutaeus medius und minimus positiv. Die ungleiche Verteilung der Leistung wird an der Atrophie der Muskulatur der krankseitigen Extremität deutlich.

Röntgenbefund: Die erste Beckenübersichtsaufnahme erfolgt, wenn das Kind 3,5 Monate alt ist. Um diese Zeit ist die Pfannenverknöcherung soweit fortgeschritten, daß eine Diagnose möglich wird. Voraussetzung ist eine exakte Lagerung des Kindes bei der Aufnahme. Da die normale leichte Beckenkippung nach vorn (die die Lendenlordose erzeugt), erst einige Zeit nach dem sicheren Erlernen des Gehens erfolgt, die volle Streckung in den Hüftgelenken beim jüngeren Kind demnach noch nicht möglich ist, muß man die Streckhemmung beim Röntgen durch einen Schaumgummikeil von 15–20°, den man unter das Gesäß legt, ausgleichen. Die Beine liegen parallel nebeneinander bei neutraler Rotation. Drehungen des Beckens um die Längs- oder Querachse können ein zu steiles Pfannendach vortäuschen. Bei der Betrachtung des Röntgenbildes sollte man sich daher als erstes vergewissern, daß die *Kriterien für eine exakte Lagerung* gewahrt sind: 1. die Beckenschaufeln sollen gleich groß sein; 2. die Foramina obturatoria sind queroval und besitzen die gleiche Größe; 3. Quer- und Längsdurchmesser der Beckeneingangsebene stehen im Verhältnis von 2:1; und 4. der obere Scham- und Sitzbeinast vereinigen sich am Oberrand des Os ischii (nicht höher und nicht tiefer).

1. Beurteilung der Hüftgelenke vor Erscheinen der Kopfkerne: Da die Schenkelkopfkerne beim gesunden Kind nicht vor dem 4. Lebensmonat erscheinen, orientieren wir uns an der medialen Schenkelhalsspitze, dem „Diaphysenstachel". Steht er weiter vom Becken entfernt als 0,5 cm, liegt ein pathologischer Befund vor. Die obere Umrandung des Foramen obturatum setzt sich stufenlos in die mediale Kontur des Schenkelhalses fort (*Ménard-Shentonsche Linie,* Abb. 90). Schon eine mäßige Subluxation unterbricht diese Linie. Gleichzeitig wird auch die *Calvésche Linie,* die von der Außenkontur des Beckens in den äußeren Rand des Schenkelhalses übergeht, gebrochen.

Weitere wichtige Hilfsmittel für die Beurteilung der Hüftgelenke sind die *Hilgenreinersche und Ombrédannesche Linie* (Abb. 90). Erstere entspricht der Verbindungslinie der Fußpunkte der Y-Fugen, während die Ombrédannesche Linie das Lot darstellt, das man von dem am weitesten nach außen vorspringenden Punkt des Pfannendaches, dem Pfannenerker, auf die Hilgenreinersche Linie fällt. Seine Verlängerung schneidet das koxale Femurende so, daß 2/3 der Metadiaphyse innerhalb und 1/3 außerhalb liegen. Durch das Aufsteigen des Schenkelkopfes entlang der schrägen seitlichen Beckenwand kehrt sich das Verhältnis bald um. Normalerweise sollte sich die kraniale Metaphysenkontur der Hilgenreinerschen Linie nur bis auf 0,5 cm nähern.

Die verlängerten Linien nach Hilgenreiner und Ombrédanne bilden das *Hilgenreinersche Koordinatenkreuz* mit 4 Quadranten. Im normalen Hüftgelenk steht der Schenkelkopf im unteren inneren Quadranten. Man unterscheidet *4 Grade der Luxation:*

Grad I: Hüftkopfkern noch innerhalb der Pfanne, Pfannendach dysplastisch (Hüftdysplasie mit geringgradiger Subluxation). Der Kopfkern steht noch im unteren medialen Quadranten.

Grad II: Hüftkopfkern nach lateral verschoben, außerhalb der Ombrédanneschen Linie stehend, aber noch unterhalb des Pfannenerkers.

Grad III: Der Hüftkopf steht etwa in Höhe des gedachten Pfannenerkers. Primär- und Sekundärpfanne müssen hier abgegrenzt werden. Gemeint ist nur der Erker der Primärpfanne. Der Hüftkopf ist vollständig luxiert und steht höher als der Erker der Primärpfanne.

Grad IV: Der Hüftkopfkern steht deutlich über dem Pfannenerker, an der Beckenschaufel, evtl. schon in einer Sekundärpfanne.

Der nach außen offene *Azetabularwinkel* entsteht aus der Hilgenreiner-Linie und der Verbindungslinie des Fußpunktes der Y-Fuge mit dem Pfannenerker (in Abb. 90 als Pfannendachwinkel Alpha bezeichnet). Winkel von mehr als 34° beim Säugling, 28° beim 1 jährigen und 25° beim älteren Kleinkind sind pathologisch.

Leider ist der *Azetabularwinkel* sehr empfindlich gegenüber Lagerungsfehlern bei der Aufnahme, was seine Verwertbarkeit einschränkt. Sehr viel weniger empfindlich ist der ACM-Winkel nach Idelberger und Frank (Abb. 91). *Zur Bestimmung des ACM-Winkels* werden Pfannenerker (A) und kaudaler Pfannenrand am unteren, meist etwas aufgehellten Pol der Facies lunata (B) durch eine Gerade verbunden. Im Mittelpunkt M der Strecke AB errichtet man das Lot, das den Pfannengrund in C schneidet. Der ACM-Winkel ist ein Parameter der Pfannentiefe. Er beträgt am normalen

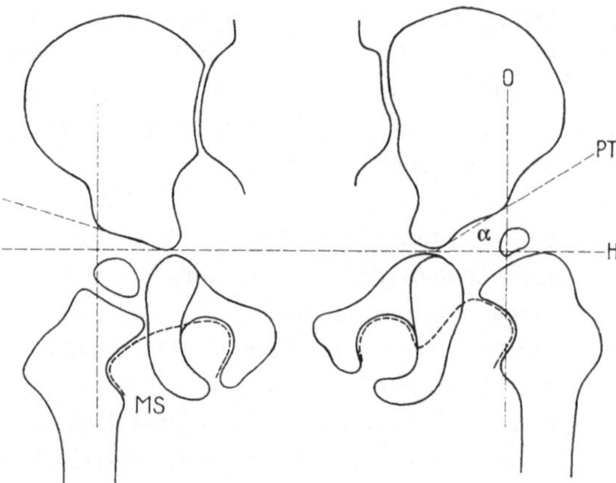

Abb. 90. *Hilgenreinersches Koordinatensystem.* 0 =
Ombrédannesche Linie; *PT* = Pfannendachtangente;
H = Horizontale durch die Fußpunkte der Y-Fugen;
MS = Ménard-Shentonsche Linie; α = Pfannendachwinkel. Rechte Hüfte: normale Verhältnisse. Linke
Hüfte: Subluxation. Der im Vergleich mit der rechten
Seite zu kleine Schenkelkopfkern steht im oberen
äußeren Quadranten des Hilgenreinerschen Koordinatenkreuzes (statt im unteren inneren). Die Ménard-
Shentonsche Linie ist gebrochen, der Pfannendachwinkel vergrößert. Die Ombrédannesche Linie
schneidet die koxale Metaphyse im inneren statt im
äußeren Drittel

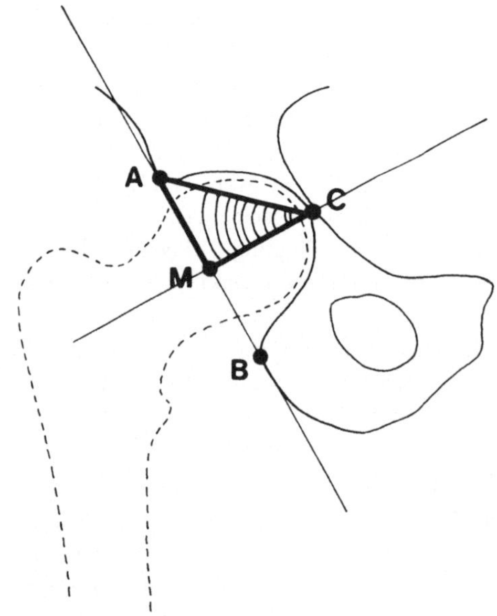

Abb. 91. ACM-Winkel nach IDELBERGER-FRANK (Erklärung im Text)

Hüftgelenk maximal 50°. Für die beiden ersten
Lebensjahre ergeben sich etwas höhere Werte
als für die Zeit danach. Er ist in allen Altersstu-
fen brauchbar, während der Pfannendachwinkel nach Verknöcherung der Y-Fugen durch
den *Wibergschen CE-Winkel* ersetzt werden
muß.

*2. Beurteilung der Hüftgelenke nach Erscheinen
der Kopfkerne:* Die *Kopfkerne* erscheinen im
Normalfall zwischen dem 4. und 6. Lebensmonat, bei Mädchen etwas eher als bei Knaben. Es
ist schwer die Variationsbreite anzugeben. Die
meisten Autoren sehen die untere Grenze für eine pathologische Verzögerung bei etwa 8 Monaten (für beide Geschlechter). Bei einer Dysplasie ist auch die weitere Entwicklung verlangsamt. Das rasche Einholen der normalen Hüfte
ist eines der Zeichen einer erfolgreichen Therapie.

In einem gesunden Hüftgelenk liegt der Kern im unteren inneren Quadranten des Hilgenreinerschen Koordinatenkreuzes, das von der Hilgenreiner- und Ombrédanne-Linie gebildet wird.

Das dysplastische Pfannendach ist nicht nur zu steil, sondern auch zu kurz und zu wenig gekrümmt.

Nach Verknöcherung der Y-Fugen bestimmen wir die *relative Pfannentiefe* mit Hilfe des CE-Winkels. Auch dabei muß die Aufnahme (Bekkenübersicht) bei exakter Lagerung erfolgen. Der eine Schenkel entspricht der Verbindungslinie zwischen Kopfmitte und Erker, der andere der Parallelen zur Körperlängsachse durch das Kopfzentrum.

Unter normalen anatomischen Bedingungen sind Kopf- und Pfannenmittelpunkt identisch; bei Lateralisation des Kopfes gibt es 2 Zentren. Die Messung erfolgt mit dem von MÜLLER konstruierten Ischiometer. Sie ist vom 4. Lebensjahr an möglich. Der untere Grenzwert liegt bei Kindern zwischen 4 und 13 Jahren bei 20°, im Erwachsenenalter bei 25°. Winkel unter 15° bei Kindern und unter 20° bei Erwachsenen bedeuten eine Subluxation oder Luxation.

Die *Berechnung des Schenkelhals- und Antetorsionswinkels* (CCD-Winkel = Centrum-Collo-Diaphysenwinkel und AT-Winkel) erfordert 2 Aufnahmen bei exakter Lagerung. Beide Male liegt der Patient mit dem Rücken auf dem Bucky-Tisch. Der Zentralstrahl fällt senkrecht auf die Symphyse. Bei Aufnahme I liegen die Beine parallel bei neutraler Rotation; bei Aufnahme II werden beide Hüft- und Kniegelenke rechtwinklig gebeugt bei Abspreizung der Oberschenkel um je 20°. Die Unterschenkel liegen auf dem Beinhaltegerät nach RIPPSTEIN.

Mit Hilfe einer Tabelle lassen sich aus den projizierten CCD- und AT-Winkeln die reellen Winkel bestimmen (mit einer Genauigkeit von ±5°).

Für Extremwerte ist die Tabelle allerdings überfordert. Hier hilft nur ein pragmatisches Vorgehen. Vermutet man einen AT-Winkel von etwa 80°, so wird für die 2. Aufnahme die gleiche Lagerung wie bei der 1. beibehalten, nur rotiert man die Unterschenkel um 80° nach innen.

Die Ermittlung genauer Werte ist von ausschlaggebender Bedeutung für die Planung der Operation. Durch die *Computertomographie* sind direkte Messungen des Schenkelhals- und Antetorsionswinkels möglich geworden.

Die *Arthrographie des Hüftgelenkes* mit positiven Kontrastmitteln (z. B. Conray 60) ist bei den meisten Luxationshüften überflüssig, unerläßlich jedoch, wenn die Einrenkung auf Schwierigkeiten stößt.

Der Einstich erfolgt entweder von kaudal, unmittelbar lateral und ventral vom Tuber ossis ischii (in Lorenzstellung); von vorn (lateral der pulsierenden A. femoralis), oder von lateral, bei Adduktion des Oberschenkels über die Spitze des Trochanter major.

Die Arthrographie zeigt Größe, Form und Stellung des Schenkelkopfes, der bei jungen Kindern noch überwiegend knorpelig ist, weitaus besser als Normalbilder. Ein in die Pfanne eingeschlagener Limbus verdrängt das Kontrastmittel unterhalb des Pfannenerkers (Abb. 87). Zu einem therapiebedürftigen Einrenkungshindernis wird der eingeschlagene Limbus allerdings erst, wenn er mit dem Pfannenknorpel verklebt oder verwächst. Die Indikation zur Operation darf nicht allein auf Grund des Arthrogrammes gestellt werden.

Differentialdiagnose:

1. Dysplasie: Unter- und Überdiagnosen wären bei der Dysplasie weniger häufig, wenn man vor einer Entscheidung die Kriterien für eine exakte Lagerung bei der Röntgenaufnahme beachten würde.

Starke Verzögerungen im Sichtbarwerden der Schenkelkopfkerne kommen bei der *kongenitalen spondyloepiphysären,* der *polyepiphysären* und der *solitären Dysplasie der Schenkelköpfe* vor. Bei allen 3 Formen der epiphysären Dysplasie ist das Pfannendach normal.

2. Subluxationen und Luxationen: Auszuschließen sind in erster Linie ein *Marfan-Syndrom* und ein *Ehlers-Danlos-Syndrom* (Fibrodysplasia elastica) mit schlaffen, überstreckbaren Gelenken, hypotoner Muskulatur, brüchigen Gefäßen etc.). Luxationen begleiten häufig schlaffe und manchmal spastische *Lähmungen* (Poliomyelitis, Meningomyelozelen, frühkindliche Hirnschädigungen). Verwechslungen sind kaum möglich. Die Knochenatrophie im Verein mit den langen, dünnen und steilen Schenkelhälsen bei Pfannendachwinkeln, die die Norm kaum überschreiten, sind eindeutige Hinweise, selbst für einen Betrachter des Röntgenbildes, der die Grundkrankheit nicht kennt. Steile Pfannendächer mit Coxae valgae und Subluxationen kommen bei vielen Formen der *Mukopolysaccharidosen und Mukolipidosen* vor. Sie sind nur ein Symptom der Dysostosis multiplex unter zahlreichen anderen, die in ihrer Gesamtheit zur richtigen Diagnose führen. Hüftverrenkungen bei der *Arthrogryposis multiplex congenita* sind wie neonatale Frakturen typische und häufige Begleiterscheinungen. *Pathologische Luxationen* nach Zerstörung des Pfannendaches durch entzündliches Granulationsgewebe bei der Säuglingsosteomyelitis und Coxitis tuberculosa oder durch bösartige Geschwülste bieten ebenfalls kaum diagnostische Schwierigkeiten.

Prognose: Die Ergebnisse hängen entscheidend vom Alter bei Beginn der Behandlung, vom Erfolg operativer Eingriffe und davon ab, ob es gelingt, Kopfkernnekrosen zu verhüten. Eine *Coxa valga begünstigt die Reluxation, eine Kopfkernnekrose die Koxarthrose.* Gute Frühergebnisse (nach 5 Jahren) und selbst befriedigende Spätergebnisse bieten keine unbedingte Garantie, daß eine *Arthrose* ausbleibt. Letzthin entscheidend ist allein die *Lebensbewährung des Hüftgelenkes.* Doppelseitige Luxationen haben gewöhnlich eine schlechtere Prognose als einseitige. *Spontanheilungen* von Dysplasien werden häufiger beobachtet. Das Geschlechtsverhältnis deutet darauf hin, daß sie bei männlichen Kindern öfter vorkommen als bei weiblichen. Es gibt, wahrscheinlich in Abhängigkeit von genetischen Faktoren, Dysplasien mit hoher und geringer Luxationsbereitschaft.

LINDEMANN hat ein Beurteilungsschema über die Spätheilungsergebnisse behandelter dysplastischer Hüftgelenke vorgeschlagen, das auf 5 Kriterien beruht: Lagebeziehung zwischen Kopf und Pfanne, Aufbau des koxalen Femurendes, Aufbau der Pfanne, Röntgenbild und funktionelles Ergebnis.

Übereinstimmung besteht heute darüber, daß eine operative Behandlung luxierter hochstehender Schenkelköpfe bei einseitiger Verrenkung bis etwa zum 16., bei doppelseitiger Luxation bis zum 6. Lebensjahr vertretbar ist.

Therapie: *1. konservativ:* Ziel der konservativen Behandlung ist, die großen Wachstumspotenzen des Säuglingsalters für eine nachholende Entwicklung des Hüftgelenkes zu nutzen.

Bei einem positiven Ortolani-Zeichen sollte die Mutter angehalten werden, ihr Kind *breit zu wickeln.* Starke Spreizhemmungen erfordern eine umgehende Beckenübersichtsaufnahme. Wir haben auf diese Weise mehrfach Subluxationen entdeckt, die bei einem starren routinemäßigen Vorgehen zu spät behandelt worden wären.

Zeigt das Röntgenbild Dysplasien mit einem Luxationsgrad I oder II, genügt das breite Wickeln nicht mehr. An seine Stelle tritt entweder eine *Spreizhose* oder die *Pavlik-Bandage.* Die Beckersche Spreizhose ist zu unelastisch, und ihr Erfinder hat sie selbst verworfen, als er die mit dieser Behandlungsform verbundene relativ hohe Zahl von Kopfkernnekrosen feststellte. Es gibt jedoch inzwischen mehrere flexible Modelle aus Kunststoff, die die Nachteile des alten vermeiden.

Die *Pavliksche Riemenzügelbandage* besteht aus Gurten. Der obere Teile bildet ein Leibchen, der untere liegt an der Innen- und Außenseite beider Beine, untergürtet die Ferse und wird an das Leibchen mit einem Karabinerhaken angeschlossen. Den richtigen Sitz der Beingurte garantieren einige Schlaufen. Die Gurte werden soweit verkürzt, daß Hüft- und Kniegelenke nahezu rechtwinklig gebeugt sind. Damit bleiben alle Bewegungen im Hüftgelenk mit Ausnahme der Streckung möglich. Die Strampelmotorik sorgt für die erwünschte Stimulierung. PAVLIK hat mit seiner Bandage Dysplasien aller Art behandelt und berichtet von zahlreichen Spontanrepositionen. Leider sind auch mit dieser sehr weitgehenden Art der funktionellen Therapie Kopfkernnekrosen (10%) nicht ganz zu vermeiden. Sie hängen allerdings auch von der Einstellung der Gurte und der Behandlungsdauer ab. Regelmäßige Kontrollen sind sowohl bei Spreizhosen als auch bei der Pavlik-Bandage notwendig. Die Strampelmotorik endet mit dem 8. Lebensmonat. Es hat keinen Sinn, Kinder über diesen Termin hinaus auf solche Weise weiterzubehandeln. *Mit dem Ende des 7. Lebensmonats muß sich der Arzt entscheiden, ob er die Therapie abbricht, weil die Dysplasie geheilt*

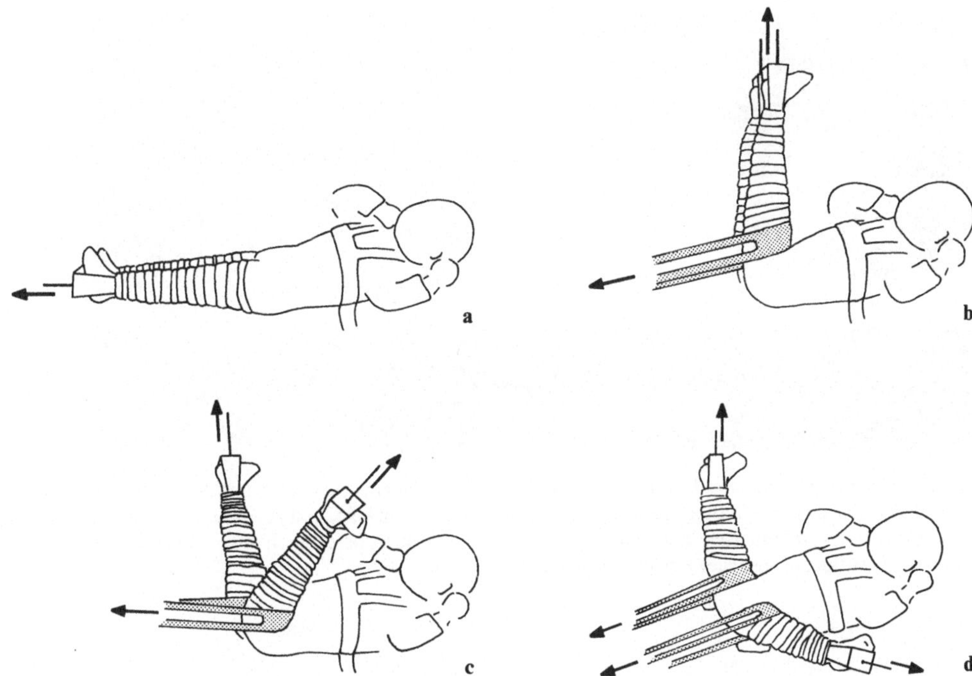

Abb. 92 a–d. *Extensionsreposition* nach der Düsseldorfer Methode. **a** Längsextension. **b** Nach Umwandlung der Längsextension in eine vertikale werden zusätzlich horizontal verlaufende Trochanterzüge angelegt. **c** Bei fortdauernder Extension werden die Beine allmählich gespreizt. **d** Endphase: Unter weiterer Extension in beiden Richtungen und unterstützt durch 2 kleine Sandsäcke, die als Hypomochlion unter die Trochanteren gelegt werden, erfolgt in Lorenz-Stellung die spontane Einrenkung

ist, oder ob der Röntgenbefund die Fortführung der Behandlung mit anderen Mitteln verlangt.
Dafür sind eine ganze Reihe von Methoden entwickelt worden, von denen wir die wichtigsten schildern.
Wir haben uns in Düsseldorf für den von HANAUSEK in Prag konstruierten Apparat (Abb. 93) entschieden, das Vorgehen jedoch verändert.

Im Hanausek-Apparat liegen die Oberschenkel in verstellbaren Halterungen, die in der Regel bei 70° Beugung und 60° Abduktion fixiert werden. Die Unterschenkel hängen herab und sind frei beweglich. Die Beinhalter sind vorn durch lockere Riemen geschlossen, so daß auch den Oberschenkeln eine gewisse Beweglichkeit verbleibt. Durch einen proximalen „Ausleger" an der Halterung wird ein Aufsteigen des Schenkelkopfes und durch das Eigengewicht des Körpers ein Ausweichen nach hinten verhindert. In der 2. Prager Orthopädischen Universitätsklinik dient der Hanausek-Apparat sowohl der Reposition als auch der Retention. Besteht eine stärkere Spreizhemmung, so werden die Halterungen zunächst dem Befund entsprechend eingestellt und allmählich in eine

Abduktion von 60°, bei einer Beugung von 70° und einer Innenrotation von 30° überführt. Auch mit diesem Verfahren lassen sich spontane Repositionen erzielen, bei einer Nekroserate von etwa 7%.
Da uns auch dieser Wert noch zu hoch erschien, haben wir in Düsseldorf das Hanausek-Gerät nur noch zur Retention benutzt und die Reposition mit einem der Overheadextension nachgebildetem Verfahren durchgeführt. Wie Abb. 92 a–d zeigt, beginnt man mit einer Zinkleimextension in Längsrichtung, die solange fortgesetzt wird, bis der Schenkelkopf deutlich unter dem Pfannenerker steht und die Shentonsche Linie nicht mehr unterbrochen ist. Ist dieses Ziel erreicht, wird die Extension umgerüstet. Bei unveränderter Längsextension – mit verringerten Gewichten – über 2 Trochantergurte, werden beide Beine nunmehr vertikal extendiert und um 45° gespreizt. Die zur Vertikalextension benutzten Gewichte sind so bemessen, daß das Gesäß gerade noch die Unterlage berührt. In den nächsten 2–3 Wochen wird die Spreizung beständig verstärkt, anfangs recht zügig, später immer behutsamer, bis die Beine auf der Matratze liegen. In der letzten Phase kann ein kleiner Sandsack unter den Trochanteren die Einrenkung erleichtern. Die Gewichte der Hauptzüge entsprechen etwa 1/5 des Körpergewichtes. An den (horizontalen) Neben-

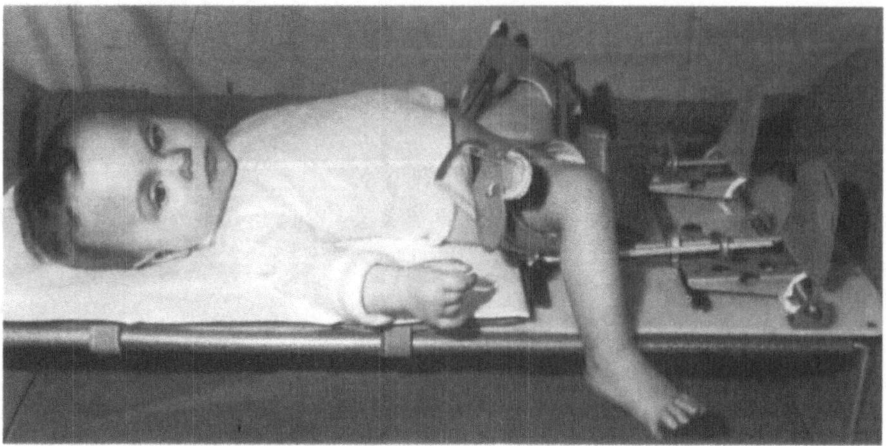

Abb. 93. *Retention im Hanausek-Apparat.* Der kraniale Teil der Oberschenkelhalterungen verhindert ein Ausweichen des reponierten Schenkelkopfes nach kranial (1. Antiluxationsdruck), während der untere Anteil ein Ausweichen nach dorsal verhütet (2. Antiluxationsdruck). Die Halterungen lassen sich mit den an ihnen befestigten Zugstangen in weitem Umfang verstellen

zügen hängt maximal je 1 kg. Auf diese Weise gelangt der Schenkelkopf ohne jede mechanische Schädigungsmöglichkeit in das Zentrum der Pfanne. Die Extensionskräfte dürfen nicht übertrieben werden.

Einige Tage nach der Reposition legt man das Kind bei unveränderter Beinstellung zur Retention in den Hanausek-Apparat, in dem es durchschnittlich 9 Monate verbleibt. Während der Retentionsperiode wird das Kind ambulant behandelt. In den ersten 2 Monaten darf es weder zum Waschen noch zum Röntgen aus dem Apparat herausgenommen werden. Erst wenn durch eine allmähliche Kapselschrumpfung das Gelenk hinreichend stabil geworden ist, kann man die strengen Vorschriften lockern.

Die Zahl der Kopfkernnekrosen betrug bei über 600 behandelten Kindern 4,3%. In über 75% kam es zu einem guten anatomischen und funktionellen Frühergebnis. Eine blutige Reposition war nur in 1 Fall erforderlich. Die bei einer ganzen Reihe von Kindern durch Kontrastmittelarthrographien nachgewiesenen „Repositionshindernisse" – in 1. Linie ein „eingeschlagener Limbus" – standen der Einrenkung nicht im Wege und waren auch keine Gefahr für eine Rezidivluxation.

Seit 1978 trat an die Stelle des Hanausek-Apparates eine Becken und beide Oberschenkel in der „Hanausek-Stellung" umfassende *dorsale Halbschale aus Kunststoff (funktionelle Retentionsschiene, Düsseldorfer Spreizschiene)* (Abb. 94a–c), die die Pflege der Kinder erleichtert, ohne die guten Ergebnisse zu schmälern. Weite Halterungen und lockere Bindungen erlauben Bewegungen in allen Ebenen von etwa 20°. Sie sichern die funktionelle Stimulierung der Wachstumsknorpel der Pfanne. Bei günstigen Verläufen dürfen sie nach einigen Monaten des Liegens mit der Schale herumgehen. Die Nekroserate ist mit diesem Vorgehen noch weiter gesunken.

Andere Verfahren: Die funktionelle Behandlung mit der *Hoffmann-Daimler-Bandage* und der *Hoffmann-Daimler-Schiene*: Die Bandage besteht aus einem Gurtleibchen und einem Oberschenkelteil, ähnlich der Pavlik-Bandage. Sie wird in starker Beugung, Adduktion und Innenrotation der Oberschenkel angelegt. Durch allmähliches Nachlassen der Gurte erreicht man zunächst eine Zwischenstellung in Hyperflexion, Abduktion und Außenrotation. Diese Stellung entspricht der Lorenz-Position. Der luxierte Schenkelkopf hat während dieser Zeit die Pfanne dorsal umgangen und sich schließlich von kaudal her eingerenkt. Die Retention erfolgt in der Spreizschiene, in der das Kind nach einiger Zeit umhergehen darf. Sollte die spontane Reposition nach 4 wöchiger Behandlung mit der Bandage ausbleiben, wird die Einrenkung operativ erzwungen. Die Nekroserate wird mit 9,3% angegeben.

In Großbritannien benutzt man vielfach den *Wingfield-Rahmen* für Kinder im Alter zwischen 9 Monaten und 3,5 Jahren. Der Rahmen gestattet Abduktionen bis zu 90°. Man beginnt mit einer Spreizung von 45°. Sie wird allmählich bei leichter Innenrotation unter Extension gesteigert und dauert bei einseitiger Luxation 3–4, bei doppelseitiger 4–8 Wochen. In Fällen, in denen der Schenkelkopf wenig Neigung zeigt, seine Stellung oberhalb der Pfanne aufzugeben, legt man einen 2. Zug über die Trochanteren in Längsrichtung des Körpers an. Nach gelungener Reposition retiniert man in einem Beckenbeingips bei einer Abduktion von etwa 60° und Innenrotation von 90°, um die starke Antetorsion zu neutralisieren. Man erreicht die Innenrotation von 90° in 2 Stufen. Meistens lassen sich nur Subluxationen unblutig einrenken; Luxationen erfordern eine vorherige operative Derotation, bei der auch das Gelenk inspiziert wird, um evtl. Repositionshindernisse zu beseitigen.

Viel verwandt wird – v. a. im Ausland – die *Forrester-Brown-Schiene*, in der die Oberschenkel durch 2 Manschetten in rechtwinkliger Abduktion gehalten werden. In ähnlicher Weise wirken die *Hilgenreiner-Schiene* und der *Spreizstab nach* BAUER und STRACKER. Diese Geräte dienen jedoch lediglich der Retention. Die Reposition wird mit der *Overheadmethode* vorbereitet. Dazu extendiert man die Beine über die Vertikale hinaus, bis die Füße über dem Kopf schweben (overhead). Unter fortdauernder Extension werden die Beine sodann allmählich gespreizt, bis sie der Matratze aufliegen. Sekundärzüge fehlen. Manchmal gelingt es, mit der Overheadmethode den Kopf in die Pfanne einzustellen; meistens ist eine manuelle Einrenkung notwendig.

Die konservative Behandlung mit Schienen dauert (allgemein) maximal 1 Jahr. Sie erfolgt ambulant und ist spätestens mit Vollendung des 3. Lebensjahres beendet.

Bei der *unblutigen Einrenkung nach* LORENZ liegt das Kind mit dem Rücken auf dem Operationstisch. Ein Assistent fixiert das Becken durch maximale Beugung von Hüfte und Knie der anderen Seite, während der Operateur den rechtwinklig flektierten Oberschenkel der kranken Seite vertikal extendiert. Dadurch wandert der Schenkelkopf an den hinteren unteren Pfannenrand. Bei der nun folgenden schonenden Abduktion wird der Schenkelkopf über die als Hypomochlion dienende zur Faust geballte andere Hand des Operateurs, die unter dem großen Rollhügel liegt, in die Pfanne gehebelt. Durch eine Reluxation überzeugt man sich vom *Grad der primären Stabilität*. Bei guter Stabilität kann die Retention in einer Spreizschiene erfolgen.

Auch die *manuelle Repositionen nach* F. LANGE, GAUGELE und SCHANZ beruhen auf der Kombination von Extension und Hebelmanövern.

Die Retention im Gipsverband gilt bei der unblutigen Einrenkung heute als überholt. Gleichwohl wird sie noch mancherorts geübt. Ein beliebtes Schema war: 6 Wochen Lorenz-Gips (90° Abduktion und 90° Außenrotation) und 2mal 6 Wochen Lange-Gips (60° Abduktion und 80–90° Innenrotation). Vor allem die unerträglich hohe Nekroserate hat dazu geführt, funktionellen Verfahren den Vorzug zu geben.

2. Operativ: Gelingt es nicht, den Schenkelkopf unblutig in die Pfanne einzustellen und dort gut zentriert festzuhalten, wird eine *blutige Reposition* erforderlich, möglichst noch vor Ende des 1. Lebensjahres. Einige Kliniken üben die blutige Einrenkung routinemäßig, wenn die Behandlung mit Spreizhose oder Pavlik-Bandage nicht zu einem befriedigenden Ergebnis führt. Eventuelle *Repositionshindernisse* werden bei der blutigen Einstellung beseitigt.

Dem Eingriff schickt man eine *Kontrastmittelarthrographie* voraus. Ein in die Pfanne eingeschlagener Limbus bedingt eine Kontrastmittellücke unterhalb des Pfannenerkers. Auch die Füllung der Pfanne mit Fettgewebe aus dem Pulvinar ist gut erkennbar. Gleiches gilt für Hindernisse, die von der Kapsel ausgehen: Verklebungen der Synovialis, die den Kapselschlauch verengen oder ein zu hoher Ansatz am Schenkelhals.

In manchen Fällen mag eine *Kapselraffung* notwendig sein. Die Retention erfolgt in gut zentrierter Stellung im Gipsverband.

Handelt es sich nur darum, einen in das Gelenk eingeschlagenen, mit der Unterseite des Pfannendaches verwachsenen Limbus zu beseitigen, kann man ihn von einer möglichst weit proximal angelegten T-förmigen Kapselinzision aus mit dem Meniskotom ausschneiden.

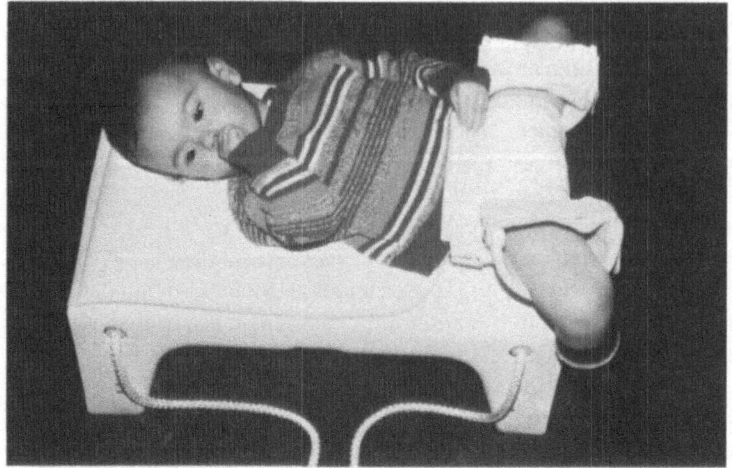

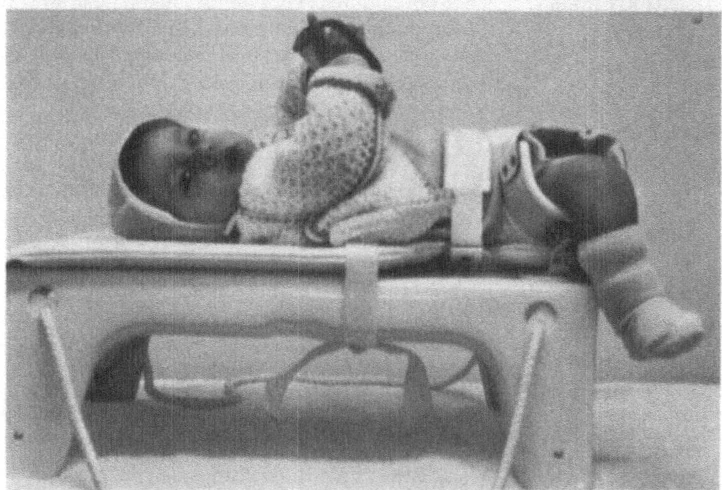

Abb. 94 a–c. „Düsseldorfer Spreizschiene" (Retentionsschiene) zur Behandlung schwererer Fälle von Hüftdysplasie, Subluxation und Luxation. **a** Kind mit der auf einem Lagerungsbänkchen montierten Schiene von oben, **b** von der Seite gesehen, **c** gegen Ende der Behandlung als Laufschiene verwandt; s. folgende Seite

Die *krankengymnastische Nachbehandlung* ist i. allg. problemlos. Über 2 Jahre alte Kinder, die ihre Hüften noch nicht belasten sollen, erhalten zusätzlich ein *Schederad*, ein Dreirad mit verstellbaren Spreizbrettchen unter dem Sattel. Dieser wird anfangs so hoch gestellt, daß die Kinder gerade mit den Fußspitzen den Boden berühren. Später verstärkt man allmählich die Belastung. Nach 6 Monaten dürfen sie ein normales Leben führen.

Auch der grundsätzlich die funktionelle Einrenkung bevorzugende Arzt wird gelegentlich gezwungen sein, bereits im 1. Lebensjahr Repositionshindernisse operativ zu beseitigen oder als Ultima ratio eine blutige Einstellung vorzunehmen, vielleicht sogar in Verbindung mit einer Salterschen Beckenosteotomie (s. u.). Alle sonstigen Eingriffe sollten jedoch – darüber herrscht heute Einigkeit – mindestens bis zur Vollendung des 3. Lebensjahres zurückgestellt werden.

Die günstigste Zeit für eine *intertrochantere Derotationsvarisierungsosteotomie* ist ein Alter zwischen 4 und 5 Jahren. Bei jüngeren Kindern ist der Femur zu dünn und oft auch zu atrophisch, um den fixierenden Schrauben Halt zu geben. In ungünstigen Fällen wird man freilich nicht umhin können, die Operation um 1 Jahr

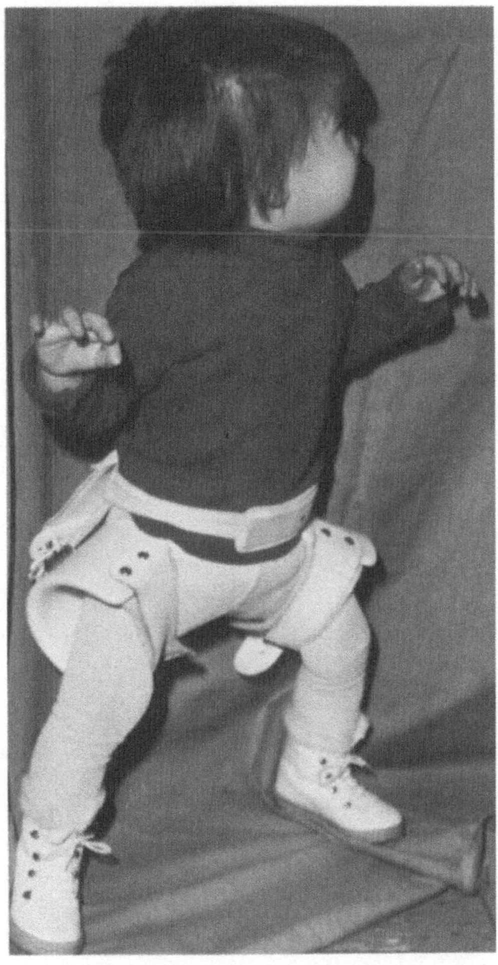

Abb. 94c

vorzuverlegen. Die Varisierung erfolgt durch Entnahme eines Knochenkeiles mit medialer Basis knapp oberhalb des kleinen Rollhügels, die Derotation durch Auswärtsdrehung des unteren Fragmentes. Die Winkelgrößen errechnet man anhand der Röntgenbilder oder mit dem Computertomographen. Sie müssen bei der Operation genau eingehalten werden. Die Stabilisierung wird bei Kindern unter 5 Jahren mit Schanzschen Schrauben und Druckspannern vorgenommen, bei älteren mit der Kinderplatte aus dem AO-Instrumentarium. Nekrosen des Schenkelkopfkernes lassen sich durch die mit der Operation verbundene langdauernde reaktive Hyperämie günstig beeinflussen. Nach dem 8. Lebensjahr gelingt es meist nicht mehr, die Antetorsion vollständig zu korrigieren, doch kommt es im Laufe des weiteren Wachstums zu einer spontanen Rückbildung.

Bei Hüftgelenken mit ungenügend entwickeltem Pfannendach ergänzt man die Derotationsvarisierungsosteotomie in einer 2. Sitzung durch die *Saltersche Beckenosteotomie* (Abb. 95a, b). Sie hat die *Pfannendachplastik nach* LANCE (Abb. 96), bei der das Pfannendach mit Hilfe eines Hohlmeißels von der Breite des Schenkelkopfes heruntergebogen und durch einen Span aus der hinteren Darmbeinschaufel in seiner neuen Stellung fixiert wird, weitgehend

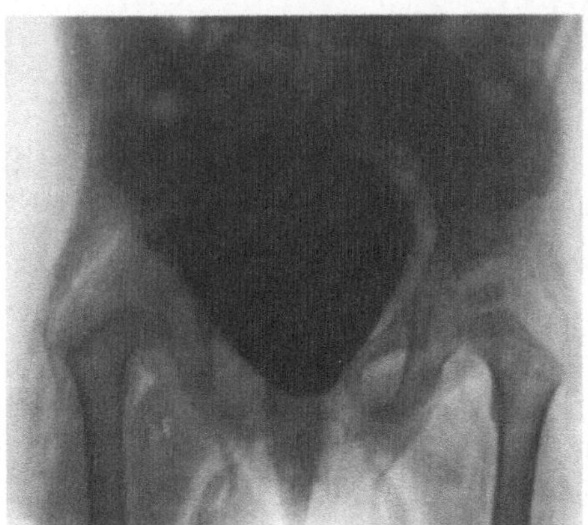

a

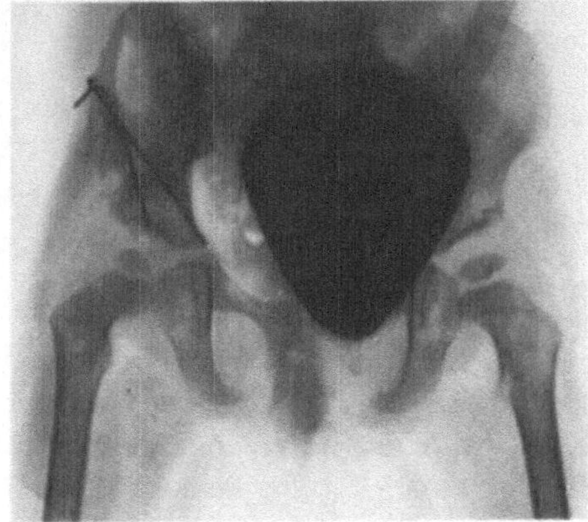

b

Abb. 95a, b. S. Mona, 2½ Jahre. **a** vor der Operation, **b** nach der Salterschen Beckenosteotomie. Obwohl das Kind nicht vorbehandelt wurde, finden sich „Umbaustörungen" in beiden Kopfkernen (**a** u. **b**). Im rechten Darmbein 2 Kirschner-Drähte zur Fixierung des Knochenimplantates

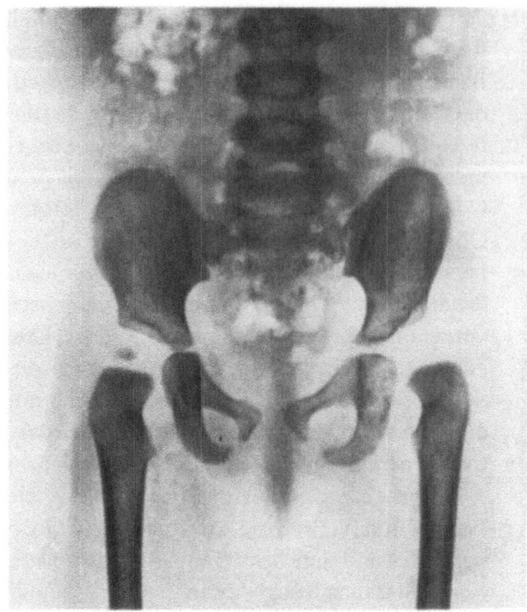

a

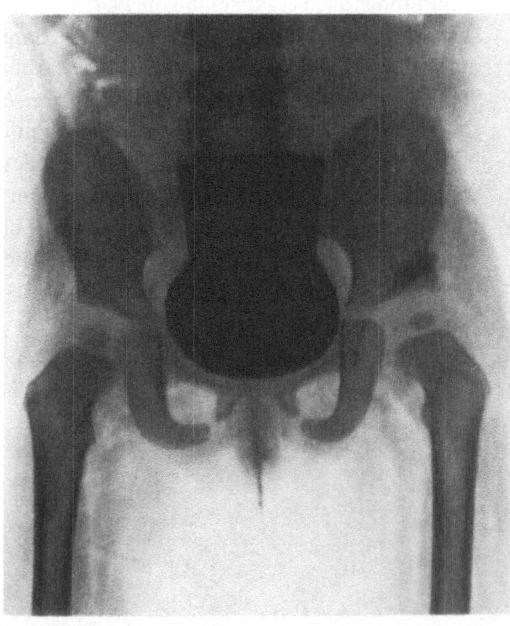

b

Abb. 96 a, b. G. Beate, 2 Jahre. **a** Linksseitige *Hüftluxation*, eingerenkt, Kopfkern noch nicht sichtbar; **b** nach Pfannendachplastik. Gute Entwicklung des Pfannendaches

verdrängt. Allzu oft war die Korrektur unzulänglich, und der Span wurde resorbiert. In Kombination mit einer Varisierung ist bei der Beckenosteotomie keine Beinverlängerung zu befürchten. Die untere Altersgrenze liegt bei 18 Monaten, die obere bei 10 Jahren.

Die Operation besteht in einer gradlinigen Durchtrennung des Beckens zwischen Spina iliaca anterior inferior und Incisura ischiadica. Das untere, die Pfanne enthaltende Fragment wird nach außen gekippt, die dabei entstehende Lücke zwischen den Fragmenten mit einem dreieckigen Knochenstück aus der vollen Dicke des vorderen Darmbeinkamms ausgefüllt und die Korrekturstellung durch 2 Kirschner-Drähte gesichert. Drehpunkt bei der Rotation des kaudalen Fragmentes ist die Symphyse. Auf diese Weise wird nicht nur der Schenkelkopf besser überdacht, sondern zugleich der schlecht ausgebildete ventrale Pfan-

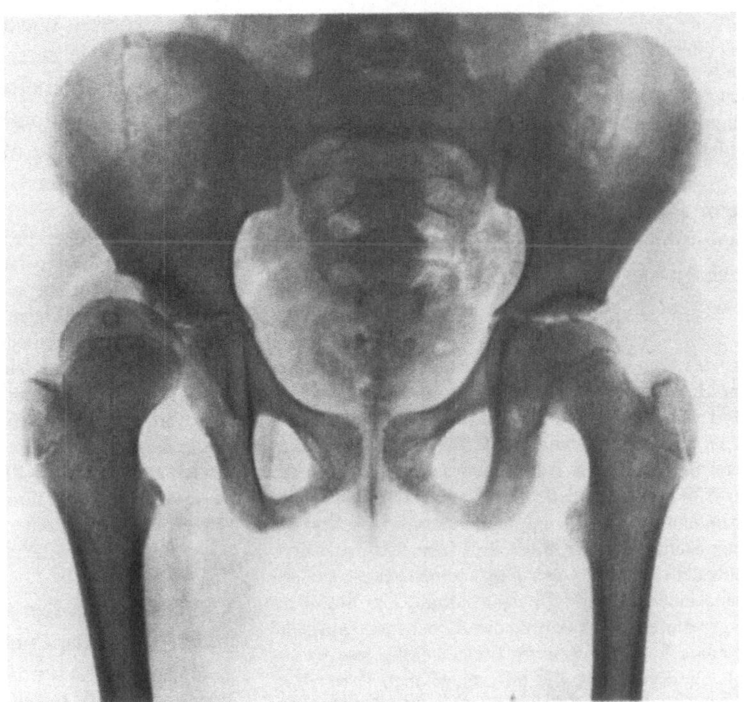

a

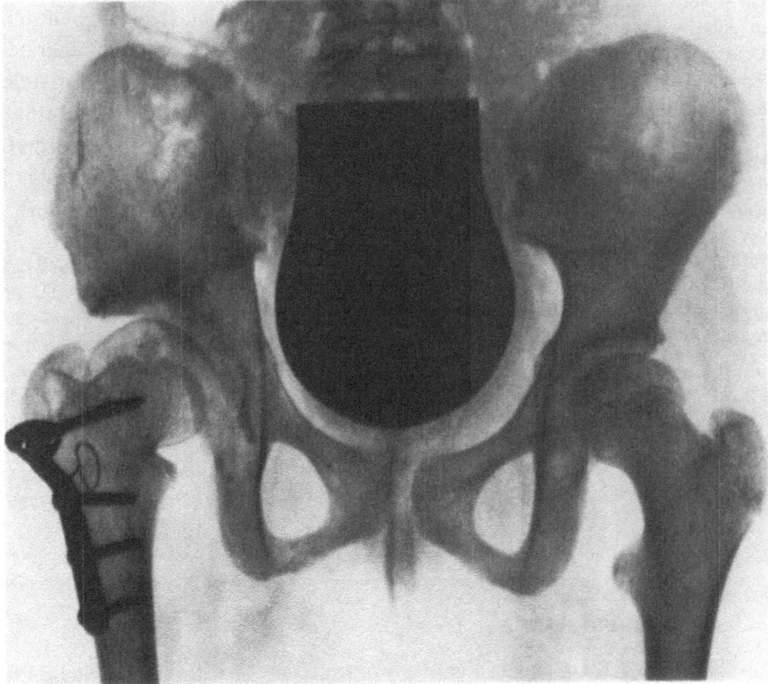

b

Abb. 97 a, b. L., *Rechtsseitige Hüftluxation,* eingerenkt. **a** Mangelhafte Entwicklung des Pfannendaches. Subluxation. Coxa valga. **b** Zustand nach *Derotationsvarisierungsoperation und Chiarischer Beckenosteotomie*

nenrand nach vorn gebracht. Die Richtung der Pfanneneingangsebene ist damit sowohl in der Frontal- als auch in der Sagittalebene günstig verändert. Der Schenkelkopf kann nunmehr durch Druck auf die Y-Fuge die nachholende Pfannendachentwicklung stimulieren.

Beim älteren Kind ersetzt man die Saltersche Operation entweder durch die *Azetabuloplastik nach* PEMBERTON oder durch die *Chiarische Beckenosteotomie.*

Bei der von PEMBERTON entwickelten *Azetabuloplastik* durchmeißelt man das Becken nicht gradlinig sondern bogenförmig, parallel zur Gelenkkapsel; zwischen einem Punkt knapp oberhalb der Spina iliaca anterior inferior und der Mitte des ilioischialen Teiles der Y-Fuge. Anschließend disloziert man das untere Fragment um 2,5–3,5 cm nach außen und sichert die neue Stellung durch einen kräftigen Span aus dem ventralen Abschnitt des Darmbeinkammes, der die Spina iliaca anterior superior enthält. Um Stabilität zu gewährleisten, muß man das Knochentransplantat in beide Beckenfragmente tischlermäßig fest einnuten. Die Operation, die mit der offenen Reposition des Schenkelkopfes kombiniert werden kann, war von PEMBERTON für Kinder zwischen dem 1. und 14. Lebensjahr gedacht.

CHIARI durchmeißelt bei seiner Operation das Becken in gleicher Weise wie SALTER (schräg, direkt über der Pfanne, extrakapsulär), verschiebt jedoch anschließend das untere Fragment nicht nach außen sondern nach innen. Die Dislokation sollte 1 cm nicht überschreiten. Zusätzliche stabilisierende Maßnahmen sind dabei nicht erforderlich. Das Pfannendach verbreitert sich um den Querschnitt des oberen Beckenfragmentes. Darunter liegt die Gelenkkapsel. Um den ventralen Abschnitt des Pfannendaches noch mehr zu verbessern, kann man zusätzlich einen Knochenspan aus dem hinteren Darmbein in Höhe der Spina iliaca anterior inferior in den nicht rotierten Beckenteil einfügen.

Die Chiarische Beckenosteotomie ist vom 4. Lebensjahr an durchführbar. Die obere Grenze liegt bei etwa 45 Jahren. Bei Erwachsenen dient sie vorwiegend dazu, eine drohende Koxarthrose zu verzögern. Wie die Azetabuloplastik kann sie mit einer in einer vorhergehenden Sitzung durchgeführten intertrochanteren Derotationsvarisierungsosteotomie verbunden werden (Abb. 97a, b). Die offene Einrenkung ist danach um so leichter.

Die Diskussion über die Indikation der Beckenosteotomie nach PEMBERTON und CHIARI ist noch nicht beendet. M.E. MÜLLER möchte die Azetabuloplastik auf sehr flache Pfannen bei einem Lebensalter von mehr als 20 Jahren beschränken. Andere Autoren geben ihr bei älteren Kindern mit ausgeprägter Pfannendysplasie den Vorzug vor der Chiarischen Beckenosteotomie, weil sie nicht nur den vorderen Teil des Pfannendaches, sondern die gesamte Pfanne rekonstruiert und damit die Retention des Schenkelkopfes besser sichert. Nach ihrer Meinung sollte die Chiari-Osteotomie Sonderfällen mit extrem flacher Pfanne und Subluxation vorbehalten bleiben.

Während es bei Kindern im 1. Lebensjahr fast immer gelingt, eine unblutige Einrenkung zu erzielen, wenn auch mitunter erst nach einer Extension über 8–12 Wochen, ist dies bei älteren Kindern meist nicht mehr möglich. Hier kann außer der Acetabuloplastik und der Chiarischen Beckenosteotomie die *Colonna-Plastik* helfen. Um den über dem Pfannenerker auf der Darmbeinschaufel stehenden Schenkelkopf in Pfannenhöhe zu bringen, sind erhebliche Extensionskräfte erforderlich. Oft gelingt dies erst nach Durchtrennung der Iliopsoassehne und Adduktorentenotomie.

Bei der Operation nach COLONNA wird von einem lateralen Zugang aus der Trochanter major temporär an seiner Basis abgesägt. Anschließend präpariert man die Gelenkkapsel, trennt sie am Pfannenrand ab und vernäht sie über den Kopf. Nach Ausräumung und Vertiefung der knöchernen Pfanne wird der Kopf in das Azetabulum eingestellt und der große Rollhügel wieder befestigt. Wegen der Versteifungsneigung ist eine besonders intensive krankengymnastische Nachbehandlung angezeigt.

Zusammenfassung

Die Hüftgelenkdysplasie ist die Vorstufe der Luxation. Die flache Pfanne ist genetisch bedingt. Der Erbgang ist unregelmäßig dominant, das Geschlechtsverhältnis nach der weiblichen Seite verschoben. Coxa valga und pathologische Antetorsion des koxalen Femurendes entwickeln sich sekundär. *Diagnostische Leitsymptome* für die Dysplasie sind in den ersten Lebenswochen ein positives Ortolani-Zeichen und insbesondere eine Abspreizhemmung. Beckenübersichtsaufnahmen sind in der Regel erst bei einem 3,5 Monate alten Kind brauchbar. Wichtige Hinweise sind: ein vergrößerter Pfannendachwinkel und die Unterbrechung der Ménard-Shentonschen Linie. Die Schenkelkopfkerne erscheinen an dysplastischen Hüftgelenken verspätet.

Bei einer Abduktionshemmung sollte das Kind *breit gewickelt* werden. Bestätigt das Röntgenbild den Dysplasieverdacht, ist eine *Spreizhosen- oder Pavlik-Bandagen-Behandlung* erforderlich. Dies ist bis zum Ende der Strampelmotorik im 8. Lebensmonat sinnvoll. Für die Weiterbehandlung steht die *Hoffmann-Daimler-Bandage* und die *Hoffmann Daimler-Schiene* oder die *Düsseldorfer Retentionsschale* zur Verfügung. Bei Subluxationen wird das Bein anfangs horizontal, später vertikal extendiert und abduziert. Nach der spontanen Reposition erfolgt die Retention mit der Hoffmann-Daimler-Schiene oder in der Düsseldorfer Schale über mehrere Monate bis zu 1 Jahr. Als Alternative zur funktionellen konservativen Therapie gilt die *primäre blutige Einrenkung*. In beiden Fällen ist später vielfach eine *intertrochantere Derotationsvarisierungsosteotomie* notwendig. Unzulängliche Pfannen können schon bei 18 Monate alten Kindern durch die *Saltersche Beckenosteotomie* verbessert werden. Ein in die Pfanne eingeschlagener und dort fixierter Limbus, eines der häufigsten *Repositionshindernisse*, läßt sich durch eine Fensterung der Gelenkkapsel entfernen. Vom 3. Lebensjahr an kann man das Pfannendach durch die *Pfannendachplastik nach* LANCE verbessern. Vom 4. Lebensjahr an wird die *Beckenosteotomie nach* CHIARI, evtl. in Verbindung mit einer Pfannendachplastik, möglich. Auch die *Azetabuloplastik nach* PEMBERTON ist geeignet. Bei hochstehenden Schenkelköpfen und Flachpfannen kann man häufig mit einer *Colonna-Plastik* helfen. Eine schon während der funktionellen Behandlung auftretende Partialnekrose oder *Nekrose des Schenkelkopfkernes* birgt die Gefahr einer späteren *Koxarthrose* in sich. Eine nachholende Entwicklung der Pfanne ist nur bei zentrierter Einstellung des Schenkelkopfes erreichbar.

3. Epiphysenwanderung und Epiphysenlösung am koxalen Femurende (Epiphyseolysis capitis femoris lenta und acuta)

Definition: Das Gleiten der koxalen Femurepiphyse ist die Folge einer hormonell bedingten Lockerung der Wachstumsfuge zwischen Schenkelkopf und -hals in der Präpubertät.

Statistik: Der Gleitvorgang verläuft gewöhnlich in Schüben. In 10–15% der Fälle kommt es zu einem vollständigen Abrutschen der Kopfkalotte. Die Krankheit manifestiert sich in der präpuberalen Wachstumsphase, bei Knaben zwischen 12 und 16 Jahren, bei Mädchen zwischen dem 10. und 14. Lebensjahr.

Die Verknöcherung der Epiphysenfugen tritt bei Mädchen etwa 3 Jahre früher ein als bei Jungen, während ihre übrige körperliche Entwicklung der der Knaben um 2 Jahre vorauseilt. Daher beträgt der Zeitraum, in dem bei Mädchen Epiphyenlösungen entstehen können, 5, bei Knaben 7 Jahre. Meistens erfolgt das Gleiten schon während des ersten Pubertätsstadiums, nach BILLING und SEVERIN ungefähr 1 Jahr vor dem Schluß der Y-Fuge. In manchen Fällen ist die präpuberale Wachstumsphase verlängert (hypopituitäre Form). Daneben gibt es jedoch auch hyperpituitäre, hypogonadale und hypergonadale Formen. R. BAUER sah in seinem Krankengut in der Hälfte der Fälle Hypopituitäre.

Das männliche Geschlecht erkrankt etwa 4 mal so oft wie das weibliche. In rund 80% sind beide Hüften betroffen. Allerdings handelt es sich bei 30% um geringe, *subklinische Spätverschiebungen*. Das Intervall kann Monate oder Jahre betragen. Das bei uns nicht seltene Leiden gehört in Japan zu den Ausnahmen.

Pathologische Physiologie und Anatomie: Bei 3/4 der Kinder – v. a. bei Früherkrankungen – ist die hormonelle Störung schon am äußeren Habitus erkennbar. Die Kinder sind ungewöhnlich groß und schwer, während die geschlechtliche Reifung zurückbleibt. Nicht wenige haben X-Beine. Die Fettsucht betrifft in erster Linie Stamm und Gesicht. Vereinzelt findet man an Stelle eines *Adiposogigantismus (Cerny-Opitz)* einen *eunuchoiden Hochwuchs.*

Die *hormonelle Störung* läßt sich folgendermaßen erklären: Kleine Mengen von Testosteron fördern die STH-Produktion im Hypophysenvorderlappen und bewirken eine Zunahme von Länge und Gewicht, große dagegen hemmen sie und führen zu einer Verminderung der eosinophilen Zellen der Hypophyse und zu einer Involution des Säulenknorpels in den Wachstumsfugen. Eine direkte Einwirkung von Gonadotropinen auf die Epiphysenfugen ließ sich nicht nachweisen. Auch Thyroxin ist ohne direkten Einfluß auf das Wachstum.

Die hormonelle Stimulation erfolgt – wie die Epiphyseolyse – in der 2. und 3. Schicht des Fugenknorpels (1. Zone: Ruheknorpel, 2. Zone: säulenförmige Proliferation, 3. Zone: Zellreife, hypertrophische Knorpelzellen und beginnende Verkalkung). Nach der Kontinuitätstrennung werden Kopf und Hals nur noch durch die Periostmanschette zusammengehalten.

Kinder mit einer Epiphysenwanderung oder -lösung weisen oft eine *verzögerte Genitalentwicklung* auf.

Die 17-Ketosteroide als Abbauprodukte der androgenen Hormone sind unverändert. Die direkte Bestimmung des Testosterons in Plasma und Harn ergab bei der Hälfte der Hypopituitären eine deutliche Verringerung.

Histologisch sieht man in der Epiphysenfuge: 1. eine fibrilläre Umwandlung des Knorpels mit Zellvermehrung und Verlust der optischen Eigenschaften, 2. Bindegewebsknötchen anstelle der von der Metaphyse aus gebildeten Knochentrabekel, 3. ausgedehnte Strukturveränderungen mit Fissuren in der mechanisch schwächsten Zone des hypertrophierenden Knorpels, die die Kontinuitätsunterbrechung einleiten. Diese Veränderungen sind nicht nur in der subkapitalen, sondern auch in anderen Wachstumsfugen, z. B. in der des Trochanter major nachweisbar. In einem späteren Stadium beobachtet man Frakturen der knorpelnahen metaphysären Spongiosabälkchen, Blutungen, nekrotische Erweichungsherde, sowie – je nach der Phase, in der die Biopsie erfolgt – einen osteoklastischen Abbau der Trümmerzonen und reparative Vorgänge durch aktives Mesenchym.

Daß es nur am Hüftgelenk zu folgenschweren klinischen Störungen kommt, hängt – wie HAR-RIS im Tierversuch zeigen konnte – mit Scherkräften zusammen, die wegen der Schrägstellung des Schenkelhalses hier eine weitaus größere Rolle spielen als in irgendeinem anderen Gelenk. In Tierexperimenten ist es auch gelungen, lediglich durch Überlastung Epiphysenlösungen zu erzeugen.

In 98% der Fälle erfolgt die Verschiebung der Kopfkalotte im Varussinne nach hintenunten, in den restlichen Fällen nach verschiedenen Richtungen (gewöhnlich im Valgussinne nach außen) – in Abhängigkeit vom Schenkelhalswinkel. Da der Kopf von der Pfanne festgehalten wird, ist es besser, die Richtung zu kennzeichnen, in der sich – unter Deformierung des Fugenknorpels – der Schenkelhals verschiebt, im Regelfalle also nach vorn und oben. Die alte Krankheitsbenennung *„Coxa vara adolescentium"* bezieht sich auf die Endphase nach vollendetem Knochenumbau. Die weitaus meisten Kinder weisen im floriden Stadium eine *Coxa valga mit auffallend langem Schenkelhals* auf.

Die Verschiebung des Collum nach vorn geht der nach oben immer voraus. Das spricht dafür, daß die dynamischen Kräfte für die Auslösung des Gleitvorganges bedeutungsvoller sind als die statischen (Belastung, Schwerkraft). Nach BENNINGHOFF besitzen die Außenrotatoren physiologischerweise ein dreimal so starkes Wirkungsmoment wie die Innenrotatoren. Erst später gleitet das Collum unter der Belastung auch kranialwärts. Die Verdrehung nach außen führt zu einer *Antekurvation des Schenkelhalses,* während die Verschiebung nach oben nach dem Umbau eine *Coxa vara* zur Folge hat. Nach IM-HÄUSER entsteht die Epiphyseolysis lenta zunächst „durch ein Nachgeben des dorsalen metaphysären Knochengewebes". Erst wenn der Kopf gegenüber dem Hals um 30–40° abgekippt ist, kommt es unter dem Einfluß von Scherkräften zu einer Verschiebung des Kopfes auf seiner Basis.

Klinik: Eine nicht ganz kleine Zahl von Abortivfällen, die jedoch später ebenfalls zur Arthrose führen, verläuft subklinisch.

In der Regel klagen die Kinder über *Leistenschmerzen* mit Ausstrahlung in Oberschenkel und Knie. Dadurch hinken sie, besonders nach Ermüdung.

Bei der Untersuchung findet man neben Leistendruckschmerzen (nicht immer nachweisbar) und Oberschenkelatrophie eine Einschränkung der Innenrotation und Abduktion, die teils durch die anatomischen Veränderungen am koxalen Femurende, teils durch den Schmerz bedingt ist.

Durch die Antekurvation des Schenkelhalses ist eine annähernd normale Beugung im Hüftgelenk nur bei gleichzeitiger Abduktion möglich. Außerdem verstärkt sich mit zunehmender Flexion zwangsläufig die Außenrotation *(Drehmannsches Zeichen)*. Bei doppelseitiger Epiphysenwanderung können sich die Unterschenkel beim Knien überkreuzen. Infolge des Trochanterhochstandes werden die kleinen Glutäen insuffizient. Beim Stehen auf dem krankseitigen Bein sinkt daher das Becken nach der gesunden Seite ab (Trendelenburgsches Phänomen). Das Hinken der Kinder ist eine Mischung aus Schmerz- und Trendelenburg-Hinken. Meist läßt sich schon aus dem Habitus und dem positiven Drehmannschen Zeichen eine Vermutungsdiagnose stellen.

Röntgenbefund: (Beckenübersichtsaufnahme und Aufnahmen in Lauensteinscher Lagerung, d. h. in Flexion von 70° und Abduktion von 50°.) *Im Beginn* sieht man (oft nur bei einem Vergleich mit der gesunden Seite) eine *Verbreiterung der Epiphysenfuge* mit wellenförmigen Grenzkonturen. Etwas später erscheint die Fuge *aufgelockert* bei gleichzeitiger Höhenminderung der Kopfkalotte. Erst Aufnahmen in Lauensteinscher Lagerung zeigen in dieser Phase die Epiphysenwanderung nach hinten (Abb. 98 a–d). In einem noch weiter fortgeschrittenen Stadium wird auch auf der A.-p.-Aufnahme die Dislokation im Varus- oder selten – im Valgussinne deutlich. Bei vollständiger Zusammenhangstrennung sieht man beinahe in Aufsicht auf die Unterfläche des abgerutschten Kopfes.

Die vorwiegend bei akuten Epiphysenlösungen vorkommenden *Kopfnekrosen* werden erst nach 10–12 Monaten im Röntgenbild erkennbar, szintigraphisch sehr viel früher.

Die durch eine Epiphyseolyse bedingte *Koxarthrose* ist gekennzeichnet: durch eine „knöcherne Buckelbildung" an der lateralen Kopf-Halsgrenze und/oder durch einen „Einrollungs-

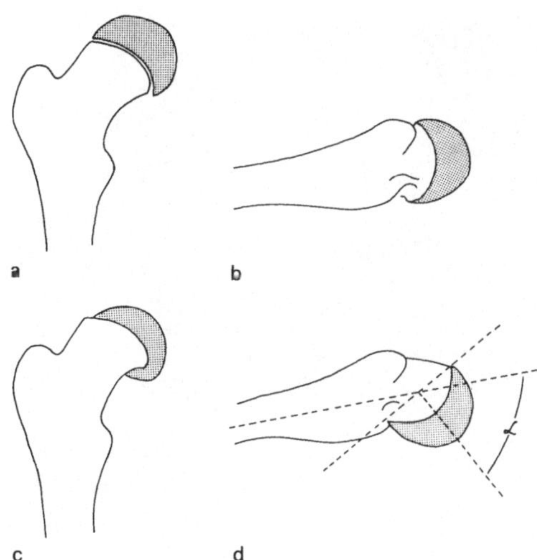

Abb. 98 a–d. *Epiphysenlösung* am koxalen Femurende. **a, b** normale Verhältnisse (**a** A.-p.-Aufnahme, **b** Aufnahme bei Lauenstein-Lagerung). **c, d** Die Kopfkalotte ist nach hintenunten abgerutscht. (Berechnung des Gleitwinkels s. S. 348)

kopf" wie bei der Hüftluxation, jedoch ohne die hier vorhandene Abschrägung des Pfannendaches.

Prognose: Selbst leichte Verschiebungen führen durch Inkongruenz der Gelenkkörper zu einer *Koxarthrose*, die um so schwerer ist und um so früher eintritt, je stärker die Dislokation war. Die ersten klinischen Zeichen stellen sich gewöhnlich in der 3. und 4. Lebensdekade ein. In 10–15% der Fälle kommt es, insbesondere bei kompletten Epiphysenlösungen, infolge schwerer Durchblutungsstörungen zu einer *aseptischen Nekrose des Schenkelkopfes* mit konsekutiver Gelenkversteifung. Selbst bei geringen Verschiebungen kann gelegentlich (über Zirkulationsstörungen) durch einen aus der Tunica synovialis der Gelenkkapsel und dem Knochenmark vordringenden, den Gelenkknorpel zerstörenden gefäßhaltigen Bindegewebspannus eine fibröse Ankylose eintreten.

Differentialdiagnose: Auch bei Erkrankungen der Hypophyse, der Schilddrüse und der Geschlechtsdrüsen werden Epiphysenlösungen beobachtet, beim hypophysär-hypothalamischen Minderwuchs sogar noch im Erwachsenenalter.

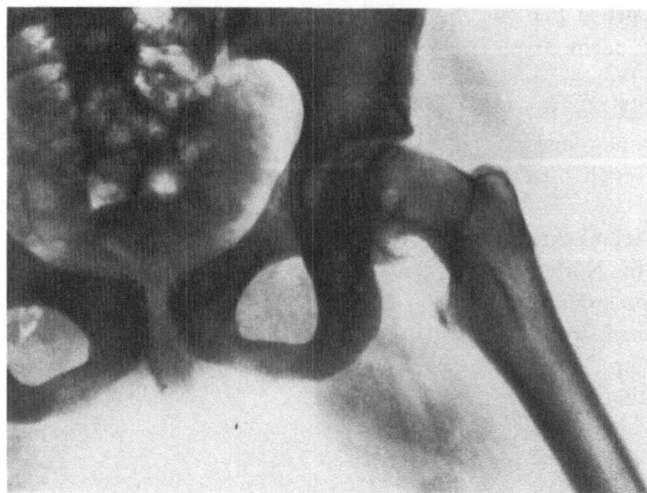

a

Abb. 99 a, b. F. Marianne, 14 Jahre. *Epiphyseolysis capitis femoris lenta.* a Der linke Schenkelkopf ist vom Schenkelhals teilweise nach hinten-unten abgerutscht. b Dieselbe Patientin, 3 Monate später. *Nach Imhäuserscher Operation.* Der Gelenkspalt ist etwas verengt

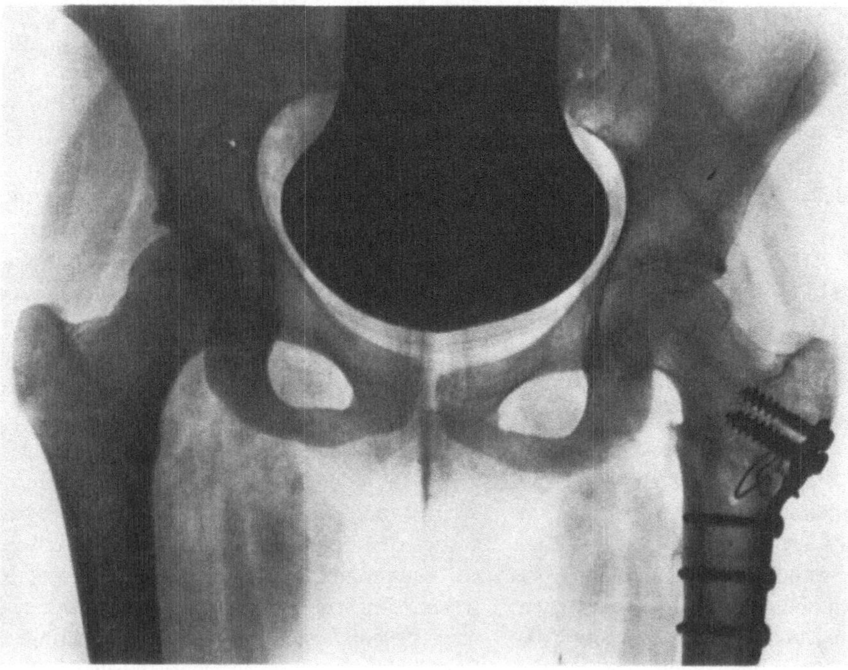

b

Ein *M. Perthes* dürfte differentialdiagnostisch kaum je zu erwägen sein, da beide Krankheiten verschiedenen Lebensaltern angehören. Zur Diskussion stehen hauptsächlich spezifische und unspezifische *Koxitiden.* Andere Hüftgelenkleiden *(Tumoren, Osteochondrosis dissecans, Gelenkchondromatosen, idiopathische Kopfnekrosen)* sind an und für sich und besonders in der Präpubertät selten.

Therapie: Maßgebend für die Art der Behandlung sind: der Grad der Verschiebung und das Lebensalter.

Den *Grad des Epiphysengleitens* bestimmt man auf der orthograden Lauenstein-Aufnahme. (Auf dieser fallen die Längsachsen von Femurschaft und Schenkelhals zusammen.) Normalerweise trifft die Halsachse senkrecht auf die Epiphysenbasis (= Verbindungslinie der „Basisecken"). Die im Mittelpunkt dieser Strecke errichtete Senkrechte schneidet die verlängerte (Schaft-)Halsachse unter einem Winkel, der dem Grad der Verschiebung entspricht (Abb. 98 d). Werte über 30° erfordern eine operative Korrektur. Bei Winkeln unter 30° kann man sich mit einer stabilen Osteosynthese begnügen.

Frühere Versuche, die abgerutschte Epiphyse zu reponieren, endeten, selbst wenn der Versuch gelang, fast immer mit einer Nekrose. Nur ein vorsichtiges konservatives Vorgehen kann u. U. die gefährdete Blutversorgung der Epiphyse retten. IMHÄUSER empfiehlt deshalb bei der Epiphysenlösung bis zum Abklingen der Schmerzen Bettruhe und Extension und entlastet anschließend durch einen Thomassplint, bis sich Epi- und Metaphyse wieder durch Kallus vereinigt haben. Leichte Verdichtungen, als Ausdruck einer Partialnekrose, verschwinden durch Revitalisierung. Eine frühere Stellungskorrektur durch die *dreidimensionale intertrochantere Osteotomie* (Abb. 99 a, b) kompromittiert die epiphysäre Blutversorgung. Pseudarthrosen sind selten. Meistens heilen sie nach der Osteotomie, die die Scherbelastung in eine Druckbelastung umwandelt und eine lange anhaltende kollaterale reaktive Hyperämie erzeugt.

Zusätzlich zur Operation geben wir bei *älteren* Kindern, um die Verknöcherung der Epiphysenfuge zu beschleunigen, *Choriongonadotropin* (Primogonyl „Schering") auf die Dauer von 6 Monaten. Eiweißreiche Kost und Reduktionsdiät vermindern das Gewicht.

Um das Wachstum bei Knaben unter 14 Jahren und Mädchen unter 12 Jahren nicht zu beeinträchtigen, erfolgt die *übungsstabile Osteosynthese* durch 4 Kirschner-Drähte, die vom Trochantermassiv aus unter Bildwandlerkontrolle in den Schenkelkopf eingedreht werden. Damit die Drähte nicht auswandern, muß man sie am Ende umbiegen. Ein Gipsverband erübrigt sich. Bei älteren Kindern verwendet man besser die *stabilere Zugschraube.* Sie ist einem Dreilamellennagel vorzuziehen, weil dieser beim Einschlagen die Epiphyse vor sich her treibt. Der knöcherne Durchbau erfolgt in ½ bis ¾ Jahren. Bis dahin – das gilt auch für Kinder, bei denen eine Kirschner-Drahtspickung vorgenommen wurde – erhalten sie zur Entlastung einen Thomassplint oder Krücken. Um einer Muskelatrophie vorzubeugen, ist ein tägliches isometrisches und isotonisches Übungsprogramm erforderlich.

Das Ergebnis der dreidimensionalen intertrochanteren Osteotomie wird mit einer AO-Platte fixiert. Eine vorherige Spickung oder Verschraubung ist nur bei Instabilität erforderlich. Vor allem bei jüngeren Kindern empfiehlt sich eine prophylaktische Operation der anderen Seite.

Die Operation nach MARTIN (Entnahme eine Knochenkeiles mit kranialer und ventraler Basis aus dem Schenkelhals) ist mit dem Risiko der Epiphyseonekrose belastet. Sie kommt höchstens für sehr schwere Fälle in Frage und erfordert ein minuziöses operatives Vorgehen, um die ernährenden Gefäße zu schonen.

Bei den seltenen *akuten Epiphyseolysen* kann man innerhalb der ersten 14 Tagen eine *Reposition* (durch allmähliche Extension mit Gewichten bis zu 25 kg bei leichter Beugung, Abduktion und Innenrotation) versuchen. Bei röntgenologisch guter Fragmentstellung schließt man die Osteosynthese an. Leider kommt es auch hier in einer Reihe von Fällen zur Kopfnekrose.

Zusammenfassung

Ursache der Epiphysenwanderung und -lösung ist eine hormonell bedingte Lockerung der koxalen Epiphysenfuge. Die zu geringe Ausschüttung von Geschlechtshormonen stimuliert die Hypophyse zur vermehrten Sekretion von STH. Knaben überwiegen. $^2/_3$ der Kinder zeigen das Bild eines Adiposogigantismus. Das Gleiten geschieht unter dem Einfluß von Scherkräften, die nirgendwo stärker sind als am Hüftgelenk. In etwa 15% kommt es zu einer Epiphysenlösung. Die Störung der Blutversorgung führt in diesen Fällen häufig zu einer ischämischen Nekrose des Schenkelkopfes. – Die Kinder klagen über Belastungsschmerzen in der Hüfte mit Ausstrahlung in Oberschenkel und Knie. Klinisch findet man eine Einschränkung von Abduktion und Innenrotation. Das Drehmann-Zeichen ist meist positiv. In schweren Fällen resultiert ein Trendelenburg-Hinken. Auch bei abortiven Epiphysenwanderungen entwickelt sich später eine Koxarthrose.

Therapie: Die Behandlung ist operativ: bei jüngeren Kindern erfolgt eine Spickung mit Kirschner-Drähten, bei älteren verwendet man eine Zugschraube. Vor allem bei Jüngeren empfiehlt sich eine prophylaktische Operation der anderen Seite. Bei frischen Epiphysenlösungen kann man versuchen, durch Extension zu reponieren. Verschiebungen über 30° erfordern die von IMHÄUSER angegebene dreidimensionale intertrochantere Osteotomie. Die Entnahme eines Knochenkeils mit ventraler und kranialer Basis aus dem Schenkelhals birgt die Gefahr einer ischämischen Schenkelkopfnekrose in sich.

4. Idiopathische Schenkelkopfnekrose des Erwachsenen (Segmentnekrose)

Die idiopathische Schenkelkopfnekrose verlangt eine etwas breitere Darstellung, 1. weil ihre Häufigkeit in den letzten beiden Jahrzehnten merklich zugenommen hat, 2. weil nur durch die Frühdiagnose eine Heilung ohne Defekt (Arthrose) möglich ist, und 3. weil sie, da sie in über 30% der Fälle doppelseitig auftritt, erhebliche ärztliche und soziale Probleme bietet, um so mehr als es sich vorwiegend um Männer um 40, also in der produktivsten Zeit ihres Arbeitslebens handelt.

Definition: Die idiopathische Schenkelkopfnekrose ist ein *ischämisches Syndrom*, das zur Nekrose eines kegelförmigen, antero-lateral gelegenen Knochensegmentes (mit kranialer Basis) führt, der unter der Belastung einbricht. Die damit verbundene Inkongruenz der Gelenkflächen hat – wie immer – eine *Koxarthrose* zur Folge.

Ätiologie und Pathogenese: Die Bezeichnung „idiopathisch" ist nur bedingt richtig, da etwa 10% der Nekrosen durch Traumen entstehen. 80% der Kranken sind Männer zwischen 30 und 50 Jahren. Über die Hälfte haben nicht einmal das 40. Lebensjahr erreicht. In mindestens 30% der Fälle kommt es schon binnen eines Jahres zur Nekrose der anderen Hüfte; über lange Zeiträume sind es 80%.

Die seit über 20 Jahren zu beobachtende Zunahme geht in erster Linie auf das Konto der Langzeittherapie mit Steroiden (50% der Fälle) bei Lupus erythematodes und nach Nierentransplantationen (13% als Folge einer Knochendystrophie). 35% werden mit Alkoholabusus in Zusammenhang gebracht. Der Rest verteilt sich auf Sichelzellanämien, Lipoidstoffwechselstörungen, Caisson-Krankheit, M. Gaucher, Arteriitis und Gicht oder Pseudogicht. Nicht selten bleibt die Suche nach irgendwelchen Anomalien ergebnislos. Die Frage, warum soviele verschiedene Ursachen zum gleichen pathologisch-histologischen und klinisch-röntgenologischen Bild führen, läßt sich bis heute nicht befriedigend beantworten. Zwischen Ischämie und Nekrose fehlt uns, trotz Kenntnis vieler Einzelursachen, das entscheidende, allen gemeinsame pathogenetische Zwischenglied. Ungeklärt bleibt auch, warum sich die Nekrose stets auf das gleiche ventrolaterale Areal im Femurkopf beschränkt. Das nekrotische Segment kann sich ausweiten.

Pathologische Anatomie: Untersuchungen von Schenkelköpfen alter Menschen ergeben häufig kleine nekrotische Bezirke im oberen-äußeren Quadranten bei normalem Röntgenbefund. Sie sind klinisch irrelevant.

Histologisch lassen sich *4 Stadien* unterscheiden. *Stadium I:* Als Folge von Stase und Ödem verschwinden zuerst die blutbildenden Elemente des Knochenmarks. Dazu kommt ein Zerfall von Fettzellen, deren gelb gefärbte Lipoide von Histiozyten aufgenommen werden (Xantomzellen) und Blutungen. *Stadium II* ist gekennzeichnet durch eine ausgedehnte Fettzellnekrose, verbunden mit einer netzförmigen Fragmentierung des Fettmarkes, *Stadium III* durch eine Totalnekrose des Knochenmarkes einschließlich des Trabekelsystems, deren Osteozyten nach ihrem Verschwinden Lakunen hinterlassen, die sich oft ausweiten, *Stadium IV* durch Ersatz des Knochenmarkes durch Bindegewebe, sowie durch frustrane Regenerationsversuche neuen Knochen zu bilden, der den nekrotischen Trabekeln angelagert wird. Unter der Belastung zerbrechen die toten, statisch minderwertigen Knochenbälkchen. Die Trümmerzone beginnt dicht unterhalb des zunächst noch intakten Gelenkknorpels, der jedoch an der Grenze des toten zum vitalen Knochen bald einreißt, denn *die Trümmerzone sintert.* Der ge-

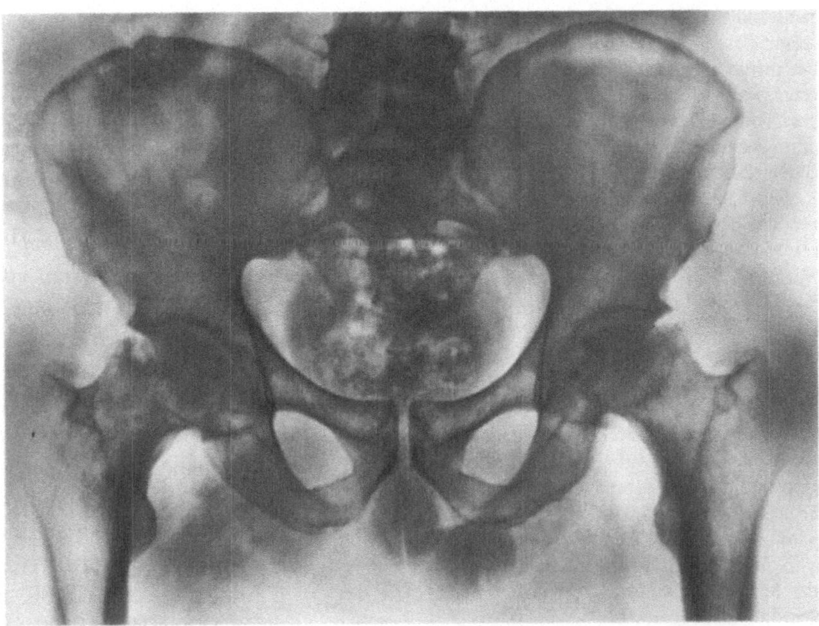

Abb. 100. L. Dagobert, 33 Jahre. Doppelseitige *idiopathische Schenkelkopfnekrose.* Rechts: Tiefer Einbruch im Schenkelkopf unterhalb des Pfannenerkers. Die zentralen Partien des Femurkopfes sind verdichtet. Seine Kontur ist unregelmäßig. Gelenkspalt im wesentlichen erhalten. – Links: Die gelenknahe Hälfte des Schenkelkopfes ist gesintert, abgeplattet, teilweise verdichtet. Der Gelenkspalt ist kranial verbreitert. Arthrotischer Randwulst am Pfannenerker. – Therapie: Keramikendoprothese beiderseits

samte Nekroseherd ist um diese Zeit von einem stark durchbluteten Demarkationswall umgeben, von dem aus sowohl die Versuche der Resorption wie des Ersatzes der Nekrose ausgehen. Zu einer Revitalisierung kommt es jedoch nicht, vielmehr sklerosiert der Demarkationswall oder wandelt sich in zellarmes Bindegewebe um.

Klinik: Die Kranken klagen über Bewegungs- und Belastungsschmerzen in der Leisten- und Trochantergegend mit Ausstrahlung in Oberschenkel und Knie. Die Beweglichkeit ist anfangs nur geringgradig schmerzhaft eingeschränkt, namentlich Abduktion und Außenrotation. Nach der Sinterung des Nekroseherdes nehmen die Schmerzen schlagartig zu.

Röntgenbefund: Im 1. Stadium ist der Befund – auch tomographisch – normal. Das *2. Stadium* ist durch eine fleckige Sklerose in einer osteoporotischen Umgebung charakterisiert. Der Einbruch der Kortikalis über der Nekrose führt im *3. Stadium* (Sinterung) zu einer Stufe der Kopfkontur bei unverändertem Gelenkspalt (Abb. 100). Der Inkongruenz von Kopf und Pfanne folgt im *4. Stadium* durch Knorpel-

abrieb die Gelenkspaltverengung und damit die Arthrose. Um diese Zeit ist auch der sklerotische Saum, der den gesunden vom toten Knochen abgrenzt, deutlich.

Da im 1. Stadium der idiopathischen Schenkelkopfnekrose das Röntgenbild keine Hilfe bedeutet, auch das *Szintigramm* meist negativ ist, oder, wo es leicht vermehrte Aktivitäten zeigt, wegen seiner Unspezifität kaum zur Diagnose beiträgt, mußte man nach neuen Wegen suchen, um so mehr als nur die Frühdiagnose einigermaßen vor einer Defektheilung schützt. Die bei der *intraossären Druckmessung* und *transossären Venographie* gewonnenen Parameter genügen, um die Vermutungsdiagnose zu erhärten oder auszuschließen. Beide Verfahren lassen sich miteinander verbinden.

1. Intraossäre Druckmessung: Dazu schlägt man einen Trokar mit einer lichten Weite von 3 mm von lateral her in den Schenkelhals ein und injiziert 5 ml einer physiologischen Kochsalzlösung. Der Trokar ist durch einen Zweiwegehahn einerseits mit der Injektionsspritze, andererseits mit einem Manometer verbunden. Die Injektion ist schmerzlos. Der Normaldruck beträgt etwa 30 mm Hg. Eine Nekrose darf angenommen werden, wenn der Druck 5 min lang mindestens 10 mm Hg über der Norm verharrt.

Die intraossäre Drucksteigerung ist Folge der reaktiven Hyperämie und Ödembildung in der Umgebung des Nekroseherdes. Sie ist zugleich Ursache des pathologischen Venographiebildes und vermutlich auch der Initialschmerzen.

2. Transossäre Venographie: Man kann sie bei liegendem Trokar an die Druckmessung anschließen. Da sie starke Schmerzen verursacht, ist entweder eine Narkose oder Spinalanästhesie erforderlich. Als Kontrastmittel nimmt man z. B. 60% iges Urografin. Die 1. Röntgenaufnahme erfolgt unmittelbar nach der Injektion, die 2. und 3. jeweils in Abständen von 5 min. Im Normalfall zeigt die 1. Aufnahme sowohl eine Füllung der intra- als auch der extraossären Venen. Bereits 5 min später ist das intraossäre Kontrastmittel abgeflossen, während im pathologischen Venogramm die extraossären Venen sich kaum darstellen. Es kommt vielmehr zu einem diaphysären Reflux oder zur metaphysären Stase, d.h. das Urografin wird im lateralen Teil des Schenkelhalses, der noch zur Metaphyse gehört, und im kranialen Teil des Schaftes zurückgestaut.

Sind beide Untersuchungen positiv, darf die Vermutung einer Schenkelkopfnekrose als bestätigt gelten. Auch die *Computertomographie* hat sich bei der Frühdiagnose bewährt.

Differentialdiagnose: Bei Männern zwischen 30 und 50 Jahren, die erstmalig über Hüftbeschwerden klagen, sollte man stets an eine idiopathische Nekrose denken. *Vertebral bedingte Schmerzen* im Hüftbereich ohne gleichzeitige lumbale Symptomatik sind selten. Gelegentlich zeigt das Röntgenbild eine *solitäre Knochenzyste* in der Metadiaphyse. *Entzündungen und Malignome* lassen die BSG ansteigen. Die häufigsten Krankheitsbilder sind *Koxathrosen* nach Hüftdysplasie, M. Perthes, Epiphyenlösung, u. a.

Prognose: Die Prognose hängt 1. vom Zeitpunkt der Diagnose ab, 2. von einer evtl. nachträglichen Vergrößerung des nekrotischen Bezirkes, 3. vom Schicksal der anderen Hüfte. Bei Behandlungsbeginn im 3. und 4. Stadium ist mit einer Koxarthrose zu rechnen.

Therapie: Im 1. und 2. Stadium wird der Nekroseherd ausgeräumt und der Defekt mit Eigenspongiosa aufgefüllt. Dazu bohrt man unter Bildwandlerkontrolle einen Kirschner-Draht von lateral her durch den Schenkelhals in das Zentrum des Herdes. Er leitet die 12-mm-Hohl-

fräse bis dicht unter den Gelenkknorpel. Die Knochenspäne gewinnt man aus der hinteren Darmbeinschaufel. Sie sollen dicht gepackt den durch die Kürettage entstandenen Trichter ausfüllen. Nach der Wundheilung muß der Patient für 6 Monate Krücken benutzen. Die Wiederbelastung erfolgt allmählich.

In späteren Stadien verbindet man Ausräumung und Wiederauffüllung mit einer intertrochanteren Umstellungsosteotomie. Diese hat den Zweck 1. die Nekrose aus der Belastungszone herauszunehmen, 2. durch die operativ erzeugte reaktive Hyperämie die Revitalisierung zu beschleunigen. Manche Autoren führen grundsätzlich beide Eingriffe (in einer Sitzung) aus, also auch in den Frühphasen. Die z.Z. gebräuchlichsten Verfahren sind die *Flexionsvarisierungsosteotomie* mit einer Beugung des koxalen Fragmentes um 30–50° und einer Varisierung zwischen 10 und 20°, sowie die *Rotationsosteotomie* nach SUGIOKA. Nach temporärer Osteotomie des Trochanter major und Kapselinzision nahe am Pfannenrand osteotomiert SUGIOKA den Schenkelhals an seiner Basis und rotiert das kraniale Fragment um 70–90° nach ventral. Anschließend werden alle 3 Fragmente durch Schrauben wieder miteinander vereinigt.

Um wieviele Jahre durch diese Maßnahmen eingreifendere Operationen zurückgestellt werden können, hängt von der Kongruenz ab. Inkongruente Gelenke verursachen schon nach 5–8 Jahren durch eine Koxarthrose neue Beschwerden.

Die *Schalenendoprothese* nach WAGNER mit einer Vitallium- oder Keramikkappe für den Schenkelkopf (nach Rundung mit einer Hohlfräse) und einer einzementierten Pfanne aus Polyäthylen erhält Schenkelkopf und -hals und läßt bei einem Mißerfolg die Möglichkeit eines Totalersatzes offen. Die Erfahrung hat allerdings gelehrt, daß Schalenlockerungen relativ häufig vorkommen. Manche Autoren bevorzugen deshalb bei der idiopathischen Schenkelkopfnekrose, wenn eine Umstellungsosteotomie nicht mehr in Frage kommt, eine zementlos implantierte Totalendoprothese aus Keramik oder Porometall.

Die Arthrodese ist bei der Hüftkopfnekrose schwierig und mit einer großen Zahl von Pseudarthrosen belastet.

Zusammenfassung

Die idiopathische Schenkelkopfnekrose ist ein *ischämisches Syndrom* ungeklärter Genese, das zur Bildung eines ventro-lateral gelegenen Nekroseherdes führt. Es handelt sich in 80% der Fälle um Männer zwischen 30 und 50 Jahren. Unter den faßbaren (Mit-)Ursachen findet sich am häufigsten eine Langzeitbehandlung mit Steroiden. Nur bei Frühdiagnose ist eine Heilung möglich. Die perifokale reaktive Hyperämie und Ödembildung ist meßbar und läßt sich im transossären Venogramm sichtbar machen. Für die Frühdiagnose eignet sich die Computertomographie besser als die Szintigraphie. – Die *Behandlung* besteht, solange die Inkongruenz zwischen Kopf und Pfanne durch die Sinterung des nekrotischen Knochens mit anschließendem Knorpelabrieb noch nicht zu einer nennenswerten Arthrose geführt hat, in einer Ausräumung des nekrotischen Bezirkes von lateral durch den Schenkelhals und in einem Ersatz durch dicht gepackte Eigenspongiosa. Nach der Sinterung sollte die Kürettage mit einer Umstellungsosteotomie verbunden werden. Viele Autoren führen jedoch beide Operationen in allen Stadien gemeinsam durch. In Frage kommen: die Flexionsvarisierungsosteotomie und die Rotationsosteotomie nach SUGIOKA. Sollte es dennoch über eine Koxarthrose zu neuen Beschwerden kommen, bietet sich zunächst die Wagnersche Schalenplastik oder ein totalendoprothetischer Ersatz aus Keramik oder Porometall (ohne Zement) an. Die Arthrodese ist mit einer relativ hohen Zahl von Pseudarthrosen belastet.

5. Protrusio acetabuli

Definition: Die primäre (idiopathische) Protrusio acetabuli ist eine erbliche, das weibliche Geschlecht bevorzugende Dysplasie mit relativ später Manifestierung (Präpubertät). Kennzeichen sind: eine vertiefte, in das kleine Becken vorgewölbte Pfanne (gewöhnlich doppelseitig) mit verdünntem Boden, eine leichte Coxa vara, sowie evtl. ein verkürzter Schenkelhals und eine Retrotorsion des koxalen Femurendes.

Statistik und Ätiologie: Der Schenkelkopf steht in einer vertieften Pfanne. Fast immer ist der Schenkelhalswinkel etwas verringert. Dementsprechend ist der Wibergsche-CE-Winkel vergrößert. (Nach v. TORKLUS variiert der Winkel beim Erwachsenen zwischen 20 und 54°, mit einem arithmetischen Mittel von 36°).

IMHÄUSER berechnete die Häufigkeit der Protrusio acetabuli in einem unausgelesenen Material weiblicher Erwachsener mit 1‰. Das Geschlechtsverhältnis ist stark nach der weiblichen Seite verschoben (IMHÄUSER: 15♀:1♂, LINDEMANN: 6♀:1♂). Bei Röntgenuntersuchungen von 9 Familien mit insgesamt 48 Personen fand LINDEMANN in 19 Fällen ausgeprägte oder leichte Protrusionen. Es handelt sich um ein *erbliches* Leiden mit unregelmäßig-dominantem Erbgang und geschlechtsbegrenzter Manifestierung.

Bei Kindern im Alter zwischen 6 und 7 Jahren entwickelt sich physiologischerweise eine leichte Pfannenprominenz (durch Verdickung des knöchernen Pfannenbodens), die jedoch mit dem Durchbau der Y-Fugen in der Pubertät regelmäßig wieder verschwindet und mit der Protrusio nichts zu tun hat. Die früheste idiopathische Protrusion wurde bei einem 11jährigen Mädchen beobachtet. Die Veränderungen sind *fast immer doppelseitig.*

Klinik: Hinweise sind: Einschränkungen der Abduktion, Rotation und Streckung des Hüftgelenkes. Bei stärkerer Behinderung der Strekkung entsteht eine vertiefte Lendenlordose. Abgesehen von einer mechanisch bedingten leichten Einschränkung der Abduktion, Adduktion und Rotation, bestehen oft viele Jahrzehnte keine Beschwerden. Später entwickelt sich eine Arthrose. Die jüngste von uns beobachtete Patientin mit einer doppelseitigen Koxarthrose und

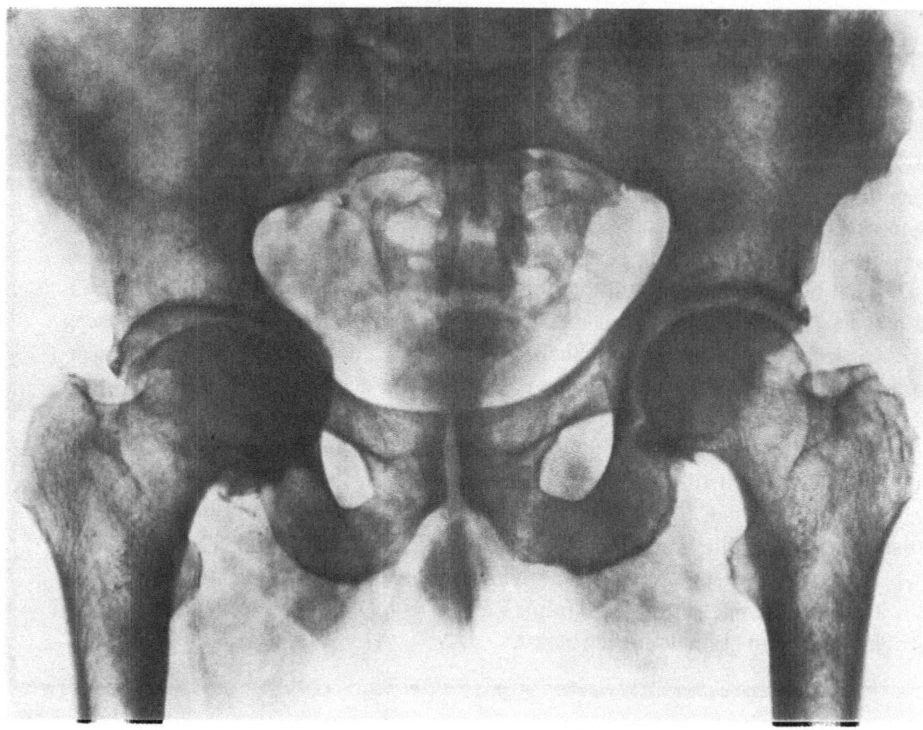

Abb. 101. D. Willi, 68 Jahre. Rechtsseitige *Protrusio acetabuli* mit arthrotischen Randwülsten an der Schenkelkopfhalsgrenze. Der Gelenkspalt ist *medial verengt*. Links fehlt die Vorwölbung des Pfannenbo-dens in das Becken, dennoch findet sich auch hier an der medialen Kopf-Hals-Grenze ein arthrotischer Randwulst

erheblichen Belastungsschmerzen war 28 Jahre alt. Meist kommt es erst nach dem 50. Lebensjahr zu stärkeren Beschwerden.

Röntgenbefund: Das Röntgenbild zeigt einen in eine vertiefte Pfanne eingesunkenen Schenkelkopf (Abb. 101). Der Pfannenboden ist verdünnt und in das kleine Becken vorgewölbt. Mit zunehmender Arthrose verengt sich der Gelenkspalt zunächst medial. *Messungen* der Protrusion mit Hilfe des Wibergschen CE-Winkels (s. S. 334) sind ungenau. Zuverlässigere Ergebnisse erhält man durch die Bestimmung des ACM-Winkels nach IDELBERGER-FRANK (s. S. 334).

Differentialdiagnose: Es gibt *sekundäre Protrusionen durch entzündliche Destruktionen* oder Knochenumbau bei chronischer Polyarthritis, Tuberkulose, Osteomyelitis, *Ostitis deformans*

(Paget), Tumoren, Beckenfrakturen. Häufigste Ursache sekundärer Protrusionen ist die *Osteoporose* (20%). Sowohl beim M. Paget wie bei der Osteoporose vertieft sich die Pfanne durch Knochenerweichung. Entzündungen zerstören u. U. den Pfannenboden. Durch Knochenapposition vom inneren Periost her wird die vorgewölbte Pfanne zuweilen verdickt und sklerotisch.

Prognose: In allen ausgeprägten Fällen ist später mit einer *Koxarthrose* zu rechnen.

Therapie: Bei Patienten mit arthrotischen Beschwerden bis zu einem Alter von 55 Jahren empfiehlt sich die *intertrochantere Valgisierungsosteotomie* in Verbindung mit einer Verkürzung der intertrochanteren Strecke und einer Medialisierung des unteren Fragmentes. Sie kann in einem beträchtlichen Teil der Fälle die

Versorgung mit einer Endoprothese wenn nicht vermeiden, so doch um Jahrzehnte hinausschieben. Die Beweglichkeit des Hüftgelenkes wird durch die Operation allerdings nicht verbessert. Eine Arthrodese lehnen die meisten Kranken heute ab.

6. Coxa vara infantum

Definition: Die Erkrankung gehört zu den erblichen Dysostosen. Sie entwickelt sich auf der Basis einer angeborenen statischen Minderwertigkeit des Schenkelhalses unter dem Einfluß von Muskelzug und Belastung und ist in der Regel einseitig.

Einteilung, Ätiologie und Pathogenese: BLAUTH unterscheidet zwischen einer *primären* und *sekundären Form*. Die primäre, angeborene Coxa vara wird von ihm als *erster Grad des kongenitalen Femurdefektes* bezeichnet. Sie ist „mit Dysplasien des Beckens und koxalen Femurendes, Femur varum, Verzögerung der Hüftkopfentwicklung, Beinverkürzung und weiteren Mißbildungen" (auch der Wirbelsäule und der inneren Organe) vergesellschaftet, während die sekundäre Form „auf erblich hypoplastischer Grundlage im Kindesalter infolge mechanischer Insuffizienz der im Wachstum gestörten Schenkelhalsepiphysenfuge bei ursprünglich normalem Schenkelhalswinkel" entsteht. Schenkelhalsverbiegungen „nach Frakturen, Hüftluxationen, Perthesscher Krankheit, Epiphysenlösung, Osteomyelitis, Tuberkulose, Rachitis, Tumoren, renalen Osteodystrophien, Lues, Osteoporose, Osteomalazie, Zysten, Chondrodystrophie, Osteogenesis imperfecta" gehören in eine besondere Gruppe: der *symptomatische Coxa vara*.
In diesem Kapitel wird nur die *sekundäre (erbliche) Form* besprochen. Sie ist fast immer einseitig. Man rechnet sie – ohne Rücksicht auf das Manifestationsalter – zu den *enchondralen Dysostosen*.
Beim Fet besteht eine breite Knorpelbrücke, die die Wachstumszone des Trochanter major mit der subkapitalen Epiphysenfuge verbindet. Bei nicht rechtzeitiger Verknöcherung des Schenkelhalses wird der Kollo-Diaphysenwinkel durch den Muskeltonus und später unter dem zusätzlichen Einfluß der Belastung verkleinert. Die Coxa vara ist also *sekundär*. Die Schwere der Ossifikationsstörung, d.h. die Fähigkeit oder Unfähigkeit zu einer spontanen postnatalen Reparation, entscheidet über den Zeitpunkt der klinischen Manifestierung, die Therapie über das Schicksal des Hüftgelenkes.

Pathologische Anatomie: Im *histologischen* Bild sieht man mehr oder minder ausgedehnte Störungen des Knorpelwachstums. Die Säulenknorpelzone ist abnorm niedrig und unregelmäßig. Bindegewebsstreifen wechseln ab mit versprengten Knorpelinseln. Dementsprechend ist auch der in diesem Bereich sich entwickelnde spongiöse Knochen unregelmäßig und insuffizient. Erfolgt keine Behandlung, so bleibt die Coxa vara unter charakteristischer Verformung des Schenkelkopfes entweder bestehen oder es kommt zur *Pseudarthrosenbildung* mit Luxation des koxalen Femurendes (ohne Kopf, der in der Pfanne zurückbleibt) nach oben.

Klinik: Relativ selten werden die Kinder bereits im Säuglingsalter dem Facharzt vorgestellt, weil in der Mütterberatung eine Bewegungseinschränkung im Hüftgelenk oder eine geringe Beinverkürzung auffiel. Meistens lautet die Vermutungsdiagnose „Hüftdysplasie" oder „Hüftverrenkung". Erst das Röntgenbild führt zur richtigen Diagnose.
Klinisch findet sich eine Verkürzung und Atrophie des Beines, eine Einschränkung der Abduktion und Innenrotation sowie ein positiver Trendelenburg. Meist ist der Trochanter major mehr oder minder nach hinten verlagert (durch Antetorsion des Schenkelhalses bzw. Retroversio capitis femoris).
Wird die Ossifikation des Schenkelhalses schließlich doch noch vollendet, resultiert eine schwere Coxa vara mit zunehmender Bewegungseinschränkung und Beinverkürzung. Die stärksten *Verkürzungen* finden sich bei persistierenden Pseudarthrosen. Sie werden durch einen Spitzfuß ausgeglichen. Erst im Laufe der Zeit kommt es zu arthrotischen Schmerzen im

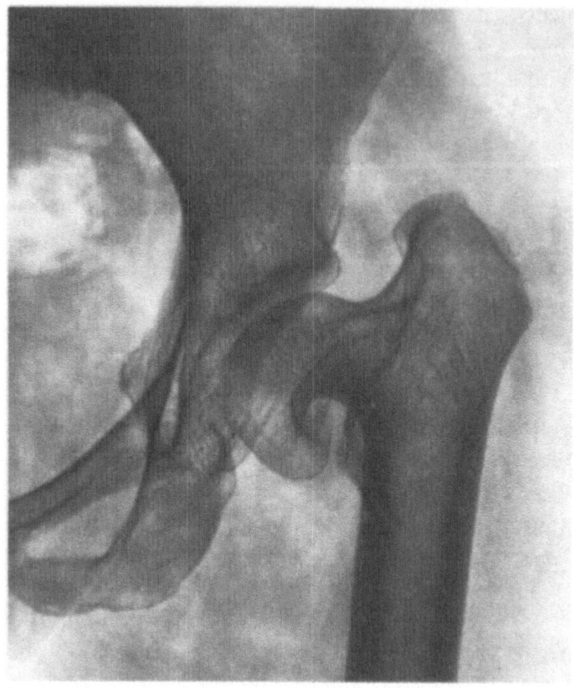

Abb. 102. E. Helma, 18 Jahre. *Endzustand einer Coxa vara* infantum. „Hirtenstabform" des linken koxalen Femurendes. Schwere Coxa vara, sekundäre Veränderungen der Pfanne (Abflachung und Erweiterung nach oben)

Hüftgelenk mit Ausstrahlung in Oberschenkel und Knie.

Röntgenbefund: Die Beckenübersichtsaufnahme zeigt beim Säugling und Kleinkind eine ausgesprochene *Coxa vara*. Die subkapitale Epiphysenfuge ist unregelmäßig verbreitert. Außerdem sieht man häufig etwas lateral von ihr ein den Schenkelhals fast senkrecht durchquerendes Aufhellungsband, das ein dreieckiges Knochenstück mit kaudalwärts gerichteter Basis freisetzt. Der Schenkelkopf steht in einer *normalen Pfanne*. Im Laufe der Jahre wird das Pfannendach steiler und paßt sich der veränderten Form des Kopfes an. Spätere *arthrotische Veränderungen* halten sich – wie meistens bei einer Coxa vara – in Grenzen. Bei *Pseudarthrosen* bleibt der Kopf in der Pfanne, während das koxale Femurende nach oben luxiert.

Differentialdiagnose: Die auf Grund der klinischen Erscheinungen in der frühen Kindheit häufige Fehldiagnose „*Hüftluxation*" wurde erwähnt. Der Röntgenbefund entscheidet. Das Bild einer Coxa vara infantum findet sich regelmäßig bei der autosomal-dominanten Form der

metaphysären Chondrodysplasie und nicht obligat beim *Seckel-Syndrom,* dem Vogelkopfzwergwuchs (Nanocephalie), einer sehr seltenen, autosomal rezessiv-erblichen Form des primordialen Zwergwuchses. Die Unterscheidung ist durch den Minderwuchs bei der metaphysären Chondrodysplasie möglich; beim Seckelsyndrom werden Zweifel kaum aufkommen.

Die *rachitische Coxa vara* ist stets doppelseitig und noch von anderen rachitischen Zeichen begleitet. Der „*Einrollungskopf*" bei der Subluxatio coxae und der *Epiphyseolyse* ist kaum mit etwas anderem zu verwechseln. Gleiches gilt von *Schenkelhalsbrüchen mit Pseudarthrose.*

Prognose: Sie hängt weitgehend vom Zeitpunkt der Behandlung ab. Viele Fälle gehen in eine Koxarthrose aus.

Therapie: Die Behandlung besteht im Kindesalter in einer *intertrochanteren Valgisierungsosteotomie.* Schmerzhafte Pseudarthrosen lassen sich durch eine Milchsche *Resektionsangulationsoperation* bessern. Befriedigendere Ergebnisse erzielt man durch zementlos implantierte Keramikendoprothesen.

> **Zusammenfassung**
>
> Die *Coxa vara infantum* gehört zu den (erblichen) enchondralen Dysostosen. Röntgenbilder junger Kinder zeigen einen ungenügend verknöcherten Schenkelhals. Die Varisierung erfolgt unter Muskelzug und Belastung. Das Röntgenbild weist in vielen Fällen später eine typische *„Hirtenstabform"* des koxalen Femurendes auf. Kommt es zu einer *Pseudarthrose*, so bleibt der (porotische) Schenkelkopf in der Pfanne, während das kraniale Femurende nach oben luxiert.
>
> **Therapie:** Die Behandlung besteht in einer intertrochanteren valgisierenden Umstellungsosteotomie. Schmerzhafte Pseud- und Koxarthrosen des Erwachsenen werden mit Keramikendoprothesen versorgt.

7. Schnappende Hüfte

Ätiologie und Pathogenese: Die schnappende Hüfte ist ein nicht ganz seltenes Leiden, das fast ausschließlich bei jungen Mädchen vorkommt, falls es sich nicht um eine Verletzungsfolge handelt. Meist sind es bänderschwache Kinder und Jugendliche. Ein von den jungen Mädchen für attraktiv gehaltener schaukelnder Gang begünstigt die Ausbildung des Hüftschnappens.

Klinik: Infolge der nur lockeren Verbindung des Tractus iliotibialis mit der Fascia lata kann der Traktus beim Gehen über den vorspringenden Teil des großen Rollhügels mit einem hör- und tastbaren Schwirren oder Schnappen hin- und herspringen. Zu Schmerzen kommt es in der Regel erst, wenn sich der zwischen Traktus und Trochanter liegende Schleimbeutel entzündet.

Therapie: Die Behandlung kann nur *operativ* sein. Nach dem Vorgehen von FRITZ LANGE wird der Schleimbeutel und das überflüssige, gedehnte Gewebe der Fascia lata vor und hinter dem Traktus entfernt und der Traktus mit 2 Nähten, die durch quere Bohrlöcher im großen Rollhügel geführt werden, fest mit dem Trochanter verbunden. In leichten Fällen sollte man mit dem Eingriff warten, da Aussicht besteht, daß sich mit weiterem Wachstum die schlaffe Verbindung zwischen Faszie und Tractus iliotibialis festigt.

1. Habituelle Patellaluxation

Definition: Die habituelle Patellaluxation (nach lateral) ist eine dominant-erbliche Erkrankung. Hauptursachen sind eine schlaffe Gelenkkapsel oder eine Dysplasie des fibularen Condylus femoris.

Ätiologie und Pathogenese: Wir haben das keineswegs seltene Krankheitsbild des öfteren bei Geschwistern beobachtet. Die meisten Kinder sind zwischen 6 und 16 Jahre alt, wenn sie dem Facharzt vorgestellt werden. Das Geschlechtsverhältnis schwankt zwischen 2,7♀:1♂ und 5♀:1♂. Bei Mädchen sind doppelseitige Luxationen häufiger als bei Knaben. Die Ursachen der Kniescheibenverrenkung ist nach CLASEN in einer Dysplasie sowohl des ossären Gleitlagers als auch der Bänder und Muskeln zu suchen. Begünstigend wirken Genua valga und recurvata. Traumatische Einflüsse spielen keine Rolle. In schweren Fällen scheint das distale Femurende vermehrt außenrotiert zu sein.

Habituelle Patellaluxationen kommen auch bei Haustieren vor, und zwar sowohl bei gewissen Hunderassen (Pudel, Spaniels) als auch bei Pferden, Rindern und Schafen. Als Ursachen werden die gleichen Faktoren angeschuldigt wie beim Menschen.

Klinik: Es handelt sich ausnahmslos um Subluxationen oder Luxationen nach *lateral*. Die Kniescheibe verläßt ihr Lager beim Übergang von Streckung in Beugung. Bei permanenter Verrenkung liegt die Patella an der Außenseite des Femurkondylus, und das Kniegelenk kann nicht mehr voll gestreckt werden. Bei temporären Luxationen vergehen oft mehrere Jahre bis es wieder zu einem Rezidiv kommt.
Die Kinder klagen über Schmerzen und zeitweilige Schwellungen des Kniegelenkes. Bei gehäuften Verrenkungen findet man zuweilen einen leichten Erguß. Ein *Hochstand der Patella* (Patella alta) spricht für einen besonders schlaffen Bandapparat. Auch im Intervall bleibt die Kniescheibe abnorm verschieblich.

Röntgenbefund: Das Röntgenbild (a.-p., seitlich und axial) zeigt zuweilen eine zu niedrige äußere Begrenzung des Gleitlagers. Gelegentlich ist die Patella auffallend schmal, hypoplastisch. Auch der Patellahochstand läßt sich röntgenologisch belegen.

Differentialdiagnose: Differentialdiagnostisch sind *traumatische Patellaluxationen* abzugrenzen. Sie setzen ein entsprechendes Unfallgeschehen voraus und kommen fast nur bei Erwachsenen vor.

Prognose: Ab und zu einmal werden im Laufe des Wachstums die Verrenkungen seltener und hören schließlich ganz auf. Die habituelle Patellaluxation führt nahezu regelmäßig zu einer *Arthrose*, die sich vom Gleitlager auf das übrige Kniegelenk fortsetzen kann. Die Zahl der postoperativen *Rezidive* beträgt im Mittel 10%.

Therapie: Von den zahlreichen zur Verfügung stehenden Methoden wird heute meist eine Kombination des (modifizierten) Verfahrens nach ALI KROGIUS mit der Transposition der Tuberositas tibiae nach DENCKS ausgeführt.

Zunächst schneidet man aus der schlaffen medialen Kapsel einen sowohl zentral als auch peripher gestielten Lappen heraus, wälzt ihn über die Patella hinüber und näht ihn in einen lateral angelegten Kapselspalt ein. Dadurch wird die mediale Kapsel gerafft, die laterale verbreitert. Anschließend wird der Ansatz des Lig. patellae nach distal und medial verlagert. In Fällen mit Patellahochstand zieht man die Kniescheibe mittels eines über ihren oberen Rand geführten kräftigen Nylonfadens abwärts und verankert den Faden in der Nähe der Tuberositas tibiae. Die von GOCHT angegebene Verlagerung und Fixierung der Semitendinosussehne – auch die Gracilissehne ist geeignet – auf die Kniescheibe wird heute nur noch als zusätzliche Sicherung geübt. Bei abnorm niedrigem Gleitlager empfiehlt sich die *suprakondyläre Innenrotationsosteotomie*. In diesem Falle muß jedoch das Lig. patellae nach lateral und distal versetzt werden. Im angloamerikanischen Schrifttum wird für Rezidivoperationen die *Patellektomie* empfohlen. Sie kommt bei uns nur als Ultima ratio in Frage.

2. Chondromalacia (Chondropathia) patellae

Definition: Die Chondromalacia patellae ist eine der häufigsten Kniegelenkserkrankungen jüngerer Erwachsener. Eine umschriebene Erweichung des Kniescheibenknorpels führt durch Abrieb zu einem mehr oder minder großen Defekt, aus dem sich bei progredientem Verlauf eine Gonarthrose entwickelt.

Ätiologie und Pathogenese: Als Ursachen werden genannt: Angeborene Dysplasien der Patella und Femurkondylen, Hochstand der Kniescheibe (patella alta), Lateralisation durch fehlerhafte Zugrichtung des Quadrizeps, z.B. bei Genu valgum, vermehrter Druck durch Sport, berufliche Beanspruchung und erhöhtes Körpergewicht, habituelle Sub- und Luxationen der Patella, Kontusionen, Frakturen, die mit Stufenbildung heilen. Die meisten Autoren halten die Lateralisation und den verstärkten Andruck (Hyperpressionssyndrom) für die Hauptursachen.
Die Mitteilungen von ØUVRE, der bei autoptischen Untersuchungen in 92% der Fälle degenerative Knorpelveränderungen der Kniescheiben bei über 20jährigen fand, von PAUL, der bei 700 Arthrotomien in über 50% Chondropathien der Patella „aller Schweregrade" beobachtete und von ALEMAN, der bei 220 Gelenkeröffnungen in 33% chondromalazische Herde sah, weisen allerdings *mehr in Richtung konstitutioneller Ursachen*. Dazu kommt ein wechselnder Anteil exogener Faktoren. Mit Sicherheit können wir nur sagen: Die Chondropathie ist das Produkt eines Mißverhältnisses zwischen Belastungsfähigkeit und Belastung.

Pathologische Anatomie: Die Erkrankung beginnt mit einem leicht erhabenen Knorpelbe-

zirk, der weicher ist als der umgebende normale Knorpel. Die tibiale Facette der Patella ist häufiger betroffen als die fibulare. Später entstehen innerhalb der Ödemzone tiefe Risse, die bei weiterem Abrieb zu einem Ulkus mit lappigen Rändern führen. In schweren Fällen erweicht der Knorpel über größere Areale. Der subchondrale Knochen verdichtet sich. An die Stelle des abgescheuerten Hyalinknorpels tritt etwas bindegewebiges und faserknorpeliges Ersatzgewebe. Ausgedehnte Defekte verursachen auch im Knorpel des Patellagleitlagers Schleifspuren, die der Anfang einer Gonarthrose sein können. Bei der Gelenkeröffnung trifft man oft auf in der Synovia schwimmende Knorpelpartikel, die für die Begleitsynovitis verantwortlich sind.
Die Sektion alter Menschen ergibt häufig chondromalazische Herde mit und ohne Gonarthrose. Offenbar kommt es in manchen Fällen zu einem Stillstand, wenn nicht gar zu einer Selbstheilung. Nicht jeder Erweichungsherd scheint Beschwerden zu verursachen.

Klinik: Etwa 50% der Kranken sind zwischen 15 und 20 Jahren alt. Der Rest verteilt sich ziemlich gleichmäßig auf die 3. und 4. Lebensdekade. Sie klagen über Schmerzen an der Vorderseite des Kniegelenkes beim Treppensteigen, Bergabgehen und nach längerem Sitzen mit gebeugtem Knie. Die Beschwerden sind meist einseitig. Das weibliche Geschlecht überwiegt.
Die beiden *Leitzeichen* sind: Verschiebeschmerz und retropatellare Krepitationen. Den Verschiebeschmerz prüft man am leicht gebeugten Kniegelenk, indem man die Patella unter mäßigem Druck seitlich und in Längsrichtung bewegt. Dabei fühlt man feinkörniges Reiben, das der Patient als Schmerz registriert. „Rauhe Stellen" können doppelseitig sein, obwohl der Kranke nur über einseitige Beschwerden klagt. Bei Kniebeugen auftretende Bewegungsgeräusche sind oft weithin zu hören. Als zusätzliche Symptome bleiben zu erwähnen: ein Perkussionsschmerz der Patella (Untersuchung bei rechtwinkliger Beugung), ein Druckschmerz der parapatellaren Kapsel und ein Reizerguß. Nach ROHLEDERER liegt ein Lateralisations- oder -hyperpressionssyndrom immer dann vor, wenn bei kräftiger Medialisierung der Patella durch den Arzt während der Kniebeugung und

-streckung (aus der tiefen Hocke) der Schmerz verschwindet.

Sicherheit über die Diagnose gewährt die *Arthroskopie*. Sie ist ambulant in örtlicher Betäubung durchführbar und hat die *Arthrographie* verdrängt.

Röntgenbefund: Zur Darstellung des femoropatellaren Gleitlagers sind *Spezialaufnahmen* erforderlich. Die Aufnahme nach KNUTSSON zeigt den oberen und mittleren Abschnitt, die Technik nach SETTEGAST den unteren Teil. Im ersteren Fall erfolgt die Aufnahme in Rückenlage bei leicht gebeugtem Unterschenkel. Der Patient hält die Kassette so, daß sie mit ihrer Schmalkante auf dem Oberschenkel steht. Der Zentralstrahl fällt durch das Femoropatellargelenk senkrecht auf den Film. Die 2. Aufnahme wird in Bauchlage bei spitzwinklig flektiertem Unterschenkel durchgeführt. Die Kassette liegt unter dem Knie. Der Zentralstrahl wird in gleicher Weise ausgerichtet wie bei Aufnahme I.

Abgesehen von Form- und Größeschwankungen der Patella und Femurkondylen läßt das Röntgenbild bei jungen Menschen meist keine Abweichungen von der Norm erkennen. Eine fortgeschrittene Arthrose des Femoropatellargelenkes wird durch einen verengten Gelenkspalt deutlich. Mit dem Abrieb des Knorpels verdichtet sich die subchondrale Spongiosa. Dazu kommen arthrotische Exophyten am Patellarand und Gleitlager. Bei Übergreifen der Arthrose auf das Hauptgelenk entwickeln sich die bekannten Zeichen der Gonarthrose (s. Kap. „Arthrosis deformans, S. 86).

Differentialdiagnose: Die sekundäre Chondromalacia patellae bei habitueller Patellaluxation muß von der hier besprochenen primären unterschieden werden.

Verwechslungen mit *Meniskusläsionen* sind nicht selten. Beide kommen häufig nebeneinander vor. Ob die Chondropathie deshalb als Folge eines Meniskusschadens angesprochen werden darf, ist fraglich. Es könnte sich auch in beiden Fällen um Folgen einer konstitutionellen Knorpelminderwertigkeit handeln. Weiterhin sind zu nennen: *Osteochondrosis dissecans, Gelenkchondromatose, Sudeck-Syndrom* und *projizierte Schmerzen* bei primär im Hüftgelenk oder in der unteren Lendenwirbelsäule lokalisierten Prozessen.

Prognose: Sie hängt von der Ausdehnung der malazischen Veränderungen ab. Eine Selbstheilung ist ebenso möglich wie ein Ausgang in Gonarthrose.

Therapie: Sie kann nur operativ sein. Intraartikuläre Kortisoninjektionen nützen nur gegen die begleitende Synovitis. Ziel der Behandlung ist es, eine Lateralisation oder Hyperpression zu beseitigen und den Knorpel zu glätten. Dazu gibt es folgende Möglichkeiten:

1. Durchtrennung des Retinaculum patellae laterale durch Entnahme eines schmalen Kapselstreifens, evtl. in Verbindung mit einer medialen Kapselraffung. Auf diese Weise wird die Kniescheibe medialisiert.
2. Erhöhung der Tuberositas tibiae nach BANDI durch Unterfütterung mit einem 1 cm dicken Span aus dem Darmbein. Auch bei diesem Eingriff sollten die Retinacula durchtrennt werden.
3. Die Glättung des Knorpeldefektes in Verbindung mit einer Aufbohrung des Kratergrundes, um eine bessere Auffüllung mit Narbengewebe zu erzielen.
4. Die Unterfütterung der Patella mit einem Fett- oder Faszienlappen.
5. Der Ersatz des Kniescheibenknorpels und des Gleitlagers durch eine nach Art der Schlittenprothesen konstruierte Endoprothese, wobei der Patellateil aus Kunststoff, der Lagerersatz aus einer Metallschiene besteht.
6. Die Patellektomie. Sie führt zu einem Streckdefizit von 5° und kommt nur als Ultima ratio in Frage.
7. Als evtl. Zusatzoperation: Beseitigung von X-Beinen durch Umstellungsosteotomien (meistens in der proximalen Tibiametaphyse).

Welches der genannten Verfahren man wählt, hängt von der vermuteten Ursache ab. Die am häufigsten durchgeführten Eingriffe sind die Durchschneidung des Retinaculum patellae laterale und die Unterfütterung der Tuberositas tibiae nach BANDI, beide gewöhnlich in Verbindung mit einer Glättung des Knorpeldefektes.

Zusammenfassung

Die Chondromalacia patellae ist eine häufige Erkrankung des Kniegelenkes, die schon bei älteren Kindern vorkommt. Hauptursachen sind: ein fehlerhafter Verlauf der Kniescheibe in ihrem Gleitlager oder eine konstitutionelle Minderwertigkeit des Patellaknorpels. Die Erweichung führt zu umschriebenen Herden, die bis auf den Knochen reichen, in schweren Fällen später zu einer Kniegelenksarthrose. *Leitsymptome* sind: Schmerzen bei passiver Verschiebung der Kniescheibe unter leichtem Druck und retropatelläre Krepitationen. Zuweilen kommt es zu einem geringen Erguß. Die *Therapie* ist darauf abgestellt, den Fehler im Quadrizepsmechanismus zu beseitigen und/oder den Auflagedruck der Kniescheibe zu vermindern. Der malazische Herd wird entfernt und die Knorpeloberfläche geglättet.

3. X-Bein (Genu valgum)

Ätiologie und Pathogenese: Das physiologische O-Bein des Neugeborenen und jungen Kleinkindes geht im 2. Lebensjahr allmählich in ein leichtes X-Bein über, das bei Knaben bis zum 10. Lebensjahr wieder verschwindet. Frauen behalten ihres breiteren Beckens wegen und der daraus folgenden Konvergenz der Femora mäßige X-Beine.

Es gibt erbliche *konstitutionelle Genua valga,* die u. U. ein beträchtliches Ausmaß erreichen. Sie stellen die größte Gruppe. Die *Rachitis* kann durch Schwächung des Bandapparates die Neigung zum X-Bein verstärken. Dem konstitutionellen X-Bein (Abb. 103) liegt ein vermehrtes Wachstum des inneren Femurcondylus zugrunde. Allgemein haben Astheniker mit schlaffem Bandapparat eine Neigung zum Genu valgum, während Pykniker zum O-Bein tendieren. Auffallend häufig finden sich X-Beine beim *Epiphysengleiten* und *Marfan-Syndrom.* Seitenungleiche X-Beine kommen bei verschiedenen Formen der *polytopen enchondralen Dysplasien* vor. Wie das O-Bein kann auch das X-Bein *Folge einer Lähmung, einer in Fehlstellung verheilten Fraktur, epiphysenfugennahen Entzündung oder eines Tumors sein,* wobei die Ursache entweder in einer Störung des Muskelgleichgewichtes (Lähmungen des Quadrizeps, der Pes-anserinus-Muskulatur, des Sartorius) oder in einer Zerstörung des lateralen Teiles der kniegelenknahen Wachstumsfugen bzw. in einer umschriebenen arteriellen Hyperämie in der Nähe ihres medialen Abschnittes zu suchen ist.

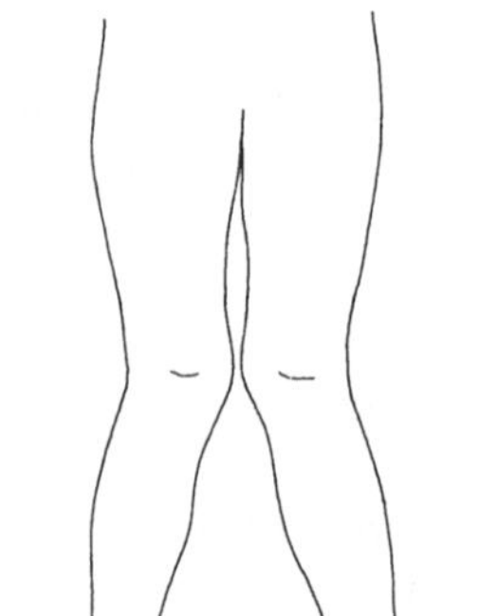

Klinik: Um die Schwere von X-Beinen abzuschätzen, stellt man den Patienten mit parallelen Füßen so vor sich hin, daß sich bei gestreckten Kniegelenken die inneren Knieknorren gerade berühren. Die Distanz der Malleoli interni ist freilich nur ein relatives Maß, denn sie hängt auch von der Unterschenkellänge ab. Allerdings setzt das Auge beide Meßwerte von selbst in richtige Beziehung. Eine exakte Bestimmung ist durch die *Orthoradiographie* möglich, bei der ein Meßstab mitabgebildet wird. Voraussetzung sind lange, im Stehen angefertigte Aufnahmen, um eine Verstärkung des X-Beines durch Bänderlockerung mitzuerfassen. Gemessen wird der Winkel zwischen der Medianlinie des Körpers und der Schienbeinachse.

Abb. 103. *Genua valga* mit Außenrotation der Knöchelgabeln

Die häufigsten *Klagen* sind rasche Ermüdbarkeit und – bei Kleinkindern – Neigung zum Fallen.

Beim Sitzen mit herabhängenden Unterschenkeln kann das X-Bein vollständig verschwinden. Die Ursache für dieses merkwürdige Verhalten liegt teils in der Form der Oberschenkelkondylen, die vorn-medial höher sind als hinten, teils in der Bänderlockerung.

Oft ist die Valgusdeviation mit einem leichten *Genu recurvatum* und einer *Außenrotation der Knöchelgabel* verbunden, so daß die Füße beim Gehen nach außen gesetzt werden. Durch die größere Entfernung von der Schwerelinie gerät dabei das Fersenbein in Pronation. Die meisten Menschen mit X-Beinen haben daher *Knicksenkfüße*. Ausnahmsweise und nur bei sehr schweren X-Beinen kommt es zur Supination des Rückfußes.

Röntgenbild: (Lange A.-p.-Aufnahmen im Liegen und Stehen) Das Röntgenbild zeigt nur in einem kleinen Teil der Fälle einen schräg stehenden Kniegelenkspalt. Nicht selten findet sich im distalen Unterschenkel – als Versuch der Selbstkorrektur – eine leichte Varuskomponente.

Prognose: Die X-Beine junger Kinder besitzen eine bemerkenswerte Tendenz zur Spontanheilung. Die Bedeutung des Genu valgum für die Entstehung einer *Kniearthrose* wird, wie MOHING zeigen konnte, überschätzt.

Therapie: Bei X-Beinen jüngerer Kinder verordnen wir *Randeinlagen*, um durch eine Umstellung der Ferse in leichte Supination die Wachstumsfugen im varisierenden Sinne zu beeinflussen. Eine Operation kommt bei Kindern selten in Frage. Von Schienen, Lagerungen und Übungen darf man nicht zuviel erwarten. Eine krankengymnastische Behandlung ist v. a. beim bänderschwachen X-Bein angezeigt, um durch eine Kräftigung der Muskulatur die Überdehnung des Kapselbandapparates auszugleichen.

Bei *operativem Vorgehen* entspricht die Osteotomiestelle dem Scheitel des X-Beines. Sie liegt bei schrägstehendem Kniegelenkspalt in der unteren Femurmetaphyse, bei Scheitel im Kniegelenk oder etwas darunter in der oberen Tibia-

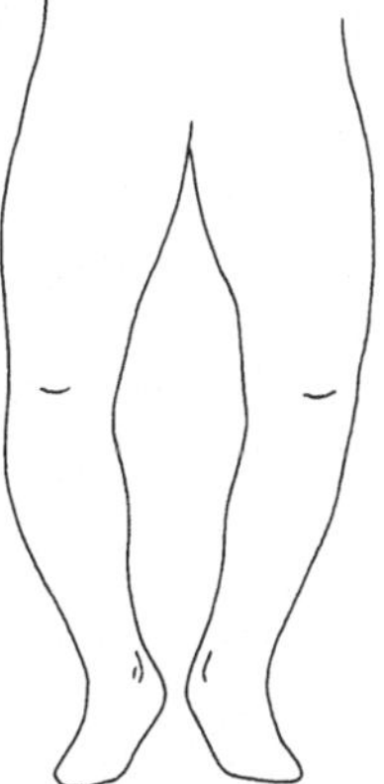

Abb. 104. *Femora und Cura vara* mit Scheitel in Höhe der Kniegelenke

metaphyse. Letzteres ist bei Kindern die häufigere Lokalisation. Im übrigen gelten die im Kapitel „O-Bein" beschriebenen Empfehlungen.

4. O-Bein (Genu varum)

Ätiologie und Pathogenese: Alle Neugeborenen weisen leichte O-Beine auf. Bei Gehbeginn entwickelt sich daraus gewöhnlich ein X-Bein, das bei männlichen Kindern bis zum 10. Lebensjahr verschwindet. *Frühkindliche O-Beine* sind meist *rachitischen Ursprungs* (Abb. 104). In schweren Fällen bestehen gleichzeitig Coxae varae, Femora vara und Crura vara, wobei der Scheitel im Unterschenkel meist im unteren Drittelpunkt liegt. Die nicht durch Vitamin-D-Mangel verursachte Rachitis verhält sich wie die gewöhnliche Rachitis.

Der *Tibia vara* (BLOUNT) und dem *Crus varum congenitum* wurden besondere Kapitel gewidmet. Nicht selten finden sich O-Beine bei in Fehlstellung verheilten *Ober- und Unterschenkelfrakturen,* bei *Lähmungen* im Kindesalter (durch Störungen des Muskelgleichgewichtes) bei *epiphysenfugennahen Entzündungen* (entweder durch den Wachstumsreiz der mit der Entzündung verbundenen arteriellen Hyperämie oder infolge Teilzerstörung der Wachstumsfuge auf der Innenseite). Bei der *Ostitis deformans Paget* werden O-Beine als eines der Leitsymptome genannt. Auch bei *tabischen Arthropathien* und schweren *Kniearthrosen* älterer, meist übergewichtiger Frauen, sind O-Beine keine Seltenheit. Schließlich kann sich nach Abduktionskontrakturen im Hüftgelenk ein *kompensatorisches O-Bein* entwickeln. Unter den großen Konstitutionskrankheiten des Skeletts finden sich O-Beine am häufigsten bei der *Chondrodysplasie*: Die meisten O-Beine gehen mit einer Einwärtstorsion der Tibia und der Knöchelgabel einher.

Da sich bei progredienten Genua vara die Verstärkungsbänder des Kniegelenkes auf der Außenseite lockern, tritt die Verbiegung im Stehen mehr in Erscheinung als im Liegen. Ein brauchbares Maß für die Schwere von O-Beinen gibt der beim Stehen mit geschlossenen Füßen gemessene Kniekondylenabstand. Genauere Werte erhält man durch die *Orthoradiographie*, bei der ein Meßstab mitgeröntgt wird. Die Aufnahmen müssen am stehenden Patienten gemacht werden.

Bei allen O-Beinformen entwickelt sich kompensatorisch eine X-Stellung der Ferse, die ihrerseits wieder zu einer Abflachung des inneren Fuß-Längsgewölbes führt.

Therapie: Die Therapie richtet sich – soweit sie konservativ ist – nach dem Grundleiden. Die früher allgemein gebräuchlichen Nachtschienen, mit denen man eine Wuchslenkung zu erzielen hoffte, sind, weil nutzlos, aufgegeben worden. Gleiches gilt für das nächtliche Zusammenbinden der Beine mit einem flachen Kissen zwischen den Knöcheln. Aktive Übungen und *Randeinlagen* können die besonders bei rachitischen O-Beinen vorhandene, oft erstaunlich große spontane Aufrichtungstendenz unterstützen.

In Fehlstellung verheilte Frakturen wird man auch im Kindesalter geraderichten. Schwerere O-Beine bei Erwachsenen begünstigen die Entstehung einer *Kniearthrose*. Die Höhe des Eingriffs richtet sich nach dem Scheitel der Verbiegung. Bessere Heilungschancen hat die Osteotomie im Schienbeinkopf. Stets ist eine *stabile Osteosynthese* anzustreben. Um Pseudarthrosen zu verhüten, muß man die AO-Winkelplatte konvexseitig anlagern *(Zuggurtungsprinzip)*. An Pseudarthrose-gefährdeten Stellen, z.B. im distalen Unterschenkeldrittel, wird man u.U. zusätzlich Eigenspongiosa verwenden.

Im Stadium der *Gonarthrose* ist bei erhaltenem lateralen Gelenkspalt ebenfalls eine *Umstellungsosteotomie* indiziert. Bei alten Menschen (über 60) implantiert man besser eine (mediale) *Schlittenprothese*; ist der ganze Gelenkknorpel abgerieben: eine *Totalendoprothese* (s. Abb. 21, S. 89).

5. Tibia vara (Blount)

Definition, Ätiologie und Einteilung: Die Tibia vara ist eine einseitige, streng auf die mediale Hälfte der proximalen Tibiaepimetaphyse beschränkte Wachstumsstörung, die zu den *enchondralen Dysostosen* gerechnet wird. Sie führt zu einem scharfen Varusknick und bei leichter X-Kompensation der Femurkondylen zu einer charakteristischen *Bajonettstellung*. Die Diaphyse nimmt an der Verbiegung niemals teil.
Man unterscheidet eine (häufigere) *infantile* Form, die sich bereits im 2. und 3. Lebensjahr manifestiert, und eine meist sehr viel harmlosere *juvenile* Form. Nach dem 4. Lebensjahr nimmt die Verbiegung kaum noch zu. Juvenile Formen neigen zur Spontanaufrichtung.

Klinik: Die Tibia vara ist durch ein einseitiges O-Bein mit kniegelenknahem Scheitel und einer Verkürzung des Unterschenkels charakterisiert. Bei der juvenilen Form bleibt die Verkürzung gering.

Röntgenbild: Das Röntgenbild zeigt anfangs eine unregelmäßige Verknöcherung der ganzen Metaphyse, die sich bald jedoch auf die mediale Hälfte beschränkt. Dabei entsteht eine Art Defekt der Wachstumsfuge, der von einem schnabelförmigen Fortsatz der (medial besonders dürftig entwickelten) Epiphyse ausgefüllt wird. Dadurch ist die Wachstumsfuge an dieser Stelle zeitweilig verdoppelt. Mit ihrer Verknöcherung wird die Deformierung definitiv.

Differentialdiagnose: 1. *Rachitische O-Beine* sind immer doppelseitig; 2. gleiches gilt für *O-Beine bei der Chondrodysplasie*, deren Diagnose angesichts der charakteristischen Merkmale dieser Krankheit keine Schwierigkeiten bereitet; 3. das *Crus varum congenitum* ist zwar ebenfalls einseitig, sein Scheitel liegt jedoch im unteren Drittel. Außerdem ist es in der Regel mit einer Antekurvation der Tibia verbunden.

Therapie: Die juvenilen Formen bedürfen, außer eines Verkürzungsausgleiches, meist keiner Behandlung. Bei der infantilen Tibia vara ist nach Abschluß des Wachstums neben einer korrigierenden Osteotomie mit stabiler Osteosynthese, meist auch eine Verlängerungsosteotomie erforderlich.

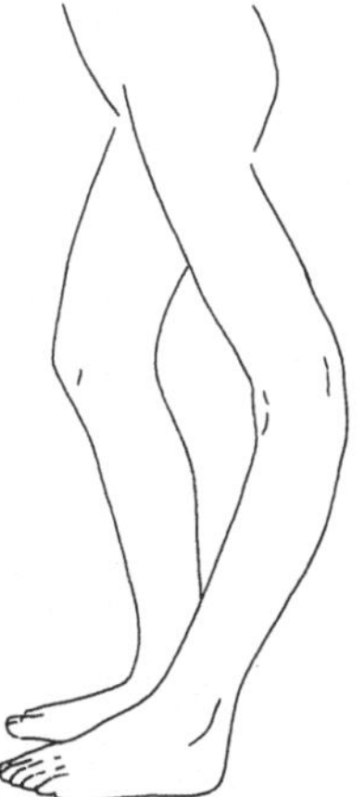

Abb. 105. *Schweres Genu recurvatum*

6. Genu recurvatum

Ätiologie: Unter einem Genu recurvatum versteht man ein überstreckbares Kniegelenk (durch ossäre oder ligamentäre Veränderungen). Die häufigsten Ursachen sind in Fehlstellung verheilte *Frakturen* des distalen Femur- und proximalen Tibiaabschnittes, schlaffe und spastische *Lähmungen* (Abb. 105), *neurogene Arthropathien,* starke *Beinlängendifferenzen,* schwere *Hüftbeuge-* oder *Spitzfußkontrakturen, Entzündungen* und *Tumoren* im Bereich der oberen Wachstumsfuge des Schienbeins, übermäßig lange durchgeführte Nagelextensionen am Unterschenkel wegen Frakturen des Femurschaftes bei Kindern sowie *konstitutionelle Faktoren,* die zu einer Erschlaffung des Kapselbandapparates des Kniegelenkes führen. Bei Entstehung im Wachstumsalter kommt es regelmäßig zu sekundären Umformungen der miteinander artikulierenden Knochen, die sich u. U. nur schwer von enchondralen Wachstumsstörungen unterscheiden lassen. Doch sind diese meist doppelseitig. Bei Spitzfüßen wird das Kniegelenk in der Belastungsphase zwangsläufig übergestreckt. Gleiches geschieht bei schweren Hüftbeugekontrakturen, die nicht genügend durch eine Lordosierung der Lendenwirbelsäule kompensiert werden können. Starke Differenzen der Beinlängen verursachen ein Genu recurvatum auf der gesunden Seite. Im Laufe der Jahre nimmt die Rekurvation meist zu. Eine leichte Überstreckung ist bei Kleinkindern physiologisch.

Therapie: Wenn nicht aus anderen Gründen (z. B. bei ausgedehnten Lähmungen) eine Orthese verordnet werden muß, sollte das Genu recurvatum *operativ* korrigiert werden. Die Osteotomiestelle liegt dicht unterhalb der Tuberositas tibiae. Die Aufrichtung des Schienbeinkopfes geschieht durch Entnahme eines Knochenkeils mit hinterer Basis.

7. Angeborene Unterschenkelverbiegungen und -pseudarthrosen (Crus varum und Crus valgum congenitum)

Definition: Das *Crus varum congenitum* ist ein seltenes, fast immer *einseitiges* Leiden. Erblichkeit wurde mehrfach beobachtet. Man muß unterscheiden zwischen *angeborenen Pseudarthrosen,* die beide Unterschenkelknochen betreffen und mit einem oft erheblichen *Substanzverlust* des Knochens einhergehen, und *erworbenen, auf der Grundlage einer angeborenen Verbiegung entstehenden, zunächst nur die Tibia betreffenden Falschgelenken* ohne Substanzverlust. Während die sekundäre Pseudarthrose den Charakter einer Umbauzone hat, muß die primäre als „intrauterine Fraktur im Bereich einer dystrophischen Verbiegung" betrachtet werden (GUILLEMINET und RICARD).
Ätiologisch bestehen Zusammenhänge mit der *von Recklinghausenschen Neurofibromatose.*

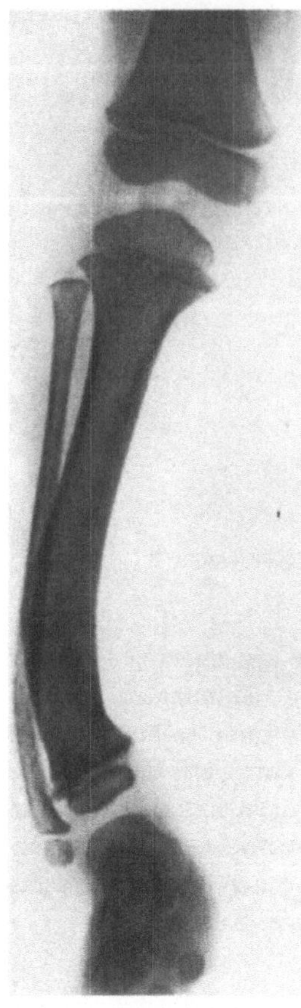

Abb. 106. E. Dorothea, 3 Jahre. *Angeborene Verbiegung des rechten Unterschenkels* (Crus varum cong.). Die rechte Tibia ist im O-Sinne verbogen unter Verdickung der medialen Kortikalis. Die distale Epiphysenfuge steht schräg. Die Fibula hat sich der veränderten Form der Tibia angepaßt

Klinik: 1. Die *angeborene Verbiegung* ist scharf, oft knickartig. Ihre Konvexität ist nach vorn-außen gerichtet, selten nach vorn-innen *(Crus valgum congenitum)* oder nach hinten *(Crus recurvatum congenitum)*. Letzteres hat nur eine geringe Neigung zur Pseudarthrosenbildung. Unter der Belastung entsteht in allen schweren Fällen, häufig jedoch auch iatrogen durch Infraktion oder Osteotomie eines angeblich rachitischen O-Beines, ein Falschgelenk. Das Wadenbein frakturiert erst, wenn es allein der Belastung ausgesetzt ist.

2. Die bei *angeborenen Pseudarthrosen* auftretenden Knochendefekte lassen die Weichteile relativ zu lang werden. Vielfach entsteht durch die Verkürzung der Muskulatur an der Innen-

seite des O-förmig verbogenen Unterschenkels ein *Klumpfuß*. Auch schwere *Hackenfüße* (durch Insuffizienz des Triceps surae) kommen vor. Die *Verkürzung* kann beim älteren Kind 10 cm und mehr betragen.

Viele Kinder weisen am Rumpf und an den Extremitäten *milchkaffeefarbene Pigmentflecken* – wie bei der Recklinghausenschen *Neurofibromatose* – auf.

Nach neueren Untersuchungen ist ein ursächlicher Zusammenhang mit dieser Krankheit sicher. Die Pseudarthrose besteht histologisch entweder aus neurofibromatösem oder Bindegewebe.

Röntgenbefund: Das Bild ist *charakteristisch*, auch wenn noch keine Pseudarthrose besteht. Der Scheitel der Verbiegung liegt in der distalen Hälfte der Tibia, oft im unteren Drittelpunkt. Die innere (tragende) Kortikalis ist verdickt (Abb. 106). Oft verschmächtigt sich der Schaft oberhalb des Krümmungsscheitels. Umbauzonen kündigen sich als quere Aufhellungslinie in Scheitelhöhe an. Bei Tibiapseudarthrosen hypertrophiert die zur Hauptstütze gewordene Fibula.

Differentialdiagnose: 1. *Rachitische O-Beine* sind immer doppelseitig. 2. Die Tibia *vara* ist zwar ebenfalls einseitig, hat jedoch einen kniegelenksnahen Scheitel. Ihr Röntgenbild ist pathognostisch. 3. *O-Bein nach Fraktur*.

Prognose: Sie hängt bei der angeborenen Verbiegung davon ab, ob es gelingt, die drohende Pseudarthrose zu verhindern. Kongenitale Pseudarthrosen führen häufig zu einer Amputation.

Therapie: 1. *Bei den angeborenen Verbiegungen:* Ziel der Behandlung ist, durch Gipsverbände oder gut anmodellierte Kunststoffhülsen ein Falschgelenk zu verhüten. Die operative Geraderichtung kann schon im Alter von 2 Jahren vorgenommen werden. Sollte inzwischen doch eine Pseudarthrose entstanden sein, so ist der Zeitpunkt für einen Eingriff ebenfalls richtig gewählt. Eine Osteotomie mit anschließender Ruhigstellung im Gipsverband führt mit Sicherheit zu einer Pseudarthrose. Man muß sie wie eine avitale Pseudarthrose anderer Genese behandeln, d. h. mit einer stabilen Druckplattenosteosynthese in Verbindung mit einer stimulierenden Dekortikation und einer überbrückenden autologen Spongiosaplastik. Das Füllgewebe der Pseudarthrose wird zuvor ausgeschnitten. Der nach der Operation angelegte gepolsterte Gipsverband (für das ganze Bein) wird nach 14 Tagen durch einen ungepolsterten ersetzt, der – mit mehrfachem Wechsel – etwa ½ Jahr liegen bleiben muß.

2. *Bei angeborenen Pseudarthrosen* setzt man die Behandlung im wenig gepolsterten Gipsverband solange fort, bis das Kind zu stehen beginnt. Um diese Zeit wird eine entlastende Orthese erforderlich. Der Unterschenkel erhält eine stabilisierende Hülse aus thermoplastischem Kunststoff. Bei größeren Substanzverlusten muß der Apparat mit einer Extensionsvorrichtung für den Fuß versehen werden, um die Verkürzung in Grenzen zu halten. Die Operation sollte frühestens nach Vollendung des 3. Lebensjahres erfolgen (Technik: wie unter 1). Nicht selten ist die Verkürzung jedoch so stark, daß sie operativ – auch mit dem Wagnerschen Distraktionsgerät – nicht ausgeglichen werden kann. In solchen Fällen ist es besser zu amputieren.

Bei beiden Formen kann es selbst noch 3–4 Jahre nach der Konsolidierung zu *Spätrezidiven* kommen. Neue Verbiegungen und dystrophische Prozesse im Bereich der ehemaligen Pseudarthrose lassen ein Rezidiv erwarten.

Zusammenfassung

Die angeborenen Unterschenkelverbiegungen und -pseudarthrosen gehören ätiologisch zur Recklinghausenschen Neurofibromatose. Sie sind (fast) immer einseitig. Der Scheitel der angeborenen Verbiegung liegt an der Grenze des mittleren zum unteren Unterschenkeldrittel. Versuche, das vermeintlich rachitische O-Bein zu infrakturieren oder zu osteotomieren, haben mit Sicherheit eine Pseudarthrose zur Folge. Das angeborene Falschgelenk führt stets zu einer Verkürzung. Die Operation bedarf besonderer Vorsichtsmaßnahmen. Die Ultima ratio bei der kongenitalen Pseudarthrose ist die Amputation.

---

8. Anhang: Verletzungen des Kniegelenkes

a) Meniskusschäden

Normale Anatomie: Die beiden C-förmigen Menisken bestehen aus längsverlaufenden Bindegewebsbündeln, die kranial und kaudal von einer dünnen Faserknorpelschicht bedeckt sind.

Der Querschnitt ist dreieckig. Der Außenrand ist dick, der Innenrand dünn wie eine Messerklinge. Ihre Befestigungsfelder liegen vor und hinter den Eminentiae intercondylares. Die regenerationsfähige Kambiumschicht der Menisken ist mit der Gelenkkapsel verwachsen. Nur im Bereich des Popliteusschlitzes, also lateral-hinten, ist der äußere Rand des Außenmeniskus eine kleine Strecke weit frei. Der Innenmeniskus ist mit dem Lig. collaterale mediale verbunden. Er ist daher weniger beweglich als der äußere.

Durch ihre Elastizität garantieren die Menisken in jeder Bewegungsphase die Kongruenz der Gelenkkörper. Unter dem Druck der Femurkondylen können sie sich etwa 1 cm nach vorn oder hinten verschieben. Auch die Rotation ändert ihre Lage auf dem Tibiaplateau. Bei der Streckung werden beide C-Knorpel nach vorn gepreßt. Ihr sich vergrößerndes Volumen wirkt dabei wie ein Hemmschuh. Bei Beugung wandern sie nach dorsal. In spitzwinkliger Flexion ist namentlich das Vorderhorn des Innenmeniskus stark angespannt und verdünnt. Noch stärker als bei voller Extension wölbt sich der Innenmeniskus bei rechtwinkliger Beugung und Einwärtsrotation des Unterschenkels nach ventral vor. Das Umgekehrte geschieht bei rechtwinkliger Flexion und Außenrotation. Entsprechendes gilt für den Außenmeniskus.

Pathologische Anatomie: Schon nach dem 25. Lebensjahr, mitunter sogar früher, lassen sich in den meisten Menisken *degenerative Veränderungen* in Form von Fetteinlagerungen, Auffaserungen und Erweichungen nachweisen, die ihre Festigkeit mehr oder minder stark beeinträchtigen.

In seltenen Fällen werden bei Operationen „*Scheibenmenisken*" (besser: diskoide Menisken) gefunden, die

die Tibiagelenkfläche nahezu vollständig bedecken. Sie werden als Relikte der embryonalen Entwicklung angesehen. Normalerweise haben die Menisken schon bei der Geburt ihre uns geläufige Form.

Meniskuszysten sind durch teilweise Erweichung entstandene ganglienartige Gebilde. Sie kommen vorzugsweise im lateralen Meniskus, teils ventral, teils dorsal des Seitenbandes vor. Außerdem gibt es *parameniskäre Ganglien,* die der Kapsel angehören, und seltene *ganglionäre Entartungen der Ligg. collateralia,* die das Innenband bevorzugen.

Statistik: Meniskusläsionen finden sich am häufigsten bei Männern zwischen 25 und 40 Jahren. Nach dem 40. Lebensjahr fällt die Häufigkeitskurve stark ab. Der Innenmeniskus ist erheblich öfter betroffen als der beweglichere Außenmeniskus.

Verletzungsmechanismus: Meniskusrisse entstehen, wenn der Oberschenkel auf dem in Beugestellung fixierten, voll belasteten Unterschenkel eine plötzliche Drehbewegung ausführt oder der Unterschenkel rotiert. Bei einer heftigen Innenrotation des Femur wird der mediale Meniskus kräftig nach hinten und innen, in Richtung auf das Zentrum des Tibiaplateaus, gedrängt. Ein normaler Meniskus dürfte die Überdehnung des Hinterhorns meist heil überstehen; ein vorgeschädigter reißt leicht. Wird das Knie nun unversehens gestreckt, so gerät der Meniskus zwischen Femur- und Tibiakondylus. Der Hinterhornriß verlängert sich dadurch zu einem subtotalen Längsriß. Der meist schmälere, nur vorn und hinten noch mit dem übrigen Meniskus zusammenhängende „Korbhenkel" bleibt am Rande des Kondylenmassivs liegen. *Korbhenkelrisse* sind im Außenmeniskus selten. Der geschilderte Unfallmechanismus kommt v.a. beim Fußball-, seltener beim Tennisspielen vor. Die typische Verletzung des Skifahrers ist die Innenbandläsion.

Manchmal bedarf es mehrerer Anlässe, damit aus einem begrenzten Längsriß ein dem Faserverlauf folgender Totalriß wird. Der letzte Anstoß zu einer Einklemmung ist mitunter ein banales Ereignis: ein Hängenbleiben mit der Fußspitze beispielsweise oder das Aufstehen aus der Hocke.

Querrisse, die an beiden Menisken vorkommen, werden später von der Synovialis aus zu rundlichen Läppchen umgestaltet. Spontanheilungen sind lediglich bei Rupturen in der Kambiumschicht möglich. Nach Meniskektomien bilden sich häufig minderwertige *Ersatzknorpel.*

Klinik: Plötzliche Risse verursachen einen heftigen Schmerz im Kniegelenk. Dislozierte „Korbhenkel" führen zu einem Streckdefizit von 20–40°. Eine Beugung über 90° hinaus ist nicht möglich. Gelegentlich kann man den zu lang gewordenen und daher geschlängelten abgetrennten Knorpel im vorderen Gelenkspalt tasten oder gar sehen. Ein Bluterguß fehlt bei frischen Rupturen, sofern keine Nebenverletzungen, z.B. ein Innen- oder Kreuzbandriß, vorliegen. Einklemmungen sind bei Außenmeniskusläsionen selten.

Länger zurückliegende Partialrisse bedingen nur zeitweilig Schmerzen, etwa bei einem Fehltritt. Aber auch bei Einklemmungen verschwinden Schmerz und Streckhemmung, sobald der „Korbhenkel" plattgewalzt ist. Häufig bleibt jedoch ein Fremdkörpergefühl zurück. Manche klagen über ein Unsicherheitsgefühl im Gelenk beim Abwärtsgehen. Bei längere Zeit zurückliegenden Rissen des fibularen Meniskus fühlt (und hört) der Patient oftmals bei den letzten 10° der Extension ein Schnappen im Gelenk.

Die *Untersuchung* ergibt nach länger bestehenden oder wiederholten Einklemmungen gewöhnlich einen Reizerguß und eine mäßige Quadrizepsatrophie. Vorderhornrisse erzeugen Schmerzen bei der Überstreckung des Kniegelenkes, Hinterhornläsionen bei starker Beugung. Schmerzen bei Adduktion des gestreckten sowie bei Außenrotation des semiflektierten Unterschenkels deuten auf eine Verletzung des Innenmeniskus, sofern ein Innenbandschaden ausgeschlossen werden kann. Umgekehrt sprechen Schmerzen bei Extension und Abduktion sowie bei Innenrotation des um 45° gebeugten Unterschenkels für einen Außenmeniskusriß.

Ältere Meniskusläsionen waren vor Einführung des *Arthroskops* oft nur schwer oder gar nicht diagnostizierbar, wenn das *Kontrastmittelarthrogramm* keinen eindeutigen Befund ergab. Das Arthrogramm ist gewöhnlich nur in solchen Fällen positiv, in denen auch sonst wenig Zweifel bestehen. Die Anamnese kann von großer Bedeutung sein (frühere Einklemmungen).

Zeichen nach STEINMANN: Der Patient liegt auf dem Rücken. Bei einem vermuteten Riß des Innenmeniskus legt der Arzt – bei senkrecht herabhängendem Unterschenkel – seinen Zeigefinger mit einem gewissen Druck in den vorderen inneren Gelenkspalt, nahe dem medialen Rand des Lig. patellae. Das Zeichen ist positiv, wenn der Schmerz bei langsamer passiver Überführung des Unterschenkels in volle Streckung zunimmt. Entsprechendes gilt für eine Läsion des Außenmeniskus.

Zeichen nach BRAGARD: Der Test verläuft zunächst in der gleichen Weise wie beim Steinmannschen Zeichen, nur wird der Unterschenkel nicht extendiert, sondern innenrotiert, bzw. bei Prüfung des lateralen Meniskus nach außen gedreht.

Das *Zeichen nach* MC MURRAY hilft dagegen auch bei unklarer Diagnose oft weiter. Der Unterschenkel wird zunächst maximal gebeugt, zugleich abduziert und außenrotiert. Anschließend wird er, ohne die Abduktion und Außenrotation aufzugeben, langsam gestreckt. Besteht ein Riß im Innenmeniskus zwischen Hinterhorn und Lig. collaterale mediale, so kommt es zu einem schmerzhaften „Schnappen", sobald der tibiale Condylus über den Riß gleitet. Anschließend wiederholt man den Versuch bei Adduktion und Innenrotation. Damit wird die vordere Hälfte des tibialen Meniskus überprüft. Für den Außenmeniskus gelten die umgekehrten Anordnungen.

Ebenfalls bei unklarer Diagnose nützlich ist der *Hockversuch*. Der Patient führt dabei langsam mehrere tiefe Kniebeugen aus. Nur bei Rissen im Hinterhorn können Schmerzen fehlen. Häufig lassen sich sogar lokalisatorisch verwendbare Angaben gewinnen.

Die *Röntgenuntersuchung* (A.-p. und seitliche Aufnahmen beider Kniegelenke, evtl. zusätzlich eine A.-p.-Aufnahme bei semiflektiertem Unterschenkel nach FRICK) dient lediglich dem Ausschluß anderer Erkrankungen oder Verletzungen.

Bei der *Kontrastmittelarthrographie* mit 2 ml Conray 60 und 80 ml Luft werden Aufnahmen bei 6–8 verschiedenen Einstellungen durchgeführt. Dazu gehören auch A.-p.-Aufnahmen bei gehaltener Ab- und Adduktion. Die *Arthroskopie* ermöglicht (bei sehr geringem Infektionsrisiko) einen direkten Einblick in das Gelenk. Die früher vielfach übliche Probearthrotomie ist damit überflüssig geworden.

Differentialdiagnose: Bei plötzlichen Einklemmungen ohne vorausgehendes Trauma sollte man zunächst an eine vagabundierende „Gelenkmaus" bei der *Osteochondrosis dissecans* oder an freie Körper bei der *Gelenkchondromatose* denken. Im Gegensatz zu Einklemmungen bei Meniskusrissen sind die Schmerzen bald innen, bald außen.

Sieht man bei einer Meniskusoperation kleine schuppenförmige Knorpelplättchen in der Synovialflüssigkeit schwimmen, so liegt (evtl. auch) eine *Chondromalacia patellae* vor.

Prognose: Plattgewalzte Korbhenkel führen ohne Operation zur *Arthrose*. Manche Autoren sind der Ansicht, daß auch eine Meniskektomie (Ausrottung eines Meniskus) eine Präarthrose darstellt.

Therapie: Frische Einklemmungen lassen sich oft durch Ausschütteln des (gebeugten) Unterschenkels beheben. Anschließend gibt man für 4 Wochen einen Gipstutor. Bei Rezidiven wird der abgerissene Teil entfernt (Meniskotomie). Eine Meniskektomie ist selten erforderlich. In den meisten Kliniken wird heute operiert, sobald die Diagnose gesichert ist.

Begutachtung: Für die Begutachtung spielt der *histologische Befund* des bei der Operation gewonnenen Präparates eine wichtige Rolle. Eine degenerative Vorschädigung fehlt praktisch nie. Begünstigend wirken: ein Genu recurvatum und Lockerungen des Kapselbandapparates. Die im Abschnitt: „Verletzungsmechanismus" genannten Ereignisse sind nur selten echte Traumen. Man wird daher kaum jemals in die Verlegenheit kommen, Meniskusrisse als ausschließlich oder überwiegend traumatisch verursacht anzuerkennen. Bei Bergleuten (Hauern), die mehrere Jahre „vor Ort" gearbeitet haben, wird der Meniskusschaden als *Berufskrankheit* anerkannt.

Zusammenfassung

Meniskusrisse treten vorzugsweise bei jüngeren Männern auf. Der innere Meniskus ist wesentlich häufiger betroffen als der äußere. In der Regel liegt eine *degenerative Vorschädigung* vor. Initiale kurze Längsrisse im Hinter- oder Vorderhorn weiten sich oft zu einem kompletten „Korbhenkelriß" aus. Durch Verlagerungen des inneren Segmentes oder durch Lappenrisse entstehen Einklemmungen. Veraltete Risse sind oft schwer zu diagnostizieren. Hilfen: 1. die *Arthroskopie*, 2. die *Doppelkontrastarthrographie*. Verwechslungen mit einer *Chondromalacia patellae* sind häufig.

Therapie: Viele frische Einklemmungen lassen sich durch Ausschütteln des Unterschenkels beheben. Anschließend: Gipstutor für 4 Wochen. Bei Rezidiven: *Operation* (Entfernung des abgerissenen Teils, evtl. Meniskektomie).

b) Läsionen der Seiten- und Kreuzbänder

Normale Anatomie: Die Seiten- und Kreuzbänder dienen der Stabilität des Kniegelenkes, die Ligg. collateralia vorzugsweise bei gestrecktem, die Ligg. cruciata bei gebeugtem Knie. Das breite mediale Seitenband ist sowohl mit der Gelenkkapsel als auch mit dem Innenmeniskus eng verbunden, während das laterale Seitenband den Gelenkspalt frei überbrückt. Das vordere Kreuzband entspringt zwischen den ventralen Ansätzen der Menisken, in der Fossa intercondylica anterior der Tibia, und inseriert an der Innenseite des lateralen Femurkondylus; das hintere beginnt hinter den dorsalen Befestigungen der Menisken und endet an der Innenseite des medialen Condylus femoris. Nur in den Schlußphasen der Streckung und Beugung werden Seiten- und Kreuzbänder isoliert beansprucht, sonst unterstützen sie sich gegenseitig. Das Innenband wirkt außerdem als Hemmer der Rotation. Die Ligg. cruciata verhüten eine Überstreckung des Unterschenkels. Das vordere verhindert eine übermäßige Verschiebung der Tibia gegenüber dem Femur nach ventral, das hintere nach dorsal.

Verletzungsmechanismus: *Verletzungen des Innenbandes* entstehen entweder *indirekt* durch Abduktion und Außenrotation bei leicht gebeugtem Unterschenkel – eine Stellung, die besonders häufig beim Skilaufen vorkommt –, oder *direkt* durch Gewalteinwirkung auf die Außenseite des Kniegelenkes. Meistens ist der obere Ansatz des Ligaments am Epikondylus und Condylus medialis femoris betroffen, obwohl das Band an jeder Stelle reißen kann. Partialrisse sind häufiger als Totalrisse. Das wesentlich seltener betroffene Außenband rupturiert entweder am oberen oder unteren Ansatz.

Auch Risse beider Bänder kommen vor. *Kombinationsverletzungen* des vorderen Kreuzbandes, Innenbandes, Innenmeniskus und der dorsomedialen Kapsel sind häufig.

Klinik: Bei Verletzungen des Innenbandes entsteht ein scharfer Schmerz an der Innenseite des Gelenkes, der durch einen intraligamentären und/oder intraartikulären Bluterguß im Verlaufe einiger Stunden noch zunehmen kann.
Dem Ort der Verletzung entsprechend ist meist der obere Ansatz druckempfindlich, bei einer ausgedehnten intraligamentären Blutung das ganze Band. Da bei leichter Beugung der Schmerz abnimmt, wird das Kniegelenk beim Gehen reflektorisch um 10–20° flektiert. Der Versuch, das Gelenk passiv zu strecken, ist ebenso schmerzhaft wie die passive Abduktion und die Außenrotation des semiflektierten Unterschenkels, bei der das Band durch Torsion verkürzt wird *(Steinmannsches Zeichen)*. Sind nur relativ wenige Sehnenfasern gerissen, bleibt die Seitenstabilität des Gelenkes erhalten. Beim vollständigen Riß fehlt die reflektorische Streckhemmung. Die Blutung ist jedoch größer. Beim Auftreten hat der Patient das Gefühl, mit dem Femur über den inneren Tibiakondylus abzurutschen. Wegen des Blutergusses ist der Riß zunächst nicht tastbar. Nach Lokalanästhesie läßt sich das Gelenk an der Innenseite aufklappen und mit hörbarem Anschlag wieder schließen. Trotz Totalriß hält sich jedoch die Wackelbeweglichkeit bei Untersuchung in voller Streckung oder Überstreckung in Grenzen.

Kreuzbandrisse: Beim Riß des vorderen Kreuzbandes kann man den rechtwinklig gebeugten Unterschenkel übermäßig weit nach vorn verschieben *(„vordere Schublade")*. Ein ausgeprägtes vorderes Schubladenzeichen kommt jedoch nur zustande, wenn gleichzeitig das Innenband reißt. Das Umgekehrte gilt für den weitaus selteneren hinteren Kreuzbandriß *(„hintere Schublade")*. Man prüft am locker herabhängenden Unterschenkel. Sind beide Kreuzbänder rupturiert, so besteht außer den genannten Zeichen noch eine auffallende *Überstreckbarkeit* des Kniegelenkes. – Schwere Traumen verursachen mitunter eine typische *Kombinationsverletzung* des Lig. collaterale tibiale, Lig. cruciatum anterius und Innenmeniskus.

Röntgenuntersuchung: Bei frischen Innenbandverletzungen muß das Ligament zuvor mit einigen ml einer 2%igen Procainlösung anästhesiert werden. Sonst sind A.-p.-Aufnahmen bei gehaltener Abduktion nicht möglich. Der Gelenkspalt ist normalerweise 5–6 mm weit, bei Totalrissen 20 mm und mehr.

Begleitende Kreuzbandrisse lassen sich oft durch kleine Knochenablösungen von den Eminentiae intercondylares erkennen. In schweren Fällen kann das ganze interkondyläre Massiv frakturieren.

Während der Ausheilung eines Innenbandschadens kommt es bisweilen zu einer Teilverknöcherung *(„Stiedaschatten")*.

Therapie: Die Behandlung einer Innenbandläsion hängt von der Schwere der Verletzung ab: In leichteren Fällen, ohne oder mit nur geringem Klaffen (1–2 mm mehr als normal), genügt eine elastische Binde. Größere oder Totalrisse werden mit einem bei Adduktion und leichter Beugung (10°) des Unterschenkels angelegten *Gipstutor* versorgt, sobald die Gelenkschwellung es zuläßt. Damit dürfen die Patienten schon am nächsten Tag umhergehen. Während der Ruhepausen werden isometrische Quadrizepsübungen durchgeführt, um der Atrophie entgegenzu-

---

Tabelle 6. Diagnosetabelle für Meniskus- und Bänderläsionen

Innenmeniskus:	1. Druckschmerz im vorderen inneren Gelenkspalt,
	2. Überstreckungs- und Adduktionsschmerz (innen),
	3. Zeichen nach Steinmann, Bragard und McMurray positiv. Hockversuch schmerzhaft
Außenmeniskus:	1. Druckschmerz im vordern äußeren Gelenkspalt,
	2. Überstreckungs- und Abduktionsschmerz (außen),
	3. Zeichen nach Steinmann, Bragard und McMurray positiv. Befund oft undeutlicher als bei Rissen des Innenmeniskus. Zur Lokalisation evtl. ein Stethoskop benutzen. Hockversuch schmerzhaft

Bei isolierten Meniskusrissen nur kleine und unblutige Gelenkergüsse,

Innenbandriß:	1. Meist Druckschmerz am oberen Ansatz des Bandes,
	2. Bei Partialrissen reflektorische Streckhemmung,
	3. Bei subtotalen und Totalrissen intraligamentäre, evtl. auch intraartikuläre Blutergüsse,
	4. Abduktionsschmerz (innen),
	5. Steinmann-Zeichen positiv,
	6. Das Gelenk ist medial aufklappbar (Prüfung bei einer Beugung von 10°),
	7. Bei isolierter Ruptur der tiefen Schicht des Innenbandes übermäßige Außenrotation der Tibia,
Außenbandriß (selten):	1. Druckschmerz am oberen oder unteren Ansatz,
	2. Adduktionsschmerz (außen),
	3. Kein intraartikulärer Bluterguß,
	4. Das Gelenk ist außen aufklappbar,
Kreuzbandrisse:	1. Bei Rissen des vorderen Kreuzbandes: „vordere Schublade",
	2. Bei Rissen des hinteren Kreuzbandes: „hintere Schublade",
	3. Bei Rissen beider Kreuzbänder: „vordere und hintere Schublade", sowie
	4. Überstreckbarkeit des Kniegelenkes.

wirken. Die Dauer der Ruhigstellung richtet sich nach der Aufklappbarkeit. BÖHLER nennt bei Werten von 9–10 mm 6–8 Wochen, bei 16–20 mm 12 Wochen.

Heute werden *frische* Seitenbandrisse mit einer Aufklappbarkeit des Gelenkes im Varus- oder -valgussinne von mehr als 10° frühzeitig operiert. Man näht sorgfältig Schicht um Schicht. Ebenso verfährt man mit Kreuzbandrissen im freien Teil des Ligaments. Bei Ausrissen der Bänder mit einem anhängenden verlagerten Knochenstück ist die operative Reinsertion angezeigt.

Bei alten Kreuzbandrissen kann man einen Streifen aus dem Mittelteil des Lig. patellae frei transplantieren. Zur Befestigung legt man Bohrlöcher am Ort der normalen Ansätze an, zieht das Transplantat hindurch und verknüpft die Leitfäden an beiden Enden.

Statt des intraartikulären kann man auch einen extraartikulären Kreuzbandersatz wählen. Viel verwandt wird heute die von NICHOLAS angegebene, aus 5 Einzelschritten bestehende „Five-One-Methode". Sie eignet sich besonders für Kombinationsverletzungen. Zur Operation gehört: 1. die Ausrottung des Innenmeniskus, 2. die Versetzung des Innenbandes (mit einem anhängenden Knochenstück) nach dorsal und proximal, 3. die Raffung der dorsomedialen Kapsel, die auf das Innenband gesteppt wird, 4. die Pes-anserinus-Transplantation durch Abtrennen der distalen $^2/_3$ des gemeinsamen Ansatzes von Sartorius, Grazilis und Semitendinosus und 5. Neubefestigung (bei rechtwinkliger Unterschenkelbeugung) über dem stehengebliebenen proximalen Drittel an der Tuberositas tibiae.

Die intraartikuläre Operation mindert oder beseitigt das vordere Schubladenphänomen, die extraartikuläre die Valgus- und anteromediale Knieinstabilität. Eine Kombination beider Verfahren ist nicht notwendig. Bei bloßer Knieunsicherheit sollte man sich mit der „Five-one-Methode" begnügen.

Die *Nachbehandlung* besteht bei allen beschriebenen Operationen in einem bei leichter Beugestellung von 10° angelegten Gipstutor über 6 Wochen. Dazu kommen isometrische Übungen, mit denen man schon wenige Tage nach dem Eingriff beginnt.

Zusammenfassung

Die Diagnose ergibt sich aus Tabelle 6.

Therapie: Zerrungen und Dehnungen der Ligg. collateralia mit geringer Aufklappbarkeit des Gelenkes (normale Breite des Gelenkspaltes: 5–6 mm. Prüfung einer Valgus- oder Varusinstabilität bei leichter Beugung von 10–20°) erfordern lediglich eine elastische Binde, am besten in Verbindung mit einem Zinkleimverband für Unterschenkel und Fuß. Die anfängliche Streckhemmung verschwindet innerhalb von 4–6 Wochen. Frische Innenbandrisse wurden früher vorwiegend mit einem Gipstutor behandelt; heute werden sie oft operiert (Schichtnaht). Bei nicht zu schweren alten Bänderrissen sollte man zunächst versuchen, durch ein Muskeltraining die Instabilität zu kompensieren. – Auch frische Kreuzbandrisse werden gewöhnlich zunächst mit einem Gipstutor behandelt. Bei alten Rupturen sind wie bei alten Seitenbandrissen rekonstruierende Operationen erforderlich.

1. Angeborener Plattfuß (Schaukelfuß, Pes planovalgus congenitus)

Ätiologie: Der angeborene Plattfuß ist eine seltene Fehlbildung, die bei Knaben und Mädchen gleich häufig vorzukommen scheint. Sie tritt meistens einseitig auf. Vereinzelt wurde Vererbung nachgewiesen. *Begleitmißbildungen* (Hüftverrenkung, Klumpfuß u. a.) sind häufig (bis zu 50%). *Sekundäre Schaukelfüße* finden sich bei Meningomyelozelen (S. 205).

Klinik: Die Fußsohle ist konvex, der Fußrücken konkav geformt, die Ferse hochgezogen, der ganze Fuß proniert, der Vorfuß abduziert (Abb. 107). Durch die dorsale Aufbiegung des Vorfußes ist die Dorsalflexion vermehrt, die Plantarflexion vermindert.

Röntgenbild: Das seitliche Röntgenbild zeigt eine *Steilstellung des Talus,* dessen Längsachse die Verlängerung der Unterschenkelachse bilden kann. Der Kalkaneus nimmt Equinusstellung ein. Der tiefste Punkt des Fußskeletts wird vom Kuboid gebildet. Da der Navicularekern erst im 4. Lebensjahr erscheint, ist die Luxation des Kahnbeines auf den Rücken des Taluskopfes zunächst nicht erkennbar (Abb. 108).

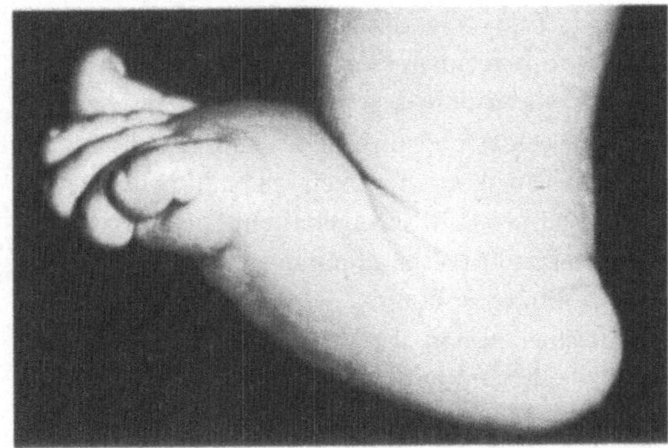

Abb. 107. E. Ernst, 2 Jahre. *Angeborener Plattfuß* (Schaukelfuß)

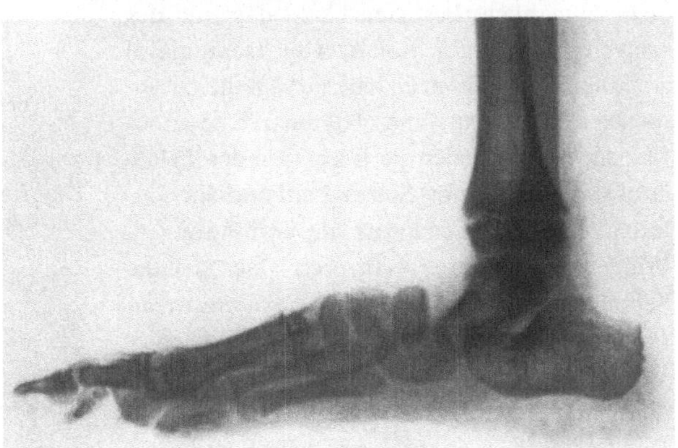

Abb. 108. A. Mario, 9 Jahre. *Angeborener Plattfuß.* Der Talus steht steil. Sein Kopf hat die Gelenkverbindung mit dem Naviculare verloren

Differentialdiagnose: Die Abgrenzung gegenüber dem *angeborenen Hackenfuß* ist leicht, weil bei diesem das Fußskelett normal ist.

Prognose: Bei frühzeitiger Behandlung ist die Fehlbildung weitgehend korrigierbar. Bei veralteten Fällen muß die Verbesserung der Form mit einer Versteifung im unteren Sprunggelenk erkauft werden.

Therapie: Ein *Redressement* ist nur selten und lediglich in den ersten Lebenstagen erfolgversprechend. Gelingt es nicht, durch einen Handgriff den Kalkaneus aufzurichten und das Naviculare in seine physiologische Stellung vor dem Taluskopf „einrasten" zu lassen, so ist die baldige *Operation* angezeigt. Dabei wird die Achillessehne Z-förmig verlängert und die hintere Kapsel des unteren Sprunggelenkes eingeschnitten. Nur so ist es möglich, das Fersenbein aufzurichten. Bei etwas älteren Kindern gelingt die Aufrichtung leichter, wenn man als Hebel perkutan einen Steinmann-Nagel von hinten in den Kalkaneus eintreibt. Der „auf dem Kopf" stehende Talus folgt dabei von selbst. Anschließend wird von einem kleinen medianen Schnitt aus das Naviculare aus seiner pathologischen Stellung gelöst und an seiner richtigen Stelle, vor dem Taluskopf, durch einige Nähte oder einen Kirschner-Draht festgehalten. Die Korrektur muß im Gipsverband mindestens 8 Wochen lang aufrechterhalten werden. Übungen, Nachtschienen und Randeinlagen vervollständigen die Behandlung.

Beim unbehandelten älteren Kind und Jugendlichen verschwindet die Konvexität der Planta pedis allmählich. Bestehen bleibt das Bild des schweren Plattfußes. Solange die (sekundäre) *Arthrose* sich in Grenzen hält, genügt die *Osteotomie im Talushals* mit Herausnahme eines Knochenstückes oder die Resektion des Taluskopfes, die es erlaubt, Sprungbein und Naviculare in eine annähernd normale Verbindung zu bringen. Bei schweren Arthrosen lassen sich die Schmerzen durch die *Arthrodese im hinteren unteren Sprunggelenk,* evtl. kombiniert mit einer Versteifung des Chopartschen Gelenkes, beheben. Nach dem knöchernen Durchbau sind Randeinlagen oder orthopädische Schuhe erforderlich. Operationen am Knochen sind vom 15. Lebensjahr an erlaubt.

2. Erworbener Plattfuß (Knickplattfuß, Pes planovalgus)

Normale Anatomie: Der menschliche Fuß ist nach WEIDENREICH „ein zum Standfuß umgebauter Kletterfuß mit der Tendenz zur Lauffußentwicklung". Er besteht aus 26 Einzelknochen, die durch den Bandapparat „in Form" gehalten werden. Die aus Kollagengewebe aufgebauten Ligamente sind für eine Dauerbelastung ungeeignet (ELZE). Sie dienen ausschließlich dazu Bewegungen zu begrenzen. Einmal überdehnt, behalten sie den Längenzuwachs. Um Überdehnungen zu verhüten, bedarf es einer intakten Muskulatur.

Im orthopädischen Alltag spricht man vom Längsund Quergewölbe des Fußes – eine Sprachregelung, die architektonisch gesehen unhaltbar ist, denn ein echtes Gewölbe trägt sich nach Einfügen des Schlußsteins selbst. Richtiger wäre es, von einer federartig wirkenden Verwringungskonstruktion zu sprechen (WEINERT, MÖHLER), die als Stoßdämpfer funktioniert.

Die Körperlast wird von der Tibia auf den fest in der Malleolengabel sitzenden Talus übertragen. Der weitere Verlauf ergibt sich aus der Anordnung der Knochenbälkchen des Fußskeletts, deren Richtung sich durch die zwischengeschalteten Gelenkspalten nicht ändert. Die Analyse zeigt ein kräftiges *mediales Hauptsystem* und ein schwächeres *laterales Nebensystem* (v. LANZ), was der Verteilung der Körperlast entspricht. Das Hauptsystem hat *2 Strebepfeiler:* der *hintere verbindet den Talus*körper mit dem Tuber calcanei, während der flachere *vordere* den Sprungbeinkörper mit den 3 tibialen Strahlen, insbesondere mit dem auch äußerlich am kräftigsten ausgebildeten Großzehenstrahl, vereinigt. Das Nebensystem zieht vom Fersenbeinhöcker zu den beiden fibularen Strahlen. *Hauptstützpunkte des Fußes* sind demnach das Tuber calcanei und das Köpfchen des 1. Mittelfußknochens. Die übrigen Mittelfußköpfchen werden je nach der Stellung des Fußes mitbeteiligt. Beim Stehen auf beiden Beinen sind es hauptsächlich die mittleren Metatarsalia. Beim Gehen setzt zuerst die Ferse auf. Das Abrollen geschieht über den äußeren Fußrand und die Metatarsalköpfchen 4 und 5. Sobald das Standbein das Körpergewicht ganz übernimmt, geht die Hauptbelastung auf den 1. Strahl und die Großzehe über, der auch beim Abstoßen des Fußes vom Boden besondere Bedeutung zukommt.

Beim Neugeborenen liegt der Sprungbeinkörper noch nicht über dem Fersenbein, sondern mehr tibial; gleichzeitig ist er etwas proniert. Im Laufe des Wachstums gleicht sich die Verschiebung durch Nachwandern des Fersenbeins aus. Während jedoch die Pronation des Corpus tali zurückgeht, nimmt sie im Bereich des Sprungbeinkopfes zu. Damit wird der innere Längsbogen höher. Der Vorfuß des Neugeborenen kann dagegen so stark supiniert sein, daß Unerfahrene u. U. einen Klumpfuß diagnostizieren. Erst allmählich kommt es zu einer pronatorischen Detorsion mit Bildung eines Quergewölbes.

Durch die Überkreuzung von Talus und Kalkaneus und die Bevorzugung des medialen Strahles als Hauptträger der Körperlast entsteht eine Tendenz zur Pronation des Rückenfußes, der nur durch die Muskulatur begegnet werden kann. Kräftigster Supinator ist der M. tibialis posterior, der von den Mm. flexores hallucis longus und digitorum longus unterstützt wird. Da die Endsehne des Großzehenbeugers das Sustentaculum tali des Kalkaneus untergürtet, hat sie unmittelbaren Einfluß auf die Stellung des Fersenbeines. Auch der Triceps surae gehört zu den Supinatoren, die so ein eindeutiges Übergewicht über die Pronatoren erhalten. Für die Bewahrung des Längsgewölbes sind neben den kurzen Fußsohlenmuskeln auch die Mm. tibialis posterior und peronaeus longus wichtig. Beide inserieren am 1. Keilbein und an den Basen der benachbarten Metatarsalia, wobei sich ihre Faserzüge teilweise überkreuzen. Ihre gemeinsame Aktion zieht den Vorfuß an den Rückfuß heran, wobei sie gleichzeitig das Quergewölbe spannen. Sie werden vom M. tibialis anterior unterstützt.

Ätiologie und Pathogenese: Schuluntersuchungen haben gezeigt, daß bis zu 75% unserer Kinder statische Fußveränderungen aufweisen. Ursachen sind: 1. die frühzeitige Beschuhung, selbst in ländlichen Gegenden, 2. die glatten Böden, auf denen wir gehen. Im engen Gehäuse der Schuhe haben Fuß und Zehen nicht die notwendige Bewegungsfreiheit, um ein Training der Muskulatur zu erlauben. Außerdem halten sie – im Verein mit dem glatten Boden – der Sohlenhaut alle Reize fern, die die Muskeln aktivieren. In einzelnen Fällen mögen angeborene (ererbte) oder erworbene (Rachitis) Muskel- und Bänderschwächen die *Zivilisationsschäden* vergrößern. Nach ERLACHER führt der angeborene Hackenfuß später zu einem Knicksenkfuß. X-Beine und schwere O-Beine wirken als begünstigende Faktoren.

Da die vielfältigen Funktionsmöglichkeiten des Fußes, ganz abgesehen von unserer modernen Gehfaulheit, in den Komfortzonen der Erde kaum noch ausgenutzt werden können, kommt es oft zu *Störungen des Muskelgleichgewichtes* zuungunsten der Supinatoren, die ihre physiologische Überlegenheit über die Pronatoren einbüßen. So entsteht der Knicksenkfuß, der später, nach Erschlaffung des Bandapparates, in den *bänderschlaffen Plattfuß des Erwachsenen* übergeht.

Im einzelnen dürfte sich der Vorgang – nach G. HOHMANN – etwa folgendermaßen abspielen: Jede Belastung des Fußes induziert eine leichte Innenrotation der Knöchelgabel, die zu einer zwangsläufigen Adduktion und Pronation des Talus führt. Dies und die Senkung des Processus anterior calcanei lassen das Längsgewölbe von hinten her „einstürzen", wobei sich die Ferse in Valgus umlegt. Gleichzeitig wird der Vorfuß beim Abrollen supinatorisch aufgebogen, so daß auch der vordere Teil des Längsgewölbes „einbricht".

Spreizfüße kommen sowohl in Verbindung mit Plattfüßen und mehr noch mit Hohlfüßen oder Füßen mit überhöhtem Längsgewölbe, als auch isoliert vor. Sie sind bei Frauen, die hohe Absätze tragen, besonders häufig. Nach Erschlaffung der muskulären und ligamentären Sicherung weichen die Mittelfußköpfchen auseinander. In schweren Fällen bildet die Reihe der Metatarsalköpfchen einen plantarwärts konvexen Bogen mit derben Hornschwielen in der Fußsohle.

Klinik: Spontanschmerzen entstehen durch Bänderdehnung (Ligg. calcaneonaviculare und deltoideum) und Knochendruck (am Außenknöchel und auf dem Fußrücken) sowie in der überanstrengten Muskulatur (Tibialis anterior, medialer Gastrocnemiusbauch). Nur wenige Kinder mit Knicksenkfüßen klagen über Schmerzen, aber sie ermüden rasch und werden „gehfaul". Die „Haltungsschwäche des Fußes" bedeutet jedoch einen *potentiellen Schmerzfaktor.* Erwachsene leiden häufig unter *Belastungsschmerzen.* Sie verschwinden, sobald die Patienten sich hinsetzen oder -legen. Bei chronischer Überlastung können die Fuß- und Beinschmerzen selbst bei Bettruhe noch stundenlang anhalten. Frauen, die hohe Absätze tragen, haben häufig Vorfußbeschwerden. Auch Menschen mit hochgesprengten Längsgewölben neigen bei erschlafftem Halteapparat zu den gleichen Schmerzen wie solche mit Senk- oder Plattfüßen.

Bei der *Untersuchung im Sitzen, Stehen und Gehen* sieht man, daß sich das Fersenbein während des Gehens oft stärker in Valgus umlegt als beim (aktiven) Stehen. Bei Kindern kann die Pronation so beträchtlich sein, daß selbst ein Fuß mit gutem Längsgewölbe (unbelastet) im Stand völlig platt erscheint.

In schweren Fällen ist die Längsachse des Fußes oft mehrfach geknickt. Die Adduktion des Rückfußes geht in eine Abduktion des Vorfußes über. Die lateralen Zehen sind mitunter wieder tibialwärts orientiert. Zuweilen wird der medial vorspringende Taluskopf zu einem „2. Innenknöchel". Passiv lassen sich Längs- und Quergewölbe auch in diesem Stadium voll wiederherstellen.

Druckempfindliche Myogelosen sind v. a. im medialen Gastrocnemiusbauch tastbar, während der Tibialis ant. des öfteren einen *Hartspann* aufweist. Auch *Knieschmerzen* mit Lokalisation in der Kniekehle oder an der Vorderaußenseite des proximalen Unterschenkels sind häufig statisch bedingt. Bei Menschen, die beruflich viel stehen, können die Beschwerden schließlich auch auf den Oberschenkel und die Hüftmuskulatur übergreifen.

Röntgenbefund: Beim lockeren Knicksenkfuß ist ein Röntgenbild überflüssig. Die dorso-plantare Aufnahme (im Stehen) läßt eine verstärkte Überkreuzung von Talus und Kalkaneus erkennen. Das fächerförmige Auseinanderweichen der Metatarsalia betrifft vorwiegend den 1. und 5. Strahl. Das Profilbild des belasteten Fußes zeigt neben der Abflachung des Längsgewölbes u. U. schon bei älteren Jugendlichen arthrotische Ausziehungen an der Dorsalseite des Taluskopfes und an der gegenüber liegenden Kante des Naviculare.

Differentialdiagnose: Die Abgrenzung gegenüber dem *angeborenen Plattfuß* ist im Kindesalter leicht (Steilstellung des Talus beim Pes pla-

nus congenitus). Beim Erwachsenen gibt es in seltenen Fällen Schwierigkeiten. Ein (im seitlichen Bild) stark verkürzter, plumper Talushals mit arthrotischen Randwülsten spricht für die angeborene Form. Auch ein *überkorrigierter Klumpfuß* führt zum Pes planovalgus. Ein *M. Freiberg-Köhler* ist zwar stets mit einem Spreizfuß verbunden, zeigt jedoch noch andere Symptome: ein verdicktes, druckempfindliches Mittelfußköpfchen und eine schmerzhaft eingeschränkte Beweglichkeit im Grundgelenk, evtl. mit Krepitation. *Sekundäre Plattfüße* kommen vor: bei schlaffen und spastischen Lähmungen, nach Verletzungen, z. B. bei in Fehlstellung verheilten Fersenbein- und Knöchelbrüchen, angeborenen Entwicklungsstörungen (Fehlen des Außenknöchels beim Fibuladefekt), kongenitalen Pseudarthrosen des Unterschenkels und bei der Coalitio calcaneonavicularis.

Die seltene **Morton-Neuralgie** ist durch einen heftigen stechenden Schmerz im distalen Intermetatarsalraum III/IV oder IV/V, der zu einer Schonhaltung des Fußes führt, gekennzeichnet. Gewöhnlich tastet man in der Tiefe ein stark druckempfindliches Knötchen, nach dessen Entfernung der Schmerz aufhört. Ursache der *Neuralgie* sind *Neurome* oder *Neurinome*. Zuweilen genügen einige Kortikoidinjektionen, um den Schmerz zu beheben. Sonst muß man operieren.

Die Mortonsche Neuralgie ist von der **Metatarsalgie** zu unterscheiden. Letztere ist eine äußerst schmerzhafte Komplikation des Spreizfußes. Durch das gelockerte Quergewölbe werden besonders die randständigen Metatarsalköpfchen gegeneinander gut beweglich, so daß sie einen der gemeinsamen Zehennerven wie mit einer Zange zwischen sich fassen können.

Falls nicht eine Spreizfußeinlage genügt, um die Schmerzen zu beheben, muß das Quergewölbe operativ durch Fascia-lata-Streifen oder lyophilisierte Dura wiederhergestellt werden.

Therapie: Der Entstehung des Knicksenkfußes entsprechend gebührt der *aktiven Übungsbehandlung* die erste Stelle, gleichgültig ob Beschwerden vorhanden sind oder nicht. Ebenso wichtig ist das Barfußgehen auf kurzer Grasnarbe, Sand, Kies und Waldwegen. Während

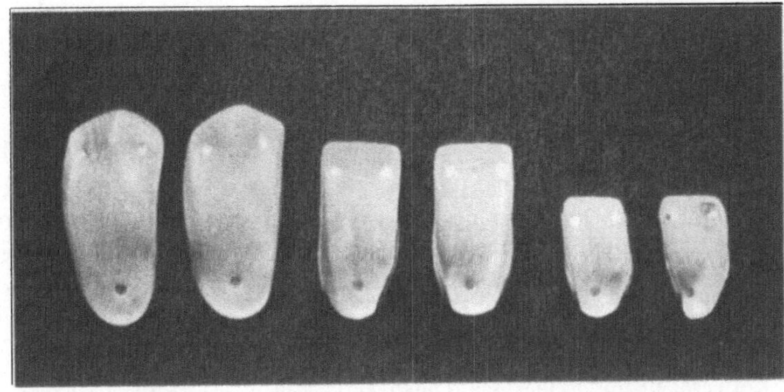

Abb. 109. *Randeinlagen* (das 2. und 3. Paar) und *randlose Einlagen* aus Duraluminium mit Walklederüberzug

die Schmerzen gewöhnlich bald verschwinden, dauert es bis zu einer sichtbaren Besserung der Fußform viele Monate. *Einlagen* sind notwendig, wenn die Beschwerden trotzdem nicht aufhören, oder wenn sich der klinische Befund verschlechtert. In schwierigen Fällen ist ein *Gipsabguß* unerläßlich. Bei Kindern sollte man immer nach einem Gipsmodell (in Korrekturstellung) angefertigte *Randeinlagen* (Abb. 109) verordnen, weil sich sonst die Ferse nicht genügend aufrichtet. Eine stärkere Vorfußabduktion erfordert eine Schaleneinlage mit einer „Backe" hinter dem 5. Metatarsalköpfchen. Bei Erwachsenen bevorzugen wir die von G. HOHMANN angegebene randlose *Torsionseinlage*, die das 1. Mittelfußköpfchen frei läßt, lateral jedoch das Metatarsophalangealgelenk V etwas überragt. Spreizfüße werden mit vorn spitz zulaufenden randlosen Einlagen (mit nicht zu breitem „Metatarsalbuckel") versorgt. Die Materialfrage (Duraluminium mit Lederdecke oder Plexidur) ist zweitrangig. Das Material muß lediglich fest genug sein, um das Längs- und Quergewölbe wirkungsvoll zu heben. Ältere Menschen vertragen keine zu starke Korrektur. Eine *operative Behandlung* des erworbenen kindlichen Knickplattfußes ist selten notwendig. Bänderplastiken führen auf die Dauer meistens zu einem Mißerfolg.

Bei schweren schmerzhaften Knicksenkfüßen, bei denen durch Einlagen und Übungen keine Besserung erzielt wurde, sollte man zur Wiederherstellung des gestörten Muskelgleichgewichtes die Sehne des M. fibularis brevis auf die Tibialis-anterior-Sehne oder auf das 2. Keilbein verlagern. Dadurch wird der vordere Schienbeinmuskel wieder zum vorwiegend supinierenden Gewölbespanner. Die untere Altersgrenze für die Operation liegt bei 6, die obere bei 14 Jahren.

Zusammenfassung

Ursachen des erworbenen Plattfußes sind vorwiegend „Zivilisationsschäden": Der in den Schuh eingezwängte Fuß wird in seiner Beweglichkeit gehemmt; das die Muskulatur aktivierende Stimulans des natürlich, gewachsenen Bodens fehlt. Kinder haben meistens einen Knickplattfuß.

Therapie: Aktive Übungen, Barfußlaufen, Einlagen bei Schmerzen oder starkem Valgus des Kalkaneus. Kinder erhalten Randeinlagen, Erwachsene randlose Torsionseinlagen, bei isoliertem Spreizfuß vorn spitz zulaufende randlose Einlagen.

3. Kontrakter Plattfuß

Ätiologie: Der kontrakte Plattfuß, früher gar nicht so selten, ist heute nahezu verschwunden. Schuld daran sind die veränderten Arbeitsbedingungen. Es erkranken vorwiegend Jugendliche und jugendliche Erwachsene, die ihre Arbeit stehend verrichten. Voraussetzung ist ein durch Muskel- und Bänderschwäche entstandener Plattfuß. Dauerbelastungen im Talonavikular- und Talokalkanealgelenk führen zu Knorpeldegenerationen und arthrotischen Reizzuständen, die ihrerseits als Abwehrmaßnahme eine schmerzhafte Kontraktion *(Sperrtonus)* der Peronaei und des M. extensor digitorum auslösen. Durch Verkürzungen der Gelenkkapseln und Verstärkungsbänder entsteht aus dem *muskulär kontrakten Plattfuß* zunächst der *ligamentär kontrakte* und schließlich der *ossär kontrakte Plattfuß.*

Klinik: Es handelt sich keineswegs immer um schwere Plattfüße. Beim Versuch, den Fuß passiv im vorderen und hinteren unteren Sprunggelenk zu bewegen, kommt es zu einer unwillkürlichen schmerzhaften Abwehrspannung der genannten Muskeln, die sich durch Injektion von einigen ml Procain in das Talonavikular- und Talokalkanealgelenk in wenigen Minuten (vorübergehend) ausschalten läßt.

Röntgenbefund: Die beiden ersten Stadien sind röntgenologisch stumm. Im Arthrosestadium verengen sich durch Knorpelabrieb die Gelenkspalten. Gleichzeitig entstehen arthrotische Exophyten, die die Gelenke teilweise oder ganz immobilisieren.

Differentialdiagnose: Differentialdiagnostisch kommen v. a. *Arthritiden* (Polyarthritis rheumatica, Tuberkulose) in Frage. Auch an *Tumoren* (Sarkome) ist zu denken. Ferner kann eine *Coalitio calcaneonavicularis, talocalcanearis* oder *calcaneocuboidis* einen ossär kontrakten Plattfuß vortäuschen.

Therapie: Muskulär kontrakte Plattfüße lassen sich – zumindest vorübergehend – durch *intraartikuläre Kortikoidinjektionen in Verbindung mit sorgfältig gearbeiteten Einlagen* (nach Gipsabguß) beheben oder bessern. Im Stadium der ligamentären und ossären Kontraktur hilft nur die *Arthrodese* der beiden Gelenke.

4. Angeborener Klumpfuß (Pes equinovarus congenitus)

Ätiologie und Statistik: Der typische angeborene Klumpfuß ist ein *polygenes Erbleiden*. Rezessivität überwiegt. Die Angaben über weitere familiäre Merkmalsträger schwanken zwischen 3 und 12%. Verf. fand in einer auslesefreien Serie von 253 Zwillingspaaren 32,5% konkordante EZ, aber nur 2,9% konkordante ZZ. Das Geschlechtsverhältnis beträgt 2 ♂ : 1 ♀, die Häufigkeit in Europa 1 auf 1 000 Geburten.

Unter den Eingeborenen einiger pazifischer Inseln wurden auffallend viele Klumpfüße beobachtet. Doppelseitigkeit dominiert etwas. Begleitmißbildungen (Hüftverrenkung, muskulärer Schiefhals, Syndaktylien u. a.) kommen in 5–7% der Fälle vor.

Der Weg von der kranken Anlage zur Mißbildung führt über eine *Störung des Muskelgleichgewichtes.*

Pathologische Anatomie: Das *Mikroskop* zeigt in der Flexoren-Supinatorengruppe ungleich lange und dicke Muskelfaserbündel, deren Querstreifung teilweise fehlt. MAU hat diese Veränderungen als Zeichen einer Entwicklungshemmung aufgefaßt, die eine Verkürzung der Flexoren-Supinatoren und damit eine Equinovaruskontraktur bewirkt.

Das typische Bild ist schon bei einem 16 Wochen alten Embryo beschrieben worden. Der Talus sitzt regelrecht in der Knöchelgabel. Sein Hals ist jedoch nach medial abgebogen. Das Tuber calcanei ist oft mangelhaft entwickelt und hochgezogen. Fersen- und Würfelbein sind supiniert, Würfel- und Kahnbein medialwärts verschoben. Das Naviculare ist auf die Innenseite des Sprungbeinkopfes subluxiert (Abb. 110 a, b). Der Lageabweichung der Knochen entsprechend sind die Gelenkflächen gewandert und umgestaltet. An Stellen vermehrten Druckes degeneriert der Knorpel. Die Knochenkerne erscheinen in diesem Bereich verspätet. Das gilt besonders für das Naviculare. Die Weichteile an der Innenseite des Fußes verkürzen sich. Anomalien der Ligamente und Muskelinsertionen sind häufig. Die Knöchelgabel ist, wahrscheinlich durch Persistenz eines früheren Entwicklungszustandes, innenrotiert.

Ungenügende Ausschaltung des verstärkten Muskelzug einerseits und iatrogene Schädigungen andererseits verursachen nicht selten weitere Veränderungen wie: Knochenanbau an der Kranialseite des verkürzten Tuber calcanei, eine verringerte Höhenentwicklung der Talusrolle, ungenügende Größenzunahme

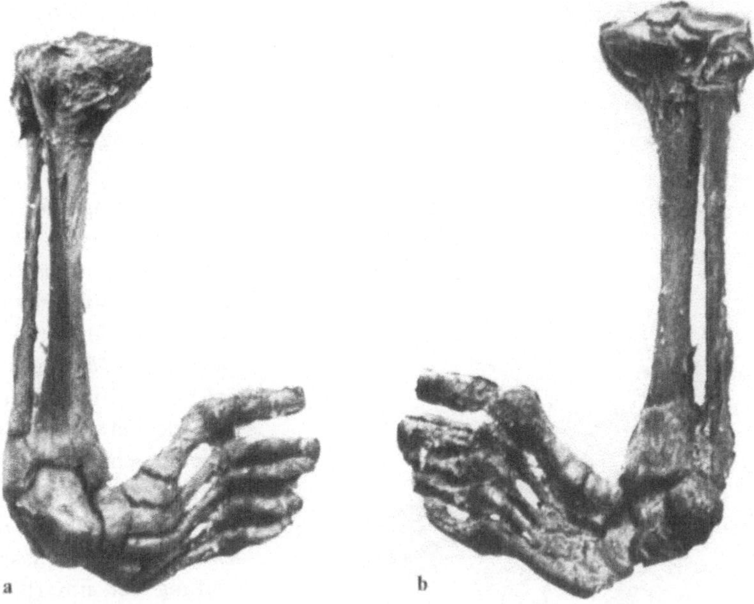

Abb. 110 a, b. Rechtsseitiger *Klumpfuß*. Skelett eines 7 Monate alten Fetus. Von vorn **a**, von hinten **b**. (Aus A. WERTHEMANN, 1952)

des Naviculare und zuweilen auch des Cuneiforme I, eine Deformierung des Kahnbeins sowie eine Vergrößerung des Sprungbeinkopfes bei mangelhafter Artikulation mit dem Naviculare.

Bei Benutzung der früher üblichen Redressionsgeräte oder beim Redressement über den Holzkeil in Narkose kam es oft zu weit schwereren Schäden: Impressionen oder Frakturen im lateralen Anteil der distalen Tibiaepiphyse, Talusnekrose und Schädigungen der distalen Tibiaepiphysenfuge mit (leichten) Wachstumsdefiziten.

Druckschädigungen des Knorpels führen später zur Arthrosis deformans und damit zu Einschränkungen der Gelenkbeweglichkeit und zu Schmerzen.

Klinik: Die 4 Komponenten des angeborenen Klumpfußes sind (Abb. 111, a, b):

1. *Varus* (= Supination des ganzen Fußes, wobei der Rückfuß in der Regel stärker supiniert ist als der Vorfuß),
2. *Equinus* (= Spitzfuß). Varus und Equinus sind beim angeborenen Klumpfuß stets gekoppelt,
3. *Adduktus des Vorfußes,*
4. *Excavatus (= Hohlfuß).*

Varus und Adduktus können das Bild so sehr beherrschen, daß die Sohle nach innen und hinten gerichtet ist. Erst nach der Korrektur des Adductus tritt der Spitzfuß voll in Erscheinung.

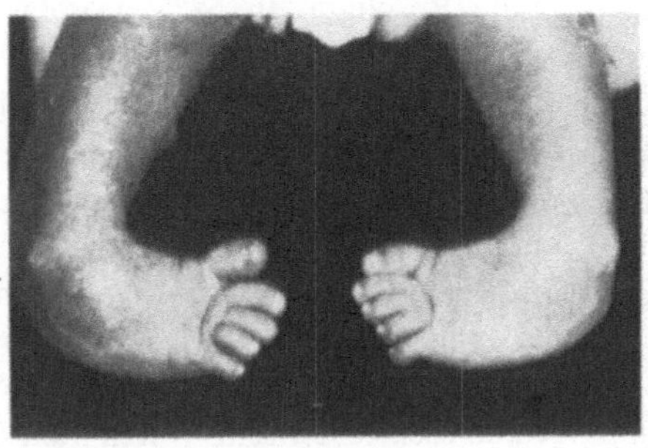
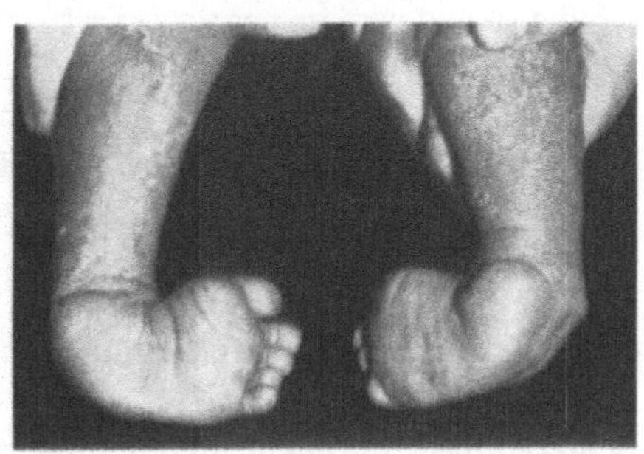

Abb. 111 a, b. D. Detlef, 4 Wochen. *Angeborene Klumpfüße.* Von oben **a** und hinten **b** gesehen

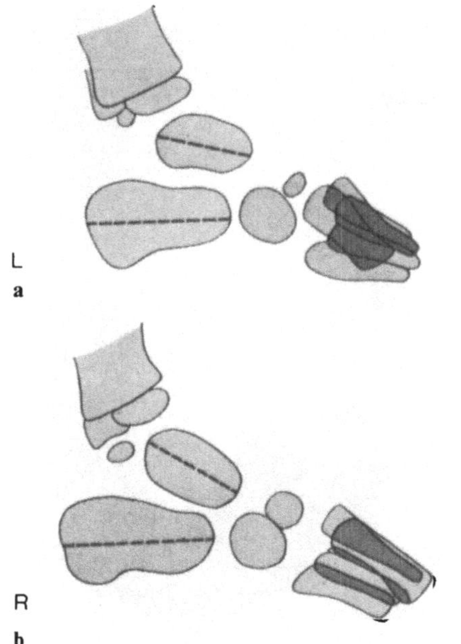

L

a

R

b

Abb. 112a, b. *Angeborener Klumpfuß* im seitlichen Röntgenbild. **a** Die Längsachsen von Talus und Kalkaneus verlaufen nahezu parallel. **b** Normaler Fuß: Die Längsachsen beider Knochen treffen sich unter Bildung eines nach hinten offenen spitzen Winkels

Der Hohlfuß hält sich meistens in Grenzen. Charakteristisch ist die hochsitzende „Klumpfußwade" (JOACHIMSTHAL), die dicht unterhalb der Kniekehle beginnt. Trophische Störungen und Beinverkürzungen gehören nicht zum typischen Bild. Die Schwere der Mißbildung wird weniger durch den Grad der einzelnen Abweichungen als durch die Härte der Kontraktur bestimmt.

Der unbehandelte Fuß wächst mehr und mehr in seine Fehlform hinein. Durch Weichteilschrumpfung nimmt die Kontraktur dabei ständig zu und wird immer schwerer korrigierbar. Die Fehlbelastung läßt über dem äußeren Fußrand und den benachbarten Abschnitten des Fußrückens Hornschwielen und über Knochenvorsprüngen schmerzhafte Schleimbeutel entstehen. Die Fußgelenke versteifen, teils durch Weichteilverkürzungen, teils durch früh einsetzende arthrotische Veränderungen.

Röntgenbefund: Im dorsoplantaren und seitlichen Röntgenbild verlaufen die Längsachsen von Talus und Kalkaneus annähernd parallel, anstatt sich wie beim Gesunden unter einem spitzen Winkel zu schneiden (Abb. 112a, b). Die normalerweise zusammenfallenden Längsachsen von Talus und Metatarsale I treffen sich unter Bildung eines stumpfen Winkels.

Differentialdiagnose: Die Abgrenzung gegenüber der *physiologischen Supinationshaltung des Fußes beim Neugeborenen* ist leicht. Durch Kitzeln der Fußsohle wird der gesunde Fuß spontan dorsalflektiert und proniert. *Schlaffe und spastische Lähmungen* (bei Meningomyelozelen, bei der Friedreichschen Ataxie, nach Nervenverletzungen, spastischer Zerebralparese, apoplektischen Insulten) bieten im allgemeinen keine differentialdiagnostischen Schwierigkeiten. Gleiches gilt für *rheumatische Deformitäten*. Alte *poliomyelitische Klumpfüße* sind ohne Prüfung der Entartungsreaktion gelegentlich nicht von angeborenen zu unterscheiden. Beim *Pes adductus* fehlt die Equinuskomponente. Außerdem steht die Ferse nie in Varusstellung, eher in leichtem Valgus. Der *sekundäre Klumpfuß* beim *angeborenen Tibiadefekt* entsteht durch das Fehlen des Innenknöchels. Auch bei der mit starker Unterschenkelverkürzung verbundenen Form des *Crus varum congenitum* kommen sekundäre Klumpfüße vor. Besonders schwere, therapieresistente Klumpfüße finden sich bei der *Arthrogryposis*.

Prognose: Obwohl sich die schon von *Hippokrates* geforderte Behandlung in den ersten Lebenstagen fast überall durchgesetzt hat, lassen die Ergebnisse der rein konservativen Therapie zu wünschen übrig. TÖNNIS und BIKADOROV fanden (1968) bei einer Nachuntersuchung von 183 Klumpfüßen nur 38% gute und befriedigende Resultate. In 58% war das Ergebnis schlecht. BJÖNNESS berichtete (1975) über 95 Patienten, die rund 30 Jahre vorher behandelt worden waren. 25 hatten ständig oder zeitweilig Beschwerden (Schmerzen, rasche Ermüdbarkeit, Schwierigkeiten beim Gehen auf unebenem Boden). Da in vielen Fällen im Laufe der Jahre mit *arthrotischen Veränderungen* gerechnet werden muß, dürften die Spätergebnisse noch schlechter sein. Durch *frühe Weichteiloperationen* kann ein wesentlich besserer Erfolg erzielt werden. In einer so behandelten Gruppe von 106 Klumpfüßen standen 70% gute und befriedigende Resultate nur 30% schlechten gegenüber (TÖNNIS und BIKADOROV).

Schlanke Füße lassen sich durch das manuelle Redressement meist leichter korrigieren als gedrungene, weichteilreiche mit kurzer hochstehender Ferse.

Therapie: Man sollte mit dem schonenden *Redressement des Fußes* beginnen, sobald es der Allgemeinzustand des Neugeborenen erlaubt.

Eine Narkose ist überflüssig. Es gibt verschiedene Methoden der manuellen Umformung. Eines der am meisten geübten Verfahren stammt von WISBRUN. In Rückenlage des Kindes wird der plantarflektierte Kalkaneus gleichzeitig an seinem hinteren und vorderen Ende durch Fingerdruck aufgerichtet und valgisiert. Bei der Korrektur des Adductus strebt man einen leichten Abductus an. Man hüte sich jedoch vor einer dorsalen Aufbiegung des Vorfußes, die bei ungenügender Aufrichtung des Kalkaneus der Entstehung eines Schaukelfußes Vorschub leistet. Der Vorfuß muß im Gegenteil stärker plantarflektiert werden, damit sich das tiefstehende Kuboid reponieren läßt. *Harte Klumpfüße benötigen nicht mehr Kraft, sondern mehr Zeit!* Das Redressement erfolgt in Etappen. Das jeweilige Teilergebnis wird im gepolsterten Gipsverband, der zunächst nur Unterschenkel und Fuß umfaßt und die Dorsalseite der Zehen zur Beurteilung der Blutzirkulation freiläßt, festgehalten (Abb. 113). Um das Abstrampeln des Verbandes zu verhüten, empfiehlt es sich, anschließend auch noch den Oberschenkel – bei rechtwinklig gebeugtem und außenrotierten Unterschenkel – miteinzugipsen.

Wegen der starken Verkürzung des Triceps surae muß in der Regel die Aufrichtung des Fersenbeins am Ende der Behandlung durch eine *Achillotenotomie* vollendet werden. In vielen Fällen ist noch zusätzlich die Diszision der hinteren Kapsel des unteren Sprunggelenkes erforderlich. Läßt sich der Kalkeus immer noch nicht genügend dorsalflektieren, kann man das Tuber calcanei durch eine Drahtextension in einigen Tagen herunterholen.

Im Anfang des Etappenredressements werden die Verbände alle 3–4 Tage, später alle 14 Tage bis 3 Wochen gewechselt. Nach Abschluß der Behandlung erhält das Kind *Außenschienen* aus Kunststoff oder die von G. HOHMANN angegebenen *Spiralschienen.* Außerdem werden der Mutter *redressierende Übungen* gezeigt, die täglich 3mal durchgeführt werden müssen. Der Arzt sollte sich davon überzeugen, daß die

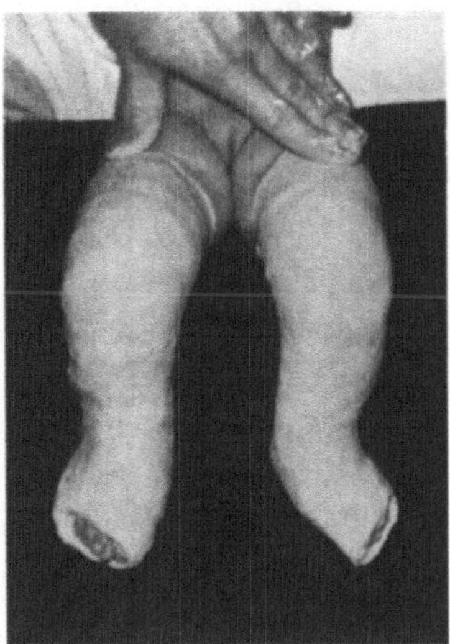

Abb. 113. Doppelseitige angeborene *Klumpfüße* nach Redressement mit Beingipsen versorgt

Mutter die Übungen wirkungsvoll beherrscht! Geschieht das nicht mit der nötigen Sorgfalt und Konsequenz, ist ein *Rezidiv* meist unvermeidbar. Die Rezidivgefahr ist in den ersten Lebensjahren am größten.

KITE hat versucht, den Klumpfuß im Gipsverband zu redressieren. Dazu werden an mehreren Stellen apfelsinenschnitzelförmige Stücke aus dem Verband herausgeschnitten. Nach der Korrektur schließt man den Verband wieder. Auch das Kite-Verfahren ist ein Etappenredressement, das ein schonendes Vorgehen erlaubt. Es eignet sich jedoch schlecht für kurze, weichteilreiche Füße.

Diesen passiven Methoden hat DENIS BROWN seine *aktive Schienenbehandlung* gegenübergestellt. Die Füße werden auf 2 durch Metallstäbe miteinander verbundenen Platten befestigt und in zunehmende Korrekturstellung gebracht. Da die Beine frei bleiben, arbeiten die Kinder beim Strampeln aktiv gegen die Fehlstellung. Die Denis-Brown-Schiene verhütet zwar die Muskelatrophie, erfordert jedoch – anders als die Behandlung mit dem Etappengips – eine stationäre Behandlung.

Die unbefriedigenden Ergebnisse der konservativen Therapie lassen es geraten erscheinen, in allen Problemfällen frühzeitig *operativ* einzugreifen, u. U. schon im 3.–4. Lebensmonat.

Bei der *medial-releasing-Operation* von PERKINS werden die Sehnenansätze des Tibialis anterior (am Cuneiforme mediale) und des Tibialis posterior (an der Unterfläche des Naviculare) durchschnitten, das Talonaviculargelenk breit eröffnet, die Achillessehne Z-förmig verlängert, das Talo-Kalkanealgelenk ebenfalls breit eröffnet und die Bandverbindungen zwischen Sprung- und Fersenbein durchtrennt. Der Gipsverband wird nach 3 Wochen gewechselt. Die Gipsperiode dauert im Ganzen ein halbes Jahr.

Die Nachbehandlung erfolgt mit Übungen, Nachtschienen und Einlagen. *Klumpfußeinlagen* haben im Gegensatz zu Senkfußeinlagen nur ein äußeres Längsgewölbe, einen die Ferse gut umfassenden Rand, einen inneren „Schnabel", um der Adduktion des Vorfußes entgegenzuwirken und einen die Pronation unterstützenden leicht keilförmigen Lederfleck, der die ganze äußere Unterfläche der Einlage bedeckt.

Keilresektionen aus dem vorderen Rückfuß (mit dorsolateraler Basis) in Verbindung mit einer Arthrodese des unteren Sprunggelenkes, wobei ein keilförmiges Knochenstück (mit lateraler Basis) aus dem Kalkaneus entnommen wird, sind vom 15. Lebensjahr an möglich.

Familienberatung: Die Wahrscheinlichkeit, daß Knaben mit einem Klumpfuß weitere klumpfüßige Geschwister bekommen, beträgt rund 6%, für die Geschwister mißgebildeter Mädchen rund 2%. Bei sporadischen Fällen liegt die Wahrscheinlichkeit für weitere kranke Geschwister oder Kinder bei 1:50.

Zusammenfassung

Der angeborene Klumpfuß ist ein Erbleiden. Knaben sind doppelt so oft betroffen wie Mädchen. Die einzelnen *Komponenten der Fehlbildung* sind: 1. Varus, 2. Equinus, 3. Adductus (des Vorfußes), 4. Excavatus. Typische „Klumpfußwaden".

Therapie: Schon kurz nach der Geburt beginnende, häufige manuelle Redressements. Festhalten des jeweils erzielten Ergebnisses im gepolsterten Gipsverband. Adductus und Varus werden zuerst beseitigt; die Spitzfußstellung muß meistens operativ, durch eine Achillotenotomie, evtl. in Verbindung mit einer Inzision der hinteren Kapsel des unteren Sprunggelenkes, korrigiert werden. Bei *Rezidiven:* 1. im Kindesalter: medial-releasing-Operation, 2. nach Beendigung des Wachstums: Arthrodese des unteren Sprunggelenkes und dorsolaterale Keilentnahme aus dem vorderen Rückfuß.

---

5. Sichelfuß (Pes adductus, Metatarsus varus congenitus)

Ätiologie: In den meisten Fällen dürfte es sich um eine erbliche *Störung des Muskelgleichgewichtes* mit Überwiegen des Abductor hallucis und/oder des Tibialis posterior handeln. Die sich daraus entwickelnde typische Kontraktur ist nur in 1/3 der Fälle schon bei der Geburt sichtbar. Bei den übrigen manifestiert sie sich bis zum 3. Lebensmonat (KITE). Für eine von mehreren Seiten behauptete Entstehung durch ständige Bauchlage des Säuglings fehlen die Beweise. In den USA liegen und schlafen alle Säuglinge und Kleinkinder in Bauchlage, ohne daß bisher ein gehäuftes Auftreten von Sichelfüßen bekannt geworden wäre.

Klinik: Mit dem angeborenen Klumpfuß hat der Sichelfuß nur eine Komponente gemeinsam: den Adductus des Vorfußes. Die Abwinklung erfolgt bald im Chopart- bald im Lisfranc-Gelenk. Bisweilen ist nur die Großzehe adduziert. Die Ferse steht in Mittelstellung oder in leichtem Valgus. Die Kinder können den Fuß aktiv dorsalflektieren und pronieren. Am belasteten Fuß ist die Fehlstellung deutlicher als am unbelasteten.

Röntgenbefund: Die Adduktion der Metatarsalia nimmt von tibial nach fibular deutlich ab.

Therapie: In leichteren Fällen genügen 3 mal täglich durchgeführte *redressierende Übungen*. Anschließend können die Füßchen korrigie-

rend gewickelt werden. Besser ist eine Hinterschiene aus Kunststoff mit einem medialen Filzkeil, der den Fuß in Überkorrektur hält. Wenn das Kind zu stehen beginnt, erhält es Randeinlagen (nach Gipsabguß) mit „medialem Schnabel".
Eine *Operation* ist bei jungen Kindern selten erforderlich.

MAX LANGE empfiehlt die Durchtrennung der Abductor-hallucis-Sehne und eine Kapsulotomie des ersten Metatarsokuneiformialgelenkes. Bei jedem der häufiger gewechselten Gipsverbände wird die Korrektur verstärkt. Bei älteren Kindern führt MAX LANGE eine Schrägosteotomie knapp oberhalb der Basis der tibialen 4 Mittelfußknochen aus (mit Entnahme eines kleinen Knochenkeils mit fibulärer Basis). HEYMAN, HERNDON u. STRONG befreien von einem dorsalen Querschnitt aus die Basen aller Metatarsalia von ihren intermetatarsalen und tarsometatarsalen Befestigungen. Danach läßt sich der Vorfuß leicht geraderichten. Um eine Instabilität im Gipsverband zu verhüten, wird der 1. und 5. Mittelfußknochen mit Kirschner-Drähten an den distalen Tarsalia befestigt.

6. Hohlfuß (Pes excavatus)

Der Hohlfuß ist vom *Fuß mit hochgesprengtem Längsgewölbe* zu unterscheiden, der weder eine supinierte Ferse noch einen pronierten Vorfuß, noch Krallenzehen aufweist. Der Fuß mit hohem Spann ist eine häufige erbliche Variante im Bereich der Norm. (Bei muskulärer Insuffizienz kommt es zu den gleichen Beschwerden wie beim erworbenen Senkfuß; auch die Therapie ist dieselbe.)

Ätiologie: Der idiopathische Hohlfuß beruht auf einer erblichen *Störung des Muskelgleichgewichtes*. Den „Hohlfußmuskel" hat man bisher jedoch vergeblich gesucht. Eine Schwäche der Mm. interossei und lumbricales (Folge: Krallenzehen) und des M. tibialis anterior (Folge: Pronation des Vorfußes) ist dafür ebenso geeignet wie eine Überfunktion des M. peronaeus longus, der das Längsgewölbe spannt und den Vorfuß proniert. Die meisten *idiopathischen Hohlfüße* fallen erst nach der Einschulung oder sogar noch einige Jahre später auf, weil es durch den „hohen Spann" zunehmend schwieriger

wird, passendes Schuhwerk zu finden. Die Deformierung kann sich mit dem Wachstum verstärken. Knaben sind häufiger betroffen als Mädchen.

Klinik: Das klinische Bild zeigt einen verkürzten, gedrungenen, oft auffallend „fleischigen" Fuß, dessen Ferse variiert, dessen Vorfuß inflektiert und proniert ist und dessen Zehen oft Krallenstellung aufweisen. Die Inflektion nimmt von tibial nach fibular ab. Bei schweren Formen rückt der Malleolus lateralis auffällig weit nach dorsal. Bei Erwachsenen sieht man häufig *Klavi* über den Mittelgelenken der Zehen (durch Schuhdruck) und Hornschwielen unter den Mittelfußköpfchen (Spreizfuß). Dem entsprechen die Schmerzen.

Röntgenbild: Wie das seitliche Röntgenbild zeigt, liegt der Gewölbescheitel entweder am Talushals oder am Naviculare. Bei ausgesprochener Supination des Rückfußes werden die Facies anterior tali et calcanei sichtbar. Der 5. Strahl verläuft gewöhnlich ziemlich gestreckt.

Differentialdiagnose: Differentialdiagnostisch sind *sekundäre Hohlfüße* abzuklären:
1. *Lähmungshohlfüße*. Früher handelte es sich meist um poliomyelitische Hohlfüße, Folgen des gestörten Muskelgleichgewichtes. Heute sind die Ursachen entweder *Myelomeningozelen*, eine *Friedreichsche Ataxie, progressive Muskeldystrophie, neurale Muskelatrophie* oder *spastische Lähmungen*. Meistens entsteht ein *Klauenhohlfuß* oder *Hohlklumpfuß*. Bei isolierter Lähmung des M. tibialis anterior führt das Übergewicht seines Gegenspielers, des Fibularis longus, durch Pronation des 1. Strahles zu einem *Ballenhohlfuß*.
2. *Hackenhohlfüße* findet man bei Lähmungen des Triceps surae sowie nach unbehandelten Verletzungen und Rupturen der Achillessehne. Die antagonistischen Fußsohlenmuskeln richten das Fersenbein vorn steil auf. Durch Verkürzung der Auftrittsfläche wird der Gang unsicher und stampfend.
3. *Neurotische Hohlfüße* bei **Diastematomyelie**. Unter einer Diastematomyelie versteht man einen im Rückenmarkskanal der Lendenwirbel-

säule vorkommenden, von einer Duplikation der Pia mater (oft auch der Dura) umgebenen, zur Verkalkung und Verknöcherung neigenden bindegewebigen Strang, der das Mark oder das Filum terminale in der Sagittalebene in 2 Teile spaltet. Solche Stränge kommen verhältnismäßig oft bei kongenitalen Skoliosen vor und stellen sich myelographisch (im A.-p.-Bild) als „Insel" innerhalb der Kontrastmittelsäule dar. Verkalkte oder verknöcherte Septen lassen sich auch tomographisch oder mittels der axialen Computertomographie erfassen. Gewisse Hinweise sind umschriebene Lanugobehaarungen der Haut.

Die Diastematomyelie ist eine der Ursachen des Filum-terminale-Syndroms und der neurotischen Hohlfüße. Neurotische Klauenhohlfüße mit *trophischen Störungen* entwickeln sich gewöhnlich erst im Schulalter. Sie sind progredient. Die Haut von Unterschenkel und Füßen ist livide verfärbt, glänzend, verdünnt, kühl und haarlos.

Prognose: Die Prognose des idiopathischen Hohlfußes läßt sich im Kindesalter meistens noch nicht übersehen. Ob die Zunahme der Deformierung eine Folge des Wachstums oder eine echte Progression darstellt, ist nicht entschieden.

Therapie: Eine konservative Behandlung kann in der Regel weder den Hohlfuß abflachen noch seine Zunahme sicher verhindern. Man gibt für die Nacht flache Sohlenbrettchen mit einer Fersenkappe, Riemen für die Zehen und einer breiten Zuglasche, die über den Fußrücken gespannt wird. Auch ein Schrägbrett, das die Kinder vorwärts hinauf und rückwärts hinabgehen, wird empfohlen. Mit Einlagen sollte man zurückhaltend sein. Eine stark vorspringende Plantaraponeurose erfordert eine Längsrinne an der Einlage. Schwerere Hohlfüße bedürfen einer operativen Therapie.

Beim älteren Kind schneidet man, sofern die Plantaraponeurose stärker gespannt ist, von einem medialen Längsschnitt aus ein Stück heraus. Genügt dieser kleine Eingriff nicht, um den Fuß zu strecken, kann man zusätzlich die kurzen Fußsohlenmuskeln am Kalkaneus ablösen und die Kapseln des Chopartschen und Lisfrancschen Gelenkes von plantar her

einschneiden. Eine Achillotenotomie ist nur bei Equinusstellung des Fersenbeins angezeigt. Von den früher häufig geübten Sehnenverpflanzungen hat sich lediglich die Scherbsche Operation gehalten. Um die Krallenstellung der Zehen zu beseitigen, werden die Strecksehnen weit distal abgeschnitten, durch ein queres Bohrloch dicht hinter den Mittelfußköpfchen gezogen und mit sich selbst vernäht. Der kurze periphere Sehnenstumpf wird mit einem Seidenzügel an den M. extensor digitorum longus angehängt. Manche Autoren halten die Fixierung der Sehne des M. flexor hallucis longus oder (und) des M. flexor digitorum longus an die Beugeseite der Grundphalanx (nach GÖRRES) für besser. Eine stärkere Supination der Ferse verlangt die Inzision der medialen Kapsel des unteren Sprunggelenkes.

Der kontrakte arthrotische *Klauenhohlfuß* des Jugendlichen und Erwachsenen wird durch eine Keilresektion (im Scheitel des Bogens) korrigiert. Bleibt auch dann noch ein „hoher Rist" bestehen, kann man den Knochenbuckel mit einem Meißel abschlagen (LOEFFLER). Bei stärkerem Varus des Kalkaneus fügt man eine subtalare Arthrodese mit Entnahme eines lateralen Knochenkeiles aus dem Kalkaneus hinzu. Meist sind noch zusätzlich Weichteiloperationen notwendig, um den Fuß und die Zehen zu strecken. Dazu gehört u. U. auch die Ablösung der M. tibialis-posterior-Insertion am Naviculare.

Der *Ballenhohlfuß* läßt sich durch eine Keilresektion (mit dorsaler Basis) aus dem 1. Metatarsale nahe der Basis günstig beeinflussen, während der *Hackenhohlfuß* die Entnahme eines Knochenkeils aus dem hinteren oberen Anteil des Fersenbeins (mit Arthrodese des hinteren unteren Sprunggelenkes) erfordert.

Man kann die Progredienz *neurotischer Hohlfüße* durch rechtzeitige Entdeckung und Operation einer Diastematomyelie verhindern.

7. Angeborener Hackenfuß (Hackenknickfuß)

Ätiologie und Klinik: Manche sprechen schon von einem angeborenen Hackenfuß, wenn der Fuß des Neugeborenen oder jungen Säuglings sich bei passiver Dorsalflexion bis nahe zur Berührung mit dem Unterschenkel bringen läßt, ohne daß die Plantarflexion eingeschränkt ist. Die Ferse legt sich dabei meistens in Pronation um. Man sollte jedoch von einem angeborenen Hackenfuß nur reden, wenn eine eindeutige *Kontraktur* besteht, d. h. wenn die Plantarflexion behindert ist. Meist ist auch eine leichte Pronationskontraktur nachweisbar. Derartige Formen des angeborenen Hackenfußes sind selten; dagegen sind Füße, die sich abnorm weit dorsalflektieren lassen, häufig. Das hat dazu geführt, den angeborenen Hackenfuß als die häufigste angeborene Fehlbildung zu bezeichnen.

Der echte angeborene Hackenfuß wurde mehrfach bei verschiedenen Mitgliedern derselben Familie gefunden, gelegentlich auch in Kombination mit dem angeborenen Klumpfuß, so daß eine *erbliche Muskelgleichgewichtsstörung* vermutet werden darf. Auf Muskelschwäche beruhende „Hackenfüße" führen später oft zum Knicksenkfuß (ERLACHER).

Therapie: Die Behandlung besteht in einem bei kräftiger Plantarflexion des Fußes angelegtem Gipsverband, der nach 14 Tagen durch eine angewinkelte Hinterschiene ersetzt wird. Auch bei Füßen, die sich infolge Muskel- und Bänderschlaffheit übermäßig dorsalflektieren lassen, kann die Nachtschiene nützliche Dienste leisten.

8. Erworbener Hackenfuß

Ätiologie: Seitdem die Poliomyelitis selten geworden ist und Heu und Getreide nicht mehr von hintereinandergehenden Schnittern mit der Sense geschnitten werden, sieht man sehr viel weniger Lähmungshackenfüße. Die bei Sensenverletzungen der Achillessehne früher nicht so seltene steile Aufrichtung des Kalkaneus *(Hakkenhohlfuß)* (s. Kap. „Hohlfuß" S. 381) resultiert aus dem gestörten Muskelgleichgewicht zwischen Triceps surae und den kurzen Fußsohlenmuskeln, wobei letztere überwiegen. Auch nach *übermäßiger operativer Korrektur eines spastischen Spitzfußes* kann ein Hackenfuß entstehen. Da die Gastrocnemii zugleich Supinatoren sind, kommt es bei ihrem Ausfall zu einer Pronation des Rückfußes, die eine ausgleichende Supination des Vorfußes zur Folge hat. Durch das Fehlen genügender Antagonisten läßt sich der Fuß abnorm stark doralflektieren.

Therapie: Die Therapie ist schwierig.

Bei leichten Fällen genügt es, nach VON BAYER die Sehne des Peronaeus longus in eine Rinne des Tuber calcanei zu verlagern. Die Raffung der Achillessehne

hat sich nicht bewährt. Am besten läßt sich die Steilstellung des Fersenbeines durch die Entnahme eines Knochenkeiles mit dorsaler Basis aus dem oberen hinteren Teil des Kalkaneus korrigieren. Evtl. muß zusätzlich das in der Tiefe liegende Lig. plantare longum durchtrennt werden. Die Neigung zu übermäßiger Dorsalflexion wird durch eine vordere Anschlagssperre (Arthrorise) bekämpft. Operationen am Knochen sind jedoch erst nach der Pubertät möglich. Synergistische Sehnenverpflanzungen bleiben in schweren Fällen wegen der relativen Schwäche der zur Verfügung stehenden Muskeln (im Vergleich zu den mächtigen Gastrocnemii) ohne rechte Wirkung. Antagonistische Transplantationen sind nur nach vollständigem und dauerndem Ausfall aller authochtonen Synergisten des geschädigten Muskels möglich (SCHERB).

9. Paratenonitis achillea

Ätiologie und Klinik: Die Paratenonitis achillea ist, seit die Menschen unserer Wohlstandssphäre weniger gehen, bedeutend seltener geworden. Sie entsteht durch Überanstrengung oder durch Schuhdruck. Bei Fußbewegungen tastet man über der Sehne weiches Krepitieren.

Pathologische Anatomie: *Histologisch* läßt sich eine Entzündung des paratendinösen Bindegewebes nachweisen.

Therapie: Die *Behandlung* besteht in Schonung, lokaler Wärmeapplikation, z. B. Enelbinumschlägen oder Parafango, und in einer vorübergehenden Absatzerhöhung um 2 cm. In besonders hartnäckigen Fällen kann für 14 Tage ein Gipsverband notwendig werden, der auch das Kniegelenk mit einschließen muß.

10. Achillessehnenriß

Ätiologie und Pathogenese: Sehnenrisse entstehen in aller Regel auf *degenerativer* Grundlage. Eine konstitutionelle, die Gewebsqualität beeinflussende Komponente ist dabei nicht zu übersehen. Andererseits muß die ständige Überbeanspruchung bei bestimmten Sportarten (Fußball, Tennis) als begünstigendes Moment gewertet werden. Weitere Faktoren sind mangelndes Training oder ungenügendes „Anwärmen" vor dem Spiel. Schon bei 14jährigen werden Achillessehnenrisse beobachtet.

Pathologische Anatomie: Gewöhnlich reißt die Sehne 3–5 cm oberhalb ihres Ansatzes am Fersenbein, an der schmalsten Stelle, selten proximal am Übergang der Muskulatur in den Sehnenspiegel. Nur in Ausnahmefällen, bei intaktem Sehnengewebe, kommt es einmal zum Ausriß eines Knochenfragmentes aus dem Kalkaneus. Partialrupturen sind selten. Meistens täuscht die weithin ausgefaserte Sehne einen Teilriß vor.

Klinik: Die Achillessehne rupturiert gewöhnlich ohne prämonitorische Symptomatik schlagartig, zuweilen mit einem knallartigen Geräusch und starken Schmerzen. Sportler stürzen und sind unfähig das Spiel fortzusetzen. In anderen Fällen verläuft der Riß weit weniger dramatisch. Die Kranken verspüren lediglich einen heftigen Schmerz unterhalb der Wade, können aber nach einer Weile hinkend weitergehen.
In der Mehrzahl der Fälle ist die Diagnose einfach, zumal bei Sportlern mit charakteristischer Anamnese. Nur in Einzelfällen gibt es Schwierigkeiten. Die aktive Plantarflexion ist zwar durch die Tätigkeit der restlichen Beuger (Mm. plantaris, tibialis posterior, flexor digitorum et peronaei) möglich, aber stark geschwächt. Der Zehenstand auf dem verletzten Bein ist daher ausgeschlossen. Bei frischen Rupturen tastet man eine Querrinne in der Sehne. Wenig später füllt sich die Rißstelle mit Blutgerinnseln, und die darüber liegende Haut verfärbt sich blaugrün. Der Achillessehnenreflex läßt sich nicht auslösen. Der *Thompson-Test* ist positiv: Drückt man bei entspannter Wadenmuskulatur diese mit beiden Händen fest zusammen, so kommt es bei intakter Sehne zu einer Plantarflexion des Fußes; bei einer Ruptur fehlt sie. In den wenigen zweifelhaften Fällen kann man versuchen, mit einer Weichteilaufnahme den Riß nachzuweisen.

Differentialdiagnose: Die *Achillodynie* entspricht einer Überanstrengungstendinose, bei der u. U. einzelne zentral gelegene Fasern rei-

ßen. Gegen Verwechslungen mit einer *Schleimbeutelentzündung* schützt die erhaltene kraftvolle Plantarflexion des Fußes. *Distorsionen, Kontusionen* und *knöcherne Verletzungen* lassen sich durch eine genaue klinische und röntgenologische Untersuchung ausschließen.

Prognose: Die Patienten können 3 Monate postoperativ wieder beginnen Sport zu treiben.

Therapie: Es gibt eine ganze Reihe von Verfahren. Zum Teil waren die früheren Probleme durch das nicht resorbierbare Nahtmaterial bedingt, das zu *Fadenfisteln* führte. Gelegentlich bestehen Schwierigkeiten, den großen Defekt nach Ausschneidung des gesamten nekrotischen Gewebes zu überbrücken.
Eine der sichersten Methoden ist die *Umkipp-Plastik*. Dabei wird die Sehne zwischen Ansatz und Sehnenspiegel freigelegt und nach Adaptionsnähten der ausgefransten Sehne ein 3 cm breiter Sehnenstreifen nach distal umgeschlagen und die Rupturstelle überbrückend mit der Sehne vernäht. Wichtig ist die Erhaltung des gefäßführenden paratendinösen Gewebes.
Bis zum Abschluß der Wundheilung erhält der Patient eine dorsale Gipslonguette für Unterschenkel und Fuß in Equinusstellung und nach Entfernung der Nähte nochmals für 4 Wochen einen Gehgips, nach dessen Abnahme er für weitere 4 Wochen erhöhte Absätze tragen sollte.

Anhang: Sehnenrisse an anderer Stelle

Risse anderer Sehnen – außer der *Rotatorensehnenplatte* und der *langen Bizepssehne* – folgen der Achillessehnenruptur zahlenmäßig mit weitem Abstand. Trizepssehnenrisse sind häufig nur partiell. Bei traumatischer Genese reißt meistens ein Knochenstück vom Olekranon ab. Auch die seltenen Rupturen des *Lig. patellae* oder der *Quadrizepssehne* setzen immer eine *degenerative Vorschädigung* voraus.

Therapie: Die Behandlung ist, von Ausnahmen abgesehen, *operativ*.

> **Zusammenfassung**
>
> Achillessehnenrisse setzen wie Risse anderer Sehnen eine *degenerative Vorschädigung* voraus. Bei intakten Sehnen reißt ein Knochenstück mit ab. Risse auf degenerativer Grundlage kommen vom 25. Lebensjahr an vor. Da der M. plantaris in der Regel erhalten bleibt, ist eine aktive Plantarflexion möglich, wenn auch mit verringerter Kraft. Bei älteren Rupturen überdeckt Füllgewebe die bei frischen Rissen als Querrinne tastbare Dehiszenz. Die *Achillodynie* entspricht einer Tendopathie.
>
> **Therapie:** *Operation* (Naht). Gipsverband bei gebeugtem Unterschenkel und plantarflektiertem Fuß. Nachbehandlung: Absatzerhöhung.

11. Haglund-Ferse (hohe Ferse)

Ätiologie: Die Haglundsche „Exostose" des Tuber calcanei ist eigentlich nur eine formale Variante des Fersenbeins, eine Erhöhung der hinteren oberen Begrenzung *(„hohe Ferse")*.

Klinik: Man findet die Haglund-Ferse schon bei älteren Kindern. Die darüber liegende Haut ist (durch den Druck des Schuhs) häufig gerötet, verdickt, druckempfindlich. Zwischen der scharfen Kante des Knochens und der (tiefer ansetzenden) Achillessehne bildet sich ein Schleimbeutel, der sich gelegentlich entzündet.

Röntgenbefund: Das Röntgenbild ist bei Kindern wegen der noch fehlenden Verknöcherung dieser Partien stumm. Nach vollendeter Ossifikation sieht man, daß das Fersenbein hinten oben nicht sanft gerundet, sondern kantig-erhaben ist.

Differentialdiagnose: Die Haglund-Ferse ist leicht von knöchernen Ausziehungen, die sich, namentlich bei älteren Menschen, manchmal an dieser Stelle finden, zu unterscheiden. Besonders derbe periostale Knochenneubildungen werden hier bei der *Reiterschen Krankheit*, seltener bei der *Spondylitis ankylosans* beobachtet.

Therapie: In leichten Fällen genügt es, den oberen Teil des Fersenbeins im Schuh hohlzulegen. Dazu klebt man 2 daumenbreite Filzstreifen im Abstand von wenigen Zentimetern, parallel zur Mittelnaht der Fersenkappe, ein. Damit der obere Rand der Kappe nicht drückt, sollte der Absatz möglichst niedrig gehalten werden.

Falls diese Maßnahmen nicht ausreichen, muß man den oberen Fersenbeinrand an der Außenseite freilegen und die „Exostose" mit Meißel und Raspel verkleinern und abrunden.

12. Entzündungen des Tuber calcanei

Ätiologie und Klinik: Entzündungen im Bereich des Tuber calcanei kommen nicht allzu häufig im Verlauf einer *chronischen Polyarthritis*, eines *Reiter-Syndroms* und einer *Spondylitis ankylosans* vor. Die Umgebung des Achillessehnenansatzes ist geschwollen, die Haut darüber livide verfärbt und stark druckempfindlich. Auch die Auftrittsfläche der Ferse kann sich beteiligen. Die *Gicht* zeichnet sich durch ungewöhnliche Schmerzhaftigkeit, die *Bursitis achillea* beim M. Reiter durch starke Schwellung aus.

Röntgenbefund: Beim M. Reiter und bei der ankylosierenden Spondylitis sieht man periostale Knochenappositionen am Tuber calcanei, die beim Reiter-Syndrom gelegentlich erhebliche Ausmaße erreichen. Polyarthritis und Gicht, die sich in der Bursa achillea abspielen, führen zu einer subkortikalen Demineralisation.

Differentialdiagnose: Zu denken ist an Erkrankungen des Fersenbeins *(Osteomyelitis, Tbc., Zysten, Bursitis achillea, „Apophysitis" calcanei)*.

Therapie: Bei Entzündungen des Schleimbeutels genügt manchmal eine einzige *intrabursale Kortikoidinjektion*, um die Symptome zum Verschwinden zu bringen. Auch bei der Reiterschen Krankheit und der Spondylitis ankylosans helfen mitunter lokale Injektionen. Vor allem muß das Grundleiden behandelt werden.

Bei lange dahinschwelenden, therapieresistenten Veränderungen sollte man *operativ* vorgehen und das derbe, entzündlich infiltrierte Fettbindegewebe in der Nachbarschaft der Achillessehne, die Bursa subachillea und die exostosenartigen Verbreiterungen am Tuber calcanei entfernen.

13. Fersensporn

Ätiologie: Die meisten Fersensporne entstehen bei älteren Erwachsenen infolge einer Senkung des Längsgewölbes. Wahrscheinlich ist eine Veranlagung mit im Spiel. Oft ist der von der Belastungsfläche des Fersenbeins ausgehende, distalwärts gerichtete Sporn von einer ähnlich gestalteten knöchernen Ausziehung am Ansatz der Achillessehne begleitet. Der *untere Kalkaneussporn* wird durch den Zug der Mm. abductor hallucis und flexor digitorum brevis verursacht.

Klinik: Die Kranken klagen über umschriebene Belastungsschmerzen unter der Ferse. Fingerdruck oder besser noch Druck mit dem oberen Ende eines Bleistiftes erlaubt eine genaue Lokalisation. Nicht selten handelt es sich um einen röntgenologischen Zufallsbefund, der keinerlei Beschwerden macht. Gelegentlich verschwinden die Schmerzen nach einiger Zeit auch ohne Therapie.

Röntgenbefund: Das seitliche Röntgenbild des Rückfußes zeigt einen glatt begrenzten, schräg nach vorn und unten gerichteten Knochensporn, der von der Unterfläche des rückwärtigen Fersenbeins entspringt.

Differentialdiagnose: Der glatte Fersensporn darf nicht mit den oft wolkigen, unregelmäßigen Knochenneubildungen bei der *ankylosie-*

renden Spondylitis und den zuweilen noch sehr viel eindrucksvolleren periostalen Knochenappositionen beim *Reiter-Syndrom* verwechselt werden. Bei der *Gicht* kommen an dieser Stelle in seltenen Fällen Uratablagerungen vor.

Therapie: Als Behandlung hat sich beim Fersensporn die Entlastung durch eine Einlage nach Gipsabguß bewährt, die am Schmerzpunkt ein etwa markstückgroßes Loch aufweist. Seine Ränder werden leicht abgeschrägt. Außerdem klebt man eine dünne Schaumgummilage unter den Fersenteil der Einlage. Eine Operation ist überflüssig. Lokale Kortikoidinjektionen sind nur bei entzündlichen „Spornen" angezeigt.

14. Dorsaler Fußhöcker

Schon bei Kindern findet sich bisweilen eine umschriebene knorpelderbe Verdickung des Fußrückens in Höhe der Cuneiformia, die durch Schuhdruck zu schmerzhaften Rötungen der Haut und später evtl. zur Schleimbeutelbildung führt. Meist sind die Veränderungen doppelseitig, wenn auch verschieden stark ausgeprägt.

Im Erwachsenenalter zeigt das seitliche Röntgenbild des Fußes eine dorsale knöcherne Verdickung des 2. oder 3. Keilbeines.

Therapie: Entweder begnügt man sich mit einer Entlastung des Fußhöckers durch einen Filzring oder man operiert und entfernt den Knorpel oder Knochen. Um Rezidive zu vermeiden, empfiehlt es sich, eine flache Mulde zu schaffen.

15. Os tibiale externum

Ätiologie: Das Os tibiale externum ist ein *Sesambein* in der Sehne des M. tibialis posterior kurz vor seinem Ansatz am Naviculare. Es ist meistens doppelseitig und kommt beim weiblichen Geschlecht doppelt so oft vor wie im männlichen. Im allgemeinen handelt es sich um

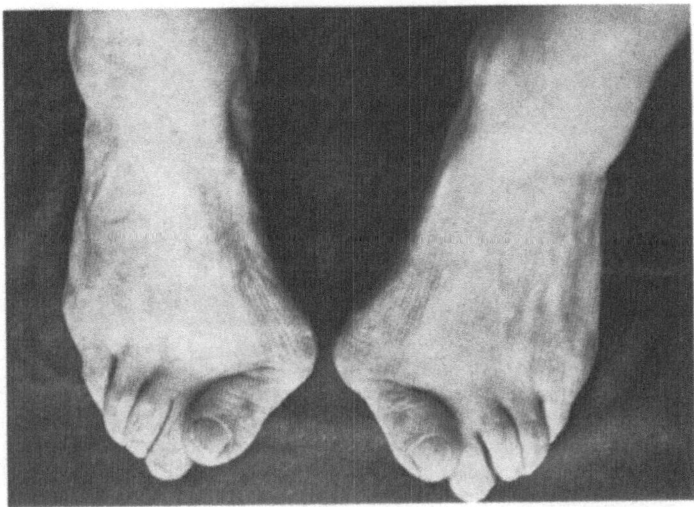

Abb. 114. R. Hermann, 50 Jahre. Schwere *Halluces valgi und Digiti V vari.* Erhebliche *Spreizfüße*

einen klinisch belanglosen röntgenologischen Nebenbefund. Bei besonderer Größe kann es jedoch wie das nach medial und hinten verlängerte Kahnbein *(Naviculare cornutum)* durch Schuhdruck zu Beschwerden führen.

Differentialdiagnose: Von einer *Fraktur des Naviculare* ist das Os tibiale ext. 1. durch die Anamnese (geeignetes Trauma), 2. durch die evtl. Doppelseitigkeit, und 3. durch die glatten Ränder zu unterscheiden.

Therapie: Bei Dauerbeschwerden wird das Sesambein ausgeschält oder der vorspringende Teil des Kahnbeines abgetragen.

16. Hallux valgus und Digitus quintus varus

Ätiologie und Pathogenese: Der Hallux valgus, die X-Zehe, ist bei uns die häufigste Zehendeformität; in Japan ist sie selten. Die Fehlstellung findet sich vorwiegend bei Frauen und Mädchen – etwa vom 12. Lebensjahr an – und ist stets mit einem *Spreizfuß* verbunden. Oft hört man von mehreren familiären Merkmalsträgern. Mit dem Lebensalter nimmt sowohl die Häufigkeit als auch die Schwere der Deformität zu. Pathogenetisch dürfte es sich um eine (do-

minant) erbliche *Störung des Muskelgleichgewichtes* zwischen Abductor und Adductor hallucis handeln. Spitze Schuhe (und Strümpfe) mögen einen Hallux valgus verschlimmern; als alleinige Ursache kommen sie nicht in Betracht. Der Digitus quintus varus entsteht wahrscheinlich auf gleiche Weise, wenn auch die Mitwirkung äußerer Faktoren (Spreizfuß) nicht zu übersehen ist.

Klinik: Klinisch fällt neben der Fehlstellung der Großzehe, die sich über oder unter die Nachbarzehe legen kann, der vom abgespreizten 1. Mittelfußköpfchen gebildete „Ballen" auf (Abb. 114). Durch Schuhdruck entwickelt sich evtl. ein Schleimbeutel, über dem die Haut gerötet und verdünnt ist. Kleine Drucknekrosen können zu einer Infektion der Bursa führen. Die durch die Subluxation des Grundgliedes – in schwereren Fällen – eingeleitete Inkongruenz führt im Laufe der Jahre zu einer *Arthrosis deformans* des Großzehengrundgelenkes. Ein schwerer Hallux valgus drängt gewöhnlich auch die Nachbarzehen in X-Stellung.

Der *Digitus quintus varus* ist das Gegenstück zum Hallux valgus. Das Köpfchen des 5. Metatarsale springt bei schweren Spreizfüßen nach außen vor, mit oder ohne Subluxation der Kleinzehe im Grundgelenk nach tibial. Auch hier ist die Haut über dem Knochenvorsprung gerötet und verdünnt.

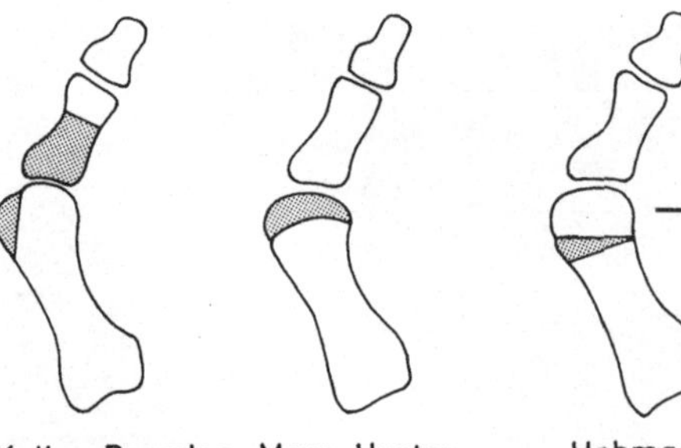

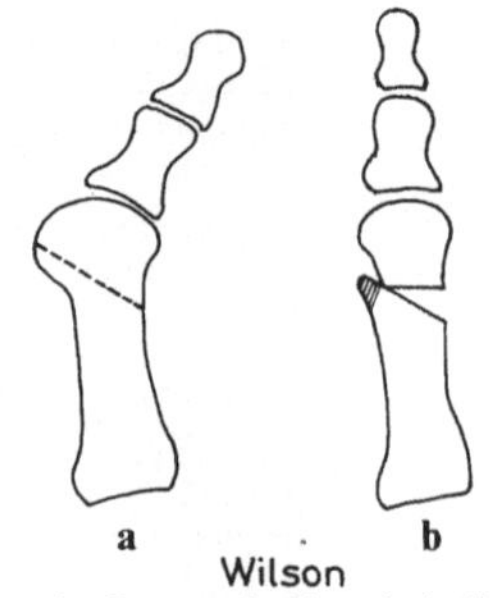

Abb. 115. Verschiedene *Operationsmethoden für den Hallux valgus.* Die schraffierten Knochenabschnitte werden jeweils reseziert. Bei der Hohmannschen Operation wird außer der leichten Verschiebung des Metatarsalköpfchens nach fibular (*Pfeil*) die tibiale Kapsel gerafft und die Sehne des M. abductor hallucis, die an der Basis der Grundphalanx inseriert, etwas nach distal verlagert. Die Osteotomie des Mittelfußknochens bei der Wilsonschen Operation (gestrichelte Linie) erfolgt unter einem Winkel von 45° (**a**). Um die Zehe in ihrer neuen Stellung zu halten, benötigt man lediglich eine Periostnaht (**b**)

Röntgenbefund: Eine dorsoplantare Aufnahme zeigt, neben den bereits beschriebenen Veränderungen, meist noch eine Verlagerung des lateralen Sesambeines in den 1. Intermetatarsalraum (infolge einer pronatorischen Rotation der Großzehe). Arthrotische Randwülste bilden sich hauptsächlich an den nicht belasteten mediodorsalen Abschnitten des Mittelfußköpfchens.

Differentialdiagnose: Schwere Stellungsänderungen der Zehen sieht man häufig bei der *chronischen Polyarthritis.* Mitunter wird eine *Podagra* verkannt, weil ein Hallux valgus besteht. Die durch Schuhdruck über der „Exostose" bedingte Bursitis verursacht jedoch niemals die außerordentlichen Schmerzen eines Gichtanfalls.

Therapie: In leichten Fällen beschränkt man sich auf die Verordnung von Spreizfuß- und Widerstandsübungen für den M. abductor hallucis. Randlose, vorn spitz zulaufende Spreizfußeinlagen mit einer nicht zu breiten Quergewölbestütze erfordern bei Damen meistens besonderes Schuhwerk.
Bei kosmetisch störenden oder schmerzhaften Fehlstellungen sollte man *operieren* (Abb. 115).

Eine gute und einfache Methode für *Jugendliche* mit Hallux valgus ist die *Wilsonsche Schrägosteotomie* im distalen Schaft des Metatarsale I. Sie läßt das Großzehengrundgelenk intakt und verringert den Spreiz-

fuß. In schweren Fällen kann man entweder nach G. HOHMANN den 1. Mittelfußknochen dicht hinter dem Köpfchen quer durchtrennen und einen kleinen Keil mit tibialer Basis aus dem peripheren Schaft entnehmen – zur Verringerung des Spreizfußes wird das distale Fragment etwas fibularwärts verschoben – oder nach HUETER-MAYO das 1. Mittelfußköpfchen resezieren. Die Furcht vieler Orthopäden, das für die Belastung wichtige Metatarsalköpfchen zu opfern, ist durch die guten Erfahrungen mit dieser Operation gegenstandslos geworden. In Deutschland wird die Brandessche ²/₃-Resektion des Großzehengrundgliedes bevorzugt, die sich auch für schwerste Fehlstellungen eignet. In leichteren Fällen genügt es, die Hälfte oder sogar noch weniger vom Knochen abzutragen. Außerdem wird die „Exostose" abgemeißelt. Um die Gefahr einer postoperativen Versteifung zu mildern, kann man einen proximal gestielten Kapsellappen in das Gelenk einschlagen und mit einem durch den Zehennagel geführten Nylonfaden extendieren. Es empfiehlt sich, für 14 Tage einen Fußgips anzulegen.
Ein Digitus quintus varus wird gewöhnlich nach der Methode von HOHMANN: quere Osteotomie hinter dem Mittelfußköpfchen und Verschiebung des distalen Fragments nach tibial gerade gerichtet.

Nach Hallux-valgus-Operationen sollte für ½ Jahr die von THOMSEN angegebene Nachtschiene getragen werden (Abb. 118, S. 397). Um die Beweglichkeit im Großzehengrundgelenk wiederzugewinnen, sind aktive und passive *Übungen* notwendig. Dazu kommen Spreizfußübungen und vorn spitz zulaufende randlose *Einlagen* nach Gipsabguß. Um den Spreizfuß nicht noch zu verschlimmern, sollten die Damen auf überhöhte Absätze verzichten, Schuhe mit gerade verlaufendem Innenrand und Strümpfe tragen, die eine Nummer zu groß sind. Bei Nichtbeachtung aller dieser Vorsichtsmaßnahmen sind *Rezidive* leider häufig.

17. Hallux rigidus

Ätiologie und Pathogenese: Über Ätiologie und Pathogenese sind viele Hypothesen aufgestellt worden. Operationen in Frühfällen zeigen regelmäßig Knorpeldegenerationen des Großzehengrundgelenkes, die einer Arthrosis deformans entsprechen. Da exogene Ursachen bisher nicht gefunden wurden, liegt es nahe, eine lokale konstitutionelle Knorpelminderwertigkeit anzunehmen, ähnlich der Chondropathia patellae.

Klinik: Der Hallux rigidus ist eine relativ häufige, gelegentlich schon bei jüngeren Erwachsenen vorkommende Veränderung, die früher nicht ganz selten einen kontrakten Plattfuß begleitete. Bei älteren Patienten handelt es sich manchmal um einen Nebenbefund, von dem der Patient gar nichts weiß. Zu Schmerzen kommt es gewöhnlich erst, wenn die Dorsalflexion im Grundgelenk nahezu aufgehoben ist, v. a. beim Tanzen und Bergaufgehen. Auch die Beugung kann eingeschränkt sein. Einen Teil der verlorengegangenen Funktion übernimmt das Endgelenk. Bei der klinischen Untersuchung ist darauf zu achten, daß die (passive) Bewegung tatsächlich im Grundgelenk erfolgt.

Röntgenbefund: Mit der Zeit bildet sich an der dorsalen Begrenzung des Mittelfußköpfchens ein quer verlaufender derber arthrotischer Randwulst, der sich im schrägen Röntgenbild gut darstellen läßt. In der dorsoplantaren Aufnahme sieht man zusätzlich arthrotische Ausziehungen an den Kanten der Gelenkkörper.
In seltenen Fällen wird aus dem Hallux rigidus allmählich ein *Hallux flexus*, der zum Gehen auf dem äußeren Fußrand zwingt.

Differentialdiagnose: Differentialdiagnostisch ist an *Entzündungen* (Polyarthritis, Gicht, Tbc) zu denken.

Therapie: Die Behandlung der Wahl ist die *Zweidrittelresektion nach* BRANDES (s. Kap. „Hallux valgus"). Sie ist allerdings erst einige Jahre nach der Pubertät möglich, da sonst die Wachstumsfuge mitentfernt wird. Bis dahin behilft man sich – falls erforderlich – mit einer Metalleinlage, die zur Aufnahme des Großzehengrundgliedes einen plantaren „Schnabel" besitzt, oder durch eine in Höhe der Metatarsalköpfchen am Schuh angebrachte „vordere Rolle" (s. Kap. „Orthopädische Schuhe" S. 400). Auch eine schmale, zwischen Brand- und Laufsohle befestigte Stahlschiene ist geeignet.

18. Krallen-(Klauen-) und Hammerzehen

Ätiologie und Pathogenese: Die Bezeichnungen Krallen- und Klauenzehen sind als Synonyma zu verstehen. Die Zehen sind im Mittel- und Endgelenk gebeugt, im Grundgelenk überstreckt. In schweren Fällen ist das Grundglied auf die Dorsalseite des Metatarsalköpfchens subluxiert oder luxiert. Krallenzehen finden sich sowohl als Begleiterscheinungen vieler Fußverbildungen, namentlich bei schweren Hohl- und Spreizfüßen, als auch bei neurologischen Erkrankungen (Friedreichsche Ataxie, progressive Muskeldystrophie etc.). Stets handelt es sich um eine Störung des Muskelgleichgewichtes (Insuffizienz der Interossei und Lumbricales). Außerdem sieht man sie beim Sudeck-Syndrom, nach Verbrennungen, Erfrierungen, Infektionen sowie bei der Polyarthritis rheumatica.
Hammerzehen gehen auf eine ererbte Anlage zurück. Am häufigsten ist die 2. Zehe betroffen, meistens doppelseitig. Durch die Beugekontraktur im Mittelgelenk wird das Endglied überstreckt. Das weibliche Geschlecht ist deutlich bevorzugt. Eine Sonderstellung nimmt der seltene *Hallux malleus* ein, eine schwere Beugekontraktur im Grundgelenk der Großzehe.

Klinik: Krallenzehen sind im Gegensatz zu Hammerzehen gewöhnlich passiv ausgleichbar.

Bei beiden entstehen durch Schuhdruck über den Mittelgelenken schmerzhafte Clavi oder Verhornungen der Zehenkuppen.

Therapie: Der Versuch, Krallenzehen durch Nachtschienchen und Übungen zu beseitigen, ist selten erfolgreich. Kontrakte Hammer- und Krallenzehen lassen sich nur *operativ* korrigieren. Bei leichten bis mittelschweren Verkrümmungen genügt die Resektion des distalen Drittels der Grundphalanx in Verbindung mit einer Raffnaht der Strecksehne. Voraussetzung für die Verkürzung der Sehne ist, daß keine Überstreckungskontraktur der Grundphalanx besteht. In solchen Fällen muß die Sehne eher verlängert werden. Bei harten Kontrakturen wird die dorsale Gelenkkapsel zusätzlich dorsal quer eingeschnitten und die Korrekturstellung durch einen bis in das Metatarsale vorgeschobenen Kirschner-Draht bis zur Wundheilung gesichert. Luxationen der Zehe im Grundgelenk erfordern eine Resektion der Basis der Grundphalanx. Die Tendenz der Zehe, dennoch in die pathologische Ausgangsstellung zurückzukehren, läßt sich durch eine „operative Syndaktylie", d. h. durch einen Anschluß an die kleinere benachbarte Zehe nach Ausschneiden der Zwischenzehenhaut, verhüten (IMHÄUSER). Während der Wundheilung gewährleisten Kirschner-Drähte das Operationsergebnis.

XXVIII. Prothesen, Orthesen und orthopädische Schuhe

A. Prothesen

1. Kunstbeine

Wesentlich für eine optimale Versorgung ist ein hinreichend langer, aber nicht überlanger Amputationsstumpf. Am Oberschenkel liegt die günstigste Stelle zwischen mittlerem und unterem Drittel. Eine gute Weichteildeckung der Knochenenden ist ebenso wichtig wie eine glatte, querverlaufende Hautnarbe. Die Vorderkante der Tibia muß gerundet sein. Die Fibula wird etwa 2 cm höher als die Tibia abgesetzt.

a) Oberschenkelprothesen

Die „theoretischen Grundlagen für den Bau von Kunstbeinen" sind v. a. von *F. Schede* erarbeitet worden. Hier sei nur soviel gesagt, daß das Lot in der Sagittalebene von der Mitte des Hüftgelenkes auf die Fußmitte fallen soll, so daß die Kniegelenkachse etwas dahinter liegt. In der Frontalebene geht die Lotlinie durch die Mitte des Kniegelenkes zur Ballenmitte.
Den besten Halt findet der Oberschenkelstumpf in einer *Haftprothese*, die durch sorgfältige Ausarbeitung des Stumpfbettes eine satte Berührung mit dem Stumpf garantiert.

Die Prothese hat ein Entlüftungsventil und wird mit einem Strumpf angezogen. Der verbreiterte Sitzrand der Prothese dient zur Aufnahme des Tuber ossis ischii. Um ein Verdrehen des Stumpfes in der Prothese zu verhüten, wird das Stumpfbett oben und in der Mitte leicht eingeengt (Haftsitzring und Steuerungsring). Unter dem Stumpfende bleibt ein freier Raum. Um den Halt noch zu verbessern, gestaltet man das Stumpfbett nicht rund, sondern queroval. Schon *Schede* hatte die Bedeutung eines nach oben gesperrten Knöchelgelenkes für die Kniesicherheit erkannt. Dennoch blieb ein gefährlicher Moment beim Übergang von der Stand- in die Schwungphase bestehen. Das Problem ließ sich dadurch lösen, daß man das Knöchelgelenk etwas nach vorn-oben verlagerte und ein Gleit-Bremsgelenk für das Knie einführte. Der bewegliche Halbfilzfuß tat ein Übriges, um das Gehen geschmeidiger zu gestalten.

Schwierigkeiten, die sich durch einen *Kurzstumpf* ergeben, werden durch eine hohe Umfassung des Trochanters und der Gesäßmuskeln sowie durch einen besonderen Kippschaft mit Feststellung gemeistert. Zusätzlich verordnet man eine *Schlesierbandage*, die, über den Darmbeinen befestigt, den Sitz der Prothese verbessert.
Als *Material für den Prothesenschaft* wählt man vorzugsweise Pappelholz, das sich leicht bearbeiten läßt.
Bei *Exartikulation im Hüftgelenk* wird der Beckenstumpf mit einer Schale aus thermoplastischem Kunststoff umfaßt. Das Hüftgelenk erhält eine Sperre. Häufig verwendet man einen Beckenkorb, der auch die gesunde Beckenseite einschließt.

b) Unterschenkelprothesen

Der ideale Unterschenkelstumpf sollte am Ende eine annähernd kubische Form haben. Er darf nicht kolbig aufgetrieben sein.

In der Regel bettet man den Unterschenkelstumpf in einen Holzköcher ein, der an der Tuberositas tibiae gut anmodelliert wird, ohne zu drücken. Da die Muskulatur zur Atrophie neigt, muß der Köcher des öfteren nachgearbeitet werden. Es gibt auch Prothesen aus Leder oder Leichtmetall. Zur sicheren Führung ist eine Oberschenkelhülse mit seitlichen Schienen erforderlich, die gelenkig mit dem Köcher verbunden sind. Bei guten Stumpfverhältnissen kann man auf die Oberschenkelhülse zugunsten einer Riemenbandage verzichten. Die fehlende Seitensicherung verursacht allerdings auf die Dauer ein schmerzhaftes Wackelknie. Sie ist daher nur als Wechselprothese für den Sport zu empfehlen.

c) Fußprothesen

Lange und kurze Mittelfußstümpfe lassen sich durch orthopädische Schuhe hinreichend versorgen (s. Kap.: „Orthopädische Schuhe").

2. Armprothesen

Auch hier ist bei der Amputation oder Nachamputation zwischen wertvollen, weniger wertvollen, unwichtigen und hinderlichen Abschnitten zu unterscheiden. So kann z. B. ein $^2/_3$ langer Oberarmstumpf leichter prothetisch versorgt werden als ein im Ellbogengelenk exartikulierter Unterarm.

Weit mehr als an den unteren Extremitäten spielt am Arm das Fehlen des Gefühls eine Rolle. Viele einseitig Amputierte und sogar nach *Krukenberg* operierte Ohnhänder ziehen es vor, ohne Prothese zu arbeiten.

Die Krukenberg-Operation, bei der nach Spaltung der Membrana interossea die Beuger und Strecker gesondert auf beide Unterarmknochen verteilt werden, so daß eine scherenartige Bewegung möglich wird, ist nur bei Verlust beider Hände sinnvoll. Einseitig Amputierte benutzen lieber den Stumpf als Gegenhalt. SAUERBRUCH hat die erhaltene Muskulatur als Kraftquelle für eine Prothese mit einer willkürlich bewegbaren künstlichen Hand genutzt. Seine Idee bestand darin, Beuger und Strecker (am Ober- und Unterarm) durch Hautkanäle zu verbinden. Mittels eines in den Hautkanal eingeführten Elfenbeinstabes und Bowdenzügen wird die Muskelkraft auf die beweglichen Prothesenteile übertragen. Langzeitnachuntersuchungen ergaben, daß 50% der Amputierten ihre Prothese in Leben und Beruf ständig benutzen. Auch im Vergleich mit elektrisch oder elektronisch gesteuerten Prothesen hat die Sauerbruchprothese bis heute ihren Wert behalten.

Inzwischen sind andere Kraftquellen, wie komprimierte Kohlensäure (in Verbindung mit einer *pneumatischen Prothese*) und die Elektrizität (in Verbindung mit *elektronisch gesteuerten Prothesen*) erschlossen worden. Dennoch werden die älteren *mechanischen Arbeits- und Schmuckprothesen* immer noch bevorzugt, teils weil Treibgas in genügender Menge schwer zu transportieren ist, teils weil die komplizierten technischen Wunder recht reparaturanfällig sind.

Für die *Prothesenversorgung am Arm* gibt es 3 Möglichkeiten: *passive Armprothesen, Eigenkraft- und Fremdkraftprothesen.*

Bei passiven Prothesen unterscheidet man *Schmuck- und Arbeitsarme.* Als Material für den Schaft dient Gießharz. Dazu kommen kosmetische Hände mit hautfarbenen Handschuhen. Die Schäfte werden übergreifend gearbeitet, so daß sich sowohl bei Oberarm- als auch bei Unterarmstümpfen eine Bandagenaufhängung der Prothese erübrigt. Hauptindikation für passive Arbeitsarme ist bei Männern die hohe Amputation. Frauen bevorzugen in solchen Fällen Schmuckarme. Sie sind auch als Zweitprothesen geeignet.

Arbeitsarme werden meistens mit einem vielseitig verwendungsfähigen Handansatzstück ausgerüstet, in das Haken, Dreifingerklauen u. a. eingesetzt werden können. Man verwendet sie heute nur noch wenig, am ehesten noch in der Landwirtschaft.

Eigenkraftarmprothesen benutzen die Bewegungen des Armstumpfes und Schultergürtels. Die Energieübertragung und Steuerung erfolgt über Kraftzugbandagen. Unterarmprothesen benötigen nur einen Kraftzug, um das Handersatzstück zu öffnen und zu schließen. Oberarmprothesen benötigen noch einen 2. Kraftzug zum Beugen und einen 3. zum Sperren und Entsperren des Ellengelenkes. Handersatzstücke sind entweder hakenförmige Greifwerkzeuge zum Essen, Schreiben usw., Hooks genannt, oder Kunsthände mit einem kosmetischen Handschuh. Unter Verzicht auf aktive Greiffunktionen kann die funktionelle Hand gegen eine wesentlich leichtere Schmuckhand ausgetauscht werden. Die erhaltene Pro- und Supination läßt sich durch Unterarmdrehprothesen ausnutzen. Die Oberarmprothese benötigt für die Drehfunktion ein besonderes Ellengelenk, das sich durch einen Kraftzug sperren und entsperren läßt. Eigenkraftprothesen sind selbst bei Exartikulation im Schultergelenk noch sinnvoll, wenn man eine Dreizugbandage mit Brustgurt verwendet.

Bei *Teilamputationen der Hand* empfehlen sich *Greifplattenprothesen.* Mit ihnen ist ein aktives Greifen und Halten mit dem sensiblen Stumpfende möglich. Einfacher sind Prothesen mit Gegenfingern. Die meisten Amputierten benutzen jedoch lieber den Stumpf als den Prothesen-hook.

Für doppelt Unterarmamputierte ist auch heute noch die *Krukenberg-Operation* die beste Versorgung. Viele Zangenarme verfügen über eine beträchtliche Kraft. Wenn die Pro- und Supination einigermaßen erhalten ist, lohnt sich die Beschaffung einer Drehprothese für den Umgang in der Öffentlichkeit.

Eigenkraftprothesen sollen dort eingesetzt werden, wo mechanische Arbeiten im Vordergrund stehen, sowie bei Kindern und Jugendlichen.

Fremdkraftprothesen beziehen ihre Energie gewöhnlich aus dem Akkumulator, den der Amputierte mit sich führt. Die CO_2-Pneumatik wird heute fast ausschließlich bei ortsfester Benutzung eingesetzt. Elektrische Prothesen werden über Elektrodenableitung von Muskelaktionspotentialen gesteuert, bei phokomelen Fingerchen auch über mechanische Mikroschalter. Man bevorzugt die analoge Proportionalschaltung für eine stufenlose Regelung der Greifbewegung und die Dreifingerhand mit Opposition des Daumens für den Zangen- und Spitzgriff. Die Greifleistung der elektrisch gesteuerten Hand ist der der pneumatischen Hand weit überlegen, ohne nennenswert schwerer zu sein. Die Bewegungen der pneumatischen Hand sind langsamer und von Geräuschen begleitet. Die Greifgeschwindigkeit der gesunden Hand beträgt 400 mm/s, die der elektrischen Prothese nur 80 mm/s. Bei steigender Greifgeschwindigkeit sinkt die Kraft. Man kann sowohl elektrische als auch pneumatische Prothesen mit Hooks ausrüsten. Fremdkraftprothesen sind für schwere Arbeiten ungeeignet, nicht zuletzt wegen ihrer Störanfälligkeit. Sie kommen jedoch für manche Amputierten für eine Zweitversorgung in Frage. Am besten geeignet sind sie für einseitig Unterarmamputierte. Die Verwendung von Sensoren für die sensible Rückmeldung (afferente Signale) ist bisher noch problematisch. Die Möglichkeiten dafür bestehen durch direkte Elektrostimulation der Haut oder durch intrauneurale Dauerimplantation der Elektroden. Für den doppelseitig Amputierten gilt auch in bezug auf elektrische oder pneumatische Prothesen, was bereits für Eigenkraftprothesen gesagt wurde: Die Krukenberg-Zange ist beiden überlegen, weil die Sensibilität erhalten

bleibt. Die Kombination mit einer Fremdkraftprothese ist jedoch durchaus sinnvoll, namentlich wenn sie nur einseitig erfolgt.

Bei Oberarmamputierten läßt sich die Effektivität durch die *Winkelosteotomie nach* MARQUARDT entschieden verbessern, weil sich alle Bewegungen des Schultergelenkes und des Schultergürtels direkt auf die Prothese übertragen lassen, selbst bei mittellangen Oberarmstümpfen. Dazu wird ein 6–7 cm langes peripheres Knochenfragment nach Entnahme eines Keiles so auf das Humerusende aufgesetzt, daß ein Winkel von 70–90° entsteht. Man kürzt den Bizeps und vernäht ihn durch einen Bohrkanal in Höhe der Abwinklung, während der Trizeps über das Knochenende hinaus geführt und – außer durch Bohrlöcher – mit dem Brachialis vernäht wird. Der Nutzen ergibt sich v. a. bei der Versorgung mit Eigenkraftprothesen bei beiderseits Oberarmamputierten. Bei myoelektrischen Prothesen dient die Bizepselektrode zum Schließen und die Elektrode über dem Trizeps zum Öffnen der Hand. Die Prothese wird in diesen Fällen als offene Schienenkonstruktion gefertigt, in der der Stumpf frei bleibt zum Tasten.

Dennoch sind die myoelektrischen Prothesen – wie auch die pneumatischen – bislang nur für einen kleinen Kreis von Amputierten empfehlenswert.

B. Orthesen

1. Extremitätenorthesen

Orthopädische Apparate wurden noch vor 20 Jahren weitaus häufiger benutzt als heute. Operationen machten inzwischen viele Orthesen überflüssig.

Man unterscheidet *portative* und *Lagerungsapparate*. Letztere dienen der Verhütung von Kontrakturen und Rezidiven nach Redressements (z. B. Nachtschienen bei angeborenen Klumpfüßen). Es gibt ein *„Gesetz der 3 Angriffspunkte"* für die Beseitigung eines Stellungsfehlers: „Die Größe der Mittelkraft entspricht der Resultante der beiden Seitenkräfte." Der günstigste Angriffswinkel ist der rechte. Auch das *Hebelgesetz*: „Kraft mal Kraftarm gleich Last mal Lastarm" spielt eine Rolle, wenngleich es in der praktischen Anwendung

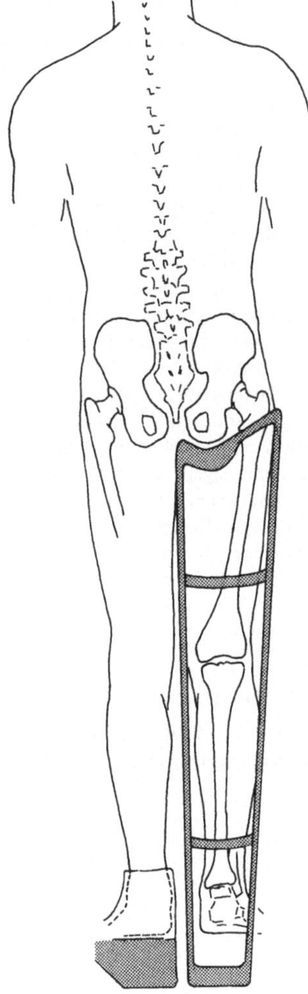

Abb. 116. Entlastender Thomassplint. Schuherhöhung auf der gesunden Seite

durch die Gefahr, Druckstellen zu verursachen, Einschränkungen erleidet. Oft lassen sich Hindernisse dadurch umgehen, daß man kleine Kräfte über einen längeren Zeitraum einsetzt, beispielsweise bei der Beseitigung einer Kniebeugekontraktur durch einen Quengel- oder Umstellgips. Die dazu notwendigen Kräfte bleiben gerade unterhalb der Schmerzgrenze.

Da eine Schilderung auch nur der wichtigsten orthopädischen Apparate, Schienen, Korsette und Mieder nicht möglich ist, beschränken wir unsere Darstellung auf einige wesentliche Beispiele:

a) Entlastender Schienenhülsenapparat für das Hüftgelenk (Thomassplint) (Abb. 116). Der Thomassplint ist der auch heute noch gebräuchlichste Apparat zur Entlastung des Hüftgelenkes, z. B. bei der Perthesschen Krankheit.

Er besteht aus einer U-Schiene für das Bein, die oben einen ledergefütterten Ring mit Tuberaufsitz trägt, einer Oberschenkelhülse, einem kräftigen Oberschenkelriemen, der ein Abgleiten des Tuberaufsitzes vom Sitzknorrens verhütet, mehreren Klettenverschlüssen, um das Bein im Apparat festzuhalten, und einem rutschfesten Gummistück als Auftrittsfläche. Der Apparat muß lang genug sein, um trotz Schuh eine Belastung zu verhüten. Der andere Schuh erhält eine entsprechende Korkerhöhung. Auch eine doppelseitige Versorgung ist möglich. Die Kinder lernen es schnell, mit dem Gerät zu gehen.

b) Bei *Beinlähmungen* (Meningomyelozelen) soll eine Orthese mit lateralen Beinschienen die Gliedmaße stabilisieren (Abb. 57).
c) *Starke Beinverkürzungen*, die operativ nicht ausgeglichen werden können, lassen sich durch eine umfassende Walklederhülse, die sowohl den vorhandenen als auch einen Kunstfuß enthält, korrigieren.
d) Eines der am meisten gebrauchten Hilfsmittel ist die winklig gebogene *Fersenschiene zur Korrektur eines Fallfußes* bei Peronäuslähmung. Sie besteht aus einer langen Bandstahlfeder mit Wadenscheibe. Das untere, abgewinkelte Ende der Feder wird entweder zwischen Sohle und Absatz eingelassen oder an einer Einlage befestigt („Heidelberger Winkel") (Abb. 117). In ähnlicher Weise kann man eine Pro- oder Supinationsstellung korrigieren.
e) Zur Korrektur von Fußfehlstellungen, insbesondere aber als *Nachtschiene* für redressierte Klumpfüße, Plattfüße oder Knickhackenfüße benutzt man *einseitige Unterschenkelschienen.* Am wirksamsten sind solche, die nach dem Dreipunktsystem gebaut wurden.

Beim Klumpfuß liegt ein Winkelhebel gegen die Vorfußadduktion vorn-innen, der andere außen an der Ferse. Die Seitenschiene für den Unterschenkel befindet sich beim Klumpfuß lateral. Sie wird schräg mit der Fußplatte verbunden, so daß sie, am Fuß angeschnallt, zunächst winklig nach außen absteht. Nach Schließen der Schelle am oberen Schienenende gleitet der Fuß zwangsläufig in Korrekturstellung.

Auch die *Hallux-valgus-Schiene nach Thomsen* (Abb. 118) ist nach dem Dreipunktsystem konstruiert.

f) Als *Konstruktionsbeispiele für die oberen Extremitäten* sollen hier nur die elastische Radialisschiene bei Fallhand, die Ulnarisspange und die Opponensspange besprochen werden.

Die *Radialisschiene* besteht aus einer ¾ langen Lederhülse für den Unterarm, in die 5 Blattfedern eingenäht sind. Sie werden mit Schlaufen an den Grundgliedern der Finger befestigt. Die Daumenfeder verläuft an der Hand leicht radialwärts, um den Daumen etwas abzuspreizen. Die übrigen Federn sind am Handrücken ein wenig dorsalwärts gebogen. Damit verbessern sie die Greiffähigkeit der Finger.

Die *Ulnarisspange* besteht aus einer dorsalwärts leicht gewölbten, über den Fingergrundgelenken breit gefensterten Kunststoffplatte, die mit 2 Fortsätzen in der Hohlhand endet. Letztere werden durch einen Lederriemen verbunden. Aufgabe der Spange ist es, die Grundphalangen passiv zu beugen, damit die Mittel- und Endglieder wieder gestreckt werden können.

Die *Opponensspange* ist nichts weiter als eine ringförmige, etwa 4 cm breite Kunststoffplatte, die sich zum Daumen hin verbreitert. Sie wird etwas proximal der Fingergrundgelenke angelegt und drängt das 1. Metacarpale in leichte Opposition.

2. Korsette und Mieder

Das *Milwaukee-Korsett.* Es zählt zu den aktiven Skoliosekorsetten, ist jedoch mehr wie eine Mahnbandage konstruiert. Es besteht aus einem leicht gebauten Beckenkorb und führt von hier aus mit einigen Schienen geradewegs zum Hinterhaupt und Kinn, ohne jedoch eine Abstützung zu verursachen. Hinterhaupt- und Kinnspange berühren gerade die Haut. Das Kind soll ständig versuchen, durch aktive Streckung einen Kontakt mit den Spangen zu vermeiden. Das Korsett ist auch bei Kyphosen brauchbar.

Das Original-Milwaukee-Korsett wird bei uns seit einigen Jahren nur noch bei hochdorsalen Skoliosen verordnet. Für dorsale oder lumbodorsale Skoliosen wurde es durch die Skoliosenorthese nach CHÉNEAU und für lumbale Skoliosen durch die Boston-Rumpforthese ersetzt, die bei gleicher Wirksamkeit den kosmetischen Vorstellungen der jungen Mädchen besser entsprechen und darum zuverlässiger getragen werden (Abb. 66 u. 67).

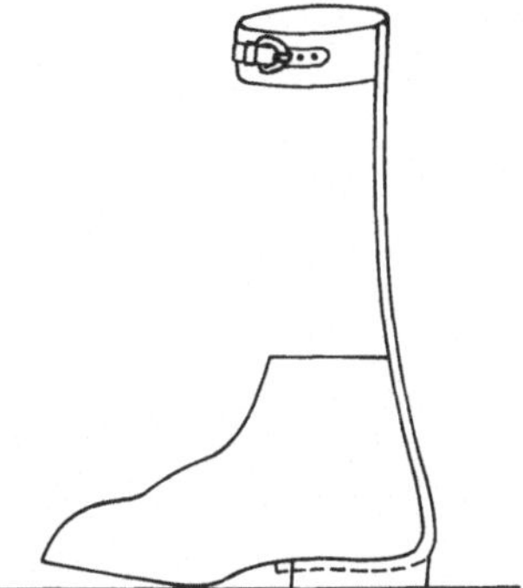

Abb. 117. *Heidelberger Winkel* [Aus Regenspurger G. (1975) Orthopädische Einlagen und Schuhversorgung. Barth, Leipzig]

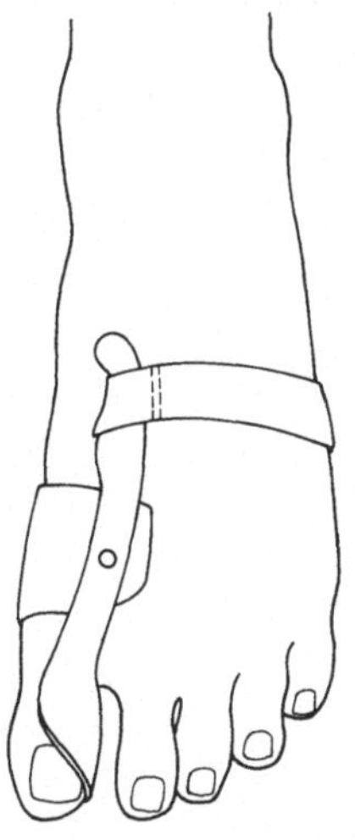

Abb. 118.   *Thomsen-Hallus-valgus-Schiene.* [Aus Bayerl J, Schubjé H (1964) Die Orthopädie-Technische Versorgung. Volk und Gesundheit, Berlin]

Ein stabiles *Reklinationskorsett* wird 1. in der Ausheilungsphase einer Spondylitis, 2. bei Tumormetastasen der Wirbelsäule – zur Verhütung von Querschnittslähmungen –, 3. in der Nachbehandlung nach Skolioseoperationen gebraucht.

Die Basis bildet wiederum ein Beckenkorb. Vornseitlich nach oben geführte Bügel enden in Pelotten, die einen leichten Druck in der Fossa infraclavicularis ausüben. Auf der Rückseite begleiten 2 Stahlplanchetten die Dornfortsatzreihe. Seitliche Bügel führen nach vorn.

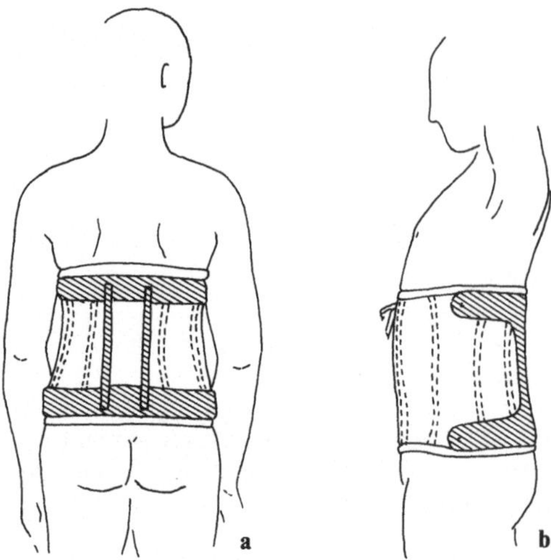

Abb. 119 a, b. *Hohmannsches Überbrückungsmieder.*
a Von hinten, **b** von der Seite gesehen

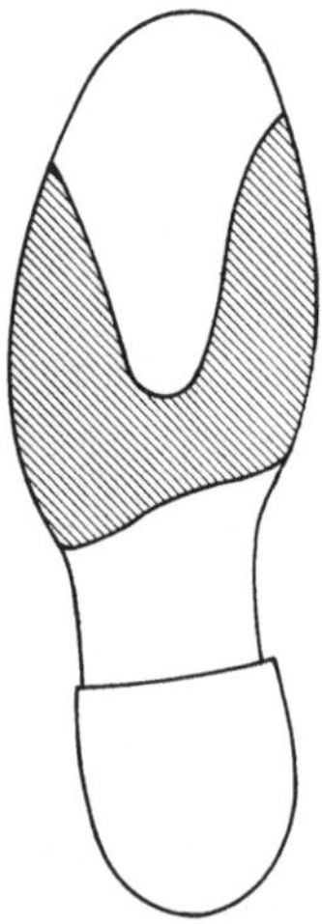

Abb. 120. *Schmetterlingsrolle nach Marquardt* zur Entlastung der mittleren Mittelfußköpfchen

Das Hohmannsche *Überbrückungsmieder* (Abb. 119 a, b) dient der Behandlung anders nicht zu behebender Kreuzschmerzen. Seinen Namen trägt es, weil es die Lendenlordose überbrückt. Es besteht aus einem geschlossenen dorsalen und seitlichen Rahmen, der etwas unterhalb der Schulterblätter endet, und aus einer Leibbinde mit Gummieinsätzen. HOHMANN hat später noch eine zweite Version konstruiert, bei der eine in ein Drellmieder eingebaute große ovale Lendenpelotte einer Vorderlastigkeit des Rumpfes entgegenwirkt.

C. Orthopädische Schuhe

Orthopädische Schuhe sind Maßschuhe, die von einem besonders ausgebildeten Schuhmacher nach *Trittspurkopie* oder nach *Gipsabdruck* wegen abnormer Fußform, Versteifung der Fußgelenke, Bein- oder Fußverkürzung bei Fußlähmungen und orthopädischen Apparaten angefertigt werden. Der Orthopädieschuhmacher muß auch in der Lage sein, den Leisten selbst herzurichten. Seine Probleme bestehen darin, den veränderten anatomischen und funktionellen Verhältnissen gerecht zu werden und dennoch ein ansprechendes Schuhwerk zu liefern, das mit der Mode nicht allzusehr in Konflikt gerät.

Schon einfach anmutende Arbeiten, wie die Schuhversorgung bei einem *Spreizfuß*, können sich als recht schwierig herausstellen. Die übermäßig belasteten und daher schmerzhaften mittleren Mittelfußköpfchen müssen entlastet werden. Der Orthopädieschuhmacher bringt deshalb unter der Innensohle ein Korkbett mit einem Metatarsalbuckel an, d. h. eine nach hinten sanft abfallende, nicht zu breite Erhöhung, deren höchster Punkt hinter den schmerzenden Metatarsalköpfchen liegt. Das gelingt jedoch nur bei einem beweglichen Quergewölbe; bei starrem entlastet man besser die mittleren Mittelfußköpfchen durch eine auf die Laufsohle des Schuhs aufgeklebte „Schmetterlingsrolle" nach MARQUARDT (Abb. 120).

Während Plattfüße meist mit herausnehmbaren Einlagen hinreichend gestützt werden können, bieten manche *Hohlfüße* mit Krallenzehen und schmerzhaften Metatarsalschwielen größere Schwierigkeiten. Entgegen der starken medialen Sprengung des Längsgewölbes bleibt das (herausnehmbare) *Korkbett* hier flach und unterstützt lediglich die Ferse sowie das 1. und 5. Mittelfußköpfchen. Zur Entlastung der Schwielen wird das Korkbett mit tiefen Gruben versehen. Eine hohe Vorderkappe schützt die Zehen vor Druck. Auch der hohe Rist muß beim Herrichten des Oberleders berücksichtigt werden.

Verkürzungsausgleiche am Schuh oder durch einen orthopädischen Schuh verlangen eine sorgfältige Messung des Defizits durch untergelegte

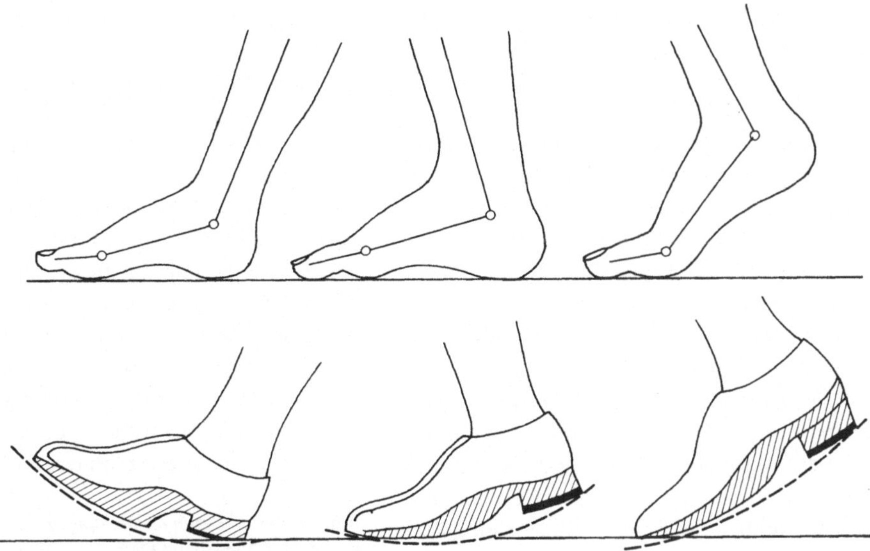

Abb. 121. *Die normale Abwicklung des Fußes und ihr Ersatz durch „Abroller".* [Aus Rabl CRH (1963) Orthopädie des Fußes. Enke, Stuttgart]

Brettchen. Wichtig ist – das gilt besonders für stärker überstreckbare Kniegelenke –, daß beide Knie in gleicher Weise voll gestreckt werden. Der Arzt orientiert sich an den Darmbeinkämmen sowie an den hinteren und vorderen Darmbeinstacheln, und zwar sowohl bei aufgerichtetem als auch bei vorgebeugtem Rumpf.

Schwierigkeiten der Messung ergeben sich insbesondere, wenn auf der verkürzten Seite ein Spitzfuß besteht. Bei starken Beinverkürzungen ist der Spitzfuß ein notwendiges Übel, weil er einen Teil der Verkürzung ausgleicht. Zur Messung wird auf der Spitzfußseite zunächst nur die Ferse mit Brettchen unterstützt, solange bis sie nicht mehr schwebt. Dann wird die restliche Verkürzung ausgeglichen.

Bis zu 3 cm *Beinverkürzungen* lassen sich am Normalschuh korrigieren: 1–1,5 cm durch eine Korkerhöhung unter der Ferse (im Schuh) und die verbleibenden 1,5–2 cm durch eine Absatzerhöhung. Manche Ärzte bevorzugen schon bei einer Beinverkürzung über 2 cm orthopädische Schuhe, in denen die Verkürzung durch ein Korkbett ausgeglichen wird. Die Ferse muß waagerecht aufliegen. Ein hochgearbeitetes Längsgewölbe verhütet, daß der Fuß im Schuh nach vorn rutscht.

Stärkere Beinverkürzungen lassen sich nur ausgleichen, wenn man den Fuß in Equinusstellung bringt. Reicht dieser Kunstgriff nicht aus, so verwendet man einen *Innenschuh*, mit dem man den Mittelfuß besser halten kann als mit einem Korkbett. Bei sehr starken Verkürzungen ist eine *Schuhprothese* erforderlich, d. h. der eigentliche, den Fuß enthaltende Schuh wird mit einem Unterschuh fest verbunden. Nur der letztere ist unter der Hose sichtbar.

Der Leitsatz, *jede Beinverkürzung zu korrigieren,* und betrage sie nur 1 cm, gilt auch für *scheinbare Beinverkürzungen* bei Abduktions-, Adduktions- oder Beugekontrakturen des Hüftgelenkes. In solchen Fällen kommt man mit der Messung allein nicht aus. Man muß vielmehr mit einer *Probiersandale* herausfinden, welcher Ausgleich der richtige ist, wobei das Gefühl des Patienten den Ausschlag gibt. Ähnliches gilt für das Trendelenburg-Hinken, das häufig mit einer echten Beinverkürzung verbunden ist. Ganz beseitigen läßt es sich allerdings nicht.

Besondere Probleme ergeben sich bei *Versteifungen der Zehen oder Fußgelenke.* Da in solchen Fällen das normale Abrollen des Fußes beim Gehen nicht möglich ist, müssen „Rollen", die entweder auf die Laufsohle aufgeklebt oder – besser – in den Schuh eingearbeitet werden, für einen Ausgleich sorgen (Abb. 121). Man unterscheidet eine *vordere, mittlere und hintere „Rolle"*. Die vordere stellt eine nach vorn und hinten zugeschliffene Sohlenerhöhung unter den Zehengrundgelenken dar. Sie wird v. a. beim Hallux rigidus verwendet. Die mittlere liegt weiter hinten, unter den Metatarsalia. Man verwendet sie bei Arthrosen des Chopartschen und Lisfrancschen Gelenkes sowie bei fixierten Spreizfüßen; während die hintere einem kufenförmig gestalteten Absatz entspricht. Wichtig ist, daß die „Rollen" rechtwinklig und nicht schräg zur Längsachse des Schuhes angebracht werden.

Die *Versteifung des oberen Sprunggelenkes* erfordert einen *Abrollschuh*. Am besten ist es, wenn der Absatz unmittelbar in die Sohle übergeht; zumindest sollte der Absatz kurz und hinten abgerundet sein. So entsteht eine möglichst einheitliche Rolle. Damit der Boden sich nicht durchtritt, muß das „Gelenk" des Schuhs – der zwischen Absatz und Sohle liegende Teil – durch ein Stahlband verstärkt werden. Man kann auch ein Stück Duraluminium in das Korkbett einbauen, was zur Gewölbeabstützung und zur Hohllegung empfindlicher Stellen ohnehin notwendig ist. Da der natürliche Stoßdämpfer der Gelenke, der Gelenkknorpel, fehlt, sollte man das Korkbett noch mit Moosgummi unterfüttern oder statt Kork Korkgummi wählen. Ein Abrollschuh braucht nicht notwendig ein geschlossener Schuh zu sein, ein Halbschuh genügt meistens. Um das Durchschwingen bei versteiften Sprunggelenken zu erleichtern, erhöht man auf der gesunden Seite den Absatz um 0,5 cm.

Orthopädische Schuhe: Schwere *Klumpfüße und Sichelfüße bei Erwachsenen* sind bei uns heute selten und wenn sie vorkommen, so werden sie operiert und benötigen meistens keine orthopädischen Schuhe. Früher versorgte man sie mit einem Innenschuh, der in einem leidlich normalen Außenschuh verborgen wurde. Um dem Innenschuh besseren Halt zu geben, verwandte man einen „Eisenmann-Riemen", der, beiderseits am Absatz des Außenschuhs befestigt, durch einen Doppelschlitz im Oberleder über den Rist geführt wurde.

Fallfüße lassen sich mit Schienen korrigieren, ohne daß ein orthopädischer Schuh benötigt wird. Eine Ausnahme macht die gleichzeitige Quadrizepslähmung und die komplette Fußlähmung mit seitlichem Umkippen des Fußes in Supination.

Der *hohe Peronäusstiefel* hat einen Schaft von 16 cm Länge, der durch eine hohe, schmale hintere Kappe aus gewalktem Sohlenleder versteift wird. Seitlich reicht die Kappe, die Knöchel aussparend, bis fast zur Mitte des Fußes. Um ein Einknicken der Hinterkappe zu verhüten, verstärkt man sie außen mit einer elastischen Stahlfeder, die unten in den Absatz eingelassen ist. Ein „Eisenmann-Riemen" sorgt für den festen Halt des Fußes im Stiefel. Um das Abrollen zu erleichtern, baut man zusätzlich noch eine mittlere Rolle in die Korksohle ein und rundet den Absatz (hintere Rolle).

Für *isolierte Peronäuslähmungen* genügt der von E. KRAUS angegebene *kleine Peronäusstiefel*, der hinten ähnlich konstruiert ist wie der große Peronäusstiefel, jedoch nur einen 12 cm hohen Schaft besitzt. Auch in der Gestaltung der Sohle gleicht er seinem größeren Bruder. Abweichend ist die kürzer gehaltene Schnürleiste, der relativ große Spitzenhub[1] und die (zur besseren Beweglichkeit) genähte Sohle.

Eine gute Lösung der Probleme für Damen stellt die *„Hängefußkappe"* von SCHULZE-GOSLAR dar. Sie besteht aus einer schnabelförmigen schmalen Walklederkappe, die man hinten in einen normalen Halbschuh einsteckt. Sie wird, ebenso wie die von ihrem oberen Ende ausgehenden, den Mittelfuß überkreuzenden Gummizüge und der Querzug mit Schnalle oberhalb der Knöchel, unter dem Strumpf getragen.

Um das *seitliche Umkippen* eines gelähmten Fußes in Supination zu verhüten, kann man entweder das Korkbett im Personäusstiefel außen erhöhen oder es mit einem schmalen Stahlband außen unterlegen. Zusätzlich wird der Absatz etwas nach außen vorgezogen.

Besonders schwierig, aber auch lohnend, ist die orthopädische Schuhversorgung bei einer *schmerzhaften Arthrose des oberen Sprunggelenkes.* Oft besteht nur eine Wackelbeweglichkeit, aber diese genügt, um Beschwerden zu unterhalten. Als Lösung des Problems bietet sich der *Feststellabrollschuh* an (Abb. 122).

Wichtigste Voraussetzung ist ein gut gearbeiteter Leisten. Der Schaft hat eine Höhe von etwa 18 cm. Die Hinterkappe, die auch die Knöchel einschließt, wird

---

1 Unter Spitzenhub versteht der Orthopädieschuhmacher eine Aufbiegung der Leistenspitze, die dadurch vom Boden etwas entfernt gehalten wird

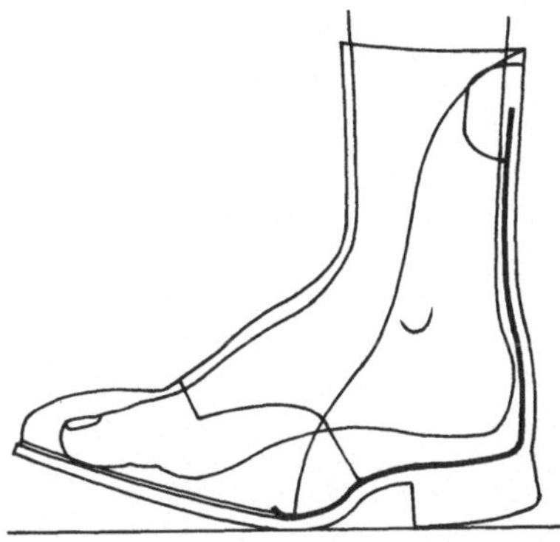

Abb. 122. *Feststellabrollschuh* mit 18,5 cm hohem Schaft, Heidelberger Winkel, Walkkappe, die die Knöchel umfaßt, Korkbett, Sohlen- und Absatzrolle. Innenschuh. [Aus Rabl CRH (1973) Orthopädie des Fußes. Enke, Stuttgart]

durch eine Stahlfeder verstärkt, die oberhalb des Absatzes etwa 10 cm tief in die Sohle eindringt. Man kann stattdessen den Fuß auch mit einer hohen Walklederhülse fassen, auf die innen und außen ein Duraluminiumbügel in Form eines auf dem Kopf stehenden Y befestigt wird. Die Hülse, aus der vorn nur die Zehen herausschauen, bildet eine Art Innenschuh. Unter ihr liegt das mit Moosgummi unterpolsterte Korkbett, das auch die mittlere „Rolle" enthält. Dazu kommt eine Absatzrolle und ein großer Spitzenhub.

Steht nach Frakturen die Ferse schräg in der Knöchelgabel, so muß ein Korkbett den Ausgleich schaffen.

Um das Durchschwingen beim Gehen zu erleichtern, wird der Absatz am anderen Schuh um 1 cm erhöht.

Apparateschuhe, d.h. orthopädische Schuhe, die über Orthesen getragen werden, sind heute fast nur noch bei Meningomyelozelen-Kindern mit ausgedehnten Beinlähmungen erforderlich. Verkürzungen gleicht man durch das Korkbett aus. Maß genommen wird erst, wenn der Apparat im Rohbau fertig ist und probiert wurde.

Ein letztes Kapitel bildet die *Versorgung von Amputationen am Fuß*.

1. *Teilverluste der Großzehe:* Fehlt nur die Kuppe der Großzehe, ist aber das Stumpfende empfindlich, so läßt man eine kleine, innen gepolsterte Lederhülse anfertigen, die unter dem Strumpf in einem Normalschuh getragen wird.

2. Auch *Amputationen des Endgliedes* kann man in einem Konfektionsschuh versorgen, indem man eine randlose Einlage gibt, an die vorn eine Stahlfeder mit einem kleinen Blockfilz am Ende angenietet wird. Ein Filzstreifen unter dem Grundglied hebt das Stumpfende etwas und schützt es vor Druck.

3. Der *vollständige Verlust der Großzehe* macht einen orthopädischen Schuh erforderlich, in den eine dünne Stahlsohle eingearbeitet wird, sonst bricht der Schuh vorn ein. Anstelle der Großzehe wird ein Stück Filz oder Kork oder beides in den Schuh eingearbeitet. Die gestörte Abrollung gleicht man mit einem vergrößerten Spitzenhub aus. Aus ästhetischen Gründen versieht man den Schuh der gesunden Seite mit dem gleichen Spitzenhub.

4. In ähnlicher Weise verfährt man, wenn *alle Zehen fehlen*. Die Metallplatte ist ebenso unerläßlich wie ein gut gearbeitetes Korkbett mit einem Metatarsalbuckel, der die Mittelfußköpfchen gegen Druck schützt. Die verstärkte Vorderkappe wird mit Kork oder Filz gefüllt, der Spitzenhub vergrößert und dem Korkbett eine vordere Rolle hinzugefügt.

Amputationen im Lisfrancschen und Chopartschen Gelenk sowie der Pirogoff-Stumpf werden mit einem *Prothesenstiefel nach Welsch* versorgt.

Die Hinterkappe des hohen Schaftes muß weit über die Knöchel hinaus nach vorn reichen und sorgfältig anmodelliert werden. Der Stumpf wird auf eine hoch gewölbte Duraluminiumeinlage gestellt, die in geringer Entfernung vom Stumpfende senkrecht nach oben abbiegt. Zwischen Stumpf und diesen Teil der Einlage kommt ein weiches Filzstück. Die Vorderkappe wird mit Kork ausgefüllt. Dahinter liegt Moosgummi. Es ersetzt die Zehengrundgelenke und erlaubt ein elastisches Gehen ohne Abroller. Der Stumpf muß allerdings überall gut gefaßt sein. Sollte dazu das eng anliegende Oberleder und eine feste Lederlasche nicht ausreichen, fügt man einen Lederriemen mit Schnalle hinzu.

Eine noch bessere Lösung für die Versorgung eines Pirogoff-Stumpfes ist die Verbindung einer vorderen Schale aus thermoplastischem Kunststoff mit einem steifen Prothesenfuß. Die Schale bedeckt die Vorderseite des Unterschenkels bis zum Knie und wird durch eine hintere Manschette, die unten am Fuß befestigt ist, festgehalten.

Agenesis: Nicht angelegter Skelettabschnitt.
Amelie: Vollständiges oder fast vollständiges Fehlen von Gliedmaßen.
Amyloidose: Amyloidsubstanzen (amylumähnlich – VIRCHOW) färben sich durch Lugol-Lösung braun und nach Zusatz von Schwefelsäure blau. Methylviolett färbt normales Gewebe blau, Amyloid rot. Amyloid hält Kongorot fest.

Amyloid wird nur in die Gefäßwand eingelagert, nie in Organzellen. Die dadurch verengten oder verstopften Arterien, Venen und Kapillaren behindern die Blutversorgung. Man unterscheidet eine primäre (meist angeborene) von einer sekundären (erworbenen) Form. Hauptursache im orthopädischen Fachbereich ist chronischer Eiweißzerfall bei langdauernden Osteomyelitiden, käsigen Knochentuberkulosen und cP. Erste klinische Manifestation: Nierenamyloidose mit starker Proteinurie. Weiterer Verlauf: Meist chronisch progressive Niereninsuffizienz. Häufig letaler Ausgang durch Urämie.

Ankylose: Gelenksteife. Die *fibröse A.* ist häufig mit einer schmerzhaften Wackelbeweglichkeit verbunden. Im Kindesalter kommt es nach Zerstörung des Gelenkknorpels meist zu einer *knöchernen A.*, beim Erwachsenen gewöhnlich nur zu einer bindegewebigen Verlötung.
Apophyse: Sie entsteht aus einem dem Knochen angelagerten selbständigen Knochenkern. Beispiele: Die A. der Darmbeinschaufeln oder des Fersenbeins.
Aplasie: Der Skelettabschnitt wird zwar angelegt, entwickelt sich aber nur geringfügig und verschwindet später ganz. Beispiel: Patellaaplasie.
Atrophie: Größenabnahme der Zellen und Gewebe. *Einfache A.:* Nur Größen- oder Umfangsverminderung. *Degenerative A.:* Gleichzeitig degenerative Veränderungen. *Numerische A.:* Verminderung der Zellzahl, z. B. durch Zellzerfall. *Senile A.:* Altersbedingte, irreversible Zell- und Gewebsverminderung (Abnahme der Zahl der Knochenbälkchen). *Inaktivitäts-*

atrophie des Knochens durch Ruhigstellung oder Lähmung von Motoneuronen. Infolge Fibrillenverminderung verschmälern sich die Muskelfasern. Die Kerne rücken näher zusammen. Die Knochenbälkchen werden dünner. Eventuell auch Verschmächtigung der Kompakta. *Druckatrophie:* Die komprimierten Zellen können aus mechanischen Gründen oder Druckschädigung keine oder zu wenig Nahrung aufnehmen. Beispiel: Druckatrophie von Wirbelkörpern durch ein Aortenaneurysma.
Zur Knochenatrophie rechnen auch Osteoporose und Osteolyse. 1. *Osteoporose:* Verlust von verkalktem Knochengewebe mit konsekutiven Veränderungen der Makrostrukturen 1. Ordnung (Kortikalis, Kompakta, Spongiosa): *Strukturatrophie.* 2. *Osteolyse:* Lokaler Knochenabbau (bis zur Auflösung). Dabei wird – im Gegensatz zur Osteoporose – auch die Form des Knochens mehr oder weniger verändert: *Formatrophie.* Beispiel: Posttraumatische, familiäre und Akroosteolyse.
Beinverkürzung: 1. *Echte Beinverkürzung,* z. B. durch einen kongenitalen Femurdefekt oder als Folge einer Oberschenkelfraktur. 2. *Scheinbare Beinverkürzung,* z. B. durch eine Adduktionskontraktur des Hüftgelenkes oder eine Hüftluxation.
Bence-Jones-Eiweißkörper: Der B.-J.-Eiweißkörper ist ein Paraprotein, d. h. ein pathologischer Eiweißkörper, Fragment eines Immunglobulins, Produkt der Myelomzellen.
Brachydaktylie: Verkürzung eines Fingers oder einer Zehe. Die häufigste Form ist die *Brachymesophalangie*, d. h. die Verkürzung des Mittelgliedes.
Brachyrhachie: Verkürzung der Wirbelsäule infolge verminderter Höhenentwicklung der Wirbelkörper *(Platyspondylie)*. Beispiel: M. Morquio.
Brachytrophie: Brachytrophes Gewebe ernährt sich wegen mangelhafter oder fehlender Blut-

versorgung hauptsächlich oder ausschließlich durch Diffusion. Daher vorzeitige regressive Veränderungen. Beispiel: Bandscheiben, Kniegelenkmenisken.

Caries: Siehe Karies.

Defekt: = fehlend. Beispiel: Femur- oder Tibiadefekt.

Degeneration: Entartung. Heute mehr und mehr durch den unbestimmteren Ausdruck *Dystrophie* ersetzt. Die D. ist Folge einer zellulären Stoffwechselveränderung. Altersbedingte D. werden besser als *regressive Veränderungen* bezeichnet.

Diaphyse: Der zwischen der proximalen und distalen Metaphyse liegende Abschnitt der langen Röhrenknochen (gewöhnlich der Schaft).

Druckatrophie: Siehe Atrophie.

Dysmelie: Angeborene Extremitätendefekte.

Dysostose: Störung des enchondralen Knochenwachstums, der periostalen Knochenbildung und des Knochenneubaus. Die meisten D. sind erbliche Skeletterkrankungen. Sie sind entweder angeboren oder entwickeln sich während der Kindheit. Es gibt vorwiegend epiphysäre und vorwiegend metaphysäre Formen.

Man hat sich neuerdings darauf geeinigt, zwischen Osteochondrodysplasien und Dysostosen genauer zu unterscheiden. Danach handelt es sich bei Osteochondrodysplasien um Störungen des Wachstums oder der Struktur des Knorpels oder Knochens, bei den Dysostosen um Fehlbildungen eines oder mehrerer Knochen. Zur ersten Gruppe gehören beispielsweise die Achondroplasie, multiple kartilaginäre Exostosen und die Osteogenesis imperfecta, zur zweiten Grupe Phokomelien, angeborene Verbiegungen der langen Röhrenknochen u. v. a.

Dysplasie: D. sind systemhafte Entwicklungsstörungen von Geweben.

Dyshraphie: von (griech.) raphe = Naht. Störung der bindegewebigen und/oder knöchernen Umschließung des Medullarrohres. Dabei ist vielfach das Rückenmark auch fehlerhaft entwickelt. Oft Flüssigkeitsansammlungen (Zelen). Verschiedene Lokalisationen. Beispiel: Meningomyelozelen mit schlaffen oder spastischen Lähmungen.

Dystrophie: Fehlernährung. Beispiel: Dystrophia musculorum progressiva.

Ektrodaktylie: Angeborenes Fehlen der mittleren Finger (Spalthand) oder Zehen (Spaltfuß).

In schweren Fällen fehlen auch die mittleren Metacarpalia oder Metatarsalia. Die Hand (oder der Fuß) erhält dadurch eine krebsscherenartige Gestalt.

Ekromelie: Defekte einzelner Knochen, z. B. Radiusdefekt. Die E. ist oft mit Kontrakturen benachbarter Gelenke verbunden.

Endostose: Knochenhypertrophie, die zu einer Verengung oder zu einem Verschluß der Markhöhle führt.

Epiphyse: An einem oder beiden Enden der langen und kurzen Röhrenknochen sich entwickelnder Knochenkern, der später z. B. den Schenkelkopf bildet. Die Zahl der Knochenkerne ist unterschiedlich. So ist der Humerus triepiphysär (ein proximaler E.-Kern für den Kopf, 2 distale E.-Kerne für das Capitulum humeri und die Trochlea). Die Phalangen, Metacarpalia und Metatarsalia sind monoepiphysär.

Epiphysenfuge: Wachstumsfuge zwischen Epi- und Metaphyse.

Exostose: Aus einem versprengten Knorpelkeim entstehende gutartige Knochengeschwulst (Hamartom). Es gibt solitäre und multiple E. (Osteochondrome).

Fehlhaltung: Die skoliotische F. ist rein *funktionell* und läßt sich durch aktive Anspannung der Muskulatur ausgleichen. Auch die *ischiatische Fehlhaltung* ist funktionell. Sie entsteht durch den Druck eines Bandscheibenvorfalls auf eine lumbale Nervenwurzel.

Fehlstellung: nicht achsengerecht, z. B. Verheilung eines Knochenbruches in F.

Gangrän: Feuchter Brand, z. B. bei diabetischer Angiolopathie.

Gibbus: Knickartige Deformierung der Profillinie des Rückens, im Gegensatz zur Kyphose, die auch bei einer Verstärkung nicht ihre Rundung einbüßt.

Haltung: Die jedem Menschen eigentümliche genetisch determinierte „Gewohnheitshaltung".

Haltungsfehler: Haltungsschaden infolge Muskel- und Bindegewebsschwäche.

Hamartom: Angeborene Gewebsmißbildung.

Hernie: Bandscheibenvorfälle, die das Lig. longitudinale posterius durchdrungen haben (Synonym: Prolaps).

Heterogenie: Unter H. versteht man, daß ein bestimmtes phänotypisches Merkmal nicht nur durch ein bestimmtes Gen, sondern auch noch durch andere Gene verursacht wird. Oft unterschiedlicher Erbgang.

Hypoplasie: Unterentwicklung eines Skelettabschnittes.

Hyperostose: Verdickung des Knochens (gleichbedeutend mit Hyperplasie). Eine während des Wachstums einsetzende H. führt gleichzeitig zur Verlängerung.

Hypostose: Hemmung der periostalen Knochenbildung. Bei während des Wachstums eintretenden H. bleibt der Knochen dünn (und evtl. kurz). Beispiel: Osteogenesis imperfecta.

Hyperplasie: = Überschußbildung, z. B. das begrenzte Wachstum eines Gewebes, im Gegensatz zum Tumorwachstum. Unter H. versteht man jedoch auch die übermäßige Entwicklung einer normalen Anlage, z. B. Riesenwuchs.

Hypertrophie: meist im Sinne von „Volumenzunahme" eines Organes benutzt.

Idiopathisch: = eigentümlich, selbständig, primär, im Gegensatz zu symptomatisch und traumatisch.

Infarkt: 1. Gewebstod durch Obturation von Arterien bei fehlenden Anastomosen *(anämischer I.)*: Der Herd ist blaß, weil das evtl. nachströmende Blut bald zerfällt. *2. Hämorrhagischer I.* Das von den ungenügenden Anastomosen gelieferte Blut verfärbt den infarzierten Bezirk livide.

Ischämie: Unterbrechung der arteriellen Blutzufuhr. Die Folge ist eine *ischämische Nekrose*.

Kamptodaktylie: „Hakenfinger". Meist auf das Mittelgelenk des Kleinfingers beschränkte, gewöhnlich schon in den ersten Lebensjahren auffällige Beugekontraktur, die funktionell nicht stört.

Karies: Zerstörung größerer Bezirke der Außenkontur eines Knochens einschließlich der angrenzenden Spongiosa. Beispiel: die tuberkulöse Caries sicca des Schultergelenkes.

Kaverne: Defekt im Innern eines Knochens. Beispiel: tuberkulöser Abszeß in einem Wirbelkörper.

Klinodaktylie: Sie entspricht einer *Mesophalangie* mit keilförmigem Mittelglied. Radialwärts gerichtete winklige Abknickung am Kleinfinger im Mittelgelenk.

Knochenalter (Synonym: *Skelettalter*): Reifezustand des Skeletts. Das K. kann u. U. um mehrere Jahre vom chronologischen Alter abweichen. Man ermittelt das K. z. B. durch eine dorso-volare Aufnahme der linken Handwurzelknochen und vergleicht sie mit Abbildungen im Atlas von GRÄULICH und PYLE.

Kontraktur: Bewegungseinschränkung eines Gelenkes, bei der eine oder mehrere Bewegungen aus intra- oder extraartikulären Ursachen nicht mehr vollendet werden können. Bei einer Abduktionskontraktur des Hüftgelenkes beispielsweise verharrt das Bein in Abduktion. Eine Adduktion ist ausgeschlossen. Die Abduktion kann dabei mehr oder minder gut erhalten sein. Eine Abduktionskontraktur ist oft mit einer Beuge- und Außenrotationskontraktur verbunden. Intraartikuläre Ursachen sind Arthrosen, Entzündungen, Tumoren, extraartikuläre Narbengewebe, Störungen des Muskelgleichgewichtes. Reine Schmerzkontrakturen verschwinden in Narkose.

Kyphose: Die schon bei der Geburt vorhandene dorsal-konvexe Krümmung der Brustwirbelsäule. Eine verstärkte (und fixierte) Kyphose findet sich bei der Scheuermann-Krankheit. Bei der K. verläuft die Rückenlinie harmonisch, beim *Gibbus ist sie winklig geknickt*.

Kyphoskoliose: Echte K. kommen bei kongenitalen Skoliosen vor. Bei idiopathischen Skoliosen besteht gewöhnlich ein Flachrücken, und der Rippenbuckel wird fälschlich als Kyphose betrachtet.

Lordose: Die L. ist das Pendant zur Kyphose, d. h. eine ventralwärts konvexe Einsattlung der (Hals- und Lenden-)Wirbelsäule.

Metaphyse: Zwischen Epi- und Diaphyse, bei Kindern zwischen Wachstumsfuge und Diaphyse liegender Abschnitt der langen Röhrenknochen.

Metaphysäre Resorptionszone: In der Metaphyse wird ein Teil des Knochens im weiteren Verlauf des Wachstums wieder abgebaut. Erst dadurch erhält die Metaphyse ihre endgültige Form.

Mikromelie: Abnorme Kleinheit von Extremitäten.

Mumifkikation: Trockener Brand (Nekrose). Beispiele: Schwere Formen der Winiwarter-Buergerschen Erkrankung (Endarteriitis obliterans).

Osteochondrose: Regressive Veränderungen des Knorpels und des benachbarten Knochens. In dieser Form sollte der Ausdruck auch in der Pathologie der Zwischenwirbelabschnitte verstanden werden. Ist nur der Knorpel gemeint, spricht man besser von einer Chondrose. Die Bezeichnung ist keine klinische Diagnose.

Osteolyse: Eine Form der Knochenatrophie, die zur lokalen Defektbildung führt. Kortikalis, Kompakta und Spongiosa verschwinden (s. auch Atrophie).

Palliativ: lindernd, aber nicht heilend.

Periostsporn: abgehobener verknöcherter Periostabschnitt (= Codmansches Dreieck).

Peromelie: Verkümmerung von Gliedmaßen, meistens in Form der „angeborenen Amputation".

Phokomelie: Die Hände oder Finger entspringen unmittelbar an der Schulter, die Füße am Becken. (So genannt wegen der Ähnlichkeit mit den Extremitäten der Robben.)

Platyspondylie: Plattwirbel (s. auch Brachyrhachie).

Pleomorphismus: Variabilität in Größe und Form von Zellen oder Zellkernen.

Pollizisation: = zum Daumen machen.

Porosierung (oder Rarefikation): Strukturatrophie des Knochens durch partiellen Abbau der Spongiosa. In schweren Fällen evtl. Spongiosierung der Kortikalis und Kompakta.

Präluxation: Imminente Hüftluxation. Die verschiedenen Stufen sind: Dysplasie, Subluxation, Präluxation, Luxation.

Prolaps: Bandscheibenvorfall, der das hintere Längsband durchbrochen hat (= Hernie).

Protrusion: Bandscheibenvorfall, der noch von einem intakten hinteren Längsband bedeckt ist.

Rhachischisis: von rhachis (griech.) = Rückgrat und schisis (griech.) = Spalte.

Regression: Altersbedingte Störung des Zellstoffwechsels.

Rarefikation oder Rarefizierung: s. Porosierung.

Sequester: Totes Knochenstück, z. B. bei Osteomyelitis und Knochen-Tbc, im Röntgenbild oft verdichtet, weil der Umgebungsknochen atrophiert ist.

Skelettalter: s. Knochenalter.

Skoliose: Permanent fixierte seitliche Verbiegung der Wirbelsäule mit Torsion und strukturellen Veränderungen der Wirbel.

Spongiosklerose: Vermehrung des spongiösen Anteils eines Knochens. Beispiel: Ostitis condensans ilei.

Symbrachydaktylie: Verbindung von Brachydaktylie und Syndaktylie.

Syndaktylie: Weichteilverschmelzung benachbarter Finger oder Zehen.

Tela ossea: Knochengewebe.

Tophus: Ablagerung von Uratkristallen, besonders im Knorpel, im Knochen nur bei schwerer und lange dauernder Gicht.

Usur: Kleiner Defekt der Außenkontur eines Knochens, z. B. bei einer cP.

Zyste: Hohlraum im Knochen, der mit Flüssigkeit oder Gas gefüllt ist. Mit anderem Inhalt gefüllte Hohlräume sind *Pseudozysten*. (Knochenabszesse sind zwar auch mit Flüssigkeit gefüllt, gelten aber nicht als Zysten.)

XXX. Sachverzeichnis

Der Fettdruck von Seitenzahlen bedeutet, daß das entsprechende Stichwort auf dieser Seite ausführlich erläutert wird.

Abduktionshemmung bei Hüftdysplasie 329
Abduktionskontraktur 5
– des Hüftgelenkes 82
Abduktionsosteotomie, intertrochantere 82
Abduktionsrotationsosteotomie des Humerus 209
– bei Plexuslähmung 209
Abrollschuh 398
Absatzerhöhung 71, 383
Abspreizhemmung 342
–, bei Hüftdysplasie 329
Abszeß, periproktitischer 292
Abt-Letterer-Siwe-Syndrom 184, 185
Acheirie **320**
Achillessehnenruptur 79
Achillodynie 78, 79, 384
Achillotenotomie 372
– bei Klumpfuß 379
– bei spastischem Spitzfuß 202
Achillessehnenriß **383f.**
Achondroplasie 9, 11, 17, 21, 23
Aclasis tarsoepiphysalis 26
AC-Winkel 331f., 343
ACM-Winkel nach Idelberger-Frank 331f., 352
Adamantinom 172
Adduktions-Innenrotations-Pronationskontraktur
    bei Plexuslähmung 208
Adduktionskontraktur 5
Adduktionsosteotomie, intertrochantere s.
    Osteotomie u. Varisierungsosteotomie
Adduktorenspasmus 197, 200
Adiposogigantismus (Cerny-Opitz) 344
Adoleszentenkyphose 247, **264**
Adson-Manöver 235
Akromegalie 57
Akromionektomie, partielle 313
Akroosteolyse 9
Albright-Syndrom 57
Alkoholabusus und Schenkelkopfnekrose 348
Alkoholneuritis 286
Allopurinol 134
Alphafetoprotein 206
Altersosteoporose 75, 78
Amelie 27, 31
Amputation 93, 103, 143, 148, 150, 151, 155, 159,
    172, 173
– im Chopart-Gelenk, Prothesenversorgung 399
– im Lisfranc-Gelenk, Prothesenversorgung 399
–, kongenitale 321
Amputationsstumpf 391
Amyloid 161
Amyloidose 98, 100, 102, 120

amyotrophe Lateralsklerose s. Lateralsklerose,
    amyotrophe
Angiographie 140, 216
– des Aortenbogens 235
Angiolopathie 215
Angioneuropathien 215
Angioorganopathien 215
Angiopathie, diabetische 215
Angiosarkom 169
Ankylose des Bewegungssegmentes 270
–, fibröse 81, 83, 92, 105
–, knöcherne 81, 83, 121, 125
Antecurvation des Schenkelhalses 344f.
Antetorsion des Schenkelhalses 339
–, pathologische 326ff.
Antetorsionswinkel 327, 339
Anti-Baby-Pille und Karpultunnelsyndrom 236
Antinuklearfaktoren 118
Aortenaneurysma 276
Apophysitis calcanei **71**
Apparat, orthopädischer 393
Apparateschuhe 399
Arachnitis 284
Arachnodaktylie 53
Armprothese **392**
–, Eigenkraftprothese 392
–, elektronisch gesteuerte 392
–, Fremdkraftprothese 392f.
–, nach Sauerbruch 392
–, passive 392
–, pneumatische 392
Arnold-Chiari-Syndrom 204, 297
Arteria-vertebralis-Syndrom 294
Arterielle Verschlußkrankheit **215**
Arteriographie 8, 182
Arteriosklerose 215
Arthralgie der Iliosakralgelenke 325
Arthritis
– bei Infekten s. Infektarthritis
– bei Psoriasis 120, 121, **122**, 129
–, eitrige 81
–, flüchtige 66
– mutilans 123
–, rheumatoide s. Polyarthritis, chronische
–, symptomatische 105
– tuberculosa 81, 106, 108, 113f.
– urica **132**, s.a. Gicht
Arthrodesen 93, 105, 113, 213, 376
– der Fingergelenke 129
– des Handgelenkes 72, 89, 317
– des Hüftgelenkes 85, 350, 353

Arthrodesen des Hüftgelenkes, extraartikuläre   112
– des oberen Sprunggelenkes   88
– des Schultergelenkes   89
– im Chopartgelenk   372
– im unteren hinteren Sprunggelenk   372
– im unteren Sprunggelenk bei Klumpfuß   380
–, subtalare   54, 382
Arthrographie   8, 96, 98, 306, 333
– bei kongenitaler Hüftluxation   8, 337
– bei Rotatorensehnenrissen   8
– des Hüftgelenkes   333, 337
– des Schultergelenkes   309 ff.
Arthrogrypose   260, 263
Arthrogryposis multiplex congenita   193, 315, 334
–, Klumpfuß   378
Arthropathia tabica   90
Arthropathie
– bei Gicht   133
–, neurogene   86, 363
–, tabische   90, 361
Arthroplastik der Fingergelenke   129
Arthrose   59, 73, 74, 97, 105, 135, 151
– des Akromioklavikulargelenkes   310, 312 f.
– des Chopart-Gelenkes, Schuhversorgung   398
– des Ellenbogengelenkes   89, 238
– des Großzehengrundgelenkes   387
– des Handgelenkes   89, 327
– des Hüftgelenkes   82
– des Kniegelenkes   86, 361 f., 367
– des Lisfranc-Gelenkes, Schuhversorgung   398
– des oberen Sprunggelenkes, Schuhversorgung
  398
– des Schultergelenkes   307
– des Sprunggelenkes   88
– des Sternoklavikulargelenkes
– der Wirbelgelenke   279
–, primäre   80
–, sekundäre   80
Arthrosis deformans   73, 80, 96, 104, 116, 133, 325
  s. a. Arthrose
Arthroskopie   8, 104
– des Kniegelenkes   180, 359, 366 ff.,
– des Schultergelenkes   311
Aspirintest bei Osteoidosteom   145
Atembreite   125
Athetose   200
atlantoaxiale Luxation s. Luxation, atlantoaxiale
Atlantookzipitalgelenk, Verrenkung   293
Atlasassimilation   244, 297
Atlasluxation   109, 243
Atmung, paradoxe   301
Atrophie, hypertrophische bei Sudeck-Syndrom
  226
AT-Winkel   333
AT-Winkel s. Antetorsionswinkel
Aufnahmen, gehaltene s. Streßaufnahmen
Augenflimmern   274
Außenrotationskontraktur   5
– des Hüftgelenkes   82
Außenschienen   379
auxotonisches Training   248

Azetabularwinkel   331 f.
Azetabuloplastik nach Pemberton   342 f.

Baastrup-Syndrom   292
Bajonettstellung der Hand   315
– des Kniegelenkes   362
Baker-Zyste   97, 118
Ballenhohlfuß   381 f.
Bandläsionen am Knie   368
Bandscheibendegeneration   272 f.
Bandscheibenkollaps   279
Bandscheibenlockerung   270 ff., 288
–, Kreuzschmerz, chronischer   277
Bandscheibenoperation s. Diskotomie
Bandscheibenoperation   283
– Duraverletzungen   288
Bandscheibenriß, isolierter   293, 295
Bandscheibenverkalkungen bei Ochronose   96
Bandscheibenvorfall   12, 163, 270 ff.
Bankart-Läsion   305
basiläre Impression   297
Basistherapie bei chronischer Polyarthritis   128
Becken, kartenherzförmiges   39
Beckenarterienverschluß   216
Beckeneingangsebene   331
Beckenendlage   298
Beckenfrakturen   325
Beckenhornsyndrom   26
Beckenkammbiopsie   76, 164
Beckenkippung   13, 331
Beckenneigung   245
Beckenosteotomie   36
– nach Chiari   17, 67, 85, 341 ff.
– nach Salter   338 ff.
Beckenschiefstand   247
– bei Skoliose   250, 252, 262
Beckenübersicht bei Hüftdysplasie   330 ff.
Beinlähmungen, Orthesenversorgung   394
Beinlängendifferenz   363
– bei Poliomyelitis   213
Beinverkürzung   64, 68, 85, 150, 362, 396
– bei Coxa vara   353
– bei Skoliose   250, 262
–, echte   252
–, Orthesen   396
–, scheinbare   5, 82, 252
Beinverlängerung, scheinbare   5, 82
Belastungsschmerz   4
– im Hüftgelenk   82
Bence-Jones-Protein   161
Bending-Test bei Skoliose   260
Besenreiservarizen   218
Bestrahlung s. Röntgenbestrahlung
Beugekontraktur   193
– der Ellenbogen   11
– der Fingergrundgelenke   323
– des Handgelenkes   317
– des Hüftgelenkes   11, 82, 363
– – bei Hämophilie   93
– des Kniegelenkes   88
Beugereflex   198

Bewegungsbad   211
Bewegungsschmerz   4
– im Hüftgelenk   82
Bewegungssegment   271
Bewegungsstörung
–, ataktische   196
–, extrapyramidale   196
–, infantile zerebrale s. Hirnschädigung,
   frühkindliche
–, pyramidale   196
Bindegewebsfibrom des Knochens   169
biradikuläres Syndrom   283
Bizepssehne, lange, Luxation   310
–, –, Ruptur   310
–, –, Totalruptur   313
Bizepssehnenruptur, komplette   312
Blasenstörung   276, 283
Blockwirbel   250, 297
–, asymmetrische   243
–, inkomplette   118
Blockresektion   143, 146, 148, 150, 157, 159, 161,
   167, 171 ff.
Blutergelenke   **91**
Blutung, zerebrale   196
Bobath-Therapie   202, 203
Boeck-Knochensarkoid   **115**
Bogenbruch, rettender   293
Boston-Korsett   256 ff., 395
Brachialgie   235, 274
–, monoradikuläre   273
Brachialgia paraesthetica nocturna   312
– bei Karpaltunnelsyndrom   237
Brachydaktylie   **319**
Brachymesophalangie   319
Brachyphalangie   26
Brachyzephalie   18
Bragard-Test   281
Bragard-Zeichen   367, 369
– bei Thrombose   221
Brettsymptom   291
Brodie-Abszeß   100, 101, 103, 146
Bronchialkarzinom   137, 139
Brucellose   109
Brückensymptome   295
Bursitis achillea   385
– subacromialis   310
Bulbärparalyse   297
Butazolidin   222
Butler-Albright-Syndrom   43
Bypassoperation   217, 232

Café-au-lait-Flecken   55
Caisson-Krankheit   348
Calvésche Linie   331
Caput obstipum musculare   297 ff.
Caries Sicca   106
Catterall-Klassifikation bei Morbus Perthes   67
Caudasyndrom   278, 283, 289
Caudatumor   291
CCD-Winkel   333
CCD-Winkel s. Schenkelhalswinkel

CE-Winkel nach Wiberg   332, 351 f.
Chemotherapie   159, 161, 163, 165, 187
–, adjuvante   144, 147, 183
– bei Knochentumoren   143
– bei Tbc   109
Chéneau-Orthese   256 f.
Chiari-Beckenosteotomie   17, 67, 85, 341 ff.
Chloroquin   128 ff.
Cholesteatom   179
Chondroblastom   138, 153, 175, 177
Chondrodysplasie, metaphysäre   13, 23, 354
Chondrodystrophie   9, 10, 26
Chondrokalzinose s. Pseudogicht
Chondrom   149
– der Synovialmembran   181, 182
Chondromalacia patellae   86, **358ff.**, 367
Chondromatose s. Gelenkchondromatose
– des Ellenbogengelenkes   238
Chondrosarkom   143, 149, 152, 153, **154**, 176
Chordakanal, persistierender   243
Chordarückbildung   261
Chordom   171
Chordotomie   143
Choriongonadotropin   347
Chromosomale Aberrationen   47
Chronische Polyarthritis s. Polyarthritis, chronische
Chymopapain zur Nukleolyse   288
Clavi   390
Claudicatio intermittens s. arterielle
   Verschlußkrankheit
Coalitio calcaneocuboidis   376
– calcaneonaviculans   376
– talocalcanearis   376
Coccygodynie s. Kokzygodynie   292
Codman-Dreieck   147, 158, 173, 175
Colchicintest   133, 134
Colonna-Plastik   342 f.
Compartmentsyndrom s. Muskellogensyndrom
Computertomogramm   171, 273
Computertomographie   109, 140, 146, 147, 160, 164,
   173, 262, 275, 283, 288, 291, 295, 349, 382
–, axiale   7
Corona phlebectatica   220
Coxa magna   66, 67, 327
Coxa valga   17, 27, 34, 81, 83, 190, 327, 334
– bei Poliomyelitis   213
– et antetorta bei spastischer Diplegie   202
– subluxans   81
Coxa vara   13, 18, 23, 38, 39, 42, 344, 351
– adolescentium   344
– bei Poliomyelitis   213
– bei Tumoren   354
– congenita   29 ff., 329, **353ff.**
– infantum   26, **353ff.**
–, rachitische   354
–, sekundäre   353 ff.
–, symptomatische   353
Coxa saltans   **355**
Coxarthrose s. Koxarthrose
Coxitis s. Koxitis
Coxitis brucellosa   111

Coxitis fugax s. Koxitis, flüchtige
cP s. Polyarthritis, chronische
CPK   189, 190
Crura vara   15, 40, 45, 361
Crus valgum congenitum   **363 ff.**
Crus varum congenitum   41, 361 f., **363 ff.**, 378
C_5-Syndrom   274
C_6-Syndrom   237, 274, 275, 312
C_7-Syndrom   237, 274, 275, 312
C_8-Syndrom   238, 274
Cumarinderivate   222
Cushing-Syndrom   57

Dactylitis luica   114
Daumenersatz, operativer   318
Deformität, präarthrotische   80
Dekompressionsoperation bei Skalenussyndrom
    235
Denis-Brown-Schiene   379
Densfraktur   293
–, pathologische   109
–, rettende   293
Dermatom   272, 278, 280
Dermatomschema   282
Derotationsspondylodese nach Zielke bei Skoliose
    259, 260, 263
Derotionsvarisierungsosteotomie   338 ff.
Deviation, ulnare, bei chronischer Polyarthritis   117
Dextran zur Thromboseprophylaxe   222
Diabetes mellitus   215
–, Arteriosklerose bei   215
Diabetikergelenke   81
Diaphysenstachel   331
Diastematomyelie   203, 262, 381
Digitus quintus varus   387
Diplegie   196, 294
Diskotomie   283, 288, 289
Distensionstest, zervikaler   287
Distorsion der Halswirbelsäule   295
– des Schultergelenkes   207
Doppelfusion, laterale, nach Harrington bei
    Spondylolisthese   269 f.
Doppler-Sonographie   235
Drehgleiten   277
Drehmann-Zeichen   245, 348
Dreilamellennagel   347
Dreizackhand   10, 21
Druckmessung, intraossäre   349 ff.
Duchenne-Erb-Lähmung s. Erb-Lähmung
Düsseldorfer Spreiz-Schiene bei Hüftluxation
    336 ff., 343
Duplay-Schultersteife   113
Dupuytren-Kontraktur   225, **322 ff.**
Dysbasia intermittens   217
Dyschondrosteose   17, 23, 315
Dysmelie   27
Dysplasia cleidocranialis   24
Dysplasia spondyloepiphysaria   16
Dysplasie, akropekterovertebrale   301
–, epimetaphysäre   17
–, epiphysäre enchondrale   80

–, kleidokraniale   18
–, metaepiphysäre   13, 14
–, multiple epiphysäre   15
–, polyepiphysäre   266, 333
–, solitäre, der Schenkelköpfe   333
–, spondyloepiphysäre   12, 23, 333
Dysostose   9, 11, 25
–, enchondrale   73, 362
–, –, lokalisierte   266
–, vertebrale   297
Dysostosis cleidocranialis   24
Dysostosis multiplex   33, 334
Dysraphien   **203**

Ehlers-Danlos-Syndrom   333
Einblickaufnahme nach Frick   73, 367
Einklemmungen von Gelenken   73, 180
Einlagen   375, 388
Einklemmung von Menisken   366 ff.
Einrenkung, unblutige der Hüftluxation nach
    Lorenz   337
–, blutige der Hüftluxation   337
Einrollungskopf am Hüftgelenk   81, 327, 345, 354
Eisenmann-Riemen   398
Ektrodaktylie   9, **320**
Ektromelie   27, 31
Ekzem bei Varicosis   218, 219
Elektromyogramm s. Elektromyographie
–, bei Karpaltunnelsyndrom   237, 239
Elektromyographie   190, 238
Elektroneurographie   238 f.
– bei Karpaltunnelsyndrom   237
Elektrotherapie bei Lähmungen   211
Elephantiasis   229
Elfenbeinexostose   144
Elfenbeinwirbel   165
Ellenbogenfraktur   238, 275
–, Sulcus-ulnaris-Syndrom   238
Embolie   218, **220**
Embolektomie   232
EMG s. Elektromyographie
Embryopathia rubeolosa   195
– toxoplasmotica   195
Endoprothese des Kniegelenks   359
Enchondromatose   154
Enchondrome   137, 154, 175
–, multiple   58, **150**
–, solitäre   **149**
Endangitis obliterans   215
Endoskopie   104 s. Arthroskopie
ENG s. Elektroneurographie
Engpaßsyndrome   231, 236
Enostosen   144
Entartungsreaktion   210
Entbindungslähmung   207
Entkalkung, fleckige, bei Sudeck-Syndrom   226
Enzephalitis   196
Ependymom   273
Epicondylitis ulnaris humeri   79
– radialis humeri   79

Epidermoidzyste   150, 178
Epiphysengleiten   3, 45, 81, 207, 343 ff., 354, 360
Epiphysenkerne   15, 16
Epiphysenlösung   354, 360
- am koxalen Femurende   **343ff.**
- des Oberarmkopfes   207
Epiphysenwanderung am koxalen Femurende
   343ff.
Epiphyseolysis capitis femoris   80, **343ff.**
- lenta   82
Epiphyseonekrose, aseptische, der
   Mittelfußköpfchen   69
Epiphysiodese   213
Erb-Lähmung   207, 208
Erfrierungen und Krallenzehen   389
Ergometertest   216
Erguß s. Gelenkerguß
Erythroblastose   195
Etagendiagnostik bei Bandscheibenvorfall   281
Etappenredressement bei Klumphand   317
- des Klumpfußes   379
Ewing-Sarkom   94, 143, 147, *157*, 160, 173, 186
Exartikulation   143, 148, 151, 155, 173
- im Hüftgelenk, Prothesenversorgung   391
Exerzierknochen   192
Exosten, kartilaginäre   9, 144, 151, 275, 315
-, multiple kartilaginäre   152, 317
Exponentialstrombehandlung   209
Extensionsreposition bei Hüftluxation   335 ff.
Extensionstherapie   289, 292
Extremitätendefekte   27
Extremitätenorthesen   **393**

Facettektomie, zervikale   286
Facetteninfiltration s. Novokainblock des
   Wirbelgelenks
Facettensyndrom   270, 277, 288 f.
-, Leistenschmerz   278
-, Rhizolyse   291
Faltenasymmetrie bei Hüftdysplasie   330
Fanconi-Syndrom   43
Fasziektomie bei Dupuytren-Erkrankung   324
Fasziotomie bei Ischämiesyndrom   233
Fehlhaltung, ischiatische   268, 280, 290
-, - homologe   280
-, - kontralaterale   280
-, skoliotische   247
Felty-Syndrom   118
Femora vara   361
Femoralisneuritis   217
Femuraplasie   29
Femurdefekt, kongenitaler   353
Fersenbeinbruch   374
Fersensporn   *386*
Feststellabrollschuh   398 f.
Fibrinolyse   222
Fibrodysplasia ossificans progressiva   191
Fibrom der Synovialmembran   181, 182
-, chondromyxoides   138, 171, 177
-, nicht ossifizierendes   58, **177**
Fibrosarkom   60, 147, **170**

Fibulaaplasie   30
Fibula-Überlänge   26
Fieber, rheumatisches   121
Filum-terminale-Syndrom   382
Finger, schnellender   117, **321**
Fingerkontraktur, angeborene   320
Fischwirbel   76, 127, 163
Fischwirbelkrankheit   26
Fistelbildung bei Osteomyelitis   99
Fisteln, arteriovenöse   229
Five-one-Methode nach Nicholas   370
Flexionsosteotomie am Hüftgelenk   83
Flexionsvariationsosteotomie   350 f.
Fluor   77
Fluorose   128
Foraminotomie   286
Foraminounkektomie   289
Forrester-Brown-Schiene   337
Fragmentierungsstadium bei Morbus Perthes   66
Fraktur der Klavikula   207
-, neonatale   334
-, pathologische   51, 101, 139, 154, 160 ff., 177
Frick-Aufnahme des Kniegelenks   73, 367
Friedreichsche Ataxie   378, 389
Froschbauch   39
Froschversuch   325
Frühsynovektomie s. Synovektomie
Funktionsaufnahmen der Halswirbelsäule   295
Fusionsoperation   35
- des Talocalcanealgelenkes   54
-, dorsale   258
-, - kraniovertebrale   17
-, - nach Harrington   206, 258
-, ventrale bei Skoliose   260, 263
Fusion, dorsale bei Skoliose   262
Fusion, posterolaterale   287, 289
-, ventrale, nach Cloward   295 f.
-, -, bei Spondylolisthese   269
-, dorsale, der Iliosakralgelenke   325
Fusion, ventrale, nach Dwyer   259
Fusion, ventrale, nach Zielke   263
Fußbeschwerden, statische   217
Fußdeformitäten bei Myelomeningozelen   205
Fußfehlstellungen, Orthesen   394
Fußgelenkversteifungen, Schuhversorgung   397
Fußheberparese   289
Fußhöcker, dorsaler   **386**
Fußlähmungen und Schuhversorgung   396
Fußprothesen   **392**
Fußverkürzung   396

Gang, ataktischer   276
-, stampfender, bei Hackenhohlfuß   381
Gangbild   6
Ganglien   **97**, 236
-, intraossäre   176
Gangrän bei arterieller Verschlußkrankheit   217
Ganzkörperszintigraphie   7
Gardner-Syndrom   145
Gargoylismus   34
Gaucher-Syndrom   36

410 Sachverzeichnis

Gefäßnervenbündelsyndrome **234f.**
Gelenkblockade 180
Gelenkchondromatose 73, 80, 83, 90, *95*, 180, 238, 346, 359, 367
Gelenkerguß 180
Gelenkerkrankungen, neurogene 90
Gelenkinfektionen 103
Gelenkmaus 72
Gelenkspaltverengung bei Koxarthrose 82
Gelenksteife, angeborene 194
Gelenktuberkulose **106**
Gelenkversteifung s. Arthrodese
Genitalentwicklung, verzögerte 344
Genu valgum 15, 36, 40, 45, 357 f., 360 ff.
Genu varum 13, 16, 40, 361
Genu recurvatum 54, 90, 357, 361, 363, 367
Geröllzysten 176, 311
− bei Arthrose 80
Gesichtsasymmetrie 298
Gesichtsskoliose 298, 300
Gibbus 108, 109, 265
Gicht 3, 87, 104, **132**, 215
−, sekundäre 133
Gichtanfall 50
−, akuter 133
Gichtarthropathie, chronische 133
Gichtnephropathie 134
Gipsmieder nach Stagnara 56
Gipsschale, dorsale 209
Gipstutor 370
Gleitwinkel bei Epiphysenlösung 345
Gleitwirbel 268
Gliom 273, 283
Glisson-Extension 295
Glockenthorax 39
Glomustumor 179
Glutealinsuffizienz, s. Trendelenburg-Zeichen
Glykogen bei Ewing-Sarkom 158
Glykogentest 158, 160
Gnomenwaden 190
Gonarthrose **86**, 358 f.
Gonitis tuberculosa 108, 113 f.
Gonokokkenarthritis 122
Gonokokkenurethritis 121
Granulom, eosinophiles 178, 179, 184, 266
Greifplattenprothese 392
Grünholzfraktur 40
Güntz-Zeichen 279

Hackenfuß 205, 364
−, angeborener 372, **373**, 382 f.
− bei Poliomyelitis 211
−, erworbener **383**
Hackenhohlfuß 381
Hackenknickfuß **382**
Hackenstand 281
Hämangioendotheliom 168
Hämangiom 146, 147, 166
− bei Klippel-Trénaunay-Syndrom 229
− der Synovialmembran 181
Hämangioperizytom 168

Hämangiosarkom 171
Hämophilie 3, 86, **91**
Hämophiliegelenke 80
Hämorrhoiden 292
Hängefußkappe bei Peronäuslähmung 398
Haftprothese **391**
Haglund-Ferse **385**
Halbwirbel 261
−, dorsale 243
−, seitliche 250
−, ventrale 243
Hallux flexus 389
− malleus 389
− rigidus **389**
− valgus **387**
Halo-Femur-Extension 258
Halo-Pelvis-Extension 56, 258
Halskrause, arthrotische bei Koxarthrose 82
Halsmarkkontusion, zentrale 293
Halsrippe 234, 244
Haltung, unsichere 247
Haltungsfehler 248
Haltungsformen 246, 249
Haltungsreflexe 198
Haltungsschäden **244ff.**
Haltungsschwäche **244ff.**
Haltungstest nach Matthiass 246
Haltungsverfall 244, 246
Hamartom 137, 144, 149, 173
Hammerzehen **389**
Handgelenksarthrodese 72, 89, 317
Hanausek-Apparat 335 ff.
Hand-Schüller-Christian-Syndrom 184, 185
Harrisonsche Furche 39
Heidelberger Winkel 211, 394 ff.
Hemilaminektomie 288
Hemipelvektomie 141, 143
Hemiplegie 202
Heparin zur Thromboseprophylaxe 222
Herpes zoster 276
Herpes zoster s. a. Zosterradikulitis
Herzinfarkt 276
Hexenschuß 278, **279ff.**, 289
Hilgenreiner-Koordinatenkreuz 331 ff.
Hilgenreiner-Linie 331 ff.
Hilgenreiner-Schiene 337
Hirnschädigung, frühkindliche *195*, 333
Hirtenstabform des Femur 13, 81, 354
Histiozytose X **184**
HLA B27 105, 120, 122, 123, 126, 131
HLA Bw35 164
Hochstand des Humeruskopfes 308
Hochwuchs, eunuchoider 344
Hockversuch bei Meniskusläsion 367, 369
Hodgkin-Granulom 157, 163
Hoffmann-Daimler-Bandage 336, 343
Hoffmann-Daimler-Schiene 336, 343
Hoffmann-Tinel-Zeichen s. Karpaltunnelsyndrom
Hohlfuß 27, 262, 373, 381
− bei Lähmungen 381
− bei Poliomyelitis 211

–, idiopathischer   381
–, Korkbettung   396
–, neurotischer   381 f.
Hohlklumpfuß   381
Hohlkreuz   246, 247
Holter-Ventil   204
Homocystinurie, Trichterbrust   301
Horner-Symptomen-Komplex   208, 286
– bei Pancoast-Tumor   235
Hüftdysplasie   80, 325 ff.
–, Coxa valga   327
–, Faltenasymmetrie   330
–, Glissement   330
–, Häufigkeit   329
–, Koxarthose   327
–, Ludloff-Zeichen   330
–, Ortolani-Zeichen   329
–, Spontanheilung   334
Hüftgelenkskontraktur   5
– bei Myelomeningocele   205
–, statische Skoliose   263
Hüftgelenksluxation   29, 34, 325 ff.
–, Düsseldorfer Spreizschiene   336 ff.
–, Einrenkung, unblutige, nach Lorenz   337
–, Extensionsreposition   335 ff.
–, Forrester-Brown-Schiene   337
–, habituelle   53
–, Hanausek-Apparat   335
–, Hilgenreiner-Schiene   337
–, Hoffmann-Daimler-Bandage   336
–, Hoffmann-Daimler-Schiene   336
–, kongenitale   325ff.
–, Luxationsbereitschaft   334
–, Overheadextension   335 ff.
–, pathologische   334
–, Pavlik-Bandage   334
–, Primärpfanne   331
–, Reposition, blutige   337 f.
–, Repositionshindernis   327, 337
–, Sekundärpfanne   331
–, Spreizstab nach Bauer-Strackner   337
–, teratogene   326
–, Wingfield-Rahmen   337
Hüfthinken   330
Hüftkopfnekrose   63 ff., 85, 334, 339, 345, s. a.
   Schenkelkopfnekrose
–, idiopathische   80
–, spontane   63 ff., 81
Hüftlendenstrecksteife   291
–, Spondylolisthese   268
Hüftverrenkung   325ff.
Hüftverrenkung s. Hüftluxation
Hühnerbrust   39
Humerus varus   34
Humerusaplasie   28
Hunter-Syndrom   33, 34
Hurler-Syndrom   33, 34
Hydrocephalus   11, 204, 207
– bei Myelomeningozelen   204
Hypakusis   274
Hyperabduktionssyndrom   234, 235, 236, 312

Hypercholesterinämie   215
Hyperdaktylie   319
Hyperkalzämie   14, 50, 162, 163
Hyperkalzämiesyndrom   139
Hyperparathyreoidismus   23, 49, 50, 115, 156, 167
Hyperproteinämie bei Myelom   162
Hypertelorismus   193
Hyperthyreose   77
Hyperurikämie   133
Hypochondroplasie   9, 11, 23
Hypophosphatämie   40
Hypophosphatasie   21, 43
Hypothyreoidismus   15

Impfabsiedlungen bei Chondrosarkom   155
Impression, basiläre   297
Induratio penis plastica   322
Indometacin   134
Infektarthritis   103, 120
Injektion, epidurale   293
–, intradiskale   287
–, paravertebrale   287
Innenbandläsion am Knie   366, 368
Innenknöchel, zweiter   374
Innenrotationskontraktur   5
Innenschuh   397
Interkostalneuralgie   108, 276
Iridozyklitis   3, 120, 122
Ischialgie   216, 239, 276, 278, 280ff., 291
–, akute   287
–, bei Spondylolisthese   269
–, bei Spondylolyse   270
–, bilaterale   283
–, doppelseitige   280
Ischiometer nach Müller   333
Isthmuselongation   267
I-Zellen-Krankheit   33

Kalkaneussporn   386
–, entzündlicher   131
Kalzitonin s. Thyreokalzitonin
Kamptodaktylie   320, 324
Karpaltunnelsyndrom   72, 117, 236, 239, 275, 312
–, Brachialgia paraesthetica nocturna   237
Karzinommetastasen   139
Kastenwirbel   127
Kast-Syndrom   150
Kausalgie   238
Kavernen   107
Keilosteotomie   213
– des Radius   315
Keilresektion bei Klumpfuß   380
–, suprakondyläre   54
Keilwirbel, ventrale   76, 127, 163, 264 ff.
– bei Chondrodystrophie   11
Kennmuskeln bei Zervikalsyndrom   274
–   bei Lumbalsyndrom   282 f.
Keramiktotalendoprothese des Hüftgelenkes   85,
   130, 132, 350, 354
Kernspintomographie s. NMR-Tomographie

Kieferwachstum, exzessives, bei urämischer
   Osteopathie 45
Kielbrust 302
Kinderlähmung s. Poliomyelitis
Kissing spines 292
Klappsche Kriechübungen 248
Klavikulafraktur 207
Klauenhohlfuß 381
-, arthrotischer 382
Klauenzehen 389
Klinodaktylie **320**
Klippel-Feil-Syndrom 243, 261, 297
Klippel-Trénaunay-Weber-Syndrom **229**
Klumpfuß 27, 190, 193, 205, 364, 374
-, angeborener **376ff.**
-, Arthrodese des unteren Sprunggelenks 380
- bei Lähmungen 378
-, Denis-Brown-Schiene 379
-, Keilresektion 380
-, Nachtschiene 394
-, Operation nach Perkins 379
-, poliomyelitischer 378
-, Schuhversorgung 398
-, sekundärer 378
Klumpfußeinlagen 380
Klumpfußwade 378, 380
Klumphand 29, 31, 193, 315
-, primäre 315
-, sekundäre 315ff.
Klumpke-Lähmung 207ff.
Knickfuß 372ff.
-, bei Poliomyelitis 211
Knickhackenfuß, Nachtschiene 394
Knickplattfuß **372f.**
Knicksenkfuß 361, 373, 383
Kniebeugekonfraktur 202
Kniebeugesehnenverlängerung bei spastischer
   Zerebralparese 202
Kniegelenksendoprothesen 87
Kniegelenkstuberkulose 108, 113f.
Kniekehlenganglion 87
Kniescheibenverrenkung **357ff.**
Knieschmerzen bei Morbus Perthes 64
Knochenabbau, subperiostaler 45
Knochenbiopsie 143
Knochenchondromatose 57, *150*
Knochendefekt, fibröser **177**
Knochendysplasie, fibröse 57, 146, 154, 167, 170,
   172, 175, 178
Knochenfluorosis 128
Knochenglatze 81
Knochenhämangiomatose, zystische 167
Knocheninfarkt 146, 170, 184
-, epiphysärer 80
Knochenkavernen 107
Knochenmarkpunktion 183
Knochenmetastasen **138**
Knochentuberkulose **106**
Knochentumor **137**, 292
Knochenzyste
-, aneurysmatische 94, 147, 154, 156, **174**, 177, 179

-, solitäre 58, **173**, 175, 177, 350
Knopflochdeformität 117, 129
Knorpelknötchen (Schmorl) 264
Knutsson-Aufnahme des Patellofemoralgelenkes
   359
Koalitionen von Handwurzelknochen 193
Köhler-Krankheit des Os naviculare pedis **68**
Kokzygodynie 292f.
-, Steißbeinresektion 293
Kollagenase zur Nukleolyse 288
Kompartment-Syndrome s. Tibialis-anterior-
   Syndrom u. Muskellogensyndrom
Kompressionssyndrome peripherer Nerven 236
Kompressionsverband
- bei Beingeschwüren 219
- bei Thrombosen 222
- bei postthrombotischem Syndrom 223
Konakion 222
Kontraktur 190
-, antagonistische 210
- bei Myelomeningozelen 205
- bei Plexusschäden 209
- bei Poliomyelitis 210, 213
- der Finger, angeborene **320**
- des Musculus sternocleidomastoideus 297
- des Tensor fasciae latae 213
-, Dupuytren **322**
- im Hüftgelenk 82
-, ischämische 324
-, spastische 324
-, Verhütung 233
Kontusion der Halswirbelsäule 295
Kopfkerne 331ff.
Kopfkernnekrose 328
Kopfnekrose 334, 339, 345
Kopfnickerhämatom 299
Kopfschmerzen 273f.
Korakoiditis 79, 310, 313
Korbhenkelriß des Meniskus 366f.
Korkbettung 396
Korkzieherbeine 38
Korsett 213
Kortikoidinjektion 312
-, intraartikuläre 376
-, intrabursale 386
Kortikosteroide 128ff., 187, 227
Korsett 395
Kostoklavikuläres Syndrom **234**, 236, 312
Koxarthrose 66, 68, **81**, 217, 286, 334, 345, 354
- bei Hüftdysplasie 327
-, Novokaintest 286
Koxitis 80, 346
-, eitrige 66
-, flüchtige 105
-, tuberkulöse 66, 111
Krallenhand 324
- nach Ischämiesyndrom 232
Krallenzehen **389**
Krampfadern **217**
Kraniotabes bei Rachitis 38
Kreatinphosphokinase 189

Kreuzbandersatz, extraartikulärer **370**
–, intraartikulärer **370**
Kreuzbandrisse 369
Kreuzschmerz **278ff.**, 288, 291
– bei Facettensyndrom 290
– bei Spondylolisthese 269
–, chronischer, bei Bandscheibenlockerung 277 ff.
–, bei Skoliose 254
Kristallopathien **132**, 135
Krukenberg-Operation 392 f.
Kryolitharbeiter 128
Kunstbeine **391**
Kurzstumpf 391
Kveim-Test 115
Kyphose 13, 19, 26, 50, 76, 77, 262
– bei Myelomeningozele 205, 207
–, dorsale 41
–, dorsolumbale 11, 35
–, fixierte 264
–, kongenitale, bei dorsalen Halbwirbeln 243
–, versteifte 264, 267
–, –, bei M. Scheuermann 264
Kyphosewinkel 265
– nach Cobb 245, 262
Kyphoskoliose 13, 17 ff., 55, 162, 262

Lähmung bei Skolioseoperation 259
–, schlaffe 333
–, spastische 333
Lähmungsskoliose 206, 260
Lähmungshohlfuß 381
Lagerungsapparat 393
Laminektomie 12, 40, 143, 294
–, zervikale 286
Landau-Reflex 199
Laparoskopie 164
Laparotomie 164
Lasègue-Zeichen 281
Lateralsklerose, amyotrophe 273, 312
Lauenstein-Aufnahme 345
Leistenschmerz bei Facettensyndrom 278, 290
– bei Epiphysenlösung 344
Lendenwirbelkörper
– Vorderwandhypoplasie bei
   Mukopolysaccharidosen 35
Lendenwulst bei Skoliose 256
Leontiasis ossea 57, 60
Letterer-Siwe-Syndrom 184, 185
Leukämie 121, 183
LE-Zellen 118
Lipoidstoffwechselstörungen 348
Lipom 181, 182
– der Synovialmembran 181, 182
– des Knochens 169
Lipoma arborescens 181
Lipomukopolysaccharidose 33
Little-Krankheit 197
Localiser-Technik bei Skoliose 258
Löffelfuß 318
Löffelhand 318
Looser-Umbauzonen 38, 40

Lordose, aufgehobene 279
–, fixierte 291
Lordosewinkel 245
Lorenz-Gips 337
Lorenz-Position 336
Lowenberg-Zeichen bei Thrombose 221
L$_4$-Syndrom 281
L$_5$-Syndrom 281, 289
Ludloff-Zeichen 330
Lues 109
Lumbago, akute 276, **279ff.**, 287, 289
Lumbalgie 288
Lumbalpunktion 284
Lumbalspasmus 268, 279
Lunatummalazie *71*, 236
Lunatumnekrose 63, 89 s. Lunatummalazie
Lungenembolie 221, 222
Lupus erythematodes 121, 348
Luxation, atlantoaxiale 293
– des Hüftgelenks, angeborene 325 ff.
– des Hüftgelenks, pathologische 100, 334
–, perilunäre 236
–, pathologische, bei Koxitis 100
Luxations-Perthes 328
Lymphogranulomatose 143, 157, 163, 266
Lymphographie 8, 160, 164
Lymphom, histiozytäres 143
–, malignes **159**
–, Nicht-Hodgkin- 143
Lymphosarkom 157, 158, **159**

Madelung-Deformität des Handgelenkes 18, 26, 47,
   315 f.
Maffucci-Syndrom 150, 151
Magenkarzinom 139
Mammakarzinom 138, 139
manuelle Therapie s. Therapie, manuelle
Manus valga 315
Manus vara 315
Marfan-Syndrom 9, 53, 262, 301, 333, 366
Maroteaux-Lamy-Syndrom 33
Massage 211
Massenprolaps 278, 289, 291
–, medianer 283
Mastdarmstörung 276, 283
Mausbett bei Osteochondrosis dissecans 72
McMurray-Zeichen 367, 369
Medial-releasing-Operation nach Perkins 379
Medulloskopie 285
Megavoltbestrahlung 159
Melorheostose 58
Ménard-Shenton-Linie 331 ff., 335, 343
Menell-Zeichen 325
Meningeom 147, 167, 273, 275, 283
Meningitis 196
Meningomyelozele 203 ff., 207, 260, 263, 333, 371
Meningozele 203 ff., 207
Meniskektomie 367 f.
Meniskotomie 367 f.
Meniskusganglien 87, 97, 98, **366**
Meniskusläsion 80, 180, 359, 365

Meniskusriß 86, 359
Meniskusschaden 80, 180, 365
–, Berufskrankheit 367
Meniskuszyste **366**
Meralgie 216
Metaphysen, trompetenförmige 10
Metastasen, epidurale 283
– im Knochen **138**
–, osteosklerotische 102
Metatarsalgie **374**
Mieder 395
Migräneanfälle 274
Migraine cervicale 294
Mikromelie 13
Mikrometastasen 138
Mikrozephalie 195
Milwaukee-Korsett 54, 255f., 260, 262, 263, 395
Minderwuchs 152, 153
–, hypophysär-hypothalamischer 345
–, mikromeler 18
Minusvarianten der Fingerzahl 317
Mißbildungsskoliose 206, 261
Mobilisation der Schulter in Narkose 312
Monodaktylos, ulnarer 320
Mononeuritis multiplex 118
Morbus Basedow 191
– Bechterew **123**
– Boeck **115**
– Cushing 191
– Dietrich 63
– Freiberg-Köhler 63, 69, 364
– Haglund 63, **71**
– Hodgkin 37, 157, 163
– Kahler 77, 161
– Kienböck 63, **71**
– Köhler 63
– Köhler I *68*
– Köhler II **69**
– König 63, **72**
– Larsen 63
– Ledderhose s. Dupuytren-Kontraktur
– Little 197
– Morquio 11, 13, 33, 34, 36
– –, Skoliose 262
– Mouchet 63
– Ollier 315
– Osgood-Schlatter **68**
– Paget 59, **63**, 137, 146, 154, 170, 172, 279, 285, 325, 352
– Perthes 3, 15, 26, 63, 80 ff., 346
– –, bei Hüftluxation 328
– Preiser s. spontane Osteonekrose des Naviculare manus
– Raynaud 215
– Recklinghausen 49
– Reiter **121**, 122, 325, 385 f.
– Scheuermann 26, 247, 262, *264*
– Sinding-Larsen s. Morbus Larsen
– Still 120, 129
– Sudeck s. Sudeck-Syndrom
– Van Neck 63

– Werdnig-Hoffmann 191
Morgensteifigkeit der Gelenke 117
Moro-Reflex 199, 208
Morquio-Syndrom s. Morbus Morquio
Morton-Neuralgie 239, **374**
Mosaikstrukturen bei Morbus Paget 59
Mucopolysaccharidose 11, 33, 334
–, Rückenmarkskompressionen 35
Münchmeyer-Syndrom 191
Mukolipidosen 33
multiple Sklerose 297
Muskelatrophie, neurale 190
–, spinale 190
Muskeldystrophie, progressive (Duchenne) 41, 42, **189**, 211, 312
Muskelermüdungsschmerzen bei Bandscheibenlockerung 270
Muskelinsuffizienz bei Morbus Scheuermann 265
Muskellogensyndrome 231
Muskeltransplantation 213
Myatonia congenita (Oppenheimer) 191
Myelodysplasie 90, 204, 207
Myelographie 7, 8, 56, 276, 283 ff., 288, 291, 382
Myelom 157
–, multiples 77, 161, 325
–, solitäres 138, 158, 160
Myelomeningozelen **203ff.**, 207, 260, 263, 333, 371
– Fußdeformitäten 205
– Hackenfuß 205
– Klumpfuß 205
– Spitzfuß 205
– Schaukelfuß 205
Myelozytozele 204, 207
Myogelosen 248
Myositis ossificans 9, 147, 148
– – circumscripta 191

Nachtschiene bei Fußfehlstellungen 394
– bei Klumphand 317
Nackenreflexe 198
Nackenschmerzen 273
Nackenschuß 272
Nackensteife, akute 294
Nadelbiopsie 141, 180, 182, 183
Nävi bei Klippel-Trenaunay-Syndrom 229
Naffziger-Test 235
Nagel-Patella-Syndrom 9, 26, 315
Nagelverdoppelung 317
Narbenskoliose 262
Natriumfluorid 77, 78
Naviculare bipartitum 69
– cornutum 387
Navikulare Fraktur 69, 236
Navikularepseudarthrose 89
Nebenschilddrüsenüberfunktion 49
Nekrose, aseptische 36
– bei arterieller Verschlußkrankheit 217
Nervenwurzelblockade 289
–, zervikale 286
Nervenwurzelmuster bei Zervikalsyndromen 274
Neurinom 273

Neuritis, alkoholbedingte   286
– des Nervus femoralis   217, 286
– des Nervus ischiadicus   286
Neuroblastom   139, 143
Neurofibromatose (von Recklinghausen)   55, 363 f.
– und Skoliose   262
Neuropathie bei chronischer Polyarthritis   118
Neutral-Nullmethode   6
Neutralwirbel bei Skoliose   250
Nervenkompressionssyndrome   **236**
Nervus-obturatorius-Durchtrennung   202
Nickersom-Kveim, Hauttest nach   115
Nidus bei Osteoidosteom   145
Niederhöffer-Übungen   248
Nierenkarzinom   139
Nierenkolik   276
NMR-Tomografie   7, 273
Non-Hodgkin-Sarkome   **159**
Novokainblock des Wirbelgelenks   290
Novokaintest bei Koxarthrose   286
Nukleolyse   288 ff.
Nystagmus, zervikaler   274, 294

O-Bein   4, 7, 11, 26, 38, 80, 86, 90, 118, 151, **361 f.**,
    373 s. a. Genu varum
– bei Chondrodysplasie   362
– bei Poliomyelitis   211
–, kompensatorisches   362
–, Ostitis deformans Paget   361
–, rachitisches   41, 362, 364
Oberarmamputation, Winkelosteotomie nach
    Marquardt   393
Oberbauchschmerz   276
Oberschenkelprothesen   **391**
– bei Kurzstumpf   391
Ochronose   **96**, 128
Ödeme bei Varicosis   218
–, bei Herzinsuffizienz   221
–, bei Niereninsuffizienz   221
Ohnhänder   392
Oligodaktylie   **317**
Ollier-Syndrom   57, *150*
Ombrédanne-Linie   331 ff.
Operation bei versteiften Kyphosen   267
– der Bandscheibe   283
Operation nach Ali Krogius   357
– Bandi   359
– Brandes   71, 89, 388
– Cloward   286
– Girdlestone   86
– Gocht bei Patellaluxation   357 f.
– Görres bei Hohlfuß   382
– Harrington   263
– Hohmann bei Epikondylitis   79
– Hohmann bei Hallux valgus   388
– Imhäuser   346, 348
– Keller-Brandes   388
– König   305
– Krukenberg   392
– F. Lange bei schnappender Hüfte   355

– Mayo-Hueter   388
– Milch   354
– Marquardt   393
– Martin   347
– Max Lange bei Sichelfuß   381
– Nicholas   370
– Putti-Platt   306
– Rehbein   302
– Scott bei hinterer Schulterluxation   306
– Scherb bei Hohlfuß   382
– Wilson   388
–, stereotaktische   202
Opisthotonus   197
Opponensspange   395
Orthesen   206, 211, 212, 391, **393**
Orthopädische Schuhe   391
Orthoradiographie   360, 362
Ortolani-Zeichen   329, 334, 342
Osgood-Schlatter-Krankheit   **68**
Ossifikation, multizentrische   15
–, periphere   125
– des Hüftkopfkernes   326
Ossifikationszentren, multiple   19
Ossifikationszentrum   68
Osteoblastom   145, 275
Osteochondrom   151
Osteochondrodysplasien   9
Osteochondromatose   152
Osteochondrose   284, 288
Osteochondrosis dissecans   15, 16, 26, 63, **72**, 80, 86,
    88, 96, 346, 359, 367
Osteodystrophia fibrosa generalisata   **49**, 51, 61
Osteogenesis imperfecta   9, 19, 20, 23, 24
Osteoidosteom   4, 145, 179
Osteoklastom   **155**
Osteolyse   59
Osteomalazie   **37**, 41
–, Vitamin-D-refraktäre   42
–, renale   42
Osteome   144, 146
–, juxtaossäre   145
–, multiple   145
–, paraossale   152
Osteomyelitis   29, 37, 94, 99, **103**, 128, 147, 170, 186,
    233, 292, 325
– albuminosa   100
– sclerosans Garre   100, 102
Osteonekrose, spontane der Apex patellae   63
–, – des Hüftkopfes   63 ff.
–, – der Kalkaneusapophyse   63, 71
–, – des Lunatums   63, 71 f., 236
–, – der Metakarpalköpfchen   63
–, – der Metatarsalköpfchen II und III   63, 69 f.
–, – des Os naviculare pedis   63, 68
–, – des Os naviculare manus   72
–, – der Synchondrosis ischiopubica   63
–, – der Talusrolle   63
–, – der Tuberositas tibiae   68
Osteoonychodysplasie   26, 315
Osteopathie, hepatische   77
–, renale   42, 77

416   Sachverzeichnis

Osteoporose   50, 51, *75*, 190, 226, 279, 352
–, gelenknahe   118
–, juvenile   24
–, postmenopausische   75, 77
–, senile   75
Osteoporosis circumscripta cranii   59, 60
Osteosarkom   60, 102, 143, **146**, 165, 167, 171, 175, 183, 192
–, juxtakortikales   145, **148**
–, kongenitales   146
–, paraossales   **148**
–, teleangiektatisches   175
Osteosklerose   59
Osteosynthese, stabile   347
Osteotomie   213
– des Beckens nach Chiari   17, 67, 85, 341 ff.
– – nach Salter   338 ff.
– des Talushalses   372
– der Wirbelsäule   130
– dreidimensionale intertrochantäre   346, 348
– intertrochantäre varisierende   17, 67, 83, 338, 350 f.
–, – valgisierende   352, 354
– nach Sugioka   350 f.
Os tibiale externum   **386**
Ostitis deformans   **59**
– multiplex cystoides Jüngling s. Boeck-Knochensarkoid
Oszillographie   216
Overheadextension   335 ff.

Paget-v. Schroetter-Syndrom   235, 236, 312
Panaritium ossale   114
Pancoastsyndrom   234, **235**
Pancoast-Tumor   275, 312
Pannus   104, 120
Papineau-Verfahren bei Ostitis   102
Paraplegie   36, 197
– bei Skoliose   262
– schlaffe   283
– spastische, bei Halsmarkschädigung   274
Paraproteine   161
Paratenonitis achillea   **383**
Parathormon s. PTH   37
Parese   282
– der Fußheber   289
–, spastische   276
Parker-Pearson-Nadel   107, 180
Parrot-Pseudoparalyse   207
Patellaaplasie   193
Patelladysplasie   358 ff.
Patellahochstand   357 ff.
Patella, hypoplastische   357
Patellaluxation, habituelle   53, **357 ff.**
–, traumatische   357
Patellarsehnenreflex   281
Patellektomie   358 f.
Pavlik-Bandage   334
Pearson-Nadel   107, 180
Pectus carinatum   27, 302
Pekin-Zellen   122

Pektoralisverkürzung   247
Pelvispondylitis ankylosans   111, 120, **123**, 132, 325
Periarthritis humeroscapularis   3, 113, 235, 276, **306 ff.**
Periostitis   78
–, syphilitische   102
Periostsporn   147, 173, 175
Periostverkalkungen in Halbmondform bei Hämophilie   93
Perkussionsschmerz der Patella   358
Perlschnurmuster der Iliosakralgelenke bei Spondylitis ankylosans   126
Peromelie   27, 31
Peronäusschädigung   233
Peronäusschiene   394
Peronäusstiefel, hoher   398
–, kleiner   398
Perthes-Krankheit   26, **63 ff.**, 394
Perthes-Test bei Varikosis   218
Pes adductus   378, *380*
– equinovarus congenitus   **376 ff.**
– excavatus   **381**
– planovalgus   **372 ff.**
– – congenitus   **371**
Peyronie   322
Pfannendachplastik   36
– nach Lance   339 f.
Pfannendachwinkel   331 f., 343 s. AC-Winkel
Pfannenerker   331, 335
Pfaundler-Hurler-Syndrom   33, 34, 36
Phalen-Test bei Karpaltunnelsyndrom   237
Phenylbutazon   128, 134
Phlebitis migrans   215
Phlebographie   219, 221
Phlebolithen   150
Phokomelie   9, 27, 31
Phosphatase, alkalische   40, 42, 50, 51, 60, 76, 139, 146, 147, 158
Phosphatase, saure   139, 156
Pigmentflecken   57, 364
Pigmentnävi   *55*
Pirogoff-Stumpf, Schuhversorgung   399
Plasmozytom   77, 157, 161, 275 s. Myelom
Plattfuß   27, 35, 53
–, angeborener   **371 ff.**
–, erworbener   **372 ff.**
–, kontrakter   376, 389
–, Nachtschiene   394
–, sekundärer   374
Platyspondylie   16, 17, 35, 36
Plexus-brachialis-Schädigung   238
Plexuslähmung   207
–, obere   208
–, untere   208
Plexusparese, untere   235
Plusvarianten der Fingerzahl   317
Podagra   135, 388
Poliomyelitis   190, 210, 333, 383
–, Coxa valga   213
–, Coxa vara   213
–, O-Bein   213

–, X-Bein 213
Pollizisation s. Daumenersatz
Polyarthritis 325
–, chronische 86, 98, 105, **116**, 128, 385
Polydaktylie 9, 27, 193, **317**
Polymyalgia rheumatica 120
Polymyositis, chronische 190
Polyneuropathie 286
– bei Periarteriitis nodosa 286
–, diabetische 237–239, 286
Polyposis intestinalis 145
Postdiskotomiesyndrom 288 f.
Postthrombotisches Syndrom 220, **223**
Primärpfanne bei Hüftluxation 331
Probeexzision 142
Probevertebrotomie 77
Probiersandale 397
Prolaps 272, 281 ff., 288, 289
–, lateraler 276
Pronations-Flexions-Kontraktur bei Hemiplegie
    202
Pronationskontraktur nach Ischämiesyndrom 232
Prostatacarzinom 61, 139
Prothesen **391**
Prothesenstiefel nach Welsch 399
Protrusio acetabuli 81, 118, **351ff.**
Protrusion der Bandscheibe **272**, 280 ff., 288 f.
– –, intermittierende 285
– –, laterale 285
– –, mediale 285
– –, thorakale 276
Prostatakarzinom, Metastasen 325
Pseudarthrosen 29, 50, 55, 90
– des Schenkelhalses 353 ff.
– des Unterschenkels, angeborene **363**
Pseudoachondroplasie 15, 16, 24
Pseudogicht 87, 104, 132, 134, 135 f.
Pseudo-Hurler-Polydystrophie 33
Pseudohyperparathyreoidismus 49
Pseudolateralsklerose, amyotrophe 274 f.
Pseudo-Madelung-Deformität 152
Pseudoparalyse des Schultergelenkes 308
pseudoradikuläres lumbales Syndrom 289 ff.
Pseudospondylolisthese 269, 277
Pseudotumor bei Myositis ossificans 192
–, hämophiler 91, 92
Psoasabszeß 108
Psoriasisarthritis 129 ff., 325
Pterygium colli 27
PTH 37
Pubertät, vorzeitige s. Albright-Syndrom
Pubertas praecox 57
Pudenz-Heyer-Ventil 204
Pyramidenbahnstörungen 297
Pyrophosphatgicht 132, 134, **135 f.**, s. a.
    Pseudogicht

Quadrizepsatrophie 366
Quengelgips 129, 139, 191, 209, 213
Quengelschiene nach Bunnel bei Volkmann-
    Kontraktur 233

Querschnittslähmung 139
de-Quervain-Krankheit **322**

Rachitis 19, 26, **37**, 38, 99, 360
–, O-Bein 361
–, Vitamin-D-refraktäre 14, 40, 42
Radialisschiene bei Fallhand 395
Radiatio s. Röntgenbestrahlung
Radiumbestrahlung 80
Radiofibrinogentest bei Thrombosen 223
Radiusaplasie 29
Radiusfraktur 76, 236
Randeinlagen 69, 361 f., 372, 375
Randwülste, arthrotische 81
Ratschow-Test 216
Recklinghausen-Knochenkrankheit **49**, 55
Redressement des angeborenen Plattfußes 372
– des Klumpfußes 377, 379
Redressionsgipsverband bei Morbus Scheuermann
    266
Redressions-Rumpforthese 266, 267
Reflexkontraktur 210
reitende Nervenwurzel bei Spondylolisthese 268
Reiterknochen 192
Reiter-Krankheit **121**, 122, 128, 130, 131, 385 ff.
Reizerguß 306, 358, 366
–, arthrotischer 81
Rekanalisierung nach Thrombose 220
Reklinationskorsett 395
Reposition, blutige, der Hüftluxation 337 f.
–, unblutige, der Hüftluxation nach Lorenz 337
Repositionshindernis bei Hüftluxation 327
Resektion des ligamentum coracoacromiale 312 f.
Resektionsangulation nach Milch 85, 354
Retentionsschiene, funktionelle s. Düsseldorfer
    Spreizschiene
Retikulosarkom 143, 157, 158, **159**, 165, 171
Retropharyngealabszeß 108
Retrotorsion des Schenkelhalses 351
Rhachischisis totalis 204
Rheographie 216
Rheumafaktor 116, 125
Rheumaknötchen 116
Rheumatoid 105, 119, 121, **123**, 132
Rhizolyse bei Facettensyndrom 291
Rhizomelie 10
Riesenwuchs, partieller 56, 229
Riesenzellgeschwulst 50, 137, 147, 153, 170 f., 175,
    180
Riesenzellsarkom 143
Rinnenbrust 302
Rippenbuckel bei Skoliose 250, 252
Risser-Zeichen 252
Röntgenbestrahlung 80, 94, 130, 137, 143, 159, 161,
    163, 165, 167, 172, 176, 183, 187
–, Armplexusparese 235
Rolle am Schuh 397 f.
Rosenkranz, rachitischer 38, 45
Rotationsgrad bei Skoliose 251 f.
Rotationsluxation der Halswirbelsäule 293

Rotationsosteotomie am Hüftgelenk   83
– nach Sugioka   350 f.
Rotatorenmanschette   307 ff.
–, Ruptur   308 ff.
Rotatorensehnensyndrom   3, 275, **308 ff.**
Rücken, flacher   246
–, hohlrunder   246
–, totalrunder   246
Rückenmarkkompression   287
Rückenmuskelinsuffizienz   254, 279
Rückenschmerzen bei Haltungsschwäche   247
– bei Morbus Scheuermann   264
– bei Skoliose   254
– in der Schwangerschaft   247
Ruheschmerzen im Hüftgelenk   82
Rundrücken   245, 248

Sacrum acutum   277
Säuglingsosteomyelitis   29, 100, 103
Säuglingsskoliose   *253*
Sakroileitis   122
–, bilaterale   132
Salmonellen   109
Sanduhrgeschwulst   275
Sanfilippo-Syndrom   33
Sarkoidose   50, **115**
Sarkom   58, 137, 180
–, osteogenes   94
–, strahleninduziertes   137
Sauerbruchprothese   392
Saug-Spül-Drainage   102, 105
Schädelasymmetrie   298
Schalenendoprothese nach Wagner   350 f.
Schanz-Watteverband   286
Scharnierprothesen am Kniegelenk   87
Schaukelfuß   205, **371**
–, sekundärer   371
Schederad   338
Scheibenmeniskus   **365**
Scheitelwirbel bei Skoliose   250
Schenkelhalsbruch   76, 354
Schenkelhals, verkürzter   351
Schenkelhalswinkel   327, 333, 344
Schenkelkopfkerne s. Kopfkerne   331 ff.
Schenkelkopfnekrose, idiopathische des
    Erwachsenen   **348 ff.**
Schenkelkopfnekrose s. Hüftkopfnekrose
Scheuermann-Krankheit s. Morbus Scheuermann
Schichtaufnahmen   140
Schiefhals, hysterischer   299
–, muskulärer   263, 297 ff.
–, –, Gesichtsasymmetrie   298
–, –, Skoliose der Halswirbelsäule   299
–, okulärer   299
–, ossärer   297, 299
–, rheumatischer   272, 299
Schienbeinkopfbruch   86
Schienenbehandlung, aktive, bei Klumpfuß   379
Schilddrüsenkarzinom   139
Schlesierbandage   391
Schleuderverletzung der Halswirbelsäule   293

–, Tetraplegie   293
Schlittenprothese   362
– am Kniegelenk   87
Schlottergelenke bei Poliomyelitis   210 f.
Schluckbeschwerden   294
Schlüsselbeinaplasie   18
Schmetterlingseinlage   71
Schmetterlingsrolle   396
Schmetterlingswirbel   243
schmerzhafter Bogen   309
Schmorl-Knötchen bei Morbus Scheuermann   264
Schnappende Hüfte   **355**
Schnellender Finger   117, **321**
Schnürfurchen   **321**
Schrägbrett   382
Schrumpfungskontraktur   210
Schubladenzeichen   369
Schuh, orthopädischer   372, 391, **396**
Schuhprothese   397
Schulteramyotrophie, neuralgische   312
Schulterblatthochstand, angeborener   **305**
–, Operation nach König   305
Schultergelenk, Pseudoparalyse   308
Schultergelenkarthrodese   209
– bei Deltoidenlähmung   209
Schultergelenkdysplasie   305
Schulterluxation, habituelle   53, **305 ff.**
–, Operation nach Putti-Platt   306
–, primär habituelle   305 ff.
–, primär traumatische   305 f.
Schulterschmerz, neurogener   312
Schultersteife   307, 312, 375
Schwanenhalsdeformität   117, 129
Schwindel   274
Seckel-Syndrom   354
Segmentnekrose des Schenkelkopfes   **348 ff.**
Sehnenraffung s. Tenodese
Sehnenrisse   **384**
Sehnenscheidenhygrom   97
Sehnentransplantation   213
Sehnenverlängerung s. Tenotomie
Sehnenverlagerung   234
Sehnenverpflanzung, antagonistische   383
–, synergistische   383
Sekundärpfanne bei Hüftluxation   326, 331
Senkfußbeschwerden   239
Senkungsabszeß   107
Sensenverletzung und Hackenfuß, erworbener   383
Sequester bei Knochentuberkulose   107
– bei Osteomyelitis   99
Serumkrankheit   105
Settegast-Aufnahme des Patellofemoralgelenkes
    359
Shenton-Linie s. Ménard-Shentonsche Linie
Shunt, intraossärer   175
Sichelfuß   **380**
–, Schuhversorgung   398
Sichelzellanämie   348
Sinterungsstadium bei Morbus Perthes   66
Sitzbuckel, rachitischer   38
Skalenotomie   235

Skalenussyndrom **234**, 236, 244, 275, 312
Skelettalter 252
Skelettkarzinosen 163
Skip-Metastasen 147
Skleratom 272, 278
Skleren, blaue 20
Skoliose 7, 17, 26, 41, 47, 53, 55, 145, 190, 194,
  249 ff.
–, adoleszente 253, 263
–, Beckenschiefstand 250
– bei Arthrogrypose 260, 263
– bei Blockwirbeln 243
– bei Marfan-Syndrom 263
– bei Meningomyelozele 260, 263
– bei Morbus Morquio 262
– bei Morbus Scheuermann 262
– bei Myelomeningozele 205, 207
– bei Neurofibromatose 262, 263
– bei Paraplegie 262
– bei progressiver Muskeldystrophie 260, 263
– bei Syringomyelie 260
–, Bending-Test 260
–, Boston-Rumpforthese 256 f.
–, Chéneau-Orthese 256 f.
–, Cor pulmonale 254, 263
–, Derotationsspondylodese, ventrale, nach Zielke
  259, 262
Diastematomyelie 262
–, Fusion, dorsale 262
– der Halswirbelsäule 299
–, Halo-femur-Extension 258
–, Halo-pelvis-Extension 258
–, Hauptkrümmung 7, 249
–, idiopathische 249, 253, 263
–, infantile 253, 263
–, ischiatische 249, 280
–, juvenile 253, 263
–, Klippel-Feil-Syndrom 261
–, kongenitale 249, **260**, 262
–, – und Diastematomyelie 382
–, Lendenwulst 250
–, Localiser-Technik 258
–, Milwaukee-Korsett 255, 260
–, myopathische 250
– nach Frakturen 262
– nach osteoporotischer Wirbelverformung 263
–, Nebenkrümmung 7, 249 ff.
–, Neurofibromatose 262
–, neuromuskuläre **260**
–, neuropathische 250
–, Neutralwirbel 250
–, osteopathische 250
–, paralytische 206, 250
–, –, bei Poliomyelitis 211
–, Rippenbuckel 250, 252
–, Rotationsgrad 251 f.
–, Rückenschmerzen 254
–, Scheitelwirbel 250
–, Spondylolisthese 262
–, statische 150, 263
–, –, bei Hüftgelenkskontrakturen 263

–, strukturelle 249
–, Torsion 250
–, Übergangswirbel 249 ff.
–, Umkrümmungsaufnahme 253
–, ventrale Fusion nach Dwyer 259
Skoliosekorsett 256 f., 395
Skolioseoperation 260
Skoliosenorthese, Boston-Rumpforthese 256 f., 395
– nach Chéneau 256 f., 395
Skoliosewinkel **251**
–, nach Cobb 251
–, nach Risser-Ferguson 251
Sonographie 164
Spaltbildung im Zwischengelenkstück 244
–, s. Spondylolyse
Spaltfuß 9, 318, **320**
Spalthand 9, 318, **320**
Speicherkrankheiten 33, 36
Sphinkterfunktionsstörungen 274
Spiculae 147, 148
Spina bifida aperta 204, 243
– – cystica **203**, 204, 207
– – occulta 203, 207, 243
Spina ventosa 113
Spindelschatten 109
Spiralschienen 379
Spitzfuß 190, 205, 353
–, bei Poliomyelitis 211
–, spastischer 383
Spitz-Holter-Ventil s. Holter-Ventil
Spitzklumpfuß nach Ischämiesyndrom 232
Spondylarthose 90
–, Pseudospondylolisthese 269
Spondylitis 165, 266, 273, 275, 276, 285
– ankylosans 3, 97, 111, 120, 122, **123**, 130, 325, 385
– anterior 124, 127
–, eitrige 100
– marginalis 124
–, spezifische 102, 265
– tuberculosa **108**, 114, 279
–, unspezifische 265
Spondylodese, dorsale 143
–, –, bei Spondylolisthese 269
–, dorsolaterale bei Spondylolisthese 269
–, mediale bei Spondylolisthese 269
–, ventrale, nach Cloward 289
–, zervikale 286
Spondylodiszitis 124, 127
Spondyloenchondroplasie 151
Spondylolisthese 263, **267 ff.**, 279, 285
–, Gleitwirbel 268
–, Ischialgie 269
–, kongenitale 269
–, Kreuzschmerz 269
–, Meyerding-Stadien 268
–, pathologische 269
–, Skoliose 262
–, traumatische 269
–, umgekehrter Gendarmenhut 268
Spondylolyse **267 ff.**, 279, 285
Spondylophyten 276, 278, 288

Spondylophyten, dorsale   272, 274, 284f.
–, ventrale   283
Spondyloptose   268ff.
Spondylosis hyperostotica   128
Spontanfraktur   36
Spontanschmerz, brennender, bei Sudeck-Syndrom   225
Sporn, spondylotischer   285
Spreizfuß   373, 387
–, Schuhversorgung   396
Spreizfußeinlage   374
Spitzfußkontraktur   363
Spreizfußübungen   388
Spreizhose   334
Spreizstab nach Bauer-Stracker   337
Sprengel-Deformität   **305**
Sprunggelenksarthrose   **88**
Spurlingtest   273
S_1-Syndrom   282, 289
Stachelbecken   127
Stagnara-Gips   56
statische Fußbeschwerden   217
Steinmann-Zeichen   367ff.
Steißbeinresektion bei Kokzygodynie   293
Stellatumblockade   286, 289, 295
Steppergang   6
Sternalpunktion   77, 162
Sternum, vorgewölbtes   34, 36
Stiedaschatten   369
STH   344, 347
Still-Krankheit   120, 129, 131
Straight-leg-raising-Test   281
Strampelmotorik   343
Streckbandage nach Krämer   287   .
Streckhemmung am Knie   366, 368
Streckreflex   198
Streptokinase   222
Streßaufnahmen   7
Stripping von Varizen   219
Stufenbett   287
Sturge-Weber-Syndrom   229
Styloiditis radii   79
Sudeck-Dystrophie   324
Sudeck-Syndrom   **225**, 389
Sulcus-ulnaris-Syndrom   **236**, 239, 275
Supraspinatus-Syndrom   78
Synchondrosen   10
Syndaktylie   193, 317, **318**
–, kutane   318f.
–, ossäre   319
–, totale   318
Symbrachydaktylie   319f.
Sympathikoblastom   275
Syndesmophyt   124, 132
Synostose, radioulnare   317
Synostose von Wirbelbögen   244
Synovektomie   96, 129, 181f.
– bei aktivierter Arthrose   87
Synovialom   172
–, malignes   182
Synovitis   105

–, lokalisierte, noduläre   179
–, pigmentierte villonoduläre   **180**, 182
Synoviorthese   129, 131
Syringomyelie   82, 90, 260, 297
Szintigraphie   7, 66, 76, 101, 107, 109, 141, 158, 160, 164, 173, 345, 349
– bei Ewing-Sarkom   158
– bei idiopathischer Hüftkopfnekrose   349
– bei Knochenmetastasen   141
– bei Knochentuberkulose   101, 107, 109
– bei Morbus Perthes   66
– bei Osteoporose   76
– bei Plusmozytom   163
– bei Sudeck-Syndrom   226
Szintimetrie   66, 101

Tabes   82
– dorsalis   90
Talocalcanealwinkel   378
Talushals, plumper   374
Talusnekrose   377
Talus-Steilstellung   371
Tapirmund bei Muskeldystrophie   190
Tarsaltunnelsyndrom   117, 236, **238**, 239
Tendopathie   **78**
Tendovaginitis bicipitalis   310, 313
– stenosans   **321**
– – de Quervain   **322**
Tenodese   213
Tenotomie   213
Tenosynovitis   118, 129, 236, 239
Tetraplegie   196, 197, 293f., 297
Thalidomid   315f.
Thalidomiddysmelie   27
Therapie, neurophysiologische   201
–, – nach Bobath   201
–, – nach Kabat   201
–, – nach Phelps   201
–, – nach Temple-Fag   201
–, – nach Vojta   201
–, –, manuelle   287, 296
Thiemann-Krankheit   26
Thomasschiene   67
Thomassplint   67, 347, 394
Thompson-Test bei Achillessehnenriß   384
Thomsen-Nachtschiene bei Hallux valgus   388, 395
Thoracic-outlet-Syndrom s.
    Gefäßnervenbündelsyndrome
Thorium X   130, 132
Thorotrast   137
Thrombektomie   223
Thrombophlebitis   **218**, 219
Thrombose   218, **220**
– der Vena axillaris   312
Thromboseprophylaxe   222
Thyreokalzitonin   61
– bei Sudeck-Syndrom   227
Thyreotoxikose   57, 191
Tibia vara   26
– (Blount)   41, 361, **362ff.**

Tibiaaplasie 30
Tibiadefekt, angeborener 378
Tibiakopffraktur 86
Tibialis-anterior-Syndrom 217, **231**, 233
– nach Umstellungsosteotomie 231
Tomographie 7, 140, 290
Tonnenwirbel 127
Tophi bei Gicht 133
Torsion bei Skoliose 250
Torsionseinlage 375
Torticollis rheumatica 299
Totalendoprothese des Hüftgelenks 85, 130, 353
– des Kniegelenks 362
Totalkyphose bei Osteoporose 76
– bei Spondylitis ankylosans 130
Totenlade bei Osteomyelitis 99
Tractopexie s. Operation nach F. Lange
Trendelenburg-Hinken 345, 348
Trendelenburg-Test bei Klappeninsuffizienz der
    Vena saphena magna 218
Trendelenburg-Zeichen 6, 330, 345, 353
Trichterbrust 18, 19, 53, 301
–, Operation nach Rehbein 302
Tripelosteotomie des Beckens 13
Trittspurkopie 396
Triphalangie des Daumens 319
Trochanterhochstand 345
Trochantertuberkulose 111
Tubergentest 107
Tuberkel bei Skelett-Tuberkulose 106
Tuberkulose 104, 106, 120, 128, 325
– des Kniegelenks **113**
– des Hüftgelenks **111**
– des Schultergelenks **113**
– des Steißbeins 292
– der Wirbelsäule **108**
Tuberositas-tibiae-Versetzung nach Dencks 357
Tumor, brauner 49, 50, 156, 167
– des Knochenmarkes 157
– des Knochens **137**
–, knochenbildender 144
–, osteoblastischer s. Tumor, knochenbildender
–, semimaligner 156
Tumor, spinaler 283
Turner-Syndrom 190, 315
Typhus 109

Überbrückungsmieder nach Hohmann 287, 396
Übergangswirbel, lumbosakraler 244
Übungen, redressierende 379 f.
Übungsbehandlung, aktive, bei Morbus
    Scheuermann 265
–, – bei Plattfuß 374
–, – bei Poliomyelitis 211
–, – bei Skoliose 255
–, –, isometrische 211
–, –, isotonische 211
Ulcus cruris 218
Ulkus des Intestinums, perforiertes 276
Ullrich-Turner-Syndrom **47**

Ulnaaplasie 29
Ulnardeviation 117
Ulnarislähmung 324
Ulnarisspange 395
Ulrich-Schleie-Syndrom 33
Umkipp-Plastik 384
Umkrümmungsaufnahme bei Skoliose 253
Umstellgips s. Quengelgips
Umstellungsosteotomie 93, 105
– bei Genu recurvatum 363
– bei Gonarthrose 87, 362
– bei O-Bein 362
– bei X-Bein 361
– im Tibiakopf 359
– intertrochantere 17, 67, 83, 338, 350 ff., 354
Unkarthrose 270
Unkoforaminektomie 287, 289, 296
Unterschenkelprothesen **391**
Unterschenkelpseudarthrose, angeborene **363ff.**
Urämische Osteopathie 45
Uratgicht **132ff.**, 135
Urikosurika 134

Valgisierungsosteotomie intertrochantere 82, 352,
    354
Varikosis 220
Varisierungsosteotomie, intertrochantere 17, 67,
    83, 338, 350 ff.
Varizen **217**
– bei Klippel-Trénaunay-Syndrom 229
–, primäre 217
–, sekundäre 217
Varizenstrippung 219
Venenthrombose 220
–, oberflächliche 220
–, tiefe 220, 221, 223
Venographie 8
–, transossäre 8, 349 ff.
Verblockung, ventrale, an der HWS 286
Verbrennungen und Krallenzehen 389
Verbundosteosynthese 173
Verkalkung, fleckige 179
Verkürzungsausgleich am Schuh 396
Verkürzungsosteotomie des Radius 234
– der Ulna 234, 315
Verlängerungsosteotomie 363
Verödung von Varizen 219
Verschiebeschmerz der Patella 358
Verschlußkrankheit, arterielle **215**
Versteifung des oberen Sprunggelenkes,
    Schuhversorgung 398
Vertebra plana (Calvé) 186
Vertebralisangiographie 287, 295
– bei zervikozephalem Syndrom 275
Vertebrotomie 110
Virchow-Trias 220
Virusgrippe 109
Vogelbeine 190
Volkmann-Ischämie **231**
Volkmann-Kontraktur **231**

Wackelsteife 83
Wadenkompression, intermittierende 222
Wagner-Distraktionsgerät 30, 151, 213, 229
Wagner-Kappe s. Schalenendoprothese
– bei Coxarthrose 86
Watschelgang 40, 42
– bei Hüftluxation 330
Windmühlenflügelstellung der Finger **321**
Wingfield-Rahmen 337
Wirbeldestruktion, tabische 90
Wirbelfraktur 293
–, pathologische 279
Wirbelgelenksarthrose 264
Wirbelkörperaplasie 243
Wirbelkörperspalten, frontale 243
–, sagittale 243
Wirbelsäule **243ff.**
– Tumormetastasen, Orthesen 395
Wirbeltumor 285
Wurzelkompression 282
Wurzelneurinom 275
Wurzelsyndrom, zervikales 79, 237, 272 ff.
–, – und Schultersteife 275
–, lumbales 280 ff.
–, –, Dermatomschema 282

Xanthogranulom, histiozytäres 179
X-Bein 4, 7, 18, 19, 26, 35, 38, 80, 86, 90, 118, 151,
    344, **360**, 373
– bei Poliomyelitis 211

Y-Fuge 10, 11, 331 ff., 342

Zahnradphänomen 196
Zehengelenkversteifungen, Schuhversorgung 397

Zehenstand 281
Zerebralparese, spastische **195**, 278
Zervikalgie 288
–, akute 272, 273
–, chronische **273ff.**
Zervikalsyndrom 72, 235, 236, 239, 311
–, Nervenwurzelmuster 274
–, traumatisches 294 f.
Zervikobrachialgie 286, 289
–, akute **273**
–, chronische **273ff.**
Zervikobrachialsyndrom, traumatisches 294 ff.
Zervikomedulläres Syndrom 294 ff.
Zervikozephales Syndrom **273ff.**
– –, Augenflimmern 274
– –, Hypakusis 274
– –, Kopfschmerz 274
– –, Migräneanfall 274
– –, Nystagmus 274
– –, Schwindel 274
– –, traumatisches 294 f.
Zöliakie 41
Zostervadikulitis 275
Zwergwuchs 34, 35
–, asymmetrischer 11
–, disproportionierter 14
–, metatropischer 13
–, mesomeler 315
–, mikromeler 18
–, primordialer 354
Zwiebelschalenform des Periosts bei Ewing-
    Sarkom 158
Zwischenwirbelraumerniedrigung 101, 108, 275
Zytostatika 129, 137, 147, 187

Unfallchirurgie

Von C. Burri, H. Beck, H. Ecke, K.H. Jungbluth,
E.H. Kuner, A. Pannike, K.P. Schmit-Neuerburg, L. Schwei-
berer, C.H. Schweikert, W. Spier, H. Tscherne

Unter Mitarbeit von E. Diezemann, J. Kilian, L. Kinzl,
H.H. Pässler, A. Rüter, D. Wolter

3., überarbeitete und erweiterte Auflage. 1982.
228 Abbildungen, 11 Tabellen. XX, 398 Seiten.
(Heidelberger Taschenbücher, Band 145)
DM 36,–. ISBN 3-540-11027-5

Inhaltsübersicht: Die Wirkung des Traumas auf den Orga-
nismus. – Erste Hilfe am Unfallort und auf dem Transport.
– Thermische Gewebeschäden. – Fettembolie. – Die
Wunde. – Frakturenlehre. – Traumatologie der Gelenke. –
Chirurgie der Hand. – Replantation von Extremitätenteilen.
– Chirurgie der Sehnen. – Traumatologie der peripheren
Nerven. – Untersuchung bei Verletzungen des Bewegungs-
apparates. – Verletzungen der Gefäße und des Herzens. –
Thoraxverletzungen. – Bauchverletzungen. – Verletzungen
der Urogenitalorgane. – Schädelhirnverletzungen. – Mehr-
fachverletzungen. – Unfallchirurgie im Kindesalter. –
Unfallchirurgische Infektionen. – Traumatologie in der ärzt-
lichen Praxis. – Verbandstechnik. – Versicherungswesen. –
Literatur. – Sachverzeichnis.

Die 3., überarbeitete und erweiterte Auflage dieses belieb-
ten Taschenbuches wurde auf den neuesten Stand gebracht
und bietet Studenten und Assistenten sowie jedem unfall-
chirurgisch interessierten Arzt eine umfassende Übersicht
über Theorie und Praxis des Diagnostik und Behandlung
von Unfallverletzten. Die Grundzüge unfallchirurgischen
Denkens, Entscheidens und Handelns werden in knapper
und trotzdem ausreichender Form einprägsam dargestellt.

Aus den Besprechungen: „Eine ganze Reihe erfahrener
Unfallchirurgen arbeiten mit, um den Studenten ein Buch
zur Verfügung zu stellen, das eine rasche Orientierung über
fast alle Fragen der Traumatologie ermöglicht. Man kann
den Autoren gratulieren, daß sie in so knapper Form Aus-
kunft über diese moderne und wichtige Disziplin gaben. Bei
aller Knappheit liest sich der Text ausgezeichnet. Die wichtigsten Faktoren sind berücksichtigt und die schematischen
Zeichnungen hervorragend und für eine rasche Orientierung
bestens geeignet. Mit diesem Band ist eine große Lücke
unseres Schrifttums gefüllt."

Archiv für Orthopädie und Unfallchirurgie

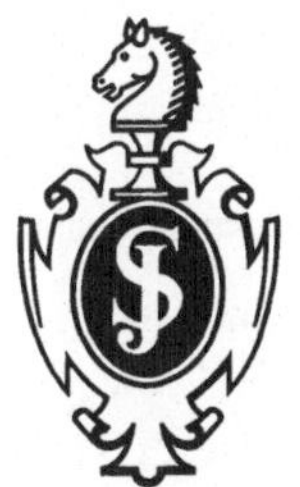

Springer-Verlag
Berlin
Heidelberg
New York
Tokyo

Für den zweiten Abschnitt der ärztlichen Prüfung

Innere Medizin

Innere Medizin
Begründet von L. Heilmeyer
Herausgeber: H.A. Kühn, J. Schir-
meister. 4. Auflage. 1982. DM 136,-
ISBN 3-540-10097-0

W. Piper
Innere Medizin
Unveränderter Nachdruck. 1982.
DM 27,-. ISBN 3-540-06207-6

**Examens-Fragen
Innere Medizin**
5. Auflage 1979. DM 32,-
ISBN 3-540-09426-1

Pädiatrie

Kinderheilkunde
Herausgeber: G.-A. von Harnack
5. Auflage. 1980. DM 48,-
ISBN 3-540-09603-5

**Examens-Fragen
Kinderheilkunde**
3. Auflage. 1980. DM 29,80
ISBN 3-540-09805-4

Dermatologie

O. Braun-Falco, G. Plewig,
H.H. Wolff
Dermatologie und Venerologie
3. Auflage. 1983. DM 360,-
ISBN 3-540-12023-8

T. Nasemann, M. Jänner, B. Schütte
**Histopathologie
der Hautkrankheiten**
1982. DM 36,-. ISBN 3-540-10952-8

T. Nasemann, W. Sauerbrey
**Lehrbuch der Hautkrankheiten
und venerischen Infektionen**
4. Auflage. 1981. DM 58,-
ISBN 3-540-10589-1

P. Fritsch
Dermatologie
1983. HTB 222. DM 34,-
ISBN 3-540-12050-5

S. Marghescu, H.H. Wolff
**Untersuchungsverfahren in
Dermatologie und Venerologie**
3. Auflage. 1982. DM 28,-
ISBN 3-8070-0329-0

Examens-Fragen Dermatologie
4. Auflage. 1979. DM 24,-
ISBN 3-540-09179-3

Chirurgie

**Allgemeine und spezielle
Chirurgie**
Herausgeber: M. Allgöwer
4. Auflage. 1982. DM 48,-
ISBN 3-540-11613-3

G. Heberer, W. Köle, H. Tscherne
Chirurgie
4. Auflage. 1983. DM 78,-
ISBN 3-540-11899-3

Orthopädie

J.C. Adams
Orthopädie
1982. HTB 200. DM 27,80
ISBN 3-540-09336-2

J. Krämer
Orthopädie
Begleittext zum Gegenstandskatalog
1983. HTB 224. DM 27,80
ISBN 3-540-12632-5

Gynäkologie und Geburtshilfe

**Lehrbuch der Geburtshilfe und
Gynäkologie**
Von K. Knörr, H. Knörr-Gärtner,
F.K. Beller, C. Lauritzen. 2. Auflage.
1982. DM 98,-. ISBN 3-540-10444-5

**Examens-Fragen Gynäkologie
und Geburtshilfe**
1979. DM 18,-. ISBN 3-540-09139-4

Ophthalmologie

W. Leydhecker
Augenheilkunde
21. Auflage. 1982. DM 58,-
ISBN 3-540-11638-9

D. Vaughan, T. Asbury
Ophthalmologie
1983. DM 98,-. ISBN 3-540-12769-0

Hals-Nasen-Ohrenheilkunde

H.-G. Boenninghaus
Hals-Nasen-Ohrenheilkunde
6. Auflage. 1983. HTB 76. DM 29,80
ISBN 3-540-12355-5

Nervenheilkundliches Stoffgebiet

F. Bleuler
Lehrbuch der Psychiatrie
Neubearbeitet von M. Bleuler
15. Auflage. 1983. DM 98,-
ISBN 3-540-11833-0

J.G. Chusid
Funktionelle Neurologie
1978. DM 64,-. ISBN 3-540-08610-2

K. Poeck
Neurologie
6. Auflage. 1982. DM 48,-
ISBN 3-540-11537-4

R. Tölle
Psychiatrie
6. Auflage 1982. DM 48,-
ISBN 3-540-11687-7

Examens-Fragen Neurologie
3. Auflage. 1981. DM 20,-
ISBN 3-540-10974-9

Examens-Fragen Psychiatrie
1982. DM 24,-. ISBN 3-540-11392-4

Spezielle Pharmakologie

E. Habermann, H. Löffler
**Spezielle Pharmakologie und
Arzneitherapie**
4. Auflage. 1983. HTB 166. DM 29,-
ISBN 3-540-12624-4

P.W. Lücker
**Angewandte
klinische Pharmakologie**
Phase I – Prüfungen
1982. HTB 214. DM 19,80
ISBN 3-540-11353-3

**Examens-Fragen Pharmakologie
und Toxikologie**
Teil 2: **Spezielle Pharmakologie**
3. Auflage. 1981. DM 16,80
ISBN 3-540-10309-0

HTB = Heidelberger Taschenbücher

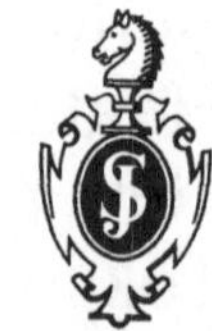

Springer-Verlag Berlin Heidelberg New York Tokyo